Monitoring in Anästhesie und Intensivmedizin

Springer-Verlag Berlin Heidelberg GmbH

W. F. List H. Metzler T. Pasch (Hrsg.)

MONITORING

in Anästhesie und Intensivmedizin

Zweite, neubearbeitete Auflage
mit 270 Abbildungen und 55 Tabellen

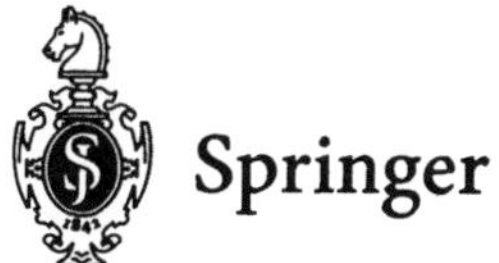

Springer

Prof. Dr. med. Werner F. List
Prof. Dr. med. Helfried Metzler
Universitätsklinik für Anästhesiologie und Intensivmedizin
Auenbruggerplatz 29, A-8036 Graz, Österreich

Prof. Dr. med. Thomas Pasch
Universitätsspital Zürich, Institut für Anästhesiologie
Rämistraße 100, CH-8091 Zürich, Schweiz

ISBN 978-3-662-12542-7

Die Deutsche Bibliothek – CIP-Einheitsaufnahme
Monitoring in Anästhesie und Intensivmedizin / Hrsg.: Werner F. List ... – 2., neubearb. Aufl.

ISBN 978-3-662-12542-7 ISBN 978-3-662-12541-0 (eBook)
DOI 10.1007/978-3-662-12541-0

Umschlaggestaltung: de'blik, Berlin
Herstellung: PRO EDIT GmbH, Heidelberg
Satz: K + V Fotosatz GmbH, Beerfelden

SPIN 10553136 19/3133-5 4 3 2 1 0 – Gedruckt auf säurefreiem Papier

Vorwort zur 2. Auflage

Das im Jahre 1995 erschienene „Monitoringbuch", mit dem erstmals der Versuch unternommen wurde, ein zusammenfassendes deutschsprachiges Nachschlagewerk zur Überwachung in der Anästhesie und Intensivmedizin zu konzipieren, und an dem Autoren aus Deutschland, der Schweiz und Österreich mitwirkten, hat zu unserer großen Freude sehr rasch einen breiten Interessentenkreis gefunden, der nach drei Jahren eine zweite Auflage notwendig machte.

Aufgrund der vielen Anregungen und konstruktiven Vorschläge, die uns erreichten, haben wir uns bestätigt gefühlt, am Grundkonzept des Buches, der Dreigliederung in Grundlagen – Systembezogene Überwachung – Spezielle Bereiche sowie den ursprünglichen Kapiteln festzuhalten. Andererseits war es uns dadurch möglich, viele kleine Änderungsvorschläge und Verbesserungen zu berücksichtigen und die unvermeidbaren Fehler einer ersten Auflage zu korrigieren.

Aus Aktualitätsgründen wurde dem Kapitel „Respiratorisches System" ein Beitrag über „Inhalatives Stickstoffmonoxyd" hinzugefügt, das dem Wunsch nach orientierenden Hinweisen bei der Anwendung von NO Rechnung trägt. Die augenblickliche Suche nach Standards für die Indikation und Applikation von NO macht definitive Aussagen schwierig; der Beitrag reflektiert den Wissensstand zum Zeitpunkt der Drucklegung.

Überarbeitet und erweitert wurde auch das Sachverzeichnis, das es dem Leser noch leichter machen sollte, gewünschte Methoden, Techniken etc. – auch unter verschiedenen gebräuchlichen Begriffen – zu finden.

Unser Dank gilt den kritischen und wohlmeinenden Lesern für ihre Anregungen, den Autoren für die prompte Mitarbeit, Herrn Dr. M. Zink für die akribische Korrektur und Frau Lindrun Weber vom Springer-Verlag für die rasche Realisierung der Neuauflage.

Möge auch diese zweite Auflage dem Leser als hilfreiches, relevantes Nachschlagewerk dienen.

Graz/Zürich, im August 1998

W. F. List
H. Metzler
T. Pasch

Vorwort zur 1. Auflage

Lebensbedrohliche Situationen im Operationssaal und auf der Intensivstation können nur bei exakter Diagnostik entsprechend therapiert werden. Eine umfassende apparative Überwachung hat sich daher in der Sorge um den bewußtlosen bzw. schwerstkranken Patienten neben der kontinuierlichen klinischen Beurteilung durch die 5 Sinne des behandelnden Arztes als unbedingt notwendig erwiesen. Die Ausweitung des Monitorings unter Einschluß elektronischer Meßgrößen und „intelligenter" Verarbeitung hat es ermöglicht, die Grenzen der operativen Medizin und der Intensivmedizin zu erweitern. Die Überwachungserfordernisse im Operationssaal und auf der Intensivstation sind verschieden. Unterschiede liegen vor allem in der Dauer der Überwachung und der Schnelligkeit der Veränderungen. Gemeinsam ist beiden, daß nur für das Krankheitsbild essentielle Parameter überwacht werden sollten und eine Hierarchie der Meßgrößen sowie Grenzen und Alarme den pathophysiologischen Besonderheiten des Patienten angepaßt werden müssen. Zweck dieses Buches über ein umfassendes Monitoring im Operationssaal und auf der Intensivstation ist es, Überwachungsparameter und -techniken aus beiden Bereichen zu präsentieren, da trotz der erwähnten Unterschiede ähnliche Prinzipien Anwendung finden. Es gibt Hinweise, wenn auch noch keine sicheren Beweise, daß apparative Überwachung die Sicherheit des Patienten zu erhöhen und die Zahl schwerer Zwischenfälle zu vermindern imstande ist. Trotz primär erhöhter Kosten durch Aufwendungen für neue Geräte erscheint gerade dadurch eine Kosteneffektivität gegeben. Der zunehmende Einsatz von Mikroprozessor- und Computertechnologie sowie von intelligenter Software hat die Monitoringmöglichkeiten enorm erweitert. Das hat zu einem besseren Verständnis vieler komplexer pathophysiologischer Zustände mit einer Ausweitung des therapeutischen Arsenals geführt. Die apparative elektronische Überwachung ist allerdings nur so gut wie der Mensch, der sie bewertet. Es ist daher notwendig, die Prinzipien der Überwachung, ihre Möglichkeiten und Grenzen zu kennen, wenn daraus Nutzen gezogen werden soll. Dieses Monitoringbuch soll dabei Hilfestellung geben.

Nach dem Konzept der Herausgeber umfaßt das Buch 3 Teile: einen allgemeinen Teil, die systembezogene Überwachung und die Überwachung spezieller Bereiche und Risikogruppen. Im allgemeinen Teil werden Grundlagen der Meßtechnik, Meßprinzipien biologischer Signale, Signalerfassung und -verarbeitung, ebenso aber auch die Störmöglichkeiten dargestellt. Ökonomie, gesetzliche Aspekte in den deutschsprachigen Staaten, Qualitätssicherung und Monitoringstandards bilden eine wesentliche Ergänzung. Die systembezogene Überwachung bildet den Hauptteil dieses Buches, und hier sind naturgemäß die Kapitel über das Herz-Kreislauf-System und die respiratorische Überwachung am umfangreichsten und detailliertesten. Der dritte und abschließende Teil bietet eine Übersicht über spezielle Bereiche wie fetoplazentares System, Kinder und Säuglinge, Intensivtransport und spezielle operative Bereiche. Im Aufbau der einzelnen Kapitel wurde darauf Bedacht genommen, die Geschichte, soweit vorhanden, und die theoretischen Grundlagen ebenso wie Erfahrungen und Grenzen darzustellen. Als Autoren wurden Fachleute aus Deutschland, der Schweiz und Österreich gewonnen, die nicht nur das Wissen und die Erfahrung auf ihrem spezifischen Gebiet besitzen, sondern auch über die nötige Kompetenz in der klinischen Bewertung einschließlich relevanter rechtlicher Aspekte verfügen.

Wir hoffen, mit diesem Buch über die Grundlagen des Messens, die zahlreichen Überwachungsgrößen und Überwachungssysteme, ihre Anwendung und Grenzen, ein Werk vorzulegen, das nicht nur Fachärzte für Anästhesiologie und Spezialisten in der Intensivmedizin, sondern auch Internisten, Pädiater, Chirurgen wie auch Techniker anspricht, die sich mit der Weiterentwicklung des Patientenmonitorings befassen.

Graz / Zürich, im Juni 1995

W. F. List
H. Metzler
T. Pasch

Inhaltsverzeichnis

1 Grundlagen

2 Systembezogene Überwachung

3 Spezielle Bereiche und Risikogruppen

Mitarbeiterverzeichnis

Berger, Jutta, Dr. med.
Univ.-Klinik für Anästhesiologie
und Intensivmedizin
Landeskrankenhaus
Universitätsklinikum Graz
Auenbruggerplatz 29
8036 Graz, Österreich

Burchardi, H., Prof. Dr.
Zentrum Anästhesiologie
Rettungs- und Intensivmedizin
Klinikum der Universität
Robert-Koch-Str. 40,
37075 Göttingen

Dick, W., Prof. Dr. Dr. h.c.
Univ.-Klinik für Anästhesiologie
Langenbeckstr. 1
55101 Mainz

Frankenberger, H., Prof. Dr. rer. nat.
Labor für Biomedizinische Technik
Fachhochschule
Stephensonstr. 3
23562 Lübeck

Gerber, H., Prof. Dr. med.
Institut für Anästhesie
und Reanimation
Kantonsspitalstr.
6000 Luzern 16, Schweiz

Georgieff, M., Prof. Dr.
Univ.-Klinik für Anästhesiologie
Steinhövelstr. 9
89075 Ulm

Gilly, H., Prof. Dr. phil.
Univ.-Klinik für Anästhesie
Währinger Gürtel 18–20, AKH E09
1090 Wien, Österreich

Hannemann, L., Priv.-Doz. Dr.
Anästhesie-Abteilung
Martin-Luther-Krankenhaus
Caspar-Theyß-Str. 27
14193 Berlin

Hoeft, A., Prof. Dr.
Klinik und Poliklinik
für Anästhesiologie
und spezielle Intensivmedizin
Universität Bonn
Sigmund-Freud-Str. 25
53105 Bonn

Huch, A., Prof. Dr. Dr. h.c.
Departement für Frauenheilkunde
Klinik für Geburtshilfe
Universitätsspital
Frauenklinikstr. 10
8091 Zürich, Schweiz

Jenni, R., Prof. Dr.
Departement für Innere Medizin
Abteilung Kardiologie
Universitätsspital
Rämistr. 100
8091 Zürich, Schweiz

Kaczmarczyk, G., Prof. Dr.
Klinik für Anästhesiologie
und Operative Intensivmedizin
Arbeitsgemeinschaft Experimentelle
Anästhesie
Universitätsklinikum Rudolf Virchow
Spandauer Damm 130
14050 Berlin

Kraus, G.-B., Priv.-Doz. Dr.
Klinik für Anästhesiologie
und Operative Intensivmedizin
Krankenhaus Siloah
Roesebeckstr. 15
30449 Hannover

Kröll, W., Prof. Dr.
Univ.-Klinik für Anästhesiologie
und Intensivmedizin
Landeskrankenhaus
Auenbruggerplatz 29
8036 Graz, Österreich

List, W.F., Prof. Dr.
Univ.-Klinik für Anästhesiologie
und Intensivmedizin
Landeskrankenhaus
Auenbruggerplatz 29
8036 Graz, Österreich

Litscher, G., Prof. Dipl.-Ing. Dr. techn.
Univ.-Klinik für Anästhesiologie
und Intensivmedizin
Landeskrankenhaus
Auenbruggerplatz 29
8036 Graz, Österreich

Metzler, H., Prof. Dr.
Univ.-Klinik für Anästhesiologie
und Intensivmedizin
Landeskrankenhaus
Auenbruggerplatz 29
8036 Graz, Österreich

Osswald, P.M., Prof. Dr.
Institut für Anästhesiologie
und Operative Intensivmedizin
Stadtkrankenhaus
Leimenstr. 20
63450 Hanau

Pasch, T., Prof. Dr.
Institut für Anästhesiologie
Universitätsspital,
Rämistr. 100
8091 Zürich, Schweiz

Pessenhofer, H., Prof. Dipl.-Ing. Dr. techn.
Physiologisches Institut
Karl-Franzens-Universität
Harrachgasse 21
8010 Graz, Österreich

Peters, J., Prof. Dr.
Abt. für Anästhesiologie
und Intensivmedizin
Universitätsklinik Essen
Hafelandstr. 55
45122 Essen

Quirin, E., Dr.
Anästhesieabteilung
Kreiskrankenhaus
Albert-Schweitzer-Str. 43
26954 Nordenham

Rathgeber, J., Dr.
Zentrum Anästhesiologie
Rettungs- und Intensivmedizin
Klinikum der Universität
Robert-Koch-Str. 40
37075 Göttingen

Reinhart, K., Prof. Dr.
Univ.-Klinik für Anästhesiologie
und Intensivtherapie
Bachstr. 18
07740 Jena

Schwarz, G., Prof. Dr.
Univ.-Klinik für Anästhesiologie
und Intensivmedizin
Landeskrankenhaus
Auenbruggerplatz 29
8036 Graz, Österreich

Spahn, D.R., Prof. Dr.
Institut für Anästhesiologie
Universitätsspital
Rämistr. 100
8091 Zürich, Schweiz

Sydow, M., Dr.
Zentrum Anästhesiologie
Rettungs- und Intensivmedizin
Klinikum der Universität
Robert-Koch-Str. 40
37075 Göttingen

Tugtekin, I.F., Dr.
Univ.-Klinik für Anästhesiologie
Steinhövelstr. 9
89075 Ulm

Weiss, C., Dr. sc. hum.
Institut für Anästhesiologie
und Operative Intensivmedizin
Fakultät für Klinische Medizin
der Univ. Heidelberg
Theodor-Kutzer-Ufer
68167 Mannheim

Wirth, W., Dr.
Institut für Anästhesiologie
und Operative Intensivmedizin
Stadtkrankenhaus
Leimenstr. 20
63450 Hanau

Zimmermann, R., Priv.-Doz. Dr.
Departement für Frauenheilkunde
Klinik für Geburtshilfe
Universitätsspital
Frauenklinikstr. 10
8091 Zürich, Schweiz

Zollinger, A., Priv.-Doz. Dr.
Institut für Anästhesiologie
Universitätsspital
Raämistr. 100
8091 Zürich, Schweiz

1 Grundlagen

1.1 Klinische vs. apparative Überwachung

H. Metzler

Einführung

Der Begriff „Überwachung" oder „Monitoring" beschreibt einen sehr komplizierten Aufgabenbereich des Anästhesisten [1, 8]. Er beinhaltet die Aufgabe, den Patienten während und nach chirurgischen Eingriffen in einer Phase, in der oft physiologische Schutzmechanismen unter dem Einfluß vielfältiger Pharmaka beeinträchtigt oder überhaupt erloschen sind, fortlaufend oder engmaschig zu kontrollieren und durch Aufmerksamkeit (Vigilanz) pathophysiologische Veränderungen frühzeitig zu erkennen (Abb. 1). Überwachung schließt die Kontrolle der Tätigkeit des Operateurs, seiner Mitarbeiter, des beihilfeleistenden Personals und des gesamten operativen Umfeldes ein [9]. Überwachung kann grundsätzlich entweder klinisch mit den „5 Sinnen" oder apparativ erfolgen. Apparative Überwachung inkludiert die Beobachtung der apparativ vermittelten Daten, die Kontrolle der einwandfreien Funktion und Betriebssicherheit der dabei eingesetzten Geräte sowie die Prüfung der gemessenen oder errechneten Daten auf Validität.

Eigenartigerweise findet man in kaum einem der älteren anästhesiologischen Lehrbücher ein zusammenhängendes Kapitel über Überwachung. Erst mit dem Auftauchen neuer Überwachungsmethoden in den letzten 3 Jahrzehnten kristallisierte sich „Überwachung" als gut umschriebener Gesamtbegriff inhaltsverwandter Teilbereiche heraus. Mit dem Auftauchen neuer apparativer Überwachungsmethoden wuchsen aber auch Argwohn, Ressentiment und Skepsis gegenüber derartigen Verfahren. Noch 1972 spiegelt sich im ersten großen deutschsprachigen Lehrbuch für Anästhesiologie in einem einleitenden Beitrag von W. Hügin diese Einstellung wider [6]:

> Der Trend zur technischen Hypertrophie konzentriert sich in letzter Zeit auf Überwachungseinrichtungen. Tatsächlich gibt es einen Narkoseapparat, der hauptsächlich aus einer großen Säule mit elektronischen Verstärkern, Galvanometern und Direktschreibern besteht. Selbstverständlich ist jede Information über das Ergehen des Patienten wertvoll und in diesem Sinne ein gewisser technischer Aufwand für das Monitoring bestimmt am Platz. Man täuscht sich nur leicht über den Wert der Informationen, die einem von den verschiedenen Hilfsmitteln zukommen.

Die Fortschritte in der Überwachungstechnik konnten zu diesem Zeitpunkt sicher noch nicht erahnt werden. Denken wir nur daran, wie die Pulsoxymetrie binnen weniger Jahre die Konturen der anästhesiologischen Überwachungslandschaft modellierte. Erst durch apparative Monitoring ist Patien-

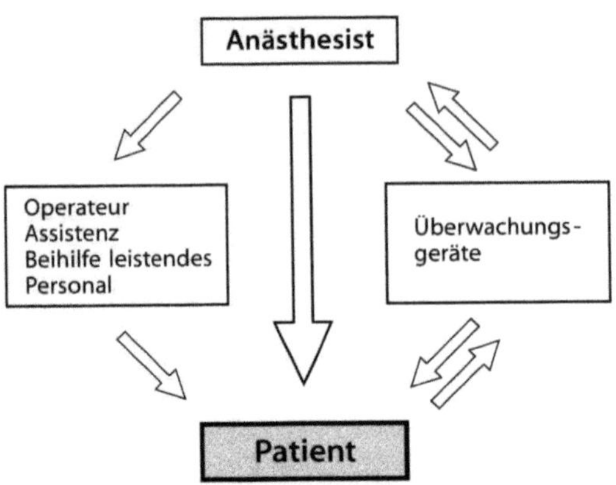

Abb. 1. Der komplexe Begriff „Überwachung"

tenüberwachung bei verschiedenen Eingriffen, z.B. bei extrakorporaler Zirkulation oder Kernspintomographie etc., möglich geworden. Nach Sykes sind wir in den letzen 60 Jahren Zeugen der Metamorphose der Anästhesie von einer „Kunst" zur „Wissenschaft" geworden [11].

In den letzten Jahren wurden von vielen die Funktion des Anästhesisten mit der Arbeit eines Piloten im Cockpit eines Jets verglichen. Tatsächlich weisen beide Funktionsbereiche erstaunliche Parallelen auf (Start- und Landephase als die kritischen Phasen, Instrumentenflug, Monitoringhierachie, Simulatortraining). Ganz auszuräumen sind natürlich die Bedenken, vor allem älterer Anästhesistengenerationen, gegenüber instrumenteller Überwachung nicht, zumal die Faszination der heutigen Medizintechnologie gerade den jungen Kollegen dazu verleitet, den in seiner ursprünglichen Semantik verwendeten Begriff der „menschlichen Zuwendung zum Patienten" zunehmend zugunsten einer ausschließlich apparativen Überwachung zu vergessen. In diesem Sinne sind auch alle jene enthusiastischen Aussagen zu kommentieren, die die ungebremste medizintechnische Dominanz favorisieren. J. Ehrenwert schreibt in seinem Beitrag über die Grenzen der Technologie 1993 [4]:

> „The question then remains whether or not we have already achieved the limits of technology. The answer, I think, is that we have hardly begun."

Nur aus einer proportionalen Gewichtung moderner Medizintechnologie in der anästhesiologischen und intensivmedizinischen Überwachungsphilosophie wird letzthin eine optimale Betreuung der uns anvertrauten Patienten resultieren.

Geschichtliche Entwicklung [2, 7]

Die Meilensteine der Überwachung wurden in den letzten 3 Jahrhunderten – zunächst ohne anästhesiologischen Bezug – gesetzt. Es ist eigentlich eine Geschichte der apparativen Überwachung, gekennzeichnet durch Erfindungen zur Überwachung vitaler Funktionen, vor allem des Herz-Kreislauf-Systems.

1733 führte Hale die direkte Blutdruckmessung in der A. carotis bei einem Pferd mit einem Glasrohr durch. 1761 beschrieb Auenbrugger erstmals die Perkussion. 1816 konstruierte Laennec das zunächst nur für ein Ohr konzipierte Stethoskop. Um die Länge des zur arteriellen Druckmessung notwendigen Rohres zu reduzieren, verwendete Poiseuille 1828 erstmals Quecksilber. 1870 berichtete Fick über das Prinzip der Messung des Herzzeitvolumens. Etwa zur selben Zeit beschrieben Wunderlich u. Albut Methodik und Wert der Temperaturmessung („Fieberkurven") in ihrer heutigen Form. Für die weitere geschichtliche Entwicklung der Herz-Kreislauf-Überwachung (s. Kap. 2.1.1.).

Das Spektrum der klinischen Überwachung

Klinische Überwachung wird auch als Überwachung mit den 5 Sinnen bezeichnet, wobei sie sich im wesentlichen auf „Sehen", „Tasten" und „Hören" stützt (Tabelle 1). Sie bildet nach wie vor mit wenigen Ausnahmen die Grundpfeiler der Patientenüberwachung und gelangt in jenem Anästhesisten zur Perfektion, in dem sich Wissen, Aufmerksamkeit und Verantwortungsbewußtsein mit langjähriger Erfahrung und Praxis vereinen. Selbst unter der Möglichkeit umfassender apparativer Überwachung soll der junge Anästhesist angehalten werden, durch exakte klinische Beobachtung Rückschlüsse auf physiologische und pathophysiologische Veränderungen unter dem Einfluß von Narkose und Ope-

Tabelle 1. Überwachung des Patienten mit den „5 Sinnen"

Sinnesqualität	Art der Überwachung	Erfaßte Funktion, erfaßtes Gebiet
„Sehen"	Inspektion	Haut, Schleimhaut, Akren, Operationsgebiet Pupillen, Bulbus, Augen Atemexkursionen Tubus Katheder Gefäßzugänge
„Tasten"	Palpation	Pulse Muskeltonus Temperatur Atmung Fontanelle
„Hören"	Perkussion Auskultation	Herzaktion Atmung
„Riechen"		Narkosegase Infektionen mit bestimmten Erregern Leberkoma Ketoazidose
„Schmecken"		Praktisch keine Bedeutung

ration zu ziehen und diese Befunde mit gemessenen und errechneten Daten aus dem apparativen Monitoring in Einklang zu bringen.

Narkosetiefe

Die klinische Beurteilung der Narkosetiefe bei Verwendung eines einzigen Anästhetikums, wie z.B. Äther, und bei spontan atmenden Patienten stützte sich auf die Beobachtung stufenweise erfolgender Änderungen physiologischer Kenngrößen. Mit Einführung moderner Anästhetika und Relaxantien werden heute die 4 Teilfunktionen der Anästhesie – Hypnose, Analgesie, Relaxation und Blockade des autonomen Nervensystems – selektiv angesteuert, womit sich die Sicherheit des Patienten immens erhöhte, die Beurteilung der Narkosetiefe als solche sich aber zunehmend schwieriger gestaltete.

Die klassischen Narkosestadien nach Guedel

Das von Guedel ([5]; Abb. 2) 1920 beschriebene Schema bezog sich auf reine Äthernarkosen und hat daher heute noch im Zeitalter der Kombination unterschiedlicher Einzelkomponenten erheblich an Bedeutung eingebüßt. Trotzdem ist der Kenntnis dieser Narkosestadien auch heute eine vor allem didaktische Bedeutung beizumessen, weil der Anästhesist gezwungen ist, aus einfachen, ausschließlich aus penibler klinischer Beobachtung gewonnenen Grö-

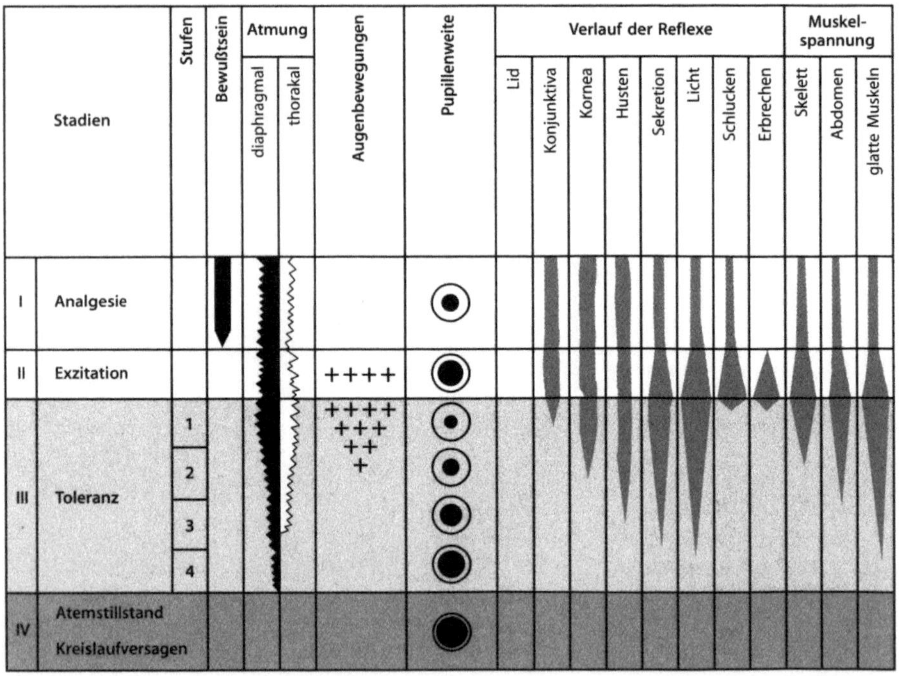

Stadien		Stufen	Bewußtsein	Atmung		Augenbewegungen	Pupillenweite	Verlauf der Reflexe								Muskelspannung		
				diaphragmal	thorakal			Lid	Konjunktiva	Kornea	Husten	Sekretion	Licht	Schlucken	Erbrechen	Skelett	Abdomen	glatte Muskeln
I	Analgesie																	
II	Exzitation					++++												
III	Toleranz	1				++++ +++ ++ +												
		2																
		3																
		4																
IV	Atemstillstand Kreislaufversagen																	

Abb. 2. Narkosestadien nach Guedel auf der Basis einer Äthernarkose

ßen, Rückschlüsse auf verschiedene Phänomene wie Narkosetiefe, stabile Herzkreislaufsituation und suffiziente Atmung zu ziehen.

Stadium I. Es erstreckt sich vom Beginn der Narkose bis zum Verlust des Bewußtseins und ist vor allem durch zunehmende Analgesie und retrograde Amnesie gekennzeichnet.

Stadium II (Exzitationsstadium). Es erstreckt sich vom Bewußtseinsverlust bis zum Beginn des Toleranzstadiums und ist in Anlehnung an den Flugverkehr mit dem Durchlaufen einer Turbulenzzone zu vergleichen. Durch Enthemmung motorischer Aktivitäten kommt es zu unkoordinierten Bewegungen, unregelmäßiger Atmung, kardialen Rhythmusstörungen, Blutdruckanstieg und vermehrter Salivation. Das Exzitationsstadium ist für den Risikopatienten nicht ungefährlich und sollte rasch durchlaufen werden.

Stadium III (Toleranzstadium). Es wird in weitere Stufen (Planum 1–4) gegliedert:

- *Stufe 1:* Die Pupillen sind eng, Reflexe noch auslösbar.
- *Stufe 2:* Der Skelettmuskeltonus nimmt allmählich ab. Stufe 1 und 2 des Toleranzstadiums gelten im allgemeinen als die Stufen, in denen chirurgische Eingriffe am leichtesten und sichersten durchgeführt werden können.
- *Stufe 3:* Sie ist gekennzeichnet durch Dyskoordination der Atemmuskulatur; das Zwerchfell kontrahiert sich vor der Interkostalmuskulatur, die schließlich überhaupt ausfällt. Die Pupillen werden langsam mittelweit.
- *Stufe 4:* Es besteht eine schwere Atemdepression, die Pupillen sind bereits weit und reaktionslos.

Stadium IV (auch asphyktisches oder Vergiftungsstadium bezeichnet). Es ist durch Lähmung der Atemmuskulatur und weite reaktionslose Pupillen gekennzeichnet. Der Patient, auch der an sich gesunde, ist vom unmittelbar bevorstehenden Tod bedroht.

Bei ausreichender Narkosetiefe ist der Patient nicht erweckbar, er reagiert nicht oder nur geringfügig mit Anstiegen der Herzfrequenz, des arteriellen Druckes, mit Schwitzen und Tränenfluß auf entsprechende Stimuli. Obwohl unter dem Einfluß von Medikamenten nur beschränkt interpretierbar, liefern auch Pupillenspiel und Bulbuswandern Hinweise auf eine oberflächliche Narkose. Ungleich weite und weiter, reaktionslose Pupillen signalisieren aber immer die Gefahr bestehender zerebraler Schädigung. Die Beurteilung der Narkosetiefe beinhaltet immer auch die Prüfung auf „awareness", also auf das Phänomen der Wahrnehmung trotz scheinbar ausreichender Narkosetiefe.

Herz-Kreislauf-System

Die klinische Beurteilung der „Peripherie", also von Akren, Haut und Schleimhäuten, liefert normalerweise eine summative Information über adäquate respiratorische, kardiozirkulatorische und O_2-Transportfunktion. Bei guter Perfusion mit ausreichend angebotenem Sauerstoff erscheinen die Akren trocken, warm und rosig. Nach Abdrücken durch den Finger füllt sich das entsprechende Hautareal als Ausdruck intakter Reperfusion zügig. Mit zunehmender Anämie wird die Beurteilung der Peripherie schwieriger.

Die peripheren Pulse sollen gut tastbar sein. Mit Einführung von EKG, Pulsoxymetrie und engmaschiger Blutdruckkontrolle erübrigt sich die differenzierte Analyse der einzelnen Pulsqualitäten. Wir haben sie bedauerlicherweise auch meist schon verlernt. Zudem ist an sich schon lange bewiesen, daß die Sensitivität der Pulsqualität bei akuten Blutverlusten jedenfalls inakzeptabel niedrig liegt. In Rückenlage sind bei Blutverlusten bis zu 1000 ml keine Auswirkungen zu erwarten [10].

Das Stethoskop, von Dornette noch liebevoll als „best friend of the anesthesiologist" bezeichnet, hat viel von seiner ursprünglichen Bedeutung eingebüßt, weil es nur eine grobe Orientierung der Atmung und des Herzschlags - wenngleich als Schlag-zu-Schlag-Analyse - erlaubt [3]. Nichtsdestoweniger wird, vor allem in den USA, die Anwendung des Stethoskops, sei es präkordial oder transösophageal angelegt, teilweise immer noch mit Recht sorgfältig gepflegt. Mehr noch als beim Erwachsenen erscheint das Stethoskop bei Säuglingen und Kleinkindern nach wie vor unentbehrlich und wertvoll. Insgesamt konzedieren allerdings selbst orthodoxe Verfechter des Stethoskops im Zeitalter der Pulsoxymetrie die geschwächte, wenngleich nicht gebrochene Stellung dieses Instruments. Tatsächlich liegen über den klinischen Wert der Anwendung des Stethoskops keine harten Zahlen vor.

Die Beobachtung großer oberflächen Venen, besonders der Halsvenen, erlaubt Rückschlüsse auf eine Pumpinsuffizienz des Herzens oder auf einen pathologisch erhöhten intrathorakalen Druck. Stauungen im Kopfbereich, Schwellungen oder glasiges Ödem der Kunjunktiven liefern einen Hinweis auf Abflußbehinderungen.

Atmung

Die klinische Beurteilung einer suffizienten Atmung erfolgt audiovisuell. Bei normaler Atmung oder Beatmung beobachtet man seitengleiche atemsynchrone Bewegungen des Brustkorbs. Bei entsprechender Narkosetiefe und unbehinderten Atemwegen fehlen abdominelle Kontraktionen. Forcierte Einatembewegungen beim spontan atmenden Patienten sind ein Indiz für Obstruktion der oberen Luftwege. Nasenflügelatmen ist evtl. Ausdruck einer respiratorischen Insuffizienz oder erschwerten Atmung.

Mit dem Stethoskop erfolgt die ergänzende auskultatorische Kontrolle korrekter Atmung und Beatmung. Das normalerweise über allen Lungenabschnitten gleichmäßig hörbare Vesikuläratmen ist bei Beatmung meist etwas rauher. Das Atemgeräusch sollte rein und frei von Rasseln sein. Eine grobe Orientierung liefert auch die Palpation über den entsprechenden Lungenabschnitten.

Es muß nachdrücklich daran erinnert werden, daß die auskultatorische Kontrolle keine absolute Garantie für korrekte endotracheale Intubation liefert! Hier erweist sich die apparative Überwachung mit Kapnometrie und Pulsoxymetrie der klinischen eindeutig überlegen.

Operationsgebiet

Die kritische engmaschige Beobachtung des Operationsgebietes gibt eine Fülle von Informationen über die unmittelbaren Auswirkungen des operativen Eingriffs. Ausmaß, Farbe und Art der Blutung können abgeschätzt werden. Ebenso erlauben unmittelbare Manipulationen an sensiblen Strukturen Rückschlüsse auf die autonome Reaktion des Organismus, wie überhaupt die Arbeitsweise des Operateurs - ob schonend oder aggressiv - beurteilt werden kann und muß. Auch die Tätigkeit der Assistenz, Beeinträchtigungen durch Tücher, Tupfer und Spateln, muß beobachtet werden. Schließlich kann an der Muskulatur im Operationsgebiet das Ausmaß der Relaxation bewertet werden.

Motorik und Relaxation

Die Beobachtung des Tonus der Muskulatur erlaubt Rückschlüsse auf die Relaxation, liefert aber auch bei nicht vollständig relaxierten Patienten Hinweise auf ausreichende Analgesie.

Lagerung

Nur durch klinische Überwachung ist eine korrekte Lagerung, für die der Anästhesist je nach Situation die ausschließliche oder teilweise Verantwortung trägt, zu verifizieren. Durch Positionierung und Fixierung des endotrachealen und Guedel-Tubus müssen Druckschäden und Verletzungen von Zähnen, Gaumen und Zunge vermieden werden. Extremes Überstrecken oder Seitwärtsdrehen des Kopfes gefährdet besonders beim alten Patienten die zerebrale Perfusion und löst heftige postoperative Beschwerden aus. Auch Stimmbandschäden beim intubierten Patienten sind möglich. Beide Augen müssen vor Druckschäden geschützt, der Lidschluß garantiert werden. Besonders bei Bauchlagerung und vollständiger Abdeckung ist dies nur durch häufige Kontrolle möglich. Üblicherweise erfolgt die Lagerung unter Kontrolle und Anleitung des Anästhesisten, aber auch intraoperativ muß eine wiederholte Prüfung erfolgen, um Druck auf empfindliche Körperpartien, Nerven etc. sowie ein Herabfallen von Extremitäten bei unzureichender Fixation zu verhindern. Ebenso muß, soweit möglich, eine wiederholte Kontrolle auf Ischämie, Stauung, Ödem und Drucknekrose gefährdeter Körperregionen erfolgen. Alle Gefäßzugänge, Harnkatheder, Magensonden etc. müssen wiederholt auf einwandfreie Position überprüft werden.

Magen-Darm-Trakt

Die Lage der Magensonde und die Förderung müssen kontrolliert werden. Besonders ist auch auf mögliche Druckschäden an der Nase zu achten. Eine evtl. Überblähung des Magens kann durch Palpation und Inspektion des Epigastriums verhindert werden.

Harnableitendes System

Die Lage des Dauerkatheders, Farbe und Menge des geförderten Harns sind engmaschig zu kontrollieren. Eine evtl. Überdehnung der Harnblase kann durch Palpation und Inspektion des suprasymphysären Bereiches verhindert werden.

Temperatur

Abweichungen der Körpertemperatur von der Ausgangstemperatur sowohl in Richtung Hypo- als auch Hyperthermie sind nicht nur apparativ über Temperatursonden, sondern auch klinisch durch Tasten zu ermitteln, auch die Temperaturdifferenzen zwischen gemessener und klinisch geschätzter Temperatur sowie zwischen Körperkerntemperatur und Peripherie zu beurteilen. Auch die korrekte Funktion von Wärmematten und Heizstrahlern muß durch den Anästhesisten fortlaufend überprüft werden.

Fontanellen

Beim Säugling und Kleinkind kann durch Palpation die Spannung der Fontanellen (Hirndruck) recht gut beurteilt werden.

Kontrolle auf allergische Reaktionen der Haut

Flushartige oder fleckige, akut auftretende Rötungen der Haut allein oder in Verbindung mit nichtkutanen Manifestationen können während der gesamten perioperativen Phase auftreten. Da sie als Frühzeichen höhergradiger allergischer oder anaphylaktoider Reaktionen zu werten sind, ist die Haut nach diesen Erscheinungen engmaschig zu überwachen.

Grenzen der klinischen Überwachung

Das Konzept der simultanen klinischen und apparativen Überwachung erfüllt Forderungen nach sicherheitsorientierten Strategien in doppelter Hinsicht (Tabelle 2):

- Jede einzelne Überwachungsform ermöglicht die Prüfung auf Validität der jeweils anderen und
- sollte jede einzelne Überwachungsform für sich eine ausschließliche Überwachungsmöglichkeit bei Ausfall der anderen garantieren.

Bestimmte Situationen im perioperativen Bereich verpflichten den Anästhesisten, das perioperative Managment durch ausschließlich eine einzige Überwachungsform zu steuern. Bei bestimmten Konstellationen muß der Anästhesist imstande sein, ausreichende Patientensicherheit entweder durch ausschließlich klinische (z. B. in Notfallsituationen) oder ausschließlich apparati-

Tabelle 2. Bewertung der klinischen gegenüber der apparativen Überwachung

Klinische Überwachung	
Vorteile	**Nachteile**
Rasche globale Orientierung	Nicht immer anwendbar
In Notfallsituationen immer möglich	Erlaubt keine Quantifizierung
Direkter Patientenkontakt	Oft späte Warnzeichen
Fördert die „menschliche Zuwendung"	Niedrige Sensitivität bei speziellen Funktionsänderungen

ve Überwachung (z. B. bei Kernspintomographie) zu gewährleisten. Nur dauerndes Training und Beherrschung beider Überwachungsformen garantiert ein uneingeschränkt hohes Niveau. Der absolute Informationswert der klinischen Überwachung ist in den letzten Jahren nicht gesunken, nur hat sich die Relation durch den immens gesteigerten Informationszuwachs apparativer Überwachung relativ verschoben. Für bestimmte operative Eingriffe biete die klinische Überwachung einfach nicht die ausreichende Möglichkeit, entsprechende Informationen zu liefern. Sie ermöglicht praktisch keine Quantifizierung und Differenzierung. Überwiegend apparative Überwachungsverfahren erlauben Qualitätskontrolle und Qualitätssicherung. Apparative Überwachung liefert heute bedarfsweise eine Fülle von aufbereiteten Informationen, die bei sinnvollem Einsatz den Anästhesisten ent- und nicht belasten. Sie rekrutiert Zeit für essentielle Aufgaben und fungiert als Frühwarnsystem, das genügend Spielraum für rechtzeitige Interventionen schafft. Klinische Überwachung ist für viele gezielte Fragestellungen nach regionalen und systemspezifischen Zuständen zu insensitiv geworden. Die Stärke der klinischen Überwachung liegt in ihrer Möglichkeit einer raschen Orientierung über die globale Situation durch direkten Patientenkontakt. Wer diese Stärken nützt, wird Wissen und Erfahrung vorteilhaft einsetzen können, um klinische und apparative Überwachung zu einer sinnvollen Symbiose mit dem Ziel erhöhter Patientensicherheit heranreifen zu lassen.

Literatur

1. Blitt CD (1990) A philosophy of monitoring. In: Blitt CD (ed) Monitoring in anesthesia and critical care medicine, 2nd edn. Churchill Livingstone, New York Edinburgh London, pp 3–8
2. Braun U, Hempel V (1992) Überwachung während der Anästhesie. In: Doenicke A, Kettler D, List WF, Tarnow J, Thomson D (Hrsg) Anästhesiologie, Lehrbuch der Anästhesiologie und Intensivmedzin 1, 6. Aufl. Springer, Berlin Heidelberg New York Tokyo, S 289–319
3. Dornette WHL (1973) The stethoscope – the anesthesiologist's best friend. In: Dornette WHL (ed) Monitoring in anesthesia. Davis, Philadelphia, pp 75–84
4. Ehrenwerth J (1993) Reaching the limits of technology? ASA Newsletter 57(8):8–9
5. Guedel AE (1920) Third stage ether anesthesia: A subclassification regarding the significance of the position and movement of the eyeball. Am J Surg 34:53

6. Hügin W (1972) Die Stellung der Anaesthesiologie und die Aufgabe des Anaesthesisten in der heutigen Medizin. In: Frey R, Hügin W, Mayrhofer O (Hrsg) Lehrbuch der Anaesthesiologie, Reanimation und Intensivtherapie, 3. Aufl. Springer, Berlin Heidelberg New York, S 4–12
7. Lake CL (1990) Introduction. In: Lake CL (ed) Clinical monotoring. Saunders, Philadelphia London Toronto, pp 1–23
8. Moyers J (1988) Monitoring instruments are no substitute for careful clinical observation. J Clin Mon 4:107–111
9. Opderbecke HW (1979) Sorgfalt bei der Durchführung und Überwachung der Anästhesie. Anästh Intensivmed 20:59–63
10. Shenkin HA, Cheney RH, Govons SR (1944) On the diagnosis of hemorrhage in man. A study of volunteers bleed large amounts. Am J Med Sci 208–421
11. Sykes MK (1992) Clinical measurement and clinical practice. Anaesthesia 47:425–432

1.2 Erfassung und Verarbeitung von biologischen Signalen

H. Pessenhofer

Grundlagen der biologischen Meßtechnik

Allgemeines zur Meßtechnik – Messen biologischer Größen

Sowohl historisch als auch methodisch gesehen ist „Messen“ eine der Grundlagen der empirischen Wissenschaften. Ohne exakte Messungen ist ein Fortschritt der Naturwissenschaften nicht vorstellbar. Das Ziel des Einsatzes meßtechnischer Methoden und Verfahren in der Medizin ist die Gewinnung von Information über das biologische System. Diese Information ist notwendig, um wissenschaftliche Aussagen über das System machen zu können, und ist meist in den diagnostisch-therapeutischen Prozeß (Abb. 1) eingebunden. Biologische Systeme stellen offene, nichtlineare dynamische Systeme dar, und sowohl Prognose- als auch Diagnoseproblem sind an die Kenntnis der gesetzmäßigen Systemzusammenhänge, deren beschreibende Parameter und an die Erfassung von Input- und Outputgrößen gebunden. Zur Quantifizierung von Input- und Outputgrößen werden meßtechnische Methoden und Verfahren herangezogen, zur Bestimmung von physiologischen Systemzusammenhängen und der beeinflussenden Parameter finden Verfahren der Signalverarbeitung und der mathematischen Systemidentifikation Anwendung.

Allgemein versteht man unter *Messen* die Bestimmung der Ausprägung einer bestimmten Eigenschaft eines Meßobjekts. Diese geschieht durch Zuordnung von numerischen Größen (Zahlen, Vektoren etc.) zu den Meßobjekten, wobei empirisch bestimmbare Eigenschaften numerisch abgebildet werden. Diese allgemeine Formulierung des Messens schließt auch die Erstellung von Rangordnungen bzw. Klassifikationen ein.

Sind Eigenschaften von Dingen direkt in numerische Repräsentationen überführbar, so heißen diese Eigenschaften *„fundamental meßbar“*, beruht die Messung einer Größe auf anderen fundamental meßbaren Größen und einem numerischen Naturgesetz, so nennt man diese *„abgeleitete Messung“* [22].

Signale, die an lebenden Organismen erfaßt werden und die Ausdruck der Funktionen der Teilsysteme dieses Organismus sind, werden häufig als *„biologische Signale“* bezeichnet. Die meßtechnische Erfassung dieser „biologischen Signale“ ist im Gegensatz zu „technischen Signalen“ schwieriger. Biologische Signale weisen ein hohes Maß von „Streuungen“ auf, die einerseits intersubjektiv durch genetische Determination oder durch Umwelteinflüsse bedingt werden, anderseits intrasubjektiv durch nichtstationäre biologische

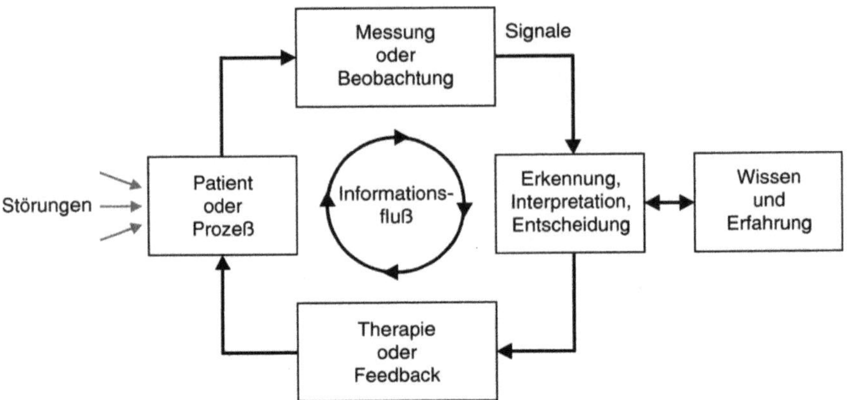

Abb. 1. Schematische Darstellung des diagnostisch-therapeutischen Prozesses

Prozesse, konkurrierende Biosignale oder durch nicht näher zuzuordnendes „Rauschen" verursacht werden.

Für die Auswahl der zur Erfassung biologischer Signale eingesetzen Meßmethoden bestehen ebenfalls Einschränkungen. Die Verfahren sollten - wenn sie diagnostisch eingesetzt werden - den Patienten nicht belasten, was zu einer Präferenz indirekter oder nichtinvasiver Methoden führt, die jedoch - wie im folgenden noch ausgeführt - signaltheoretische Nachteile bedingen. Darüber hinaus ist eine möglichst hohe „Rückwirkungsfreiheit" zu fordern, damit nicht durch die Messung Störungen der physiologischen Funktionen auftreten.

Hinsichtlich der anzustrebenden Meßgenauigkeit können keine verallgemeinerbaren Aussagen gemacht werden, sie sollte jedoch derart optimiert werden, daß die relative Meßgenauigkeit für eine bestimmte Meßgröße deutlich höher ist als die zu erwartenden Änderungen aufgrund der experimentellen Intervention. Im allgemeinen werden bei Messungen an biologischen Systemen relative Meßgenauigkeiten bis zu 10% noch als günstig angesehen.

Bei den in den folgenden Abschnitten vorgestellten Meßsystemen bzw. -verfahren wird aus Gründen des Umfangs und der Übersichtlichkeit eine Beschränkung auf Grundsätzliches vorgenommen. Die Meßprinzipien werden nur insoweit erläutert, als dies zum Verständnis der Verfahren und zur Abschätzung von Anwendungsbereichen und Einschränkungen der Methoden erforderlich ist. Aus diesem Grund werden spezielle Detaillösungen oder gerätetechnische Ausführungen nicht diskutiert.

Arten von Signalen

Allgemein versteht man unter *Signalen* physikalische Realisierungen von Informationen. Signale sind Variable einer oder mehrerer Dimensionen, die als Funktion der Zeit, des Raumes, der Frequenz oder unabhängiger Parameter repräsentiert werden. Biologische Signale stellen meist Zeitfunktionen dar.

Signale – unabhängig, ob biologischen oder anderen Ursprungs – lassen sich in *deterministische* und *stochastische* Signale einteilen. Deterministische Signale können noch in *periodische* bzw. *fastperiodische* Signale und in sog. *Transientsignale* unterteilt werden. Beispiele für deterministische Signale sind eine Sinusschwingung oder der QRS-Komplex des EKG, Beispiele für stochastische Signale sind die verschiedenen Wellenformen des EEG.

Bezüglich der Amplitude kann man *analoge* und *digitale Signale* kategorisieren. Analoge Signale repräsentieren die Information durch Variation ihrer Amplitude, digitale Signale besitzen eine einheitliche Amplitude, die Information ist üblicherweise im statischen Zustand einer Gruppe von Pulsen (Bits) oder in der Anzahl der Zustandsänderungen enthalten.

Skalenarten

Für die durch das Messen bewirkte Abbildung von Objekteigenschaften auf numerische Eigenschaften ist deren Ordnung über entsprechende *Skalen* notwendig, die gewissen mathematischen Bedingungen gehorchen müssen. Die Hierarchie der Meßskalen reicht von der am wenigsten eindeutigen Nominalskala bis zur absoluten Skala (Tabelle 1). Jede Messung erfolgt daher auf einem bestimmten *Skalenniveau* [22].

Die Skala mit dem geringsten Niveau ist die *Nominalskala*, die Zahlen lediglich in Form von „Namen" den Dingen zuordnet. Es könnten daher auch beliebige Ersetzungsoperationen mit anderen Symbolen durchgeführt werden.

Die *Ordinalskala* ist die in der Hierarchie nächst höherliegende Skala, in deren Rahmen Transformationen durchführbar sind, die die Rangordnung der Skalenwerte unverändert belassen.

Eindeutiger als die Ordinalskala ist die *Intervallskala*. Hier sind jene Transformationen zulässig, die nicht nur die Ordnung der Meßwerte, sondern auch die Verhältnisse von Intervallen zwischen den Meßwerten unver-

Tabelle 1. Arten von Meßskalen und statistische Basisgrößen für Mittelwert und Variabilität

Skalentyp	Beispiele	Mittelwerte	Variabilitätsmaße
Nominalskala	Numerierung von Fußballspielern, Kontonummern, Matrikelnummern	Modus	Informationsgehalt
Ordinalskala	Mohssche Härteskala, Richtersche Erdbebenskala, Schulnoten	Median	Centile
Intervallskala	Temperatur (Celsius, Fahrenheit, Reaumur), Nutzen	Arithmetischer Mittelwert	Standardabweichung, Varianz
Verhältnisskala	Länge, Masse, Zeit, Winkel, elektrischer Widerstand, Volumen, Temperatur (Kelvin), Preise	Geometrischer Mittelwert, harmonischer Mittelwert	Variationskoeffizient
Absolute Skala	Häufigkeit, Wahrscheinlichkeit		

ändert lassen. So kann man beispielsweise die Temperaturskala nach Celsius in jene nach Fahrenheit umrechnen. Der Nullpunkt der Skala ist willkürlich wählbar.

Bei der *Verhältnisskala* (auch als Proportional- oder Ratioskala bezeichnet) sind die Verhältnisse von Meßwerten und der Nullpunkt eindeutig bestimmt. Eine Verhältnisskala ist im Prinzip eine Intervallskala, deren Nullpunkt festgelegt ist, z. B. die Skala der absoluten Temperatur nach Kelvin. Hier sind nur Transformationen durch Multiplikation des Meßwerts mit Konstanten zulässig.

Die eindeutigste Skala ist die *absolute Skala*, bei der keinerlei Transformationen zulässig sind.

Da erhobene Meßwerte meist die Grundlage weiterer Berechnungen (z. B. Statistik etc.) sind, muß bei mathematischen Operationen der Skalentyp berücksichtigt werden. Dieser bestimmt den Bereich zulässiger Rechenoperationen. Tabelle 1 stellt die statistischen Basisgrößen für Mittelwert und Variabilität bei den entsprechenden Skalen dar. Zu beachten ist, daß in der Praxis häufig unzulässigerweise arithmetische Mittelwerte und Standardabweichungen von ordinal skalierten Meßwerten erhoben werden, die zu falschen Aussagen führen. Man denke in diesem Zusammenhang an den inkorrekten, aber überaus gebräuchlichen arithmetischen Mittelwert von Schulnoten (Notendurchschnitt), dessen Errechnung nur unter der Voraussetzung gültig ist, daß ein konstanter Leistungsunterschied zwischen den einzelnen Notenstufen besteht.

Meßwandler / Transducer

Unter dem Begriff *Meßwandler (Transducer)* werden alle jene Bauglieder zusammengefaßt, die zur Umformung einer physikalischen Größe in eine elektrische Meßgröße dienen. Üblicherweise besteht ein Transducer aus einem *Meßfühler* oder *Sensorelement*, das das spezielle physikalisch-elektrische Umformungsglied bildet, und aus einer Überträgerschaltung.

Sensoren können entweder *passive Meßfühler* sein, bei denen elektrische Größen durch mechanischen Eingriff oder physikalische Zusammenhänge beeinflußt werden (z. B. kann der Widerstand eines Halbleiters durch die Temperatur verändert werden), oder *aktive Meßfühler*, die elektrische Größen durch Energieumformung aus mechanischer, thermischer, optischer oder chemischer Energie erzeugen.

Meßkette

Zur Erfassung nichtelektrischer Größen werden sog. *Meßketten* eingesetzt. In einer solchen Meßkette sind die Meßkettenglieder, Meßwandler, Anpaßschaltung, Datenerfassung und -verarbeitung und Ausgabegerät zusammengeschaltet [28]. Durch die Wahl entsprechender Anpaßschaltungen kann ein standardisierter Datenerfassungs- und -verarbeitungsaufbau mit verschiedenen Transducern betrieben werden, so daß sich eine hohe Flexibilität für verschiedene Meßgrößen ergibt.

Direkte/indirekte Messung biologischer Signale

Für die Messung biologischer Signale wird häufig eine Variante der bereits diskutierten *„abgeleiteten" Messung* eingesetzt. Dabei wird die biologische Größe auf eine Hilfsgröße abgebildet und jene Hilfsgröße mit geeigneten Meßverfahren quantifiziert bzw. kategorisiert. Diese Vorgangsweise findet vor allem im Bereich der *nichtinvasiven Meßtechnik* Anwendung, wo eine biologische Primärgröße, die ausschließlich invasiv erfaßbar ist, auf eine nichtinvasiv zu erfassende Sekundärgröße abgebildet und diese meßtechnisch erfaßt wird. Die Abbildung einer Primärgröße auf eine andere Größe birgt eine Menge meßtechnischer Unsicherheiten, da diese Abbildungsverfahren häufig mehrdeutig, unvollständig und nichtlinear sind. Zur Charakterisierung der Güte einer derartigen Abbildung kann das Prinzip des *nachrichtentechnischen Übertragungskanals* herangezogen werden [8]. In diesem wird die zu übertragende Information eines Senders an einen Empfänger durch die Durchschnittsmenge aus gesendeter Information und empfangener Information, der sog. *„Transinformation"*, bestimmt. Wie in Abb. 2 ersichtlich ist, wird die in der Primärgröße enthaltene Information, die sog. *„Eingangsentropie"*, nur zum Teil an die Ausgangsgröße (nichtinvasive Meßgröße) übertragen. Die Ausgangsgröße (*Ausgangsentropie*) hingegen enthält Informationen, die nicht kausal von der Primärgröße herrühren, sondern durch Störungen im System zustandekommen. Dieser Informationsanteil in der nichtinvasiven Meßgröße wird als *„Irrelevanz"* oder *„Vorhersageunsicherheit"* bezeichnet. Jener Teil der in der Primärgröße enthaltenen Information, der sich nicht auf die Sekundärgröße auswirkt, wird als *„Äquivokation"* oder *„Rückschlußunsicherheit"* bezeichnet. Durch geeignete Wahl der Abbildungsprozeduren und der nichtinvasiven Meßgröße muß getrachtet werden, im interessierenden Meßbereich die Transinformation zu maximieren.

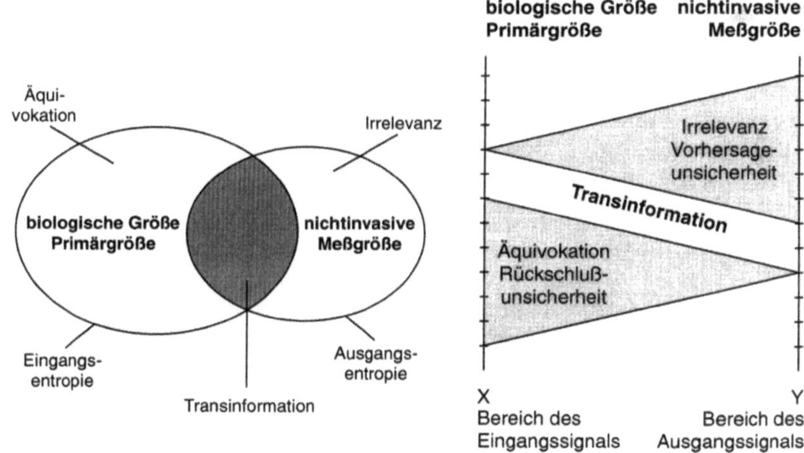

Abb. 2. Informationsübertragung bei der nichtinvasiven Meßtechnik

Meßfehler

Die Genauigkeit eines Meßsystems oder Meßverfahrens wird durch Angabe des *Fehlers* charakterisiert [10, 28]. Der *absolute Fehler* F_a ist definiert als Abweichung des Meßwerts a_x vom Sollwert a_n nach der Beziehung:

$$F_a = a_x - a_n$$

Der *relative Fehler* F_{rel} ergibt sich als Quotient vom absoluten Fehler und Sollwert nach der Beziehung:

$$F_{rel} = F_a / a_n = (a_x - a_n) / a_n$$

Der relative Fehler wird häufig als Prozentzahl angegeben, die sich durch Multiplikation des relativen Fehlers nach obiger Definition mit 100 ergibt.

Die Meßfehler sind auf unterschiedliche *Fehlerquellen* zurückzuführen, die Unvollkommenheiten des Meßgegenstands, der Meßgeräte und der Meßverfahren umfassen. Zusätzlich ergeben sich Folgefehler durch Einflüsse der Umwelt (Temperatur, Luftdruck, Feuchtigkeit, elektrische und magnetische Felder etc.) und des Beobachters.

Meßfehler werden in systematische und zufällige Fehler unterteilt. *Systematische Fehler* entstehen durch Unvollkommenheiten der Geräte, der Meßverfahren und des Meßgegenstands sowie durch bekannte Einflüsse der Umwelt. Systematische Fehler machen das Meßergebnis unrichtig und können durch *Korrekturen* ausgeschaltet werden. *Zufällige Meßfehler* entstehen durch nicht direkt erfaßbare bzw. beeinflußbare Änderungen der Meßgeräte, des Meßgegenstands, der Umwelt und des Beobachters. Sie machen das Meßergebnis unsicher, sind im einzelnen nicht erfaßbar, können aber beim Vorliegen von Meßserien mittels *Statistik* und *Fehlerrechnung* erfaßt und ausgeglichen werden.

Bei Meßverfahren finden häufig zur Charakterisierung der Genauigkeit die Begriffe „Präzision" (engl. „precision") und „Richtigkeit" (engl. „accuracy") Verwendung [18]. Dabei wird unter *„Präzision"* das Ausmaß der Übereinstimmung eines Meßergebnisses bei mehrfacher Anwendung desselben Meßverfahrens bezeichnet. Zur Charakterisierung der Präzision eines Meßverfahrens findet die Standardabweichung der Meßergebnisse oder der Variationskoeffizient (= Standardabweichung / Mittelwert) Verwendung.

Unter *„Richtigkeit"* versteht man das Ausmaß der Annäherung des Meßwerts an den Normalwert, was etwa der Fehlerdefinition, wie sie oben angeführt wurde, entspricht.

Darüber hinaus werden in der Meßtechnik auch die Begriffe „Empfindlichkeit" (engl. „sensitivity") und „Auflösung" (engl. „resolution") häufig verwendet. Unter *„Empfindlichkeit"* oder *„Meßempfindlichkeit"* s eines Transducers oder einer Meßkette versteht man den Quotienten der Änderung der Ausgangsgröße bezogen auf die Änderung der Eingangsgröße nach der Beziehung:

s = Änderung der Ausgangsgröße / Änderung der Eingangsgröße,

s = Wirkung / Ursache.

Unter „*Auflösung*", die absolut oder relativ angegeben wird, versteht man das kleinste Meßquant bzw. die kleinste unterscheidbare Meßwertstufe. Die absolute Auflösung wird in Einheit der Meßgröße angegeben, die relative Auflösung, die auf den Meßbereichsendwert eines Gerätes bezogen wird, wird als Fraktion oder als Prozentzahl angegeben.

Bei der Untersuchung von zeitlich veränderbaren Meßgrößen sind die *dynamischen Eigenschaften des Meßsystems* von Bedeutung [28]. Zur Quantifizierung des Meßgerätezeitverhaltens wird der zeitliche Verlauf der Ausgangsgröße bei einem vorgegebenen Verlauf der Eingangsgröße herangezogen. In der Meßtechnik werden als Standardeingangsgrößen sprung- oder stoßförmige Eingangssignaländerungen bevorzugt. Das Übergangsverhalten eines Meßsystems auf eine sprungförmige Eingangsgröße wird als *Sprungantwort des Systems* bezeichnet und ist in Abb. 3 dargestellt. Zur Charakterisierung einer derartigen Sprungantwort werden die Kenngrößen *Anstiegszeit* T_a (engl. „rise time") und *Einstellzeit* T_e (engl. „settling time") herangezogen. Die Anstiegszeit ist definiert als jene Zeit, in der sich das Ausgangssignal von 10% auf 90% des stationären Endwerts ändert. Die Einstellzeit ergibt sich als jene Zeitdauer, die nach einer sprungförmigen Anregung notwendig ist, um ein stationäres Ausgangssignal zu erreichen.

Als Grundlage für die Auswertung von Messungen dient die *Kalibrierkurve* des Meßsystems, die durch punktförmige Gegenüberstellung von Ausgangsgrößen bei definierten Eingangsgrößen bestimmt werden kann. Diese Kalibrierkurve kann im Idealfall durch eine *lineare Kennlinie* repräsentiert sein, häufig bestehen jedoch *nichtlineare Kennlinien* oder nur in gewissen Bereichen lineare Kennlinien.

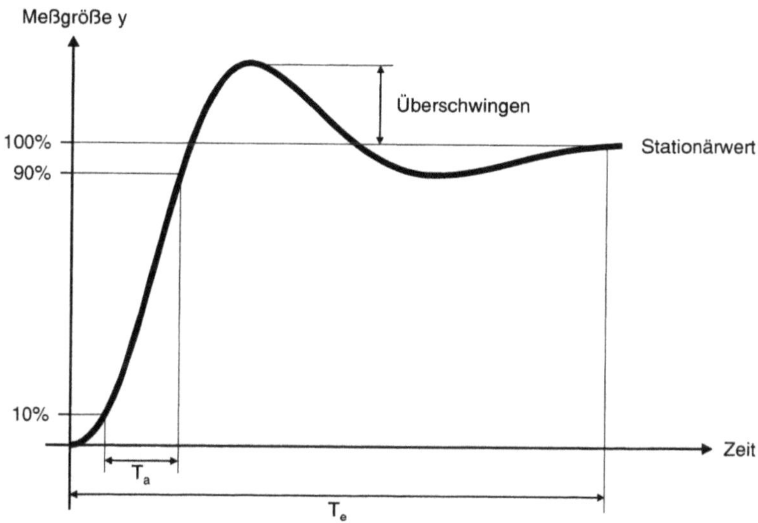

Abb. 3. Charakterisierung des dynamischen Verhaltens eines Meßsystems über die Sprungantwort

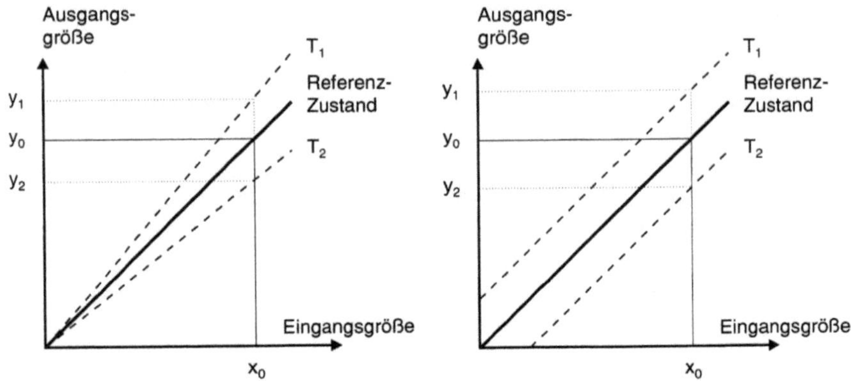

Abb. 4. Temperatureinfluß auf Kalibrierkennlinien von Meßsystemen. Empfindlichkeitsfehler (*links*) und Nullpunktfehler (*rechts*)

Bei einer linearen Kennlinie erhält man für einen Ausgangswert (Meßwert) den entspechenden Eingangswert durch Multiplikation mit dem Reziprokwert der Meßempfindlichkeit. Diese Kennlinienform stellt die optimale Form für die Meßauswertung dar.

Bei nichtlinearer Kennlinie muß immer über die Kalibrierkurve ausgewertet werden oder man nähert in einem gewissen Bereich der Meßwerte die Kalibrierkurve durch eine Gerade (Sollkennlinie) an. Die Abweichung der gemessenen Kennlinie von der linearen Kennlinie bewirkt den sog. *„Linearitätsfehler"* (engl. „linearity error"), der in Firmenunterlagen häufig ausgewiesen wird.

In realen Meßsystemen existiert häufig ein deutlicher *Temperatureinfluß* auf die *Kalibrierkurve.* Dieser Einfluß kann entweder die Kalibrierkurve um den Nullpunkt drehen, d.h. die Steigung der Kalibrierkurve und damit die Meßempfindlichkeit ändern, oder er kann sich durch Parallelverschiebung der Kalibrierkurve auswirken. Die Steigungsänderung der Kennlinie in Abhängigkeit von der Temperatur wird als *„Empfindlichkeitsfehler"* (engl. „gain error"), die Parallelverschiebung der Kennlinie als *„Nullpunktfehler"* (engl. „offset error") bezeichnet (Abb. 4).

Biologische Signale und Meßprinzipien zur Erfassung

Zählung von Blutzellen

Die Zählung von Blutzellen im Rahmen der praktischen Labordiagnostik erfolgt mit elektronischen Zählgeräten. Das häufigste hiezu verwendete Prinzip ist das sog. *„Impedanzprinzip"*, häufig auch als „Coulter-Prinzip" bezeichnet. Bei diesem Prinzip wird ein definiertes Volumen der verdünnten Blutprobe über eine Kapillare (typischer Durchmesser ca. 50μm) angesaugt. Beim Durchtritt der Blutzellen durch diese Kapillare wird über eine Elektrodenanordnung eine Impedanzänderung registriert, die einerseits die Anzahl der Zellen, anderseits Kenngrößen für die Volumenverteilung der analysierten Zellen liefert. Durch Erweiterung des Meßprinzips über die gleichzeitige Bestimmung von Impedanzen bei Gleichstrom und Wechselströmen unterschiedlicher Frequenz (MHz-Bereich) kann auch eine Differenzierung der Zellen, speziell der Leukozyten, in entsprechende Subpopulationen getroffen werden.

Grundgrößen – mechanische Größen

Zeitmessung

Für die elektronische Zeitmessung werden *Frequenznormale* in Form von *Quarz-* oder *Atomuhren* eingesetzt. Das Meßprinzip besteht darin, daß die Frequenz eines derartigen Normals durch entsprechende Teilung herabgesetzt und über eine Treiberstufe eine Anzeige angesteuert wird. Die Genauigkeit der Zeitmessung ist dabei um so größer, je höher die Frequenz des eingesetzten Normals ist.

Zeitintervalle (Periodendauern, Impulslängen, Impulsabstände etc.) können ebenfalls nach einem ähnlichen Prinzip bestimmt werden, indem die Frequenz eines Normals über einen von dem zu messenden Intervall gesteuerten Schalter einem Zähler zugeführt wird. Dic Meßzeit läßt sich dann als Verhältnis vom Zählerstand zur Normalfrequenz ermitteln.

Wegmessung

Wegaufnehmer (engl. „displacement transducer") messen Verschiebungen eines Meßpunkts gegenüber einem Festpunkt. *Analoge Wegaufnehmer* werden häufig als *potentiometrische* bzw. *Widerstandsmeßfühler* oder als *induktive Meßfühler*, in neuerer Zeit auch als *Lasermeßfühler* aufgebaut [16, 25, 26, 28]. *Inkrementale Wegaufnehmer* können nach dem *photoelektrischen, induktiven, elektrodynamischen* oder *Widerstandsprinzip* gebaut werden und liefern eine dem Meßweg proportionale Impulszahl. *Digitale Wegaufnehmer* verwenden *Codelineale* mit Absolutmaßstab. Abbildung 5 gibt eine Übersicht über diese Meßprinzipien.

Bei *potentiometrischen Wegsensoren* werden meist leitfähige Kunststoffe als Widerstandsbahn eingesetzt, auf der der wegbestimmende Schleifkontakt gleitet. Ähnlich einem Lautstärkeregler, wie er aus elektroakustischen Anlagen bekannt ist, läßt sich der vom Schleifer zurückgelegte Weg über das Verhältnis des abgegriffenen Widerstands zum Gesamtwiderstand bestimmen. Das wichtigste Gütemaß für derartige Wegsensoren ist die *Linearität*, die bei guten Aufnehmern bei etwa 0,1% liegt.

Bei *induktiven Wegsensoren* findet die Bauart des sog. *Differentialtransformators* Anwendung. Dieses System besteht aus einer Primärwicklung und 2 Sekundärwicklungen, die über einen verschiebbaren ferromagnetischen Kern gekoppelt werden. Bei Erregung des Transformatorsystems mit Wechselspannungen im kHz-Bereich und phasenselektiver Gleichrichtung der in die Sekundärspulen induzierten Spannung ergibt sich ein Signal, das der Verschiebung des Kerns in der Anordnung über eine Kennlinie zugeordnet werden kann.

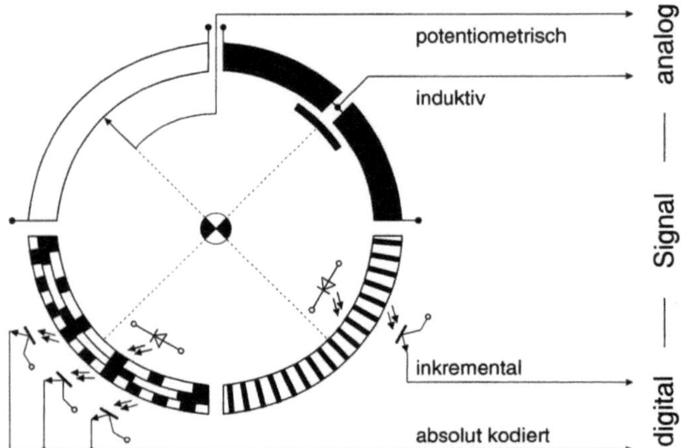

Abb. 5. Schematische Darstellung von analogen und digitalen Wegmeßprinzipien

Moderne Wegmeßsysteme verwenden auch Laser als Meßmittel. Für die Messung größerer Wege findet dabei das Prinzip der *Lasertriangulationsmessung* Verwendung, bei dem die geradlinige Ausbreitung und geringe Strahlaufweitung des Laserstrahls die Grundlage bilden. Ein auf die Objektoberfläche projizierter Lichtpunkt wird von dieser reflektiert und das Reflexionsbild über einen Positionsdetektor verarbeitet. Nach den Gesetzen der Trigonometrie kann aus der Position des reflektierten Punkts und der Geometrie der Sende-Empfangs-Anordnung auf den Weg des Objekts geschlossen werden.

Für die Messung sehr kleiner Wege kann mit Vorteil die *Laserinterferenzlängenmessung* eingesetzt werden. Bei diesem Verfahren wird ein Laserstrahl durch einen halbdurchlässigen Spiegel in 2 Teilstrahlen aufgespalten. Nach Reflexion des einen Strahls am bewegten Objektspiegel wird dieser mit dem anderen Teilstrahl, der an einem feststehenden Referenzspiegel reflektiert wird, vereinigt. Aufgrund der Kohärenz des Laserlichts kommt es je nach Phasenlage beider Strahlen zur Auslöschung oder Verstärkung, die die Bestimmung des Weges des Objektspiegels ermöglicht. Die Interferenzanordnung ist häufig in einem integrierten Meßkopf untergebracht, die Ankopplung an den Laser und an die optische Empfangs- und Auswerteeinheit wird über Lichtleiter bewerkstelligt. Varianten dieses Meßprinzips (Laserdopplerinterferometer) finden auch Einsatz in der Ophthalmometrie, beispielsweise zur Bestimmung der Bulbuslänge.

Kraftmessung

Die Messung von Kräften und Massen wird auf die Bestimmung der *Dehnung eines elastischen Elements* zurückgeführt [12, 16, 25, 26, 28]. Belastet man beispielsweise einen elastischen Stab der Länge l_0 mit einer Zugkraft F, so wird sich dieser um den Betrag dl verlängern. Das Verhältnis von Längenänderung dl zur Basislänge l_0 wird als Dehnung ε bezeichnet:

$\varepsilon = dl / l_0$.

Hält sich diese Dehnung ε in einem Bereich des Stabmaterials, bei dem keine bleibende Verformung auftritt, so ergibt sich die Kraft nach folgender Beziehung:

$F = E \cdot \varepsilon \cdot A$,

wobei A die Querschnittsfläche des Stabes darstellt und E ein Werkstoffkennwert ist, der als Elastizitätsmodul bezeichnet wird und der die Steifigkeit des Werkstoffs charakterisiert. Nach dieser Beziehung kann die Messung von Kräften, Drehmomenten oder auch Massen auf eine Dehnungsmessung zurückgeführt werden.

Zur Dehnungsmessung werden üblicherweise sog. *Dehnmeßstreifen* (kurz DMS genannt) eingesetzt, die das physikalische Grundprinzip, daß elektrische Leiter bei mechanischer Beanspruchung ihren Widerstand ändern, ausnützen.

Für den Widerstand R eines elektrischen Leiters der Länge l gilt die Beziehung:

$R = (\rho \cdot l) / A$,

wobei ρ den spezifischen Widerstand des Materiales und A den Leiterquerschnitt darstellt. Dehnt man diesen Leiter um einen Betrag dl, so wird sich der Querschnitt entsprechend verringern und der Widerstand dementsprechend um einen Betrag dR erhöhen. Es läßt sich nun zeigen, daß die Relativänderung des Widerstands der Dehnung ε des Leiters mit einem Proportionalitätsfaktor k proportional ist:

$dR / R = k \cdot \varepsilon$.

Da die Widerstandsänderung eines einzelnen metallischen Leiters relativ gering ist, versucht man in der technischen Ausformung derartiger Dehnmeßstreifen durch Serienschaltung mehrerer Drähte oder durch Aufdampfen von dünnen Metall- oder Halbleiterschichten den Effekt der Widerstandsänderung bei Dehnung und damit den Proportionalitätsfaktor k zu vergrößern (z.B. k bei Konstantan = 2, k bei Silizium = ~200). Beispiele für technische Realisierungen von DMS zeigt Abb. 6.

Die bei der Anwendung von DMS für verschiedene Meßaufgaben auftretenden Widerstandsänderungen sind relativ gering, so daß für deren Messung fast ausnahmslos sog. *Brückenschaltungen* eingesetzt werden (Abb. 7). Dabei werden meist Paare von DMS eingesetzt, von denen einer gedehnt, der andere gestaucht wird. Diese werden in den Zweigen einer *Wheatstone-Brücke* benachbart angeordnet, so daß eine maximale Empfindlichkeit erreicht wird.

Druckmessung

Wird eine *elastische Membran* einseitig durch einen Druck beansprucht, so verformt sie sich druckproportional. Diese Verformung kann über geeignete Sensoren in elektrische Signale umgesetzt werden [12, 13, 16, 25, 26].

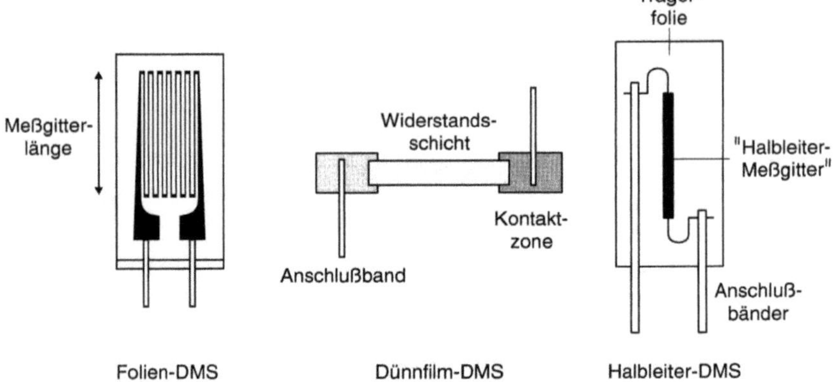

Abb. 6. Beispiele für technische Realisierungen von Dehnmeßstreifen

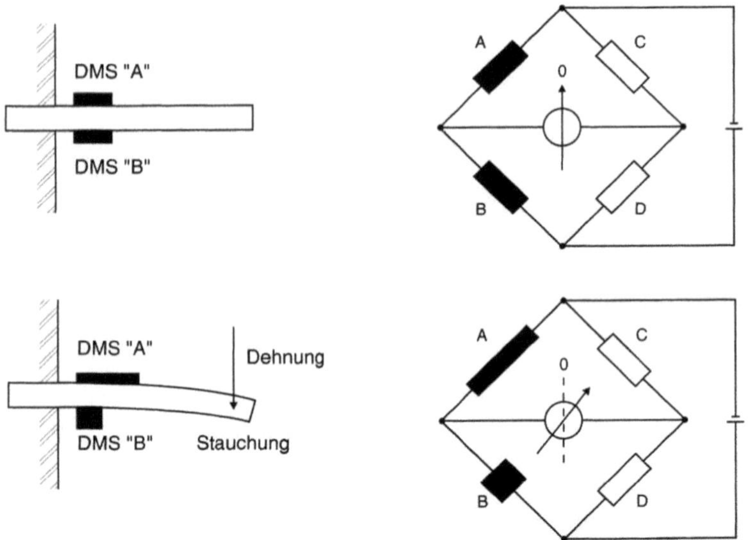

Abb. 7. Anordnung von Dehnmeßstreifen (DMS) zur Erfassung von Balkenbiegungen (*links*) und Einbindung der DMS-Elemente in die Zweige einer Wheatstone-Brücke (*rechts*)

Bei älteren Systemen wird die Auslenkung der Membran über einen Stößel auf *Dehndrähte* übertragen, die - wie bei den DMS ausgeführt - in einer Brückenschaltung betrieben werden. Auf diese Weise wird die druckbedingte Membranauslenkung in eine Widerstandsänderung übergeführt. Gelegentlich werden auch induktive oder kapazitive Systeme zur Erfassung der Membranauslenkung eingesetzt.

Moderne Systeme (Abb. 8) verwenden direkt auf die Membran aufgebrachte *piezoresistive Meßelemente*, die ebenfalls nach dem Prinzip des DMS funktionieren. Da Halbleiterwiderstände gegenüber Metall-DMS eine höhere

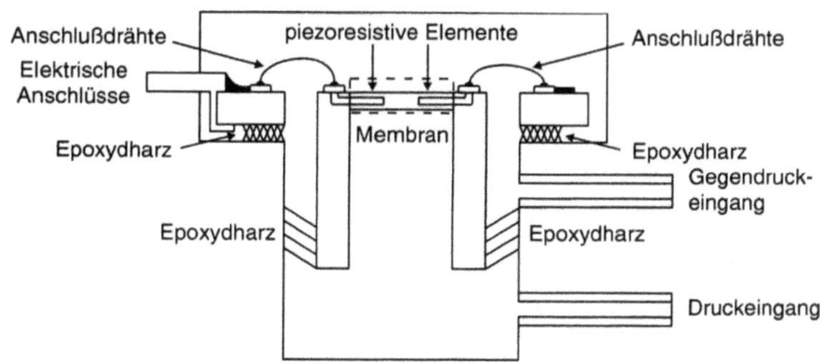

Abb. 8. Aufbau eines piezoresistiven Systems zur Druckmessung

Temperaturabhängigkeit der Meßempfindlichkeit aufweisen, muß durch elektronische Maßnahmen der *Temperaturkompensation* der Empfindlichkeitsfehler korrigiert werden.

Beschleunigungsmessung

Beschleunigungs- oder Vibrationssensoren beruhen in überwiegendem Maße auf dem Newtonschen Grundgesetz für den Einmassenschwinger, d.h. die Beschleunigungsmessung wird auf eine Kraft- bzw. Verformungsmessung zurückgeführt. Das Kernbauelement aller derartiger Sensoren ist die sog. „seismische Masse", die bei Einwirken einer Beschleunigung aufgrund der Massenträgheit eine Kraft auf die Unterlage ausübt [28]. Diese Kraft kann mittels verschiedener Verfahren erfaßt werden, wobei das piezoelektrische Prinzip am häufigsten eingesetzt wird.

Bei *Beschleunigungsaufnehmern nach dem piezoelektrischen Prinzip* wird die Eigenschaft von Quarz- oder Keramikkristallen ausgenutzt, bei Kraftwirkung unterschiedliche Ladungsträgerkonzentrationen an ihren Oberflächen auszubilden. Je nach Anbringung der seismischen Masse auf dem piezoelektrischen Sensorelement unterscheidet man Kompressionsmodeaufnehmer (engl. „compression-mode"), Schermodeaufnehmer (engl. „shear-mode") oder Biegebalkenaufnehmer (engl. „flexural- oder beam-mode") [16, 25, 26]. Beim *Schermodeaufnehmer* wird das Sensorelement zwischen einem zentralen Pfosten und der ringförmigen seismischen Masse angebracht. Diese Bauart zeichnet sich durch kleine Abmessungen und geringes Gewicht bei hoher Genauigkeit aus. Beim *Kompressionsmodeaufnehmer* wird der Sensor zwischen der seismischen Masse und der Basis des Aufnehmers angebracht und durch einen Schraubbolzen vorgespannt. Diese Sensoren sind preisgünstig, sind jedoch thermisch relativ empfindlich. Piezoelektrische Beschleunigungssensoren erlauben Beschleunigungsmessungen bis zu Frequenzen von 0,1 Hz herab, sie sind jedoch nicht für die Messung statischer Beschleunigungen (Erdbeschleunigung etc.) geeignet. Für diese Anwendungsfälle werden *kapazitive Sensoren* eingesetzt.

Durch die Entwicklung der Mikromechanik in der Fertigung von Halbleitersensoren ist auch die Herstellung von *mikromechanischen Beschleunigungs-*

sensoren möglich [26]. Derartige Sensoren verwenden ein aus einem Siliziumsubstrat herausgeätztes schwingfähiges „Paddel“ als seismische Masse, das in den Randzonen über Piezobiegewiderstände an der Grundstruktur befestigt ist. Häufig werden auch Sensorelemente für Beschleunigungen in mehreren Raumachsen (z.B. *triaxiale Sensoren* für alle 3 Raumrichtungen) in einem Aufnehmer kombiniert.

In neuerer Zeit werden für die Messungen von Beschleunigungen und Vibrationen auch zunehmend *optische Systeme* eingesetzt, bei denen über Lichtwellenleiter eingekoppeltes Laserlicht an einem Sensorkopf in Abhängigkeit von der auf diesen wirkenden Beschleunigung mehr oder weniger reflektiert wird. Für die Auswertung des reflektierten Lichts können *Laserdopplerverfahren, holografisch-interferometrische Verfahren* oder sog. *„Speckleverfahren“* eingesetzt werden.

Dichtemessung

Unter Dichte versteht man die volumenbezogene Masse von Festkörpern, Flüssigkeiten, Lösungen, Dämpfen und Gasen. Während die Dichte bei Festkörpern über die Bestimmung von Masse und Volumen leicht erfaßt werden kann, bereiten vor allem hochgenaue Dichtemessungen in flüssigen und gasförmigen Medien häufig Probleme. Für diese Anwendungsbereiche eignet sich die Dichtemessung mit Hilfe der *Biegeschwingermethode*, bei der ein definiertes Volumen des Meßguts die Eigenfrequenz der ungedämpften Schwingung eines Biegeschwingers beeinflußt [26].

Bei Dichtemeßgeräten, die nach diesem Prinzip arbeiten, stellt ein Glas- oder Metallrohr den eigentlichen Schwinger dar, der über eine geregelte elektromagnetische Anregung zu einer ungedämpften Eigenschwingung angeregt wird. Die Eigenfrequenz eines derartigen Schwingers ist proportional zur Quadratwurzel aus dem Quotienten von Federkonstante und Masse des Schwingsystems. Bei bekanntem Meßvolumen setzt sich die Masse des Schwingers aus der Leermasse und der Masse des Meßmediums zusammen, so daß aus der Schwingungsfrequenz des Systems die Dichte des Mediums errechnet werden kann. Dieses Verfahren erlaubt Dichtemessungen höchster Präzision und wird im medizinisch-biologischen Bereich häufig eingesetzt.

Strömungsmessung

Messung von Blutströmungen. Zur genauen Messung zeitlich veränderbarer Blutströmungen am freiliegenden Gefäß wird primär die *elektromagnetische Strömungsmeßmethode*, auch *magnetisch-induktive Durchflußmeßmethode* genannt, eingesetzt [12, 13, 14, 16, 26]. Die physikalische Grundlage für dieses Verfahren bildet das Induktionsgesetz. Dieses besagt, daß, wenn sich ein elektrischer Leiter mit der Geschwindigkeit v in einem Magnetfeld der Stärke B bewegt, in diesem eine Lorentz-Feldstärke induziert wird, die sich als vektorielles Kreuzprodukt von Geschwindigkeit und magnetischer Feldstärke errechnet. Bei der elektromagnetischen Durchflußmessung ist der elektrische Leiter das im Gefäß fließende Blut. Die induzierte elektrische Feldstärke führt zu einer an gegenüberliegenden Stellen des Gefäßes senkrecht zum Magnetfeld meßbaren induzierten elektrischen Spannung U, die sich folgendermaßen errechnet:

$$U = K \cdot B \cdot d \cdot v,$$

mit der Aufnehmerkonstante K, der magnetischen Flußdichte B, dem Elektrodenabstand d und der mittleren Blutflußgeschwindigkeit v. Da der Querschnitt des Blutgefäßes durch die Form des Meßkopfes konstant gehalten wird (Abb. 9), läßt sich aus der mittleren Blutflußgeschwindigkeit und dem Querschnitt die Blutströmung bestimmen. Für die Erzeugung des Magnetfelds wird meist pulsierender Gleich- oder Wechselstrom verwendet, um Polarisationserscheinungen an den Meßelektroden zu vermeiden. Die Aufnehmerkonstante K berücksichtigt die Leitfähigkeit des Blutes und deren Abhängigkeit vom Hämatokrit.

Für nichtinvasive Blutflußgeschwindigkeitsmessungen an oberflächlich liegenden Gefäßen kann das *Ultraschalldopplerverfahren* eingesetzt werden [12, 13, 14]. Bei diesem wird ein Meßkopf, der je einen Sende- und einen Empfangswandler aus piezoelektrischem Material enthält, über ein Ankoppelungsgel unter einem bestimmten Winkel an die Körperoberfläche über dem zu messenden Gefäß aufgebracht (Abb. 10). Die vom Sendekristall kontinuierlich ausgesandte Ultraschallwelle (typischer Frequenzbereich zwischen 2 und 8 MHz) wird von den im Blutstrom beförderten Erythrozyten reflektiert. Da sich diese relativ zum feststehenden Sender bewegen, erfährt das resultierende Signal eine Frequenzverschiebung gegenüber der Sendefrequenz. Diese in der Frequenz veränderte Welle erreicht den Empfangswandler im Schallkopf und wird einer Auswerteeinheit zugeführt, in der die Differenz zwischen Sende- und Empfangsfrequenz bestimmt wird. Aus der Frequenzdifferenz kann nach der Beziehung:

$$df = 2\, f_0 \cdot (v/c) \cdot \cos \alpha,$$

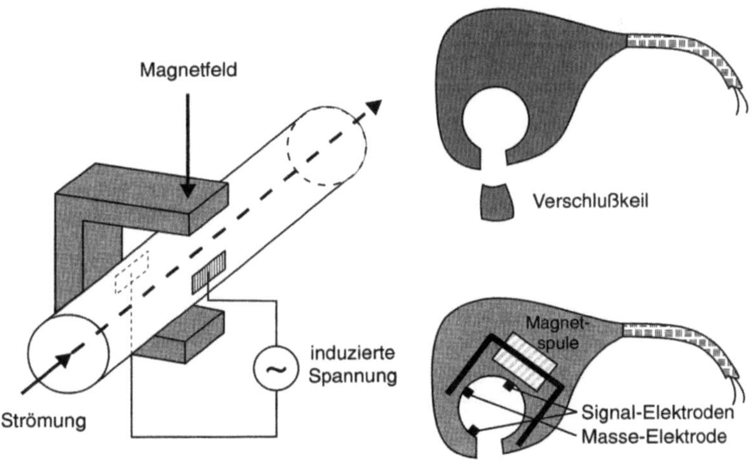

Abb. 9. Magnetisch-induktive Durchflußmeßmethode, Prinzip und technische Realisierung

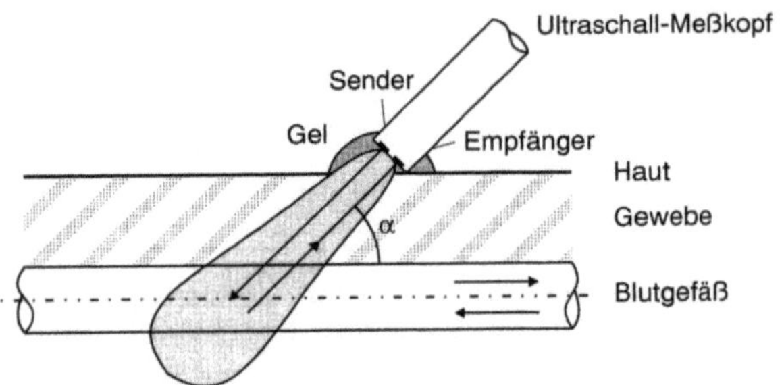

Abb. 10. Meßprinzip der CW-Ultraschalldopplermethode zur Blutflußgeschwindigkeitsmessung

mit f_0 = Sendefrequenz, c = Schallausbreitungsgeschwindigkeit im Medium und α = Winkel zwischen Schallkopfachse und Gefäß, die mittlere Strömungsgeschwindigkeit v errechnet werden. Es muß jedoch betont werden, daß diese Meßsysteme ausschließlich für qualitative bzw. semiquantitative Strömungsgeschwindigkeitsmessungen geeignet sind, da eine exakte Eichung wegen der schwer definierbaren geometrischen Verhältnisse nicht möglich ist.

Die hier beschriebene Meßanordnung mit kontinuierlich ausgesandten Ultraschallsignalen wird häufig als *„CW-Dopplermethode"* bezeichnet und gestattet die Bestimmung der mittleren Strömungsgeschwindigkeit im beschallten Gefäßquerschnitt unter der Voraussetzung laminarer Strömungsverhältnisse. Die Methode liefert bei turbulenten Strömungen widersprüchliche Meßergebnisse. Durch Verwendung von *gepulsten Ultraschallsignalen als Sendesignal* kann zusätzlich zur Geschwindigkeitsinformation auch eine Ortsinformation erhalten und auf diese Weise das Strömungsprofil dargestellt werden bzw. durch die Wahl von sog. „sample-volumes" die Geschwindigkeitsinformation bestimmten Gefäßabschnitten zugeordnet werden.

Ein dem Ultraschalldopplerverfahren ähnliches Verfahren ist das *Laserdopplerverfahren*, das sich zur Messung der Geschwindigkeit von bewegten Blutzellen in oberflächlichen Gefäßen eignet, da die Eindringtiefe auf ca. 1 mm begrenzt ist. Dabei wird Laserlicht meist über Lichtleiter zum Meßort geführt. Wie beim Ultraschallverfahren ist das reflektierte Laserlicht gegenüber der Anregung in der Frequenz verschoben. Durch optische Mischung kann die Frequenzdifferenz erfaßt und der Bewegungsgeschwindigkeit der Blutzellen zugeordnet werden.

Messung von Gasströmungen. Für die Messung von Gasströmungen ist die induktive Durchflußmessung – wie sie oben beschrieben wurde – nicht geeignet, die Dopplermeßverfahren können dagegen mit einigen Einschränkungen eingesetzt werden, wobei in der Gasströmung enthaltene Teilchen als reflektierende Elemente vorhanden sein müssen. Bei der Messung von Atemluftströmungen kann der in der Atemluft enthaltene Wasserdampf für die Erzeugung eines reflektierenden Signals herangezogen werden.

Die für die Messung von Gasströmungen am häufigsten herangezogene Methode ist das sog. *Differenzdruckverfahren* oder *Meßblendenverfahren* [12,

26, 28]. Dabei wird in die Gasströmung eine Meßblende eingebracht, die den Querschnitt des Strömungskanals definiert verändert. Die Druckdifferenz, die vor und nach der Meßblende gemessen werden kann, ist eine Funktion der Strömung. Durch geeignete Ausformungen der Meßblende wird versucht, eine lineare Beziehung zwischen Druckdifferenz und Gasströmung zu erreichen. Häufige Bauformen der Meßblende sind ein System paralleler Röhrenbündel, wie sie durch Aufrollen eines Wellblechs erzielt werden können (sog. Staurohr nach Fleisch) oder Gitterblenden (Staurohr des „mesh"-Typs).

Die Strömungsmessung nach dem Differenzdruckverfahren besitzt den Vorteil einer recht einfachen und wartungsfreien Anordnung, der Nachteil ist jedoch der durch diese Strömungsmeßelemente bewirkte Widerstand im Strömungskanal und der aus Gründen der Laminarität der Strömung notwendig eingeschränkte Meßbereich.

Ein weiteres sehr häufig für die Messung von Gasströmungen eingesetztes System ist der *Flügelrad-* oder *Turbinendurchflußmesser.* Bei diesem System versetzt die Strömung ein im Strömungskanal drehbar gelagertes Flügelrad in Rotation. Die Drehzahl des Turbinenrades, die meist berührungslos über induktive oder optische Systeme erfaßt wird, ist proportional zum Durchfluß. Die für jedes System zu bestimmende Proportionalitätskonstante berücksichtigt die hydraulischen Verluste und die Viskosität des Meßmediums [16, 26].

Will man den bei beiden bisher beschriebenen Meßsystemen verursachten Widerstand im Strömungskanal vermeiden, so besteht die Möglichkeit, den Gasstrom mittels *thermischer Durchflußmessung* zu bestimmen [26]. Bei diesem System wird einem Meßwiderstand, der eine temperaturabhängige Kennlinie besitzt (PTC-Widerstand), über einen eingeprägten Strom elektrische Leistung zugeführt. Durch das strömende Medium wird diese in Form von Wärme freiwerdende elektrische Leistung abgeführt, wobei der Wärmeabtransport in Form von Konvektion, Wärmeleitung und Strahlung erfolgt. Der konvektive Anteil des Wärmeabtransports ist eine Funktion der Gasströmung. Übliche Meßanordnungen verwenden einen von der Strömung nicht beaufschlagten Referenzwiderstand zusätzlich zum Sensorwiderstand, der den Einfluß der Temperatur des strömenden Mediums und der Umgebung kompensiert. Durch geeignete Auswerteschaltungen kann dann die Messung der Gasströmung auf die Messung der beiden Widerstände zurückgeführt werden.

Zur Messung von Gasströmungen werden auch *Ultraschallaufzeitverfahren (Ultraschall-transit-time-Verfahren)* eingesetzt. Bei diesem System werden 2 schräg zur Strömungsachse angeordnete Ultraschallsignalwandler verwendet, die wechselweise kurze Ultraschallimpulse aussenden und empfangen (Abb. 11). Die Laufzeit dieser Ultraschallpulse ist von der Geschwindigkeit des Gasstroms abhängig, d.h. die Laufzeit des Signals in Strömungsrichtung ist größer als jene gegen die Strömungsrichtung. Bei bekannter Geometrie der Anordnung kann der Gasvolumenstrom bestimmt werden, bei zusätzlicher Messung der Temperatur im Strom kann auch eine dem Molekulargewicht proportionale Meßgröße abgeleitet werden [6]. Der primäre Einsatzbereich dieser Methode ist die *Ultraschallspirometrie.*

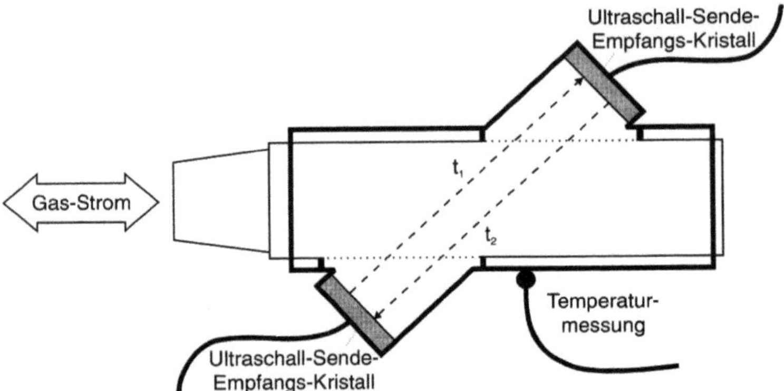

Abb. 11. Prinzip des Ultraschallaufzeitverfahrens zur Messung von Gasströmungen

Bioelektrische Signale

Grundlagen der Potentialableitungen

Der Ursprung aller bioelektrischen Signale sind fortgeleitete elektrische Erregungen von Zellen. Diese entstehen durch das allen lebenden Zellen eigene *Membranpotential* und dessen zeitliche Änderungen. Da der menschliche Körper einen elektrischen Volumenleiter darstellt, entsteht durch die elektrische Aktivität der Zellen ein *Strömungsfeld*, das sich im Körper ausbreitet. Körpereigene elektrische Inhomogenitäten beeinflussen die Verteilung dieses Biofeldes und damit auch Amplitude und Form der an der Körperoberfläche abgreifbaren Biosignale [12, 14, 19].

Diese Biosignale werden als *Potentiale* oder *Potentialdifferenzen* abgeleitet, wobei zu beachten ist, daß das erzeugende Strömungsfeld durch die Abnahme nicht deformiert und das Biosignal in der aufnehmenden Meßkette nicht verzerrt wird.

Bei der Erfassung von biologischen Signalen mittels Elektroden und Meßketten überlagern häufig *Störspannungen* unterschiedlicher Herkunft das Nutzsignal (Abb. 12). Die häufigsten Störquellen sind *mechanische Störungen*, *Störungen durch das elektromechanische Feld* und *Störungen durch Temperatureinflüsse* auf die Meßkettenglieder. Diese Störungen erhöhen die zufälligen Fehler bei der Signalerfassung. Mechanische Einflüsse können durch die Änderungen von Kontaktübergangswiderständen, Kapazitäten bzw. Induktivitäten transiente Störungen einkoppeln. Das überall gegenwärtige elektromagnetische Feld der Netzversorgung kann sowohl auf kapazitivem als auch auf induktivem Wege zur Überlagerung von netzfrequenten Störungen auf das Nutzsignal führen. Auf diese Weise können auch Schaltimpulse, die im Netz auftreten, auf Meßketten übertragen werden [14, 19].

Mechanische Einflüsse, die sich in Form von Bewegungsartefakten äußern, können durch geeignete Wahl und Plazierung der Aufnahmeelektroden reduziert werden, elektromagnetische Einflüsse müssen durch schaltungstechni-

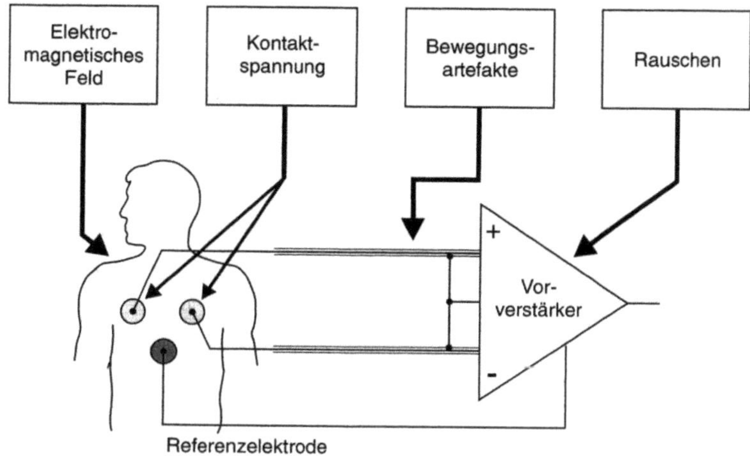

Abb. 12. Störquellen bei der Erfassung von bioelektrischen Signalen

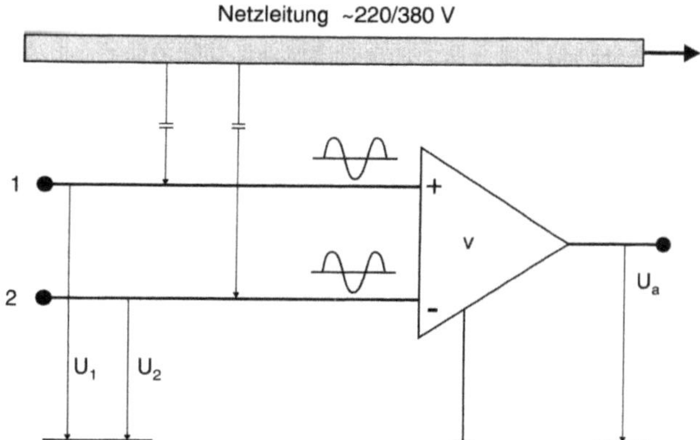

Abb. 13. Prinzip der Elimination von Gleichtaktstörspannungen (Netzstörspannungen) über Differenzverstärker

sche Maßnahmen bzw. Maßnahmen bei der Verlegung von Leitungen minimiert werden.

Üblicherweise werden zur Ableitung von bioelektrischen Signalen sog. „*Differenzverstärker*" eingesetzt, die je nach Anforderung aus unterschiedlichen elektronischen Komponenten aufgebaut sind [21, 28]. Das Grundprinzip eines derartigen Differenzverstärkers ist in Abb. 13 dargestellt. Diese Verstärker besitzen 2 Signaleingänge, einen direkten nichtinvertierenden (mit + bezeichnet), einen invertierenden (mit – bezeichnet) Eingang und einen Referenzeingang. Diese Verstärker bilden die Differenz der an den Signaleingängen anliegenden Eingangsspannungen U_1 und U_2, bezogen auf den Referenzeingang, wobei die Ausgangsspannung U_a sich nach der Beziehung:

$$U_a = v \cdot (U_1 - U_2)$$

errechnet, wobei v den Verstärkungsfaktor des Systems darstellt. Diese Anordnung besitzt den Vorteil, daß sie auf beide Signaleingänge in gleicher Weise wirkende Störspannungen - sog. *„Gleichtaktstörspannungen"* - eliminieren kann, da durch die Differenzbildung derartige gleichtaktige (gleichphasige) Signale ausgelöscht werden (Abb. 13). Störungen durch die Netzversorgung wirken bei der Ableitung biologischer Signale primär gleichzeitig auf beide Signaleingänge.

Diese Schaltungsprinzipien finden bei Vorverstärkern für bioelektrische Signale unabhängig vom jeweiligen Biosignal Anwendung. Die gesamte Aufnahmekette verwendet meist einen Vorverstärker, danach ein Hochpaßfilter, eine Trennstufe zur galvanischen Trennung des Aufnahmekreises von der Netzversorgung und danach ein Tiefpaßfilter. Die Aufgabe der beiden Filter ist es, unerwünschte Signalkomponenten zu unterdrücken.

Bioelektrische Potentialableitungen

Die häufigsten abgeleiteten Biosignale mit ihren durchschnittlichen Signalamplituden und ihrem Frequenzumfang sind in Tabelle 2 aufgelistet.

Das elektrische Herzfeld, dessen Quellen die im Herzen lokalisierten elektrisch aktiven Zellen darstellen, ergibt sich als räumliche und zeitliche Summation der Aktivitäten der Einzelzellen des Myokards. Je nach Ableitungsort ergeben sich für das *Elektrokardiogramm (EKG)* unterschiedliche Amplituden und Kurvenformen. Zu den wichtigsten *extrathorakalen Ableitungssystemen* zählen die Standardableitungen nach Einthoven, die pseudounipolaren Extremitätenableitungen nach Goldberger, die unipolaren Brustwandableitungen nach Wilson, die orthogonalen Ableitungen nach Frank und räumlich hochauflösende Vielelektroden-EKG („body surface-mapping"). An *invasiven Ableitungen* sind His-Bündelableitungen und endo- bzw. epikardiale Ableitungen in Verwendung [12, 14, 19].

Die elektrische Aktivität der Skelettmuskeln, initiiert über motorische Vorderhornzellen, efferente Nerven und neuromuskuläre Endplatten, kann in Form des *Elektromyogramms (EMG)* von der Körperoberfläche abgeleitet

Tabelle 2. Häufige Biosignale mit durchschnittlichem Frequenzumfang und Signalamplituden

Bioelektrische Signale	Frequenzumfang [Hz]	Signalamplitude [mV]
Elektrokardiogramm (EKG)	0,15–300	0,1–5
Elektroenzephalogramm (EEG)	0–70	0,01–0,1
Elektromyogramm (EMG)	2,0–2000	0,05–5
Elektroneurogramm	0–10,000	1,0–10
Elektroretinogramm (ERG)	0–20	0,01–1
Elektrookulogramm (EOG)	0–100	0,1 pro 10° Augenbewegung

werden. Dafür finden meist Oberflächenelektroden oder in den Muskel eingebrachte konzentrische Nadelelektroden Verwendung. Mit derartigen Ableitungen wird die zeitlich und räumlich summierte Aktivität einer Vielzahl von im Skelettmuskel vorhandenen motorischen Einheiten erfaßt, das aufgezeichnete Elektromyogramm wird daher häufig als *„Interferenzbild"* bezeichnet [12, 14, 19].

Wird der motorische Nerv durch einen elektrischen Impuls gereizt, so führt dieser Reiz zu einer synchronen Aktivierung aller motorischen Einheiten. Das dabei aufgezeichnete summierte Aktionspotential einer Vielzahl von Muskelfasern wird gelegentlich als *„Elektroneurogramm"* bezeichnet. Die Elektroneurographie wird zur Bestimmung der Nervenleitungsgeschwindigkeit eingesetzt, dabei wird der motorische Nerv an unterschiedlichen Stellen gereizt und die Differenz der Latenzzeiten zwischen Reizbeginn und Reizantwort bestimmt. Aus dieser Differenz kann bei bekanntem Abstand der Reizpunkte die *Nervenleitungsgeschwindigkeit* errechnet werden.

Vom Auge können 2 unterschiedliche Biosignale abgeleitet werden, die ihren Ursprung in elektrischen Aktivitäten der Retinazellen haben. Einerseits bauen diese eine Gleichspannung auf, die die Kornea positiv gegen die Retina polarisiert, anderseits führt eine Lichtreizung der Retina zu zeitlichen Potentialänderungen in den Rezeptorzellen, die als *Elektroretinogramm (ERG)* (Abb. 14) erfaßt werden können. Durch die elektrische Polarisierung der Kornea gegenüber der Retina entsteht ein Dipol, dessen Winkeländerung in der horizontalen Ebene mit der Blickrichtung des Auges von periorbitalen Elektroden als Potentialänderung erfaßt werden kann, die als *Elektrookulogramm (EOG)* (Abb. 14) bezeichnet wird.

Als elektrische Quellen des *Elektroenzephalogramms (EEG)* werden Erregungsvorgänge in den kortikalen Dendriten sowie an den präsynaptischen Fasern angesehen. Die Ableitung dieser Signale an der Kopfhaut erfolgt mittels zahlreicher Ableitungssystemen mit einer unterschiedlichen Anzahl und

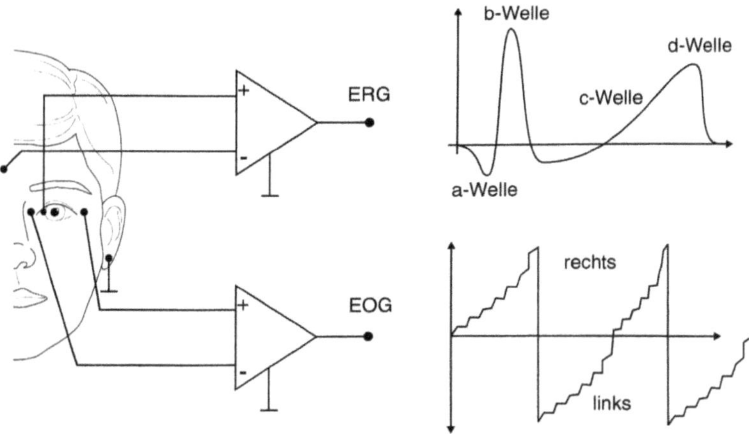

Abb. 14. Potentialableitungen am Auge: Elektroretinogramm (ERG) und Elektrookulogramm (EOG)

Lage von Elektroden. Das erhaltene Biosignal wird häufig in unterschiedliche Frequenzbänder entsprechend den sog. *„Alpha-, Beta-, Gamma-* und *Delta-Wellen"* aufgeteilt oder mittels spezieller computerunterstützter Methoden in Form von *„Maps"* dargestellt.

Problematik der Ableitungselektroden

Für die Übertragung der bioelektrischen Signale von der Ableitestelle am biologischen Objekt zum Eingang der Meßkette (Vorverstärker) werden *Ableitungselektroden* eingesetzt. Aus Gründen der guten Leitfähigkeit finden als Elektrodenmaterial meist Metalle Verwendung, bei denen der Ladungstransport über *Elektronenleitung* erfolgt. Biologische Gewebe stellen jedoch Elektrolyten dar, die *Ionenleiter* sind [12, 14, 19]. Es kommt daher an der *Grenzfläche zwischen Metall und Elektrolyt* zu einem Ionen-Elektronen-Austausch, wobei Metallionen des Elektrodenmaterials in Lösung gehen und Ionen der Lösung mit Elektronen im Metall rekombinieren. Dies führt zur Ausbildung einer *räumlichen Ladungsverteilung* am Elektroden-Elektrolyt-Übergang und zur Entstehung einer sog. *„elektrischen Doppelschicht"* (Abb. 15). Je nach Elektrodenmaterial können Ladungsträger unbehindert von einer Phase in die andere übergehen – in diesem Fall spricht man von *„nichtpolarisierbaren Elektroden"* – oder sie können nicht frei übergehen und werden in der Grenzschicht angehäuft – hier spricht man von *„ideal polarisierbaren Elektroden"*. Der Metall-Elektrolyt-Übergang kann durch ein Ersatzschaltbild, bestehend aus dem *Polarisationspotential* und einer Parallelschaltung von *Übergangskapazität* und *Übergangswiderstand,* beschrieben werden. Die Polarisationsspannung ist vom Elektrodenmaterial abhängig.

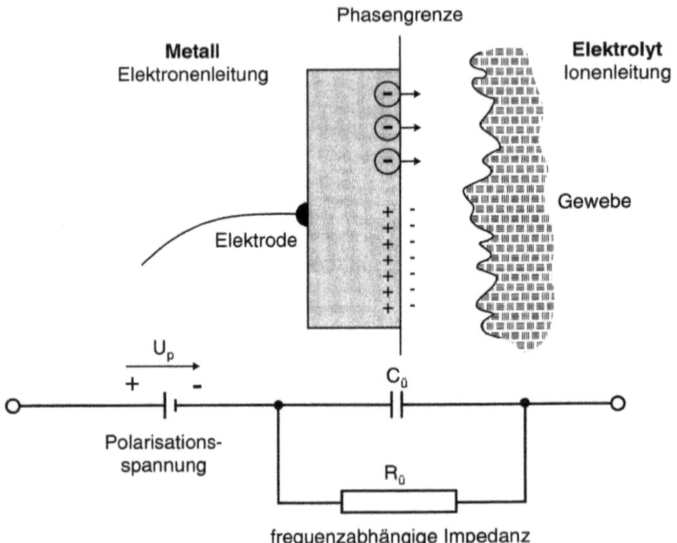

Abb. 15. Elektrische Doppelschicht am Metall-Elektrolyt-Übergang von Ableitungselektroden und Ersatzschaltbild

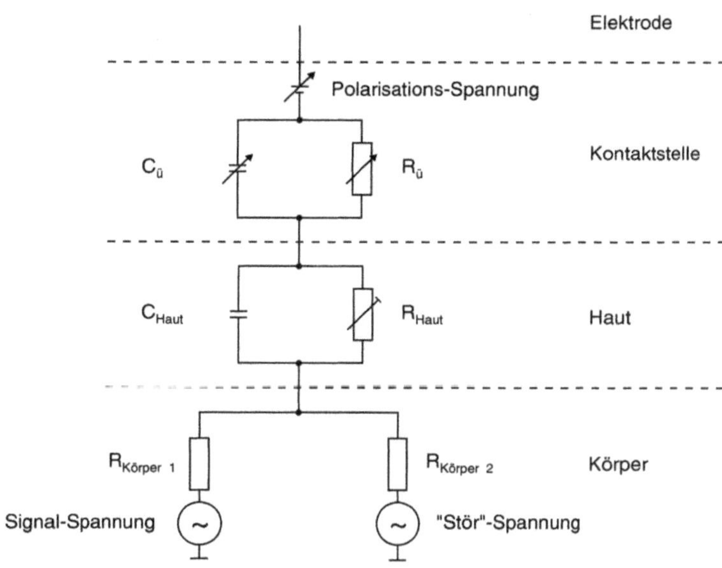

Abb. 16. Elektrisches Ersatzschaltbild des Signalwegs von der bioelektrischen Quelle zur Ableitungselektrode

Der gesamte Signalweg von der bioelektrischen Quelle zur Elektrode wird im Ersatzschaltbild in Abb. 16 dargestellt. Kapazität und Widerstand der Kontaktstelle hängen in erster Linie von der aktiven Elektrodenfläche ab, die Kapazität ist proportional, der Widerstand indirekt porportional zu dieser. *Nichtpolarisierbare Elektroden* weisen niedriges Polarisationspotential, niedrigen Übergangswiderstand und hohe Übergangskapazität auf. *Polarisierbare Elektroden* hingegen besitzen hohe Polarisationspotentiale und Übergangswiderstände, die Übergangskapazität ist hingegen niedrig, so daß dieser Elektrodentyp wie ein Hochpaßfilter im Signalweg wirkt.

Für die Ableitung von bioelektrischen Signalen werden nichtpolarisierbare Elektroden bevorzugt, als Elektrodenmaterial werden *Ag/AgCl-Kombinationen* eingesetzt, wobei entweder Ag-Elektroden elektrolytisch mit einer AgCl-Schicht überzogen werden oder Preß- bzw. Sinterkörper aus Ag/AgCl-Granulaten Anwendung finden.

Chemische Größen

Atemgaskonzentrationen

Die Konzentrationsbestimmung von Atemgasen ist ein Einsatzgebiet des *Massenspektrometers* [13]. Dieses Instrument in der klassischen Form basiert auf dem Prinzip, daß auf ein bewegtes Gasion, das sich in einem magnetischen Feld bewegt, eine Kraft wirkt, die neben der magnetischen Feldstärke von dem Verhältnis der Ladung zur Masse (q/m-Verhältnis) des jeweiligen Ions abhängt. Bei der konventionellen Anordnung wird das Gasmolekül zuerst durch ein elektrisches Feld beschleunigt und tritt danach in ein Magnetfeld ein, das im rechten Winkel zur Bewegungsrichtung steht (Abb. 17). Die Kraftwirkung auf das Ion führt zu einer Auslenkung des Teilchens um den Winkel α, der eine Funktion des q/m-Verhältnisses ist. Dieser Winkel α und der Ionenfluß werden über Photodetektoren erfaßt, und auf diese Weise kann die Konzentration der jeweiligen Ionen bestimmt werden.

Konventionelle Massenspektrometer der eben beschriebenen Bauform besitzen jedoch den Nachteil des relativ gewichtigen Elektromagneten. Daher wurden Bauformen entwickelt, die ausschließlich elektrische Felder zur Massentrennung verwenden [13]. Der Meßkopf derartiger Spektrometer besteht aus einer parallelen Anordnung von 4 zylindrischen Elementen, die innerhalb eines Quadrats montiert sind, sog. *Quadrupolmassenspektrometer.* Diese Anordnung wird von einem Gleichspannungssignal und einem Hochfrequenzsignal gespeist. Die Ionenquelle, die an einem Ende der Quadrupolanordnung lokalisiert ist, injiziert einen Ionenstrahl in die Achse der Anordnung. Für ein konstantes Verhältnis der Amplituden der Gleichspannung und der Hochfrequenzspannung existiert dann eine einzige Frequenz, für die es Ionen mit einem spezifischen q/m-Verhältnis möglich ist, die Quadrupolanordnung zu passieren und den Detektor am anderen Ende des Systems zu erreichen. Ionen anderer q/m-Verhältnisse bewegen sich auf oszillierenden Bahnen und treffen auf die Polanordnungen auf. Auf diese Weise kann ein interessierender Massenbereich durch Variation des Hochfrequenzsteuersignals überstrichen werden.

Das zur Bestimmung der *O_2-Konzentration* im Atemgas am häufigsten eingesetzte Verfahren ist das *paramagnetische Meßverfahren* [12, 13, 26]. Sauerstoff ist im Gegensatz zu den meisten anderen Gasen paramagnetisch, d.h. auf ein Molekül wirkt in einem magnetischen Feld eine Kraft in Richtung zunehmender Feldstärke. Diese Kraftwirkung läßt sich zur Messung ausnutzen, wobei hauptsächlich 2 Meßanordnungen Verwendung finden.

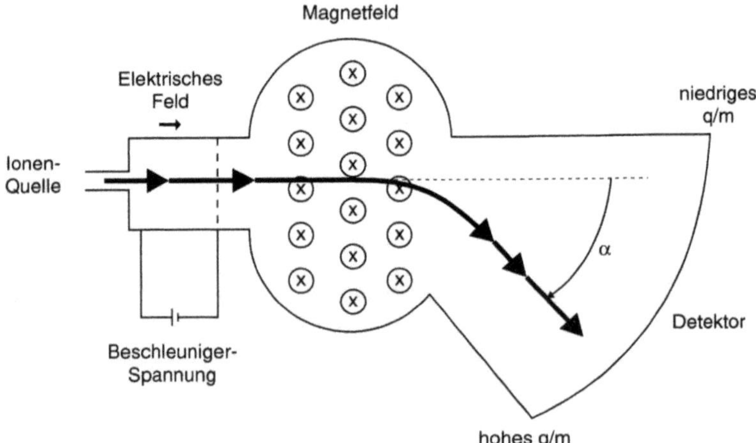

Abb. 17. Prinzip des Massenspektrometers

Bei der ersten Meßanordnung befindet sich ein Meßsystem, das aus 2 mit Stickstoff (diamagnetisches Gas) gefüllten Quarzröhrchen besteht und mit einem Spiegel versehen ist, auf einem Spannband aufgehängt zwischen den Polen eines Permanentmagneten. Wird das Meßsystem von einem O_2-haltigen Gasgemisch umströmt, so werden die mit dem diamagnetischen Gas gefüllten Röhrchen aus dem Feld herausgedreht und bewirken ein Drehmoment auf das Meßsystem. Mittels eines Lichtstrahls, der vom Spiegel des Meßsystems auf einen Positionsdetektor reflektiert wird, wird die Drehbewegung erfaßt und über ein elektrisches Kompensationssystem rückgängig gemacht (Abb. 18). Der zur Kompensation der Auslenkung notwendige Strom ist ein Maß für die O_2-Konzentration im Gasgemisch [13, 26].

Bei der zweiten Meßanordnung werden das Meßgas und ein über Drosseln zugeführtes Vergleichsgas in 2 räumlich getrennten Mischungsstellen, von denen eine in einem magnetischen Wechselfeld liegt, gemischt [26]. Haben Meß- und Vergleichsgas unterschiedliche magnetische Eigenschaften, so entsteht eine Druckdifferenz zwischen der Mischungsstelle der beiden Gase innerhalb des Magnetfelds und jener außerhalb des Magnetfelds. Diese Druckdifferenz ist proportional zur Konzentration des paramagnetischen Meßgases.

Ebenfalls für die Messung der O_2-Konzentration im Atemgas herangezogen wird die *polarographische Konzentrationsbestimmung* mittels der Clark-Elektrode, die im folgenden Abschnitt im Detail besprochen wird, und die Bestimmung mittels sog. *amperometrischer* oder *elektrochemischer Sensoren („fuel cell-type“* oder *„galvanic cell-type“-Sensoren)* [25]. Bei diesen Sensoren, die vom Prinzip einfach aufgebaut sind (Abb. 19), diffundiert der Sauerstoff durch eine Membran in die elektrochemische Zelle - bestehend aus einer metalli-

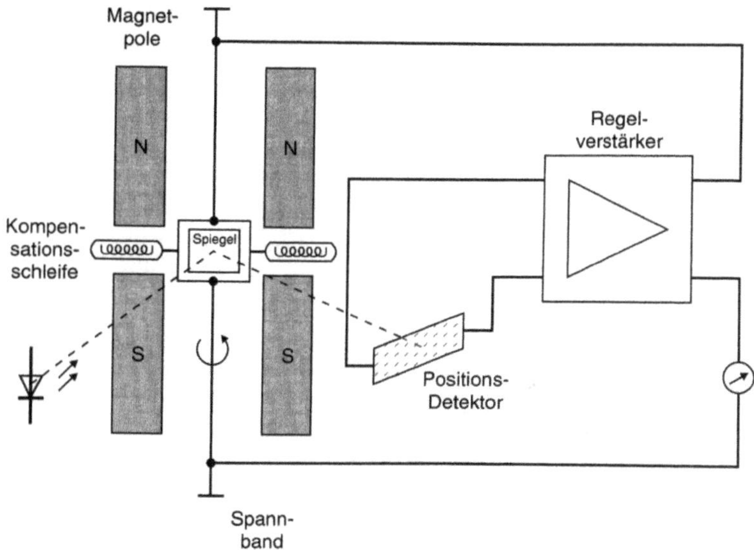

Abb. 18. Bestimmung der O_2-Konzentration nach dem paramagnetischen Kompensationsmeßprinzip

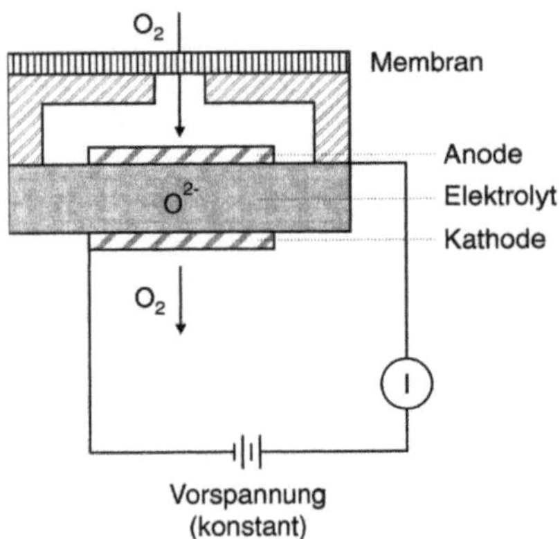

Abb. 19. Meßprinzip der O_2-Konzentration mittels elektrochemischer Sensoren

schen Anode bzw. Kathode, die durch einen Elektrolyten getrennt sind - und wird in dieser reduziert. Der bei bestimmter Vorspannung zwischen den Elektroden der Anordnung fließende Strom ist proportional der O_2-Konzentration im Meßgas. Diese Form der Sensoren kann je nach verwendeten Elektrodenmaterialien und Elektrolytzusammensetzung auch für andere Meßgase (z.B. NO_x, NH_4, CO_2 etc.) aufgebaut werden. Nachteilig bei der Anwendung wirken sich die große Einstellzeit (Diffusion) und nichtlineare Kennlinien aus, die über elektronische Schaltungsanordnungen linearisiert werden müssen. Die Vorteile sind Wartungsfreiheit und geringe Querempfindlichkeiten.

Für die Bestimmung der *Co_2-Konzentration* findet neben der massenspektrometischen Bestimmung primär das *Infrarotabsorptionsverfahren* (nichtdispersives Infrarotabsorptionsverfahren, NDIR-Verfahren) Verwendung, das bei technischen Anwendungen auch zur Bestimmung anderer mehratomiger Gase eingesetzt wird. Die Meßanordnung besteht im Prinzip aus einem zweistrahligen Photometer, bei dem die Infrarotstrahlungsquelle, die durch ein Blendenrad periodisch unterbrochen wird, sowohl eine Meß- als auch eine Vergleichsküvette durchdringt. In der Vergleichsküvette ist ein Referenzgas eingeschlossen, die Meßküvette wird vom Meßgas durchströmt. Die Differenzen der IR-Absorptionen zwischen den Küvetten werden durch geeignete Detektorsysteme erfaßt und sind den jeweiligen Gaskonzentrationen proportional [13, 26]. Die detaillierte Besprechung der CO_2-Konzentrationsmessung im Atemgas, meist als *„Kapnographie"* bezeichnet, erfolgt im gleichnamigen Abschnitt des Lehrbuchs.

Blutgasanalyse

Die Messung der *Wasserstoffionenkonzentration einer Lösung* wird heute beinahe ausschließlich mittels *elektrometrischer Methoden* durchgeführt. Diese basieren auf dem Prinzip des *Elektrodenpotentials*, das an der Grenzfläche zwischen 2 Phasen entsteht. Die am häufigsten verwendete Grenzfläche ist jene zwischen einem Metall und einer Lösung. Das Elektrodenpotential entsteht durch die Passage von Metallionen in die Lösung und durch Rekombination der gelösten Metallionen mit Elektroden im Metall, was im Gleichgewichtszustand zu einer geladenen Schicht nahe an der Metallelektrode führt. Dieses Elektrodenpotential, das durch verschiedene Kombinationen von Metallen und Lösungen aufgebaut wird, muß zu Vergleichszwecken mit dem Potential einer *Referenzelektrode* verglichen werden [12, 13].

Ein Elektrodenpotential entsteht auch an der Grenzfläche zweier Flüssigkeiten, die durch eine Membran getrennt sind, die nur für ein Ion durchlässig ist. Für eine ideal selektive Membran läßt sich in diesem Fall das *Elektrodenpotential E* nach der *Nernst-Gleichung* errechnen:

$$E = -(RT/nF) \cdot \ln (c_1/c_2),$$

wobei n die Wertigkeit des Ions, R die Gaskonstante, T die absolute Temperatur, F die Faraday-Konstante und c_1 bzw. c_2 die jeweiligen Konzentrationen des entsprechenden Ions zu beiden Seiten der Membran darstellen.

Handelsübliche pH-Meter verwenden eine *Glaselektrode als Indikatorelektrode* (Abb. 20). Diese Elektrode besteht aus einem dünnwandigen, porösen Glaselement, das eine Pufferlösung mit bekanntem pH-Wert enthält. Wenn diese Elektrode in eine Testlösung eingetaucht wird, entwickelt sich ein Potential zwischen der Innen- und Außenseite der Glasmembran, das – unter der Voraussetzung, daß die Glasmembran spezifisch selektiv für Wasserstoffionen ist – entsprechend der Nernst-Gleichung berechnet werden kann.

Um das Elektrodenpotential mit einem Spannungsmeßgerät hohen Innenwiderstands bestimmen zu können, muß eine *Referenzelektrode* in Verbindung mit der Glaselektrode eingesetzt werden. In manchen Bauformen von Glaselektroden ist diese Referenzelektrode in der Glaselektrode bereits eingeschlossen. Als Referenzelektroden werden häufig *Hg/Kalomel-Elektroden*, seltener *Ag/AgCl-Elektroden* verwendet.

Die *Hg/Kalomel-Elektrode* besteht aus einer Glasröhre, die am einzutauchenden Ende mit einer porösen Keramikfritte verschlossen ist. Diese Kera-

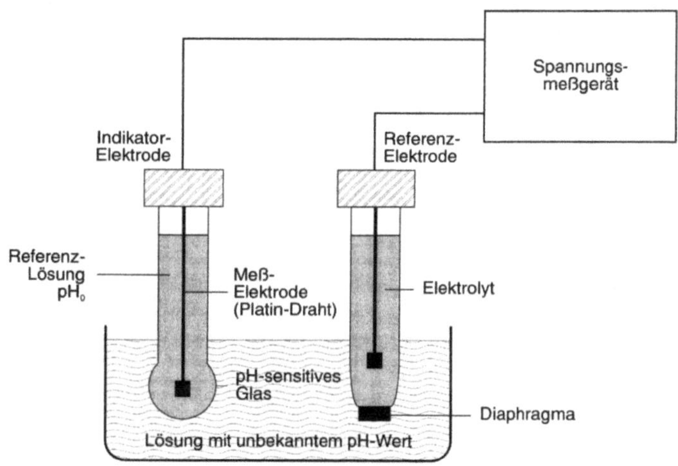

Abb. 20. Prinzip der pH-Wertmessung mittels Glaselektrode und Referenzelektrode

mikfritte bildet eine Flüssigkeitsbrücke zwischen der gesättigten KCl-Lösung im Inneren der Elektrode und der Probe. Innerhalb der Elektrode taucht ein kleiner Kalomelzylinder (Hg_2Cl_2-Zylinder) in die KCl-Lösung, ein Quecksilbertropfen und ein Platindraht kontaktieren den Kalomelzylinder.

Für die direkte Messung des *Co_2-Partialdrucks (pCO_2)* wird eine Elektrode verwendet, die in ihrer Urform von Severinghaus (Abb. 21 links) entwickelt wurde. Diese Elektrode ist dem Prinzip nach eine pH-sensitive Glaselektrode, die so aufgebaut ist, daß sie den pH-Wert in einem dünnen Film einer wäßrigen Natriumbikarbonatlösung zu messen imstande ist. Diese Lösung wird durch eine selektiv für CO_2 permeable Membran von der zu messenden Lösung getrennt. CO_2 diffundiert von der zu messenden Lösung über die Membran in die Bikarbonatlösung und ändert deren pH-Wert nach der sog. Henderson-Hasselbalch-Gleichung, die eine logarithmische Repräsentation des Massenwirkungsgesetzes, angewandt auf ein Bikarbonatpuffersystem, darstellt. Der gemessene pH-Wert entspricht daher dem pCO_2 der zu messenden Lösung (Abb. 21 rechts) [12, 13].

Der *Partialdruck des Sauerstoffs (pO_2)* wird mittels des *polarografischen Prinzips* gemessen [12, 13, 26]. Die dafür eingesetzte ursprünglich von Clark entwickelte Elektrode kann auch für pO_2-Messungen im Atemgas unter bestimmten Voraussetzungen eingesetzt werden. Die Technik der Polarographie verwendet eine polarisierbare *Meßelektrode* und eine *nichtpolarisierbare Referenzelektrode* in einer Pufferlösung (Abb. 22). Eine Polarisierspannung zwischen 0,2 und 0,7 V (Meßelektrode negativ in bezug auf die Referenzelektrode) wird zwischen beiden Elektroden angelegt. Bei einer bestimmten Spannung („Plateauspannung") wird jedes O_2-Molekül, das die Oberfläche der Meßelektrode erreicht, praktisch augenblicklich reduziert und führt zu einem

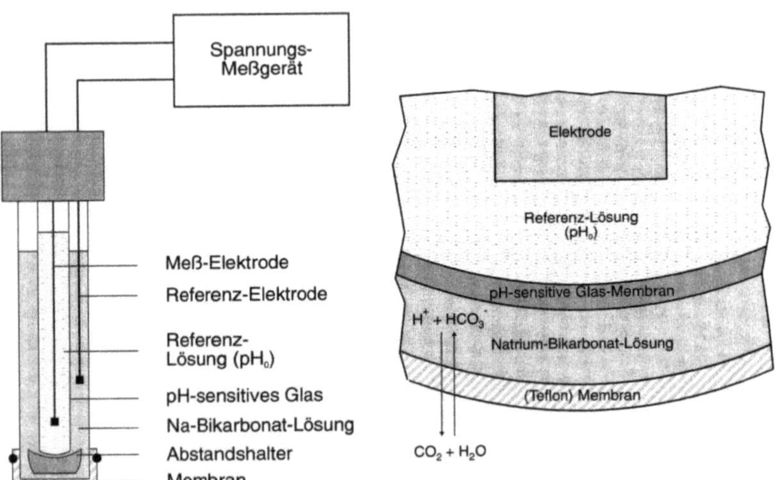

Abb. 21. CO_2-Partialdruckmeßelektrode der Bauform „Severinghaus" (*links*) und Prinzip der Umsetzung des CO_2-Partialdrucks in einen äquivalenten pH-Wert im Bikarbonatpuffersystem (*rechts*)

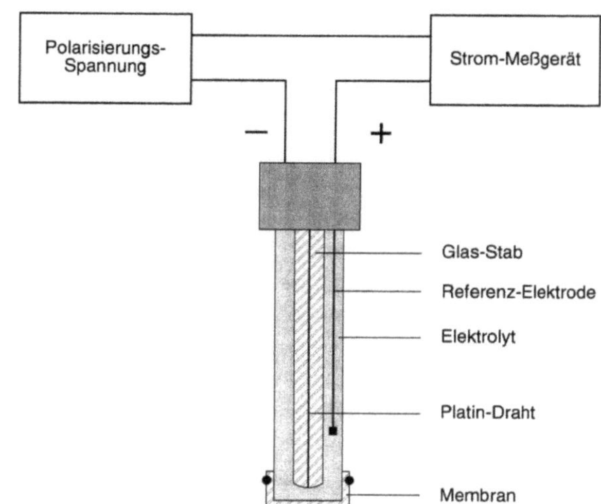

Abb. 22. Messung des O_2-Partialdrucks mittels des polarographischen Prinzips (Elektrodenbauform nach Clark)

elektrischen Strom, der proportional zur O_2-Menge ist, die die Elektrode pro Zeiteinheit erreicht. Da der Transport der O_2-Moleküle zur Elektrodenoberfläche durch Diffusion und daher durch den pO_2 angetrieben wird, besteht eine lineare Beziehung zwischen dem pO_2 und dem polarographischen Strom.

Da Sauerstoff und CO_2 aus dem Blut durch Körpergewebe und Haut zur Körperoberfläche diffundieren, besteht prinzipiell die Möglichkeit zur *transkutanen Messung* der jeweiligen Partialdrücke. Damit eine gute Korrelation zwischen den arteriellen Partialdrücken und jenen an der Hautoberfläche erreicht wird, ist eine Arterialisierung des Gewebes im Meßgebiet notwendig. Es wurden daher Meßsysteme entwickelt, die eine transkutane Messung des pO_2 und pCO_2 bei gleichzeitiger Arterialisierung des Meßgebiets über eine Wärmezufuhr mittels eines kombinierten Elektrodensystems erlauben. Die Hyperämisierung des Gewebes, in dem gemessen werden soll, erfolgt durch eine temperaturgeregelte elektrische Heizung des Elektrodengrundkörpers. Innerhalb dieses Grundkörpers sind eine pCO_2-Elektrode vom bereits beschriebenen Typ Severinghaus und eine pO_2-Elektrode eingebaut, die über eine Membran und eine Kontaktflüssigkeit mit der Hautoberfläche in Verbindung stehen. Um adäquate Diffusionsbedingungen für die Gaskomponenten sicherzustellen, muß die Hautoberfläche auf Temperaturen zwischen 42 °C und 44 °C aufgewärmt werden.

Messung von Ionenkonzentrationen mittels ionenselektiver Elektroden

Analog zur pH-Elektrode kann man *kationensensitive Elektroden* konstruieren (Natrium, Kalium etc.), wenn man anstelle des für H^+-durchlässigen Glases am Elektrodenkopf Glassorten verwendet, die beispielsweise für Na^+- oder K^+-Ionen durchlässig sind. Leider ist die Spezifität der verfügbaren Glassorten für Kationen relativ gering, so daß andere in der Lösung vorhandene Ionenarten die Messung beeinflussen. Zur Charakterisierung der Spezifität der Elektroden wird der sog. *„Selektivitätskoeffizient k"* verwendet, der den Einfluß des Störions auf das gemessene Elektrodenpotential angibt. Der Effekt eines Störions ist um so geringer, je kleiner der Selektivitätskoeffizient ist. Dieser liegt für Na^+-Ionen gegenüber K^+-Ionen ($k_{Na/K}$) im Bereich zwichen 0,01 und 0,001, während der Selektivitätskoeffizient für K^+-Ionen ($k_{K/Na}$) nur Werte von 0,1 erreicht. Zur Verbesserung der Selektivität von kationensensitiven Elektroden werden daher bei neueren Typen häufig sog. *„Ionenaustauscherelektroden"* eingesetzt, bei denen die sensitive Glasmembran durch eine mit flüssigem Ionenaustauscher beschichtete poröse Glasfritte ersetzt wird. Der Selektivitätskoeffizient für K^+-Elektroden dieser Bauart liegt in der Größenordnung von 0,01 – 0,001. Ionenaustauscher-Elektroden nach ähnlichen Prinzipien werden für Na^+, K^+, Ca^{2+}, NH_4^+ und andere Ionen gebaut.

Dasselbe Prinzip findet auch bei der Konstruktion von ionensensitiven Feldeffekttransistoren (ISFET) Anwendung [16, 26]. Diese Technologie ermöglicht, sehr kleine Sensoren relativ preiswert herzustellen.

Messung von Laktat bzw. Glukose mittels Elektroden

Das Prinzip der *amperometrischen Elektrode*, wie es bei der Bestimmung des pO_2 mittels der Clark-Elektrode bereits beschrieben wurde, läßt sich in modifizierter Form auch dazu verwenden, verschiedene Substratkonzentrationen mit elektrochemischen Methoden zu erfassen. Dabei wird die Elektrode mit einer semipermeablen Membran überzogen, auf die ein immobilisiertes Enzym aufgebracht ist. Zur *Laktatkonzentrationsbestimmung* kann dieses Enzym beispielsweise Laktatoxidase sein. Bei der Umsetzung des in einer Lösung enthaltenen Substrats entsteht Wasserstoffperoxid, das an einer polarisierten Platinelektrode oxidiert wird und einen der Konzentration des Substrats proportionalen Strom liefert.

Ein analoges Verfahren kann auch zur Bestimmung der *Glukosekonzentration* eingesetzt werden, wobei als immobilisiertes Enzym häufig Glukoseoxidase Verwendung findet.

Neuere Entwicklungen [29] vereinigen mehrere Enzymsensoren für unterschiedliche Substrate in einem integrierten Mikrosystem (Abb. 23). Diese Sensorsysteme werden als Durchflußsysteme für Monitoringanwendungen eingesetzt.

Optische Meßgrößen

Jeder Körper, dessen aktuelle Temperatur höher ist als jene des absoluten Nullpunkts, emittiert elektromagnetische Strahlung. Der sog. *„optische Bereich" des elektromagnetischen Spektrums* vom Ultravioletten zum Infraroten umfaßt etwa den Wellenlängenbereich von 10 nm bis 1 mm. Das sichtbare Licht umfaßt einen schmalen Abschnitt dieses optischen Bereichs, nämlich vom Violett bei 430 nm bis zum Rot bei 690 nm.

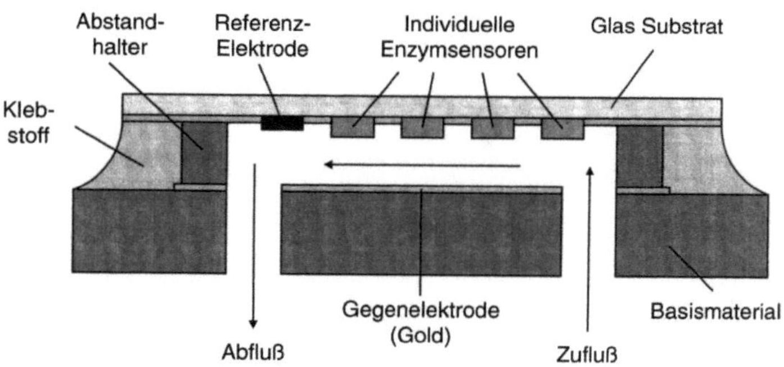

Abb. 23. Integrierter Mikrodurchflußsensor für verschiedene Substrate

Optische Meßverfahren werden in Medizin und Biologie meist in Form indirekter Meßverfahren eingesetzt, d.h. Emission, Reflexion, Streuung oder selektive Absorption elektromagnetischer Wellen im optischen Bereich werden als Abbildung für biologische Meßgrößen verwendet, die einer direkten Messung schwer zugänglich sind.

Optische Meßverfahren gewinnen zunehmend an Bedeutung, da sich die Optoelektronik stürmisch entwickelt und eine Vielzahl von Lichtquellen auf Halbleiterbasis - auch Halbleiterlaserlichtquellen - kostengünstig zur Verfügung steht. Auch als Strahlungsempfänger lösen Halbleitersensoren für bestimmte Aufgaben die bislang eingesetzten Photomultiplier ab, was zu einer Verringerung des Volumens der Meßeinrichtungen und zu störungsunempfindlicheren Systemen führt.

Die als Sendeelemente bzw. Strahlungsquellen verwendeten *Luminiszenzdioden (LED, IRED)* sind Halbleiterelemente, die aus einem sog. „pn-Übergang" eines Halbleitermaterials bestehen. Durch Anlegen einer Spannung in Flußrichtung des pn-Übergangs und den daraus resultierenden Strom werden Elektronen in dem Halbleiter auf ein höheres Energieniveau gehoben. Beim umgekehrten Prozeß wird die freiwerdende Energie in Form eines Lichtquants ausgesandt. Je nach Halbleitermaterial und dessen Dotierung mit Fremdatomen liegt diese Wellenlänge im Bereich des nahen Infrarots oder des sichtbaren Lichts.

Bei *Halbleiterlasern (Laserdioden)* werden ebenso wie bei LEDs durch einen Strom Ladungsträger in einen pn-Übergang injiziert, die strahlend rekombinieren. Durch den Effekt der sog. „induzierten Emission", der sich dadurch auszeichnet, daß der Rekombinationseffekt durch den äußeren Einfluß von Licht der passenden Frequenz angestoßen wird, werden alle Emissionsvorgänge kohärent. Um diesen Prozeß aufrecht zu erhalten, muß für eine Rückkopplung gesorgt werden, die über einen optischen Resonator, der durch die planparallelen und verspiegelten Stirnflächen des Halbleiterkristalls erreicht wird, bewerkstelligt wird. Im Gegensatz zu LEDs ist das Spektrum von Halbleiterlasern relativ schmal und umfaßt praktisch eine einzige Linie. Laserdioden emittieren daher kohärentes Licht in einem engen Spektralbereich.

Als Empfangselemente werden häufig *Photodioden* eingesetzt *(PN- und PIN-Dioden)*, bei denen die Umwandlung der auf diese auftreffende Photonenenergie in einen elektrischen Strom durch den umgekehrten Prozeß der bei den LEDs bereits beschriebenen Rekombination von Ladungsträgern stattfindet.

Sowohl zur Überbrückung von räumlichen Distanzen zwischen optischen Sendern und Empfängern als auch als eigenständige Sensoren finden *Lichtleiter* (auch *Lichtwellenleiter, LWL,* genannt) Anwendung. Derartige Lichtleiter bestehen aus einem Kern und einem Mantel aus Glas oder Kunststoff. Das Kernmaterial weist gegenüber dem Mantelmaterial einen größeren Brechungsindex auf, so daß an der Grenzfläche Totalreflexion auftritt. Auf diese Weise wird einmal in den Leiter eingetretenes Licht durch die permanente interne Totalreflexion in der Faser weitergeleitet (Abb. 24). LWL-Fasern stehen im Durchmesserbereich von 5-100 µm zur Verfügung, zur Begrenzung der in der Faser entstehenden Lichtverluste und zur Verringerung der Dispersion (Impulsverbreiterung) werden 3 Fasertypen verwendet [25].

Die *Multimodestufenfaser* hat einen großen Durchmesser und einen harten Brechungsindexübergang vom Kern zum Mantel. Auf diese Weise entstehen viele mögliche Lichtwege (Moden) in der Faser, was merkliche Lichtverluste und starke Dispersion bewirkt. Fasern dieser Bauform sind jedoch sehr kostengünstig.

Die *Multimodegradientenfaser* hat ebenfalls einen großen Durchmesser, jedoch einen gleitenden Übergang der Brechungsindizes vom Kern zum Mantel (Gradientenübergang). Die Lichtausbreitung erfolgt über viele Moden, jedoch sind die Lichtverluste geringer und die Dispersion besser als bei der Stufenfaser.

Die *Monomodestufenfaser* weist nur einen kleinen Durchmesser auf und verfügt lediglich über einen Lichtweg (Monomode). Die Lichtverluste und die Dispersion sind gering.

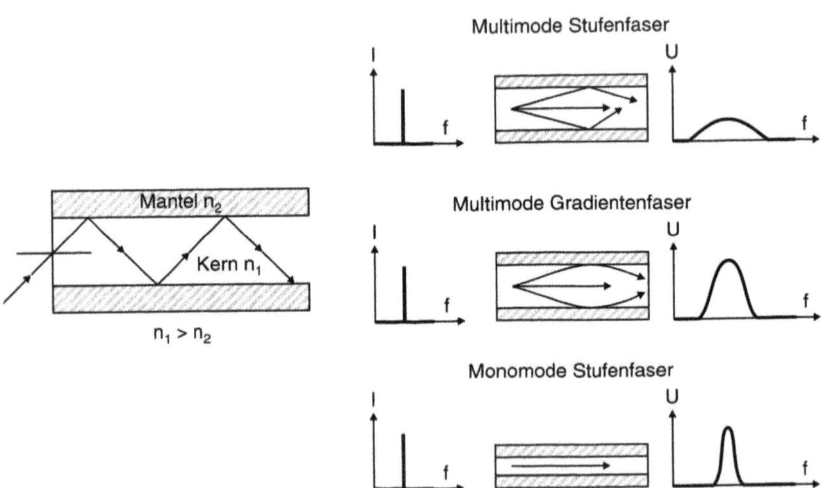

Abb. 24. Prinzip des Lichtwellenleiters (*links*) und Dispersionseffekte bei unterschiedlichen Lichtleitertypen (*rechts*)

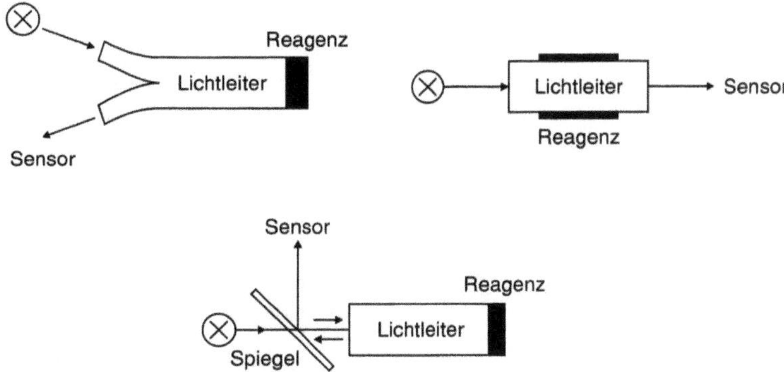

Abb. 25. Prinzipielle Bauformen optischer Biosensoren

Die elektromagnetische Emission lebender Organismen im infraroten Bereich kann zur Erfassung der Oberflächentemperatur mittels *thermographischer Methoden* herangezogen werden. Dieses Verfahren wird bei den „thermischen Meßgrößen" detailliert besprochen.

Auch der Einsatz von *Laser zur genauen und berührungslosen Messung von Wegen* wurde im Abschnitt „Wegmessung" bereits angesprochen, ebenso wie die Messung der *Konzentration von mehratomigen Gasen* (z.B. CO_2) durch nichtdispersive Infrarotabsorption.

Ein weiteres wichtiges Anwendungsgebiet für optische Meßverfahren stellt die Bestimmung der *O_2-Sättigung (Oxymetrie) im Blut* dar, die auf der Basis unterschiedlicher Absorptionscharakteristika von oxygeniertem und desoxigeniertem Hämoglobin im optischen Bereich arbeitet. Moderne Verfahren erreichen dabei eine hohe Analysengeschwindigkeit, so daß eine *„Pulsoxymetrie"* möglich wird. Diese wird im entsprechenden Kapitel des Lehrbuchs im Detail diskutiert.

Lichtleiter in Verbindung mit entsprechenden Strahlungsquellen werden in letzter Zeit auch häufig als *„Biosensoren"* eingesetzt. Dabei werden - wie in Abb. 25 dargestellt ist - entweder die Endflächen eines Lichtleiters oder dessen Umfang mit einem Reagenz beschichtet, das als Sensor oder Detektor für biochemische Substrate dient und das die entsprechenden Substratkonzentrationen auf Änderungen optischer Charakteristika (Absorption, Reflexion etc.) abbildet [26]. Derartige Sensoren werden auch mit modernen integrierten Simultanspektrometeranordnungen (Diodenarrayspektrometer) verbunden, um detaillierte biochemische Analysen „vor Ort" im biologischen Organismus vornehmen zu können. Es besteht auch die Möglichkeit, über sog. *„Optoden"*, die mit pH- bzw. pO_2/pCO_2-sensitiven Reagenzien ausgerüstet sind, intravasale Blutgasanalysen vorzunehmen.

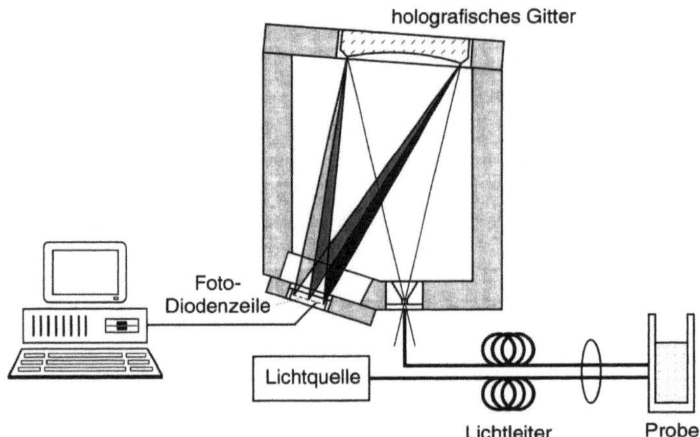

Abb. 26. Prinzip des integrierten Simultanspektrometers (Diodenarrayspektrometer)

Thermische Meßgrößen

Temperaturmessung

Zur Temperaturmessung im medizinisch-biologischen Bereich (Hauttemperatur, Körperkerntemperatur etc.) werden meist sog. *Kontaktthermometer* verwendet, bei denen das Meßelement wärmeleitend mit der Hautoberfläche verbunden wird, so daß es deren Temperatur annimmt. Nach einer Einstellzeit, während der sich der Detektor an die Oberflächentemperatur der Meßstelle angleicht, erreichen beide eine gemeinsame Mischtemperatur. Zur Verringerung meßtechnischer Probleme müssen derartige Kontaktsensoren eine gute Wärmeleitung zwischen Sensor und Meßstelle gewährleisten und eine *kleine thermische Masse* aufweisen, damit die Temperatur der Meßstelle nur geringfügig verändert wird. Gleichzeitig darf das thermische Gleichgewicht der Meßstelle (z.B. Wärmetransportmechanismen der Haut) durch den Sensor nicht beeinträchtigt werden.

Für die Erfassung der Temperatur können folgende physikalische Effekte herangezogen werden [9]:

- Veränderung des Volumens oder Drucks von festen, flüssigen oder gasförmigen Körpern (Quecksilberthermometer, Bimetallthermometer etc.),
- Entstehung einer thermoelektrischen Kontaktspannung in 2 verschiedenen miteinander verbundenen Metallen aufgrund des Seebeck-Effekts (Thermoelement),
- Veränderung des elektrischen Widerstands von Metallen oder Halbleitern (Widerstandsthermometer),
- Veränderung der Resonanzfrequenz eines Quarzkristalls.

Im Rahmen der Biomeßtechnik werden z.Z. hauptsächlich *Widerstandsthermometer* eingesetzt. Thermoelemente sind nur mehr vereinzelt anzutreffen, die temperaturabhängige Veränderung der Resonanzfrequenz eines Quarzkristalls bietet zwar die genaueste z.Z. zur Verfügung stehende Methode, die Anordnungen besitzen jedoch eine große thermische Masse, so daß ihr Einsatzfeld sehr begrenzt ist.

Die üblicherweise in der Medizin eingesetzten *thermoresistiven Sensoren* basieren auf der Temperaturabhängigkeit des elektrischen Widerstandes von Metallen bzw. Halbleitern [12, 25, 26]. Allgemein gilt für den elektrischen Widerstand R eines Metalls bei der Temperatur T folgende Beziehung:

$$R = R_0 \cdot [1 + A \cdot (T - T_0) + B \cdot (T - T_0)^2],$$

wobei A und B Temperaturkoeffizienten und R_0 den Widerstand des Materials bei der Bezugstemperatur T_0 (meist 0 °C) darstellen. Für genaue Messungen wird häufig *Platin als Meßwiderstandsmaterial* verwendet, für das der Temperaturkoeffizient A $3{,}9 \cdot 10^{-3}/K$ und der Temperaturkoeffizient B $-0{,}8 \cdot 10^{-6}/K^2$ beträgt. Ebenfalls häufige Widerstandsmaterialien sind Nickel oder Molybdän. Die Ausführungsformen derartiger Sensoren sind entweder Drahtelemente oder in Dünnfilmtechnik ausgeführte Metallschichtwiderstandselemente.

Die Umwandlung der temperaturbedingten Widerstandsänderung in ein elektrisches Signal erfolgt entweder durch Einbau in eine *Wheatstone-Brücke* oder durch *Speisung über eine Konstantstromquelle*. In beiden Fällen muß darauf geachtet werden, daß der durch das Sensorelement fließende Meßstrom zu einer *Eigenerwärmung des Elements* führt und auf diese Weise Meßfehler entstehen können.

Da die Temperaturkoeffizienten von Metallen relativ gering sind, werden für kleinere Meßbereiche häufig *Halbleiterwiderstände* eingesetzt. Für Meßzwecke werden dabei ausschließlich Halbleiterwiderstände verwendet, deren Widerstand mit steigender Temperatur abnimmt. Derartige Widerstände werden als *„NTC-Widerstände" oder „Heißleiter"* bezeichnet, ihre negativen Temperaturkoeffizienten (NTC = „negative thermal coefficient") sind etwa 10mal größer als jene der Metalle.

Die Abhängigkeit des Widerstandes R von der Temperatur T wird durch folgende Beziehung beschrieben:

$$R = R_0 \cdot \exp\,[B \cdot (1/T - 1/T_0)],$$

mit B als Temperaturkoeffizient des Materials und R_0 als Referenzwiderstand des Materials bei der Temperatur T_0. Aus dieser Beziehung ist deutlich ersichtlich, daß die Widerstandsänderung mit der Temperatur nichtlinear zusammenhängt. Um daher in einem eingeschränkten Meßbereich eine lineare Beziehung zwischen Temperatur und Widerstandsänderung zu erreichen, müssen derartige NTC-Widerstände mit *Linearisierungsschaltungen* betrieben werden.

Messung von Temperaturverteilungen

Bei vielen biomedizinischen Fragestellungen ist nicht nur eine Temperaturbestimmung an einzelnen Meßpunkten erforderlich, sondern es müssen Temperaturverteilungen über bestimmte Flächen erfaßt werden. Als *Flächendetektoren im Rahmen der Kontaktthermometrie* werden meist mit *Flüssigkristallen beschichtete Kunststoffolien* verwendet [9]. Diese Flüssigkristalle reflektieren bei niedrigen Temperaturen das rote Licht, bei höheren Temperaturen die übrigen Farben in der Reihenfolge des Spektums. Die reflektierte Farbe ist dabei der jeweiligen Temperatur der Flüssigkristalle zugeordnet. Derartige Folien bestehen aus einem hautnahen Trägermaterial, das als lichtabsorbierende schwarze Schicht ausgebildet ist und auf der in Kunststoff eingekapselte Flüssigkristalle aufgebracht sind. Die Folien weisen aufgrund ihrer geringen Dicke eine niedrige thermische Masse auf, beeinträchtigen jedoch das thermische Gleichgewicht der Meßstelle durch Verhinderung der Wärmeabgabe.

Zur berührungslosen Messung der Temperaturverteilung an der Hautoberfläche wird mit Vorteil die Methode der *Infrarotthermographie* eingesetzt. Diese beruht auf dem Prinzip, daß die von der Haut emittierte Temperaturstrahlung im Wellenlängenbereich von 2–20 µm gemäß dem Stefan-Boltzmann-Gesetz ein direktes Maß für die Temperatur der Hautoberfläche ist. Zur Darstellung der Temperaturverteilung wird die Hautoberfläche über eine Spezialoptik, die für den infraroten Bereich durchlässig sein muß (Linsen aus Germanium oder Zinkselenid), bei älteren Einrichtungen mit einer Scanneranordnung aus Horizontal- und Vertikalprismen punktförmig abgetastet und die Infrarotstrahlung des jeweiligen Meßpunktes einem gekühlten Detektor (InSb- oder HgCdTe-Detektor) zugeführt [9]. Durch Rekonstruktion des gescannten Areals mittels eines Computers kann dessen Temperaturverteilung in Echtzeit als Thermogramm in Graustufen oder Falschfarben dargestellt werden.

Moderne in der Medizin eingesetzte Systeme verwenden thermoelektrisch gekühlte *Halbleiterdiodenarraydetektoren (Focal-plane-array-Detektoren)*, die ohne Mechanik arbeiten und im Vergleich zu Scannersystemen extrem schnell sind. Die Bildqualität derartiger Sensoren reicht an jene von professionellen Fernsehbildern heran.

Für einfachere thermographische Fragestellungen werden auch pyroelektrische *Wärmebildkameras (Pyrovidikonkamerasysteme)* eingesetzt, die keine Kühlung erfordern und voll TV-kompatibel sind.

Meßverfahren auf Basis von Bilddaten

Die rasche Entwicklung der Video- und Computertechnologie ermöglicht z. Z. die *digitale Auswertung von Bildern auf PCs* zu relativ geringen Kosten. Dadurch ergibt sich eine Ausweitung von Methoden der digitalen Bildverarbeitung auf viele Bereiche der natur- und biowissenschaftlichen Forschung sowie deren Einbeziehung in die Meßtechnik.

Die prinzipielle Vorgangsweise läuft nach folgendem Schema ab (Abb. 27): das von einer Kamera, Zeilenkamera oder einem Scannner erfaßte Bild wird einer Bilderfassungskarte, die im PC-System implementiert ist, zugeführt. Darauf folgt eine Vorverarbeitung (z. B. Filterung oder Kantenbetonung) des Bildsignals und schließlich die eigentliche Bildanalyse zur Extraktion der interessierenden Merkmale aus dem Bild bzw. der Bildsequenz. Die extrahier-

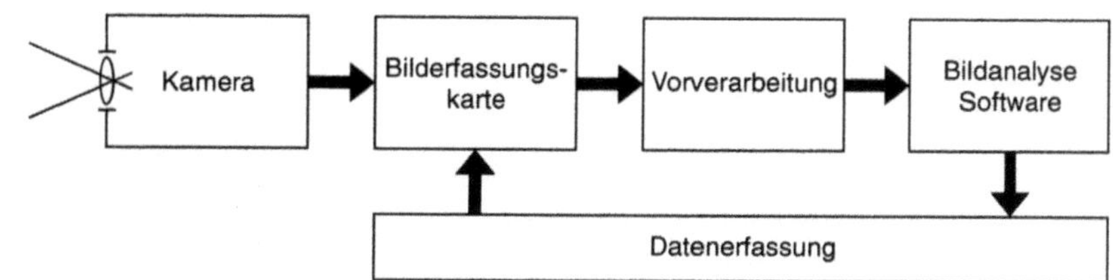

Abb. 27. Prinzipschema einer Bilddatenerfassung und -auswertung

ten Bilddaten werden anschließend gespeichert bzw. einer Weiterverarbeitung zugeführt. Zur Bilderfassung werden beinahe ausschließlich ladungsgekoppelte Halbleitersysteme verwendet („charge coupled device"-Kameras, CCD-Kameras), die klassische Röhrenkamera besitzt kaum mehr Bedeutung.

An Bildinformationen können *Grauwerte* (bei Farbsystemen auch Farbwerte), die *Textur*, darunter versteht man Regularitäten in der lokalen Geometrie der Grauwerteverteilung, und die *Bewegung* durch den Vergleich der Verlagerung von Bildpunkten aufeinanderfolgender Bilder bestimmt werden. Bei Verwendung mehrerer Kameras können auch *Tiefeninformationen* (Entfernungen der Objektpunkte von der Kamera) erfaßt werden.

Typische Anwendungsbereiche derartiger Systeme sind die Vermessung von Objekten, die Bewegungsanalyse, die Analyse von Oberflächen bzw. Strukturen sowie Entscheidungen über die Zugehörigkeit von Objekten zu Objektklassen (automatische Klassifizierung).

Digitale Signalerfassung

Digitalisierung von analogen Signalen

Um Signale entsprechend dem derzeitigen Standard der Meßtechnik computerunterstützt verarbeiten zu können, ist eine Umsetzung der meist in Form von analogen Repräsentationen vorliegenden Signale in *digitale Signale* notwendig. Es ergibt sich daher in der meßtechnischen Praxis meist ein Versuchsaufbau entsprechend der Abb. 28, in dem sowohl die Datenerfassung als auch mögliche Steuereinflüsse von seiten des kontrollierenden PCs auf den biologischen Prozeß dargestellt sind. Will man einen in analoger Form vorliegenden Meßwert, beispielsweise eine elektrische Spannung, in einen digitalen Wert umwandeln, ist ein Wandelglied notwendig, das als *Analog-Digital-Konverter (ADC)* bezeichnet wird. Dieser Wandler setzt ein über einen Verstärker angebotenes analoges Eingangssignal in einen digitalen Ausgangscode um. Für diese Umsetzung stehen unterschiedliche Typen von Analog-Digital-Konvertern zur Verfügung. Der am häufigsten eingesetzte ist jener nach dem Prinzip der sukzessiven Approximation [7, 20]. Das Grundprinzip einer Analog-Digital-Konversion kann der Abb. 29 entnommen werden, die ein Sinussignal und das korrespondierende digitale Ausgangssignal eines 3-bit-ADC darstellt. Ein 3-bit-ADC (in der Praxis nicht verwendet) unterteilt den analo-

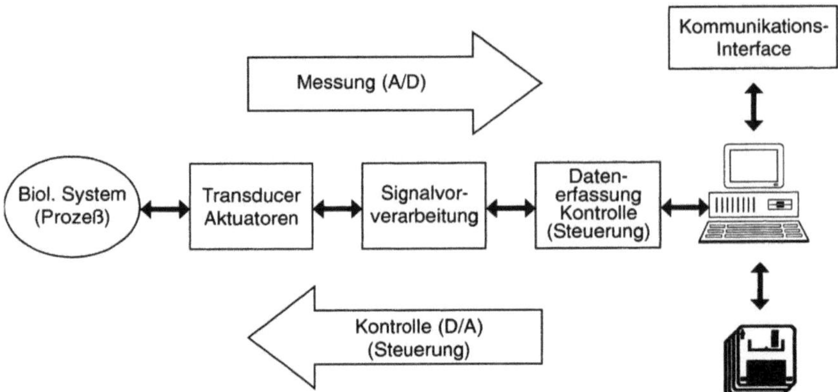

Abb. 28. Schema der Vorgangsweise bei der digitalen Datenerfassung bzw. Prozeßkontrolle

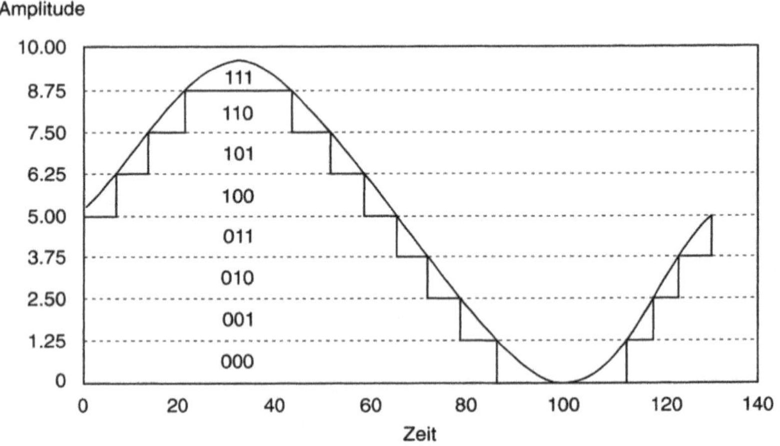

Abb. 29. Grundprinzip einer Analog-Digital-Konversion eines Sinussignals

gen Eingangsbereich in 2^3 bzw. 8 Intervalle. Jedes Intervall ist durch einen Binärcode zwischen 000 bzw. 111 repräsentiert. Es ist deutlich ersichtlich, daß das digitale Abbild nur eine Näherung (Treppenkurve) des originalen analogen Signals darstellt, da bei der Konversion Information verlorengeht. Durch Erhöhung der Auflösung des ADC auf 16 bit kann jedoch die Zahl der Amplitudenstufen von 8 (im Falle unseres 3-bit-Konverters) beispielsweise auf 2^{16} entsprechend 65536 erhöht und auf diese Weise eine sehr genaue digitale Repräsentation des analogen Signals erhalten werden (Tabelle 3).

Da die Analog-Digital-Konversion je nach verwendetem Umsetzungsverfahren ein Zeitintervall (Umsetzungszeit) benötigt, muß durch schaltungstechnische Maßnahmen sichergestellt werden, daß sich das zu konvertierende Signal während der *Umsetzungszeit* nicht ändert. Zu diesem Zweck werden Bausteine, die als *„Sample/Hold"-Schaltungen* (S/H-Schaltkreise) bezeichnet

Tabelle 3. Zahl der Amplitudenstufen und relative Auflösung des Meßbereichs bei Analog-Digital-Konvertern unterschiedlicher Auflösung

Auflösung (bit)	Anzahl der Teilschritte	Bereich [%]	Bereich [+/–10 V]
8	256	0,39	78 mV
10	1024	0,098	20 mV
12	4096	0,024	4,9 mV
16	65536	0,0015	0,31 mV

werden, dem Analog-Digital-Konverter vorgeschaltet. Diese Bauelemente übernehmen die Daten des Eingangsverstärkers – gesteuert von einem Taktsignal – während der „Sample“-Phase und halten sie während der „Hold“-Phase auf dem aktuellen Wert fest.

Problematik der Abtastrate bei der Digitalisierung

Da ADC in Verbindung mit S/H-Schaltkreisen nur zu einem bestimmten *Meßzeitpunkt (Abtastzeitpunkt)* den analogen Signalwert in einen entsprechenden digitalen Wert umsetzen, ist für die adäquate Umsetzung eines zeitlich veränderbaren analogen Signals eine entsprechend häufige Abtastung notwendig. Diese Abtastrate sollte mindestens doppelt so hoch sein wie die höchste im Signal vorkommende Frequenzkomponente, für eine optimale Umsetzung der Kurvenform sind Abtastraten vom 5- bis 10fachen der maximalen Signalfrequenz wünschenswert. Wird dieses als *„Abtasttheorem“* oder *„Nyquist-Theorem“* bezeichnete Prinzip der Signaltheorie verletzt, so ergibt sich ein Fehler, der als *„Aliasingeffekt“* bezeichnet wird und der in Abb. 30 dargestellt ist. Wird ein relativ hochfrequentes Signal zu langsam abgetastet, so werden sowohl Zeitverlauf als auch Amplitude falsch erfaßt. Abbildung 31 zeigt den Einfluß der Abtastfrequenz auf die Formtreue einer Erfassung des QRS-Komplexes im EKG. Bei unbekannter Eingangsfrequenz sollte daher mit einer möglichst hohen Abtastrate gearbeitet werden, oder es müssen hohe Frequenzen durch die Verwendung von Tiefpaßfiltern (sog. „Antialiasingfilter“) unterdrückt werden [5, 7, 15, 20].

PC-gestützte Datenerfassung

Bei den meisten Anwendungen in der Datenerfassung wird nicht nur ein Signal, sondern mehrere Signale gleichzeitig erfaßt. Um diese für die digitale Umsetzung aufzubereiten, ist eine als *„Analogmultiplexer“* bezeichnete Schaltung notwendig, die die analogen Signalkanäle hintereinander dem Analog-Digital-Konverter übermittelt. Durch entsprechende S/H-Schaltkreise muß dabei sichergestellt werden, daß die analogen Signale aller Kanäle zum exakt gleichen Zeitpunkt abgetastet werden [7, 20]. Das Prinzipblockbild einer derartigen Anordnung kann Abb. 32 entnommen werden.

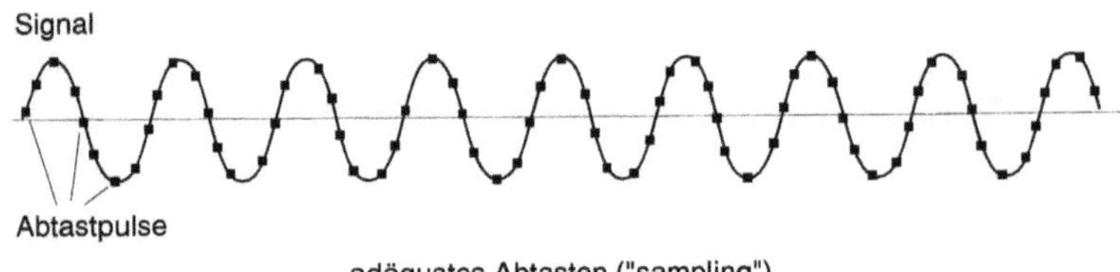

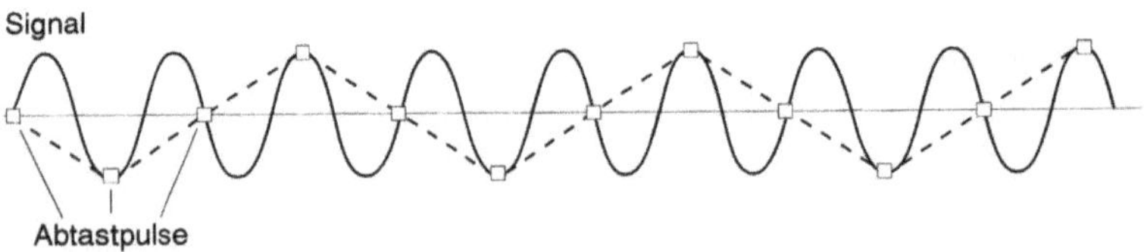

Abb. 30. „Aliasing-Effekt" bei der inkorrekten Abtastung („undersampling") eines Analogsignals

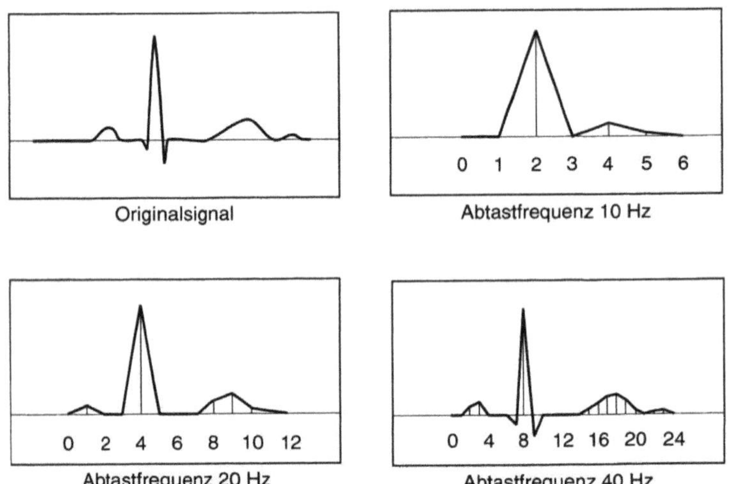

Abb. 31. Einfluß der Abtastfrequenz auf die Formtreue einer Datenerfassung des EKG

Zur computerunterstützten Meßdatenerfassung finden 2 Systemvarianten häufig Verwendung:

- Die Signalerfassung für mehrere Kanäle inklusive der A/D-Konversion erfolgt in einem autonomen Subsystem, das mit dem PC über eine Datenleitung kommuniziert.
- Für die Datenerfassung wird eine PC-Einschubkarte, häufig als „Meßdatenerfassungkarte" bezeichnet, verwendet.

Die erste Variante wird verwendet, wenn die Abtastraten relativ niedrig sind und eine Vielzahl von Daten von räumlich getrennten Signalquellen erfaßt

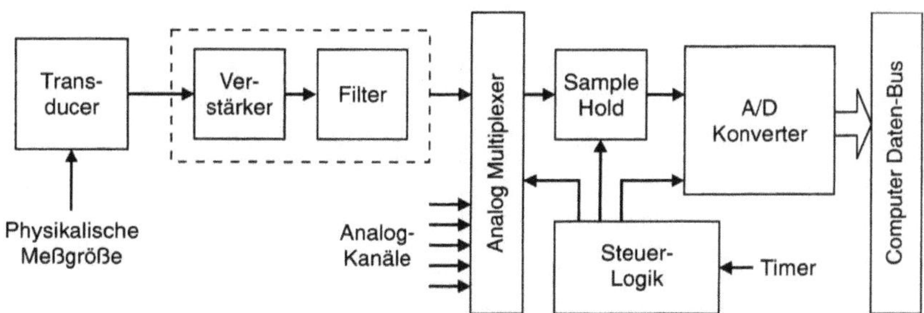

Abb. 32. Blockbild der PC-gestützten Erfassung und Analog-Digital-Konversion mehrkanaliger Signale

werden muß. Diese Variante entlastet durch die Implementierung eines Mikrokontrollers in das Erfassungssubsystem den PC von den Aufgaben der Datenerfassung und ist v.a. bei dezentralen Systemen in Verwendung.

Die zweite Variante bietet Vorteile hinsichtlich der maximalen Datenerfassungsrate und der Flexibilität. Häufig sind programmierbare Vorverstärker für die analogen Eingangskanäle (4–16), Digital/Analog-Wandler, Analog/Digital-Wandler zur Signalausgabe und digitale Eingangs- und Ausgangskanäle auf solchen Karten untergebracht. Auf diese Weise ist die flexible Anpassung an eine Vielzahl von Datenerfassungsaufgaben möglich.

Übertragung digitaler Daten

Digitale Daten können sowohl über Leitungen als auch telemetrisch über Funk oder über drahtlose Infrarotstrecken übertragen werden. Für die Übertragung digitaler Signale von einem Sender zu einem Empfänger stehen prinzipiell 2 unterschiedliche Übertragungsmodi zur Verfügung. Wenn ein Datenwort, bestehend aus 8 bit, übermittelt werden soll, so kann dies entweder auf parallelem oder auf seriellem Weg erfolgen. Bei der *parallelen Datenübertragung* wird für jedes Datenbit eine separate Datenleitung verwendet, auf die simultan die entsprechenden Signale angelegt werden. Bei der *seriellen Datenübertragung* findet eine einzelne Datenleitung Verwendung, die Datenbits werden hintereinander (seriell) über diese Leitung übertragen (Abb. 33). Damit die Kommunikation zwischen Datenquelle und Datenempfänger koordiniert abläuft, werden zusätzliche Leitungen, sog. „Handshakeleitungen“ verwendet, mit deren Hilfe sichergestellt wird, daß der Datenempfänger tatsächlich bereit ist, Daten aufzunehmen und nicht mit internen Verarbeitungsprozeduren beschäftigt ist. Die parallele Datenübertragung ist grundsätzlich schneller als die serielle, besitzt jedoch gegenüber dieser den Nachteil eines erhöhten Leitungsaufwandes, so daß nur bei relativ kurzen Übertragungsstrecken (maximal ca. 12 m) die Datensicherheit gewährleistet ist.

Für die Datenübertragung existieren standardisierte sog. *„Datenschnittstellen“*, mit deren Hilfe parallele und serielle Übertragungen realisiert werden. Für die parallele Datenübertragung, beispielsweise zwischen einem Computer und einem Drucker, findet häufig die sog. *„Centronicsschnittstelle“* Verwen-

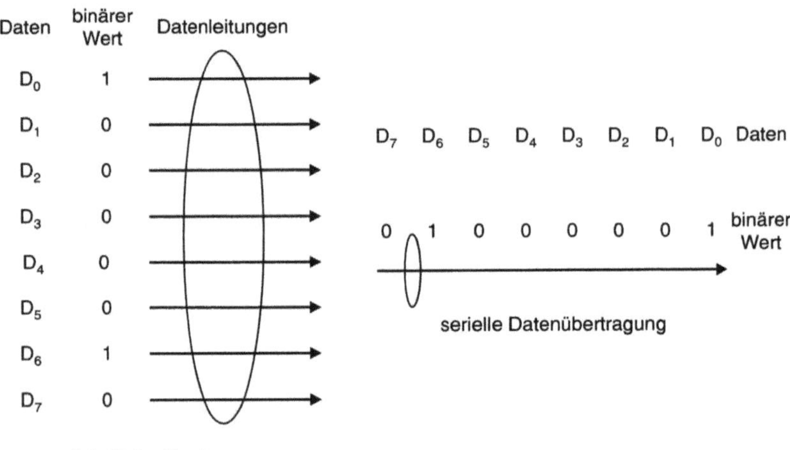

Abb. 33. Prinzip der Übertragung digitaler Daten: parallele Datenübertragung (*links*) und serielle Datenübertragung (*rechts*)

dung. Diese Schnittstelle verwendet genormte Steckverbindungen, über die die Datenleitungen und Handshakeleitungen geführt werden. Die an den Datenleitungen D_0–D_7 anliegenden Datenbits werden übernommen, wenn der mit „datastrobe" bezeichnete Eingang auf logisch 0 gelegt wird. Die Leitungen „acknowledge" und „busy" dienen zur Bewerkstelligung des „handshakes". Technische Erweiterungen („enhanced parallel port") erlauben auch den bidirektionalen Datentransfer über die Schnittstelle, so daß diese universell nutzbar wird (z. B. für externe Datenspeicher oder Datenerfassungssysteme).

Im Gegensatz zur Centronicsschnittstelle verwendet die serielle Datenübertragung eine einzige Datenleitung, über die die einzelnen Datenbits übertragen werden. Die serielle Datenübertragung kann Daten über lange Distanzen übermitteln, serieller Datentransfer kann sogar mit Hilfe entsprechender Vorschaltgeräte (Modems) über das öffentliche Telefonnetz erfolgen. Für die serielle Datenübertragung sind mehrere *Übertragungsprotokolle* standardisiert worden (RS-232, RS-422, RS-485). Das am häufigsten verwendete Protokoll für die serielle Datenübertragung ist das *RS-232-Protokoll*, für das unterschiedliche Steckverbinder mit 4, 9 oder 25 Kontakten existieren. Die elektrische Codierung der einzelnen Datenbits erfolgt durch unterschiedliche Spannungen auf der Datenleitung, wobei eine negative Spannung (zwischen −3 und −15 V) die logische 1, eine positive Spannung (zwischen +3 und +15 V) die logische 0 definieren. Wie Abb. 34 zu entnehmen, werden den entsprechenden Datenworten ein sog. *„Startbit"* voran- und 1 oder 2 *„Stopbits"* nachgeschickt, damit die Datenworte besser erkannt werden können. Zusätzlich muß für die Datenübertragung auch die Datenrate in bits pro Sekunde bekannt sein, da diese den Takt der seriellen Übertragung angibt. Diese Datenrate wird als *„Baudrate"* bezeichnet. Gelegentlich wird mit den Daten ein optionelles *„parity-bit"* mitübertragen, das die Möglichkeit zur Erkennung ei-

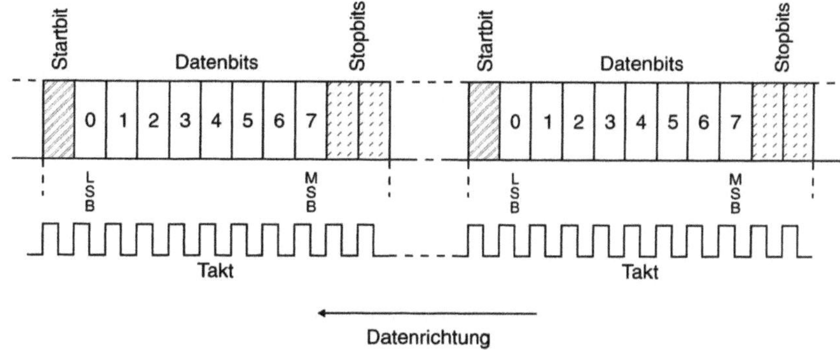

Abb. 34. Serielle Datenübertragung: Übertragungsprotokoll mit Startbit, Datenbits und Stopbits

ner fehlerhaften Datenübertragung bietet. Neben dem Handshake über entsprechende Leitungen (sog. „Hardwarehandshake") besteht auch die Möglichkeit, durch spezielle Datenworte (sog. „Softwarehandshake") den Datentransfer zwischen Sender und Empfänger zu organisieren.

Neben den bereits beschriebenen standardisierten Systemen der Datenübertragung existieren im Bereich der Meßtechnik noch sog. *„Datenbussysteme"*, die Varianten der parallelen Datenübertragung darstellen und die für den raschen Datenaustausch zwischen einer Vielzahl von intelligenten Meßgeräten und einem Computer konzipiert wurden. Das bekannteste derartige System ist der sog. „IEC-Bus", auch als „GPIB" oder „IEEE-488-Bus" bezeichnet. Bei diesem System managt ein „Controller" - meist ein PC - den Datenfluß zwischen peripheren Geräten, die in „Listeners" (Geräte, die Daten empfangen) und „Talkers" (Geräte, die Daten senden) gruppiert sind. Zur Verwaltung des Datenflusses wird ein genormtes Kabel mit entsprechenden Steckverbindern eingesetzt, in dem 8 Datenleitungen, 3 Handshakeleitungen und 5 sog. „Managementleitungen" eingebunden sind.

Verarbeitung biologischer Signale

Einsatz von Tabellenkalkulationssoftware

Als Resultat einer Datenerfassung mittels entsprechender A/D-Konverter und geeigneter Software liegen häufig die Daten auf dem Massenspeicher eines PCs in Form von geordneten Reihen vor. Eine nachfolgende Analyse kann auf diese Daten zugreifen und sie weiter verarbeiten.

Das Ziel jeder Signalanalyse ist die Aufbereitung der in den Primärdaten vorhandenen Information nach bestimmten Gesichtspunkten, so daß die Interpretation erleichtert und in vielen Fällen überhaupt erst ermöglicht wird.

Für die übersichtliche Auflistung, einfache Rechenoperationen und einfache graphische Darstellungen, empfiehlt sich der Einsatz von *Tabellenkalkulationssoftware*, wie sie von verschiedenen Softwareherstellern (z. B. EXCEL von Microsoft) zur Verfügung steht. Diese Tabellenkalkulationsprogramme verfügen meist über umfangreiche *Importfunktionen*, so daß Datensätze, die von Datenerfassungsprogrammen anderer Hersteller auf dem Massenspeicher abgelegt wurden, übernommen werden können [11]. Für Spezialfälle müssen entsprechende Transferprogramme kundenspezifisch entwickelt werden.

Mit Hilfe solcher Tabellenkalkulationsprogramme können *mathematische Operationen* an den Datensätzen vorgenommen werden, diese können beispielsweise umskaliert werden oder es können Signalkennwerte aus den Datenreihen errechnet werden. Diese Berechnungen lassen sich mit den implementierten Funktionen der Tabellenkalkulationsprogramme ohne Schwierigkeiten durchführen, für wiederholte Anwendungen empfiehlt sich die Erstellung von *anwenderspezifischen Makros.*

Die bei den meisten Programmen vorhandenen *Graphikfunktionen* bieten die Möglichkeit zur Darstellung der Datensätze in verschiedenen Diagrammtypen. Diese graphische Darstellung empfiehlt sich zur übersichtlichen Beurteilung aller Datensätze, da der menschliche Intellekt die graphische Information besser verarbeiten kann als die numerische.

Viele Tabellenkalkulationsprogramme besitzen auch eingebaute *Statistikfunktionen*, die die Berechnung basisstatistischer Kennwerte (*Mittelwerte, Varianzen, Standardabweichungen etc.)* sowie einfache *Regressionsgleichungen* und *Korrelationsmaße* erlauben [3, 11].

Glätten, Differenzieren und Integrieren von Datenreihen

Häufig sind aufgezeichnete Daten infolge des Rauschens der Meßgrößen und zufälliger Meßfehler mit Streuungen behaftet, deren Elimination vor einer allfälligen Weiterverarbeitung erwünscht ist. Dies kann über die Operation des sog. *„numerischen Glättens“* erreicht werden [15, 27, 30].

Die einfachste Glättungsoperation ist jene durch Anwendung des sog. *„gleitenden Mittelwertes“* (engl. „moving average“). Dabei wird bei einer Gruppe von jeweils 3 Werten dem mittleren dieser Werte der lineare Mittelwert des Tripels zugeordnet nach der Beziehung:

$$y_{n^*} = (y_{n-1} + y_n + y_{n+1})/3$$

wobei y_{n^*} den geglätteten Ersatzwert für y_n darstellt. Dieser Vorgang wird vom Anfang der Datenreihe beginnend fortlaufend bis zu deren Ende wiederholt. Der erste und der letzte Datenpunkt bleiben bei dieser Operation unverändert. Diese Operation kann mehrfach durchgeführt werden, es besteht auch die Möglichkeit, derartige Mittelwertbildungen über größere (ungerade) Datengruppen (5, 7, 9 etc.) zu bilden.

Eine weitere Glättungsmöglichkeit besteht durch die Anwendung von *Ausgleichspolynomen*, wobei jeweils durch eine ungerade Anzahl von Datenpunkten kubische Ausgleichspolynome gelegt werden [27, 30]. Für den Fall eines Ausgleichspolynoms durch 5 Datenpunkte ergibt sich folgende Beziehung:

$$y_{n^*} = (-3\ y_{n-2} + 12\ y_{n-1} + 17\ y_n + 12\ y_{n+1} - 3\ y_{n+2})/35.$$

Tabelle 4. Glättung von Datenreihen durch Ausgleichspolynome: Polynomkoeffizienten für 5, 7, 9 und 11 Datenpunkte

Anzahl der Datenpunkte	Gewichtungsfaktoren											Nenner F
2_{k+1}	y_{-5}	y_{-4}	y_{-3}	y_{-2}	y_{-1}	y_0	y_1	y_2	y_3	y_4	y_5	
5				−3	12	17	12	−3				35
7			−2	3	6	7	6	3	−2			21
9		−21	14	39	54	59	54	39	14	−21		231
11	−36	9	44	69	84	89	84	69	44	9	−36	429

Die Koeffizienten für mehrere Datenpunkte können der Tabelle 4 entnommen werden, der geglättete Wert des jeweils mittleren Datenpunkts kann analog zur oben angeführten Beziehung ermittelt werden.

In bestimmten Fällen ist die *Steigung der gemessenen Wertereihen* zu ermitteln, beispielsweise wenn aus einer Geschwindigkeit die Beschleunigung ermittelt werden soll.

Im einfachsten Fall läßt sich diese *Differenzierung* durch Berechnung des *Differenzenquotienten* benachbarter Stützstellen erreichen. Folgende Rechenvorschrift kann angegeben werden:

$$y_{n'} = (y_{n+1} - y_{n-1}) / 2\,h ,$$

wobei $y_{n'}$ den Differenzenquotienten an der Stelle n und h den Abstand zweier benachbarter Datenpunkte darstellt ($h = x_{n+1} - x_n$).

Ebenso läßt sich die Differenzierung durch Berechnung der *Steigung eines Ausgleichspolynoms* erreichen. In diesem Fall ergibt sich folgende Rechenvorschrift:

$$y_{n'} = (y_{n-2} - 8\,y_{n-1} + 8\,y_{n+1} - y_{n+2}) / 12\,h .$$

Zur Ermittlung von *Flächen unter gemessenen Kurven*, die in diskreter Form als Zahlenreihen vorliegen, wird das Verfahren der *Integration* benötigt. Hierfür existieren eine Vielzahl von Rechenregeln, von denen eine im folgenden angeführt ist.

Bei der sog. *„Trapezregel"* werden je 2 benachbarte Stützwerte durch eine Gerade verbunden [30]. Dabei entstehen Trapeze mit den Teilflächen A_n. Für diese Teilflächen gilt die Beziehung:

$$A_n = h \cdot (y_{n-1} + y_n) / 2 .$$

Die Fläche unter der gesamten Kurve entsteht durch Aufaddition der einzelnen Teilflächen.

Die in diesem Abschnitt besprochenen Verfahren zur Datenbearbeitung können entweder mittels Tabellenkalkulationsprogrammen durchgeführt werden, oder es werden für diesen Zweck spezielle im Handel erhältliche Signalanalyseprogrammpakete eingesetzt.

Korrelationsfunktionen

Korrelationsfunktionen werden verwendet, um Zusammenhänge innerhalb eines Datensatzes oder zwischen 2 oder mehreren Datensätzen zu erfassen [4, 5, 17]. Dazu nehmen wir beispielsweise an, daß 2 Datensätze x_n bzw. y_n von zeitabhängigen Funktionen äquidistant abgetastet mit dem Abtastintervall h vorliegen. Die *Autokorrelationsfunktion* R_{xx} (rh), die eine Funktion der Verschiebung r·h darstellt, errechnet sich nach folgender Beziehung:

$$R_{xx}(rh) = \frac{1}{N-r}\sum_{1}^{N-r} x_n\, x_{n+r} \qquad r = 0, 1, 2, \ldots, m\,.$$

Die *Kreuzkorrelationsfunktion* R_{xy} (rh), die die Ähnlichkeit zweier Funktionen x_n und y_n beschreibt, ergibt sich nach einer analogen Beziehung zu:

$$R_{xy}(rh) = \frac{1}{N-r}\sum_{1}^{N-r} x_n\, y_{n+r} \qquad r = 0, 1, 2, \ldots, m\,.$$

Die Autokorrelationsfunktion, die eine ursprungssymmetrische Funktion darstellt, wird zur Untersuchung von Signalen auf eingebettete periodische Komponenten bzw. zur Trennung von stochastischen und periodischen Signalen eingesetzt.

Die Kreuzkorrelationsfunktion (Abb. 35) dient als Werkzeug zur Analyse von Zeitverschiebungen zwischen 2 Signalen, sie wird häufig für die Bestimmung von Laufzeiten zwischen zwei Meßpunkten oder zur Geschwindigkeitsmessung mit zwei Detektoren herangezogen.

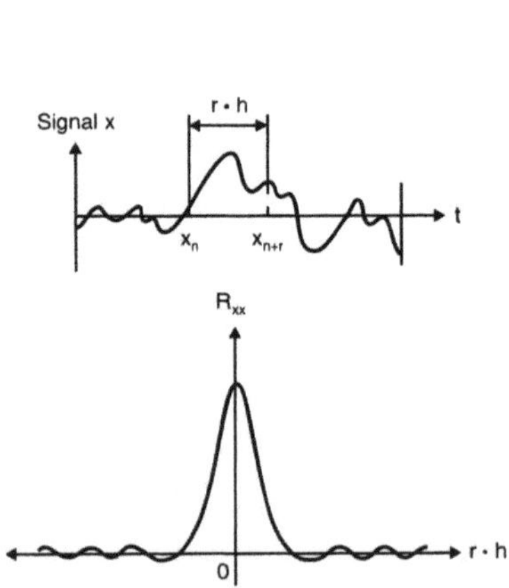

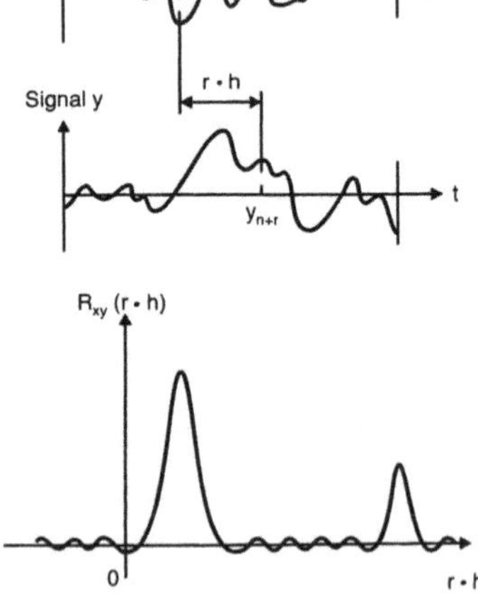

Abb. 35. Prinzip der Ermittlung der Autokorrelationsfunktion (*links*) und Kreuzkorrelationsfunktion (*rechts*)

Spektralanalyse (Fourier-Analyse)

Methoden der Frequenz- oder Spektralanalyse werden eingesetzt, um ein mehr oder weniger regelloses Signal, das als Zeitfunktion vorliegt, im Hinblick auf die in ihm enthaltenen Frequenzkomponenten zu analysieren [1, 4, 5, 17, 27].

Wird beispielsweise als Zeitfunktion ein Sinussignal herangezogen, so ist in diesem eine einzige Frequenz enthalten. Diese läßt sich in einem Diagramm, dessen x-Achse die Frequenz und dessen y-Achse einen Amplitudenkennwert darstellt, als diskrete Linie darstellen, deren Lage die Frequenz der Schwingung und deren Länge durch den Amplitudenwert bestimmt ist (Abb. 36). Eine derartige Darstellung wird als Darstellung des Zeitsignals (Sinussignals) im *„Frequenzbereich"* (*„Spektralbereich"*) bezeichnet, die originale Zeitfunktion wird als Darstellung des Signals im *„Zeitbereich"* apostrophiert. Analysiert man eine Überlagerung mehrerer Sinusschwingungen, so erhält man mehrere, den jeweiligen Grundfrequenzen der Einzelschwingungen entsprechende *diskrete Spektrallinien.*

Bei *regellosen (stochastischen) Signalen* ist die rechnerische Operation zur Bestimmung des Spektrums aus der Zeitfunktion schwieriger, es wurden daher Transformationsalgorithmen (Fourier-Transformationsalgorithmen) entwickelt, um Signale aus dem Zeitbereich in den Frequenzbereich überzuführen. Derartige Algorithmen stehen in zahlreichen Formen für digitalisierte

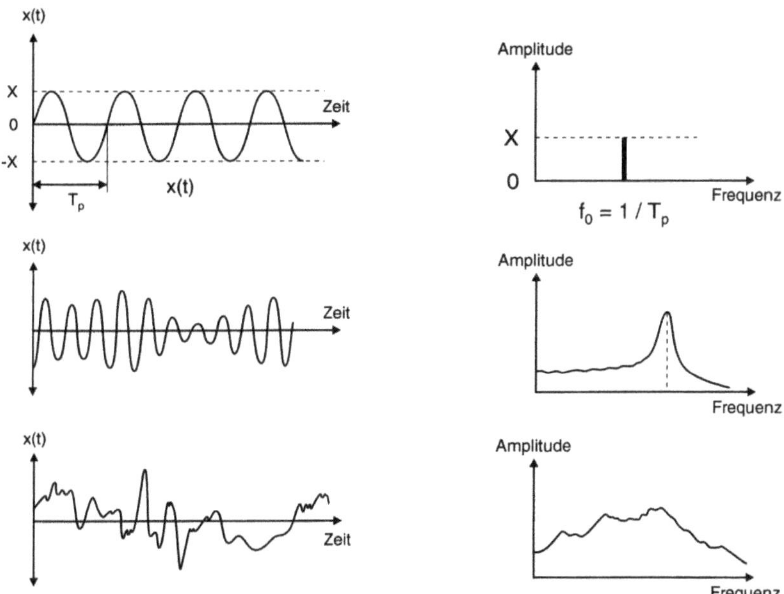

Abb. 36. Darstellung von Signalen im Zeitbereich (*links*) und entsprechende Spektren im Frequenzbereich (*rechts*). Reine Sinusschwingung mit Linienspektrum (*oben*), Signal mit vorherrschender Frequenzkomponente (*Mitte*) und regelloses (stochastisches) Signal (*unten*)

(abgetastete) Signale zur Verfügung und werden meist als *„Fast-Fourier-Transformation"* („FFT"-Algorithmen) oder *„diskrete Fourier-Transformation"* („DFT"-Algorithmen) bezeichnet. Stochastische Signale besitzen, da eine Vielzahl von Frequenzen in diesem enthalten sind, im Gegensatz zum reinen Sinussignal ein *kontinuierliches Spektrum* (Abb. 36).

Als Ordinatenkennwert werden neben Kennwerten der Signalamplitude – in diesem Fall spricht man vom *„Amplitudenspektrum"* – auch häufig Kennwerte für die Signalleistung (entsprechend dem Quadrat der Amplituden) dargestellt, dann spricht man vom *„Leistungsspektrum"*.

Für die Durchführung der Spektralanalyse und auch der Korrelationsanalyse an einem in digitalisierter Form vorliegenden Datensatz müssen Signalanalysesoftwarepakete eingesetzt werden oder die entsprechenden Algorithmen in anwenderspezifische Programme implementiert werden.

Die Spektralanalyse zählt zu den wichtigsten Analysemethoden für stochastische biologische Signale, wie sie beispielsweise das EEG oder auch das EMG darstellen.

Vergleich von Meßmethoden

Zum Vergleich zweier Meßmethoden wird ein und dieselbe physikalische oder biologische Größe, wenn möglich simultan, mit beiden Methoden erfaßt. Dabei muß besonders darauf geachtet werden, daß die jeweiligen Meßmethoden in keinem Fall Rückwirkungen auf das Meßobjekt besitzen.

Zwei grundsätzliche Ansatzpunkte des Methodenvergleichs sind zu unterscheiden [23]:

- Eine der Methoden besitzt eine deutlich höhere (5- bis 10fache) Genauigkeit als die andere.
- Beide Methoden besitzen annähernd die gleiche Meßgenauigkeit.

Im ersten der beiden Fälle kann das Methodenvergleichsproblem durch eine *Kalibrierprozedur* gelöst werden, wobei das Meßverfahren mit der höheren Genauigkeit als Referenz dient. Abweichungen des Meßverfahrens niedrigerer Genauigkeit werden auf das Referenzverfahren bezogen.

Im zweiten Fall müssen *statistische Methoden* herangezogen werden, und es können nur Aussagen über die Übereinstimmung der Mittelwerte beider Methoden (relativer „Bias") und über die Variabilität der Meßergebnisse gemacht werden [2, 23]. In diesem Fall empfiehlt sich folgende Vorgangsweise: Die Meßergebnisse beider Methoden werden in ein Diagramm eingetragen, dessen x-Achse durch die Ergebnisse der einen und dessen y-Achse durch die Ergebnisse der anderen Methode bestimmt ist. Auf diese Weise kann die Abweichung von der Identitätslinie mittels *Methoden der linearen Regression* bestimmt werden. Zur Untersuchung der Abweichung der Mittelwerte beider Meßmethoden gegeneinander wird ein Diagramm verwendet, dessen x-Achse durch den arithmetischen Mittelwert der Meßwerte beider Methoden und dessen y-Achse durch die Differenz der Meßwerte beider Methoden bestimmt ist. In dieses Diagramm (*„Mittelwertdifferenzenplot"*) werden die einzelnen

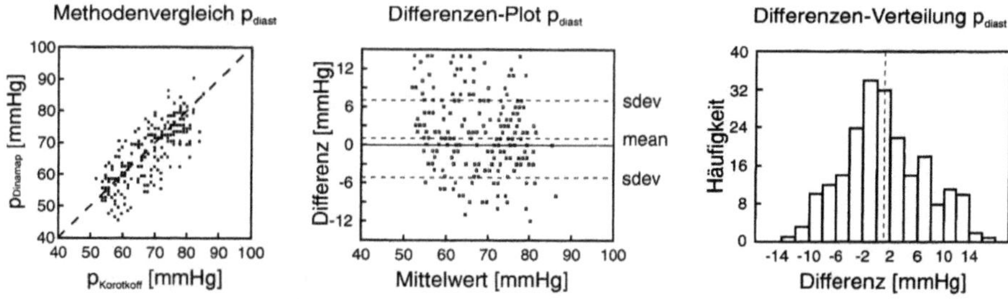

Abb. 37. Vergleich von Meßmethoden zur Bestimmung des arteriellen Blutdrucks (auskultatorische Methode vs. automatische Bestimmung nach dem oszillometrischen Prinzip): lineare Regressionsanalyse und Vergleich mit der Identitätslinie (*links*), Mittelwertdifferenzenplot (*Mitte*) und Häufigkeitsverteilung der Differenzen (*rechts*)

Datenpunkte eingetragen, daraus können der relative „Bias" unschwer über die Bestimmung des Mittelwerts der Differenzen, die Fehlerbreite über die Standardabweichung der Differenzen errechnet werden. Zusätzlich kann noch die *Häufigkeitsverteilung der Differenzen* graphisch dargestellt werden, die eine Aussage über deren Annäherung an die Normalverteilung erlaubt. Die beschriebene Vorgangsweise ist am Beispiel des Vergleichs zweier nichtinvasiver Blutdruckmeßmethoden in Abb. 37 dargestellt.

Es muß jedoch besonders darauf hingewiesen werden, daß der *Korrelationskoeffizient* (Produkt-Moment-Korrelation) kein geeignetes Maß für den Methodenvergleich darstellt, da sein numerischer Wert von der gesamten Spannweite (dem „Range") der Daten abhängt und darüber hinaus ein Korrelationskoeffizient kein Maß für die „Übereinstimmung" von Daten, sondern ausschließlich für die Beziehungen zwischen Datenreihen darstellt.

Literatur

1. Achilles D (1985) Die Fourier-Transformation in der Signalverarbeitung. Kontinuierliche und diskrete Verfahren der Praxis. Springer, Berlin Heidelberg New York Tokyo
2. Altman DG, Bland JM (1983) Measurement in medicine: the analysis of method comparison studies. Statistician 32:307–317
3. Atkinson DE, Clarke SG, Rees DC (1987) Dynamic models in biochemistry. Benjamin/ Cummings, Menlo Park/CA
4. Bendat JS, Piersol AG (1980) Engineering applications of correlation and spectral analysis. Wiley, New York Chichester Brisbane Toronto
5. Bendat JS, Piersol AG (1971) Random data: Analysis and measurement procedures. Wiley, New York London Sydney Toronto
6. Buess CH, Burger R, Guggenbühl W (1991) Ultrasonic Respiration Analysis. Annual International Conference of the IEEE Eng in Med and Biol Soc 13(4):1597–1598
7. Burr-Brown (1986) The handbook of personal computer instrumentation for data acquisition, test measurement and control. Burr-Brown, Tucson
8. Elsner R (1977) Nachrichtentheorie, Bd 1 und 2. Teubner Studienbücher Elektrotechnik. BG Teubner, Stuttgart
9. Engel JM, Flesch U, Stüttgen G (1985) Thermological methods. VCH-VerlagsgmbH, Weinheim

10. Felderhoff R (1990) Elektrische und elektronische Meßtechnik. Carl Hanser, München Wien
11. Gäng P (1993) Excel für Wissenschaft und Technik. Data Becker, Düsseldorf
12. Geddes LA, Baker LE (1975) Principles of applied biomedical instrumentation. Wiley, New York
13. Hill DW (1973) Electronic techniques in anaesthesia and surgery. Butterworths, London
14. Hutten H (Hrsg) (1992) Biomedizinische Technik, Bd 1–4. Springer/Verlag TÜV Rheinland, Berlin Köln
15. Ingram D, Bloch RF (eds) (1984) Mathematical methods in medicine, Part 1 and 2. Wiley, Chichester
16. Juckenack D (Hrsg) (1979) Handbuch der Sensortechnik – Messen mechanischer Größen. Verlag Moderne Industrie, Landsberg am Lech
17. Lee YW (1960) Statistical theory of communication. Wiley, New York London Sydney
18. Menke W (Hrsg) (1989) Handbuch Medizintechnik. ecomed, Landsberg am Lech
19. Meyer-Waarden K (1975) Einführung in die biologische und medizinische Meßtechnik. UTB Schattauer. Schattauer, Stuttgart
20. National Instruments (1993) IEEE 488 and VXIbus control, data acquisition, and analysis. National Instruments, Austin
21. Neher E (1974) Elektronische Meßtechnik in der Physiologie. Springer, Berlin Heidelberg New York
22. Orth B (1974) Einführung in die Theorie des Messens. Kohlhammer, Stuttgart
23. Pessenhofer H (1986) Single cuff comparison of two methods for indirect measurement of arterial blood pressure: standard auscultatory method versus automatic oscillometric method. Bas Res Cardiol 81:101–109
24. Rolfe P (ed) (1979) Non-invasive physiological measurements, vol 1. Academic Press, London New York San Francisco
25. Schanz GW (1988) Sensoren – Fühler der Meßtechnik. Hüthig, Heidelberg
26. Schnell G (Hrsg) (1991) Sensoren in der Automatisierungstechnik. Vieweg, Braunschweig
27. Schrüfer E (1992) Signalverarbeitung: numerische Verarbeitung digitaler Signale. Carl Hanser, München Wien
28. Thiel R (1977) Elektrisches Messen nichtelektrischer Größen. Teubner Studienskripten 67:Elektrotechnik. Teubner, Stuttgart
29. Vahahram M, Jobst G, Moser I et al. (1995) Entwicklung eines miniaturisierten Durchfluß-Systems zur kontinuierlichen Glukose-Laktatmessung im Vollblut. Biomed Technik 40, Ergänzungsband 2:99–101
30. Valko P, Vajda S (1989) Advanced scientific computing in BASIC with applications in chemistry, biology and pharmacology. Elsevier, Amsterdam

1.3 Elektrische Sicherheit

H. Frankenberger

Einleitung

Arbeitsabläufe im Operationsraum und in einer Intensivstation sind gekennzeichnet durch den Einsatz einer Vielzahl von medizintechnischen Geräten am Patienten. Geräte zur Diagnose und Überwachung der Herz-Kreislauf-Funktion – wie z. B. EKG-Geräte, invasive Blutdruckmeßgeräte, Temperaturmeßgeräte – sind hier ebenso zu nennen wie Geräte zur Stabilisierung von Organfunktionen – z. B. Infusionspumpen, Beatmungsgeräte, Dialysegeräte. Es ist keine Seltenheit, daß mehrere dieser Geräte gleichzeitig an einem Patienten zum Einsatz kommen.

Gemeinsam ist diesen Geräten, daß sie energetisch betrieben werden; die meisten von ihnen haben eine elektrische Versorgung. Unter medizinischer Aufsicht stehen die Geräte in direktem, häufig elektrischem Kontakt mit dem Patienten und übertragen Energie zum oder vom Patienten. Gemäß [5] werden derartige Geräte als „medizinische elektrische Geräte" bezeichnet.

Bei einer Vielzahl dieser Geräte werden leitfähige Verbindungen zum Inneren des Patienten, z. T. direkt zum Herzen hergestellt. Da die Schutzwirkung der Haut mit ihrem relativ hohen elektrischen Widerstand ausgeschaltet ist und da das Herz das Organ ist, das schon von sehr geringen elektrischen Strömen in seiner Funktion beeinträchtigt bzw. gestört werden kann, sind besondere Sicherheitsvorkehrungen zu treffen. Diese Sicherheitsvorkehrungen dürfen sich nicht nur auf die medizinischen elektrischen Geräte erstrecken, sondern auch auf die elektrische Installation und die Anwendung dieser Geräte am Patienten. Nur das aufeinander abgestimmte Zusammenwirken von sicheren Geräten, sicherer Installation und sicherer Anwendung [15] bietet einen Gefahrenschutz für Patient, Anwender und Dritte.

Bevor eine vereinfachte Betrachtung des Themas „elektrische Sicherheit" erfolgt, werden einige Begriffsbestimmungen und Grundlagen zum Verständnis der Wirkung des elektrischen Stroms auf den Menschen dargestellt. Mit Schaltungen, Diagrammen und Formeln wird sehr zurückhaltend umgegangen, sie werden nur – soweit zum Verständnis des Anwenders erforderlich – angeführt.

Begriffsbestimmungen

Sicherheit

Nach DIN 31000 [4] ist „Sicherheit“ definiert als „eine Sachlage, bei der das Risiko kleiner ist als das Grenzrisiko“. Nach dieser Definition wird „Sicherheit“ dann zu einer meßbaren Größe, wenn das „Grenzrisiko“ z.B. durch sicherheitstechnische Festlegungen eingegrenzt und quantifizierbar wird. Schutzziele des Gesetzgebers werden beispielsweise unter Berücksichtigung des jeweiligen Standes der Technik in Normenausschüssen durch sicherheitstechnische Festlegungen abgegrenzt. In [5] werden allgemeine Festlegungen für die Sicherheit behandelt, die für medizinisch-elektrische Geräte anwendbar sind.

Risiko

Folgt man den Begriffsdefinitionen von Kuhlmann [8], so schreibt er zu dem Begriff „Risiko“ u.a.: „Allgemein besteht Übereinstimmung, daß ‚Risiko‘ mit der Möglichkeit des Auftretens von Schäden, Verlusten, Verletzungen, Todesfällen, usw. zu tun hat.... Unter ‚Risiko‘ kann man die – auf einen Kreis von möglicherweise Betroffenen und auf eine Zeitspanne, in der der Schaden möglich ist, bezogene – Höhe der Gefahr verstehen.“ Die Höhe der Gefahr, die von einer Gefahrenquelle (oder einer Gruppe von Gefahrenquellen) ausgeht und eine Person betrifft, kann gemessen werden. Kuhlmann leitet hieraus folgende Definition ab:

$$\text{Risiko} = \text{Schadensumfang} \cdot \text{Schadenseintrittswahrscheinlichkeit.}$$

Diese Definition ist heute allgemein akzeptiert und wurde in ISO Guide 51: „Guidelines for the inclusion of safety aspects in standards“ [6] übernommen.

Gefährdung, Gefahr

Gemäß dem europäischen Normentwurf: Sicherheit von Maschinen – Risikobeurteilung [11] wird der Begriff „Gefährdung“ als „potentielle Schadensquelle“ definiert. Das Gefährdungspotential kann als Umfang der Schädigung an Personen (oder Sachgütern) in der Umgebung der potentiellen Schadensquelle angesehen werden, die unter definierten Bedingungen zu erwarten sind. Der Begriff „Gefahr“ kann nach [12] als „eine durch eine Exponierung konkretisierte Gefährdung definiert werden“.

Normalbedingung, „Erster Fehler“

Unter der Normalbedingung versteht man nach [5] die Bedingung, unter der sich alle Schutzvorrichtungen gegen Gefährdungen in einem einwandfreien Zustand befinden.

Unter dem Ersten Fehler versteht man nach [5] den Zustand, der dann vorliegt, wenn im Gerät eine einzelne Schutzmaßnahme gegen eine Gefährdung versagt hat. Beispielsweise liegt der Zustand eines Ersten Fehlers dann vor, wenn der Schutzleiter oder ein Leiter der Stromversorgung unterbrochen ist.

Allgemein wird in [5] gefordert, daß Geräte bei Normalbedingung und beim Ersten Fehler während des bestimmungsgemäßen Gebrauchs keine Gefährdungen hervorrufen. Eine Gefährdung von Patient, Anwender und Umgebung darf nicht auftreten.

Klassifikation von medizinischen elektrischen Geräten

Zum Ausschluß einer Gefährdung von Patient, Anwender und Umgebung bei bestimmungsgemäßem Gebrauch von medizinischen elektrischen Geräten werden die Geräte in [5] nach der Art des Schutzes gegen elektrischen Schlag klassifiziert. Geräte, die von einer äußeren elektrischen Stromquelle versorgt werden, werden – je nach Art des Schutzes gegen elektrischen Schlag – in 2 Schutzklassen eingeteilt.

Von Geräten der Schutzklasse I spricht man, wenn alle berührbaren leitfähigen Teile, die im Ersten Fehler eine gefährliche Spannung annehmen können, mit einer Schutzleiterverbindung ausgestattet sind. Kommt es z. B. durch einen Fehler an der Basisisolierung im Netzteil des Gerätes dazu, daß die Netzspannung am Gehäuse anliegt, so führt dies bei intaktem Schutzleiter zu einem Kurzschluß und über das Ansprechen des Fehlerstromschutzschalters zum Abschalten der Netzspannung (FI-Schalter spricht bereits bei einem Strom >30 mA an).

Von Geräten der Schutzklasse II spricht man, wenn der Schutz gegen elektrischen Schlag nicht allein von der Basisisolierung abhängt, sondern bei denen zusätzliche Schutzmaßnahmen wie doppelte oder verstärkte Isolierung vorhanden sind. Diese zusätzliche Isolierung übernimmt bei Versagen der Basisisolierung den Berührschutz. Bei Geräten der Schutzklasse II besteht keine Möglichkeit eines Schutzleiteranschlusses und damit auch keine Abhängigkeit von Installationsmaßnahmen. Abbildung 1 zeigt das Symbol der Schutzklasse II, das am jeweiligen Gerät angebracht ist.

Darüber hinaus wird in [5] eine Klassifikation der medizinisch-elektrischen Geräte nach dem Grad des Schutzes gegen elektrischen Schlag vorgenommen. Dies entspricht einer Einstufung der Geräte nach den maximal zulässigen Ableitströmen. Unterschieden wird nach Geräten des Typs B, BF und CF.

Geräte des Typs B sind in der Regel Geräte ohne Anwendungsteil, d. h. Geräte, die bei der bestimmungsgemäßen Anwendung nicht mit dem Patienten in Berührung kommen. Beispielsweise sind Laborgeräte Typ-B-Geräte. Diese Geräte sind mit dem Symbol versehen, das in Abb. 2a wiedergegeben ist.

Geräte des Typ BF sind Geräte des Typs B, jedoch mit einem Anwendungsteil des Typs F. Dieses Anwendungsteil ist von allen anderen Teilen des Gerätes derart getrennt, daß der zulässige Patientenableitstrom bei Vorliegen

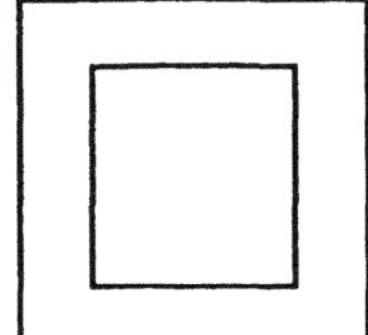

Abb. 1. Symbol für Geräte der Schutzklasse II

des Ersten Fehlerfalls nicht überschritten wird, wenn eine in [5] festgelegte Spannung zwischen Anwendungsteil und Erde angelegt wird. Geräte des Typs BF sind mit einer stilisierten Figur in einem Quadrat gemäß Abb. 2b gekennzeichnet. Beispiele für Geräte des Typs BF sind Patientenmonitorgeräte mit nichtintrakardialer Ableitung (EKG).

Geräte des Typs CF sind Geräte, die einen höheren Schutz gegen elektrischen Schlag - insbesondere in bezug auf zulässige Ableitströme - bieten als Geräte des Typs BF. Sie haben ein Anwendungsteil des Typs F. Geräte des Typs CF sind mit einem Herz in einem Quadrat gekennzeichnet (Abb. 2c). Beispiele für Geräte des Typs CF sind Patientenmonitorgeräte (EKG, Blutdruck) mit intrakardialer Ableitung.

Findet man links und rechts neben dem Klassifikationszeichen für Geräte des Typs BF und CF jeweils einen Strich (Abb. 2d), so bedeutet dies, daß die Geräte während einer mittels Defibrillator durchgeführten Reanimation am Patienten angeschlossen bleiben dürfen. Die gemäß Abb. 2d gekennzeichneten Geräte sind defibrillatorfest.

Ableitströme

Ableitströme sind nach [5] definiert als nichtbetriebsnotwendige Ströme. Es sind nichtbetriebsnotwendige Ströme, die aufgrund von Potentialdifferenzen, wie sie beispielsweise zwischen dem Netzteil und dem Gehäuse des Gerätes bestehen, über die dazwischenliegende Isolierung fließen. Auch bei intakter Isolierung fließen Ableitströme aufgrund der Ohmschen/kapazitiven Kopplung. Diese Ableitströme sind nicht vermeidbar, sie können durch konstruktive, sicherheitstechnische Maßnahmen, wie sie [5] für medizinische elektrische Geräte gefordert werden, so begrenzt werden, daß Gefährdungen bei bestimmungsgemäßen Einsatz mit großer Wahrscheinlichkeit ausgeschlossen werden können. Unterschieden wird zwischen Erdableitstrom, Gehäuseableitstrom und Patientenableitstrom.

Der Erdableitstrom ist der nichtbetriebsmäßige Strom, der vom Netzteil eines Gerätes durch oder über die Isolierung zum Schutzleiter fließt. Unter einem Schutzleiter versteht man die Verbindungsleitung zwischen dem Schutzleiteranschluß (Anschluß, der mit den leitfähigen Teilen von Geräten der Schutzklasse I verbunden ist) und einem äußeren fest installierten Schutzleitersystem.

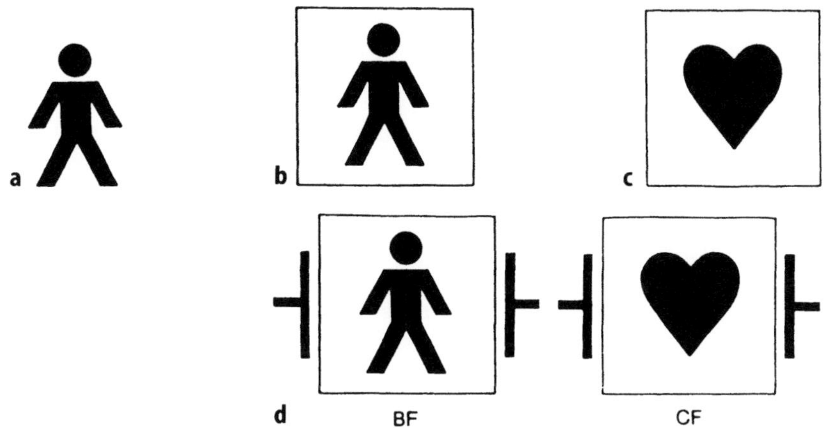

Abb. 2. a Symbol für Geräte des Typs B. **b** Symbol für Geräte des Typs BF. **c** Symbol für Geräte des Typs CF. **d** Symbole für Geräte des Typs BF und CF mit Defibrillationsfestigkeit

Der Gehäuseableitstrom ist nach [5] u.a. der Strom, der vom Gehäuse durch eine äußere leitfähige Verbindung – ausgenommen ist der Schutzleiter – zur Erde oder zu einem anderen Teil des Gehäuses fließt.

Unter dem Patientenableitstrom versteht man nach [5] u.a. den Strom, der vom Anwendungsteil über den Patienten zur Erde fließt.

Schutzleiter, Potentialausgleich

Der Schutzleiter stellt eine elektrisch leitfähige Verbindung zwischen einem Schutzleiteranschluß eines Gerätes und einem äußeren, installierten Schutzleitersystem dar. Der Schutzleiteranschluß des Gerätes ist mit allen berührbaren metallischen Teilen des Gerätes verbunden.

Dieses Schutzsystem setzt voraus, daß das elektrische Versorgungsnetz mit einem funktionsfähigen Schutzleiter ausgerüstet ist. In Operationsräumen und Intensivstationen darf der Schutzleiter des Versorgungssystems nicht mit dem Neutralleiter des Versorgungsnetzes verbunden sein [16].

Um in Operationsräumen und Intensivstationen zwischen mehreren medizinisch-elektrischen Geräten, die an einen Patienten angeschlossen sind, Potentialunterschiede auszugleichen oder zu vermeiden, ist zusätzlich ein Potentialausgleich erforderlich. Erforderlich ist hierzu ein Potentialausgleichsleiter, eine leitende Verbindung zwischen den Geräten, die an den Patienten angeschlossen sind, und der Potentialausgleichsammelschiene der elektrischen Installation. Während der Anwendung von medizinisch-elektrischen Geräten mit direktem Kontakt zu dem Patienten muß um den Patienten ein Bereich mit Potentialausgleich über einen patientennahen zentralen Potentialausgleichspunkt geschaffen werden. An diesen Potentialausgleichspunkt müssen die Potentialausgleichsleiter der medizinischen elektrischen Geräte angeschlossen werden. Berührbare, leitfähige Teile und Flächen, die in

Reichweite des Patienten liegen, sollten ebenfalls an den Potentialausgleich angeschlossen werden. Potentialausgleichsleitungen sind gelb/grün gekennzeichnet.

Grundlagen

Elektrischer Strom kann nur fließen, wenn elektrische Ladungsträger in einem Stromkreis vorhanden sind und der Stromkreis geschlossen ist. Um einen Strom I - gemessen in Ampere (A) - in dem Stromkreis aufrecht zu halten, ist Energie in Form einer elektrischen Potentialdifferenz U - gemessen in Volt (V) - erforderlich. Das Ohmsche Gesetz sagt aus, daß der Strom I in dem Stromkreis proportional zu der Potentialdifferenz - Spannung - U ist:

$$U \sim I\,. \tag{1}$$

Die Spannung als „treibende Kraft" für den Strom kann entweder

- statisch (Gleichspannung) oder
- dynamisch (Wechselspannung) sein.

Zur eindeutigen Beschreibung von Gleichspannungen wird nur der Parameter Spannung benötigt (z.B. 24 V). Für die eindeutige Festlegung von Wechselspannungen sind 2 Parameter erforderlich: Spannung (z.B. 220 V) und Frequenz (z.B. 50 Hz).

Da zwischen Spannung U und Strom I die in (Gl. 1) angegebene Proportionalität besteht, ist zur eindeutigen Festlegung des Gleichstroms nur die Angabe der Stromstärke erforderlich (z.B. 0,2 mA), für die eindeutige Festlegung von Wechselströmen sind 2 Parameter erforderlich: Stromstärke (z.B. 0,1 mA) und Frequenz (z.B. 50 Hz).

Wenn zwischen Gleichspannung U und Gleichstrom I ein linearer Zusammenhang besteht, entspricht der Proportionalitätsfaktor dem Ohmschen Widerstand R - gemessen in Ohm. Diese grundlegende Gesetzmäßigkeit wird als Ohmsches Gesetz bezeichnet:

$$U = R \cdot I\,. \tag{2}$$

Da sowohl U als auch I von der Frequenz unabhängig sind, ist auch der Ohmsche Widerstand R von der Frequenz unabhängig.

Besteht zwischen Wechselspannung U und Wechselstrom I die in (Gl. 1) angegebene Proportionalität, so entspricht der Proportionalitätsfaktor der Impedanz Z - gemessen in Ohm. Da U und I sowohl einen von der Frequenz unabhängigen Anteil (Frequenz 0 Hz) als auch einen von der Frequenz abhängigen Anteil haben, hat auch die Impedanz Z sowohl einen von der Frequenz unabhängigen Anteil R (Ohmscher Widerstand) als auch von der Frequenz abhängige Anteile (induktiver Widerstand L, kapazitiver Widerstand C). Diese Gesetzmäßigkeit wird ebenfalls als Ohmsches Gesetz bezeichnet:

$$U = Z \cdot I . \quad (3)$$

Der induktive Widerstand ist dadurch gekennzeichnet, daß er mit steigender Frequenz zunimmt, für Gleichstrom stellt er keinen Widerstand dar. Der kapazitive Widerstand stellt für Gleichstrom einen unendlich großen Widerstand dar, mit steigender Frequenz nimmt der kapazitive Widerstand ab.

Speziell dieses Verfahren des kapazitiven Widerstands ist von großer Bedeutung bei der Anwendung von medizinisch-elektrischen Geräten. Fließt beispielsweise durch ein zum Gerätegehäuse hin isoliertes Kabel ein Wechselstrom von 50 Hz, so fließt ein - wenn auch geringer - Anteil des Stroms über kapazitive Kopplung zum Gehäuse. Dieser kapazitiv ausgekoppelte Strom wird um so größer, je höher die Frequenz des Stromes ist. Beispielsweise stellt ein isoliertes Zuleitungskabel, das auf einem Patienten aufliegt, an der Kontaktstelle einen kapazitiven Widerstand dar. Fließt durch das Zuleitungskabel ein HF-Wechselstrom - wie zur HF-Chirurgie erforderlich - so ist der kapazitive Widerstand so gering, daß der über diesen Widerstand in den Patienten fließende Strom in der Regel nicht mehr vernachlässigbar ist. Es kann HF-Strom an der Kontaktstelle kapazitiv in den Körper eingeleitet werden - ein Gefahrenmoment, das zu Verbrennungen an der Kontaktstelle führen kann. Als Beispiel sei eine parallel zum Bein verlaufende Leitung der Neutralelektrode genannt.

Wenn elektrischer Strom I durch einen geschlossenen Stromkreis fließt, ist Energie in Form einer elektrischen Potentialdifferenz U erforderlich. Die während der Zeit t verrichtete elektrische Arbeit W (entspricht der verbrauchten Energie) stellt sich dar als:

$$W = U \cdot I \cdot t \text{ (Wattsekunde)} . \quad (4)$$

Die elektrische Leistung P als Arbeit pro Zeit ergibt sich aus Gl. 4 unter Berücksichtigung von Gl. 2 zu:

$$P = U \cdot I = R \cdot I^2 \text{ (Watt)} , \quad (5)$$

Fließt ein Strom I in einem Stromkreis mit dem Ohmschen Widerstand R, so wird die in der Zeit t verbrauchte Energie W vollständig in Wärme - die Joulesche Wärme - umgewandelt.

Der Widerstand R läßt sich über den spezifischen Widerstand σ (Ohm·Meter), der „Leiterlänge" 1 (Meter) und dem „Leiterquerschnitt" A (Quadratmeter) darstellen als:

$$R = \sigma \cdot 1/A . \quad (6)$$

Biologisches Gewebe hat einen wesentlich höheren spezifischen Widerstand σ als ein metallischer Leiter. Aus Gl. 5 und 6 ergibt sich die in der Zeit t in Wärme umgesetzte elektrische Leistung P zu:

$$P = \sigma \cdot 1 \cdot I^2/A = \sigma \cdot 1 \cdot I \cdot J . \quad (7)$$

mit J = I/A: Stromdichte (Ampere/Quadratmeter).

Zum Verständnis von sicherheitstechnischen Anforderungen beim Einsatz von medizinisch-elektrischen Geräten an Patienten ist der Begriff der Stromdichte von großer Bedeutung. Die Stromdichte J ist gleich dem Strom I, der durch die Fläche A fließt. Die in der Zeit t in Joulesche Wärme umgewandelte Energie ist um so größer, je größer die Stromdichte ist. So besteht ein großer Unterschied, ob ein Strom von 100 µA durch eine Fläche von 100 mm^2 oder eine Fläche von 1 mm^2 fließt. Im 1. Fall liegt eine Stromdichte von 1 $\mu A/mm^2$ vor, im 2. Fall eine Stromdichte von 100 $\mu m/mm^2$. Im 2. Fall entsteht eine um den Faktor 100 größere Joulesche Wärme. Hohe Stromdichten können nach Gl. 7 an kleinflächigen Kontaktstellen eine Ursache für Verbrennungen sein (z.B. Nadelelektroden zur EKG-Abteilung und fehlerhafter HF-Strom).

Gefährdung des Menschen durch elektrische Ströme

Gefährdung, Gefahr und Risiko stehen in einer kausalen Beziehung zueinander. Beispielsweise stellt der elektrische Strom eine Gefährdung, eine potentielle Schadensquelle, dar. Kommt ein Patient während einer Behandlung mit elektrischem Strom in Berührung (z.B. mit HF-Strömen beim Einsatz eines HF-Chirurgiegerätes), so wird die Gefährdung zu einer Gefahr, wenn sicherheitstechnische Anforderungen (z.B. keine bzw. ungenügende Verbindung der Neutralelektrode mit dem Patienten) außer acht gelassen werden. Das mit dieser Gefährdung verbundene Risiko kann z.B. zu Verbrennungen führen.

Eine Wirkung des elektrischen Stroms auf den menschlichen Körper kann nur dann eintreten, wenn der Körper Teil eines geschlossenen elektrischen Stromkreises wird. Der Strom muß in den Körper an einem Punkt eintreten, an einem zweiten austreten.

Fließt elektrischer Strom durch den menschlichen Körper, so sind 2 prinzipiell unterschiedliche Wirkungen zu unterscheiden:
- Wirkung über Joulesche Wärmeentwicklung
- Reizwirkung.

Jede dieser Wirkungen führt zu unterschiedlichen Risiken.

Wirkung über Joulesche Wärmeentwicklung

Neben der Reizwirkung und der hier nicht näher betrachteten Elektrolyse bei Gleichstrom (elektrolytischer Effekt) führt der Stromdurchgang durch den menschlichen Körper zu einem thermischen Effekt: Die elektrische Energie wird in Wärme umgesetzt.

Wie auf S. 69 dargelegt, hat biologisches Gewebe einen wesentlich höheren spezifischen Widerstand σ als ein metallischer Leiter. Es stellt somit ein entsprechend größeren Widerstand dar, wenn elektrischer Strom beabsichtigt, wie bei der Anwendung in der HF-Chirurgie, durch dieses Gewebe fließt oder unbeabsichtigt in Form von kapazitiv eingekoppelten Strömen. In Abhängigkeit von der Stromdichte J ergibt sich die nach Gl. 7 in der Zeit t in Wärme umgesetzte elektrische Leistung. Die Gewebeerwärmung hängt hiernach primär von der Stromdichte ab, die in Wärme umgesetzte elektrische Energie ist um so größer, je größer die Stromdichte ist.

Dieser Sachverhalt ist beispielsweise bei der Anwendung von HF-Chirurgiegeräten in der monopolaren Technik von besonderer Bedeutung. Da die stromführende Aktivelektrode sehr kleinflächig ist, entsteht aufgrund der hohen Stromdichte und des hohen Widerstandes des biologischen Gewebes in den Zellen in unmittelbarer Nähe der Aktivelektrode eine hohe Temperatur, wie sie zur Anwendung in der HF-Chirurgie benötigt wird. Da die hohe Temperatur nur an „gewünschten" Stellen im Körper auftreten darf, muß sichergestellt werden, daß der HF-Strom auch an seiner Austrittsstelle eine entsprechend niedrige Stromdichte hat. Dies ist nur dann gewährleistet, wenn die gesamte Fläche der Neutralelektrode für den Stromfluß zur Verfügung steht. Auch ist vom Anwender sicherzustellen, daß der HF-Strom nur über die Neutralelektrode abfließt.

Eine nicht vollständig anliegende Neutralelektrode reduziert die Fläche A, erhöht damit die Stromdichte und damit die in Wärme umgesetzte elektrische Energie. Die Folge hiervon können Verbrennungen sein.

Zu Verbrennungen kann es ebenfalls kommen, wenn die HF-Ströme nicht oder nicht nur über die Neutralelektrode abfließen, sondern z.B. über metallische Gegenstände, mit denen der Patient „unfreiwillig" in Berührung gebracht wird. Auch über „unbeabsichtigte" Kontaktstellen des Patienten mit elektrisch leitfähigen Flüssigkeiten - wie z.B. leitfähige Verbindungen zwischen den Extremitäten - können HF-Ströme abfließen und an den Kontaktstellen zu Verbrennungen führen.

Reizwirkung – elektrischer Makroschlag

Der elektrische Strom kann Reizwirkungen auf erregbare Strukturen im menschlichen Körper ausüben. Betroffen sind hiervon Nerven- und Muskelzellen. Im Normalzustand liegt über den Membranen dieser Zellen eine Potentialdifferenz (Ruhepotential) von bis zu −100 mV. Zur Wahrnehmung ihrer Funktion verändern die Zellen kurzzeitig die über den Membranen dieser Zellen liegenden Potentialdifferenzen (Aktionspotential). Die Auslösung dieser Membranpotentialänderungen erfolgt in aller Regel durch Ionenströme.

Wirkt über die intakte Körperoberfläche zusätzlich elektrischer Strom auf den menschlichen Körper, so kann die Funktion der Nerven- und Muskelzellen in Abhängigkeit von der Stromart [Gleichstrom, Wechselstrom 50 Hz, HF-Strom (500 kHz–2 MHz)] empfindlich gestört werden. Diese Art der Gefährdung wird als „elektrischer Makroschlag" [2] bezeichnet.

Würde für die Dauer von 1–3 s ein Gleichstrom zwischen linker und rechter Hand (trockene Haut) durch den menschlichen Körper fließen, so würde dieser Strom erst bei einer Stromstärke von etwa 2–10 mA wahrgenommen. Ersetzt man den Gleichstrom durch einen 50-Hz-Wechselstrom, so ist die Wahrnehmungsgrenze bei einer Stromstärke von etwa 1 mA [10]. Verändert man die Bedingungen dahingehend, daß der Hautübergangswiderstand herabgesetzt wird, z.B. durch EKG-Elektrodengel, so liegt die Wahrnehmungsgrenze bei etwa 100 µA (0,1 mA) [17].

Ersetzt man den 50-Hz-Wechselstrom durch einen HF-Wechselstrom, wie er bei HF-Chirurgiegeräten zum Einsatz kommt, so wird dieser Strom auch bei hohen Stromstärken nicht mehr wahrgenommen. Nach [9] wird ein Strom von bis zu 3 A (3000 mA) bei einer Frequenz von 1 MHz als sicher angesehen, er verursacht keine Reizwirkung im Gewebe und damit auch keine ventrikulären Fibrillationen.

Die Reizwirkung des elektrischen Stroms ist also abhängig von dem Übergangswiderstand, der Stromstärke I und der Frequenz. Würde ein 50-Hz-Wechselstrom von ca. 5 mA in der o.a. Weise (trockene Haut) durch den menschlichen Körper fließen, so würde dieser Strom in Nerven und Muskeln eine sehr starke, schmerzhafte Reizwirkung hervorrufen, die zu einer Muskelverkrampfung (Schlag) führt. Umfaßt eine Person einen metallischen Gegenstand, durch den ein 50-Hz-Wechselstrom von ca. 10 mA fließt, so ist diese Reizwirkung so stark, daß die betreffende Person nicht mehr in der Lage ist, die stromführende Leitung loszulassen (Loslaßgrenze).

50-Hz-Wechselströme in einer Größenordnung von 50 mA führen zu unfreiwilligen Kontraktionen der Atemmuskulatur, 50-Hz-Wechselströme in einer Größenordnung von 100 mA führen zu ventrikularen Fibrillationen. Ein Teil des über den Brustkorb fließenden Stroms fließt auch über das Herz, ein von körpereigenen elektrischen Signalen gesteuertes Pumpensystem. Externe Ströme können dieses körpereigene Steuersystem stören. Die Folge ist eine unkoordinierte Tätigkeit der Herzmuskelfasern (ventrikuläre Fibrillationen). Die Förderleistung des Herzens kann innerhalb kurzer Zeit auf Null reduziert werden, der Blutkreislauf bricht zusammen. Unterbricht man den externen Stromfluß durch den Körper, so bleibt eine einmal verursachte ventrikuläre Fibrillation bestehen. Die normale rhythmische Aktivität kann sich wieder einstellen, wenn alle Zellen des Herzmuskels gleichzeitig depolarisiert werden. Dies erfolgt über einen hohen Stromimpuls, der von einem Defibrillator auf die Körperoberfläche oder auf das Herz abgegeben wird.

Reizwirkung – elektrischer Mikroschlag

Im vorigen Abschnitt wurde davon ausgegangen, daß der Strom über die intakte Körperoberfläche auf den Patienten wirkt (Ausnahme: HF-Strom bei der HF-Chirurgieanwendung). Bei Patienten beispielsweise mit einem Herzkatheter wird eine leitfähige Verbindung zum Körperinneren hergestellt – unter Umgehung des hohen elektrischen Hautwiderstandes. Ströme, die eine elektrische Reizwirkung an Nerven- und Muskelzellen auslösen können, liegen um bis zu 3 Zehnerpotenzen niedriger als oben angegeben. Aus Tierexperimenten ist bekannt, daß in Hunden ventrikuläre Fibrillationen ausgelöst werden können, wenn 50-Hz-Wechselstrom von 20 µA Stärke direkt an das Herz herangeführt wird [14]. Diese Stromstärke liegt weit unterhalb der Wahrnehmungsgrenze für einen Strom, der über die intakte Körperoberfläche an einen Patienten herangeführt wird. Er ist um einen Faktor von ca. 5000 niedriger als die ca. 100 mA, die im vorigen Abschnitt als zur ventrikulären Fibrillation erforderlich aufgeführt wurden. Legt man einen Widerstand von 1000 Ω zwischen Katheter und Herz zugrunde [3], dann ist nach dem Ohmschen Gesetz (Gl. 2) eine Spannung von 20 mV erforderlich, um einen Strom von 20 μA zu erzeugen:

$$U = R \cdot I = 1000\,(\Omega) \cdot 20\,(\mu A) = 20\,(mV)\,.$$

Elektrische Reizwirkungen, die zu Patientengefährdungen mit sehr niedrigen Strömen führen können, werden als elektrischer Mikroschlag bezeichnet.

Für den Anwender ist es wichtig zu erkennen, unter welchen Bedingungen ein Patient den Bedingungen eines elektrischen Mikroschlags ausgesetzt sein kann. Zwei Voraussetzungen müssen hierzu mindestens erfüllt sein:

Die 1. notwendige Voraussetzung für einen elektrischen Mikroschlag ist eine elektrische oder eine elektrisch leitfähige Verbindung in das Körperinnere. Diese kann beispielsweise gegeben sein, wenn invasive Blutdruckmeßkatheter, Herzkatheter, Swan-Ganz-Katheter, Blasenkatheter, Drainagekatheter, Absaugkatheter zum Einsatz kommen. Auch Überleitungssysteme, mit denen leitfähige Medikamente oder Lösungen infundiert werden, stellen eine leitfähige Verbindung zum Körperinneren und damit zum Herzen her.

Die 2. notwendige Voraussetzung zur Auslösung eines elektrischen Mikroschlags ist ein geschlossener Stromkreis. Der Stromkreis kann beispielsweise dadurch geschlossen werden, daß der Patient geerdet wird. Wenn an einem in das Körperinnere eingeführten Katheter eine Spannung anliegt, so kann ein Strom nur fließen, wenn der Stromkreis geschlossen ist.

Es sind also mindestens 2 den Stromkreis schließende Verbindungen zum Körper erforderlich, um einen Patienten den Gefahren eines elektrischen Mikroschlags auszusetzen. Zwischen den beiden Verbindungen muß eine Potentialdifferenz bestehen. Wie das angeführte Beispiel zeigt, können bereits sehr kleine Potentialdifferenzen zu Strömen führen, die Ursache für einen Mikroschlag sein können.

Da eine Erdverbindung Teil eines elektrischen Stromkreises ist, die zur Auslösung eines elektrischen Schlags bzw. Mikroschlags führen kann, muß mit Erdverbindungen zu einem Patienten sehr vorsichtig umgegangen werden. Aus Gründen der Patientensicherheit sollte daher ein Patient nicht geerdet werden.

Sicherheit medizinisch-technischer Geräte

Medizinisch-technische Geräte unterliegen in der Bundesrepublik Deutschland besonderen Sicherheitsanforderungen, um Gefahren bei der Anwendung so weit zu reduzieren, daß der erforderliche Gesundheitsschutz für Patienten, Anwender und Dritte gewährleistet ist. Die von einem Hersteller, Betreiber und Anwender von medizinisch-technischen Geräten zu erfüllenden Sicherheitsanforderungen sind in der Medizingeräteverordnung (MedGV) [1, 19] niedergeschrieben. Die Medizingeräteverordnung hat ihre rechtliche Grundlage im Gerätesicherheitsgesetz.

Gemäß MedGV werden die medizinisch-technischen Geräte in 4 Gruppen eingeteilt. Die Gruppeneinteilung entspricht dem Gefährdungsgrad und damit den Sicherheitsanforderungen.

- Die Geräte der Gruppe 1 werden enumerativ im Anhang der Verordnung aufgeführt, es handelt sich um 25 Geräte mit vorwiegend lebenserhaltender Funktion (z.B. Infusionspumpen, Beamtungsgeräte, Narkosegeräte, Dialysegeräte) und/oder intrakardialer Anwendungsweise (z.B. EKG intrakardial, Blutdruckmesser intrakardial).
- Geräte der Gruppe 2 sind implantierbare Herzschrittmacher und sonstige energetisch betriebene medizinisch-technische Implantate.
- Geräte der Gruppe 3 sind energetisch betriebene medizinisch-technische Geräte, die nicht in der Anlage der MedGV aufgeführt sind und nicht der Gruppe 2 zuzuordnen sind.
- Die Gruppe 4 umfaßt alle sonstigen medizinisch-technischen Geräte.

Zum 01.01.1995 ist in der Bundesrepublik Deutschland das Medizinproduktegesetz (MPG) in Kraft getreten. Mit dem Medizinproduktegesetz wird ein Rechtsbereich vollkommen neu geregelt, der bisher auf sehr viele unterschiedliche Gesetze verteilt war [21, 22]. Das Gerätesicherheitsgesetz mit Medizingeräteverordnung (MedGV) ist bzw. wird nicht mehr zuständig sein für medizinisch-technische Geräte - wie sie täglich von Anästhesisten im OP, auf einer Intensivstation oder im Rettungsdienst eingesetzt werden. Alle Anforderungen an Medizinprodukte werden in einem Gesetz - dem MPG - zusammengefaßt. Die Bundesregierung kommt dabei der Verpflichtung aus den Römischen Verträgen nach, bestehende EG-Richtlinien in nationales Recht umzusetzen und diesen EG-Richtlinien entgegenstehende Gesetze und Verordnungen außer Kraft zu setzen.

Mit dem MPG werden derzeit die Richtlinie 90/385/EWG vom 20.06.1990 über „Aktive implantierbare medizinische Geräte“ und die Richtlinie 93/42/EWG vom 14.06.1993 über „Medizinprodukte“ in nationales Recht umgesetzt.

Das Anwenden von Medizinprodukten wird explizit im Anwendungsbereich des Gesetzes genannt. Im § 2 MPG heißt es hierzu: „Dieses Gesetz gilt für das Herstellen, das Inverkehrbringen, das Inbetriebnehmen, das Ausstellen, das Errichten, das Betreiben und das *Anwenden* von Medizinprodukten sowie deren Zubehör. Zubehör wird als Medizinprodukt behandelt.“

Das Medizinproduktegesetz erläßt zur Gewährleistung der Sicherheit von Patienten Vorschriften für das Anwenden von Medizinprodukten, deren Mißachtung mit Strafvorschriften und Ordnungswidrigkeiten belegt ist. Die Verantwortung zur Einhaltung dieser Vorschriften wird auf den Anwender der Medizinprodukte übertragen. Der Anwender darf keine Medizinprodukte am Patienten anwenden, wenn diese Mängel aufweisen, durch die beispielsweise Patienten gefährdet werden können. In dem MPG ist die Ermächtigung enthalten, daß der Gesetzgeber in einer Verordnung Anforderungen an das Betreiben und Anwenden von Medizinprodukten festlegen kann. In dieser

Rechtsverordnung können Regelungen getroffen werden über die Einweisung der Betreiber und Anwender, sicherheitstechnische Kontrollen, Funktionsprüfungen, Bestandsverzeichnis und Medizinproduktebuch. Aus dem bislang vorliegenden Entwurf ist zu entnehmen, daß die Betreiberpflichten weitgehend den aus der MedGV bekannten Pflichten entsprechen werden.

Sicherheit der Geräte

Der Gesetzgeber fordert u.a., daß medizinisch-technische Geräte nur in Verkehr gebracht werden dürfen, wenn sie den Vorschriften der MedGV bzw. des MPG, den allgemein anerkannten Regeln der Technik sowie den Arbeitsschutz- und Unfallverhütungsvorschriften entsprechen. Zu den allgemeinen anerkannten Regeln der Technik zählen u.a. DIN-Normen, VDE-Vorschriften, VDE-Anwendungsregeln, d.h. Regeln der Sicherheitstechnik [1]. Diese Regeln bestimmen ein Sicherheitsniveau, das in den Fachkreisen vorherrschend als angemessen angesehen wird.

Als wesentliches Grundprinzip der für medizinisch-elektrische Geräte geltenden Sicherheitsnorm [5] gilt: Die Geräte müssen so ausgelegt sein, daß auch im Fall des Ersten Fehlers eine Gefährdung von Patient, Anwender und Dritten nicht auftreten kann.

Für den Fall, daß es sich um Geräte mit externer Stromversorgung handelt, müssen diese Geräte mit zusätzlichen Schutzmaßnahmen ausgestattet sein:

- Schutzleiterverbindung aller berührbaren metallischen Teile, die im Ersten Fehler eine gefährliche Spannung annehmen können (Geräte der Schutzklasse I);
- doppelte Isolierung (Geräte der Schutzklasse II).

Diese zusätzlichen Schutzmaßnahmen sind dann nicht ausreichend, wenn medizinisch-elektrische Geräte z.B. in leitfähiger Verbindung zum Herzen eines Patienten stehen. Die Größe des Ableitstroms eines Gerätes der Schutzklasse I ist im Ersten Fehler gemäß [5] begrenzt (Tabelle 1). Für eine Person, die mit einem derartigen Gerät in Berührung kommt und in einen „geschlossenen Stromkreis" eingebunden ist, ist diese Situation in aller Regel ungefährlich. Anders ist die Situation für den Patienten zu beurteilen, wenn ein Ableitstrom über einen Katheter zum Herzmuskel fließen kann. Gemäß Tabelle 1 ist für Geräte mit intrakardialer Anwendung der Patientenableitstrom auf 10 μA unter Normalbedingung und auf 50 μA im Ersten Fehler begrenzt.

Für Geräte der Gruppen 1 und 2 schreibt der Gesetzgeber eine Bauartprüfung und Bauartzulassung vor. Vor der Bauartzulassung muß von einer unabhängigen, zugelassenen Prüfstelle eine sicherheitstechnische Beurteilung dieser Geräte vorgenommen werden. In dem Gutachten hat die Prüfstelle des weiteren Umfang und Fristen der sicherheitstechnischen Kontrollen vorzuschlagen, der Maßnahmen, die eine rechtzeitige Erkennung von Gerätemängeln ermöglichen, bevor sie sich gefährlich am Patienten oder Anwender auswirken können [1, 19]. Gemäß MPG hat der Hersteller den Nachweis zu erbringen, daß das Medizinprodukt die grundlegenden Anforderungen erfüllt.

Tabelle 1. Zulässige Werte von langzeitfließenden Ableitströmen in mA

	Typ B Normal Bedingung	Erster Fehler	Typ BF Normal Bedingung	Erster Fehler	Typ CF Normal Bedingung	Erster Fehler
Erdableitstrom allgemein	0,5	1 [a]	0,5	1 [a]	0,5	1 [a]
Gehäuse-ableitstrom	0,1	0,5	0,1	0,5	0,1	0,5
Patienten-ableitstrom	0,1	0,5	0,1	0,5	0,01	0,05

[a] Als einziger Erster Fehler für den Erdableitstrom gilt die Unterbrechung von jeweils einem Stromversorgungsleiter.

Hat der Hersteller diesen Nachweis erbracht – gegebenenfalls unter Einschaltung einer Benannten Stelle – so wird das Medizinprodukt mit dem CE-Zeichen gemäß MPG gekennzeichnet. Diese Vorgehensweise ist von Herstellern von Medizinprodukten nach dem 13.6.1998 ausschließlich anzuwenden [22].

Sicherheit der Anwendung

Angesprochen werden einige Aspekte, die den Anwender eines medizinisch-technischen Gerätes betreffen. Gefordert wird, daß Anwender von medizinisch-technischen Geräten der Gruppen 1, 3 und 4 bestimmte Voraussetzungen hinsichtlich der sachgerechten Handhabung der Geräte besitzen müssen, und zwar entweder eine entsprechende Ausbildung oder Kenntnisse und praktische Erfahrungen [19, 20]. Medizinisch-technische Geräte der Gruppen 1 und 3 dürfen nur von Personen angewendet werden, die am Gerät unter Berücksichtigung der Gebrauchsanweisung in die sachgerechte Handhabung eingewiesen sind. Eine wesentliche Forderung lautet, daß sich der Anwender vor der Anwendung eines Gerätes der Gruppen 1, 3 und 4 von der Funktionssicherheit und dem ordnungsgemäßen Zustand des Gerätes zu überzeugen hat. Der ordnungsgemäße Zustand eines Gruppe 1 Gerätes beinhaltet u.a., daß die Frist für die nächste sicherheitstechnische Kontrolle noch nicht abgelaufen ist. Es gehört nach MedGV zur Pflicht des Anwenders, sich hiervon zu überzeugen und keine Geräte der Gruppe 1 in Betrieb zu nehmen, deren Fristen abgelaufen sind.

Hingewiesen sei in diesem Zusammenhang auch auf ein Urteil des Bundesgerichtshofs aus dem Jahr 1977 [1, 13]: Bei einem Narkosegerät war durch Verklemmung eines Schlauches die Frischgaszufuhr zum Patienten weitestgehend unterbrochen. In dem Urteil heißt es u.a.: „Zwar bringt es die zunehmende Technisierung der modernen Medizin mit sich, daß der Arzt nicht mehr alle technischen Einzelheiten der ihm verfügbaren Geräte zu erfassen und gegenwärtig zu haben vermag ... Das befreit ihn aber nicht von der Pflicht, sich mit der Funktionsweise insbesondere von Geräten, deren Einsatz für den Patienten vitale Bedeutung hat, wenigstens insoweit vertraut zu machen, wie dies einem naturwissenschaftlich und technisch aufgeschlossenen Menschen (diese Fähigkeiten müssen vor allem bei einem Anästhesisten vorausgesetzt werden) möglich und zumutbar ist."

Nach [1] sind die in diesem Urteil entwickelten Grundsätze nicht nur für den konkreten Fall der Narkosegeräte gültig, sondern sind auf andere medizinisch-technische Geräte übertragbar.

Hinzuweisen ist darauf, daß es für einen sicheren Betrieb von medizinisch-technischen Geräten unabdingbar ist, daß die vom Gesetzgeber für Gruppe 1 Geräte vorgeschriebenen sicherheitstechnischen Kontrollen fristgerecht durchgeführt werden. Nach der VBG 4 [18], die nach MedGV zu den einzuhaltenden Unfallverhütungsvorschriften gehört, ist es für den sicheren Betrieb ebenfalls erforderlich, daß elektrische Analgen und Betriebsmittel (z. B. medizinisch-technische Geräte) beispielsweise nach einer Instandhaltungsmaßnahme und in bestimmten Zeitabständen geprüft werden. Dies gilt ebenso für Geräte der Gruppe 3. Eine Überprüfung von medizinisch-technischen Geräten der Gruppen 1 und 3 nach VBG 4 umfaßt beispielsweise die Überprüfung des Schutzleiterwiderstandes, des Gehäuseableitstroms und des Patientenableitstroms. Nach MedGV ist ein Hersteller ebenfalls verpflichtet, in der Gebrauchsanweisung u. a. Angaben zur Funktionsprüfung sowie zur Wartung des Gerätes zu machen. Nach MPG ist eine Betreiberverordnung zu erwarten, die sich in vielen Punkten an den Betreiberanforderungen des MedGV orientiert. Im MPG ist explizit festgelegt, daß Medizinprodukte nicht angewendet werden dürfen, wenn sie Mängel aufweisen, durch die Patienten, Beschäftigte oder Dritte gefährdet werden können. Darüber hinaus legt der Gesetzgeber fest, daß mit einer Freiheitsstrafe bis zu drei Jahren oder mit einer Geldstrafe derjenige bestraft wird, wer entgegen § 4 Abs. 1 Nr. 1 ein Medizinprodukt anwendet. Mit diesen Festlegungen erweitert das MPG die Verantwortung des Anwenders. Für jeden Anwender besteht die zusätzliche Verpflichtung, vor der Anwendung entscheiden zu müssen, ob von dem Medizinprodukt eine Gefährdung ausgeht [23].

Sicherheit der Installation

Die Bedeutung der sicheren Installation wird in erster Linie dadurch erkennbar, daß die Funktion der zusätzlichen Schutzmaßnahme von Geräten der Schutzklasse I entscheidend von der Bereitstellung eines ordnungsgemäß funktionierenden Schutzleiteranschlusses und eines ordnungsgemäß funktionierenden Fehlerstromschutzschalters in der Installation abhängt [7]. Außerdem fordern die für die Installation in medizinisch genutzten Räumen geltenden Bestimmungen, die z. B. in [16] dargestellt werden, die Durchführung eines Potentialausgleichs. In Räumen für die Anwendung intrakardialer Verfahren empfiehlt es sich, den Potentialausgleich so sorgfältig durchzuführen, daß die Potentialdifferenzen zwischen den einzelnen Anschlüssen für Schutzleiter und Potentialausgleich bei allen möglichen Netzbelastungen unter 10 mV bleiben, was nur durch entsprechende Prüfungen nachgewiesen werden kann [7]. Nach der VBG 4 [18], die nach MedGV zu den einzuhaltenden Unfallverhütungsvorschriften gehört, ist es für den sicheren Betrieb von elektrischen Anlagen erforderlich, diese beispielsweise nach einer Instandhaltungsmaßnahme und in bestimmten Zeitabständen zu überprüfen.

Literatur

1. Böckmann RD, Winter M (1996) Durchführungshilfen zur Medizingeräteverordnung, 14. Ergänzungslieferung. TÜV Rheinland, Köln
2. Bruner JMR, Leonard PF (1989) Electricity, safety and the patient. Year Book, Chicago
3. Carr JC, Brown JM (1981) Introduction to biomedical equipment technolog. Wiley, New York
4. DIN VDE 31000 Teil 2 (1987) Allgemeine Leitsätze für das sicherheitsgerechte Gestalten technischer Erzeugnisse - Begriffe der Sicherheitstechnik. Beuth, Berlin
5. DIN EN 60601-1 (März 1996) Medizinische elektrische Geräte, Teil 1: Allgemeine Festlegungen für die Sicherheit. Beuth, Berlin
6. ISO Guide 51 (1990) Guidelines for the inclusion of safety aspects in standards. Beuth, Berlin
7. Kresse H (Hrsg) (1978) Kompendium Elektromedizin. Siemens, Berlin München
8. Kuhlmann A (1981) Einführung in die Sicherheitswissenschaft. Vieweg/TÜV Rheinland, Köln
9. Leonhard PF, Gold AB (1965) Dynamics of electrical hazards of particular concern to operating-room personnel. Surg Clin N Am 45:817–828
10. Olson WH (1992) Electrical safety. In: Webster JG (ed) Medical instrumentation. Houghton Mifflin, Boston, pp 751–792
11. prEN 1050 (1993) Sicherheit von Maschinen - Risikobeurteilung (DIN EN 1050-Entwurf). Beuth, Berlin
12. Schwanbom E (1993) Risikoanalysen in der Medizintechnik. mt-Medizintechnik 113:215–222
13. Schweizer H, Roemer J (1981) Umgang mit medizintechnischen Geräten - Straf- und zivilrechtliche Konsequenzen. Schwester Pfleger 20:245–254
14. Starmer CF, Whalen RE, McIntosh HD (1964) Hazards of electrical shock in cardiology. Am J Cardiol 14:181–186
15. Streu BK (1980) Sichere Geräte, sichere Installation, sichere Handhabung. In: Anna O, Hartung C, Klie H (Hrsg) Fachtagung Krankenhaustechnik, Hannover 1980. Hannover
16. Sudkamp N (1992) Elektrische Anlagen im Krankenhaus, 2. Aufl. TÜV Rheinland, Köln
17. Tan KS; Johnson DL (1990) Threshold for sensation for 60 Hz leakage current: results of a survey. Biomed Instrum Tech 24:207–211
18. VBG 4 (1979) Elektrische Anlagen und Betriebsmittel. Mit Durchführungsanweisungen 1986. Berufsgenossenschaft für Gesundheitsdienst und Wohlfahrtspflege, Hamburg
19. Verordnung über die Sicherheit medizinisch-technischer Geräte (Medizingeräteverordnung - MedGV) vom 14.01. 1985 (BGBl I S 93) Einführung von Dr. A Krebs, 2. Aufl. Bibliomed, Melsungen
20. Verordnung über die Sicherheit medizinisch-technischer Geräte (Medizingeräteverordnung - MedGV) vom 14.01. 1985 (BGBl I S 93), geändert durch Anl. I Kap. VII Sachgebiet B Abschn II Nr. 9 des Einigungsvertrags vom 31.08. 1990 in Verbindung mit Art. I des Gesetzes vom 23.09. 1990 (BGBl 11 S 885, 1025)
21. Medizinproduktegesetz vom 2. August 1994. Bundesgesetzblatt I, S 1963
22. Böckmann R-D, Frankenberger H (1998) Durchführungshilfen zum Medizinproduktegesetz - Schwerpunkt Medizintechnik. Praxisnahe Hinweise, Erläuterungen, Textsammlung. 6. Ergänzung 1998. Verlag TÜV Rheinland, Köln
23. Frankenberger H, Böckmann R-D (1998) Das Medizinproduktegesetz (MPG) - Auswirkungen für die Klinik. Anästhesiologie und Intensivmedizin 2:97–100

1.4 Protokollierung, Dokumentation, computerisiertes Monitoring

P.M. Osswald, C. Weiss und W. Wirth

Einleitung

Die Dokumentation ärztlichen Handelns und der Informationsaustausch innerhalb eines Krankenhauses zum Zwecke einer fachgerechten Patientenversorgung sind seit langem als notwendig anerkannt [2, 7, 12, 29, 38, 42, 59]. Insbesondere im Fach Anästhesiologie, das eine interdisziplinäre und fachübergreifende Funktion hat, wird großer Wert auf eine möglichst exakte, umfassende und zeitgerechte Dokumentation gelegt. Dies ist unerläßlich, um die Auswirkungen der Anästhesie nachzuvollziehen. Das Anästhesieverfahren selbst und dessen Dokumentation können für den weiteren Krankheitsverlauf des Patienten entscheidend sein.

Der erste formelle Bericht über den Verlauf einer Anästhesie wurde bereits im Jahre 1895 angefertigt [29]. Damals wurde Herzfrequenz, Atmung und Anästhesietiefe aufgezeichnet, da man der Meinung war, daß dadurch die Sicherheit der Anästhesie erhöht würde. Mittlerweile haben die mit zunehmender Spezialisierung einhergehenden, zusätzlich anfallenden Informationen dazu geführt, daß ein ständig wachsender Anteil der Arbeitszeit von Ärzten und Pflegepersonal für die Belange der Dokumentation und Kommunikation aufgewandt werden muß.

Die Erfassung aller wesentlichen Informationen, die während eines Anästhesieverfahrens anfallen – seien es medizinische Maßnahmen, Verlaufsbeobachtungen oder andere Parameter – ist heute in jeder Klinik längst gängige Praxis. In der Regel wird zu diesem Zweck ein vorgedrucktes Formular, das sog. Narkoseprotokoll, verwendet [5, 22]. Darüber hinaus beinhaltet dieses Protokoll therapeutische Anordnungen für die postoperative Behandlung des Patienten. Das Narkoseprotokoll ist daher in erster Linie eine Informationsquelle und bildet somit die tägliche Arbeitsgrundlage der Anästhesisten, der mitbehandelnden Ärzte und des Pflegepersonals. Ferner dient es als Rechenschaftsbeleg gegenüber dem Patienten und kann gegebenenfalls als Beweismittel in einem Arzthaftungsprozeß herangezogen werden [42].

Der Inhalt und die Form des Protokolls sind vom Gesetzgeber nicht verbindlich vorgeschrieben. Dies hat dazu geführt, daß in nahezu jeder Klinik der Bundesrepublik Deutschland ein anderes Protokollsystem im Einsatz ist. Die Dokumentation der Daten erfolgt üblicherweise – von wenigen Ausnahmen abgesehen – manuell; die Auswertung der auf diese Weise erhobenen Daten ist äußerst aufwendig. Auf den Einsatz der EDV wird weitgehend verzichtet, obwohl mittlerweile diverse Hardwaresysteme und Softwareprodukte angeboten werden, die sich für eine anästhesiologische Abteilung eignen [16, 20, 45]. Die Ursachen für den geringen EDV-Einsatz im anästhesiologischen Bereich sind vielfältig. Ein wesentlicher Grund ist darin zu sehen, daß ein käuflich erworbenes System nicht ohne weiteres installiert und gewartet werden kann, da in jeder Klinik andere Rahmenbedingungen herrschen. Dabei spielen Personal- und Akzeptanzprobleme eine entscheidende Rolle.

In den vergangenen Jahren wurden einige Versuche zur Standardisierung des Protokolls unternommen [7, 50, 51]. Von der „Kommission für Qualitätssicherung und Datenverarbeitung" der DGAI (Deutsche Gesellschaft für Anästhesiologie und Intensivmedizin) wurden einige Vorschläge zum Mindestinhalt eines Narkoseprotokolls erarbeitet [1]. Diese Kommission bemüht sich, ein Narkoseprotokollkonzept auf EDV-Basis zu entwerfen, das ohne große Schwierigkeiten den speziellen Gegebenheiten einer anästhesiologischen Abteilung angepaßt werden kann. Die EDV-gestützte Datenauswertung erlaubt eine bessere Nutzung der Dokumentation; ferner soll damit ein Beitrag zur internen und externen Qualitätssicherung in der Anästhesiologie geleistet werden. Erst dadurch werden Vergleiche von qualitätsrelevanten Daten aus verschiedenen Kliniken, das Erstellen einer zentralen Datenbank und die Durchführung von multizentrischen Studien ermöglicht.

Funktionen des Narkoseprotokolls

Das Narkoseprotokoll erfüllt zahlreiche Funktionen, die sich aus dem Aufgabenspektrum des klinischen Anästhesisten ergeben [22, 26, 37, 43, 44, 48]. Dieser ist in erster Linie für die Patientenbetreuung vor, während und unmittelbar nach der Operation verantwortlich. Außerdem hat er administrative und – vor allem in größeren Kliniken – u. U. auch wissenschaftliche Arbeiten durchzuführen oder zu betreuen. Darüber hinaus obliegt es den Mitarbeitern einer anästhesiologischen Abteilung, Fachärzte und Pflegepersonal auszubilden.

Um eine optimale Patientenversorgung zu gewährleisten, werden perioperativ vielfältige medizinische Maßnahmen durchgeführt. Dazu zählen zunächst die Prämedikation und das Aufdecken von patientenbezogenen Risiken während der präoperativen Vorbereitung. In der Regel sind in dieser Phase auch Laborwertkontrollen und die Kontrolle spezieller Organfunktionen, wie z. B. die Ableitung eines Elektrokardiogramms, erforderlich. Während des intraoperativen Verlaufs überwacht der Anästhesist die Interaktion zwischen dem Narkosegerät und den Vitalfunktionen der Atmung, des Kreislaufs und des Stoffwechsels. Zur Kontrolle der Patientenversorgung zählen weiterhin die Überwachung der Medikamentenapplikation und ihre Dosierung. Außerdem hat der behandelnde Anästhesist den Zustand des Patienten unmittelbar nach der Operation zu beurteilen und gegebenenfalls Anordnungen für die nachbehandelnden Ärzte und das Pflegepersonal zu treffen. Neben all diesen Vorkehrungen beinhaltet eine optimale Patientenversorgung auch die Dokumentation aller relevanten Daten, die in den verschiedenen

Phasen anfallen. Bedeutend sind hierbei vor allem besondere Vorkommnisse bei medizinischen Interaktionen, Auswirkungen von Medikamenten auf das Herz-Kreislauf-System und unerwartete Zwischenfälle, Ereignisse und Komplikationen während oder unmittelbar nach der Anästhesie [47]. Anhand des Protokolls sollte es möglich sein, spezifische Reaktionen des Patienten durch die Darlegung zeitlicher Zusammenhänge zu interpretieren und wirksam zur Intervention sich anbahnender Komplikationen zu nutzen.

Der Anästhesist ist daher angehalten, die erhobenen Befunde und andere, behandlungsrelevante Fakten sowie Verlaufsdarstellungen systematisch aufzuzeichnen. Die ordnungsgemäße Dokumentation ist ein wesentlicher Bestandteil der Patientenbehandlung und gehört insofern zu den Pflichten eines klinisch tätigen Anästhesisten. Diese Pflicht ergibt sich aus dem Behandlungsvertrag; sie ist in den ärztlichen Berufsordnungen als Berufspflicht festgelegt.

Außer seiner primären Aufgabe - Unterstützung der Sicherung einer ordnungsgemäßen Patientenbehandlung - fallen dem Protokoll administrative und wissenschaftliche Funktionen zu. Vielfältige Anwendungen sind denkbar, die eine statistische Auswertung der Daten erfordern. Im administrativen Bereich zählen dazu in erster Linie die Leistungserfassung und der damit verbundene Zeitaufwand [16]. Diese Angaben sind wiederum Grundlage für die Personalbedarfsermittlung, Sachmittelbedarfsberechnung und OP-Planung (Zeiten und Auslastung der OP-Säle).

Außerdem bilden die Protokolle die Grundlage für retrospektive Analysen. Sie eignen sich für wissenschaftliche Untersuchungen und für die Ausbildung von Fachpersonal. Die Daten lassen sich nach vielerlei Gesichtspunkten auswerten. So sind beispielsweise die Analyse von Anästhesieverfahren, das Aufdecken von Zusammenhängen oder das Untersuchen von Zwischenfällen und Komplikationen sowohl für akademische Studien als auch für die Patientenversorgung von hohem Interesse. Es ist außerdem denkbar, anhand der erhobenen Datenmengen auf Wissen basierende Expertensysteme zu erstellen [13, 14, 35, 41]. Diese können einerseits den erfahrenen Arzt in seinen Entscheidungen unterstützen und andererseits in der Ausbildung von Fachärzten und Pflegepersonal sinnvoll eingesetzt werden.

Insbesondere die nichtpatientenbezogenen Anwendungen der Protokolle lassen sich ohne Einsatz der EDV nicht oder nur unter einem ungeheuren Aufwand realisieren. Dieses Thema wird ab S. 89 ausführlich behandelt.

Forensische Aspekte

Rechenschaftspflicht gegenüber dem Patienten

Das Narkoseprotokoll gilt nach allgemeiner Rechtsauffassung als offizielles Dokument bei juristischen Auseinandersetzungen wie beispielsweise in einem Arzthaftungsprozeß [42].

Nach Feststellung des Bundesgerichtshofes muß der Arzt einem Patienten, der Haftungsansprüche stellt, Aufschluß über sein Vorgehen geben, soweit ihm dies möglich ist. Außerdem ist der Arzt verpflichtet, dem Patienten Beweise für seine sorgfältige Vorgehensweise vor, während und nach der Anästhesie zu erbringen. Da der Patient mit der Beweislastverteilung oft in evidente Beweisnot gerät, räumt ihm die neueste Rechtsprechung weitgehendes Einsichtsrecht in das Protokoll und darüber hinaus Beweiserleichterungen bis zur Umkehr der Beweislast ein. Eine ordnungsgemäße und umfassende Dokumentation in Form eines Anästhesie- und eines präoperativen Zustandsprotokolls wird als Beweis dafür gewertet, daß der Arzt die Behandlung entsprechend der Dokumentation sorgfältig durchgeführt hat [18, 21, 42, 69]. In diesem Sinne ist das Protokoll ein Rechenschaftsbeleg gegenüber dem Patienten, der das Geschehen während der Anästhesie in der Regel nicht vollständig wahrnehmen kann. An diesem Punkt werden die Grenzen der Dokumentationspflicht sichtbar. Es ist nicht erforderlich, daß der Patient, bei dem es sich in der Regel um einen medizinischen Laien handelt, die Protokollinhalte ohne weitere Erläuterungen verstehen und bewerten kann.

Mängel und Lücken der Dokumentation in wesentlichen Punkten können dagegen zu einer Umkehr der Beweislast führen, da sie dem Kläger die Beweisführung in forensisch relevanten Punkten unzumutbar erschweren [69]. Wenn aufzeichnungspflichtige Einträge fehlen – etwa Aufzeichnungen über fortlaufende Messung von Puls und Blutdruck oder Angaben über einen Narkosezwischenfall –, indiziert dies nach Auffassung des Bundesgerichtshofes, daß – entsprechend den Erfahrungen des täglichen Lebens – Informationen und Maßnahmen, die nicht festgehalten worden sind, auch nicht erhoben bzw. durchgeführt worden sind. Nur ein sorgfältig und vollständig ausgefülltes Protokoll wirkt glaubwürdig und kann eine medizinisch adäquate und juristisch einwandfreie Handlung des Anästhesisten bestätigen. Werden jedoch wesentliche Aufzeichnungen erst im Hinblick auf drohende forensische Verwicklungen angefertigt oder wird das Protokoll nachträglich korrigiert, verliert die Dokumentation ihre Glaubwürdigkeit und Beweiskraft.

Die Pflicht der Dokumentation und die Pflicht, die Protokolle aufzubewahren, ist in den ärztlichen Berufsordnungen verankert. Schadensersatzpflichten aus dem Behandlungsvertrag verjähren erst nach 30 Jahren. Um Unklarheiten vorzubeugen, empfiehlt es sich, die Protokolle so lange aufzubewahren. Die Erweiterung der Dokumentationspflicht zur Rechenschaftspflicht gegenüber dem Patienten mag als weiterer Schritt zur Verrechtlichung der Medizin bedauert werden. Andererseits tragen die Rechenschaftspflicht und der damit verbundene Zwang nahezu jeden Vorgang und jede Minute während der Anästhesie im Protokoll zu belegen, im positiven Sinne dazu bei, alles für die Sicherheit der Patienten zu tun, was die anästhesiologischen Aufzeichnungen als Spiegelbild der Behandlungssorgfalt routinemäßig zu erfassen haben.

Problematik der Dokumentation aus ärztlicher Sicht

Es ist nicht zu verkennen, daß die Dokumentation aus forensischer Sicht janusköpfig ist. Eine präzise und in jeder Hinsicht vertrauenswürdige Dokumentation kann den Vorwurf eines Behandlungsfehlers ebenso klar widerlegen wie ihn eindeutig beweisen. Die vorzügliche Dokumentation einer unzulänglichen Behandlung kann daher das Risiko des Arztes im Strafverfahren erhöhen. Andererseits erschiene es unglaubwürdig, wenn der Anästhesist nach einem schweren Zwischenfall behauptet, er habe die Vitalfunktionen laufend und mit aller Sorgfalt überwacht, aber versäumt, sie aufzuzeichnen. Im Schadensersatzprozeß bedeutet eine mangelhafte Dokumentation stets ein erhebliches Prozeßrisiko für den Anästhesisten, auch wenn die Behandlung ordnungsgemäß durchgeführt worden ist.

Die Gefahr, daß der Inhalt des Narkoseprotokolls sich mehr an den Bedürfnissen einer lückenlosen Beweisführung und weniger an einer fachgerechten Patientenversorgung orientiert, liegt angesichts dieser Umstände nahe. Selbstverständlich muß in diesem Fall der medizinischen Versorgung mehr Priorität eingeräumt werden als dem Aufzeichnen der Befunde. Dies entbindet den behandelnden Arzt jedoch keineswegs von der Pflicht, alle am Patienten durchgeführten Maßnahmen nach bestem Wissen sorgfältigst zu dokumentieren. In kritischen Situationen, die auch längere Zeit andauern können, wird das Protokoll nachgetragen, sobald sich der Zustand des Patienten stabilisiert hat. Der Anästhesist hat Sorge dafür zu tragen, daß alle verwendeten Infusionen, Medikamente, die Menge des Blutverlustes und alle anderen wichtigen Daten retrospektiv im Protokoll festgehalten werden [34, 55]. Dokumentationssysteme, die den Anästhesisten entlasten (wie z.B. übersichtlich angeordnete Protokolle oder On-line-Erfassungssysteme) [20] können in diesen Fällen sehr hilfreich sein.

Die Verpflichtung, die Dokumentation innerhalb bestimmter Grenzen dem Patienten oder einem Gericht offenzulegen, ändert jedoch nichts an ihrer ursprünglichen Zielsetzung. Was und wieviel dokumentiert werden muß, können nur die Fachleute beurteilen, die auf die Aufzeichnungen angewiesen sind und für die Narkoseprotokolle eine tägliche Arbeitsgrundlage bilden. Die Bestimmungen von Inhalt, Umfang und Intensität der Aufzeichnungen einschließlich der Erfordernisse der Pflegedokumentation gehören damit in den Bereich der medizinischen – nicht der juristischen – Fachfragen.

Empfehlungen der DGAI

Die innerbetriebliche Qualitätssicherung ist seit dem 01.01. 1989 im Paragraph 137 SGB V für jedes Krankenhaus verbindlich vorgeschrieben [52, 60, 66]. Ansonsten sind in der Rechtsprechung nur wenig konkrete Richtlinien vorgegeben; Umfang, Art und Intensität der Dokumentation sind weitgehend den einzelnen Kliniken bzw. Anästhesisten überlassen [42, 46]. Ob und wieweit die Forderungen nach einer möglichst vollständigen, korrekten und zeitgerechten Datenerfassung erfüllt sind, wird bei jedem Prozeß für den Einzelfall entschieden.

Aus diesem Grund hat die DGAI als bundesweite Organisation kürzlich Mindestinhalte für ein Narkoseprotokoll ausgearbeitet [1]. Mit diesem standardisierten Datensatz steht erstmals allen Kliniken der Bundesrepublik Deutschland eine einheitliches Dokumentationssystem zur Verfügung, das sowohl inhaltliche als auch juristische Aspekte des präoperativen Zustands- und des intraoperativen Anästhesieprotokolls berücksichtigt. Damit werden im wesentlichen 2 Ziele verfolgt: Zum einen wird eine Verbesserung der Dokumentation in der Anästhesie angestrebt; ferner soll durch bundesweite Erfassung und eine zentrale Auswertung von qualitätsrelevanten Daten ein Beitrag zur Qualitätssicherung in der Anästhesie geleistet werden. Die Richtlinien der DGAI betreffen nur den Protokollinhalt; sie beschränken sich auf das, was in der Praxis auf breiter Basis machbar ist. Für eine individuelle Gestaltung eines Formulars gibt es keine Vorgaben der DGAI.

Eine ordnungsgemäße Dokumentation ist angesichts der hohen Belastung des Fachgebiets mit Zivilprozessen und Strafverfahren von größter Bedeutung. Es liegt daher nahe, sich an den von der DGAI empfohlenen Mindestinhalten zu orientieren, um sich juristisch abzusichern. Es lohnt sich, die Maßstäbe, an denen die Mindestinhalte von der Rechtsprechung gemessen werden, aufgrund eigener Initiative zu erarbeiten und nicht zu warten, bis die Rechtsprechung schrittweise die Maßstäbe vorgibt. Die Entwicklung bei der Festsetzung der Mindestinhalte der ärztlichen Aufklärung sollte hier als warnendes Beispiel dienen.

Form und Inhalt des Narkoseprotokolls

Es hat sich als zweckmäßig erwiesen, das Protokoll in 3 Bereiche zu gliedern:
- präoperatives Zustandsprotokoll
- intraoperatives Verlaufsprotokoll (Anästhesieprotokoll)
- postoperatives Zustandsprotokoll

An die äußere Form des Narkoseprotokolls werden zahlreiche Anforderungen gestellt. Das Protokoll muß so gestaltet sein, daß es für jede Operation – unabhängig vom jeweiligen Eingriff und dessen Dauer – verwendet werden kann. Eine ansprechende äußere Form mit verständlichem Inhalt trägt dazu bei, daß der behandelnde Anästhesist möglichst wenig Zeit für die Dokumentation benötigt und ihm dafür mehr Zeit für die Betreuung des Patienten verbleibt. Das Protokoll sollte daher übersichtlich strukturiert sein und ausreichend Platz für die zeitliche Erfassung und fachgerechte Dokumentation normalverlaufender Anästhesieverfahren bieten. Unklarheiten sind zu vermeiden; alle verwendeten Symbole und Abkürzungen – soweit nicht im allgemeinen Sprachgebrauch üblich – sind an geeigneter Stelle zu erklären.

Der Entwurf eines Protokolls richtet sich nach der Beantwortung folgender, allgemeiner Fragen:
- Welche Daten müssen in jedem Fall (etwa aus juristischen Gründen oder wegen der Vorgaben der DGAI) dokumentiert werden?
- Welche Daten sollen darüber hinaus für interne Zwecke erfaßt werden?
- Welche Daten sollen nur fakultativ erhoben werden?

Darüber hinaus ist bei jedem einzelnen Merkmal, das erfaßt werden muß oder kann, abzuwägen:

- Sollen die Merkmalsausprägungen manuell als Freitext eingetragen werden, oder ist es sinnvoll, bestimmte Ausprägungen auf dem Protokoll vorzugeben?
- Muß der Zeitpunkt des Eintrags angegeben werden, und in welcher Form soll dies ggf. erfolgen?
- Wird das Merkmal nur einmal oder u. U. mehrmals nacheinander erfaßt?
- In welchen Zeitabständen sollen physiologische Parameter dokumentiert werden?
- Welche Darstellungsart ist für die jeweiligen Daten geeignet?
- In welchen Einheiten werden quantitative Daten erfaßt?

Falls die Daten EDV-gestützt weiterverarbeitet werden, müssen folgende Überlegungen angestellt werden:

- Welche Daten sollen in einer Datenbank archiviert werden?
- In welcher Norm werden diese Daten in den Computer eingegeben (offline, on-line oder mittels Belegleser)?
- Welche Bedingungen bez. installierter Hardware und Software sind zu berücksichtigen?

Wenn die betreffende Klinik ihre Daten für eine externe Auswertung (beispielsweise im Rahmen einer multizentrischen Studie) zur Verfügung stellt, muß geprüft werden, ob man sich diesbezüglich an bestimmte Vorgaben zu halten hat.

Letztlich ist darüber zu befinden, ob das Protokoll 1-, 2- oder 3fach ausgefertigt werden soll.

Diese Fragen lassen sich keineswegs pauschal beantworten; die Antworten richten sich vielmehr nach den individuellen Gegebenheiten der einzelnen Klinik wie etwa deren Größe, Versorgungsstufe, personeller Ausstattung und dem evtl. vorhandenen EDV-System. Im folgenden wird daher nur auf einige allgemeine, wichtige Aspekte eingegangen.

Im Sinne einer umfangreichen Dokumentation mag es zweckmäßig erscheinen, extrem viele Parameter zu erfassen und Biosignaldaten wie beispielsweise Herzfrequenz, Blutdruck etc. in möglichst kurzen Zeitabständen zu messen. Dies bietet sich insbesondere dann an, wenn ein System zur Online-Datenerfassung zur Verfügung steht. Es muß allerdings beachtet werden, daß das Erfassen großer Datenmengen – auch wenn dies technisch ohne weiteres möglich ist – oft zu Lasten der Patientenversorgung geht und überdies keine für das Anästhesieverfahren relevanten Informationen liefert. Daher muß – im Interesse einer fachgerechten Patientenversorgung – ein Kompromiß gefunden werden zwischen einer sorgfältigen, alles umfassenden Dokumentation und einer unzulässigen, groben Verallgemeinerung.

Im äußeren Erscheinungsbild des Protokolls sollte (etwa durch eine besondere Farbmarkierung) zum Ausdruck gebracht werden, welche Daten obligatorisch einzutragen sind, welche nur für interne Zwecke verwendet werden und welche Daten fakultativ sind.

Neben der Auswahl hat man für jedes Merkmal eine sinnvolle Darstellungsart zu finden. Numerische Daten können einen einzelnen Eintrag erfordern (z.B. Laborwerte); andere müssen in ihrem zeitlichen Verlauf graphisch dargestellt werden (z.B. Blutdruck, Pulsfrequenz). Für Uhrzeitangaben (z.B. OP-Zeiten) eignen sich Klartexte oder die Zuordnung zu einem Zeitraster. Bei qualitativen Merkmalen (z.B. Risiken, Monitoring) lassen sich Auswahlantworten vorgeben, von denen die zutreffende(n) jeweils zu markieren sind. Diese Darstellungsform eignet sich auch für alternative Merkmale mit den Ausprägungen „ja“ und „nein“ und für quantitative, diskrete Merkmale, deren Ausprägungen nur bestimmte Zahlenwerte annehmen (z.B. die Menge des aufbereiteten Blutes, das mit einer Meßgenauigkeit von 100 ml erfaßt wird). Die Dokumentation anhand vorgegebener Antworten ist weniger aufwendig als das Schreiben von Freitext und hat außerdem die Vorteile, daß Fehleintragungen vermieden werden und die Übersichtlichkeit des Protokolls erhöht wird. Wenn jedoch – um alle Fälle erfassen zu können – eine Vielzahl von Auswahlantworten vorgegeben ist, bedingt dies einen vermehrten Platzbedarf. Da sich bestimmte Informationen (z.B. Anordnungen des Anästhesisten etc.) nur als Freitext dokumentieren lassen, sollte in jedem Protokoll genügend Platz für manuelle Eintragungen vorhanden sein.

Kerndatensatz zur Qualitätssicherung in der Anästhesie

Ergänzend zu den bereits publizierten Empfehlungen zur Qualitätssicherung hat die Kommission für Qualitätssicherung und Datenverarbeitung der DGAI, basierend auf entsprechenden Vorarbeiten [43, 44, 47], einen „Kerndatensatz Anästhesie“ entwickelt, der mit den Landesverbänden abgestimmt und vom Präsidium der DGAI verabschiedet worden ist, publiziert [1]. Gleichzeitig wurden auf Veranlassung des Präsidiums in den Landesverbänden Beauftragte für die Qualitätssicherung nominiert, die die Aufgabe haben, die notwendige Zusammenarbeit mit den Landesärztekammern sicherzustellen und die Koordination der weiteren Entwicklung innerhalb der Landesverbände, aber auch mit der DGAI-Kommission, durchzuführen.

Die mit diesen Empfehlungen angestrebte Einheitlichkeit der Datenerfassung ist von zentraler Bedeutung, um eine vergleichbare Leistungserfassung, aber auch die weiteren Arbeiten für effektive Qualitätssicherung vorantreiben zu können. Der vorbereitete Kerndatensatz ist als Ergänzung zu den bereits verabschiedeten AVBs anzusehen und soll insbesondere die Bereiche Leistungsnachweis und Qualitätssicherung abdecken. Mit diesem standardisierten Mindestdatensatz steht erstmals allen Kliniken bundesweit ein einheitlicher Datensatz zur Verfügung, der sowohl inhaltliche als auch juristische Aspekte des präoperativen Zustands- und des intraoperativen Anästhesieprotokolls berücksichtigt. Damit werden im wesentlichen 2 Ziele verfolgt: Zum einen wird eine Verbesserung der Dokumentation in der Anästhesie angestrebt, ferner ist die Möglichkeit einer zentralen Auswertung von qualitätsrelevanten Daten als Beitrag zur Qualitätssicherung in der Anästhesie zu verstehen.

Bezüglich der Risikobeschreibung ergeben sich 2 Möglichkeiten: Bei der formellen Beschreibung wird jedem Risiko eine der Ausprägungen „nicht erfaßt", „kein pathologischer Befund", „pathologischer Befund ohne Relevanz" oder „pathologischer Befund mit Relevanz" zugeordnet. Diese Form der Darstellung wurde von der DGAI im Zusammenhang mit der Publikation zur Qualitätssicherung [47] empfohlen. Sie ermöglicht eine zügige Beschreibung aller Risiken und ist leicht in die Praxis umzusetzen. Für Kliniken, die die detaillierte, diagnostisch orientierte Form der Risikobeschreibung bevorzugen, wurde ein erweiterter Datensatz erarbeitet. Dabei stehen für jedes Risiko unterschiedliche, spezifische Ausprägungen zur Verfügung. Mittels einer Translationsliste kann diese detaillierte Beschreibungsform in die Form des Kerndatensatzes transformiert werden. Dadurch ist gewährleistet, daß die Datensätze aller partizipierenden Kliniken - unabhängig davon, welche Form der Risikobeschreibung sie bevorzugen - gemeinsam ausgewertet werden können. Selbstverständlich steht es jeder Klinik frei, darüber hinaus beliebig viele weitere Daten für hausinterne Zwecke zu erfassen und auszuwerten.

Ansonsten sind die Anforderungen der DGAI minimal gehalten. Die Ausprägungen eines Merkmals lassen sich entsprechend den besonderen Bedingungen und Gewohnheiten einer Klinik modifizieren und mittels einer Translationsliste den Ausprägungen des Mindestdatensatzes anpassen. Hardware- und Softwareunabhängigkeit sind für jede Klinik weitgehend gewährleistet. Verbindlich vorgegeben sind lediglich das Datenformat und die Form der Weitergabe. Die Daten sollten auf einem Datenträger in ASCII-Format an den jeweiligen DGAI-Landesbeauftragten gesandt werden. Ansonsten gibt es seitens der DGAI-Kommission keine Vorschriften bezüglich der Erfassung, Archivierung und Weiterverarbeitung der Daten. Da jede Klinik zumindest über einen PC verfügt, dürften die Vorgaben kein Problem darstellen. Die Auswertung der Daten erfolgt anonym und zentral.

Aus Datenschutzgründen enthält der Kerndatensatz keine Informationen, anhand derer man eine Person (Patient, Arzt oder Pflegekraft) identifizieren kann. Folgende Datengruppen sind vorgesehen:

Administrative Daten
- Alter des Patienten in Jahren, Monaten (Säuglingen) oder Tagen (Neugeborene),
- Geschlecht,
- Aufnahmestatus,
- Anästhesiedatum,
- Fachabteilung, die den Eingriff durchführt,
- Dringlichkeit;

Risikobeurteilung
- Risikogruppe nach ASA,
- Risikoeinschätzung einzelner Organfunktionen und -systeme;

Zeiten

Personal
- Zahl der Ärzte,
- Zahl der Pflegepersonen,
- Dienstart des verantwortlichen Anästhesisten;

Angaben zur Anästhesietechnik

Ort des Eingriffs
AVBs („Anästhesiologische Verlaufsbeobachtung", früher „ZEK")

Postnarkotischer Verlauf
- Betreuung im Aufwachraum (mit den Ausprägungen ja/nein) Verlegungsort

Alle Datenfelder und die dazugehörigen Ausprägungen sind in [1] ausführlich beschrieben

Nach Entlassung des Patienten aus dem Aufwachraum werden diese Daten in eine Datenbank eingelesen, so daß sie für weitere Auswertungen zur Verfügung stehen. Diese Datenmenge enthält alle Daten des von der DGAI empfohlenen, erweiterten Datensatzes; außerdem sind in den in der Datenbank archivierten Datensätzen eine Menge zusätzlicher Daten archiviert, die für interne Zwecke ausgewertet werden. Damit kann ein solches Narkoseprotokollsystem einen wesentlichen Beitrag für die interne und externe Qualitätssicherung leisten. Die gezielte Datenerfassung und die Analyse der AVB bedeuten insofern einen großen Fortschritt in der Anästhesie. Allerdings können sie nur eine unterstützende Maßnahme sein. Zur Verbesserung der Qualitätssicherung sind nach wie vor präoperative Besprechungen, Konferenzen, regelmäßige Analysen einzelner Fälle, klinische Demonstrationen, berufliche Fortbildungen und die Ermittlung der Patientenzufriedenheit notwendig.

Abbildung 1 (S. 90–93) zeigt ein auf dem DGAI-Kerndatensatz aufbauendes kombiniertes Narkoseprotokoll, das die typische Dreiteilung aufweist: präoperativer Teil mit Befunderhebung, intraoperativer Teil mit handschriftlichem Protokoll und postoperativer Teil (AWR) [76].

Die Zielsetzung des Kerndatensatzes – Verbesserung der externen Qualitätssicherung in der Anästhesie – kann nur dann erreicht werden, wenn möglichst viele Kliniken ihre Daten nach diesem Datensatz erheben und zur externen Auswertung zur Verfügung stellen. Die Ergebnisse einer solchen multizentrischen Studie, technische Fortschritte und praktische Erfahrungen könnten bald neue Perspektiven in der Anästhesie eröffnen.

Trotz der gesetzlichen Vorgaben des SGB V (§ 137) und der Empfehlungen der DGAI zur allgemeinen Einführung des „Kerndatensatzes Anästhesie" an den deutschen anästhesiologischen Kliniken und Instituten sind im Bereich der Externen Qualitätssicherung wie auch, soweit bekannt, der Internen Qualitätssicherung nur bescheidene Erfolge erzielt worden.

Das hat seinen Grund in der mangelnden konkreten Ausgestaltung des § 137 SGB V sowie in den divergenten Interessen der beteiligten Institutionen (medizinische Fachgesellschaft, Krankenkassen, Bundesärztekammer, Deutsche Krankenhausgesellschaft, politische Verbände u.a.) und nicht zuletzt in der nicht abschließend und eindeutig geklärten Frage der Finanzierung der Maßnahmen zur Qualitätssicherung. Durch das seit 1993 geltende Gesundheitsstrukturgesetz (GSG) sind für die Krankenhäuser weitere Probleme hinzugekommen.

Ob das zur Jahresmitte 1997 in Kraft tretende 2. GKV-Neuordnungsgesetz (3. Stufe der GSG), das ausdrücklich Maßnahmen zur Qualitätssicherung ärztlicher Leistungen im Krankenhaus als Aufgabe der Ärzteschaft benennt (§ 137a SGB V), hier eine Änderung und Verbesserung mit sich bringt, bleibt angesichts der bisherigen Erfahrungen abzuwarten.

Auf Grund der beschriebenen unklaren Situation ist es daher nicht möglich, über die weiter oben dargelegten allgemeinen Hinweise hinaus handfeste und praxisnahe Empfehlungen zur konkreten Umsetzung qualitätssichernder Maßnahmen zu geben, außer dem bereits mehrfach gegebenen Hinweis zur Einführung des von der DGAI empfohlenen „Kerndatensatzes Anästhesie".

Ein entsprechender Datensatz wird derzeit von der DGAI-Arbeitsgruppe für die Intensivmedizin erarbeitet.

Computerisiertes Monitoring

EDV-Einsatz in der Anästhesie

Wie bereits dargestellt worden ist, sind viele Funktionen des Anästhesieprotokolls ohne den Einsatz der EDV nicht mehr denkbar. Dies betrifft insbesondere administrative und wissenschaftliche Fragestellungen, die statistische Auswertung der erfaßten Daten erfordern. Im administrativen Bereich bietet sich der EDV-Einsatz für folgende Anwendungen an:

- Leistungsabrechnung,
- Auslastung von Operationssälen (Säle und Zeiten),
- Darlegung des Personalbedarfs,
- Rechnungserstellung.

Die Personalbedarfsermittlung setzt eine exakte Erfassung anästhesiologischer Leistungen und deren Zeitaufwand voraus. Eine als Leistungsnachweis auswertbare Dokumentation muß dabei eine größtmögliche Transparenz der Arbeitsabläufe in der Operationsabteilung gewährleisten.

Während für administrative Belange vorwiegend deskriptive Statistik angewandt wird, werden für wissenschaftliche Analysen induktive statistische Methoden eingesetzt. Als Beispiele seien genannt:

- Klärung medizinischer Zusammenhänge,
- Analysen der AVBs im Rahmen der internen Qualitätssicherung,
- Analyse der Anästhesieverfahren,
- multizentrische Studien.

peri med com pliance | DOKUMENTIERTE QUALITÄTSSICHERUNG® | Dok 6

Patientendaten/Aufkleber

Name: ______

Vorname: ______

Geburtsdatum: ______

Straße: ______

Wohnort: ______

K-Kasse: ______

Datum: Station/Ambulanz:

Pat.-Aufnahme Nr. ______

Abrechnung: amb Op. ❑ vorst. ❑ nachst. ❑ privat ❑

geplante Operation/Diagnose

Dringlichkeit der Operation: ❑ geplant ❑ dringlich ❑ Notfall

INFORMATION ÜBER VORNARKOSE

Vornarkose ❑ ja ❑ nein

Art/Wann? ______

Komplikationen ❑ ja ❑ nein

ICD-Schlüssel: V ❑ E ❑ 1. 2. 3. 4.

ICPM-Schlüssel: 1. 2. 3. 4. 5. 6.

INFORMATION ÜBER DEN PATIENTEN

Geschlecht: ❑ weiblich ❑ männlich Alter: .... ❑ geschätzt ❑ errechnet

Größe (cm): .... Gewicht (Kg): ....

RR .... mmHg Puls .... /min. Temp. C

Nüchternheit: ❑ ja ❑ nein

LEGENDE ZUR ZUSTANDSBEURTEILUNG

nicht erfaßt = 0 Path. Befund o. Relevanz für die Anästhesie = 2

kein path. Befund = 1 Path. Befund m. Relevanz für die Anästhesie = 3

MEDIZINISCHE ZUSTANDSBEURTEILUNG

Blutdruck: ❑ / ❑ ❑ ❑ (0 1 2 3)
Normotonie ❑
Hypotonie ❑
Hypertonie ❑

EKG ❑ / ❑ ❑ ❑ (0 1 2 3)
Infarktzeichen ❑
Ischämiezeichen ❑
fehlender Sinusrhythmus ❑
Erregungsrückbildungsstörung ❑
Extrasystolen >5 ❑
HF<50 ❑
HF>100 ❑
SM-EKG ❑
Überleitungsstörung ❑

Myokardfunktion ❑ / ❑ ❑ ❑ (0 1 2 3)
kompensiert ❑
dekompensiert ❑
Belastungsinsuffizienz ❑

Koronarfunktion ❑ / ❑ ❑ ❑ (0 1 2 3)
Angina pectoris bei Belastung ❑
instabile Angina pectoris ❑

Koronarbypass
ja ❑
nein ❑

Herzinfarkt
nicht bekannt ❑
letzter Infarkt < 6 Monate ❑
letzter Infarkt > 6 Monate ❑

Gefäßsystem: ❑ / ❑ ❑ ❑ (0 1 2 3)
Thrombose ❑
Embolie ❑
AVK ❑
zerebr. Durchblutungsstörung ❑

Lungenfunktion ❑ / ❑ ❑ ❑ (0 1 2 3)
Obstruktion ❑
Restriktion ❑
Infektion ❑
Dyspnoe behandelt ❑
Dyspnoe unbehandelt ❑
Partialinsuffizienz ❑
Globalinsuffizienz ❑

Neurologischer Befund ❑ / ❑ ❑ ❑ (0 1 2 3)
patholog. ZNS ❑
patholog. PNS ❑

Bewußtsein ❑ / ❑ ❑ ❑ (0 1 2 3)
Somnolenz ❑
Stupor ❑
Koma ❑

Niere ❑ / ❑ ❑ ❑ (0 1 2 3)
term. Insuffizienz ❑
komp. Insuffizienz ❑
Dialysepatient ❑

Leber ❑ / ❑ ❑ ❑ (0 1 2 3)
Cholestase ❑
Synthesestörung ❑
akute Hepatitis-A ❑
akute Hepatitis-B ❑
akute (andere)Hepatitis ❑
Zustand nach Hepatitis-A ❑
Zustand nach Hepatitis-B ❑
Zustand nach anderer Hepatitis ❑
sonstige Lebererkrankungen ❑

Stoffwechsel ❑ / ❑ ❑ ❑ (0 1 2 3)
Diabetes mellitus ❑
nicht eingestellt ❑
oral eingestellt ❑
insulinpflichtig ❑
Andere Stoffwechselveränderung ❑

Red. 11/94 · Dr. 01/95 · BM/RO

Abb. 1. Narkoseprotokoll (näheres s. Text)

Prämedikationsprotokoll / Befunderhebung

MEDIZINISCHE ZUSTANDSBEURTEILUNG

Röntgenthorax ❑/❑ ❑ ❑ (0 1 2 3)
SB-Haushalt ❑/❑ ❑ ❑ (0 1 2 3)
Allergie ❑/❑ ❑ ❑ (0 1 2 3)
Muskelerkrankungen ❑/❑ ❑ ❑ (0 1 2 3)
Hämatologie ❑/❑ ❑ ❑ (0 1 2 3)
Elektrolyte ❑/❑ ❑ ❑ (0 1 2 3)
Gerinnung ❑/❑ ❑ ❑ (0 1 2 3)

Allgemeine Risiken
keine ❑ Allergie ❑
Asthma ❑ Gravidität ❑
Alkoholabusus ❑ Aspirationsrisiko ❑
Nikotinabusus ❑ Intubation erschwert ❑
Drogenabusus ❑ lockere Zähne ❑

Medikamente
keine ❑ Ca-Antagonisten ❑
Digitalis ❑ Acetylsalicylsäure ❑
Kortikoide ❑ ß-Blocker ❑
Bronchodilatatoren ❑ Antikoagulantien ❑
Nitrate ❑ Katecholamine ❑
Diuretika ❑ ACE-Hemmer ❑
Antiarrhythmika ❑ Sonstige ❑

Risikogruppen
ASA I ❑
ASA II ❑
ASA III ❑
ASA IV ❑
ASA V ❑

New York Heart Association (NYHA)-Klassifikation
NYHA I ❑
NYHA II ❑
NYHA III ❑
NYHA IV ❑
nicht beurteilbar ❑

LABORWERTE

Na ❑ ________ Hb ❑ ________
K ❑ ________ Leucos ❑ ________
Ca ❑ ________ Hk ❑ ________
Krea ❑ ________ Thr ❑ ________
Hst ❑ ________ TPZ ❑ ________
GE ❑ ________ PTT ❑ ________
GOT ❑ ________ TZ ❑ ________
GPT ❑ ________ BZ ❑ ________
GGT ❑ ________

Heparintherapie
nein ❑ Vollheparinisierung ❑
NM-Heparin ❑ Low-Dose Heparin ❑

BEREITSTELLUNG VON BLUT UND BLUTPLASMAPRÄPARATEN

Blutgruppe: ________ RH-Faktor: ________
nein ❑ autologe Einheiten ❑ homologe Einheiten ❑
FFP-Einheiten ❑ Thromb. Einheiten ❑

PRÄOPERATIVE DIAGNOSE

____
____

VORGESEHENER EINGRIFF

____

ANAMNESE, MASSNAHMEN, BESONDERHEITEN

____
____
____

MEDIKAMENTENVERORDNUNG APPLIKATION

Datum	Uhrzeit	Art des Medikamentes	Dosis (mg)	Appl.-Ort	Verabreicht von	Verabr. Uhrzeit

Unterschrift Unterschrift

PRÄOPERATIVE ANORDNUNG F. DIE STATION

Datum, Uhrzeit, Unterschrift

peri med | com pliance

DOKUMENTIERTE QUALITÄTSSICHERUNG®   Dok 7 (D)

Patientendaten/Aufkleber

Name: ____________________

Vorname: ____________________

Geburtsdatum: ____________________

Straße: ____________________

Wohnort: ____________________

K-Kasse: ____________________

Diagnose:

Operation:

Anästhesist:	Operateur:	Pflegekraft:

Fachabteilungen:

❑ NUL	❑ PWC	❑ URO	❑ RAD	❑ THG
❑ AIN	❑ PCH	❑ AUG	❑ NUC	❑ HNO
❑ ACH	❑ UCH	❑ ORT	❑ NRD	❑ PED
❑ NCH	❑ MED	❑ DRM	❑ PSY	
❑ ZMK	❑ NEU	❑ GYN	❑ SON	

Eingriffsorte:
Ziffer(n):________

❑ **SEC**	❑ **GEB**
❑ **NEU**	❑ **POL**
❑ **EXP**	❑ **DIA**

Lagerung

Rücken	❑	Knie-Ellenbogen	❑
Bauch	❑	Kopftief-Lagerung	❑
Seite re ❑ li	❑	Steinschnitt	❑
sitzend	❑	Umlagerung	❑

Leistungsgruppe
- Stand by ❑
- Maske ❑
- ITN ❑
- Regional ❑
- Transport ❑
- Notfallaufnahme ❑
- Sonstige________ ❑

Narkosesystem
- halboffen ❑
- halbgeschlossen ❑
- high flow ❑
- low flow (1L) ❑
- minimal flow ❑
- Sonstiges________ ❑

Inhalations-Anästhetika
- N_2O ❑
- Halothan ❑
- Enfluran ❑
- Isofluran ❑
- Sevofluran ❑
- Desfluran ❑
- Sonstige________ ❑

i.v.-Anästhetika
- Barbiturat ❑
- Etomidat ❑
- Propofol ❑
- Ketamin ❑
- Midazolam ❑
- Flunitrazepam ❑
- Morphin ❑
- Fentanyl ❑
- Sufentanil ❑
- Alfentanil ❑
- DHB ❑
- Sonstige________ ❑

Antagonisten
- für Opioide ❑
- für Muskelrelaxantien ❑
- für Benzodiazepine ❑
- Protamin ❑
- Sonstige________ ❑

Muskelrelaxantien
- Suxamethonium ❑
- Alcuronium ❑
- Atracurium ❑
- Vecuronium ❑
- Pancuronium ❑
- Rocuronium ❑
- Sonstige________ ❑

Sonst. Medikamente
- Katecholamine ❑
- Antihypertensiva ❑
- Antihypotensiva ❑
- Antiarrhythmika ❑
- Vagolytika ❑
- Antihistaminika ❑
- Antiemetika ❑
- Antibiotika ❑
- Kortikosteroide ❑
- Bronchodilatatoren ❑
- Heparin ❑
- Sonstige________ ❑

Airways
- Maske ❑
- O_2 Insuflation/O_2-Maske ❑
- Larynxmaske ❑
- Orotrachealtubus ❑
- Nasotrachealtubus ❑
- Trachealkanüle ❑
- Doppellumentubus re ❑ / li ❑
- JET-Ventilation ❑
- Umintubation ❑
- Sonstiges________ ❑
- Tubusgröße ________

Zugänge
zentralvenös
- V. subclavia re ❑ / li ❑
- V. jug. interna re ❑ / li ❑
- V. jug. externa re ❑ / li ❑
- V. ceph./basilica. re ❑ / li ❑
- V. anonyma re ❑ / li ❑
- V.femoralis re ❑ / li ❑

Zugänge
arteriell
- A. radialis re ❑ / li ❑
- A. femoralis re ❑ / li ❑
- A. brachialis re ❑ / li ❑
- Sonstige________ ❑

peripher
- ________ re ❑ / li ❑
- ________ re ❑ / li ❑
- ________ re ❑ / li ❑
- ________ re ❑ / li ❑

Katheterart
- ZVK ❑
- PVK ❑
- RHK ❑
- Schleuse ❑

Monitoring
- EKG ❑
- EKG-ST-Analyse ❑
- RR konventionell ❑
- RR oszillatorisch re ❑ / li ❑
- RR plethysm. re ❑ / li ❑
- RR arteriell ❑
- CVP ❑
- PAP/PCWP ❑
- CO ❑
- Pulsoximeter ❑
- Oximeter ❑
- Capnometer ❑
- Relaxometer ❑
- Cuffdruck ❑
- Temperatur ❑
- Diskonnektionsanzeige ❑
- Anästhesiegasanzeige ❑
- Doppler ❑
- EEG ❑
- ICP ❑
- Neuromonitoring/EvoP ❑
- BGA ❑
- Labor ❑
- Sonstiges________ ❑

Regionalanästhesie
- Infiltration ❑
- Schleimhaut ❑
- peripherer. Block ❑
- iv-Anästhesie ❑
- Armplexus ❑
- Beinplexus ❑
- Spinalanästhesie ❑
- Periduralanästhesie ❑
- Kaudalanästhesie ❑
- Pudendusanästhesie ❑
- Katheter ❑
- Sonstige________ ❑
- Nadelgröße________
- Einstichhöhe________

Lokalanästhetika
- Lidocain ❑
- Articain ❑
- Bupivacain ❑
- Mepivacain ❑
- Prilocain ❑
- Etidocain ❑
- Sonstige________ ❑

Besondere Maßnahmen
- Magensonde ❑
- Blasenkatheter ❑
- endotrach. Absaugung ❑
- Bronchoskopie ❑
- Augensalbe/Abdeckung ❑
- Reanimation ❑
- Defibrillation ❑
- Bedside-Test ❑
- Allen-Test ❑
- Fiberopt. Intubation ❑
- Cell-Saver ❑
- Hämodilution ❑
- Sonstige________ ❑

Dr. 06/95/BM-RO

Narkoseprotokoll	OP-Tisch:	OP-Saal:	Datum:	Blatt:	Narkose-Nr.:

	Uhrzeit	15	30	45	15	30	45	15	30	45	15	30	45
Anästhetika	O_2												
	N2O												
	Des/Sev/Iso/Enflu/Halo												
	Trap/Hypno/Diso												
	Dorm/Rohyp/DHB												
	Fenta/Suf/Rapif												
	Panc/Norc/Trac/Roc												
Infusion													
Monitoring	AMV/AZV												
	P_{max}												
	PEEP												
	SO_2												
	CO_2												
	FIO_2												
Blutdruck u. Puls	A-A Anästhesie-präsenz — 240												
	220												
	X-X Anfang-Ende Narkose — 200												
	180												
	◎-◎ Schnitt-Naht — 160												
	↓ Intubation — 140												
	120												
	↑ Extubaion — 100												
	x Pulsfrequenz — 80												
	60												
	V RR systolisch — 40												
	Λ RR diastolisch — 20												
	Blutverlust												
	Urin												
Monitoring	pH / ZVD												
	pO_2 / PAP												
	pCO_2 / PCWP												
	BE / CO												
	BZ / Hb/Hk												
	Na/K												

Einfuhr/ml **OP-Bilanz** **Ausfuhr/ml**

Einfuhr/ml	Ausfuhr/ml
Kristalloide:	Blutverl.:
Kolloide:	Sonst. Verl.:
Ery-Konz.:	Urin:
Vollblut:	Cell-Saver:
FFP:	Sonst.:
Thromb.:	______
Cell-Saver:	
Sonst.:	______

AVB's wurden erhoben: ja ❑ nein ❑

Postoperativer Zustand:

Spontanatm.	ja ❑			nein ❑
intubiert	ja ❑			nein ❑
Hautfarbe	rosig ❑	zyanotisch ❑		blaß ❑
Kreislauf	stabil ❑			instabil ❑
Vigilanz	wach ❑	n. anspr. ❑		erw. ❑
Versch. Schmerzen ❑				Übelkeit ❑
Muskelzittern ❑				motor. Unruhe ❑
AWR-Betr.	ja ❑			nein ❑
postop. Visite	ja ❑			nein ❑

Verlegung:

- AWR ❑
- Wachstation ❑
- Intensivstation ❑
- Allgemeinstation ❑
- Kreißsaal ❑
- anderes Krhs. ❑
- nach Hause ❑
- Sonst. ❑
- Exitus ❑

Anästhesiezeiten:

Beginn A.-Präs.:	Ende OP-Maßn.:
Beginn Anästh.:	Ende Anästh.:
OP-Freigabe:	Ende A.-Präs.:
Beginn OP(Schn.):	Beginn AWR:
Ende OP(Naht):	Ende AWR:

Bemerkungen/Post Op. Anmerkung:

______
Datum/Unterschrift

Zur Beantwortung derartiger Fragestellungen werden teilweise komplizierte statistische Verfahren, wie etwa statistische Tests oder multivariante Analysemethoden (z.B. Varianzanalyse, Faktorenanalyse), eingesetzt.

Bei statistischen Auswertungen interessieren weniger die patientenspezifischen Daten eines einzelnen Protokolls als vielmehr die Gesamtheit aller Daten. Wegen der Vielzahl der Einzeldaten und der Komplexität der zugrundeliegenden Berechnungen kann in diesem Bereich auf den Einsatz von Computern und adäquater Software nicht verzichtet werden.

Daneben haben computergestützte Narkoseprotokolle den Vorteil, daß eine Fehlerprüfung und Plausibilitätskontrolle direkt beim Einlesen der Daten in die Rechenanlage möglich ist. Auf diese Weise werden falsche oder fehlende Einträge weitgehend vermieden. Ein solches Verfahren trägt dazu bei, daß die verantwortlichen Anästhesisten die Protokolle möglichst vollständig und exakt führen. Unter der Voraussetzung, daß die notwendigen Vorkehrungen bezüglich Datenschutz und Datensicherheit getroffen sind, arbeitet ein Computersystem auf Dauer nahezu permanent und weitestgehend fehlerfrei und stellt gewünschte Informationen in kürzester Zeit zur Verfügung. Es ist technisch ohne weiteres möglich, jederzeit ohne Verzögerungen auf bestimmte Daten zuzugreifen. Dies ist beispielsweise erforderlich, um näheres über den Zustand eines Patienten, den Anästhesieverlauf und das Resultat ärztlicher Maßnahmen bei einer vorausgegangenen Operation zu erfahren. Ohne Computer ist man in einem solchen Fall gezwungen, Stapel von Protokollen zu durchsuchen. Dies ist sehr zeitraubend, in vielen Fällen nicht erfolgversprechend und daher im allgemeinen nicht rentabel. Sobald manuell geführte Protokolle archiviert sind, ist es meist nicht oder nur unter ungeheurem Aufwand möglich, auf die darin enthaltenen Informationen zurückzugreifen.

Weitere Anwendungsmöglichkeiten der EDV in der Anästhesie betreffen die Protokollführung (wobei der Anästhesist die Protokolldaten während der Operation direkt in den Rechner eingibt, anstatt sie manuell im Protokoll zu dokumentieren) und das automatische Erfassen physiologischer Daten von Meßgeräten [20, 36].

Nicht zuletzt sei in diesem Zusammenhang die Möglichkeit genannt, mit Hilfe geeigneter Graphiksoftware die Daten bzw. die Auswertungsergebnisse in optisch ansprechender Form zu präsentieren, die Graphiken auszudrucken und in den Text einzubinden.

Auch aus Gründen des Datenschutzes ist die Archivierung auf einer Datenbank auf Dauer bei weitem zuverlässiger als das Aufbewahren manuell geführter Protokolle. Die Bestimmungen des Datenschutzes lassen sich mittels geeigneter Maßnahmen (Vergabe von hierarchischen Zugriffsrechten, Paßwortschutz, Protokollieren aller Datenbankzugriffe etc.) wesentlich besser einhalten und kontrollieren als bei herkömmlichen Systemen, bei denen derartige Kontrollen kaum möglich sind.

In jüngster Zeit werden zunehmend mehr Einsatzgebiete der Computer im Bereich der künstlichen Intelligenz beschrieben [13, 14, 15, 23, 35, 37, 38, 41, 61]. Unter der Bezeichnung „Expertensysteme“ sind einige computergestützte Beratungssysteme für die Bereiche Notfallmedizin und intravenöse Anästhesie entwickelt worden, die sich mit den Problemen des Wissenserwerbes und der Wissensvermittlung befassen.

Es existiert demnach eine ganze Reihe von Gründen, die für den Einsatz der EDV auch im Bereich der Anästhesie sprechen [19, 40]. In den vergangenen Jahren hat sich die Computertechnologie zu einem hilfreichen und mittlerweile auch unverzichtbaren Bestandteil der Überwachung und in der Behandlung der Patienten während der Anästhesie entwickelt [8, 9, 11, 17, 24, 25, 27, 28, 32, 33]. Gründe für diese Entwicklung sind im Miniaturisierungsprozeß und Preisverfall der letzten Jahre zu sehen: Die Rechner wurden ständig kleiner, handlicher, leistungsfähiger und dabei billiger. Die Entwicklung der Software vollzog sich nicht ganz so rasant; dennoch werden heute für diverse Anwendungsbereiche der Medizin benutzerfreundliche Programme angeboten, die es auch einem EDV-unerfahrenen Benutzer gestatten, einen Computer zu bedienen. Während noch vor einigen Jahren der Computereinsatz immense finanzielle Mittel, bauliche Maßnahmen und technisch geschultes Personal erforderte, ist es heute ohne weiteres möglich, für einen relativ geringen finanziellen Betrag geeignete Hard- und Software zu besorgen, die auch ein EDV-Laie bedienen kann. Die Diskussion über den Einsatz dieser Technologien in der Medizin sind demzufolge nicht mehr wegzudenken.

Formen der Datenerfassung in Anästhesie und Intensivmedizin

In den vergangenen Jahren wurde eine ganze Reihe von computergestützten Systemen entwickelt [4, 17, 20, 24, 27, 28, 33, 49, 53, 55, 62, 67, 71]. Alle diese Systeme haben zum Ziel, die notwendige Dokumentation hämodynamischer, pulmonaler und sonstiger Parameter während einer Narkose oder auf der Intensivstation zu verbessern und zu objektivieren und damit zugleich die Erstellung der Dokumentation teilweise zu automatisieren [36, 39, 54, 68].

Dabei wird generell zwischen Off-line- und On-line-Systemen unterschieden. Bei Off-line-Systemen werden die Daten – wie bisher allgemein üblich – manuell auf Protokollbögen eingetragen und anschließend in den Computer eingetippt. Dieses Verfahren hat den Vorteil, daß es einfach zu realisieren ist, ohne daß das herkömmliche Dokumentationsverfahren geändert werden muß. Erforderlich sind lediglich ein Stand-alone-Rechner mit geeigneter Software. Der finanzielle und der technische Aufwand sind relativ gering. Allerdings stehen diesen Vorteilen gravierende Nachteile gegenüber. Das System ist zeitintensiv und fehleranfällig, da die Dokumentation der Daten zweimal erfolgt. Dies bedeutet, daß zusätzliches Personal erforderlich ist; im allgemeinen ist eine Schreibkraft allein für die Dateneingabe in den Computer vorzusehen. Die Korrektur der Daten nach der Plausibilitätsprüfung und Fehlerkontrolle ist mitunter schwierig, da die Dateneingabe in der Regel nicht durch den verantwortlichen Arzt und möglicherweise erst einige Tage später erfolgt. Die praktisch tätigen Ärzte benötigen keine speziellen Kenntnisse bezüglich des EDV-Systems; andererseits kann das System die Dokumentation auch nicht vereinfachen.

Bei einem On-line-System werden die Daten automatisch erfaßt bzw. direkt vom Anästhesisten oder dem Arzt auf der Intensivstation in die Rechenanlage eingegeben. Solche Mikrosysteme bestehen in der Regel aus einem Rechner mit hinreichend hoher Speicherkapazität, einem Drucker, einem automatisch arbeitenden Blutdruckmeßgerät, automatisch arbeitenden Meßfühlern für Vitalparameter u.a. Nicht automatisch erfaßbare Meßwerte werden durch Eingabe über die Computertastatur ergänzt und auf dem Bildschirm graphisch dargestellt. In kurzen Zeitabständen erstellen diese Systeme Ausdrucke aller erfaßten Datenmeßwerte, Medikamente und Infusionen in graphischer Form.

Neben der automatischen Meßwerterfassung sind bei solchen Systemen folgende Funktionen möglich:

- Angabe von Medikamenten und Infusionen,
- automatische Bilanzierung,
- graphische und zahlenmäßige Ausgabe von Zwischenbilanzen und Endbilanz,
- Übersicht über alle ausgewählten Medikamente,
- Eingabe von Laborwerten und Atmungsparametern,
- Erfassung administrativer Daten,
- Angaben über den Zustand des Patienten,
- Möglichkeiten zum Abruf von Dosierungsinformationen für Medikamente und Tropfinfusionen,
- Personalbedarfsberechnungen,
- Leistungserfassung und Systemanalysen.

Im Vergleich zu herkömmlichen, manuell erstellten Dokumentationen sind die von computergestützten Systemen erstellten Protokolle hinsichtlich der Meßparameter zweifelsfrei ein objektiveres Dokument. Die Nachteile der Offline-Datenerfassung entfallen; die Dokumentation kann theoretisch ohne Papier geführt werden. Eine Weiterentwicklung auf der Basis der Notepad-Technologie ist denkbar und wird zukünftig wohl zum Einsatz kommen. Ein papierloses Protokoll ist jedoch aus praktischen Gründen zum gegenwärtigen Zeitpunkt noch nicht vorstellbar. Jeder Arzt und jede Pflegekraft müßten zumindest über EDV-Grundkenntnisse verfügen, um mit einem solchen System problemlos umgehen zu können. Ferner sind enorme technische Kapazitäten erforderlich, um alle anfallenden Daten zeitgerecht und vollständig zu speichern. Schließlich besteht ein erhöhter Personalbedarf, damit sichergestellt ist, daß das System permanent und reibungslos funktioniert. Es kommt hinzu, daß eine alleinige digitale Datenaufzeichnung in der Bundesrepublik Deutschland nicht als juristisches Dokument akzeptiert wird.

Die automatische Protokollführung mit kombinierter On-line-Meßwerterfassung stellt hier einen logischen Kompromiß dar. Erste erfolgversprechende Ansätze wurden bereits publiziert [45, 55, 65, 67, 69, 70]. Auch werden seitens der Industrie und einiger Forschungsinstitute [36] zunehmend solche Entwicklungen gefördert.

Eine andere Art von Kompromiß ist ein Beleglesersystem, das in vielen Kliniken eingesetzt wird. Dies kann als Off-line-System aufgefaßt werden, bei dem die Nachteile jedoch weitgehend eliminiert sind. Die Daten werden vor, während und nach der Anästhesie manuell in die Protokollbögen eingetragen; danach werden die Protokolle automatisch mittels Belegleser und einer geeigneten Software in eine Datenbank eingelesen, wobei gleichzeitig eine Plausibilitätskontrolle und eine Fehlerprüfung durchgeführt werden. Wenn der verantwortliche Arzt unmittelbar nach dem Aufenthalt des Patienten im Aufwachraum die Daten einliest, hat er die Möglichkeit, Korrekturen und Ergänzungen - quasi noch frisch aus der Erinnerung - vorzunehmen. Dies trägt dazu bei, die Fehlerquote minimal zu halten. An Hardware und Software werden neben einem Rechner mit entsprechend großer Festplatte ein Belegleser mit dazugehörender Software benötigt; außerdem sind spezielle Protokollbögen, deren Gestaltung exakt auf den Belegleser und die dazugehörende Software abgestimmt sein muß, erforderlich. Der technische und finanzielle Aufwand eines solches Systems ist demnach weit geringer als bei einem reinen On-line-System. Gegebenenfalls läßt sich ein Beleglesersystem auch mit einem On-line-System kombinieren.

Datenerfassung

Die große Fülle kontinuierlich anfallender Daten macht eine Selektion nach fest vorgegebenen oder vom Anwender frei wählbaren Kriterien nötig. Programme, die Meßwerte on-line übernehmen, bieten in der Regel neben fest einprogrammierten Zeitrastern die Möglichkeit, eigene Meßintervalle festzulegen, z. B. minütliche Registrierung der Blutdruckwerte bei kontinuierlicher arterieller Messung etc. Wichtig ist dabei, daß pathologische Meßwerte auch außerhalb des Zeitrasters erfaßt und übernommen werden, wenn bestimmte Grenzwerte überschritten werden, entsprechend den Warn- und Alarmfunktionen der angeschlossenen Überwachungsgeräte.

Ein weiteres Problem ordnungsgemäßer Datenerfassung ist die Erkennung und Unterdrückung von Falschsignalen und Artefakten, wie sie im operativen Bereich von vielfältigen Störquellen ausgehen können (Wechselstromüberlagerung, Elektrokauterisierung, Diathermie, Funksignale u. a.). Durch spezielle Verfahren der Signalfilterung, wie sie u.a. schon seit Jahren bei der computerisierten EKG-Auswertung erprobt werden, wird versucht, Artefakte zu unterdrücken. Leider müssen dabei Qualitätsminderungen hingenommen werden.

Datenspeicherung

Die Datenspeicherung und -sicherung sollte, den technischen Möglichkeiten entsprechend, nicht mehr ausschließlich auf magnetischen Datenträgern (Disketten, Festplatten, Bändern) erfolgen, sondern sich moderne Speichermedien zunutze machen.

Folgende Datenträger bieten sich grundsätzlich an:

- magnetische Datenträger
  - Disketten,
  - Festplatten,
  - Bänder;
- optische Platten
  - WORM-Platten („write once - read many")
  - MO-Platten (magnetooptische Platten).

Während Disketten und Bändern aufgrund ihrer geringen Kapazität bzw. langen Zugriffszeiten im professionellen Bereich in absehbarer Zeit kaum noch Bedeutung zukommen dürfte, werden schnelle Festplatten weiterhin Speichermedien für die Primärspeicherung bleiben. Magnetooptische Systeme werden zunehmend zur Langzeitspeicherung und Archivierung eingesetzt.

Um wertvollen Speicherplatz zu sparen, beinhaltet moderne Archivierungssoftware die Möglichkeit der Softwaredatenkompression, vor allem, wenn strukturierte, digitalisierte Daten zu speichern sind. Bei Image-(Bild-)Dateien wie komplexen Graphiken oder Röntgenbildern werden spezielle Hardwarekompressionsboards mit eigener CPU und eigenem Speicher eingesetzt, um den Hauptprozessor zu entlasten und die vergleichsweise großen Bilddateien archivieren zu können.

Selbst bei großem Datenaufkommen, etwa auf einer Intensivstation, können so mehrere Jahrgänge auf einem Datenträger archiviert werden. Optische Datenträger bieten hierbei auch wegen ihrer großen Speicherkapazität die Möglichkeit, Bilddateien (Röntgenbilder, Graphiken und Diagramme) und strukturierte Dateien patientenbezogen im Archiv zuzuordnen und bei der Auswertung einzubeziehen.

Datensicherheit

Der Sicherheit archivierter Daten kommt eine herausragende Bedeutung zu. Neben den Aspekten des Datenschutzes, der durch die Vergabe von Zugangsrechten und Paßwortschutz erreicht werden kann, ist die Sicherheit der gespeicherten Daten selbst besonders von der Zuverlässigkeit der verwendeten Hardwarekomponenten abhängig. Datenträger mit magnetischen Aufzeichnungsverfahren (Festplatten, Bänder) sind nicht nur leicht manipulierbar, sondern auch stör- und verschleißanfällig, was im ungünstigsten Fall zum totalen Datenverlust führen kann.

Aus Sicherheitsgründen wurden deshalb bisher Doppelplattensysteme mit Datenspiegelungsverfahren eingesetzt, wobei der Inhalt der primären Arbeitsplatte als exakte Kopie auf die eigentliche Archivplatte „gespiegelt" wird. In Abständen wird von dieser Archivplatte ein Backup gezogen und auf Bändern archiviert.

Mit der Einführung magnetooptischer Aufzeichnungsverfahren stehen robuste Speichermedien zur Verfügung, die, als Wechselplatten ausgelegt, sich zur Langzeitarchivierung bestens eignen.

Auf WORM-Platten („write once read many") abgelegte Informationen erhalten aufgrund der langen Lebensdauer (bis zu 50 Jahre wird garantiert) und der Unmöglichkeit der nachträglichen Datenmanipulation Dokumentencharakter.

Datenarchivierung

Bei der Langzeitarchivierung digital gespeicherter Patientendaten sind einige wichtige juristische Aspekte zu beachten, auf die im folgenden am Beispiel der gesetzlichen Grundlagen in der Bundesrepublik Deutschland kurz eingegangen werden soll.

In der BRD gehen verschiedene Verordnungen und Gesetze auf die medizinische bzw. ärztliche Dokumentationspflicht ein, wobei hier v. a. die unterschiedlichen Angaben über die Dauer der Aufbewahrung von Patientendaten von Interesse sind.

Neben der allgemeinen Pflicht zur ärztlichen Dokumentation (§ 15 der „Berufsordnung für die deutschen Ärzte") regeln verschiedene Bundes- und Länderverordnungen und Gesetze diesen Komplex: „Röntgenverordnung", „Strahlenschutzverordnung", „Richtlinien für die Bestellung von Durchgangsärzten" u.a. Das für die Praxis wichtigste Gesetz stellt das Bürgerliche Gesetzbuch dar, worin § 195 eine Verjährung von Ansprüchen aus Vertragshaftung nach 30 Jahren vorsieht (die auch unter Umständen bei deliktischen Schadensersatzansprüchen zur Geltung kommt).

Daraus ergibt sich zwangsläufig eine generelle Aufbewahrungsdauer von Patientendaten bzw. -akten von 30 Jahren, da Verletzungen der Dokumentationspflichten im Haftpflichtprozeß bei der Beweislastverteilung zu einer Beweislastumkehr mit fatalen Folgen führen können. Dies ist auch dann zu empfehlen, wenn einzelne der oben aufgeführten Verordnungen kürzere Aufbewahrungszeiten zulassen (Empfehlung der Deutschen Krankenhausgesellschaft).

Nachdem die temporäre bzw. zeitlich begrenzte Speicherung von Patientendaten auf Grund der Verbesserung der Archivierungssoftware und des Preisverfalls bei großen magnetischen Datenträgern (Gigabytefestplatten) technisch keine Schwierigkeiten mehr bereitet, ergeben sich für die Nutzung dieser und anderer neuer Speichermedien v. a. juristische Probleme.

Die grundsätzlichen Vorbehalte der Rechtsprechung (Bundesdatenschutzgesetz) gegenüber den EDV-gestützten Speichermedien zur Archivierung von Patientendaten sind v. a. technischer Natur. Da wiederbeschreibbare magnetische und optische Datenträger (Disketten, Festplatten, Magnetbänder, wiederbeschreibbare CD-ROM etc.) nicht manipulationssicher sind, werden sie amtlich zur Langzeitarchivierung nicht anerkannt. Darüber hinaus ist die Lebensdauer einiger neuer Speichermedien und damit ihre Datensicherheit noch nicht genügend bekannt.

Derzeit sind nur Papierdokumentation und Mikroverfilmung (als Rollfilm oder Mikrofiche) zur Langzeitarchivierung zugelassen. 1997 ist die amtliche Anerkennung der digitalen Archivierung von Röntgenbildern hinzugekommen, die aber in vielen Fällen bereits primär als digitale Daten vorliegen

(Angiographie-, CT-, MR-Bilder u.a.). Ob in absehbarer Zeit weitere Medien als Langzeitspeicher anerkannt werden (z.B. WORM-Platten), ist ungewiß.

Aus den vorangegangenen Ausführungen ergibt sich für den Bereich des Patientenmonitoring aus haftungsrechtlichen und Datenschutzgründen der Zwang, sämtliche für die Behandlung wichtigen Daten zusätzlich auf Papier auszudrucken und in dieser Form zu archivieren bzw. in einem weiteren Arbeitsgang mit nicht unerheblichen Kosten auf Mikrofilm zu übertragen. Welche Ausmaße diese Papierberge angesichts der Fülle anfallender Daten besonders im Bereich der Intensivmedizin annehmen können, kann überall dort beobachtet werden, wo umfangreiche Patienten-Daten-Management-Systeme (PDMS) eingesetzt werden oder das „papierlose Krankenhaus" angestrebt wird.

Bei der Einrichtung komplexer Monitoring- und Überwachungssysteme sollten daher die angesprochenen juristischen und daraus resultierenden logistischen und finanziellen Aspekte der Langzeitarchivierung nicht unberücksichtigt bleiben.

Problematik des EDV-Einsatzes

Die Vorteile eines computergestützten Monitoring- und Dokumentationssystems sind offensichtlich; dennoch gibt es noch vielerorts Vorbehalte, ein solches System in der medizinischen Praxis einzusetzen. Die Gründe hierfür sind vielfältig:

Kosten-Nutzen-Relation

Zunächst kostet ein solches System – auch in der einfachsten Ausführung – Geld, das für andere, scheinbar wichtigere Zwecke nicht zur Verfügung steht. Vielen Anästhesisten erscheint es wesentlich sinnvoller, finanzielle Mittel etwa in die Verbesserung der Ausstattung zu investieren, anstatt diese Mittel zur Beschaffung einer EDV-Anlage zu verwenden. Neben den Anschaffungskosten entstehen laufende Betriebskosten, ohne daß man direkt nachweisen könnte, daß dieses Geld in einem anderen Bereich eingespart würde. Die Vorteile eines computergestützten Monitoring- und Dokumentationssystems liegen woanders: Verbesserung der Dokumentation, Entlastung des Personals, vielfältige statistische Auswertungsmöglichkeiten für administrative und wissenschaftliche Fragestellungen, Erhöhung des Dienstleistungscharakters eines Krankenhauses ohne Mehraufwand an Personal, damit einhergehende Verbesserung der Qualitätskontrolle und Patientenversorgung sind Vorteile, die sich nicht oder nur schwer quantifizieren lassen.

Auswahl des Systems

Obwohl die Aufgabengebiete eines EDV-Systems zumindest für die gängigen Arbeiten, die in jeder anästhesiologisch-intensivmedizinischen Abteilung zur täglichen Routine gehören, festgelegt sind, ist die Frage nach der Auswahl eines geeigneten Systems für den eigenen Bedarf nicht einheitlich zu beantworten. Realistische Vorstellungen und eine adäquate Information über die erwarteten Leistungen der Ausrüstung sind wesentliche Voraussetzungen für die Auswahl eines Computersystems [56, 63]. Gleichermaßen darf auch ein möglicher Ausbau bzw. eine Erweiterung des geplanten Systems nicht unberücksichtigt bleiben [10]. Auch muß bei der Beschaffung eines neuen Systems die Systemumgebung berücksichtigt werden, um Fehlentscheidungen zu vermeiden. Hilfen bieten hier die Herstellerfirmen, Artikel in Fachzeitschriften und - falls vorhanden - die EDV-Benutzerberatung der eigenen Klinik oder anderer Kliniken, die bereits Erfahrung mit EDV-Systemen vorweisen können.

Akzeptanzprobleme

Viele Ärzte haben Probleme im Umgang mit EDV. Sie betrachten es nicht als ihre Aufgabe, mit einem Computer zu arbeiten und fühlen sich, wenn sie dazu gezwungen werden, in ihrer eigentlichen Arbeit - nämlich der perioperativen Patientenbetreuung - behindert. Wenn jedoch nur ungern mit einem EDV-System gearbeitet wird, ist dies von vornherein zum Scheitern verurteilt. Es ist daher eminent wichtig, daß die Benutzer die Vorteile des Systems kennen und daß das System so benutzerfreundlich ist, daß alle Anwender bei ihrer täglichen Arbeit unterstützt werden.

Zeitersparnis

Zeitanalysen haben ergeben, daß der für die Dokumentation benötigte Zeitaufwand sowohl bei konventioneller Protokollführung als auch bei Verwendung von automatischen Narkoseprotokollen ca. 10% der Gesamtnarkosedauer beträgt. Eine direkte Zeitersparnis durch eine teilweise Automatisierung ist also nicht gegeben. Allerdings muß hier berücksichtigt werden, daß die Daten beim Einsatz von EDV-Systemen unmittelbar nach deren Erfassen für weitere Auswertungen sofort zur Verfügung stehen. Ein Teil der sonst üblicherweise später zu leistenden Arbeit wird demzufolge bereits bei der Dokumentation vorgenommen. So gesehen bietet zwar ein EDV-System keine Zeitersparnis; aber es bietet im Vergleich zu konventionellen Systemen bei gleichem Zeitaufwand eine Menge zusätzlicher Möglichkeiten (Dienstleistung, Qualitätssicherung).

Personalprobleme

Ein EDV-System muß ohne Unterbrechungen in Betrieb sein. Je größer und komplexer ein solches System ist, desto mehr besteht die Notwendigkeit, daß ein Mitarbeiter zur Verfügung steht, der in der Lage ist, die Hard- und Softwarekomponenten des Systems auszuwählen und zu installieren, zu warten und zu erweitern, das System dem neuesten technologischen Stand anzupassen, die Anästhesisten einzuweisen, Probleme zu beheben und alle notwendigen Vorkehrungen bez. Datenschutz und Datensicherheit zu treffen. Dieses vielfältige Aufgabenspektrum kann meist nicht allein von einem medizinischen Mitarbeiter neben dessen eigentlichen Aufgaben - nämlich der Patientenversorgung - übernommen werden; dazu ist der Zeitaufwand zu hoch, und außerdem fehlen ihm in der Regel die fachlichen Voraussetzungen. Für diese Aufgabe bedarf es eines Mitarbeiters mit fundamentalen informatischen und technischen Kenntnissen, dessen Hauptaufgabe in der Betreuung dieses Systems besteht. Daher ist es erforderlich, daß eine Stelle für einen Informatiker o.ä. eingerichtet wird, dies ist jedoch insbesondere in kleineren Kliniken nicht leicht durchzusetzen.

Datenschutz und Datensicherheit

Die Datenschutzgesetze dienen dazu, Gefahren beherrschbar zu machen und sind nie ein Hinderungsgrund, einen Computer einzusetzen. Es kann immer ein sinnvoller Kompromiß zwischen Anwendungsziel und Datenschutzmaßnahmen gefunden werden. Der Datenschutz sollte daher nicht als lästiges Übel angesehen werden, sondern als Chance, eine neue Technologie auf verantwortungsvolle Weise einzusetzen.

Integration in die Systemumgebung

In vielen Fällen kann eine anästhesiologische Abteilung ein EDV-System nicht allein nach ihren Bedürfnissen auswählen, sondern hat Rücksicht zu nehmen auf bereits im selben Haus installierte Systeme. Es muß dann ein Kompromiß gefunden werden zwischen den Anliegen der Anästhesie und den Vorgaben der Klinikverwaltung.

Schließlich darf nicht übersehen werden, daß die von der Industrie angebotenen Systeme meist schwer in die bestehende Systemumgebung integrierbar sind. Eigene Entwicklungen lassen sich zwar optimal an die spezielle Umgebung adaptieren, sie erfordern aber andererseits einen ungeheuren Personal- und Zeitaufwand und stellen dann nur sog. „Insellösungen" dar, die kaum weitere Verbreitung finden. Nur wenige Systeme bieten die Möglichkeit und Flexibilität, daß sie an verschiedenen Kliniken zum Einsatz kommen können.

Literatur

1. Ahnefeld FW, Osswals PM, Weiß C (1993) Empfehlungen der DGAI zur Qualitätssicherung: Kerndatensatz Anästhesie. Anästh Intensivmed 34:330–335
2. Aldrete JA, Kroulik D (1970) A post-anesthetic recovery score. Anesth Analg 49:924–930
3. Albrecht M, Ackern K van (1992) Perioperative anästhesiologische Betreuung. Internist 33:403–409
4. Burggraf J, Steppe H (1987) Die Einführung der computergestützten Narkosestatistik in einer großen Anästhesieabteilung. Anästh Intensivmed 28:154–158
5. Burnham M, Craig DB (1980) A post-anesthetic follow-up program. Can Anesth Soc J 27:2–8
6. Carignan G, Keeri-Szanto M, Lavellee JP (1964) Post-anesthetic scoring system. Anesthesiology 25:396–401
7. Committee on Clinical Anesthesia Study – American Society of Anesthesiologists (1969) A comprehensive simple anesthesia record. Anesthesiology 21:557–563
8. Conroy WA, Cassels WH, Stodsky B (1948) The Chicago keysort anesthesia record Anesthesiology 21:557–560
9. Cushman J, Bushman JA (1983) A semi-automated production of anesthesia records (ARS). Br J Anaesth 23:40P

10. Crankshaw D, Paull J (1982) Selecting a computer for some needs. Anaesth Intensive Care 10:197–203
11. Dirksen R, Lerou JCG, Daele M van, Nighuis GM, Crul JF (1987) The clinical use of the Ohmeda automated anaesthesia record keeper integrated in the modulus II Anesthesia system. A preliminary report. Int J Monit Comput 4:135–139
12. Dornette WHL (1972) Medical records. In: Dornette WHL (ed) Clinical anesthesia: legal aspects of anesthesia. Davis, Philadelphia, pp 190–195
13. Fagan LM, Kunz JC, Feigenbaum EA, Osborn JJ (1984a) Extensions to the rule-based formalism for a monitoring task. In: Buchanan BG, Shortliffe EH (eds) Rule-based expert systems. Addision-Wesley, Reading, 397–408
14. Fagan LM, Shortliffe EH, Buchanan BG (1984b) Computer-based medical decision making from MYCIN to VM. In: Clancey WJ, Shortliffe EH (eds) Readings in medical artificial intelligence. Addision-Wesley, Reading, 241–423
15. Gorry GA, Silverman H, Pauker SG (1978) Capturing clinical experience: a computer program that considers clinical responses to digitalis. Am J Med 64:452–460
16. Gräbe K, Nolte G, Zinganell K (1992) DV-gestütze Leistungsdokumentation und Personalbedarfsermittlung in der Anästhesie. Anästh Intensivmed 33:102–106
17. Gravenstein JS, Newbower RS, Ream AK, Smith NT, Banden J (eds) Monitoring surgical patients in the operating room. Springfield, pp 159–169
18. Harrison MJ, Johnson F (1980) Computer-assisted decision making in anaesthesia. Br J Anaesth 52:629P
19. Heinrichs W (1988) Möglichkeiten und Eigenschaften einer EDV. Ein Vorstellungsgespräch. Anästh Intensivmed 29:251
20. Heinrichs W, Martin J (1993) Erweiterung des „Kerndatensatzes Qualitätssicherung in der Anästhesie". Anästh Intensivmed 34:377–380
21. Heinrichs W, Osswald PM, Tecklenburg A (1992) Information zu Computerprogrammen im Bereich Anästhesie und Intensivmedizin. Anästh Intensivmed 33:73–76
22. Hoffmeister C (1984) Dokumentationspflicht und Einsichtsrecht. Start 4:41–43
23. Immich H (1970) Problematik der Dokumentation in der Anästhesiologie. Z Prakt Anästh 5:1–10
24. Jelliffe RW, Buell J, Kalaba R (1972) Reduction of digitalis toxicity by computer-assisted glycoside dosage regiments. Ann Intern Med 77:891–906
25. Kallin I (1988) Automated data collection system for multiple operation rooms. European Academy of Anesthesiology Workshop on Automated Anesthetic Records, Sarlat (France)
26. Karliczek GF, Brenken U, Broeke JJW van den, Mooi B, Geus AF de, Wiersma G, Osterhaven S (1988) Erfahrungen mit einem computergeschriebenen Anaesthesie-Protokoll. Anaesthesist 7:261–267
27. Kenny GNC (1990) Automated anaesthesia records. Balliere's Clinical Anaesthesiology 4:1–6
28. Köppen R, Bonhoeffer K, Busse J, Kämmerer H, Klaschik E (1979) Das datenverarbeitungsgerechte Anästhesie-Protokoll der Kölner Universitätskliniken. Anästhesist 28:453–459
29. Lackner F (1988) Experiences with a computer monitoring system in a surgical theatre. European Academy of Anaesthesiology Workshop on Automated Anaesthetic Records, Sarlat (France)
30. Lerou JGC, Dirksen R, Daele M van, Nijhus GMM, Crul JF (1988) Automatic charting of physiological variables in anesthesia: a quantiative comparison of automated versus handwritten anesthesia records. J Clin Monit 4:37–47
31. Livingstone HM, Wilner WK Jr, Peters MP (1950) A combined anesthesia and recovery room record. Anesthesiology 11:422-430
32. Lutz H, Klage R, Peter U (1972) Untersuchungen zum Risiko der Allgemeinanästhesie unter operativen Bedingungen. Dtsch Med Wochenschr 97:1816–1820
33. Lutz H, Osswald PM, Bender JH (1983) Ist die Forderung nach einem präoperativen Routine-Untersuchungsprotokoll gerechtfertigt? Anästh Intensivther Notfallmed 18:153–155
34. Madsen S, Kenny GNC, Campbell D (1983) A simple record system for the Apple II microcomputer. Br J Anaesth 55:910P

35. Martin BC, Zissos A, Lukey T, Strunin L (1988) A computer-based anesthetic record system: seven years' experience and current status. J Clin Monit 4:149
36. Miller PL (1983) Critiquing anesthetic management: the ATENDING computer system. Anesthesiology 58:362–369
37. Miller PL (1986) Expert critiquing systems: practice-based medical consultation by computer. Springer, New York
38. Möller DPF, Hörner C (1993) Object-oriented data management: an approach to computerized anaesthesia documentation. Int J Monit Comput 10:247–250
39. Möller DPF, Konecny E (1991) Moderne Konzepte des Anästhesie-Arbeitsplatzes. Med Tech 2:4 (12–16)
40. Morris LE (1963) Records and statistics. In: Hale DE (ed) Anesthesiology, 2nd edn. Davis, Philadelphia, pp 961–964
41. Mushin WW, Rendell-Baker L (1954) The cardiff anaesthetic record system. Br J Anaesth 24:298–306
42. Naqvi NH (1983) Computer-based automatic anaesthetic records. Br J Anaesth 55:916P
43. Noujoks B (1988) Anwendungsmöglichkeiten der EDV. Anästh Intensivmed 29:252–253
44. Ohmann C (1989) Computergestütze Diagnose und Expertensysteme. Dtsch Med Wochenschr 114:268–275
45. Opderbecke HW (1991) Qualitätssicherung im Fachgebiet Anästhesiologie. Anästh Intensivmed 32:304–307
46. Opderbecke HW, Weißauer W (1989) Eine Empfehlung zur einheitlichen Protokollierung von Anästhesieverfahren. Anästh Intensivmed 30:189
47. Osswald PM (1989) Grundvorstellungen über die Inhalte des Anästhesieprotokolls und des präoperativen Zustandsprotokolls Teil I. Anästh Intensivmed 30:205–207
48. Osswald PM (1989) Grundvorstellungen über die Inhalte des Anästhesieprotokolls und des präoperativen Zustandsprotokolls Teil II. Anästh Intensivmed 30:239–242
49. Osswald PM, Bender JH, Hartung HJ, Lutz H (1984) Perspektiven des Computereinsatzes in der Anästhesie. Anästhesist 33:129–132
50. Osswald PM, Hartung HJ, Winter D, Bender HJ, Lutz H (1984) Das Narkoseprotokoll. Anästhesit 33:395–401
51. Osswald PM, Tecklenburg A, Heinrichs W (1992) Maßnahmen von Qualitätssicherung von Anästhesieverfahren. Anästh Intensivmed 33:78–83
52. Osswald PM, Weißauer W (1988) Anästhesie- und Zustandsprotokoll. Perimed, Erlangen
53. Osswald PM, Winter D, Hartung HJ, Gasteiger P (1987) NAPROS: a semiautomatic user-friendly anaesthetic record system. Int J Clin Monit Comput 4:231–236
54. Owens WD, Felts JA, Spitznagel E (1978) ASA physical status classifications: a study of conistency of ratings. Anesthesiology 49:239–243
55. Pender JW (1946) A combined anesthesia record and statistical card. Anesthesiology 8:606–610
56. Penner Z, Reiber R, Timm C, Feikert T (1991) Qualitätssicherung im Krankenhaus. Management 2:8–13
57. Feldmann U, Osswald PM, Hartung HJ, Lutz H (1985) Computer aided methods to predict perioperative risks. In: Osswald PM (ed) Computers in critical care and pulmonary medicine. Springer, Berlin Heidelberg New York Tokyo, pp 162–193
58. Prakash D, Meij S, Zeelenberg C, Borden SG van der (1982) Computer-based patient monitoring. Crit Care Med 10:12–14
59. Prentice JW, Kenny GNC (1984) Microcomputer-based anaesthetic record system. Br J Anaesth 56:1433–1437
60. Pringl M, Dennis J, Hutto A (1982) Computerisation – the choice. Br Med J 284:165–170
61. Rollason WN, Hems G (1981) Preoperative assessment for outpatient anaesthesia. Ann R Coll Surg Engl 63:120–125
62. Rosen M, Mushin WW (1967) The value of an organised anaesthetic recording system in clinical trials. Br J Anaesth 39:320–326
63. Sadove MS, Levin MJ (1958) The Illinois E-Z sort anesthesia record card. Anesthesiology 3:178–183

64. Selbmann HK (1991) Qualitätssicherung und Datenverarbeitung im Krankenhaus. Software kurier 4:77–81
65. Sheiner LB, Rosenberg B, Melmon K (1972) Modelling of individual pharmacokinetics for computer-aided drug dosage. Comput Biomed Res 5:441–448
66. Smith T (1985) Automated anesthetic record keeping. In: Osswald PM (ed) Computers in critical care and pulmonary medicine. Springer, Berlin Heidelberg New York Tokyo, pp 147–161
67. Smithies AP (1982) So you want to buy a computer? In: Computer Bulletin 2:15–17
68. Tompkins BM, Tompkins WJ, Loder E, Noonan AP (1980) A computer-generated summary of patient's history information in the preanesthesia visit. Anesth Analg 59:3-9
69. Tryba M, Zenz M (1987) NARCODATA - ein Narkoseprotokollsystem zur automatischen Dokumentation der Klinikstatistik. Anästh Intensivmed 28:149–153
70. Tsekos E, Leier M, Boden G, Blinzler L, Jagschies I, Heuser D (1993) Qualitätssicherung in der Anästhesie - zwischen Akzeptanz und Realisierung. Anästh Intensivmed 34: 325–329
71. Uchida O, Oshumi H, Okumura F (1988) A computerized anesthesia record system that uses a personal computer. Clin Monit 4:162
72. Vandam LD (1980) To make to patient ready for anaesthesia: medical care of the surgical patient. Addison-Wesley, Menlo Park (CA)
73. Weißauer W (1987) Problembeschreibung-Definition. In: List WF, Osswald PM (Hrsg) Komplikationen in der Anästhesie. Springer, Berlin Heidelberg New York Tokyo, S1–6
74. Whitesell R, Jablonski J, Burgos L (1979) Microprocessor automation of anesthesia records. Anesthesiology 51:333–337
75. Winter D, Osswald PM (1986) NAPROS, ein semiautomatisches, benutzerfreundliches Narkoseprotokoll-System. Anaesthesist 35:261-267
76. Straube D, Osswald PM, Wirth W (Hrsg) (1995) Dokumentierte Qualitätssicherung. Dok 6: Prämedikationsprotokoll und Befunderhebung; Dok 7: Narkoseprotokoll. perimed Compliance Verlag, Erlangen

1.5 Gesetzliche Aspekte der Qualitätssicherung

E. Quirin und W. Dick

Der Leistungsstandard der modernen Medizin beruht zu einem großen Teil auf der Entwicklung und dem Einsatz medizinischer Technik, die gerade der Anästhesie und Intensivmedizin neue Überwachungs- und Behandlungsmöglichkeiten eröffnet hat.

Grundsätzlich soll indiziertes und adäquat angewandtes Monitoring die Sicherheit des Patienten in der Anästhesie und Intensivmedizin erhöhen. Andererseits können Fehler an medizinisch-technischen Geräten, noch häufiger aber Fehler bei deren Anwendung, zu schweren Zwischenfällen führen. Ferner beinhaltet – zumindest jedes invasive – Monitoring auch bei korrekter Anwendung potentielle Gefahren für den Patienten. Schließlich stellen Art und Umfang des Monitorings ein wirtschaftliches Problem dar. Qualitätssicherung wie gesetzliche Auflagen umfassen somit 2 Aspekte:

- Die Sicherheit des Patienten soll durch ein dem Zustand und den Erfordernissen des Eingriffs adäquates Monitoring erhöht werden.
- Die von den Überwachungsmethoden ausgehenden Gefahren sollen so gering wie möglich sein.

Die Ansprüche der Qualitätssicherung werden durch 2 Standards vertreten:

- *Der gesetzlich verordnete Standard* umfaßt Vorschriften, die für Hersteller, Betreiber und Anwender medizinisch-technischer Geräte verbindlich sind und das Ziel haben, die Gefahren, die von diesen Geräten für Patienten, Anwender und Dritte ausgehen, auf ein Mindestmaß zu reduzieren (Medizingeräteverordnung, Gerätesicherheitsgesetz, Normen etc.) [15, 16].
- *Der klinische Standard* beinhaltet Empfehlungen und Konventionen mit dem Ziel, ein dem Zustand des Patienten und der Art des Eingriffs angemessenes Monitoring zu betreiben (z. B. Empfehlungen der ASA, DGAI, DIVI etc.) [3, 8, 9].

Gesetzliche Vorschriften

Definitionen

Grundlage der gesetzlichen Vorschriften bezüglich der Herstellung und Anwendung medizinisch-technischer Geräte in Deutschland ist die am 01.01.86 in Kraft getretene *Medizinische Geräteverordnung* (MedGV). Nach § 1 sind medizinisch-technische Geräte solche, die dazu bestimmt sind, in der Heilkunde bei der Untersuchung und/oder Behandlung von Menschen verwendet zu werden, einschl. Laborgeräte und Gerätekombinationen [16, 18]. Medizinisch-technische Geräte werden nach § 2 MedGV in 4 Gruppen eingeteilt, die sich hinsichtlich der von den Geräten ausgehenden Gefahrenmomente und somit hinsichtlich der Strenge der Auflagen unterscheiden.

- Die Gruppe 1 umfaßt energetisch betriebene Geräte, die in einer Liste namentlich aufgeführt sind (s. unten).
- Bei der Gruppe 2 handelt es sich um implantierbare Herzschrittmacher und andere energetisch betriebene Implantate.
- Die Gruppe 3 beinhaltet energetisch betriebene Geräte, die nicht zur Gruppe 1 oder 2 gehören.
- Die Gruppe 4 umfaßt nichtenergetisch betriebene Geräte [16, 18].

Medizinisch-technische Geräte der Gruppe 1 (Anlage zu §2 Nr. 1 MedGV):

1. Elektro- und Phonokardiographen, intrakardial
2. Blutdruckmesser, interkardial
3. Blutflußmesser, magnetisch
4. Defibrillatoren
5. Geräte zur Stimulation von Nerven und Muskeln für Diagnose und Therapie
6. Geräte zur Elektrokrampfbehandlung
7. Hochfrequenzchirurgiegeräte
8. Impulsgeräte zur Lithotripsie
9. Photo- und Laserkoagulatoren
10. Hochdruckinjektionsspritzen
11. Kryochirurgiegeräte (Heizteil)
12. Infusionspumpen
13. Infusionsspritzenpumpen
14. Perfusionspumpen
15. Beatmungsgeräte (nicht manuell)
16. Inhalationsnarkosegeräte
17. Inkubatoren, stationär und transportabel
18. Druckkammern für hyperbare Therapie
19. Dialysegeräte
20. Hypothermiegeräte (Steuerung)
21. Herz-Lungen-Maschinen
22. Laserchirurgiegeräte
23. Blutfiltrationsgeräte
24. Externe Herzschrittmacher
25. Kernspintomographen

Das *Gerätesicherheitsgesetz* definiert Überwachungsgeräte als Geräte, die (zwar) am Körper des Patienten eingesetzt werden, dem Gesundheitsschutz jedoch nur mittelbar dienen [15].

Nach der o.g. Auflistung und Aufteilung der MedGV gehören zur Gruppe 1 intrakardial anwendbare Elektrokardiographen, intrakardiale Blutdruck-

und Flowmeßgeräte, elektromagnetische Flowmeßgeräte und Geräte zur Stimulation von Nerven. Andere wie Arrhythmieanalysatoren, Respirometer, Atemgasmonitore, unblutige Blutdruckmesser, Blutgasmonitore, EEG-, EKG- und EMG-Geräte, Hauttemperaturmeßgeräte und Pulsoxymeter zählen zur Gruppe 3.

Die MedGV richtet sich an 3 Personengruppen: an die Hersteller, Betreiber und Anwender medizinisch-technischer Geräte.

Für die Anwendung von Überwachungsgeräten im Bereich des Europäischen Marktes ist die *Richtlinie des Rates der Europäischen Gemeinschaft vom 20.06. 1990* maßgeblich. Sie definiert *medizinisches Gerät* als alle einzeln oder miteinander verbundenen verwendeten Instrumente, Apparate, Vorrichtungen, Stoffe und andere Gegenstände, die vom Hersteller zu ausschließlichen oder überwiegenden Anwendung beim Menschen für folgende Zwecke bestimmt sind: Erkennung, Verhütung, Überwachung, Behandlung oder Linderung von Krankheiten, Verletzungen oder Behinderungen. *Zubehör* ist nach dieser Richtlinie medizinischem Gerät gleichgestellt und als Gegenstand definiert, der nach seiner vom Hersteller festgelegten Zweckbestimmung zum Funktionieren eines medizinischen Gerätes beiträgt, ohne selbst ein medizinisches Gerät zu sein. Ein *aktives medizinisches Gerät* ist jedes medizinische Gerät, das mit einer für seinen Betrieb notwendigen Energiequelle unmittelbar verbunden und ausgestattet ist, wobei es sich um eine elektrische Energiequelle als die unmittelbar durch den menschlichen Körper oder die Schwerkraft erzeugte Energie handeln kann.

Zweckbestimmung ist: die Verwendung, für die das Gerät nach den Angaben des Herstellers in der Kennzeichnung, Gebrauchsanleitung und/oder im Werbematerial bestimmt oder geeignet ist.

Inbetriebnahme ist: die erste Benutzung eines medizinischen Gerätes auf dem Gemeinschaftsmarkt entsprechend seiner Zweckbestimmung durch den Endbenutzer.

Paradoxerweise werden nach diesen Richtlinien die Geräte unterschiedlich zur MedGV klassifiziert, und zwar in die Klassen 1, 2a, 2b und 3. Sogenannte aktive Geräte gehören zu den Klassen 1 und 2b.

Alle nichtinvasiven Geräte, die nicht mit Blut oder Körperflüssigkeiten, Flüssigkeiten oder Gasen, Verletzungen oder Teilen des Körpers in Berührung kommen, sind Geräte der Klasse 1; darüber hinaus alle nichtinvasiven Geräte für die Durchleitung oder kurzzeitige Aufbewahrung von Blut und anderen Körperflüssigkeiten, Flüssigkeiten oder Gasen zum Zwecke einer möglichen Infusion oder Abgabe in den Körper; weiterhin alle nichtinvasiven Geräte, die in Kontakt mit verletzter Haut kommen.

Alle für eine *vorübergehende Verwendung* vorgesehenen chirurgisch invasiven Geräte sind Geräte der Klasse 2, wobei die Klasse 2a die für eine kurzzeitige Verwendung vorgesehenen chirurgisch-invasiven Geräte umfaßt. Implantierbare und langfristig eingesetzte chirurgisch invasive Geräte gehören der Klasse 3 an.

Überwachungsgeräte gehören nach diesen Definitionen im wesentlichen zur Klasse 1, wenn sie als invasive Geräte verwendet werden, auch zur Klasse 2a.

Medizinisch-technische Geräte müssen nach den europäischen Richtlinien so ausgelegt und hergestellt sein, daß folgende *Risiken* ausgeschlossen oder so weit wie möglich verhindert werden:
- Verletzungsgefahren im Zusammenhang mit ihren physikalischen Eigenschaften einschließlich der Abmessungen,
- Gefahren im Zusammenhang mit vernünftigerweise vorhersehbaren Umgebungsbedingungen
- und Gefahren im Zusammenhang mit medizinischen Untersuchungen und Eingriffen.

Geräte mit einer Meßfunktion (z. B. Monitore) müssen so ausgelegt und hergestellt werden, daß unter Berücksichtigung der Zweckbestimmung des Gerätes seine angemessene Beständigkeit und Genauigkeit im Rahmen der Fehlergrenzen gewährleistet sind. Meßskala, Bedienungs- und Anzeigevorrichtungen müssen unter Berücksichtigung der Zweckbestimmung des Gerätes ergonomischen Grundsätzen Rechnung tragen.

Softwaregesteuerte Geräte sind so zu konstruieren, daß die Möglichkeit von Risiken durch Fehler im Softwareprogramm so gering wie möglich gehalten wird. Andere Bestimmungen konzentrieren sich auf den Schutz gegen elektrizitätsbedingte, mechanische und thermische Gefahren sowie gegen Gefahren durch Abgabe von Energie und Stoffen an den Patienten.

Auch an die Gebrauchsanweisung sind einschlägige Anforderungen gestellt. Diese beinhalten die Voraussetzungen für das Anbringen des CE-Zeichens sowie die Benennung von Leistungsdaten, unbedenklichen Kombinationen, wechselseitiger Beeinflussung, Umgebungsbedingungen etc.

Verantwortlichkeiten

Die verschiedenen Richtlinien (MedGV) richten sich wie erwähnt an Hersteller, Betreiber und Anwender, wobei die Betreiber in der Regel die Krankenhausträger, vertreten durch ihre Verwaltungsorgane, und Anwender die leitenden Krankenhausärzte nebst ihren ärztlichen und nichtärztlichen Mitarbeitern sind. Für niedergelassene Ärzte gelten sowohl Betreiber- als auch Anwenderschaft.

Die Verantwortlichkeiten bezüglich der Einhaltung der Vorschriften gemäß MedGV lassen sich zwischen den 3 genannten Personengruppen nur zum Teil scharf abgrenzen. Die Hersteller medizinisch-technischer Geräte haben die Verantwortung für die Einhaltung aller bautechnischen Auflagen sowie der Vorschriften bezüglich der Installation, Übergabe und ersten Inbetriebnahme eines Gerätes. Die Anwender sind für die Einhaltung jener Bestimmungen verantwortlich, die sich auf den direkten Einsatz des Gerätes vor Ort beziehen. Die Betreiber wiederum sind verpflichtet, alle personellen, organisatorischen und baulichen Strukturen zu schaffen, die für die Umsetzung aller Auflagen Voraussetzung sind. Letztlich läßt sich die MedGV jedoch nur durch enge Kooperation der 3 Personengruppen umsetzen. So ist z. B. der Anwender verpflichtet, den Betreiber auf das Bestehen personeller, organisatorischer oder baulicher Mängel hinzuweisen. Ferner können die Verantwortlichkeiten für einzelne Aufgabenfelder durch verschiedene Organisationsstrukturen unterschiedlich definiert werden.

Aus diesem Grunde ist es sinnvoll, die wichtigsten Inhalte des MedGV sowie deren Umsetzungsmöglichkeiten anhand einer *„Gerätekarriere“* darzustellen.

Ein medizinisch-technisches Gerät wird entwickelt und gefertigt. Daraufhin wird das Gerät von einem Betreiber/Anwender erworben. Schließlich erfolgt der Betrieb des Gerätes, der 2 Teilbereiche umfaßt: den Einsatz des Gerätes in der täglichen Praxis sowie die Instandhaltung des Gerätes. Die Instandhaltung untergliedert sich wiederum in die Gerätepflege, Wartung und Instandsetzung.

Entwicklung und Fertigung eines medizinisch-technischen Gerätes (Hersteller)

Nach § 3 MedGV dürfen medizinisch-technische Geräte gewerbsmäßig oder selbständig im Rahmen einer wirtschaftlichen Unternehmung nur in den Verkehr gebracht oder ausgestellt werden, wenn sie den Vorschriften dieser Verordnung, den allgemein anerkannten Regeln der Technik sowie den Arbeitsschutz- und Unfallverhütungsvorschriften entsprechen. Dabei muß sichergestellt sein, daß Patienten, Beschäftigte oder Dritte bei der bestimmungsgemäßen Verwendung der Geräte gegen Gefahren für Leben und Gesundheit soweit geschützt sind, wie es die Art der bestimmungsgemäßen Verwendung gestattet [16, 18]. Nach § 5 MedGV dürfen Geräte der Gruppen 1 und 2 nur in den Verkehr gebracht oder ausgestellt werden, wenn die zuständige Behörde die Bauartzulassung erteilt hat. Diese ist vom Hersteller zu beantragen, wobei dem Antrag ein vom Hersteller einzuholendes Gutachten einer Prüfstelle beizufügen ist. Diese begutachtet, ob das Gerät den Anforderungen des § 3 MedGV entspricht [16, 18].

Grundlagen der allgemeinen Regeln der Technik, der Arbeitsschutz- und Unfallverhütungsvorschriften in Deutschland sind das Gerätesicherheitsgesetz in seiner Neufassung vom 01.01.1980 [15] sowie die Auflagen des Deutschen Instituts für Normung (DIN) und des Verbandes Deutscher Elektroingenieure (VDE).

Besondere Anforderungen an die Entwicklung und Fertigung eines medizinisch-technischen Gerätes ergeben sich in aus dem seit 1993 geltenden Europäischen Binnenmarkt. Dazu werden von der Europäischen Kommission Direktiven mit „Grundlegenden Anforderungen für medizinische Produkte“ herausgegeben. Diese beinhalten auch ein z.T. von den deutschen Normen abweichendes Normensystem. Die Industrie ist deshalb dazu aufgerufen, in Zusammenarbeit mit Behörden und Anwendern sich dem europäischen Normensystem innerhalb einer Übergangsfrist (bis Mitte 1997) anzuschließen [4]. Daß diese Umstellung mit z.T. erheblichen Sicherheitsproblemen verbunden sein kann, sei anhand der Farbkennzeichnung der für medizinische Zwecke eingesetzte Gase beispielhaft erläutert: In der in den meisten europäischen Ländern geltenden Iso-32-Norm ist das Farbsymbol für Sauerstoff weiß und für Lachgas blau. Diese Farbkennzeichnung wird voraussichtlich in der für den europäischen Binnenmarkt vorgesehenen CEN-Norm beibehalten werden [4]. Unglücklicherweise ist in den deutschsprachigen Ländern (D.A.CH.) die Farbe Blau das Symbol für Sauerstoff und die Farbe Grau das für Lachgas. Um die sich aus der Umstellung ergebenden Verwechslungsmöglichkeiten weitgehend auszuschließen, wird empfohlen, in den deutschsprachigen Ländern innerhalb der Übergangsperiode bis 1997 zunächst eine neutrale Farbe (z.B. Schwarz) für alle Gasarten einzuführen [4].

Das Deutsche Institut für Normung hat im Dezember 1992 unter der Bezeichnung DIN EN 740 einen neuen Entwurf der Vorschriften für die Ausstattung von Anästhesiearbeitsplätzen vorgelegt mit dem Ziel, den europäischen Anforderungen zu entsprechen [10]. Danach sind *Narkosebeatmungsgeräte* mit folgenden *Überwachungseinrichtungen* auszustatten:

- Alarmmodul für Energieausfall,
- Alarmmodul und Lachgassperre für den Ausfall der Sauerstoffversorgung,
- Messung der inspiratorischen Sauerstoffkonzentration mit einstellbarer unterer Alarmgrenze,
- Messung der exspiratorischen CO_2-Konzentration mit einstellbarer unterer und oberer Alarmgrenze,
- Messung der Anästhesiekonzentration im Frischgas, im Inspirationsteil oder im Y-Stück mit einstellbarer unterer und oberer Alarmgrenze,
- Messung der Atemwegsdrücke und Einrichtungen zur Drucklimitierung und einstellbarer unterer und oberer Alarmgrenze (Dekonnektions- bzw. Stenosealarm),
- Messung des exspiratorischen Atemzug- oder Atemminutenvolumens mit einstellbarer unterer und oberer Alarmgrenze.

60% aller Zwischenfälle, die sich beim Einsatz medizinisch-technischer Geräte ereignen, werden durch Fehlbedienungen verursacht [2, 6]. Zu diesem Problem stellt die MedGV in § 3 Abs. 4 lediglich fest, daß Stellteile medizinisch-technischer Geräte allgemein verständlich beschriftet oder mit genormten Bildzeichen versehen sein müssen. Angesichts der großen Bedeutung von Fehlbedienungen werden Vorschriften, die Aspekte der Bedienungsergonomie berücksichtigen, in den europäischen Richtlinien strenger erfaßt.

Anschaffung, Übergabe und Inbetriebnahme eines Gerätes (Schnittstelle zwischen Hersteller, Betreiber und Anwender)

Nach §3 Abs. 3 MedGV müssen medizinisch-technische Geräte der Gruppen 1–3 deutlich lesbar mit folgenden Angaben gekennzeichnet sein [16, 18]:

- Name des Herstellers, bei ausländischen Geräten auch desjenigen, der es im Geltungsbereich dieser Verordnung in den Verkehr bringt.
- Typ und Fabriknummer des Gerätes.

Der Hersteller ist bei der Übergabe des Gerätes verpflichtet, dem Betreiber bzw. dem hauptverantwortlichen Anwender eine Kopie der Bauartzulassung sowie eine in deutscher Sprache verfaßte Gebrauchsanweisung auszuhändigen. Letztere muß alle notwendigen Angaben über Verwendungszweck, Funktionsweise, Bedienung, Kombinationsmöglichkeiten mit anderen Geräten, Reinigung, Desinfektion, Sterilisation, Zusammenbau, Funktionsprüfung und Wartung des Gerätes beinhalten. Angaben über den Umfang und die Fristen regelmäßiger sicherheitstechnischer Kontrollen sind Bestandteile der Bauartzulassung. Bezüglich der Funktionsprüfung vor jedem Einsatz eines Gerätes hat es sich bewährt, daß der Hersteller die einzelnen Prüfungsschritte in einer Checkliste zusammenfaßt, die leicht zugänglich an dem betreffenden Gerät befestigt wird.

Vor der ersten Inbetriebnahme eines Gerätes muß der Hersteller bzw. der Lieferant das Gerät vor Ort einer Funktionsprüfung unterziehen. Er muß ferner den hauptverantwortlichen Anwender in die Handhabung des Gerätes anhand der Gebrauchsanweisung einweisen.

Der Betreiber ist zur Führung eines Bestandsverzeichnisses für Geräte der Gruppen 1–3 verpflichtet (§ 12 MedGV). Für jedes Gerät der Gruppe 1 ist ferner ein Gerätebuch mit folgenden Eintragungen zu führen § 13 (MedGV):

- Zeitpunkt der Funktionsprüfung vor der ersten Inbetriebnahme,
- Zeitpunkt der Einweisung sowie Namen der eingewiesenen Personen,
- Zeitpunkt von Instandhaltungsmaßnahmen und sicherheitstechnischen Kontrollen sowie den Namen der ausführenden Personen
- und Zeitpunkt, Art und Folgen von Funktionsstörungen sowie wiederholter gleichartiger Bedienungsfehler.

Anwendung eines medizinisch-technisches Gerätes

Anwendung in der täglichen Praxis

Anwender medizinisch-technischer Geräte sind die leitenden Ärzte sowie ihre ärztlichen und nichtärztlichen Mitarbeiter. Zur Erfüllung der vielfältigen Aufgaben und Pflichten, die die MedGV den Anwendern auferlegt, bedarf es bestimmter organisatorischer Strukturen. Zweckmäßig ist die Benennung sog. Gerätebeauftragter, insbesondere in klinischen Einrichtungen mit mehreren Unterabteilungen. Gerätebeauftragte können z.B. die leitenden Oberärzte der jeweiligen Bereiche sein. Sie sind in ihrem Bereich letztlich verantwortlich für die Einhaltung und Umsetzung aller anwenderbezogenen MedGV-Vorschriften. Dazu zählen vor allem die Durchführung bzw. die Überwachung der vorgeschriebenen Funktionsprüfungen, die Meldung auftretender Unregelmäßigkeiten sowie die Einweisung der Mitarbeiter in die Handhabung der Geräte.

Die Einweisung stellt einen Kernpunkt der MedGV dar. Der § 6 Abs. 3 lautet: „Medizinisch-technische Geräte der Gruppen 1, 3 und 4 dürfen nur von Personen angewendet werden, die auf Grund ihrer Ausbildung oder Kenntnisse und praktischen Erfahrungen die Gewähr für eine sachgerechte Handhabung bieten.“ In § 10 Abs. 1 heißt es weiter: „Medizinisch-technische Geräte der Gruppen 1 und 3 dürfen nur von Personen angewendet werden, die am Gerät unter Berücksichtigung der Gebrauchsanweisung in die sachgerechte Handhabung eingewiesen worden sind. Nur solche Personen dürfen einweisen, die auf Grund ihrer Kenntnisse und praktischen Erfahrungen für die Einweisung in die Handhabung dieser Geräte geeignet sind" [16, 18].

Entsteht somit bei der Handhabung eines medizinisch-technischen Gerätes durch eine nicht oder nur ungenügend eingewiesene Person ein Schaden infolge eines Bedienungsfehlers, so hat sich der Gerätebeauftragte wegen der Verletzung seiner Sorgfaltspflicht bezüglich der Auswahl des Personals zur sachgerechten Erfüllung einer Aufgabe zu verantworten. Umgekehrt begeht die ausführende, nicht oder ungenügend eingewiesene Person ein Übernahmeverschulden, wenn sie eine Aufgabe übernommen hat, zu deren sachgerechter Ausführung sie nicht die dazu erforderliche Qualifikation besitzt.

In der Praxis hat sich die Einführung eines Anwenderpasses bewährt, der für jeden Mitarbeiter ausgestellt wird und aus dem zu entnehmen ist, für welche Geräte der Mitarbeiter wann und von wem eingewiesen worden ist.

Instandhaltung medizinisch-technischer Geräte

Die Instandhaltung medizinisch-technischer Geräte gliedert sich in 3 Aufgabenfelder: Gerätepflege, Gerätewartung und Geräteinstandsetzung.

Gerätepflege. Darunter sind Instandhaltungsarbeiten zu verstehen, zu deren Ausführung keine besondere technische Ausbildung benötigt wird. Die obligatorische Unterweisung der ausführenden Personen in die sachgerechte Durchführung dieser Arbeiten bleibt davon unberührt. Die Gerätepflege beinhaltet z.B. Reinigung, Desinfektion und Sterilisation von Geräten bzw. Geräteteilen, ferner die Wiederaufrüstung eines Gerätes nach einem Einsatz.

Diese Arbeiten können dezentral, d.h. von den Mitarbeitern des jeweiligen Funktionsbereiches, oder zentral von einem Gerätepflegezentrum übernommen werden [1]. Der dezentrale Lösungsansatz hat den Vorteil, daß mit der Durchführung der einzelnen Pflegearbeiten bei den Mitarbeitern einer Abteilung das Verständnis für den Aufbau und die Funktionsweise eines Gerätes gefördert wird.

Gerätewartung. Darunter sind Instandhaltungsarbeiten zu verstehen, zu deren Ausführung die betreffenden Personen eine technische Ausbildung benötigen. Dazu zählen z.B. die Eichung eines Meßgerätes, ein routinemäßig vorgeschriebener Austausch von Geräteteilen sowie vor allem die in der Bauartzulassung vorgeschriebenen sicherheitstechnischen Funktionskontrollen.

Zur Gewährleistung der Gerätewartung wird zwischen dem Hersteller und dem Betreiber eines Gerätes ein Wartungsvertrag abgeschlossen, der Bestandteil des Kaufvertrages ist und in dem die Perioden und der Umfang von Wartungsarbeiten vereinbart werden. Größere Kliniken unterhalten zusätzlich ein biomedizinisches Gerätezentrum (Biomed), in dem bestimmte Wartungsarbeiten von qualifizierten Technikern durchgeführt werden können. In diesem Fall sind die Kompetenzbereiche zwischen der Biomed als Organ des Betreibers und dem Hersteller des Gerätes klar abzugrenzen.

Geräteinstandsetzung. Darunter ist die Reparatur bzw. der Austausch von defekten Geräteteilen zu verstehen. Die Instandhaltung eines medizinisch-technischen Gerätes darf ebenfalls nur von qualifizierten Technikern durchgeführt werden. In der Regel wird die Instandsetzung eines Gerätes ebenfalls vom Hersteller übernommen. Mit kleineren Reparaturen kann jedoch auch die Biomed beauftragt werden, wobei dann wiederum die Kompetenzbereiche zu definieren sind.

Klinischer Standard des Monitorings in der Anästhesie und Intensivmedizin

In sog. „Standards", beispielsweise den „ASA" - oder den „Harvard-Standards" sowie den Empfehlungen der DGAI und der DIVI werden Art und Ausmaß der perioperativen Patientenüberwachung empfohlen mit dem Ziel, die Sicherheit des Patienten zu erhöhen und die perioperative Morbidität und Mortalität zu senken [3, 8, 9, 11, 13]. Eine einheitliche Auffassung über die Art und das Ausmaß dieses Monitorings gibt es jedoch bis heute nicht. Dies ist vor allem darin begründet, daß ein Zusammenhang zwischen einer Erweiterung des Monitorings und der Verminderung der perioperativen Mortalität bisher nicht nachgewiesen werden konnte [17]. Die Durchführung von Studien zur Untersuchung solcher Zusammenhänge wäre aus methodischen und ethischen Gründen äußerst problematisch.

Klinischer Standard des Monitorings in der Anästhesie

Die DGAI unterscheidet in ihren Empfehlungen zwischen einem „essentiellen" Monitoring, dessen Standard nicht unterschritten werden sollte, einem „empfohlenen" Monitoring, das den Anästhesisten bei der Erfüllung seiner Aufgaben unterstützt, und einem „additiven" Monitoring, das - je nach Krankengut und Aufgabenstellung - bei gezieltem Einsatz eine zusätzliche Qualitätsverbesserung bedeuten kann. Ferner wird unterschieden zwischen einem Monitoring, das am Anästhesiearbeitsplatz unmittelbar benötigt wird, und einem Monitoring, das lediglich (z.B. im OP-Trakt) verfügbar sein soll. Unter diesen Kategorien wird die Art und das Ausmaß des Monitorings jeweils für verschiedene OP- bzw. Anästhesiebereiche genannt [8]. Die DGAI-Empfehlungen im einzelnen sind den Tabellen 1-7 zu entnehmen. Nachfolgend werden die „Harvard-Standards" bzw. die „ASA-Standards" [3, 11, 13] wiedergegeben.

„Harvard-Standards" des Anästhesiemonitorings (nach [11,13]):

Grundüberwachung
- Blutdruck (noninvasiv) und Herzfrequenz alle 5 min
- EKG kontinuierlich

Tabelle 1. Monitorausstattung eines „nichtoperativen Arbeitsplatzes" (Diagnostik, Geburtshilfe u.a.) (DGAI-Empfehlungen) [8]

	am Arbeitsplatz vorhanden	verfügbar
Essentiell		
Narkosegerät incl. Monitoring (MedGV, DIN-Norm)	+	
EKG-Monitor	+	
Blutdruck, noninvasiv	+	
EKG-Registrierung (1-Kanal)		+
Temperaturmonitoring		+
Empfohlen		
Narkoserespirator incl. Monitoring	+	
Pulsoxymetrie	+	
Kapnometrie	+	

Tabelle 2. Monitorausstattung eines Arbeitsplatzes in der „allgemeinen operativen Medizin" (DGAI-Empfehlungen) [8]

	am Arbeitsplatz vorhanden	verfügbar
Essentiell		
Narkosegerät incl. Monitoring (MedGV, DIN-Norm)	+	
EKG-Monitor	+	
Blutdruck, noninvasiv	+	
EKG-Registrierung (1-Kanal)		+
Temperaturmonitoring		+
Empfohlen		
Narkoserespirator		+
ZVD-Messung		+
EKG-Registrierung (3-Kanal)		+
Pulsoxymetrie		
Kapnometrie		
Relaxometrie		+
Additiv je nach Krankengut		
Arterielle Druckmessung, invasiv		+

Tabelle 3. Monitorausstattung eines „Kinderanästhesiearbeitsplatzes" ohne Kardioanästhesie (DGAI-Empfehlungen) [8]

	am Arbeitsplatz vorhanden	verfügbar
Essentiell		
Narkosegerät incl. Monitoring (MedGV, DIN-Norm)	+	
EKG-Monitor	+	
Blutdruck, noninvasiv	+	
Ösophagusstethoskop o. ä.	+	
Temperaturmonitoring	+	
Wärmematte mit Überwachung		+
EKG-Registrierung (1-Kanal)		+
Empfohlen		
Narkoserespirator incl. Monitoring	+	
ZVD-Messung		+
EKG-Registrierung (3-Kanal)		+
Pulsoxymetrie	+	
Kapnometrie	+	
Additiv je nach Krankengut		
Arterielle Druckmessung, invasiv		+

Tabelle 4. Monitorausstattung eines Arbeitsplatzes „Thorax- und Gefäßchirugie" ohne Kardioanästhesie (DGAI-Empfehlungen) [8]

	am Arbeitsplatz vorhanden	verfügbar
Essentiell		
Narkosegerät incl. Monitoring (MedGV, DIN-Norm)	+	
Narkoserespirator incl. Monitoring	+	
EKG-Monitor	+	
Blutdruck, noninvasiv	+	
ZVD-Monitoring		+
Kapnometrie		+
Temperaturmonitoring		+
EKG-Registrierung (1-Kanal)	+	
Arterielle Druckmessung, invasiv		+
Empfohlen		
Pulsoxymetrie	+	
EKG-Registrierung (3-Kanal)		+
Additiv je nach Krankengut		
Pulmonaliskatheter		+
EEG-monitoring		+

Tabelle 5. Monitorausstattung eines Arbeitsplatzes in der „Kardioanästhesie" (DGAI-Empfehlungen) [8]

	am Arbeitsplatz vorhanden	verfügbar
Essentiell		
Narkosegerät incl. Monitoring (MedGV, DIN-Norm)	+	
Narkoserespirator incl. Monitoring	+	
EKG-Monitor	+	
Blutdruck, noninvaisv	+	
Arterielle Druckmessung, invasiv	+	
ZDV-Monitoring	+	
Kapnometrie	+	
Temperaturmonitoring (2 ×)	+	
EKG-Registrierung (Mehrkanal)	+	
EEG-Monitoring		+
Empfohlen		
Pulsoxymetrie	+	
Pulmonaliskatheter		+

Tabelle 6. Monitorausstattung eines Arbeitsplatzes in der „Neurochirurgie" (DGAI-Empfehlungen) [8]

	am Arbeitsplatz vorhanden	verfügbar
Essentiell		
Narkosegerät incl. Monitoring (MedGV, DIN-Norm)	+	
Narkoserespirator incl. Monitoring	+	
EKG-Monitor	+	
Blutdruck, noninvasiv	+	
Arterielle Druckmessung, invasiv		+
ZVD-Monitoring		+
Kapnometrie	+	
Temperaturmonitoring		+
EKG-Registrierung (1-Kanal)	+	
Dopplersonographie		+
Empfohlen		
Pulsoxymetrie	+	
ICP-Monitoring		+

Tabelle 7. Monitorausstattung eines Arbeitsplatzes in der „ambulanten Anästhesie" (DGAI-Empfehlungen) [8]

	am Arbeitsplatz vorhanden	verfügbar
Essentiell		
Narkosegerät incl. Monitoring (MedGV, DIN-Norm)	+	
EKG-Monitor	+	
Blutdruck, noninvasiv	+	
Temperaturmonitoring		+
EKG-Registrierung (1-Kanal)	+	
Empfohlen		
Narkoserespirator incl. Monitoring (MedGV, DIN-Norm)	+	
Pulsoxymetrie	+	

Respiratorische Parameter, von denen einer kontinuierlich überwacht wird
- Palpation/Observation des Beatmungsbeutels
- Auskultation der Atemgeräusche
- Kapnometrie (wird deutlich bevorzugt)

Zirkulatorische Parameter, von denen einer kontinuierlich überwacht wird
- Palpation des peripheren Pulses
- Auskultation des Herzens
- invasive arterielle Blutdruckmessung
- Überwachung des peripheren Blutstromes mittels der Ultraschall-Doppler-Methode
- Pulsplethysmographie und Pulsoxymetrie

Weitere Überwachungsmaßnahmen
- Dekonnektionsalarm
- Messung der O_2-Konzentration
- Überwachung der Körpertemperatur

„ASA-Standards" des Anästhesiemonitorings (nach [3, 13])

Oxygenation
- Messung der O_2-Konzentration
- Beobachtung der Farbe des Patienten
- Pulsoxymetrie

Ventilation
- Qualitative Zeichen: Thoraxexkursion, Exkursion des Beatmungsbeutels, Auskultation der Lunge
- Kapnometrie
- Dekonnektionsalarm

Zirkulation
- EKG
- Blutdruck (noninvasiv) und Herzfrequenz alle 5 min
- Während Allgemeinnarkosen zusätzlich: Palpation eines peripheren Pulses oder Auskultation des Herzens oder Dopplersonographie oder Pulsplethysmographie bzw. Pulsoxymetrie

Körpertemperatur
- Kontinuierliche Messung

Für die Auswahl des Monitorings in der Anästhesie ist die Einteilung des Anästhesierisikos in 2 Kategorien hilfreich [20]:
- *Das anästhesiebedingte Risiko.* Diese Risikokategorie beinhaltet Gefahrenmomente, die durch die Anästhesie selbst bedingt sind, z. B. mangelhafte Ventilation infolge einer Leckage im Beatmungssystem, Überdosierung volatiler Narkotika u.a. Das zur Vermeidung der daraus resultierenden Zwischenfälle geeignete Monitoring wird als „Sicherheitsmonitoring" bezeichnet.
- *Das patienten- und operationsbedingte Risiko.* Diese Kategorie umfaßt jene Risiken, die sich aus den Vor- und Begleiterkrankungen des Patienten bzw. aus den Besonderheiten des operativen Eingriffs resultieren. Beispiel: extremer Blutdruckanstieg und Blutdruckabfall bei der Adrenalektomie eines Patienten mit einem Phäochromozytom. Unter „*Patientenmonitoring*" werden jene Überwachungsmittel zusammengefaßt, die der Vermeidung dieser Art von Zwischenfällen dienen.

Das „Sicherheitsmonitoring"

Nach Cooper sind für kritische Zwischenfälle in der Anästhesie folgende Hauptursachen zu nennen [7]:
- Dekonnektion des Beatmungsgerätes,
- Verwechslung von Spritzen
- technische Fehler der Beatmungsüberwachung,
- fehlende Gaszufuhr,
- Fehler bei der Bedienung des Vapors,
- Ampullenverwechslung,
- Medikamentenüberdosierung,
- Leck im Beatmungssystem,
- unbeabsichtigte Extubation,
- Fehlintubation.

Folgende Überwachungseinrichtungen sind für die frühzeitige Erkennung solcher Fehler geeignet und somit Bestandteile des „Sicherheitsmonitoring":
- Atemwegsdruckmessung mit Stenose- und Dekonnektionsalarm,
- Messung des exspiratorischen Atemminuten- oder Atemzugvolumens und der Atemfrequenz,
- O_2-Ausfallalarm mit automatischer Lachgassperre,

- Messung der inspiratorischen O_2-Konzentration,
- Messung der Narkosegaskonzentration,
- Pulsoxymetrie,
- Kapnometrie
- Relaxometrie.

Das „Patientenmonitoring"

Die nachfolgenden Erläuterungen zum „Patientenmonitoring" befassen sich im wesentlichen mit dem Monitoring entsprechend den DGAI-Empfehlungen (Tabellen 1–7).

Allgemein wird zwischen einem kardiozirkulatorischen und einem respiratorischen Monitoring unterschieden.

Zum *kardiozirkulatorischen Monitoring* zählen:

- *Das EKG* mit der 3-Pol-Ableitung als Grundlage des intraoperativen kardialen Monitoring, als 5-Pol-Ableitung mit simultaner Darstellung der Ableitungen II und V 5 (modifiziert), zusammen mit einem Modul für die ST-Strecken-Analyse bei kardialen Risikopatienten.
- *Die arterielle Blutdruckmessung* üblicherweise noninvasiv nach Riva-Rocci, z. T. automatisch nach dem oszillometrischen Prinzip. Die ist zusammen mit dem 3-Pol-EKG unverzichtbarer Bestandteil des kardiozirkulatorischen Monitorings jeder Regional- und Allgemeinanästhesie.
- *Die invasive Blutdruckmessung*
  - bei Eingriffen mit großen Volumenverlusten,
  - bei Notfallpatienten im oder nach Schock,
  - bei allen Kraniotomien, Thorakotomien und großen Oberbaucheingriffen,
  - zur kontrollierten Hypotension,
  - bei Eingriffen, die zu großen Blutdruckschwankungen führen können (z. B. Phäochromozytom),
  - bei Patienten mit manifesten pulmonalen oder kardialen Vorerkrankungen, insbesondere mit koronarer Herzerkrankung.

- *Der zentrale Venenkatheter (ZVK) und der pulmonalarterielle Katheter (PA-Katheter)* sind invasive Überwachungsmittel. Die Komplikationsrate beim Einführen des PA-Katheters wird insgesamt mit 14,9 %, die der schweren Komplikationen mit 3,5 % angegeben [12].
- *Der Blasenkatheter* oder *suprapubische Katheter* erlauben die Überwachung der Urinausscheidung pro Zeit.
- *Das EEG* ermöglicht die Überwachung der Hirndurchblutung und wird in der Herzchirurgie sowie in der Neurogefäßchirurgie empfohlen.
- *Das ICP-Monitoring (intrakranielle Druckmessung)* dient der Überwachung des Hirndrucks und wird unter bestimmten Voraussetzungen in der Neurochirurgie empfohlen.
- *Die Dopplersonographie über der Trikuspidalebene* dient der Erkennung einer Luftembolie und kommt in der Neurochirurgie bei Operationen in sitzender Position zur Anwendung.

Zum *kardiozirkulatorischen* und *respiratorischen Monitoring* zählen:

- *Das präkordiale oder Ösophagusstethoskop* ist bei allen Säuglings- und Kindernarkosen zu empfehlen.
- *Die Kapnometrie und die Pulsoxymetrie* sind Bestandteile des kardiozirkulatorischen und respiratorischen „Sicherheits-" und „Patientenmonitoring". Die Bedeutung dieser Überwachungsmittel, die zusätzlich zu der aus dem EKG und der Blutdruckmessung bestehender Grundüberwachung eingesetzt werden, wird zunehmend als wichtig eingeschätzt. So untersuchten Block [5] und Whitcher et al. [19] den Nutzen verschiedener Überwachungsmittel im Hinblick auf die frühzeitige Erkennung der nachfolgenden Zwischenfälle: ösophageale Intubation, Dekonnektion, Hypoxie anderer Ursache, Hypotension, Überdosierung volatiler oder i.v.-Anästhetika, Relaxanzienüberhang, Arrhythmien, inadäquates Herzzeitvolumen, Luftembolie, Pneumothorax, Hypo- und Hyperthermie, Störungen im Säure-Basen-Haushalt u.a.m. [5, 13, 19]. In Tabelle 8 ist dargestellt, welchen Wert die 4 Überwachungsmittel EKG (3-Pol), Blutdruckmessung (nicht-invasiv), Kapnometrie und Pulsoxymetrie für die Erkennung der genannten Zwischenfälle haben. Dabei bedeuten 3 Punkte einen hohen, 2 Punkte einen mittleren, 1 Punkt einen niedrigen und 0 Punkte keinen Wert im Hinblick auf die Erkennung der angegebenen Zwischenfälle und Störungen. Wie aus Tabelle 8 ersichtlich ist, erreicht das EKG eine Gesamtpunktzahl von 7, die Blutdruckmessung 11, die Kapnometrie 20 und die Pulsoxymetrie 19 Punkte.
- *Die Überwachung der Körpertemperatur.* Die Temperatursonde als Mittel zur Überwachung der Körpertemperatur ist in die Kategorien kardiozirkulatorisches bzw. respiratorisches Monitoring nicht einzuordnen. Sie wird vor allem bei Säuglings- und Kindernarkosen empfohlen.

Tabelle 8. Wertigkeit von EKG, Blutdruckmessung, Kapnometrie und Pulsoxymetrie für die Erkennung nachfolgender Zwischenfälle. (Modifiziert nach [5, 13, 19])

	EKG	Blutdruck	Kapnometrie	Pulsoxymetrie
Ösophagusintubation	0	0	3	2
Dekonnektion	0	0	3	1
Hypoxie allgemein	1	0	0	3
Hypotension	0	3	2	2
i.v.-Anästhesieüberdosierung	0	2	1	1
Volatile Anästhesieüberdosierung	1	2	0	1
Relaxanzienüberhang	0	0	1	0
Arrhythmien	3	0	0	1
Inadäquates HZV	0	2	2	3
Luftembolie	0	1	2	2
Pneumothorax	0	1	1	2
Hypo-/Hyperthermie	2	0	3	1
Azidose/Alkalose	0	0	2	0
Summe:	7	11	20	19

Erläuterung: *3* = hoher Wert, *2* = mittlerer Wert, *1* = niedriger Wert, *0* = ohne Wert

Klinischer Standard des Monitorings in der Intensivmedizin

In ihren Empfehlungen „Zur baulichen Gestaltung und Einrichtung von Intensivbehandlungseinheiten" vom 18.04. 1989 stellt die DIVI allgemein fest: „Zweck der Einrichtung zentraler Intensivbehandlungseinheiten ist der bestmögliche Einsatz speziell ausgebildeten und verfügbaren Personals sowie der vorhandenen therapeutischen Mittel in einer dafür baulich und apparativ speziell eingerichteten Einheit." Bezüglich der Monitorausstattung solcher Einheiten werden folgende Empfehlungen gegeben [9]:

- Beatmungsgeräte mit Anfeuchtern,
- Überwachungsgeräte für Sauerstoff mit Alarmgebung,
- Narkosegeräte,
- Monitore für EKG, Atmung, Blutdruck, Temperatur und HZV,
- Geräte zur Kapnometrie und Pulsoxymetrie,
- EKG-Geräte (6-Kanal),
- EEG-Gerät (12-Kanal).

Eine Intensivbehandlungseinheit sollte ferner über geeignete Alarmanlagen für die Medienversorgung und für das Geräteversagen verfügen. Weiterhin sollte in einer Intensiveinheit ein Behandlungsraum für Noteingriffe vorhanden sein, der mit einem Narkosegerät und Monitoring (nicht näher bezeichnet) ausgerüstet sein sollte.

Zusammenfassend läßt sich sagen, daß zur Frage nach der Art und dem Ausmaß des Monitorings in der Anästhesie und Intensivmedizin kaum einheitliche Auffassungen existieren. Allgemein wird akzeptiert, daß das 3-Pol-EKG und die nichtinvasive Blutdruckmessung die Basisüberwachung jeder Allgemein- und Regionalanästhesie bilden. Die Bedeutung der Kapnometrie und der Pulsoxymetrie als zusätzliche Überwachungsmaßnahmen wird zunehmend als wichtig eingestuft. Ein hohes Maß an Akzeptanz erzielt jedoch die Feststellung, daß Monitoring per se keine Sicherheit bietet. Der wichtigste Monitor für die Patientensicherheit ist der gut ausgebildete und erfahrene Anästhesist, der durch den Einsatz der Technologie lediglich unterstützt, aber nicht ersetzt werden kann.

Literatur

1. Ahnefeld FW, Bock KH, Dick W, Kilian J, Karrer A (1976) Das Anästhesie-Geräte-Pflegezentrum – eine Voraussetzung zur methodischen Geräteaufbereitung in der Anästhesie und Intensivmedizin. Anaesthesist 25:294–302
2. Ahnefeld FW, Kilian J, Friesdorf W (1981) Sicherheit und Instandhaltung medizinisch-technischer Geräte. Anästh Intensivmed 10:291–302
3. American Society of Anesthesiologists (1987) Standards for basic intraoperative monitoring. Anesthesia Patient Safety Foundation Newsletter 2:3
4. Bay J, Gilly H, Wallroth CF (1993) Wie lassen sich kommende europäische Medizingerätenormen umsetzen? Anästh Intensivmed 34:19–22
5. Block FE (1988) A proposed standard for monitoring equipment: What equipment should be included? J Clin Monit 4:1–4

6. Cooper JB, Newbower RS, Long CD, Mc Peek B (1978) Preventable anesthesia mishaps: a study of human factors. Anesthesiology 49:399–406
7. Cooper JB, Newbower RS, Kitz RJ (1984) An analysis of major errors and equipment failures in anesthesia management: considerations for prevention and detection. Anesthesiology 60:34–42
8. Deutsche Gesellschaft für Anästhesiologie und Intensivmedizin, Berufsverband Deutscher Anästhesisten (1989) Qualitätssicherung in der Anästhesiologie. Richtlinien der Deutschen Gesellschaft für Anästhesiologie und Intensivmedizin und des Berufsverbandes Deutscher Anästhesisten. Anästh Intensivmed 30:307–314
9. Deutsche Interdisziplinäre Vereinigung für Intensiv- und Notfallmedizin (1991) Stellungnahmen, Empfehlungen zu Problemen der Intensiv- und Notfallmedizin. Köln, S 81–87
10. Deutsches Institut für Normung e.V. (1992) DIN EN 740, medizinische elektrische Geräte. Beuth, Berlin, S 52–63
11. Eichhorn JH, Cooper JB, Cullen DJ, Maier WR, Philip JH, Seemann RG (1986) Standards of patient monitoring during anesthesia at Harvard Medical School. JAMA 256:1017–1020
12. Keefer JB, Barash PG (1985) Pulmonary artery catheterization. In: Blitt CD (ed) Monitoring in anesthesia and critical care medicine. Churchill Livingstone, New York Edingburgh London Melbourne, pp 177–228
13. Lake CL (1993) American monitoring: standards and state of the art. Infusionsther Transfusionsmed 20:104–110
14. N.N. (1977) ISO 32: Gas cylinders for medical use marking for identification of content, 1st edn, pp 5–15
15. N.N. (1985) Verordnung über die Sicherheit medizinisch-technischer Geräte. Bibliomed, Melsungen
16. N.N. (1985) Verordnung über die Sicherheit medizinisch-technischer Geräte. (Medizingeräte-Verordnung – MedGV). Bundesgesetzblatt Teil I, Nr. 2
17. Orkin FK (1989) Practice standards: The Midas touch or the emperor's new clothes? Anesthesiology 70:567–571
18. Weißauer W (1986) Die Medizingeräteverordnung. Anästh Intensivmed 27:129–136
19. Whitcher C, Ream AK, Parsons D (1988) Anesthetic mishaps and the costs of monitoring : a proposed standards for monitoring equipment. J Clin Monit 4:5–15
20. Zickmann B, Knothe C, Boldt J, Hempelmann G (1992) Risikominderung in der Anästhesie – Einfluß des Monitorings. Anästh Intensivmed 33:132–136

1.6 Standards, Richtlinien, Empfehlungen

T. Pasch

Begriffsbestimmungen

Die ersten Vorschriften über den Umfang des im Operationssaal verfügbaren Monitorings wurden 1980 vom Gesundheitsministerium der Niederlande erlassen. Seitdem sind von verschiedenen Institutionen Regelungen über die Verfügbarkeit und den Einsatz von Überwachungsverfahren erarbeitet und publiziert worden, womit das Ziel verfolgt wird, durch Standardisierung der Vorgehensweisen in der Praxis die Sicherheit, Effektivität und Effizienz der anästhesiologischen und intensivmedizinischen Patientenversorgung zu verbessern (zu diesen Begriffen vgl. Kap. 1.7). Die inzwischen zahlreichen Regelungen über das Monitoring firmieren unter sehr verschiedenen Bezeichnungen, in denen die unterschiedlichen Grade des Verpflichtungscharakters zum Ausdruck kommen sollen. Am gebräuchlichsten sind die Bezeichnungen: Standards, Richtlinien und Empfehlungen.

Aus dem allgemeinen Sprachgebrauch geht der Unterschied zwischen Standards und Richtlinien nicht klar hervor. Beide Ausdrücke beschreiben nach der Theorie der klinischen Entscheidungsfindung („clinical decision making") sog. „practice policies" oder „practice parameters". In Abhängigkeit von der angestrebten Flexibilität der Regelungen unterscheidet Eddy [11] 3 Stufen von „practice policies", nämlich Standards, Richtlinien („guidelines") und Optionen. Diese werden von ihm folgendermaßen definiert:

- *Standards* sind für eine strikte Anwendung gedacht. Sie müssen in praktisch allen Fällen befolgt werden. Ausnahmen sind selten und schwer zu rechtfertigen. Andere Bezeichnungen für Standards sind „Regeln", „strikte" Indikationen oder Kontraindikationen „strikte Kriterien" und „klar" geeignete oder ungeeignete Vorgehensweisen.
- *Richtlinien* sind in der Intention flexibler. Sie *sollten* in den meisten Fällen befolgt werden. Sie berücksichtigen jedoch, daß in Abhängigkeit vom Patienten, den Umständen und anderen Faktoren Richtlinien auf individuelle Bedürfnisse zugeschnitten werden *können* und *sollten*. Abweichungen von Richtlinien werden recht häufig sein und können durch Unterschiede in individuellen Umständen begründet werden. Andere Bezeichnungen für Richtlinien sind „relative" Indikationen und Kontraindikationen, „relative Kriterien", „allgemein" geeignete oder ungeeignete Vorgehensweisen und Pharmaka und „Vorgehen der Wahl".
- *Optionen* sind hinsichtlich der Empfehlung für den Einsatz einer Intervention neutral. Sie halten nur fest, daß verschiedene Interventionen verfügbar sind und verschiedene Leute eine unterschiedliche Wahl treffen. Optionen belassen den Praktikern die Auswahl jedweden Ablaufs.

Daß die Monitoringverfahren als Optionen kategorisiert wird, impliziert nicht per se eine Minderung seines prinzipiellen Wertes. Als Beispiel sei der Pulmonalarterienkatheter aufgeführt. Obwohl sein Wert für die hämodynamische Überwachung unbestreitbar ist, werden seine Nutzen-Risiko-Relation, Indikationen und Kosten weiterhin diskutiert. Auch Vorschläge („suggestions") haben für den Anwender optionalen Charakter [12].

Zusätzlich zu den genannten Kategorien ist noch eine weitere, in existierenden Regelungen häufig verwendete Kategorie zu definieren, nämlich *Empfehlungen* („recommendations"). Diese sind im Verpflichtungscharakter zwischen Richtlinien und Optionen anzusiedeln und können in Anlehnung an die „Recommendations for Standards of Monitoring of the Association of Anaesthetists of Great Britain and Ireland" von 1989 folgendermaßen definiert werden:

- *Empfehlungen* sind weniger strikt als Standards und sogar Richtlinien. Sie zeigen an, daß die Vorgehensweise als geeignet, zufriedenstellend und nützlich vorgeschlagen oder eindringlich nahegelegt wird. Obwohl Empfehlungen den Praktiker nicht binden, wird ihre Übernahme als Förderung einer hochqualifizierten Patientenversorgung angesehen.

Die American Society of Anesthesiologists (ASA) benutzt folgende Definitionen [3]:

- *Standards* are rules; e.g., minimum requirements for sound practice. They are generally accepted principles for patient management.
- *Guidelines* are rcommendations for patient management that may identify a particular management strategy or a range of management strategies.

Leitlinien sind unscharf definiert. Ihr Verpflichtungscharakter läßt sich zwischen den von Richtlinien und von Empfehlungen einordnen. Eine sehr eingehende Übersicht über die Problematik von Standards und Richtlinien stammt von Shomaker [28].

Anweisungen bzw. Vorschläge für Ausrüstungen oder Vorgehensweisen können in Regelungen mit einem unterschiedlichen Verpflichtungscharakter enthalten sein, etwa durch die Verwendung entsprechender Hilfsverben oder Adjektive. „Muß" bringt einen stärkeren Zwang zum Ausdruck als „soll". Statt letzterem wird auch „sollte" benutzt, was die Aussage noch weniger zwingend erscheinen läßt und Konditionalcharakter hat. Zur Bezeichnung des Grades der Notwendigkeit des Einsatzes einzelner Monitoringverfahren sind u. a. folgenden Adjektive in Gebrauch, geordnet in der Reihenfolge ihrer verpflichtenden Natur:

- unverzichtbar („indispensible"),
- obligatorisch, verpflichtend („mandatory"),
- notwendig, essentiell („essential"),
- ermutigt („encouraged"),
- empfohlen („recommended"),
- verfügbar („available"),
- zusätzlich, additiv („additional").

Diese Klassifikation beruht nicht auf strengen wissenschaftlichen Kriterien oder gar empirischen Daten. Der Gebrauch solcher Ausdrücke entwickelt sich aus den gängigen Vorgehensweisen der Gesamtheit der Anästhesiologen bzw. Intensivmediziner [17]. „Unverzichtbar", „obligatorisch" und „notwendig" drücken eine Verpflichtung oder ein zwingendes Erfordernis durch Gesetze, Verordnungen usw. aus. „Ermutigt" und „empfohlen" werden oft zur Charakterisierung eines Verfahrens benutzt, dessen Einsatz im Prinzip notwendig ist, aber aus medikolegalen oder finanziellen Gründen nicht unter allen Umständen als obligatorisch eingestuft wird. „Empfohlen" beinhaltet noch weniger Verpflichtung, wie oben schon definiert. Definitionen hierzu finden sich auch in Anhang I und II (S. 136 u. 138).

Zum Verständnis vieler Regelungen ist es zweckmäßig, zwischen dem Minimal- oder Basismonitoring, dem erweiterten oder Zusatzmonitoring und dem spezialisierten Monitoring zu unterscheiden. Zum *Minimalmonitoring*, das auch als *Basismonitoring* bezeichnet wird, gehören die Verfahren zur Überwachung des Patienten und der Ausrüstung und zur Durchführung von Messungen während der Anästhesie für Routineoperationen bei gesunden Patienten [17]. Auch die Ausdrücke *Zusatzmonitoring* und *erweitertes Monitoring* meinen das gleiche. Sie bezeichnen die Verfahren, die zusätzlich zum Minimalmonitoring oder anstelle desselben eingesetzt werden, wenn der Zustand des Patienten, der operative Eingriff oder spezielle Maßnahmen des Anästhesisten dies erfordern. Davon kann das *spezialisierte Monitoring* abgegrenzt werden. Hierzu rechnen die Methoden, die durch Besonderheiten eines operativen Eingriffs notwendig werden. Ein einfaches Beispiel ist der präkordiale Doppler zur Erfassung von Luftembolien bei Operationen in sitzender Position.

Systematik

Regelungen über das Monitoring sind von verschiedenen Institutionen verabschiedet worden. Zu nennen sind: Verordnungen staatlicher Stellen oder überstaatlicher Einrichtungen wie z. B. der Kommission der Europäischen Union; Standards und Normen offizieller oder offiziöser Gremien wie der nationalen und internationalen Normenvereinigungen; Standards, Richtlinien oder Weisungen in Krankenhäusern oder Abteilungen. Da all das hier nicht umfassend und systematisch beschrieben werden kann, ist die folgende Darstellung auf die wichtigsten im deutschen Sprachraum, in den USA oder international geltenden Regelungen beschränkt.

Grundsätzlich können Regelungen festlegen, was zur Überwachung an einem operativen oder intensivmedizinischen Arbeitsplatz an *Ausstattung* vorhanden sein muß, oder sie machen Angaben zu den *physiologischen Parametern*, die überwacht werden sollen. Die erste Vorschrift über das Monitoring wurde 1980 vom Gesundheitsministerium der Niederlande erlassen [34] und gibt an, was an jedem Anästhesiearbeitsplatz an Monitoringgeräten und was in einer Operationsabteilung an weiterer Ausrüstung *verfügbar* sein muß. Sie ist also der ersten Kategorie zuzurechnen.

Ebenso machen die Deutsche Gesellschaft für Anästhesiologie und Intensivmedizin (DGAI) und der Berufsverband Deutscher Anästhesisten (BDA) in ihren Richtlinien zur Qualitätssicherung [8, 27] im Abschnitt über die Strukturqualität detaillierte Angaben zur apparativen Ausstattung verschiedener Arten von Anästhesiearbeitsplätzen (s. unten). Auch die der europäischen Norm EN 740 entsprechende DIN-Norm über Anforderungen an Anästhesiearbeitsplätze enthält Regelungen über die Ausstattung mit Überwachungsgeräten [9]. Im Bereich der Intensivmedizin finden sich praktisch ausschließlich Richtlinien über die gerätemäßige Ausrüstung (s. unten).

Den anderen Weg sind ab 1986 verschiedene nationale Fachgesellschaften für Anästhesiologie gegangen, zuerst die SGAR, die Schweizerische Gesellschaft für Anästhesiologie und Reanimation (s. Anhang I, S. 136) und unmittelbar danach, aufbauend auf den seit 1985 geltenden Standards der Harvard Medival School [13], die ASA [4]. Sie haben Richtlinien bzw. Standards darüber verabschiedet, welche Parameter bei jeder Anästhesie zu überwachen bzw. welche *Überwachungsverfahren* einzusetzen sind. Ähnlich sind die Empfehlungen der Österreichischen Gesellschaft für Anästhesiologie, Reanimation und Intensivtherapie (ÖGARI) konzipiert (s. Anhang II, S. 138).

Inzwischen beziehen viele Regelungen beide Arten von Richtlinien oder Empfehlungen ein. Beispielsweise enthalten die Standards der französischen Anästhesiologen von 1989 sowohl Angaben zur Überwachung von Patient und Anästhesiegerät als auch zur Monitoringausstattung am Arbeitsplatz. Das gleiche trifft für die 1992 von der World Federation of Societies of Anaesthesiologists (WFSA) verabschiedeten internationalen Standards für die Sicherheit in der Anästhesie zu [33].

Basismonitoring während der Anästhesie

Wie erwähnt, wurden die ersten Vorschriften über das Basismonitoring 1985 an den 9 Lehrkrankenhäusern der Harvard Medical School eingeführt [13]. Sie sind nach einem Schema aufgebaut, dessen Prinzip dann immer wieder übernommen worden ist. Unabdingbar ist die ständige Anwesenheit eines Anästhesisten beim Patienten. Zur apparativen Überwachung gehört neben Blutdruck, Herzfrequenz und Elektrokardiogramm eine kontinuierliche Überwachung von Ventilation und Zirkulation, O_2-Analysator, Diskonnektionsüberwachung und die Möglichkeit der Temperaturmessung. Die im Oktober 1986 von der ASA verabschiedeten „Standards for basic intra-operative monitoring" sind aus den Harvard-Standards entwickelt worden. Im Jahre 1993 hat die ASA diese Standards letztmalig überarbeitet. Demnach soll die Pulsoxymetrie benutzt werden, der Gebrauch der Kapnometrie wird grundsätzlich, bei endotrachealem Tubus sogar eindringlich nahegelegt, und zur Verifikation der Tubuslage muß CO_2 im Exspirationsgas nachgewiesen werden [4].

Bereits 2 Monate vor der ASA sind in der Schweiz erstmalig in einem deutschsprachigen Land von der SGAR *Richtlinien* für minimales apparatives Monitoring vorgegeben worden. 1993 sind diese einer grundsätzlichen Revision unterzogen worden. Inhaltlich gleichen sie wie die 1992 verabschiedeten und 1993 publizierten *Empfehlungen der ÖGARI* zur Überwachung des Patienten in Narkose [23] stark den ASA-Standards. Sowohl die schweizerischen als auch die österreichischen Regelungen enthalten Angaben zur apparativen Überwachung der Oxygenierung, Ventilation und Zirkulation und fordern die Verfügbarkeit einer Temperatur- und Relaxationsmessung (Anhang I und II).

In Deutschland bestehen keine Vorschriften oder Empfehlungen zum Basismonitoring, sondern es gibt die schon genannten *Richtlinien* von DGAI und BDA *über die Qualitätssicherung* in der Anästhesiologie, wo im Abschnitt über die räumlich-apparative Ausstattung Angaben gemacht werden, was am Standard- und am erweiterten Anästhesiearbeitsplatz vorhanden sein muß [8, 27]. Dabei werden 2 Kategorien der Verpflichtung unterschieden: essentiell und empfohlen.

Ähnliche Richtlinien oder Empfehlungen existieren heute in fast allen Ländern der ersten und zweiten Welt, so beispielsweise in Großbritannien, Frankreich, Italien, Belgien, den nordeuropäischen Ländern, Kanada und Australien [12]. Darüber hinaus hat eine „International Task Force on Anaesthesia Safety“ *internationale Standards* für die sichere Praxis der Anästhesie entwickelt, die im Juni 1992 von der WFSA offiziell gutgeheißen und 1993 publiziert worden sind [33]. Sie sind als weltweit gültige Empfehlungen für Anästhesisten, Berufsvertretungen, Krankenhausadministratoren und Regierungen gedacht, wobei bewußt die Einschränkung gemacht wird, daß sie notgedrungen für manche Anästhesisten gegenwärtig noch eher ein Ziel als eine Verpflichtung darstellen. Folgendes wird in diesen Standards für das Monitoring während der Anästhesie empfohlen:

- Oxygenierung (O_2-Versorgung und Oxygenierung des Patienten),
- Atemwege und Ventilation (einschl. Diskonnektionsalarm),
- Zirkulation (Herzfrequenz, -rhythmus, Gewebsperfusion, Blutdruck),
- Temperatur,
- Anästhesietiefe,
- neuromuskuläre Funktion.

Auch in der Phase nach der Anästhesie soll eine angemessene Überwachung des Zentralnervensystems, der Vitalfunktionen und des medizinischen Zustandes mit besonderer Berücksichtigung von Oxygenation, Ventilation und Zirkulation stattfinden. In einem Anhang ist aufgeführt, welche Ausrüstung vorhanden sein soll:

- Grundlegende Erfordernisse: Stethoskop, Sphygmomanometer, Lichtquelle, Thermometer.
- Zusätzliche Erfordernisse: O_2-Mangelalarm, O_2-Analysator, Oxymeter, Kapnometer, EKG.
- Optimale Erfordernisse: Monitoring der Funktion des Anästhesiegeräts, Kapnograph, Atemvolumenmonitor, Atemwegsdruckalarm, automatische Blutdruckmessung (Oszillometrie), invasive hämodynamische Drücke, peripherer Nervstimulator, Monitoring eingeatmeter Pharmaka, Diskonnektionsalarm bei maschineller Beatmung.

Ausstattung von Intensivstationen

Richtlinien oder Empfehlungen intensivmedizinischer Fachgesellschaften enthalten in erster Linie Aussagen zur Ausstattung von Intensivbehandlungsstationen mit Monitoren, ohne zu differenzieren, was beim individuellen Patienten zu überwachen ist. Das bleibt dem verantwortlichen Arzt überlassen. Die Society of Critical Care Medicine (SCCM) hat in ihren Richtlinien für die Kategorisierung von Intensivstationen den *Umfang des vorzuhaltenden Monitorings festgelegt* [32]. Dazu gehören kontinuierliches Monitoring von EKG und arteriellem Druck; Monitoring von zentralem Venendruck, Pulmonalarteriendruck, Temperatur und Herzminutenvolumen; Transportmonitor; kontinuierliche Überwachungsmöglichkeit des inspiratorischen O_2 bei allen Ventilatoren; Kapnographie; transkutaner O_2-Monitor oder Pulsoximetrie bei allen Patienten mit O_2-Zufuhr; in Häusern der entsprechenden Versorgungsstufe auch das Monitoring des intrakraniellen Drucks. Diese Standards entsprechen voll älteren Empfehlungen zur intensivmedizinischen Versorgung [30] und sind später in ähnlicher Form für spezielle intensivmedizinische Konstellationen wie mechanische Atemunterstützung bei akuter respiratorischer Insuffizienz [31] und hämodynamische Instabilität bei Sepsis [19] ausgearbeitet worden. In diesen 2 Richtlinien wird nicht nur die Ausstattung, sondern auch die Messung vitaler Parameter bezüglich Zeitpunkt und Umfang beschrieben. Entsprechende Richtlinien gibt es auch für pädiatrische Intensivstationen [2].

An dieser Stelle seien die von der SCCM zusammen mit anderen Gesellschaften erarbeitete *Richtlinie für den Transport* kritisch kranker Patienten besonders aufgeführt [18]. Hierin ist der Umfang des Monitorings sowohl während innerklinischer Transporte als auch bei Verlegungen von einem Spital in ein anderes in folgender Weise festgehalten:

- Minimaler Umfang: EKG und Pulsoxymetrie kontinuierlich; Blutdruck, Atem- und Pulsfrequenz intermittierend.
- Vorteilhaft bei ausgewählten Patienten: Kapnographie; Blutdruck, Pulmonalarteriendruck und intrakranieller Druck kontinuierlich; zentraler Venendruck, pulmonalarterieller Verschlußdruck und Herzminutenvolumen intermittierend (die beiden letzteren nur innerklinisch; bei Verlegungen der zentrale Venendruck kontinuierlich).
- Intubierte Patienten mit maschineller Beatmung: Atemwegsdruck; bei Einsatz von Transportventilatoren auch Diskonnektions- und Stenosealarm.

Auch für die Intensivmedizin sind internationale Sicherheitsstandards [1] und europäische Empfehlungen [16] publiziert worden. Die Ausstattungsanforderungen für Monitore entsprechen weitgehend denen der SCCM-Richtlinien. Weitere Arbeitsmittel wie Speicherung, Wiederauffinden und Wiedergabe von Daten, Kurven und Trends, Berechnung abgeleiteter Variablen und Möglichkeiten zur On-line-Analyse von Kurven (z.B. ST-Analyse im EKG) sollten verfügbar sein.

In *Deutschland* hat die Deutsche Interdisziplinäre Vereinigung für Intensiv- und Notfallmedizin (DIVI) 1989 Empfehlungen zur baulichen Gestaltung und Einrichtung von Intensivbehandlungseinheiten in Kraft gesetzt [10], die im Abschnitt 26 über Geräteausstattung aufführen, welche Monitore vorhanden sein sollen. Das entspricht den genannten Richtlinien der SCCM und der International Task Force; zusätzlich ist ein EEG-Gerät erwähnt. Die Richtlinien der Schweizerischen Gesellschaft für Intensivmedizin (SGI) nennen neben den üblichen Monitoren ebenfalls das EEG und für die respiratorische Überwachung folgende Parameter mit Alarmierungsmöglichkeit: Atemfrequenz, Atemzugvolumen, Atemminutenvolumen, Vitalkapazität, inspiratorischer Druck, PEEP, F_IO_2, F_ECO_2, Pulsoxymetrie.

Technische Normen

Vom Technischen Komitee 215 des Europäischen Komitees für Normung (CEN/TC 215) ist eine *europäische Norm* über den Anästhesiearbeitsplatz und dessen Module (EN 740) erarbeitet worden, deren vorläufige deutsche Fassung als Entwurf einer DIN EN 740 publiziert worden war [9]. Die EN 740 wird bereits seit dem 01.01.95 von den Herstellern angewendet und ist im Januar 1998 endgültig verabschiedet worden. Sie wird die nationalen Normen ersetzen. In den deutschsprachigen Ländern sind das die DIN 13 252, die ÖNORM K 2003 und die SN 057 600 [15]. Die wichtigsten Bestimmungen der DIN EN 740 über das Monitoring sind in Tabelle 1 zusammengefaßt. Darüber hinaus wird in einem einleitenden allgemeinen Teil eigens auf die Empfehlungen zur Patientenüberwachung hingewiesen, die von vielen nationalen klinischen und Zulassungsgremien herausgegeben werden und z. B. die Überwachung des EKGs, des Blutdrucks, der Körpertemperatur, der Pulsoximetrie und der neurologischen Funktionen des Patienten umfassen. Erwähnt sei weiterhin, daß die DIN EN 740 auch genaue Vorschriften über Alarmprioritäten (Warnung – Achtung – Hinweis – Information) und deren Signalmerkmale enthält.

Tabelle 1. In der europäischen und deutschen Norm DIN EN 740 (Anästhesiearbeitsplätze und deren Module. Besondere Anforderungen) vorgeschriebene Monitore [9]

	Arbeitsplatzausrüstung mit		Unterer Alarm	Oberer Alarm
	Anästhesie-Beatmungsmodul	Anästhesie-Atemsystem		
Inspiratorische O_2-Konzentration	+	+	+	–
Anästhesiegas	+	+	+	+
Atemwegsdruck	+	(+)	(+)	+
Ausatemvolumen	+	(+)	(+)	–
Diskonnektionsalarm	+	(+)	0	0
CO_2-Überwachung	+	+	+	+

+ Muß, (+) sollte vorhanden sein bzw. gemessen werden; – nicht gefordert; 0 hat an dieser Stelle keine Bedeutung.

Europäische Normen über Kapnometer (EN 864), Pulsoxymeter (EN 865) und Anästhesiegasmonitore (EN ISO 11 196) sind verabschiedet, eine solche über O_2-Monitore (prEN 12 598) ist in Bearbeitung. Richten sich die Hersteller nach diesen Normen, erfüllen sie die grundlegenden Anforderungen, die in der im europäischen Wirtschaftsraum geltenden Richtlinie über Medizinprodukte angeführt sind. In Deutschland ist diese Richtlinie in das Medizinproduktegesetz (MPG), in der Schweiz in die Medizinprodukteverordnung (MepV), in Österreich in mehrere Gesetze und Verordnungen umgesetzt worden [15].

Spezielle Monitoringverfahren

Pulsoxymetrie

Eine Arbeitsgruppe der SCCM hat sich die Aufgabe gestellt, eine sog. Technologiebewertung („technology assessment") der Pulsoxymetrie vorzunehmen. Obwohl die Gruppe aus der Literatur keine gesicherten Daten über den Nutzen der Methode extrahieren konnte, ist sie zu der Überzeugung gelangt, daß die Pulsoxymetrie klinisch eingesetzt werden sollte und hat auf dieser Basis eine „practice policy" für Indiaktionen der Pulsoxymetrie außerhalb der Anästhesie erarbeitet [35].

Pulmonalarterienkatheter

Der Pulmonalarterienkatheter (Rechtsherzkatheter) hat sich für die hämodynamische Überwachung und Therapiesteuerung bei kardiovaskulär instabilen oder massiv gefährdeten Patienten bewährt. Über seine Indikation, seinen therapeutischen Nutzen und seine Effektivität besteht jedoch keine Einigkeit. Seit im September 1996 über eine erhöhte Mortalität bei Intensivpatienten, die einen Rechtsherzkatheter hatten, berichtet wurde [7], sind die Kontroversen über Risiko und Nutzen dieses Verfahrens noch heftiger geworden. Das Präsidium der DGAI hat deshalb festgehalten, daß dieses Verfahren bei gegebener Indikation weiterhin eingesetzt werden kann, falls die kritische Anwendung durch einen erfahrenen Untersucher gewährleistet ist [29]. Wissenschaftlich gesicherte Daten über den Einfluß auf den Outcome gibt es bisher nicht, wie Analysen von eigens eingerichteten Expertengruppen mehrerer wissenschaftlicher Fachgesellschaften ergeben haben. Gleichwohl haben diese Gremien klar zum Ausdruck gebracht, daß sie die Methode in bestimmten Situationen als wertvoll erachten und sind auf dieser Basis zu Empfehlungen für den Einsatz und die Indikationen dieser Methode gelangt [5, 14, 26].

Transösophageale Echokardiographie

Die transösophageale Echokardiographie (TEE) ist ein potentes Überwachungsverfahren, das durch die ständige Weiterentwicklung noch sehr viel für die Zukunft verspricht. Mit der technischen Perfektionierung geht eine zunehmende Komplexität und Schwierigkeit der Interpretation einher. Für einen sach- und mittelgerechten Einsatz sind eine ausgedehnte Erfahrung sowie umfangreiche technische, anatomische, hämodynamische und pathophysiologische Kenntnisse nötig. Dieser Aspekt wird bei Kaufentscheiden, Empfehlungen und Diskussionen häufig vernachlässigt oder unterbewertet. Die American Society of Echocardiography hat 1992 Mindestanforderungen für die Weiter- und Fortbildung in der TEE entwickelt [24], wonach in 6 Monaten 300 Echokardiographien, davon mindestens 40 transösophageal, durchzuführen sind. 1996 haben die ASA und die Society of Cardiovascular Anesthesiologists Richtlinien für die TEE publiziert [6]. Diese enthalten Empfehlungen für 3 Indikationskategorien, 2 Ausbildungsstufen (Basis- und fortgeschrittenes Training) und die Qualitätskontrolle.

Zweck und Notwendigkeit von Regelungen

Die hier gegebene kurze Übersicht über Standards, Richtlinien und Empfehlungen zum apparativen Monitoring ist schwerpunktmäßig auf die Verhältnisse in den deutschsprachigen Ländern und den USA ausgerichtet. Die detailliertesten Regelungen bestehen für die Anästhesie, aber es existieren ebenfalls solche für die postoperative Aufwachphase, die Intensivmedizin und den Transport vital gefährdeter Patienten. In all diesen Fragen hat sich im Laufe der letzten Jahre ein internationaler Konsens herausgebildet, der seinen sichtbaren Ausdruck in Standards gefunden hat, die von internationalen Arbeitsgruppen oder Gremien entwickelt worden sind [1, 9, 16, 33]. Diese Situation ist inzwischen für die Mehrzahl der Beteiligten bzw. Betroffenen zur Selbstverständlichkeit geworden und findet weite Akzeptanz. Dem wird allerdings gelegentlich entgegengehalten, daß Standards und sonstige Regelungen wenig bewirken, überflüssig, ja sogar nachteilig sind. Zu diskutieren ist weiterhin, ob es überhaupt zweckmäßig ist, Richtlinien für Techniken (wie beispielsweise für den Pulmonalarterienkatheter) zu entwickeln, die nicht auf gesicherten Erkenntnissen, sondern auf Expertenmeinungen beziehungsweise auf „wissenschaftlicher Evidenz“ basieren [28].

Andere Skeptiker führen an, daß Standards meistens nur das in Vorschriften fassen, was sich in der Praxis bereits durchgesetzt hat, so daß sie zur Verbesserung des anästhesiologischen Versorgungsniveaus gar nicht oder nicht meßbar beitragen [22]. Sie hätten sogar den Nachteil, daß dem für einen individuellen Patienten verantwortlichen Anästhesisten von Außenstehenden wie beispielsweise Versicherern, Verwaltern, Chefärzten u. a. rigide vorgeschrieben wird, wie das Monitoring erfolgen soll. Alternativen können dann auch noch erwogen werden, und die zusätzliche oder ersatzweise Anwendung neuer Techniken ist nur noch schwer zu rechtfertigen [20, 21]. Sehr ernstzunehmen ist das Argument, daß Leitlinien zu diagnostischen und therapeutischen Fragen *de facto* verbindliche ärztliche Kunstregeln sind, die den ärztlichen Handlungsspielraum einengen und Neuentwicklungen erschweren. Abweichungen werden begründungs- und aufklärungspflichtig [21].

Daß eine Verbesserung der Sicherheit und des Outcome durch apparatives Monitoring mit strengen wissenschaftlichen Methoden praktisch nicht nachweisbar ist, widerlegt allerdings nicht, daß es mit dem gezielten Einsatz von Überwachungsverfahren zu einer bedeutenden Modifikation in den klinisch-praktischen Vorgehensweisen und zu einer kontinuierlichen Erweiterung und Vertiefung der Kenntnisse gekommen ist, was die Qualität der anästhesiologischen und intensivmedizinischen Versorgung unmittelbar beeinflußt hat [12]. Obwohl es hierzu keine zuverlässigen Daten gibt, ist sich die Mehrzahl der Anästhesisten über die Vorteile dieser Entwicklung einig und zugleich überzeugt, daß Richtlinien sinnvoll sind. Deren Zweck soll es sein, generell ein hochstehendes klinisches Betreuungsniveau zu gewährleisten und dazu beizutragen, daß Mindestanforderungen von niemanden unterschritten werden. Auf der anderen Seite dürfen sie nicht den Spielraum für Erweiterungen und Neuentwicklungen einengen. Die allgemeine Erfahrung hat gezeigt, daß die Schaffung von Standards oder Richtlinien zusammen mit der Einführung neuer nichtinvasiver Methoden wie Pulsoxymetrie und Kapnometrie das Bewußtsein für potentiell gefährdende Konstellationen eher geschärft hat [25]. Insofern ist das „safety monitoring" immer auch ein „vigilance monitoring" [12]. Dabei ist unbestritten und sogar ausdrücklicher Bestandteil der meisten Regelungen, daß Monitoringgeräte die klinische Überwachung durch einen kompetenten, aufmerksamen und permanent anwesenden Anästhesisten niemals ersetzen können [20].

Eine wichtige Voraussetzung für die angestrebte Effizienz von Standards, Richtlinien oder Empfehlungen ist, daß die darin enthaltenen Anforderungen eindeutig, technisch machbar und finanziell vertretbar sind. Je konkreter sie sich auf spezifische Situationen beziehen, desto eher können sie in der Realität Verhaltensweisen positiv beeinflussen und desto deutlicher sollte ihr Beitrag zur Verbesserung der Versorgungsqualität sein [22].

Literatur

1. Aitkenhead AR, Booij LH, Dhainaut JF et al. (1993) International standards for safety in the intensive care unit. Developed by the International Task Force on Safety in the Intensive Care Unit. Intensive Care Med 19:178–181
2. American Academy of Pediatrics; Committee on Hospital Care (1993) Guidelines and levels of care for pediatric intensive care units. Crit Care Med 21:1077–1086
3. American Society of Anesthesiologists (1993) ASA standards, guidelines and statements. Policy statement on practice parameters. Park Ridge, Illinois, p 1
4. American Society of Anesthesiologists (1993) ASA standards, guidelines and statements. Standards for basic anesthetic monitoring. Park Ridge, Illinois, pp 4–5
5. American Society of Anesthesiologists Task Force on Pulmonary Artery Catheterization (1993) Practice guidelines for pulmonary artery catheterization. Anesthesiology 78:380–394
6. A report by the American Society of Anesthesiologists and the Society of Cardiovascular Anesthesiologists Task Force on Transesophageal Echocardiography (1996) Practice guidelines for perioperative transesophageal echocardiography. Anesthesiology 84:986–1006

7. Connors AF, Speroff T, Dawson NV et al. (1996) The effectiveness of righ heart catheterization in the initial care of critically ill patients. JAMA 276:889–897
8. Deutsche Gesellschaft für Anästhesiologie und Intensivmedizin und Berufsverband Deutscher Anästhesisten (1989) Qualitätssicherung in der Anästhesiologie. Richtlinien. Anästh Intensivmed 30:307–314
9. Deutsches Institut für Normung e.V. (1992) Entwurf DIN EN 740. Medizinische elektrische Geräte. Anästhesie-Arbeitsplätze und deren Module. Besondere Anforderungen. Deutsche Fassung prEN 740. Beuth, Berlin
10. Deutsche Interdisziplinäre Vereinigung für Intensiv- und Notfallmedizin (1991) Stellungnahmen, Empfehlungen zu Problemen der Intensiv- und Notfallmedizin. III.12. Zur baulichen Gestaltung und Einrichtung von Intensivbehandlungseinheiten (18. 4. 1989). Köln, S 81–87
11. Eddy DM (1990) Designing a practice policy. Standards, guidelines, and options. JAMA 263:3077–3084
12. Eichhorn JH (1992) Influence of practice standards on anaesthesia outcome. In: Desmonts JM (ed) Outcome after anaesthesia and surgery (Baillière's Clinical Anaesthesiology, vol 6). Baillière Tindall, London Philadelphia Sydney, pp 663–690
13. Eichhorn JH, Cooper JB, Cullen DJ et al. (1986) Standards for patient monitoring during anesthesia at Harvard Medical School. JAMA 256:1017–1020
14. European Society of Intensive Care Medicine (1991) Expert panel: the use of the pulmonary artery catheter. Intensive Care Med 17:I–VIII
15. Feigenwinter P, Wallroth CF, Gilly H, Zbinden AM (1996) Normen für Anästhesie, Intensivmedizin und medizinische Versorgungssysteme – Teil 1 und 2. Anästh Intensivmed 37:587–595, 644–653
16. Ferdinande P, Members of the Task Force of the European Society of Intensive Care Medicine (1997) Recommendations on minimal requirements for intensive care departments. Intensive Care Med 23:226–232
17. Gravenstein JS (1986) What is minimal monitoring? Only a problem of accurately assessing cardiovascuar parameters during anaesthesia? Theor Med 7:299–304
18. Guidelines Committee of the American College of Critical Care Medicine; Society of Critical Care Medicine and American Association of Critical-Care Nurses Transfer Guidelines Task Force (1993) Guidelines for the transfer of critically ill patients. Crit Care Med 21:931–937
19. Guidelines Committee; Society of Critical Care Medicine (1992) Guidelines for the care of patients with hemodynamic instability associated with sepsis. Crit Care Med 20:1057–1059
20. Moyers J (1988) Monitoring instruments are no substitute for careful clinical observation. J Clin Monit 4:107–111
21. Opderbecke HW (1997) Welche Bedeutung haben Leitlinien, Richtlinien und Standards für den Anästhesisten? Anästh Intensivmed 38:313–315
22. Orkin FK (1989) Practice standards: the Midas touch or the emperor's new clothes? Anesthesiology 70:567–571
23. Österreichische Gesellschaft für Anästhesiologie, Reanimation und Intensivtherapie (1993) Empfehlungen zur Überwachung des Patienten während der Narkose. Österreich Ärztezeit 3:46
24. Pearlman AS, Gardin JM, Martin RP et al. (1992) Guidelines for physician training in transesophageal echocardiography: recommendations of the American Society of Echocardiography Committee for Physician Training in Echocardiography. J Am Soc Echocardiogr 5:187–194
25. Pearsall FJ, Davidson JA, Asburg AJ (1995) Attitudes of the Association of Anaesthesists recommendations for standards of monitoring during anaesthesia and recovery. Anaesthesia 50:649–653
26. Pulmonary Artery Catheter Consensus Conference Participants (1997) Pulmonary artery catheter consensus conference: consensus statement. Crit Care Med 25:910–925

27. Schmucker P (1995) Qualitätssicherung in der Anästhesiologie. Fortschreibung der Richtlinien der Deutschen Gesellschaft für Anästhesiologie und Intensivmedizin und des Berufsverbandes Deutscher Anästhesisten. Anästh Intensivmed 36:250–254
28. Shomaker TT (1995) Practice policies in anesthesia: a foretaste of practice in the 21th century. Anesth Analg 80:388–403
29. Stellungnahme des Präsidiums der Deutschen Gesellschaft für Anästhesiologie und Intensivmedizin (1997) Rechtsherzkatheter (Swan-Ganz-Katheter) Anästh Intensivmed 38:246–247
30. Task Force an Guidelines; Society of Critical Care Medicine (1988) Recommendations for services and personnel for delivery of care in a critical care setting. Crit Care Med 16:809–811
31. Task Force on Guidelines; Society of Critical Care Medicine (1991) Guidelines for standards of care for patients with acute respiratory failure on mechanical ventilatory support. Crit Care Med 19:275–278
32. Task Force on Guidelines; Society of Critical Care Medicine (1991) Guidelines for categorization of services for the critically ill patient. Crit Care Med 19:279–285
33. The International Task Force on Anaesthesia Safety (1993) International standards for a safe practice of anaesthesia. Eur J Anaesthesiol 10 (Suppl 7):12–15
34. The Ministry of Public Health and Environmental Hygiene (1980) Advisory report on anaesthesiology. Part I. Recent developments in anaesthesiology. Health Council Reports No. 46E. Government Publishing Office, The Hague
35. The Technology Assessment Task Force of the Society of Critical Care Medicine (1993) A model for technology assessment applied to pulse oximetry. Crit Care Med 21:615–624

Anhang I. SGAR – Schweizerische Gesellschaft für Anästhesiologie und Reanimation: Standards und Empfehlungen (Juni 1993). II. Prozeßqualität – Patientenversorgung. Minimale Sicherheitsstandards während der Anästhesie

Im Sinne eines Beitrages zu einer standardisierten Qualitätssicherung im Fachbereich Anästhesiologie werden nachfolgend Anforderungen für ein sog. Basismonitoring aufgeführt.

Sie gelten für alle Formen der Allgemein- und Regionalanästhesie sowie während der Sedierung für diagnostische oder therapeutische Eingriffe.

Es obliegt der Beurteilung des verantwortlichen Anästhesiearztes, ob er das Basismonitoring in Abhängigkeit vom individuellen Zustand des Patienten, von der Anästhesieform und der Art des chirurgischen Eingriffes zusätzlich erweitert.

Andererseits kann es in seltenen Notfallsituationen unmöglich sein, alle geforderten Maßnahmen einzusetzen, und gelegentlich können kurze Unterbrechungen einer kontinuierlichen apparativen Überwachung unvermeidbar sein.

Falls die strukturellen Voraussetzungen zur Erfüllung dieser Standards zum Zeitpunkt des Inkrafttretens örtlich nicht gegeben sind, sollen unverzüglich Verhandlungen mit dem Spitalträger zur frühestmöglichen Realisierung im Hinblick auf die Gewährleistung einer minimalen Patientensicherheit aufgenommen werden.

Definitonen

„muß" Forderung gehört zum Standard, der nicht unterschritten werden darf.

„soll" Sehr erwünschte Forderung, die in hohem Maße zur Sicherheit beiträgt.

„verfügbar" Apparative Ausrüstung, die im Zugriffsbereich des Arbeitsplatzes vorhanden sein muß.

A Klinische Überwachung

Qualifiziertes Anästhesiepersonal *muß* ständig anwesend sein und die klinische Überwachung gewährleisten.

B Apparative Überwachung

Zusätzlich zur klinischen Überwachung und Beurteilung kommt für die Sicherheit der Patienten den technischen apparativen Hilfsmitteln der Anästhesie eine maßgebende Bedeutung zu. Sie helfen, lebensgefährliche Situationen nicht nur besser zu erkennen und frühzeitiger zu verhindern, sondern auch folgerichtiger zu behandeln.

B-I Oxygenierung

Ziel ist die Sicherstellung einer genügenden O_2-Konzentration im Imspirationsgas und im Blut.

Hilfsmittel:

1. *O_2-Monitor*
   Während jeder mit einem Narkosegerät durchgeführten Anästhesie *muß* die O_2-Konzentration des Inspirationsgases mittels eines Monitors, der mit einer unteren, in der Neonatologie auch oberen, Alarmgrenze versehen ist, kontinuierlich überwacht werden.
2. *Pulyoxymeter*
   Die kontinuierliche Kontrolle der Oxygenierung des Patienten *muß* gewährleistet sein. Dazu eignet sich zur Zeit am besten ein Pulsoxymeter.

BII-Ventilation

Ziel ist die Sicherstellung einer adäquaten Ventilation.

Hilfsmittel:

1. *Diskonnektions- und Stenosealarm*
   Während der maschinellen Beamtung *müssen* akustische Alarmsysteme eingesetzt werden für:
   - Druck- oder Volumenabfall, z. B. durch Diskonnektion,
   - Druckanstieg, z. B. durch Stenose.
2. *Spirometer*
   Während jeder Allgemeinanästhesie *soll* das ausgeatmete Atemzugsvolumen (sofern technisch möglich) mittels eines Spirometers überwacht werden.
3. *Kapnometer*
   Bei allen intubierten Patienten *soll* die CO_2-Konzentration (sofern technisch möglich) im Atemgas mittels eines Kapnometers gemessen werden.

B-III Zirkulation

Ziel ist die Kontrolle einer ausreichenden Kreislauffunktion.

Hilfsmittel:

EKG-/Blutdruckmeßgerät

Bei jedem Patienten *müssen* die Herzfrequenz fortlaufend kontrolliert und der arterielle Blutdruck in regelmäßigen Abständen gemessen werden. Dazu eignen sich am besten das EKG (alternativ das präkordiale/ösophageale Stethoskop oder das Pulsoxymeter) sowie die apparative Blutdruckmessung. Bei letzterer richten sich Intervall und Methode nach den Erfordernissen des Einzelfalles.

B-IV Temperatur

Thermometer

Ein elektronisches Thermometer zur kontinuierlichen Überwachung der Körpertemperatur muß *verfügbar* sein.

B-V Relaxation

Nervenstimulator

Bei der Anwendung von Muskelrelaxanzien muß ein System zur Überprüfung des Relaxationsausmaßes und der Art der Blockierung *verfügbar* sein.

Anhang II. Empfehlungen der Österreichischen Gesellschaft für Anästhesiologie, Reanimation und Intensivtherapie zur Überwachung des Patienten während der Narkose [23]

Ziel der Empfehlungen ist es, ein innerhalb des Bundesgebietes einheitliches Konzept zur Überwachung während Narkose und Operation festzulegen. Dadurch sollte ein Beitrag zur standardisierten Qualitätssicherung im Fachbereich Anästhesiologie geleistet werden. Die Empfehlungen lehnen sich in vielen Punkten an bereits existierende in anderen Ländern an.

In Abhängigkeit vom individuellen Zustand des Patienten, von der Narkoseform und der Art des chirurgischen Eingriffs können zusätzliche, über das Basismonitoring hinausgehende Überwachungsmaßnahmen notwendig werden. In Notfallsituationen kann es umgekehrt unmöglich sein, alle empfohlenen Maßnahmen einzusetzen.

Falls die apparativen und/oder personellen Voraussetzungen zur Erfüllung dieser Empfehlungen zum Zeitpunkt des Inkrafttretens örtlich nicht gegeben sind, sollen unverzüglich Verhandlungen mit dem Spitalserhalter zur ehestmöglichen Realisierung dieser Standards im Hinblick auf die Gewährleistung optimaler Patientensicherheit aufgenommen werden.

Alle hier formulierten Empfehlungen stehen, soweit sie die apparative Ausstattung betreffen, in Einklang mit den sicherheitstechnischen Anforderungen der Ö-Norm K 2003 vom 1. Juni 1988. Bei anfälligem Inkrafttreten einer europäischen Norm in Österreich (Anaesthetic Workstations and their Modules-Essential Requirements PrEN) werden diese Anforderungen entsprechend adaptiert.

Diese Empfehlungen beziehen sich auf alle Formen der Allgemein- und Regionalanästhesie.

Begriffsbestimmungen

„verpflichtend" Das apparative Überwachungsverfahren muß in jedem Fall angewandt werden (nicht zu unterschreitende Minimalforderung).

„empfohlen" Apparative Ausstattung, deren Einsatz an Patienten wünschenswert ist.

„verfügbar" Apparative Ausstattung, die im Zugriffsbereich des Arbeitsplatzes vorhanden sein muß.

Klinische Überwachung

Soweit ein unmittelbarer Zugang zum Patienten während des operativen Eingriffs möglich ist, muß die klinische Überwachung durch einen Anästhesisten ständig gewährleistet sein.

Apparative Überwachung

Durch apparative Überwachungsverfahren soll die klinische Überwachung des Patienten ergänzt und verbessert werden. In den Teilbereichen Oxygenation, Ventilation und Zirkulation muß jeweils zumindest ein apparatives Überwachungsverfahren kontinuierlich zum Einsatz kommen.

Oxygenierung. Zusätzlich zur klinischen Beurteilung muß eine kontinuierliche quantitative Oxygenierungskontrolle des Patienten gewährleistet werden. Aufgrund des Fehlens anerkannter Alternativtechniken gilt derzeit die Pulsoxymetrie als geeignetes Verfahren (verpflichtend).

Bei Einsatz von Narkoserespiratoren muß die inspiratorische O_2-Konzentration in Verbindung mit einem unteren Grenzalarm überwacht werden (verpflichtend).

Ventilation. Zusätzlich zur klinischen Beurteilung einer effektiven Ventilation wird bei allen Patienten mit künstlich geschaffenem Atemweg (Intubation, Tracheotomie) die quantitative Erfassung der CO_2-Konzentration in der Atemluft, z. B. durch Kapnometrie, nachdrücklich empfohlen.

Bei Einsatz von Narkoserespiratoren müssen Alarme zur Erkennung von Diskonnektion und Stenose, zur Kontrolle des Beatmungsdruckes sowie bei Erwachsenen Einrichtungen zur quantitativen Erfassung des ausgeatmeten Tidalvolumens vorhanden sein (verpflichtend).

Zirkulation. Zusätzlich zur klinischen Beurteilung ist eine kontinuierliche Kontrolle der ausreichenden Kreislauffunktion, z. B. durch Auskultation, kontinuierliche arterielle Druckmessung, Pulsoxymetrie usw. verpflichtend.

Ebenso ist eine fortlaufende Erfassung und Darstellung des Elektrokardiogramms notwendig verpflichtend.

Die Herzfrequenz ist fortlaufend über zumindest eine der angeführten Methoden (EKG, Pulsoxymetrie, Auskultation, kontinuierliche arterielle Druckmessung) zu überwachen (verpflichtend).

Die Kontrolle des arteriellen Blutdrucks soll in Abhängigkeit von der aktuellen Herz-Kreislauf-Situation, zumindest aber in 5minütigem Intervall erfolgen (verpflichtend).

Methoden zur automatischen Blutdruckmessung werden empfohlen.

Temperatur. Zusätzlich zur klinischen Beurteilung der Körpertemperatur muß ein im Zugriffsbereich des Arbeitsplatzes vorhandenes System zur Temperaturmessung verfügbar sein.

Relaxation. Ein im Zugriffsbereich des Arbeitsplatzes vorhandenes System zur quantitativen Beurteilung des Relaxationsausmaßes soll ebenfalls verfügbar sein.

1.7 Outcome und ökonomische Aspekte

T. Pasch

Erst seit etwa 1950 hat apparatives Monitoring langsam Einzug in die Routine der Anästhesie gehalten. Zuerst war die auskultatorische Blutdruckmessung mittels Oberarmmanschette und EKG üblich, ab 1985 die Pulsoxymetrie und danach schließlich die Kapnometrie. Dieser Entwicklung hat die Überzeugung zugrunde gelegen, daß der Einsatz solcher Methoden eine lückenlosere, fehlerarmere und genauere Patientenüberwachung als die alleinige klinische Beobachtung möglich macht, somit die Sicherheit des Patienten erhöht und eine bessere Steuerung der Anästhesie gestattet. Erst in den letzten Jahren sind zunehmend Versuche unternommen worden, diese plausible Auffassung mit harten Daten zu untermauern. Eindeutige, allen methodischen Kriterien standhaltende wissenschaftliche Belege, daß apparatives Monitoring den Outcome des Patienten nachweisbar verbessert, haben sich aber bislang trotz aller Bemühungen nicht finden lassen. Dennoch sind aus Gründen, die im folgenden dargestellt werden, weitaus die meisten Anästhesisten überzeugt, daß apparatives Monitoring während und unmittelbar nach der Anästhesie nicht nur sinnvoll, sondern sogar notwendig ist. Folgerichtig sind deshalb in praktisch allen Ländern von den Fachgesellschaften für Anästhesiologie und Intensivmedizin Empfehlungen oder sogar Standards verabschiedet worden, in denen zumindest der Minimalumfang des verfügbaren oder einzusetzenden Monitorings festgehalten ist (s Kap. 1.5 und 1.6).

Monitoring und Outcome

Wie erwähnt, dient das Monitoring 2 Hauptzielen [18]: der Erhöhung der Sicherheit, im anglo-amerikanischen Schrifttum meistens als „safety monitoring" bezeichnet, und der Erfassung vitaler und sonstiger physiologischer Funktionen, „physiological monitoring". Letzteres ist die Basis dafür, diese Funktionen im gewünschten Bereich zu halten, wenn sie durch externe Faktoren, z.B. den operativen Eingriff, in nicht akzeptablem Ausmaß beeinflußt werden, was wie das Sicherheitsmonitoring als Beitrag zur Verbesserung des Ergebnisses der Anästhesie anzusehen ist.

Sicherheitsmonitoring

Zu dieser Art des Monitorings zählt nicht nur die Überwachung des Patienten, sondern auch diejenige von Geräten, die physiologische Funktionen beeinflussen oder substituieren wie das Anästhesiegerät oder Apparate zur Medikamentenapplikation. Potentiell gefährliche Ereignisse sollen hierdurch so früh erkannt und angezeigt werden, daß durch eine rechtzeitige Identifizierung des Problems genügend Zeit zu dessen Korrektur zur Verfügung steht. Ein solcher Ablauf ist in Abb. 1 schematisch dargestellt. Die klinischen Zeichen der Fehlfunktion werden in vielen Fällen erst deutlich später als die apparativen manifest, sie treten um eine Zeitspanne, die als „lead time" bezeichnet wird, verzögert auf [38]. Ein Beispiel für das Sicherheitsmonitoring während der Anästhesie ist die Erkennung einer unzureichenden Ventilation, die durch verschiedene Ursachen bedingt sein kann. Kapnometrisch oder durch Messung der Beatmungsparameter Druck oder Volumen mit entsprechender Alarmierungsmöglichkeit kann z.B. die als Folge einer Diskonnektion auftretende Unterbrechung der Ventilation deutlich früher bemerkt und infolgedessen früher behoben werden, als wenn man auf klinische Zeichen wie Zyanose and Änderung der Kreislaufparameter angewiesen ist.

Von enormer Wichtigkeit ist in diesem Zusammenhang die Funktionstüchtigkeit und Konfiguration der *Alarme*. Wird nämlich ein Alarm zu spät oder gar nicht ausgelöst, weil er falsch eingestellt oder inaktiviert ist, kann die Fehl-

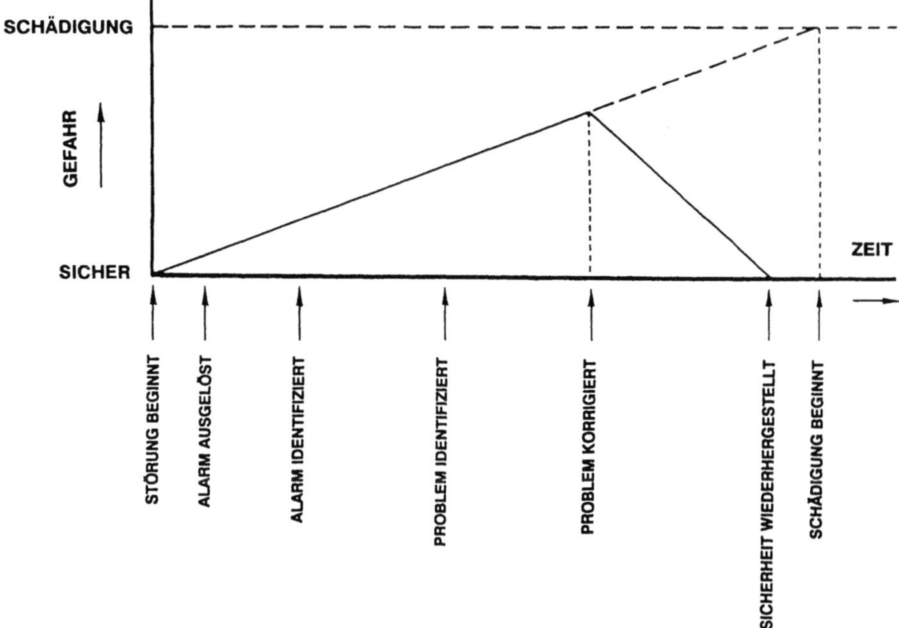

Abb. 1. Zeitlicher Ablauf eines Zwischenfalls, der zu einer Schädigung führen kann, und seiner Verhinderung durch rechtzeitige Entdeckung und Alarmierung. (Nach [51])

funktion nicht rechtzeitig erkannt und korrigiert werden. Das gleiche kann geschehen, wenn zu viele Alarme gleichzeitig ansprechen und deshalb nicht umgehend und eindeutig nach ihrer Priorität zu gewichten sind. Ähnliche Konsequenzen ergeben sich, wenn Alarme zu oft fälschlicherweise ansprechen und deshalb ignoriert oder ausgeschaltet werden. Aus diesen Gründen muß eine klare hierarchische Konfiguration von Alarmen mit eindeutiger akustischer und optischer Zuordnung zu Dringlichkeitsgraden (Warnung-Achtung-Hinweis) ein konstitutiver Bestandteil jedes Überwachungssystems sein, das der Verhütung von Zwischenfällen dienen soll [28, 51].

Trotz des Fehlens sicherer Beweise, daß ein bestimmtes Maß an Sicherheitsmonitoring gefährliche Zwischenfälle und daraus resultierende Schäden für den Patienten verhütet, geben einige epidemiologische Untersuchungen Hinweise auf einen solchen nützlichen Effekt.

Mortalitäts- und Morbiditätsstudien haben ergeben, daß bei schlechtem Outcome in hohem Prozentsatz überhaupt kein Monitoring eingesetzt worden war. In einer Untersuchung über die Sechstagemortalitätsrate von insgesamt 1,15 Mio. Operationen des Jahres 1979 konnten Lunn u. Mushin von insgesamt 6060 Todesfällen 3736 näher erfassen [31]. Von diesen waren 365 (9,8%) möglicherweise anästhesiebedingt und wurden deshalb genau analysiert. In einem unerwartet hohen Prozentsatz war der auch schon damals allgemein als notwendig angesehene minimale Umfang an Monitoring nicht vorhanden: 15,6% der Anästhesien waren ohne Blutdruckmessung, 43,0% ohne EKG, 80% ohne Überwachung der Ventilation (Atemwegsdruck, Volumen) und 4,4% ohne jegliches Monitoring durchgeführt worden. Auch im Jahre 1992 wurden einfache Monitoringverfahren noch nicht generell eingesetzt, wie eine Umfrage bei 42 Kardioanästhesieabteilungen im Vereinigten Königreich und Irland ergeben hat. Eine O_2-Messung im Inspirationsgas wurde nur in 81%, eine Pulsoxymetrie nur in 90% und eine Kapnometrie nur in 75% der befragten Institutionen durchgeführt [10]. Wie neuere Erhebungen zeigen, ist die Ausstattung von Operations- und Aufwacheinheiten mit Monitoren zunehmend besser geworden [3, 40].

In der Sammelstatistik der American Society of Anesthesiologists über abgeschlossene Haftpflichtfälle (*Closed Claims Project* of the Professional Liability Commitee of the ASA) wurde in den Fällen, bei denen eine inadäquate Ventilation wesentlich zum Zwischenfall beigetragen hatte, in über 15% kein Monitor verwendet, oder er wurde ignoriert [34]. Bei 1729 Fällen, die intraoperativ während einer Allgemeinanästhesie auftraten, waren bei 1449 Fällen zum Zeitpunkt des Zwischenfalls weder Pulsoxymetrie noch Kapnometrie im Einsatz, in 138 Fällen nur die Pulsoxymetrie und nur in 142 Fällen beide Monitore. Respiratorische Komplikationen führten in 42% der Fälle ohne Pulsoxymetrie und Kapnometrie zur Schädigung, in 29% der nur mit Pulsoxymetrie überwachten und in 20% derjenigen, bei denen Pulsoxymetrie und Kapnometrie vorhanden waren [7].

In einer vorangegangenen Datenanalyse des Closed Claims Project hatten Fachgutachter 1097 Fälle retrospektiv dahingehend beurteilt, ob durch den Einsatz zusätzlicher Monitoringverfahren die Mortalität und Morbidität hätte vermindert werden können [60]. Sie kamen zu dem Ergebnis, daß in 346 Fällen, also knapp 1/3 (31,5%), ein negativer Outcome durch adäquate Überwachung wahrscheinlich verhindert worden wäre. Dabei wurden die Pulsoxymetrie und/oder Kapnometrie als besonders wichtig angesehen. Einzelheiten hierzu zeigt Tabelle 1.

Eichhorn [17] hat die Morbiditäts- und Mortalitätshäufigkeit von Patienten der ASA-Risikoklassen 1 und 2 vor und nach der Einführung von Monitoringstandards an seiner Institution, den 9 Spitälern der Harvard Medical School, miteinander verglichen, um hieraus Schlüsse auf die Effektivität des Sicherheitsmonitorings ziehen zu können. Diese Standards waren Mitte 1985 an den betreffenden Anästhesiedepartments verpflichtend gemacht worden (vgl. Kap. 1.5 und 1.6). Intraoperative Zwischen- und Todesfälle traten bei den Anästhesien vor Einführung der Standards (Januar 1976 – Juni 1985) häufiger auf als nach diesem Zeitpunkt (Juli 1985 – Juni 1990). Zwischenfälle waren definiert als permanente größere und schwere Schäden, Tod oder Herzstillstand mit folgender Erholung. Für die Periode vor Einführung der Standards wurden 757000 Anästhesien erfaßt. Es wurden 10 Zwischenfälle (1:75700) und 5 Todesfälle (1:151400) gezählt, die allerdings nur zum Teil auf fehlendes Monitoring zurückgeführt werden konnten. In der Folgeperiode von 5 Jahren wurden 392000 Anästhesien durchgeführt. Dabei war ein Zwischenfall zu registrieren ($p = 0{,}08$ im Vergleich zur Vorperiode), Todesfälle gar nicht mehr ($p = 0{,}12$) [18]. Vom Autor selbst ist wie später mehrfach von anderen betont worden, daß diese vergleichende Analyse wegen ihres retrospektiven Charakters, der Seltenheit solch schwerer Zwischenfälle und der für eine statistische Signifikanz nicht ausreichenden Fallzahlen keine wissenschaftliche Beweiskraft hat (vgl. auch [37, 61]). Dennoch interpretiert er seine Daten als Bestätigung dafür, daß Basismonitoring als Sicherheitsmaßnahme effektiv ist.

Seit ihrer Einführung in die anästhesiologische Routine wird die *Pulsoxymetrie* als eines der wichtigsten Verfahren zur Verbesserung der Sicherheit durch Verhütung von Zwischenfällen eingeschätzt. Zu dieser Frage sind einige Untersuchungen durchgeführt worden, teilweise unter Einbeziehung der Kapnographie.

Tabelle 1. Analyse von 1097 Fällen des Closed Claims Project der ASA, wie oft schwere Schäden oder Todesfälle durch den Einsatz von Monitoren zu verhindern gewesen wären [69]

Monitor	Gesamt (n=346[a]) [%]	Allgemeinanästhesie (n=290) [%]	Regionalanästhesie (n=51) [%]
Pulsoxymetrie	138 (40)	93 (32)	41 (80)
Kapnometrie	8 (2)	7 (2)	1 (1)
Pulsoxymetrie plus Kapnometrie	176 (51)	168 (58)	8 (16)
Sonstige	18 (5)	17 (6)	0 (0)
Nicht spezifiziert	6 (2)	5 (2)	1 (1)

[a] In 5 Fällen war die Anästhesieart nicht angegeben.

Cotè et al. [12] haben bei 402 Kinderanästhesien beide Monitore in einer einfach-blinden Anordnung getestet. Es zeigte sich, daß arterielle Desaturierungen ($SpO_2 \leqslant 85\%$ für mehr als 30s) durch das Pulsoxymeter früher entdeckt wurden, was besonders im Altersbereich $\leqslant 6$ Monate eine Rolle spielte. Die Kapnographie führte in dieser Serie nicht zu häufigerer bzw. früherer Erkennung von Hyper- und Hypnokapnien. Der Outcome wurde nicht beeinflußt.

Møller et al. [32, 33] haben in einer prospektiven, multizentrischen klinischen Studie an 20802 chirurgischen Patienten $\geqslant$ 18 Jahre die Überwachung während und nach der Anästhesie je zur Hälfte mit und ohne Pulsoxymetrie durchgeführt. In der Pulsoxymetriegruppe fand sich ein 19facher Anstieg hypoxischer Vorkommnisse und eine größere Zahl identifizierter Ventilationsprobleme wie Hypoventilation, Bronchospasmus, Atelektase und endobronchiale Intubation. Intraoperativ wurden kardiovaskuläre Ereignisse in beiden Gruppen gleichhäufig beobachtet; Myokardischämien waren allerdings intraoperativ, obwohl insgesamt sehr selten, in der Kontrollgruppe doppelt so häufig wie in der Pulsoxymetriegruppe zu beobachten (26 bzw. 12 Fälle). Kardiovaskuläre, respiratorische, neurologische oder infektiöse Komplikationen waren gleich häufig. Im Aufwachraum wurden in der Pulsoxymetriegruppe mehr und länger Sauerstoff und öfter Naloxon verabreicht. Insgesamt hatte die Pulsoxymetrie keinen Einfluß auf den Outcome.

Die beiden erwähnten zeigen wie die sonstigen bisher vorliegenden Studien, daß die Pulsoxymetrie (wie auch die Kapnometrie) zwar Ereignisse wie Hypoxämie oder Hypoventilation entdecken kann, aber keinen nachweisbaren Einfluß auf die anästhesiebedingte Morbidität und Mortalität hat [16, 38, 53, 58, 61]. Hierbei ist zu berücksichtigen, daß der Grad der Desaturation, welcher von einem individuellen Patienten für einen bestimmten Zeitraum ohne Folgeschäden toleriert werden kann, unbekannt ist [53]. Gelegentlich wird argumentiert, daß apparatives Monitoring, auch wenn es nichtinvasiver Art ist, sogar mit erhöhten Risiken verknüpft sein kann, weil es fehlerbehaftet ist und zu falschen Maßnahmen oder zu Komplikationen führen kann [27, 50]. Für die Schwierigkeit, günstige Effekte des Monitorings auf die Sicherheit zeigen zu können, gibt es eine Reihe von Gründen, von denen die wichtigsten genannt werden sollen [37, 38]:

- Retrospektive Untersuchungen ohne echte Kontrollgruppen sind nicht geeignet, einen Zusammenhang zwischen Monitoringgebrauch und Reduktion von Komplikationen, Morbidität und Mortalität nachzuweisen. So fällt vor allem ins Gewicht, daß viele verschiedene Faktoren zur kontinuierlichen Verbesserung des Outcomes nach Anästhesie beigetragen haben (bessere Anästhetika, verbesserte Anästhesieausrüstung, mehr und besser qualifizierte Anästhesisten, besseres Management patientenseitiger Risiken usw.). Der Einfluß der Einzelbeiträge ist nachträglich nicht mehr zu trennen.
- Auch wenn Monitoring potentiell gefährdende Situationen früher erkennen läßt, impliziert das nicht notwendigerweise, daß der Patient hiervon profitiert, d.h. einen besseren Outcome hat.

- Wenn Überwachungsverfahren erst einmal zum Allgemeingut oder Bestandteil offizieller Empfehlungen oder Standards geworden sind, können Kontrollgruppen ohne entsprechendes Monitoring für statistische Untersuchungen kaum noch gebildet werden.
- Die Inzidenz anästhesiebezogener Komplikationen ist insgesamt so niedrig, daß Monitoringverfahren nur noch einen marginalen und deshalb kaum nachweisbaren Effekt haben. Zur statistischen Sicherung ausreichende Größen von Patientenkollektiven („sample sizes") sind praktisch nicht erreichbar [48].

Trotz all dieser Schwierigkeiten, stringente Effektivitätsbeweise zu führen, liefern die referierten Studien deutliche Hinweise dafür, daß Sicherheitsmonitoring sinnvoll und nützlich ist [42], und kein Anästhesist wird deswegen schlußfolgern, daß auf Monitoring verzichtet werden sollte. Die Erarbeitung von Empfehlungen, Richtlinien oder Standards bleibt eine sinnvolle Maßnahme. Diese haben nicht den Sinn, nur das zu kodifizieren, was bereits allgemein üblich ist; insofern würden sie wenig zur Verbesserung des anästhesiologischen Versorgungsniveaus beitragen [37]. Die Erfahrung mit der Einführung solcher Richtlinien seit 1986 hat jedoch gezeigt, daß das Sicherheitsmonitoring schneller akzeptiert und durchgesetzt worden ist (Kap. 1.5 und 1.6). „Nachzügler" und „Außenseiter" können zum sinnvollen Einsatz einfacher Methoden wie der Pulsoxymetrie oder Kapnometrie veranlaßt werden, und der Anästhesist wird bei der Planung und Beschaffung seiner Ausrüstung unterstützt [3, 40].

Es ist sicher eine zu enge Sichtweise, die Zielsetzung von Monitoringverfahren und entsprechenden Standards auf den Aspekt der Sicherheit einzuengen. Der Anstoß, den der regelmäßige Einsatz von Überwachungsgeräten zur Erweiterung und Vertiefung unserer Kenntnisse und Fertigkeiten gegeben hat, ist ein mindestens ebenso wichtiger Punkt. So hat die Pulsoxymetrie durch Schärfung des Bewußtseins für die Bedeutung und Häufigkeit von Hypoxämien sicher mehr Nutzen gebracht als durch die recht seltene Aufdeckung potentiell gefährlicher hypoxischer Ereignisse. Der tägliche Umgang mit Monitoren hat unsere Vertrautheit mit potentiell gefährlichen Situationen erhöht, unsere klinische Praxis in kleinen Schritten, aber kontinuierlich modifiziert und so zum heutigen Sicherheitsstandard der Anästhesie beigetragen. Daß der Anwender das apparative Monitoring immer als Ergänzung und Erweiterung seiner klinischen Fähigkeiten sehen und vermeiden muß, daß diese verkümmern, sollte selbstverständlich sein.

Physiologisches Monitoring

Erhöhung der Sicherheit durch Warnung vor Zwischenfällen ist nur *ein* Monitoringziel. Wie schon erwähnt, ist die Erfassung physiologischer Parameter die Grundlage und Voraussetzung für viele therapeutische Entscheidungen, sei es in der Anästhesie oder in der Intensivmedizin. Viele Überwachungsverfahren dienen primär mehr einem solchen physiologischen

Monitoring als der Hebung des Sicherheitsniveaus. Hier stellt sich die gleiche Frage wie vorher: Ist ein klinischer Nutzen für den Patienten nachweisbar? Als Begründung für den Einsatz genügt nicht die Tatsache, daß anderweitig nicht erhältliche Daten bzw. Parameter zu gewinnen sind, sondern diese müssen für die Therapie in effektiver Weise genutzt werden können, d.h. die erhaltenen Daten müssen ermöglichen, Therapieentscheidungen zu korrigieren, zu bestätigen oder zu optimieren [46, 62]. Erfolgskriterium ist dann, ob der Outcome verbessert wird. Für viele gängige Überwachungsparameter wie z.B. den arteriellen Druck oder den zentralen Venendruck ist das niemals untersucht worden und aus methodischen Gründen (Notwendigkeit der Bildung von Kontrollgruppen) kaum mehr möglich. Exemplarisch lassen sich die Schwierigkeiten, einen Nutzen des physiologischen Monitorings nachzuweisen, am Beispiel des *Pulmonalarterienkatheters* (PAK) verdeutlichen.

Bislang ist nicht klar, bei welchen Indikationen Patienten von einem PAK in dem Sinne profitieren, daß das Operationsergebnis besser, die Intensivbehandlungs- oder Klinikaufenthaltsdauer kürzer oder die Mortalität geringer wird. Sofern es hierzu Untersuchungen gibt, sind sie bezüglich ihrer methodischen Qualität, ihrer Ergebnisse und der daraus möglichen Schlußfolgerungen von mehreren Expertengruppen bewertet worden [1, 20, 36, 44]. Darin wird konstatiert, daß aus keiner Studie zwingend auf eine Verbesserung des klinischen Outcome als Folge der Verwendung des PAK geschlossen werden kann. Ungeachtet dessen hält die Task Force der ASA fest, daß nach der klinischen Erfahrung der Einsatz des PAK bei ausgewählten chirurgischen Patienten die Häufigkeit perioperativer Komplikationen senken kann, in erster Linie durch direkten Zugang zu sonst nicht verfügbaren hämodynamischen Daten. Durch korrekte Interpretation und die sich daraus ergebenden Therapien können sich die kardiale Komplikationsrate und die daraus resultierende Mortalität und Morbidität, die Klinik- und Intensivstationsaufenthaltsdauer senken und der postoperative funktionelle Zustand bessern lassen [1].

Eine Akzentuierung hat diese Diskussion durch die Arbeit von Connors et al. [11] erfahren. In dieser multizentrischen Beobachtungsstudie wurden Daten von 5735 Patienten, die innerhalb der ersten 24 h nach Aufnahme intensivbehandlungsbedürftig wurden, analysiert. Bei 2184 dieser Patienten (38%) wurde in den ersten 24 h ein Rechtsherzkatheter eingeführt. Diese Patienten waren schwerer krank als die anderen 62% des Gesamtkollektivs. Um den Einfluß der Erkrankungsschwere auszumerzen, wurden 1008 „matched pairs" gebildet. Bei diesen insgesamt 2116 Patienten war ein Nutzen des PAK nicht nachweisbar, vielmehr waren die 30-, 60- und 180-Tagesmortalität jeweils um etwa 5% höher als in der Nicht-PAK-Gruppe. Auch die Kosten, der Pflegeaufwand und die Intensivbehandlungsdauer waren signifikant größer. Das scheint retrospektive Studien zu bestätigen, die bei Patienten mit akutem Myokardinfarkt eine statistisch signifikant erhöhte Mortalität und Hospitalisationsdauer gefunden hatten, wenn mit einem PAK monitorisiert worden war [23, 64]. In einem die Connors-Arbeit [11] begleitenden Editorial fordern Dalen u. Bone [13], daß umgehend eine prospektive, randomisierte, kontrollierte klinische Studie über den Nutzen des PAK durchgeführt oder, wie schon einmal 1987 von Robin [47] verlangt, dessen Einsatz von der Food and Drug Administration unterbunden werden müsse.

Ergibt sich aus diesen Befunden die allgemeingültige Konsequenz, daß der Outcome von Patienten negativ beeinflußt wird, wenn sie mit dem PAK überwacht werden? Zu dieser Frage sind mehrere Stellungnahmen erschienen, die sich mit dem Studienaufbau, der Methodik und den Schlußfolgerungen von Conners et al. [11] bzw. Dalen und Bone [13] kritisch auseinandersetzen [8, 29, 39, 45, 46, 52, 57, 62]. Als wesentlich wird eingewandt, daß die Patienten der PAK-Gruppe zum Zeitpunkt der Kathetereinlage kränker waren, daß nicht angegeben ist, nach welchen Kriterien die Indikationen für den PAK gestellt, wie oft mit ihm hämodynamische Meßwerte bestimmt wurden und welche therapeutischen Schemata dem Vorgehen zugrunde lagen. Auffällig hoch ist mit 38% der Anteil der Patienten mit PAK. Für Europa gibt es Zahlen von 13% und weniger. Angaben zur Katheterliegedauer, zur Infektionsrate und zu den Todesursachen fehlen. Obwohl das PAK-assoziierte Mortalitätsrisiko in einer Untergruppe „postoperative Patienten“ mehr als in anderen Untergruppen dieses gemischten Kollektivs von Intensivpatienten erhöht war, sollten die Resultate der Connors-Studie nicht zu einer grundlegenden Änderung der PAK-Indikationen bei operativen und traumatisierten Patienten führen; es wird geschätzt, daß 75% der PAK außerhalb der Intensivmedizin gelegt werden. Für die Mehrzahl der Autoren ist es nicht erwiesen, daß ein PAK per se mit einem schlechteren Outcome einhergeht. Diese komplexe Technik sollte deshalb bei klarer Indikation weiterhin eingesetzt werden, vorausgesetzt, die Anwender haben hinreichende Erfahrung [8, 45, 52, 57]. Indikationen sind von mehreren Expertengruppen zusammengestellt und kritisch beleuchtet worden [1, 20, 44, 46].

Trotz der Schwierigkeit, vielfach sogar Unmöglichkeit, einen unmittelbaren Einfluß des Monitorings auf die perioperative Morbidität und Mortalität zu verifizieren, darf der verbesserte Outcome nicht als alleiniges Kriterium für den Nutzen eines Monitors gelten. Eine zunehmende Leistungsfähigkeit von Anästhesie und Intensivmedizin ist durchaus von eigenem Wert. Insofern nämlich Monitoring das Verständnis für die Pathophysiologie des Patienten erweitert und vertieft hat, ist die Qualität der Versorgung insgesamt besser geworden. Der medizinische Fortschritt basiert auf solchen Entwicklungen, und auf diese Vorteile sollte nicht deswegen verzichtet werden, weil solche Tendenzen zahlenmäßig nicht mit statistischer Evidenz gesichert werden können [24, 48, 59]. Der ausgiebige Gebrauch des PAK und anderer komplexer Methoden sowie das Verständnis der hiermit erhaltenen Daten hat den Kenntnisstand von Anästhesisten und Intensivmedizinern über das Herz-Kreislauf-System sicher enorm verbessert, was zu einer Verbesserung des Outcome beigetragen haben dürfte [52, 61].

Ökonomische Aspekte des Monitorings

Kostenermittlung

Bei den Kosten für das Monitoring ist zwischen *fixen* und *variablen Kosten* zu unterscheiden [59, 61]. Erstere fallen unabhängig von vor der Häufigkeit des Einsatzes der Monitoringmethode an. Zu letzteren gehören beispielsweise Verbrauchsmaterial und Personalkostenanteile. Da sie mengenabhängig sind, sind sie Einsparungsmaßnahmen eher zugänglich als fixe Kosten. Der Kaufpreis trägt nur einen Teil zu den tatsächlichen Kosten eines Apparates oder Gerätes bei, die wichtigsten anderen Faktoren sind in der Übersicht unten aufgeführt. Von besonderem Gewicht sind dabei die meistens gar nicht berücksichtigten Personalkosten, die während der Anwendung entstehen, also beim Installieren des Katheters, Anlegen und Abgleichen des Transducers usw. Sie sind schwer zu ermitteln und werden in Europa bei der Berechnung von Tarifen und Vergütungen meist nicht eigens ausgewiesen. Da nichtinvasive Verfahren meist mit weniger Einmalmaterial auskommen und schneller applizierbar sind als invasive, sind ihre Kosten pro Fall in der Regel niedriger. Die Häufigkeit des Einsatzes wirkt sich ebenfalls aus. Je öfter ein Instrument verwendet wird, desto geringer werden die Kosten pro Fall. Als nützlicher Nebeneffekt steigt mit häufigerem Gebrauch die Erfahrung des Anwenders, und der Patient wird hierdurch mehr profitieren. Dieses Moment spielt eine um so größere Rolle, je komplizierter und teurer die Apparatur ist. Schwierig gestaltet sich oft die Aufschlüsselung von Unterhalts- und Reparaturaufwand, weil dieser von der Verfügbarkeit eines hauseigenen Service, Garantieleistungen, Wartungsverträgen, der Reparaturanfälligkeit und weiteren Faktoren abhängt.

Wenn nach dem erläuterten Schema gerechnet wird, werden pro Anästhesie als Kosten für das Basismonitoring in den USA folgende Werte angegeben [24, 42, 58, 61]: $ 1,50 für das EKG; $ 3,0 für die nichtinvasive Blutdruckmessung; $ 1,15–2,40 für die Pulsoxymetrie; $ 3–3,50 für die Kapnographie; weniger als $ 10 für die Anästhesiegasmessung und etwa $ 1 für einen peripheren Nervenstimulator einschl. Elektroden. Die Angaben für die Gesamtkosten des heute üblichen Basis- oder Standardmonitorings liegen im Bereich von $ 10–30 pro Fall.

Faktoren, die die Kosten eines Monitors bestimmten [24, 61]:

Direkte Kosten:
- Kaufpreis,
- Nutzungsdauer,
- Kosten für Verbrauchsmaterial und Energie,
- Personalkosten (Anwenderzeit),
- Häufigkeit der Anwendung,
- Komplikationen durch die Anwendung, z. B. Verbrennung, Infektion, Blutung.

Indirekte Kosten:

- Therapiemaßnahmen für indirekte Komplikationen durch abgelenkte Aufmerksamkeit, Fehldiagnosen, falsche therapeutische Konsequenzen u.a.,
- verzögerte Wiederaufnahme der normalen Aktivität (Produktivitätsverlust),
- verlängerter Aufenthalt in Aufwachraum, Intensivstation oder Klinik,
- verlängerte Operationssaalbelegung, v.a. bei Komplikationen,
- Lagerraum für Geräte und Verbrauchsmaterial,
- Erhaltungs- und Reparaturaufwand.

Aufwendige, invasive Verfahren kosten deutlich mehr als nichtinvasive. So haben Pearson et al. [41] die Kosten für das kardovaskuläre Monitoring bei Operationen am offenen Herzen analysiert. Für einen Zentralvenenkatheter belief sich der Preis für Material und das eigentliche Einlegen des Katheters auf $ 388, für einen Pulmonalarterienkatheter auf $ 415 und für einen Pulmonalarterienkatheter mit fiberoptischer O_2-Sättigungsmessung auf $ 551. Wurden die Kosten für die Messung von Hämoglobin, Hämatokrit, Blutgasen und Herzminutenvolumen zusätzlich berücksichtigt, ergaben sich Zahlen von $ 591, 856 bzw. 1 128, ohne daß zwischen diesen Stufen der Überwachung ein Unterschied im Outcome bestand.

Kosten-Nutzen-Analyse

Es versteht sich von selbst, daß die Kosten eines Monitors immer seinem Nutzen gegenüberzustellen sind. Während *direkte* Kosten und direkter Nutzen relativ einfach quantifizierbar sind, sind *indirekte* Kosten schwer zu ermitteln; Kosten, die dadurch anfallen, daß die von einem Monitor gelieferte Information zusätzliche Tests oder Interventionen zur Folge hat, lassen sich nur schwer oder gar nicht erfassen [61]. Noch mehr trifft das für den indirekten Nutzen zu. So kann ein an sich teures Monitoringsverfahren geeignet sein, die perioperative Mortalität zu senken. Erst in der Zukunft verhinderte Todesfälle sind jedoch kaum in Geldwert zu messen. Allgemein kann sich ein Nutzen in folgenden, teilweise schon erläuterten Bereichen auswirken:

- Erhöhte Sicherheit. Daß Überwachung zur Verhütung von Zwischenfällen und Komplikationen beiträgt, ist mehrheitliche Überzeugung, jedoch nicht bewiesen, wie oben diskutiert.
- Ein verbesserter Outcome durch Einsatz apparativer Monitoringverfahren hat sich bisher ebenfalls nicht klar beweisen lassen.
- Bei diesen beiden ersten Punkten ist auch das Risiko als Determinate eines „negativen Nutzens", d.h. indirekte Kosten, nicht außer acht zu lassen. Dieses kann durch fehlerhafte Daten, die zu einer falschen Behandlung führen, durch korrekte Daten, die falsch interpretiert werden und deshalb zu gefährlichen Konsequenzen führen können, durch eine nachlassende oder abgelenkte Aufmerksamkeit und durch methodentypische Komplikationen, z.B. Blutung, Verbrennung, Infektion oder Perforation, bedingt sein. Die Zusammenhänge von Kosten, Risiko und Nutzen sind in Abb. 2 anschaulich wiedergegeben.

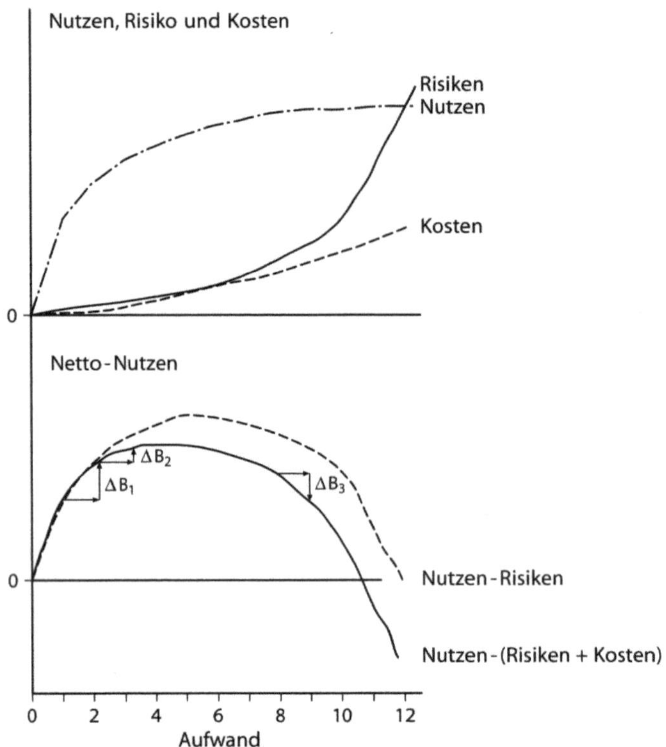

Abb. 2. Beziehung zwischen Aufwand für medizinische Technologien und Nutzen, Risiko und Kosten. Der Nettonutzen errechnet sich aus der Differenz von Nutzen und Risiken und Kosten. ΔB_i, Zuwachs an Netto-Nutzen (Nach [37])

- Verbesserte Kenntnisse über die Pathophysiologie. Über diese positive Auswirkung des Monitorings besteht kaum ein Zweifel [48, 52, 62]; sie läßt sich aber nicht messen.
- Durch die Anwendung von klaren Monitoringkonzepten zu einer Anpassung und Optimierung von therapeutischen Strategien zu kommen, ist ein wichtiges Ziel, ohne daß solche Ansätze bisher eindeutige Resultate ergeben haben [25].
- Eine Änderung der klinischen Praxis hat sich durch Monitoringeinsatz entwickelt, wie ein einleuchtendes Beispiel zeigt: Operationen mittels extrakorporaler Zirkulation wären ohne invasive arterielle Druckmessung gar nicht möglich.
- Grundsätzlich ist vorstellbar, daß preiswerte neue Monitoringverfahren ältere, teurere ablösen, ohne daß Umfang und Qualität der Überwachung eingeschränkt würden. Dadurch können der Verbrauch von Material oder Medikamenten und letztlich die Kosten reduziert werden. Dieser Aspekt wird im Abschnitt über Kostensenkung näher beleuchtet.

Mehrheitlich sind die genannten Faktoren zahlenmäßig nicht zugänglich. Ihre quantitative Erfassung ist bisher weitgehend unserem Zugriff entzogen und wohl nur mit einem überaus großen Aufwand überhaupt zu leisten. Das heißt konkret, daß für diesen Zweck erhebliche personelle und finanzielle Ressourcen aufgeboten werden müßten. Ob die damit angestrebten Kosten-Nutzen-Analysen von Monitoringverfahren, auf deren prinzipielle Notwendigkeit und Strukturierung im Abschnitt über Technologiebewertung noch eingegangen wird, dann ihrerseits nicht mehr Kosten als Nutzen verursachen würden, ist eine noch nicht beantwortete Frage. Es ist geschätzt worden, daß eine Studie zum Nachweis der Wirksamkeit des PAK in der Koronarchirurgie pro Patient mindestens $ 500 und insgesamt $ 100 Mill. oder mehr kosten würde [56].

Alle Kosten-Effektivitäts- oder Kosten-Nutzen-Analysen beruhen auf einer Reihe vereinfachender Annahmen und lassen sich nicht ohne weiteres von einer Modellsituation auf andere konkrete Umstände übertragen. Mit den heute verfügbaren Daten hat sich für den PAK bei der Koronarchirurgie keine Kosteneffektivität zeigen lassen, v. a. dann nicht, wenn zusätzlich eine kontinuierliche Überwachung der gemischtvenösen O_2-Sättigung durchgeführt wird [30, 41, 56]. Demgegenüber scheint die transösophageale Echokardiographie bei der reparativen Chirurgie von Klappenvitien und angeborenen Herzfehlern kosteneffektiv zu sein [2, 35].

Kostensenkung durch Monitoring

Theoretisch kann apparatives Monitoring die Anästhesiekosten auf verschiedene Weise reduzieren. Eine Erhöhung der Sicherheit und Verbesserung des Outcome (im weitesten Sinne) könnten kostensparend wirken. Basierend auf bestimmten, nur für die USA geltenden Annahmen haben Whitcher et al. [63] errechnet, daß durch standardisiertes Monitoring (von ähnlichem Umfang wie der ASA-Standard und mit zusätzlicher Messung volatiler Anästhetika) 50% aller Zwischenfälle vermeidbar wären. Hierdurch würden die Versicherungsprämien sinken, und es können jährlich $ 27 000 pro Operationssaal gespart werden. Mit dieser Summe hätten sich die Kosten des Monitoringsystems innerhalb von 8 Monaten amortisiert, die jährlichen Einsparungen wären mehr als 5mal so groß wie der jährliche Aufwand (Abschreibungen usw.) des Monitoringsystems. Im Lichte der zum Zusammenhang von Monitoring und Sicherheit bzw. Outcome bereits gemachten Ausführungen sind die Annahmen, auf denen die Berechnungen dieser Autoren basieren, jedoch nicht als realistisch anzusehen. Eine Reduktion der Zwischenfallshäufigkeit und damit der Haftpflichtversicherungsprämien um 50% allein als Konsequenz des Monitorings erscheint viel zu hoch gegriffen. Es gibt allerdings seit etwa 1988 in den USA einen deutlichen Trend zu sinkenden Versicherungsprämien für Ärzte, wobei diejenigen für Anästhesisten stärker als der Durchschnitt abgenommen haben; von vielen Versicherungsgesellschaften sind Anästhesisten in dieser Zeit bezüglich ihrer versicherungstechnischen Risikoklassifizierung niedriger eingestuft worden [18].

Die Ursachen für diese Prämienreduktion sind wahrscheinlich vielfältiger Art. Beigetragen haben sicher eine verbesserte Weiter- und Fortbildung, die zu besseren und höher qualifizierten Ärzten geführt hat, ein erhöhtes Sicherheitsbewußtsein mit besserem Riskiomanagement, verbesserte Organisationsformen und die Entwicklung von fachlichen Standards, Richtlinien oder Empfehlungen in vielen Bereichen. Ob im Fachgebiet Anästhesiologie die Einführung neuer Überwachungsmethoden wie Pulsoxymetrie und Kapnometrie und ihre schnelle Verbreitung, die durch Richtlinien begünstigt wurde, an dieser Entwicklung genuin beteiligt waren, muß offenbleiben [27]. Immerhin ist die Prämienreduktion der Verbreitung von Monitoringstandards mit kurzer zeitlicher Verzögerung gefolgt, und manche Versicherungsgesellschaften in den USA gewähren Anästhesisten, die ein bestimmtes Basismonitoring (Pulsoxymetrie usw.) oder die entsprechenden ASA-Standards anwenden, einen Prämienabschlag [43]. So ist nicht auszuschließen, daß das Monitoring - neben den anderen genannten Faktoren - zu einer Kostenreduktion beigetragen hat [18, 61].

Möglich ist eine Kostenabnahme auch dadurch, daß neue, preisgünstigere Verfahren an die Stelle bisheriger Standardmethoden, die jedoch teurer sind, treten (meistens ist es umgekehrt!). Es gibt mehrere Untersuchungen zur Frage, ob die Zahl arterieller Blutgasanalysen im Gefolge der Einführung der Pulsoxymetrie abnimmt. Dies scheint tatsächlich der Fall zu sein; die entsprechenden Prozentzahlen reichen von 16–50% oder sogar 66% in einer neonatologischen Intensivstation [4, 53, 58]. Dieser Effekt muß aber teilweise darauf zurückgeführt werden, daß die Pulsoxymetrie und die Blutgasanalyse in solchen Studien im Rahmen definierter Protokolle eingesetzt werden. Inman et al. [26] haben deshalb auf einer Intensivstation mit gemischtem Patientengut die Häufigkeit der Blutgasanalysen vor und nach Einführung der Pulsoxymetrie überprüft, ohne zuvor die Vorschriften für die Indikation genau festzulegen. Bei ihnen verminderte die Einführung der Pulsoxymetrie die Häufigkeit von Blutgasanalysen nur um 10,3% ($p < 0{,}25$), und zwar infolge weniger Analysen während der Nachtschicht, nicht jedoch während der Tagschicht. Daraus schließen sie, daß die Pulsoxymetrie eher zusätzlich als anstelle der Blutgasanalyse eingesetzt wird, wenn nicht die Indikation für letztere durch explizite Richtlinien geregelt ist. Hinzu kommt, daß die Pulsoxymetrie die Bestimmung von pH und PCO_2 nicht ersetzt. Insofern ist ihr Kostensenkungspotential doch eher fraglich.

Das wird durch die Untersuchung von Roizen et al. [49] bestätigt. Zahl und Kosten der intraoperativen Blutgasanalysen wurden vor und nach Einführung der Pulsoxymetrie ermittelt. Durch die Pulsoxymetrie (und teilweise Kapnographie) nahm die Zahl der Blutgasanalysen pro Anästhesiestunde von 1985/86 (kein Pulsoxymeter; Kapnographie in 36,3%) bis 1989/90 (Pulsoxymetrie 100%, Kapnographie 63,6%) um 44% ab. Die Gesamtkosten für Blutgasanalytik, Pulsoxymetrie und Kapnographie reduzieren sich in diesem Zeitraum je nach Berechnungsart um 7–12%.

Es gibt fast keine Untersuchungen darüber, ob die Kapnographie ein ähnliches Kostensenkungspotential wie die Pulsoxymetrie hat. Im Abschnitt Kapnographie und Kapnometrie (Kap. 2.2) ist beschrieben, daß der endexspiratorische PCO_2 um so weniger mit dem arteriellen PCO_2 übereinstimmt, je ausgeprägter die pulmonale Pathologie ist. Deshalb ist in Situationen, in denen Blutgasanalysen am ehesten benötigt werden, gar nicht zu erwarten, daß die klassische Blutgasanalyse durch die Kapnometrie in nennenswertem Umfang ersetzt werden kann. Typische Beispiele für solche Situationen sind die Beatmung bei schwerem ARDS oder komplizierte Weaningprozeduren. Immerhin hat Engoren [19] bei postkardiochirurgischen Patienten in einem Studienprotokoll, bei dem die Ventilation und das Weaning überwiegend am endexspiratorischen PCO_2 ausgerichtet wurden, eine Abnahme der Blutgasanalysen um 30% im Vergleich zu einer Kontrollgruppe konstatiert. Boldt et al. [5] haben errechnet, daß die kontinuierliche Messung des Herzminutenvolumens und der gemischtvenösen O_2-Sättigung mittels entsprechender PAK sich finanziell rentieren kann, wenn der Katheter 5 Tage liegt und intensiv genutzt wird, weil dann manche Laborleistungen (z. B. Blutgasanalysen) entfallen können und die Personalbelastung geringer wird. Zusammenfassend ist zu all diesen Studien festzuhalten, daß sie bestenfalls Hinweise auf mögliche Kosteneinsparungen geben, aber keine gesicherten Informationen über Kosten-Nutzen-Relationen liefern [58].

Technologiebewertung

Hier ist mehrfach ausgeführt worden, daß der Nutzen komplexer Technologien in der medizinischen Praxis weitgehend unbewiesen ist, auch wenn sie wie der Pulmonalarterienkatheter seit fast 30 Jahren in Gebrauch sind. Für neue Methoden hat diese Feststellung noch größere Berechtigung, wobei als Beispiele zu nennen sind: die Ergänzung des Pulmonalarterienkatheters mit der Bestimmung von rechtsventrikulärer Auswurffraktion, mit der quasi-kontinuierlichen Messung des Herzminutenvolumens oder der Registrierung der gemischtvenösen O_2-Sättigung, die Farbstoffdilutionsverfahren zur Messung intravasaler Volumina, die kontinuierliche intravasale Blutgasanalyse, die Erfassung der gastrointestinalen Oxygenation durch intramukosale Tonometrie und die transösophageale Echokardiographie mit ihren schnell aufeinanderfolgenden technischen Fortschritten. Diese Situation und das zunehmende Ungleichgewicht zwischen den technischen Möglichkeiten und den finanziellen Ressourcen machen es erforderlich, alle neuen, aber auch bereits eingeführte Technologien nach klaren Kriterien kritisch hinsichtlich ihres Nutzens zu bewerten. Dieser Prozeß wird im amerikanischen Schrifttum als „technology assessment“ bezeichnet [6, 15, 21, 22, 54, 55].

Voraussetzung für die Entwicklung und Anwendung von Verfahren zur Technologiebewertung ist eine Verständigung darüber, welche Ausgangsgrößen mit welchen Methoden erfaßt und bewertet werden sollen. Zu bewerten sind in einem solchen Prozess grundsätzlich die Wirksamkeit („efficacy“), die Effektivität („effectiveness“) und die Effizienz („efficiency“) der jeweiligen medizinischen Technologie (Tabelle 2; die Nomenklatur ist weder im deutschen noch im englischen Sprachraum standardisiert). Die Wirksamkeit

Tabelle 2. Kriterien für die Technologiebewertung [6, 14, 54, 55, 61]

Art der Bewertung	Ziel der Bewertung	Maß für Outcome
1. Wirksamkeit („efficacy")	Eignung der Technologie, den Effekt unter *idealen* Bedingungen zu erzielen	Verbesserte Versorgung oder Outcome des Patienten
2. Effektivität („effectiveness")	Eignung der Technologie, den Effekt unter *realen* Bedingungen zu erzielen	Verbesserte Versorgung oder Outcome des Patienten
3. Effizienz („efficiency")	Verhältnis von materiellem Input zu Output (Outcome) oder von Kosten zu Konsequenzen	Verhältnis des Inputs zu:
3.1. Kosten-Effektivitäts-Verhältnis („cost-effectiveness ratio")	Vergleich der zur Erzielung eines bestimmten Outcome-Levels aufzuwendenden Kosten	Änderung im Gesundheitszustand des Patienten, z. B. kürzere Intensivbehandlungsdauer
3.2. Kosten-Nutzen-Verhältnis („cost-benefit ratio")	Wie 3.1., außer daß der Outcome als Geldwert ausgedrückt wird	Geldwert der Änderung des Gesundheitszustands
3.3. Kosten-Nutzwert-Verhältnis („cost-utility ratio")	Wie oben, aber der Outcome wird psychosozial bewertet	Psychosozialer Wert der Änderung des Gesundheitszustands

oder Leistungsfähigkeit einer Technologie wird als ihre Fähigkeit beschrieben, den gewünschten Effekt bzw. Nutzen unter optimalen oder idealen, d.h. unter Studienbedingungen zu erzielen. Die Effektivität wird als die Fähigkeit der jeweiligen Technologie angesehen, den erwünschten Effekt oder Nutzen unter weniger kontrollierten Umständen, also unter den Bedingungen der tatsächlichen Anwendung in der klinischen Routine, zu erzeugen. Die Effizienz beschreibt das Verhältnis von materiellem Input zu Output (Outcome) oder von Kosten zu Konsequenzen [54]. Während Untersuchungen über die Wirksamkeit heute ein selbstverständlicher Bestandteil der üblichen Beurteilung neuer Überwachungsverfahren sind, haben viele Technologien Einzug in die klinische Praxis gehalten, ohne daß zuvor ihre Effektivität oder Effizienz geprüft oder nachgewiesen worden ist.

Effizienz kann auf verschiedene Art erfaßt werden [54, 55, 61]. Meist werden 2 verschiedene Strategien des Technologieeinsatzes miteinander verglichen; Einzelheiten hierzu finden sich bei Detsky u. Naglie [14]. Die Ermittlung der *Kosten-Wirksamkeits-Beziehung* („cost-effectiveness ratio") beinhaltet den Vergleich der Kosten, die mit der jeweiligen Änderung (Verbesserung?) des Outcomes verbunden sind. Dieser wird in „health events", z.B. der Dauer der Intensiv- oder Krankenhausbehandlung, gemessen. Bei der Bestimmung der *Kosten-Nutzen-Beziehung* („cost-benefit ratio") wird im Prinzip ebenso vorgegangen, außer daß die Outcomeänderung als monetärer Wert ausgedrückt wird. Das *Kosten-Nutzwert-Verhältnis* („cost-utility ratio") bezieht sich auf den erzielten Outcome unter psychosozialen Aspekten, also auch aus der Sicht des betroffenen Patienten; in vielen Modellrechnungen dieser Art werden sog. „quality-adjusted life years" (QALYs) als Outcomevariable verwendet [56].

Bei der konkreten Anwendung eines solchen Instrumentariums ist die Einhaltung einer bestimmten Abfolge notwendig [6, 21, 22]. Der 1. Schritt ist die Analyse und Beschreibung der technischen Eigenschaften und Möglichkeiten eines technologischen Verfahrens. Im 2. Schritt ist seine Wirksamkeit zu prüfen, z. B. ob die Behandlung des Patienten im Vergleich mit einem anerkannten Standardverfahren („gold standard") günstig beeinflußt und der Outcome verbessert wird. Heute dienen dazu meist randomisierte klinische Studien, die aber nicht immer ausreichen oder für manche Fragestellungen nicht geeignet sind. Oft sind deshalb zusätzliche Prüfverfahren sinnvoll oder sogar notwendig. Dazu zählen u.a. Verlaufsstudien, Datenbanken, Metaanalysen, Entscheidungsanalysen, Modellbildungen und Konsensuskonferenzen [9, 21, 55]. Diese werden auch für den 3. Schritt der Bewertung verwendet, der auf den definitiven Outcome, welcher aus dem Einsatz der Technik resultiert, gerichtet ist. Auf dieser Stufe müssen die klinischen, die ökonomischen bis hin zu den sozialen Aspekten der Outcomebeeinflussung durch die in Frage stehende Technologie geprüft werden [6, 22], was der Analyse von Effektivität und Effizienz im beschriebenen Sinne entspricht.

Die hier nur skizzierten theoretischen Grundlagen der Technologiebewertung sind nicht ohne weiteres praktisch anwendbar, sondern müssen mit erheblichem Aufwand an konkrete Fragestellungen angepaßt werden. Das ist bisher auf dem Gebiet des Monitorings nur ansatzweise geschehen und kann selbstverständlich nicht Aufgabe einzelner Anwender, Abteilungen oder Krankenhäuser sein. Multizentrische und Langzeitstudien sind hier erforderlich, was nur von der Gesamtheit der Anästhesiologen und Intensivmediziner zu leisten ist. Zweckmäßig ist die Bildung von Arbeitsgruppen für umschriebene Projekte, was praktisch nur noch auf nationaler Ebene oder gar in internationaler Zusammenarbeit Aussicht auf Erfolg bietet. In diese Richtung tendieren die Bemühungen von Fachgesellschaften, den Einsatz des Pulmonalarterienkatheters umfassend zu bewerten [1, 20, 44]. Selbst diese haben mangels harter Daten nur zu Empfehlungen oder Richtlinien geführt, in denen die Überzeugung der jeweiligen Expertengruppe zum Ausdruck kommt. Darauf basierend werden dann konkrete Vorschläge für die noch erforderlichen Schritte einer fundierten Bewertung des PAK gemacht. Eine Technology Assessment Task Force der Society of Critical Care Medicine hat die Pulsoxymetrie einem strukturierten Bewertungsverfahren unterzogen [58]. Sie ist zu klaren Schlüssen über den klinischen Nutzen, die Anwendungsmöglichkeiten und -voraussetzungen, die Fehler und Gefahren sowie die Kosten der Methode gekommen und hat auf dieser Basis Richtlinien für den sinnvollen Einsatz in der Intensivmedizin formuliert. Sie hält aber ausdrücklich fest, daß aus den vorhandenen Studien keine definitiven Aussagen über den Einfluß der Pulsoxymetrie auf den Outcome und über ihre Kosten-Nutzen-Relation abzuleiten sind.

Der Zwang, fundierte Technologiebewertungen und Kosten-Nutzen-Analysen vorzunehmen, ist zunächst in den USA und insbesondere in Kanada sehr groß gewesen. Inzwischen hat auch in Europa wegen immer knapper werdender finanzieller Mittel im Gesundheitswesen der Druck zugenommen, die Beschaffung und den Einsatz neuer, aufwendiger und teurer Technologien gegenüber den Geldgebern mit gesicherten empirischen Daten und nachvollziehbaren Beweisen für den Nutzen zu rechtfertigen. Es ist aus diesen Gründen für alle verantwortlichen Anästhesisten und Intensivmediziner unumgänglich, sich mit dieser Problematik auseinanderzusetzen und mit den hierfür notwendigen methodischen Grundlagen vertraut zu machen.

Literatur

1. American Society of Anesthesiologists Task Force on Pulmonary Artery Catheterization (1993) Practice guidelines for pulmonary artery catheterization. Anesthesiology 78:380–394
2. Benson MJ, Cahalan MK (1995) Cost-benefit analysis of transesophageal echocardiography in cardiac surgery. Echocardiography 12:171–183
3. Beydon L, Bourgain JL, da Vauma C et les membres de l'ARAR (1996) Enquête sur les ventilateurs et les moniteurs de salle d'operation et de salle de réveil et leur maintenance. Ann Fr Anesth R74
4. Bierman MI, Stein KL, Snyder JV (1992) Pulse oximetry in the postoperative care of cardiac surgical patients: a randomized controlled trial. Chest 102:1367–1370
5. Boldt J, Heesen M, Müller M, Hempelmann G (1995) Erweitertes Monitoring des kritisch Kranken mittels weiterentwickelter Pulmonalarterienkatheter. Eine Kostenanalyse. Anaesthesist 44:423–428
6. Byrick RJ, Cohen MM (1995) Technology assessment of anasthesia monitors: problems and future directions. Can J Anaesth 42:234–239
7. Cheney FW (1992) ASA closed claims project progress report: the effect of pulse oximetry and end-tidal CO_2 monitoring on adverse respiratory events. American Society of Anesthesiologists Newsletter 56 (6):6–10
8. Chernow B (1997) Pulmonary artery flotation catheters. A statement by the American College of Chest Physicians and the American Thoracic Society. Chest 111:261
9. Coalition for Critical Care Excellence: Consensus Conference on Physiologic Monitoring Devices (1995) Standards for evidence for the safety and effectiveness of critical care monitoring devices and related interventions. Crit Care Med 23:1756–1763
10. Cockroft S (1994) Use of monitoring devices during anesthesia for cardiac surgery: a survey of practices at public hospitals within the United Kingdom and Ireland. J Cardiothor Vasc Anesth 8:382–385
11. Connors AF, Speroff T, Dawson NV et al. (1996) The effectiveness of right heart catheterization in the initial care of critically ill patients. JAMA 276:889–897
12. Coté CJ, Rolf N, Kiu LMP et al. (1991) A single-blind study of combined pulse oximetry and capnography in children. Anesthesiology 74:980–987
13. Dalen JE, Bone JC (1996) Is it time to pull the pulmonary artery catheter? JAMA 276:916–918
14. Detsky AS, Naglie IG (1990) A clinician's guide to cost effectiveness analysis. Ann Intern Med 113:147–154
15. Donabedian A (1988) The assessment of technology and quality. Int J Technol Assess Health Care 4:487–496
16. Duncan PG, Cohen MM (1991) Pulse oximetry and capnography in anaesthetic practice: an epidemiological appraisal. Can J Anaesth 38:619–625
17. Eichhorn JH (1989) Prevention of intraoperative anesthesia accidents and related severe injury through safety monitoring. Anesthesiology 70:572–577
18. Eichhorn JH (1992) Influence of practice standards on anaesthesia outcome. In: Desmonts JM (ed) Outcome after anaesthesia and surgery (Baillière's Clinical Anaesthesiology, vol 6). Baillière Tindall, London Philadelphia Sydney, pp 663–690

19. Engoren M (1993) Efficacy of capnometry in ventilatory management of cardiac patients. J Cardiothor Vasc Anesth 7:538–540
20. European Society of Intensive Care Medicine (1991) Expert panel: the use of the pulmonary artery catheter. Intensive Care Med 17:I–VIII
21. Franklin C (1993) Basic concept and fundamental issues in technology assessment. Intensive Care Med 19:117–121
22. Fuchs VR, Garber AM (1990) The new technology assessment. New Engl J Med 323:673–677
23. Gore JM, Goldberg RJ, Spodick RH et al. (1987) A community-wide assessment of the use of pulmonary artery catheters in patients with acute myocardial infarction. Chest 92:721–727
24. Gravenstein JS (1991) The cost benefit of monitoring. Anaesthesist 40 [Suppl 2]:S129–S130
25. Heyland DK, Cook DJ, King D et al. (1996) Maximizing oxygen delivery in critically ill patients: a methodologic appraisal of the evidence. Crit Care Med 24:517–524
26. Inman KJ, Sibbald WJ, Rutledge FS et al. (1993) Does implementing pulse oximetry in a critical care unit result in substantial arterial blood gas savings? Chest 104:542–546
27. Keats AS (1990) Anesthesia mortality in perspective. Anesth Analg 71:113–119
28. Kerr JH (1985) Warning devices. Br J Anaesth 57:696–708
29. Kett DH, Schein RMH (1997) Arterial, central venous pressure, and pulmonary artery catheter monitoring. Curr Opin Crit Care 3:221–225
30. Larson LO, Kyff JV (1989) The cose-effectiveness of Oximetrix pulmonary artery catheters in the postoperative care of coronary artery bypass graft patients. J Cardiothorac Anesth 3:276–279
31. Lunn JN, Mushin WW (1982) Mortality associated with anaesthesia. Nuffield Provincial Hospitals Trust, London
32. Møller JT, Pedersen T, Rasmussen LS et al. (1993) Randomized evaluation of pulse oximetry in 20802 patients: I. Design, demography, pulse oximetry failure rate, and overall complication rate. Anesthesiology 78:436–444
33. Møller JT, Johannessen NW, Espersen K et al. (1993) Randomized evaluation of pulse oximetry in 20802 patients: II. Perioperative events and postoperative complications. Anesthesiology 78:445–453
34. Morray JP, Geiduschek JM, Caplan RA et al. (1993) A comparison of pediatric and adult anesthesia closed malpractice claims. Anesthesiology 78:461–467
35. Murphy PM (1997) Cost-effectiveness of transesophageal echocardiography during cardiac surgical procedures. Pro: intraoperative transesophageal echocardiography is a cost-effective strategy for cardiac surgical procedures. J Cardiothorac Vasc Anesth 11:246–249
36. Naylor CD, Sibbald WJ, Sprung CL et al. (1993) Pulmonary artery catheterization. Can there be an integrated strategy for guideline development and research promotion? JAMA 269:2407–2411
37. Orkin FK (1989) Practice standards: the Midas touch or the emperor's new clothes? Anesthesiology 70:567–571
38. Orkin FK, Cohen MM; Duncan PG (1993) The quest for meaningful outcomes. Anesthesiology 78:417–422
39. Pasch T (1997) Der Pulmonalarterienkatheter. Vom Boom zum Bann? Anaesthesist 46:79–80
40. Pearsall FJ, Davidson JA, Asbury AJ (1995) Attitudes of the Association of Anaesthetists recommendations for standards of monitoring druing anaesthesia and recovery. Anaesthesia 50:649–653
41. Pearson KS, Moyers JR (1994) To monitor or not to monitor: the cost. In: Sanford TJ (ed) Clinical issues in monitoring. Saunders, Philadelphia London Toronto. Anesthesiol Clin N Am 12:323–344
42. Pearson KS, Gomez MN, Moyers JR et al. (1989) A cost/benefit analysis of randomized invasive monitoring for patients undergoing cardiac surgery. Anesth Analg 69:336–341

43. Petty C (1994) Monitoring development in the USA. In: Hutton P, Prys-Roberts C (eds) Monitoring in anaesthesia and intensive care. Saunders, London Philadelphia Toronto, pp 17–31
44. Pulmonary Artery Consensus Conference Participants (1997) Pulmonary artery catheter consensus conference: consensus statement. Crit Care Med 25:910–925
45. Reinhart K (1997) Schwangengesang auf den Swan-Ganz-Katheter? Anästh Intensivmed Notfallmed Schmerzther 32:207–209
46. Reinhart K, Radermacher P, Sprung CL et al. (1997) PA catheterization – quo vadis? Do we have to change the current practice with this monitoring device? Intensive Care Med 23:605–609
47. Robin ED (1987) Death by pulmonary artery flow-directed catheter: time for a moratorium? Chest 92:727–731
48. Roizen MF, Toledano A (1994) Technology assessment and the „learning contamination" bias. Anesth Analg 79:410–412
49. Roizen MF, Schreider B, Austin W et al. (1993) Pulse oximetry, capnography, and blood gas measurements: reducing cost and improving the quality of care with technology. J Clin Monit 9:237–240
50. Saunders DA (1997) On the dangers of monitoring. Or, primum non nocere revisited. Anaesthesia 52:399–400
51. Schreiber PJ, Schreiber J (1989) Structured alarm system for the operating room. J Clin Monit 5:201–204
52. Sellevold O (1997) The use of pulmonary artery catheters improves quality of care. Acta Anaesthesiol Scand 41 [Suppl 110]:31–33
53. Severinghaus JW, Kelleher JF (1992) Recent developments in pulse oximetry. Anesthesiology 76:1018–1038
54. Sibbald WJ, Inman KJ (1992) Problems in assessing the technology of critical care medicine. Int J Technol Assess Health Care 8:419–440
55. Sibbald WJ, Escaf M, Calvin JE (1990) How can technology be introduced, evaluated, and financed in critial care? Clin Chem 36:1604–1611
56. Spackman TN (1994) A theoretical evaluation of pulmonary artery catheters in patients undergoing coronary artery surgery. J Cardiothorac Vasc Anesth 8:570–576
57. Stellungnahme des Präsidiums der Deutschen Gesellschaft für Anästhesiologie und Intensivmedizin (1997) Rechtsherzkatheter (Swan-Ganz-Katheter). Anästh Intensivmed 38:246–247
58. The Technology Assessment Task Force of the Society of Critical Care Medicine (1993) A model for technology assessment applied to pulse oximetry. Crit Care Med 21:615–624
59. Thys DM (1994) Can our patients afford the cost of cost containment? J Cardiothorac Vasc Anesth 8:487–489
60. Tinker JH, Dull DL, Caplan RA et al. (1989) Role of monitoring devices in prevention of anesthetic mishaps: a closed claims analysis. Anesthesiology 71:541–546
61. Tuman KJ (1997) Value-based anesthesia: what's important, what's not. 1997 review course lectures. Anesth Analg 84: [Suppl]: 126–135
62. Tuman KJ, Roizen MF (1997) Outcome assessment and pulmonary artery catheterization: why does the debate continue? Anest Analg 84:1–4
63. Whitcher C, Ream AK, Parsons D et al. (1988) Anesthetic mishaps and the cost of monitoring: a proposed standard for monitoring equipment. J Clin Monit 4:5–15
64. Zion MM, Balkin J, Rosemann D et al. (1990) Use of pulmonary artery catheters in patients with acute myocardial infarction. Analysis of experience in 5841 patients in the SRINT registry. Chest 98:1331–1335

2 Systembezogene Überwachung

2.1 Herz-Kreislauf-System

2.1.1 Nichtinvasive Herz-Kreislauf-Überwachung

W. F. List

Geschichte

Beim ersten bekannt gewordenen Anästhesietodesfall am 28. Januar 1848 in Newcastle hatte der Anästhesist Dr. Magison bei Hannah Greener vorwiegend die Atmung während der Chloroformanästhesie beobachtet, bevor es zum tödlichen Zwischenfall kam. Bei der Autopsie konnte keine entsprechende Todesursache gefunden werden. 1858 hat John Snow [31] in seinem Buch *Chloroform und andere Anästhetika* 50 tödliche Chloroformzwischenfälle analysiert. In 4 Fällen konnte er Atemwegsstörungen zu Beginn der Zwischenfälle feststellen, alle anderen wurden auf eine sog. Chloroformsynkope, die zum Tode führte, zurückgeführt. John Snow [31] empfahl daher, neben der Atmung auch Puls und Pupillen zu beobachten. Das Chloroformkomitee der Royal Medical and Surgical Society stellte im Jahr 1864 bei 109 Todesfällen zuerst einen irregulären, dann einen abwesenden Puls fest (kardiale Arrhythmien waren damals noch unbekannt). Levy [18] stellte im Jahr 1922 fest, daß die sog. Chloroformsynkope möglicherweise Kammerflimmern sei. Nach Meinung Atlees [3] könnte eine Anästhetikasensibilisierung des Myokards durch endogene Katecholamine die Ursache für die kardialen Arrhythmien sein, die in ein Kammerflimmern übergegangen sind. In seiner Inauguraldissertation zum Dr. med. univ. führte H. Cushing [1898] die Riva-Rocci-Methode mit dem Sphygmomanometer für klinische Zwecke ein [10]. Im Jahre 1903 kontrollierte Cushing dann neben dem Puls auch den Blutdruck und protokollierte die Werte kontinuierlich bei Operationen: Das Anästhesieprotokoll war geboren [11]. In den 50er Jahren wurde von Cannard et al. [8] das EKG während der Anästhesie bei chirurgischen Eingriffen routinemäßig überwacht. In den 60er Jahren wurde das Straingauge eingeführt, und es konnte der arterielle Druck direkt und kontinuierlich gemessen werden, in den 70er Jahren auch der Pulmonalarteriendruck. Seit 1976 wird die Kapnometrie routinemäßig angewendet (Niederlande) und seit 1985 die Pulsoxymetrie [13].

Einleitung

Der Idealparameter zur Kreislaufüberwachung ist kontinuierlich und ohne Verletzung der Körperoberfläche meßbar bei geringer Fehlerbreite und einem geringen technischen Aufwand und kann trotzdem wesentliche Aussagen über das Herz-Kreislauf-System machen. Diese Forderungen können eigentlich nur annäherungsweise von 4 Meßgrößen, nämlich der kontinuierlichen EKG-Überwachung, der Pulsoxymetrie, der Kapnometrie und der diskontinuierlichen Blutdruckmessung erfüllt werden.

Unter *Nichtinvasivität* von Überwachungsgrößen versteht man Parameter, die ohne Schmerzen und ohne Verletzung der Körperintegrität gewonnen werden.

Semiinvasive Methoden werden definiert als i.v. -oder inhalative Applikation von Isotopen, Intubation oder Katheterisierung von Körperöffnungen bei nichtnarkotisierten Patienten.

Invasive Parameter werden durch die Einführung eines Katheters in den Blutstrom, in das Herz oder in das Gehirn gewonnen oder sind Größen, die durch operative Eingriffe erst ermöglicht werden (z.B. ICP-Messung).

Die Überwachungsbedürfnisse bei Patienten auf dem Operationstisch und in der Intensiveinheit können sehr verschieden sein. Die Unterschiede liegen einmal in der Dauer der Überwachung und in der Schnelligkeit der Veränderungen und bei den Trends (Blutdruck, Temperatur). Gemeinsam ist beiden, daß vor allem essentielle Größen gemessen werden sollen, Größen die verläßlich sind und möglichst schnell und ohne lange Auswertung erhalten werden. Essentielle Größen der Überwachung im Operationssaal oder auf der Intensivstation müssen in Abhängigkeit vom Gesundheitszustand des Patienten, seiner speziellen Erkrankung, dem Typ der Anästhesie und der Lagerung auf dem Operationstisch angepaßt werden. Wann immer möglich, sollten nichtinvasive und semiinvasive Überwachungstechniken beim Patienten angewandt werden, ganz besonders, wenn es sich um Neonaten, Kinder oder klinisch-wissenschaftliche Untersuchungen an Voluntären handelt. Die Genauigkeit der Daten und ihre Dokumentation ist trotzdem ein Problem bei den nichtinvasiven Techniken.

Inspektion, Palpation und Auskulation sind auch nichtinvasive Überwachungstechniken, die bei jeder Anästhesie, aber auch auf der Intensivstation, Anwendung finden. Der Finger am Puls des Patienten, das Erfassen von Veränderungen des äußeren Zustandsbildes, der klinische Blick und vor allem das Stethoskop über dem linken Thorax oder im Ösophagus zur einfachen, wenig störungsanfälligen Herz-Kreislauf- und Atemüberwachung sind Routine, auch neben invasivem Monitoring. Invasive Methoden sollten bevorzugt werden, wenn kritisch kranke Patienten monitiert werden, bei Schock und instabilem Kreislauf, bei Herzoperationen, neurochirurgischen Operationen, bei Langzeitbeatmung, Gefäßoperationen und wenn ein größerer Blutverlust erwartet wird. Hier bieten invasive Methoden durch die direkte und kontinuierliche Beobachtung auch bei niedrigen Blutdruckwerten wesentliche Vorteile. Auch bei induzierter Blutdrucksenkung, bei hypertonen Krisen und bei Eklampsie sind invasive Methoden von Vorteil.

EKG

Die Sichtüberwachung des EKG ermöglicht die Kontrolle der Generierung elektrischer Impulse am Herzen und deren Überleitung, sie ermöglicht die Feststellung von Rhythmusstörungen, die palpatorisch meist nicht getastet werden können. Verglichen mit der EKG-Überwachung mittels Holter-EKG wird bei der Sichtüberwachung nur etwa die Hälfte der tatsächlich auftretenden Arrhythmien entdeckt [3]. Kardiale Arrhythmien sind eine Andeutung von physiologischen oder pharmakologischen Störungen, sozusagen erste Zeichen, die vor allem bei Patienten mit Herzkrankheiten Gefahren signalisieren können, nämlich eine Störung der Myokardfunktion, der myokardialen O_2-Aufnahme oder der Auslösung letaler ventrikulärer Tachyarrhythmien. Patienten mit präoperativ festgestellten Herzerkrankungen zeigen intra- und postoperativ eine deutlich erhöhte Frequenz an kardialen Komplikationen [3, 14, 22].

Für die EKG-Ableitung bei Routineoperationen wird Ableitung II der Standardableitung nach Einthoven empfohlen. Die II. Ableitung (RA, linker Fuß) verläuft in der Herzachse und ergibt die größte Amplitude der P-Welle und des QRS-Komplexes. Sie eignet sich daher besonders für die Diagnose von kardialen Arrhythmien. Um myokardiale Ischämien zu erfassen und zu überwachen, ist es günstiger, die LA-Elektrode (+ gelb) eines Dreierkabels in V_5-Position zu bringen. Noch günstiger ist es, ein Fünfelektrodenkabel zu verwenden und die Ableitung II oder aVL und V_5 gleichzeitig zur optimalen myokardialen Ischämiedetektion zu überwachen. Die Ösophaguselektrode als Teil eines Ösophagusstethoskopes ermöglicht vor allem die Überwachung der Vorhofaktion und der Hinterwand des linken Ventrikels. Die Positionierung der Elektroden für operative Eingriffe ist auch eine Frage des Operationsgebietes. Sehr oft müssen Kompromisse bezüglich der Elektrodenplazierung eingegangen werden.

Für den Intensivbereich wird über die EKG-Elektroden (zumeist 5facher Kabelsatz) mittels Impedanzverfahren die Atmung überwacht. Die größte Empfindlichkeit dafür ergibt sich mit Elektroden im Bereich der stärksten Atemexkursion.

Perioperativ und auf der Intensivstation werden gewöhnlich breitflächige Klebeelektroden nach entsprechender Entfettung und Vorbereitung der Haut angebracht. Das Risiko der Verbrennung im Elektrodenbereich bei Verwendung von Hochfrequenzströmen in der Chirurgie ist vor allem bei der Anwendung von Nadelelektroden und wenn die Neutralelektrode nicht gut ableitet, gegeben. Nadelelektroden dürfen daher nicht verwendet werden, und bei der Neutralelektrode ist vor allem bei längeren Operationen auf guten Kontakt durch großflächige Befeuchtung zu achten.

Störungen der EKG-Überwachung ergeben sich durch Diathermieströme, abgehende oder ausgetrocknete Elektroden, Wechselstromeinflüsse und Muskelzittern in der postoperativen Phase.

Bis zum heutigen Tag gibt es zwar Hinweise, aber keine gesicherte Studie über die Erhöhung der Sicherheit durch eine intraoperative EKG-Überwachung. Zahlreiche prospektive Untersuchungen zeigen aber, daß eine präoperativ festgestellte schwere Herzerkrankung ein deutlicher Hinweis für gehäufte intra- und postoperative Komplikationen ist. Eine erweiterte perioperative EKG-Überwachung ist daher gerade bei diesen Patienten unbedingt vorzusehen. Die Signifikanz intraoperativer kardialer Arrhythmien ist meist gering, 28% aller Arrhythmien sind ein wandernder Schrittmacher ohne hämodynamische oder therapeutische Konsequenz. Tachyarrhythmien werden vor allem bei Patienten mit koronarer Herzkrankheit als gefährlich eingestuft, ebenso auch kardiale Arrhythmien mit deutlichen hämodynamischen Konsequenzen.

Über die Wertigkeit der Puls- und Blutdruckmessung und des EKG in der perioperativen Phase gibt es seit H. Cushing [11] unzählige Untersuchungen und jedenfalls nach unserer Meinung keinen Zweifel über die Notwendigkeit und Nützlichkeit und große Bedeutung für die Sicherheit des Patienten.

Arterieller Blutdruck

Systolischer Blutdruck – p_s (Abb. 1)

p_s ist der höchste Punkt der arteriellen Druckkurve und deutet die kardiovaskuläre Funktion, resultierend aus Schlagvolumen und peripherem Widerstand, an. Der systolische Mitteldruck ist niedriger als der systolische Druck. Der systolische Druck ist ein Maß für die Gefäßfüllung, das Schlagvolumen bzw. Herzminutenvolumen und für den O_2-Bedarf des Herzens.

Diastolischer Blutdruck – p_d (Abb. 1)

Er ist der tiefste Punkt der arteriellen Druckkurve. Der diastolische Druck ist zentral etwas höher als peripher und ist für die Koronardurchblutung von wesentlicher Bedeutung.

70% des koronaren Blutes fließt während der Diastole. Der diastolische Wert ist ein Maß für Koronarperfusion und O_2-Versorgung (DPTI, s. S. 172) des Herzens. Man unterscheidet einen diastolischen Mitteldruck (p_d) und einen enddiastolischen Druck (p_{ed}), die exakt nur mit Hilfe der invasiven Blutdruckmessung als Mittelwert während der Diastole und als niedrigster Punkt der arteriellen Druckkurve bestimmt werden können.

Blutdruckamplitude – (p_s-p_d)

Sie wird um so höher, je weiter peripher gemessen wird (Abb. 1). Sie ist ein Maß für die Kapillardurchblutung in der Peripherie, die Nierendurchblutung, das Herzminutenvolumen und den Vasomotorentonus. Bei der Therapie der Hypovolämie ist die periphere Blutdruckamplitude z.B. ein besseres Maß als der MAP. Große Blutdruckamplituden werden bei Aorteninsuffizienz gefunden, kleine bei Aortenstenosen und im Schock.

Arterieller Mitteldruck – MAP (Abb. 1)

Diese aus dem systolischen und dem diastolischen Druck errechnete Größe ist über dem gesamten Gefäßgebiet etwa gleich groß. Errechnung bei zentra-

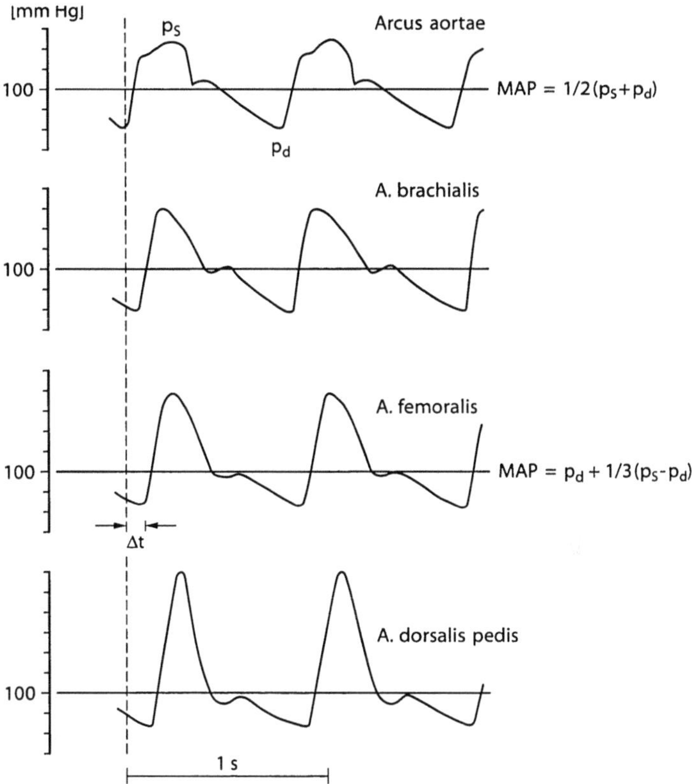

Abb. 1. Arterielle Druckkurven. Bei zunehmendem Abstand vom Herzen geringgradige Verminderung des diastolischen (p_d) und des mittleren arteriellen Blutdrucks (MAP), Erhöhung der systolischen Werte (p_s) und Verzögerung und Verflachung der dikroten Einsenkung. Δt gibt die Pulswellendauer an

lem Puls (Aorta): $MAP = (p_s + p_d) \cdot 1/2$, bei peripherem Druck (Radialis): $MAP = p_d + 1/3\ (p_s - p_d)$. Trotz Amplitudenerhöhung in der Peripherie nimmt der Mitteldruck peripher geringgradig ab.

MAP ist ein Maß für die Nachlast und den peripheren Widerstand (TPR in mm Hg/l/min) TPR = MAP - CVP/HMV; MAP = HMV · TPR. Als alleinige gemessene Größe ist er besser als jeweils der systolische oder diastolische Druck. Seine Messung ist v. a. bei induzierter Hypotension angezeigt.

Blutdruckmessung mit der Manschette

Die Methode wurde von Riva Rocci 1896 mit der Staumanschette entwickelt, und 1898 von H. Cushing [10] in die Klinik eingeführt. 1905 entdeckte Korotkoff die Arterientöne und -geräusche bei fallendem Manschettendruck. 1940 verbesserte Recklinghausen die Messung durch Einführung der 12–15 cm breiten Manschette anstelle der 5 cm breiten von Riva Rocci.

Die Messung kann palpatorisch, auskultatorisch und oszillometrisch erfolgen, wobei die auskultatorische Messung des arteriellen Blutdruckes als Standard der unblutigen Blutdruckmessung angesehen wird (Abb. 2). Für die auskultatorische Methode gibt es im Eichamt ein Modell, das zur Eichung der Quecksilber- oder Luftdruckmanometer herangezogen wird. Während die oszillometrische Methode meist etwas höher mißt, die palpatorische etwas niedriger, liegt die auskultatorische Messung in der Mitte. Verglichen mit der arteriellen blutigen Blutdruckmessung ergeben sich dennoch Unterschiede, wobei der obere Bereich bei der auskultatorischen Methode oft zu tief, der diastolische im unteren Bereich oft zu hoch gemessen wird [26].

Für die Genauigkeit der Messung ist eine Cuffbreite von 40% des Oberarm- bzw. Oberschenkelumfanges oder -durchmessers plus 20% notwendig (Abb. 3). Zu breite Manschetten messen zu niedrige, schmale zu hohe Blutdruckwerte.

Palpation

Der Manschettendruck während des ersten tastbaren Pulses in der Arteria radialis entspricht dem systolischen Blutdruck (p_s).

Auskultation (Korotkoff)

Die langsame Freigabe der Blutströmung in der Armarterie durch das Gegenspiel von Manschettendruck und pulsierendem intravasalem Druck verur-

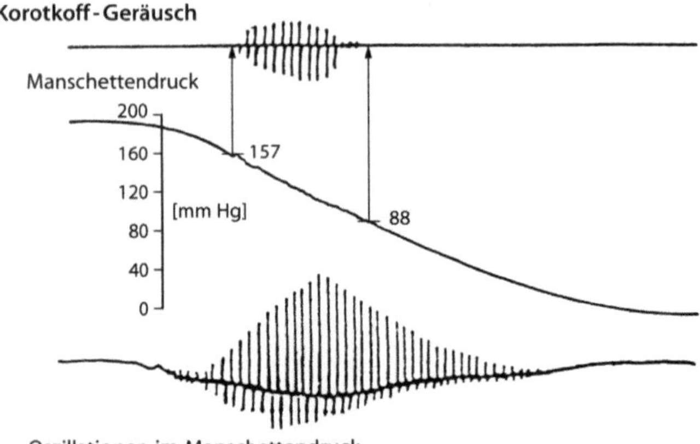

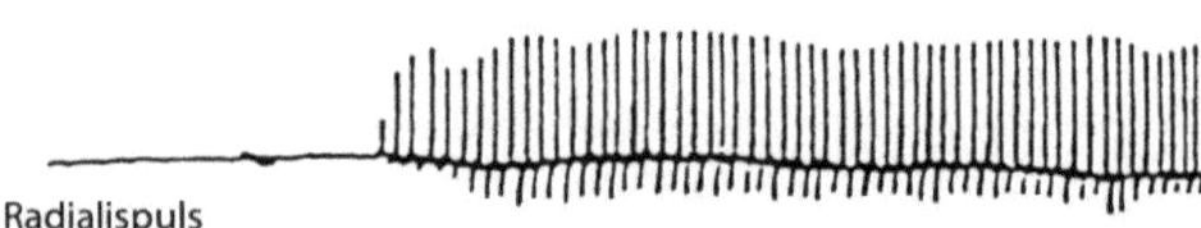

Abb. 2. Unblutige Blutdruckmessung: auskultatorische oszillometrische und palpatorische Methode

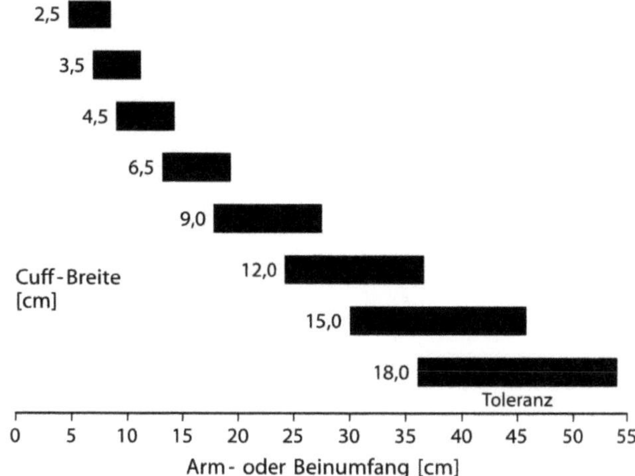

Abb. 3. Manschettenbreite zur unblutigen Blutdruckmessung in Relation zum Arm- bzw. Beinumfang in Zentimetern

sacht ein Schallphänomen (Korotkoff-Töne), das unmittelbar unter der Manschette mit dem Stethoskop über der A. cubitalis gehört werden kann. Der systolische Druck entspricht dem Manschettendruck beim ersten hörbaren Ton, der diastolische dem Leiserwerden bzw. dem Verschwinden der Töne. Nicht ganz geklärt ist, ob das Leiserwerden oder das Verschwinden dem wahren diastolischen Wert entspricht.

Oszillometrie

Wenn aus der über dem systolischen Druck aufgeblähten Manschette nach langsamem Ablassen die ersten Oszillationen auftreten, ist der systolische Wert erreicht. Beim Maximum der Oszillationen ist der arterielle Mitteldruck erreicht, der diastolische Wert beim Verschwinden. Letzterer wird wegen der Unklarheiten von den meisten automatischen Geräten aus systolischem und Mitteldruck errechnet.

Fehlerquellen

- Falsches Verhältnis Manschettenbreite und Armumfang
- Verschiedene Hörfähigkeit des Untersuchers
- Periphere Gefäßverschlüsse oder kardiale Arrhythmien
- Zu schnelles Ablassen des Manschettendruckes
- Sehr niedrige Blutdruckwerte werden akustisch nicht wahrgenommen
- Bewegungs- und Berührungsartefakte

Blutdruckautomaten – diskontinuierliche Blutdruckmessung

Von den auskultatorischen und oszillometrisch arbeitenden Geräten haben sich die oszillometrischen mit Digitalanzeige in den letzten Jahren in der Anästhesie und im Intensivbereich durchgesetzt. Die Schwierigkeiten der Definition bei der oszillometrischen Methode und das Fehlen eines Eichstandards haben zu Problemen der Zulassung in einzelnen Ländern (z. B. Österreich) geführt.

Regelhaft erfolgt die Blutdruckmessung während Operationen in 5-min-Intervallen, nur in Ausnahmsfällen sollte in 1-min-Intervallen über kürzere Zeit gemessen werden. Die Gefahr von Drucknekrosen wegen zu häufigem Aufblasen in kurzen Zeitabständen ist gegeben. Die Errechnung des diastolischen Wertes wird aus Erfahrungswerten nach der Formel:

$$p_m = p_d + 1/3\,(p_s - p_d)$$

rückgerechnet. Im Prinzip zeigt die oszillometrische Methode im oberen Bereich etwas höhere Werte, im unteren Bereich etwas niedrigere als die auskultatorisch gemessenen Werte.

Kontinuierliche nichtinvasive Blutdruckmessung

Neue Möglichkeiten der Blutdruckmessung durch verschiedene andere Signale und elektronische Signalverarbeitungsprogramme haben neue kontinuierliche Formen der nichtinvasiven Druckmessung möglich gemacht. Mehr oder weniger weit entwickelt, sind sie noch in klinischer Überprüfung, wobei es vor allem den kritisch-kranken Patienten als Testfall für Vergleichsstudien zu untersuchen gilt.

Servoplethysmomanometrie nach Penaz (Abb. 4)

Mit Hilfe einer pneumatischen Fingermanschette mit integrierter Photozelle und Lichtquelle wird ein Photoplethysmograph gesteuert [25]. Die Fingermanschette wird elektronisch von einem schnellen pneumatischen Ventilsystem so gesteuert, daß das Fingervolumen zu jedem Zeitpunkt des Pulszyklus konstant gehalten wird. Während des systolischen Anstiegs des Fingerpulses wird der Manschettendruck gleichartig erhöht, während der Diastole gesenkt. Der Manschettendruck ist daher proportional dem intraarteriellen Druck [27]. Durch die Messung einer sehr peripheren Arterie ergeben sich nun um 6-10% niedrigere Drucke als die gleichzeitig mit Riva Rocci oder durch blutige Druckmessung bestimmten Werte [27]. Diese unblutige Blutdruckmessung befand sich schon in klinischer Untersuchung und zeigt auch über Stunden kontinuierliche Blutdruckwerte an, die im systolischen und diastolischen Bereich jeweils niedriger sind, jedoch eine gute Korrelation zu anders gemessenen Werten zeigen. Ein Gerät, der Fingerplethysmograph der Fa. Ohmeda, mit ausgefeilter Elektronik steht für Untersuchungen am wachen und schlafenden Patienten zur Verfügung.

Probleme: Diese Methode hat sich bis jetzt nicht voll durchgesetzt, da plötzliche Ausfälle der Blutdruckanzeige bei längerer Registrierung auftreten kön-

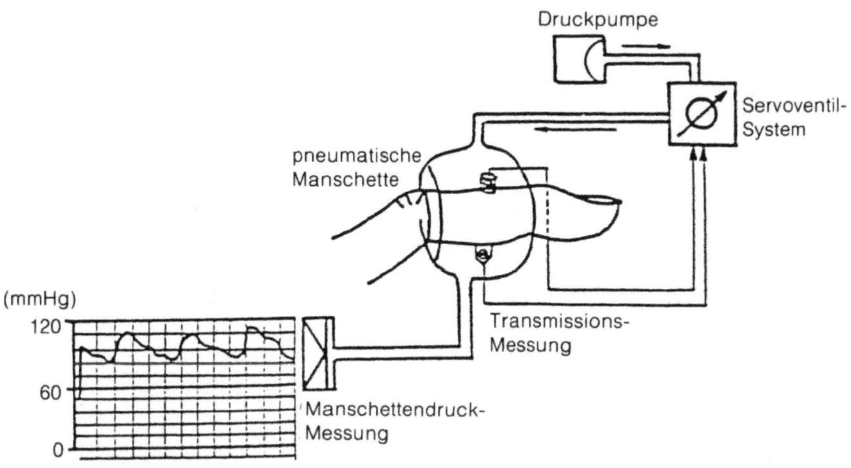

Abb. 4. „Penaz-Wesseling Fin-a-press-System" [26] (Erklärung s. Text)

nen. Gefäßspasmen, aber auch Blutverlust und Schock, können dafür verantwortlich sein, nicht immer sind die Ursachen jedoch geklärt. Schwierigkeiten mit der Manschettengröße bei verschieden großen Fingern haben ebenfalls Korrelationsprobleme mit anderen Meßmethoden ergeben. Die häufig notwendigen Rekalibrierungsperioden werden als störend empfunden, ebenso auch der dauernde Druck am Fingercuff bei wachen Patienten.

Arterielle Tonometrie

Bei dieser seit langem bekannten Methode handelt es sich um eine mechanische Registrierung der Querschnittspulsation der A. radialis, die durch einen Druckaufnehmer, über der Arterie aufgesetzt, teilweise entspannt wird. Der mechanische Druckaufnehmer besteht nicht aus einem einzelnen Sensor, sondern aus einem Array von 15 piezoresistiven Druckaufnehmern [16], die automatisch den höchsten Druckwert über dem Arterienquerschnitt auswählen. Zur Eichung wird ein klassisches intraarterielles oder oszillometrisches Verfahren verwendet. Die Autoren untersuchten die arterielle Tonometrie am Patienten in Anästhesie und stellten eine ausgezeichnete Korrelation fest. Diese Echtzeitblutdruckmessung kann auf einem Bildschirm mit einer kontinuierlichen Blutdruckwelle angezeigt werden (Gerät CBM 3 000 LN-CAT).

Probleme ergeben sich aus der Größe des Druckaufnehmers, seinem Schutz vor äußeren Einflüssen und der verlängerten Kalibrierungszeit. Es gibt auch noch keine Erfahrungen mit hämodynamisch instabilen Patienten.

Pulswellengeschwindigkeit

Zwischen arteriellem Druck und Pulswellengeschwindigkeit besteht eine enge Korrelation. Die Eichung eines darauf aufgebauten Systems muß durch ein konventionelles Meßverfahren zur Blutdruckmessung erfolgen. Die Pulswellengeschwindigkeit kann mittels Pulsoxymeter durch die Zeitdifferenz vom

Auftreten der Pulswelle an einer zentralen Stelle, z.B. Stirn oder Hals, und einer peripheren Stelle, z.B. Unterarm, Fuß oder Finger, eruiert werden. Zwei Infrarotphotosensoren werden in verschiedenen Distanzen vom Herzen plaziert und erlauben damit die Messung der Pulswellengeschwindigkeit. Angaben über ein mikrovaskuläres Volumen werden vom peripheren Sensor aus der Zeitdruckanzeige und Pulswellenform ermittelt. Derzeit existieren 2 Geräte, die auf diesem Prinzip aufgebaut sind: Nellcor N-Cat und Sentinel Artrac.

Probleme ergeben sich bei der Registrierung, da es sich nicht um echte Pulsdruckwellen handelt. Klinische Situationen wie Bewegung des Patienten oder Neuplazierung der Sensoren können eine Neukalibrierung notwendig machen. Der Mangel an Erfahrungen läßt diese Methode für den klinischen Einsatz noch nicht geeignet erscheinen.

Akustische Korotkoff-Breitband-Frequenzanalyse

Bei der Entlastung der Blutdruckmanschette konnten Blank et al. [6] mit einer hochauflösenden akustischen Frequenzanalyse 3 distinkte Signale unterscheiden (in Zusammenarbeit AT und T mit Bell-lab: N.J. USA).

- K_1 mit niedriger Amplitude, niedriger Frequenz knapp über dem systolischen Blutdruck;
- K_2 triphasisches Signal, das beim systolischen Blutdruck auftritt und beim diastolischen Blutdruck verschwindet, etwa dem hörbaren Korotkoff-Geräusch entsprechend;
- K_3 einphasisches Signal zwischen systolischem und diastolischem Druck, das auch unterhalb des diastolischen Druckes noch erkennbar ist;
- K_3 entspricht exakt der intraarteriellen Druckwelle, wenn mit dem Pulsdruck kalibriert wurde. dk_3/dt, die 1. Ableitung, korreliert übrigens ausgezeichnet mit dem intraarteriellen dp/dt ($r = 0{,}97$) [6].

Der K_2-Algorithmus stellt eine neue nichtinvasive, objektive Methode zur Feststellung des arteriellen Blutdruckes dar und zeigt ausgezeichnete Korrelationen zur intraarteriellen Messung. Die Verarbeitung dieses Wissens könnte die Basis für ein neues Gerät zur kontinuierlichen nichtinvasiven Blutdruckmessung sein. Eine kontinuierlich leicht aufgeblasene Manschette mit inkorporierter akustischer Frequenzanalyse würde, nach Eichung mit einer oszillometrisch ermittelten, eine unblutige kontinuierliche Blutdruckmessung erlauben.

Flächenabgeleitete arterielle Größen

Frequenz-Druck-Produkt-RPP („rate pressure product")

$$RPP = p_s \cdot HF, \text{ z.B. (RR 150, HF 100} = 15\,000)$$

RPP seit längerem bekannt, wird es als ausgezeichnetes Maß für den O_2-Verbrauch des Myokards angesehen. Das *RPP* korreliert auch mit Ischämiezeichen z.B. im EKG oder Auftreten von Schmerzen bei Angina pectoris-Patienten. Unter Arbeitsbedingungen gibt es bei Normalpersonen Beziehungen zu dP/dt_{max} hinsichtlich des O_2-Verbrauchs. Auch während der Anästhesie bei koronarchirurgischen Eingriffen konnten gute Korrelationen mit RPP-Anstiegen und Ischämiezeichen im EKG gefunden werden [19].

Im *Triple-index* (*TI*) wird neben dem p_s und *HF* noch der pulmonale Gewebsdruck (*PCWP*) für den myokardialen O_2-Verbrauch mitberücksichtigt.

$TI = p_s \cdot HF \cdot PCWP$ (Normalwert < 150000).

Bei erhöhtem *PCWP* ergibt sich eine verbesserte Aussage.

Systolischer Spannungs-Zeit-Index-TTI („tension-time-index")

TTI invasiv $Mp \cdot T_s \cdot HF$

Mp_s mittlerer Systolendruck
T_s Dauer der Systole
HF Herzfrequenz

TTI nichtinvasiv MAP $(Q{-}S_2) \cdot HF$

MAP mittlerer arterieller Blutdruck
$Q{-}S_2$ Dauer der elektromechanischen Systole
Q im EKG, S_2 Beginn 2. Herzton

Der *TTI* ist ein Maß für den O_2-Verbrauch des Herzens. Als wesentlicher Faktor wird die vom Myokard entwickelte Spannung angezeigt. Es konnte allerdings gezeigt werden, daß neben der Spannung auch die Kontraktionsgeschwindigkeit eine wesentliche Rolle bei O_2-Verbrauch des Myokards spielt, die im *TTI* nicht berücksichtigt wird. Anstelle des Mp_s kann auch als unblutige Größe der mittlere arterielle Druck (*MAP*) verwendet werden [19]. Bei Verwendung des *MAP* wird allerdings der O_2-Verbrauch des Herzens leicht unterschätzt (Abb. 5).

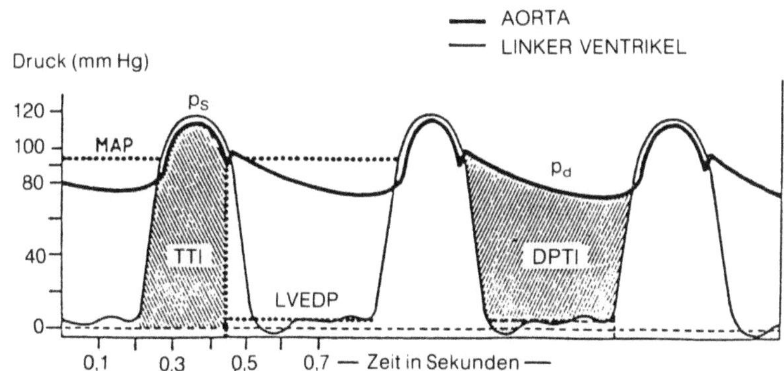

Abb. 5. *TTI* der systolische Spannungszeitindex als Maß für den O_2-Bedarf des Myokards; *DPTI* der diastolische Druckzeitindex als Maß für das O_2-Angebot für das Herz

Diastolischer Druck-Zeit-Index-DPTI („diastolic pressure time index")

DPTI invasiv HF · (Mp_d · LAP) T_D

Mp_d mittlerer diastolischer Druck
LAP linksartrialer Druck
T_D Diastolendauer
HF Herzfrequenz/min

DPTI nichtinvasiv HF · p_d · (S_s–Q)

S_2–Q Diastolenzeit, vom Schluß der Aortenklappe (S_2) bis Q-Beginn im EKG
p_d nichtinvasiver diastolischer Druck

70% des Koronarblutflusses erfolgt während der Diastole. *DPTI* ist daher ein Maß für das O_2-Angebot an das Herz. Der diastolische Druck wird bei unblutiger Messung ermittelt, der linke Vorhofdruck ist jedoch nur invasiv erhebbar. Wird er nicht gemessen, kommt es zu einer geringen Ungenauigkeit, die v.a. bei erhöhten *LAP*-Werten (Herzkranke) zu einer Überschätzung des O_2-Angebotes führt.

Pulsoxymetrie

Die plethysmographische Darstellung der Querschnittspulsationen ergibt ebenso die Möglichkeit einer klinischen Überwachung der Zirkulation. Nach Severinghaus [30] ist das Pulssignal, das vom Pulsoxymeter abgegeben wird, nicht a priori notwendig und auch nicht ausreichend, um die Adäquatheit der Zirkulation bei einer gegebenen Anwendung zu garantieren. Es gibt elektronische Gerätecharakteristika, inter- und intrapersonelle Unterschiede. Trotzdem ist die Sichtüberwachung des plethysmographischen Sättigungspulses eine nützliche Ergänzung der Kreislaufüberwachung. Das Pulsoxymeter findet auch Anwendung zur Bestimmung der Durchblutung von replantierten Extremitäten und zur Gefäßdurchblutung bei Interponaten. Zur Feststellung einer Hypovolämie durch die Pulsoxymetrie gibt es zahlreiche anekdotische Beschreibungen, allerdings keine kontrollierten Studien.

Der systolische Blutdruck kann exakt mit dem Wiederauftreten der pulsatilen Welle während der Entlastung der Manschette bestimmt werden. Noch genauer dürfte allerdings das Verschwinden der Pulswelle bei langsamer Cuffinflation für die Feststellung des systolischen Druckes sein. Dies hat vor allem im Säuglings- und Neugeborenenalter bei der Blutdruckmessung Bedeutung.

Nichtinvasive Messung des HZV

Im wesentlichen werden 3 Verfahren angegeben, die es erlauben, unblutig das HZV abzuschätzen:

- Bioimpedanz-Impedanzkardiographie
- Doppler-Ultraschallverfahren
- Ballistokardiographie

Für die Validierung einer Methode ist es notwendig, anerkannte Methoden der HZV-Bestimmung in Vergleichsmessungen heranzuziehen, um eine Korrelation herzustellen. Die Fick-Methode galt bisher als klassische Methode der HZV-Bestimmung. Dabei wird anhand des O_2-Verbrauchs nach der Formel: [HZV (l/min) = O_2-Verbrauch/A-$VDO_2 \cdot 10$] das HZV bestimmt. Da neben dem O_2-Verbrauch/min auch der arterielle und gemischtvenöse Sauerstoff bekannt sein müssen, wird diese Methode selten, vorwiegend in physiologischen Labors angewendet. Häufiger erfolgt die Validierung neuer Methoden in der Klinik mit Hilfe des sog. Gold-Standards der HZV-Messung, der Thermodilutionsmethode (TD). Dies ist deshalb problematisch, weil die Methode selbst nur ein Schätzmaß für die physiologische Variable HZV ist, ebenso wie auch die neu zu validierende Methode eine Abschätzung desselben Parameters auf andere Weise versucht.

Darüber hinaus sind auch die Abweichungen bei Wiederholungsmessungen innerhalb der TD-Methode – Präzision genannt – mit einer Streuung von ±10% im besten Fall beträchtlich (Systemfehler). Die Abweichungen zwischen den Methoden geben die Nähe oder Entfernung der neuen Methode zur klassischen Meßmethode an – ihre Korrelation. Für Methoden, die neu in den klinischen Gebrauch kommen, weil sie Vorteile wie z. B. Nichtinvasivität versprechen, muß daher eine Validierung mit bisher geübten Verfahren vorgenommen werden. Darüber hinaus ist es notwendig, derartige Vergleichsmessungen nicht nur am Tier, sondern über mehrere Bereiche bei gesunden und verschiedenen kritisch-kranken Patienten vorzunehmen. Das ist auch die Ursache dafür, warum bei ähnlichen Vergleichen oft sehr verschiedene Korrelationen und Interpretationen in der Literatur gefunden werden.

Bioimpedanz und Impedanzkardiographie

Funktionsprinzip

Die Messung des elektrischen Widerstandes (Z) über dem Thorax zeigt Flüssigkeitsverschiebungen an, die einen kurvenartigen Verlauf haben.

Nyboer [23] war der erste, der diese Methode für die Ganzkörperplethysmographie beschrieben hat. Er verwendete Ströme mit niedriger Intensität und hoher Frequenz und verwendete die Formel:

Schlagvolumen = $S \times L/Z_o)^2 \cdot dZ$.

S Blutwiderstand
L innerer Abstand der Elektroden
Z_o Grundimpedanz
dZ Impedanzveränderung pro Herzschlag

1966 griff Kubicek [17] diese Methode auf. Er verwendete 4 Metallbänder, je 2 am Hals und am unteren Thorax. Den äußeren führte er Strom (2 mAmp, 100 kHz) zu, an den inneren maß er. Die Formel wurde adaptiert:

$SV = S\ (L^2/Z^2)\ dZ/dt \bullet VET$.
dZ/dt 1. Ableitung der Impedanzänderung
VET Ventrikelauswurfzeit

Die Methode der Impedanzkardiographie wird heute in der Raumfahrtmedizin mit einer weiteren verbesserten Formel angewandt.

Methodik

Im Halsbereich und am unteren Thorax in der Höhe der Proc. ensiformis des Sternum werden auf der Seite 2 Elektrodenpaare in 5 cm Abstand aufgeklebt (Abb. 6a). Die äußeren Elektroden am Hals und im Brustbereich dienen der Stromzufuhr (2,5 mAmp, 50-70 kHz), die inneren der Messung der Bioimpedanz. Der Abstand der Elektroden (L) ist kritisch, da er mit der 3. Potenz in die neue Formel von B. Sramek [5] eingeht.

$SV = L^3/_{4,25} \cdot VET \cdot dz/dt\ max. \cdot\ Z_o$.

Z_o thorakale Grundimpedanz oder Flüssigkeitsindex
dz/dt max Auswurfgeschwindigkeitsindex
(1. Ableitung der Impedanzänderung)

S (Blutwiderstand) wurde als mehr oder weniger Konstante nicht mehr in die Formel aufgenommen; die Blutflußgeschwindigkeit spielt eine größere Rolle.

Vor allem eine veränderte Plazierung der unteren Brustwandelektroden führt zu deutlichen Meßfehlern. Der *L*-Wert entspricht 17% der Größe des Patienten und wird entsprechend dem Gewicht und Geschlecht des Patienten adjustiert. Die *L*-Werte können einem Normogramm entnommen werden.

Jeder *SV*-Wert wird als Mittelwert aus 3 von 5 Messungen ermittelt, wobei der höchste und der niedrigste Wert nicht berücksichtigt werden (Abb. 6b).

Die elektrische Bioimpedanz kann auch transösophageal mittels 4 Ösophaguselektroden gemessen werden (intrathorakale Bioimpedanz), was ein besseres „Signal-to-noise"-Verhältnis und höhere Impedanzveränderungen ergibt [4]. Die Anordnung der Elektrodenpaare, die mittels Magenschlauch eingeführt wurden, waren proximal Mitte harter Gaumen, distal retrokardial, dazwischen lag ein Abstand von 25,5 cm.

In unzähligen Vergleichen wurde die Bioimpedanzkardiographie mit der Thermodilution, Echokardiographie und Doppler-Ultraschall unter verschie-

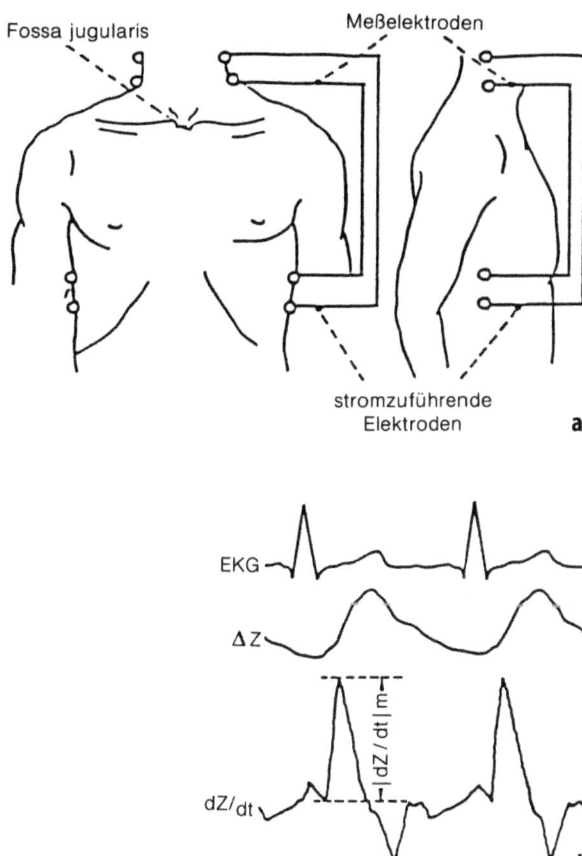

Abb. 6. a Elektrodenplazierung bei der Bioimpedanz-HZV-Messung, **b** Veränderung der thorakalen elektrischen Widerstände ΔZ und des 1. Differentialquotienten (*dZ/dt*) dieser Impedanzkurve durch die Herzaktion

denen Bedingungen validiert. Die besten Korrelationen ergaben sich im Tierversuch vor allem bei Hunden, die für die Impedanzmessung eine ideale Thoraxform haben. Aber auch während der Narkose [9, 34] bei kritisch Kranken [37], bei kardiochirurgischen Eingriffen [29] wurden gute bis brauchbare Korrelationen gefunden. Die Schwankungsbreiten lagen innerhalb von ±20% der mit TD gemessenen HZV [37]. Die unterschiedlichen, z.T. schlechten Vergleichsresultate der Bioimpedanz-HZV-Messung konnten auch durch die Anwendung von Ösophaguselektroden deutlich verbessert werden [4, 29].

Fehlerquellen

- Hämatokrit, obwohl im Tierversuch im Bereich zwischen 26-40% von geringer Bedeutung [24], wurde bei Menschen mit Polyzythämie ein signifikanter Unterschied zwischen Hkt-Werten von 42 und 49% [32] gefunden.

- Innerer Elektrodenabstand L, ein Fehler von 1 cm bedeutet 10% Irrtum beim Schlagvolumen. Wird der Elektrodenabstand L allerdings als Prozentsatz der Gesamtkörperhöhe des zu messenden Patienten nach Gewicht und Geschlecht (entsprechende Normogramm) adaptiert, dann ist der Fehler gering. Ösophaguselektroden verringern solche Fehler.
- Funktioniert nicht beim aufrechtstehenden Patienten, bei Aortenregurgitation, kardialen Arrhythmien, Schenkelblocks, bei septischen und hypertensiven Patienten.
- Funktioniert schlechter bei beatmeten Patienten [28, 33], bei Pleuraergüssen und obstruktiver Lungenerkrankung.

Bioimpedanz und Körperzusammensetzung

Die Messung der Grundimpedanz kann langfristig Veränderungen der fettfreien Körpermasse abschätzen. Kurzfristig kann die Grundimpedanz das gesamte Körperwasser - den Hydrationszustand des Körpers - erfassen [7, 12]. Vergleichsmessungen bei Kindern und Erwachsenen auf Herzstationen zeigten, daß die Bioimpedanz eine ausgezeichnete Abschätzung des Gesamtkörperwassers und von Veränderungen desselben ermöglicht. Bei kritisch Herzkranken, chronischem Nierenversagen, Diabetes, Mangel an Wachstumshormonen und Fettsucht wurde die Bioimpedanz zur Voraussage der Körpermasse oder des Gesamtkörperwassers erfolgreich angewendet.

Gerät zur Bioimpedanz- und HZV-Messung: NCCOM 3-R7 (Fa. BoMed Medical Manufacturing, Irvine/Calif.).

Doppler-Ultraschallmethoden

Funktionsprinzip

Das Doppler-Prinzip besagt, daß Ultraschallwellen durch sich bewegende Objekte reflektiert werden und dabei ihre Frequenz verändern. Ultraschallwellen werden durch ein elektrisches Potential, das an ein piezoelektrisches Kristall angelegt wird und dabei seine Dimension verändert, erzeugt. Der erzeugte Ultraschall wird von einem Objekt (z.B. Erythrozyten) reflektiert, kehrt zum Kristall zurück und erzeugt wieder ein elektrisches Signal. Durch entsprechende Verarbeitung kann das elektrische Signal entweder einen auditorischen oder einen visuellen Hinweis auf eine Frequenzänderung geben. Die Veränderung der Frequenz zwischen ausgesandten und reflektierten Schallwellen wird als Doppler-Shift bezeichnet. Er ist proportional der Geschwindigkeit des sich bewegenden Objekts und muß um den Winkel, mit dem die Ultraschallwelle das Objekt trifft, korrigiert werden.

Prinzipiell werden 2 Techniken zur Feststellung des Doppler-Shifts angewandt: die *Continuous-wave- und die Pulsed-wave-Messung.*

Der *Continuous-wave-Doppler-Transducer* hat 2 Kristalle, einer sendet kontinuierlich, der andere empfängt kontinuierlich Schallwellen. Der Doppler-Shift entsteht nur, wenn sich Blut relativ zum Transducer bewegt, eine Winkelkorrektur muß appliziert werden. Die *Continuous-wave-Methode* hat keine Begrenzung der Flußgeschwindigkeit, aber nur geringe Tiefenauflösung. Sie bestimmt also die Doppler-Frequenz entlang der Gefäßachse.

Der *Pulsed-wave-Doppler* besitzt ein einziges Kristall, das sowohl für die Aussendung der Schallwellen als auch für den Empfang zuständig ist. Der Schall wird intermittierend mit einer bestimmten Zahl an Impulsen/s und einer entsprechenden Pulsrepititionsfrequenz gesendet. Der *Pulsed-wave-Doppler* hat auch eine Tiefenauflösung, aber den Nachteil, bei einer maximalen Eindringtiefe von 10 cm nur eine begrenzte Flußgeschwindigkeit bis 2 m/s auflösen zu können.

Doppler-HZV-Techniken messen den Blutfluß in m/s oder cm/s. Es muß daher eine Umrechnung in eine Volumengröße erfolgen. Dazu ist es notwendig, auch den Querschnitt der Aorta zu kennen, was z. B. durch ein zweidimensionales Echokardiogramm erreicht werden kann. Es ist nicht ausreichend, den Aortenquerschnitt nur einmal durch eine Echokardiographie festzustellen und dann als gegebene Größe anzunehmen, und man kann auch nicht für die Ultraschalldopplermessung des HZV den Aortenquerschnitt einem Normogramm entnehmen [15], da dieser sich in Abhängigkeit vom Blutdruck, aber auch bei jedem Herzzyklus verändert und damit beträchtliche Fehler in die Messung von Blutdruckveränderungen einführt [20]. Es ist also notwendig, bei jeder HZV-Messung mit dem Doppler-Shift auch gleichzeitig den Aortenquerschnitt zu messen. Das Schlagvolumen (*SV*) kann dann mit folgender Formel errechnet werden:

$$SV = v \cdot ET \cdot CSA.$$

CSA Aortenquerschnitt
ET systolische Auswurfzeit
v mittlere Aortenblutflußgeschwindigkeit in der Systole

Anwendungsformen der Doppler-Ultraschallmessung

Der suprasternale Zugang

Mit Hilfe des suprasternalen Zuganges in die Fossa jugularis werden die Ultraschallwellen auf die aszendierende Aorta gerichtet. Der Winkel zwischen Ultraschall und Gefäß wird als 0 angenommen und die Blutflußgeschwindigkeit daher direkt proportional dem Doppler-Shift. Die aszendierende Aorta wird mit Hilfe einer 2D-Echokardiographie in ihrem Querschnitt abgeschätzt (Abb. 7). Vernachlässigt wird der koronare Blutfluß, Fehler sind infolge einer ungenauen Abschätzung des Aortendiameters möglich. Bei ventrikulären Ausflußtraktstenosen, Aortenklappeninkompetenz und extrakardialem Shunt werden zusätzliche Fehler dazukommen. Bei manchen Patienten kann kein Doppler-Signal erhalten werden.

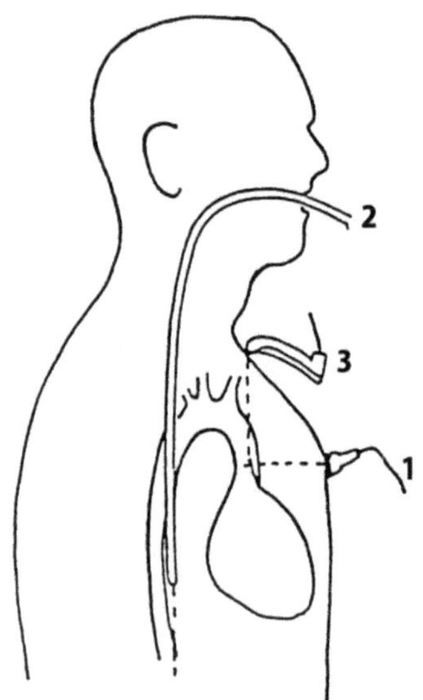

Abb. 7. HZV-Doppler-Ultraschallmessung. 1 Brustwandzugang; 2 transösophagealer Doppler; 3 Fossa-jugularis-Doppler

Der transösophageale Zugang

Mit Hilfe des transösophagealen Doppler-Ultraschalls wird in der deszendierenden Aorta zumeist mit einem *Continuous-wave-Doppler* die Blutflußgeschwindigkeit gemessen. Diese Methode benötigt ebenfalls eine transthorakale oder suprasternale Echokalibrierung des Aortenquerschnitts (Abb. 7). Darüber hinaus wird in der deszendierenden Aorta nicht das gesamte HZV gemessen, was nur die Anzeige relativer Veränderungen ermöglicht. Wird nur eine Kalibrierung des Aortenquerschnittes in der Ausgangsmessung berücksichtigt, entstehen durch Blutdruckschwankungen weitere Meßfehler.

Der transtracheale Zugang

Mit Hilfe eines Ultraschalltransducers, der im trachealen Ende eines Tubus eingebaut ist, kann die aszendierende Aorta mit wesentlich geringeren Störungen, als dies von der Brustwand her möglich ist, gemessen werden. Dabei werden die Piezokristalle für den *Pulsed-wave-Doppler* mittels eines Ballon-Cuffs zu einem guten akustischen Kontakt mit der anterolateralen Wand der Trachea gebracht [1]. Dieser transtracheale Doppler schätzt den jeweiligen Querschnitt der aszendierenden Aorta zusammen mit der mittleren Blutflußgeschwindigkeit ab, aber er nimmt einen konstanten, empirisch abgeleiteten Winkel zwischen Ultraschallkegel und Flußrichtung an [2]. Das Problem bei dieser Messung ist derzeit, daß die piezoelektrischen Kristalle sich erhitzen und evtl. zu Verbrennungen führen könnten. Die 1. Generation der mit Schallproben integrierten Tuben wurde für den Gebrauch am Menschen nicht zugelassen.

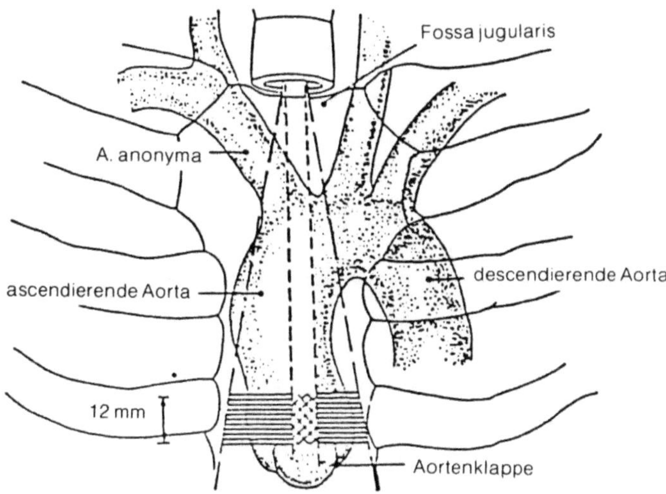

Abb. 8. Dopplerkopf in der Fossa jugularis zielt auf die A. ascendens. Der weite Strahl erfaßt den Aortenquerschnitt, der enge mißt die mittlere Blutflußgeschwindigkeit [36]

Der Zweistrahl-Doppler-Ultraschall

Eine der vielversprechendsten Innovationen in der suprasternale *Pulsed-wave-Dual-beam-* oder *Annular-array-Doppler.* Dieses System verwendet einen ringförmig angeordneten Transducer mit 2 MHz und 2 konzentrischen Ultraschallstrahlen. Der weite Strahl erfaßt den gesamten Querschnitt der Aorta, während der engere Strahl innerhalb der Aorta liegt, so daß beide Schallwellen denselben Aortenbereich abtasten und damit auch mit demselben Winkel messen (Abb. 8). Auf diese Weise können gleichzeitig der Aortenquerschnitt und die mittlere Blutflußgeschwindigkeit in der aszendierenden Aorta aus dem Fossa-jugularis-Bereich gemessen werden [36].

Validierung der Ultraschallmessungen mit anderen Methoden

Zahlreiche Vergleichsmessungen der Thermodilution (*TD*) mit verschiedenen Ultraschallmethoden haben zum Teil deutliche Abweichungen dann gezeigt, wenn der Aortenquerschnitt mit Hilfe eines Normogramms oder nur initial bei seriellen Messungen abgeschätzt wurde. Diese Methoden sollten daher in der Klinik keine Anwendung mehr finden. Methoden, die mit jeder HZV Messung auch den Aortenquerschnitt mitmessen, sind zu bevorzugen. Das Zweistrahl-*Pulsed-Doppler*-HZV zeigt Korrelationen zwischen 0,63 und 0,90 [37]. Die Übereinstimmung des zweistrahligen *Pulsed-Doppler*-Gerätes mit der Thermodilution ist besser. Es besitzt eine gute Reproduzierbarkeit. Anwenderspezifische Fehler entstehen durch die verschiedene Signaloptimierung, die leicht zu Abweichungen der Messung bei verschiedenen Beobachtern führen kann [9, 36].

Fehlerquellen

- Querschnittsfläche der Aorta wird einem Normogramm entnommen oder nur einmal am Beginn der Messung bestimmt.
- Es kann kein Echo-Doppler-Signal erhalten werden, z.B. bei Thoraxwand- oder Fossa-jugularis-Applikation.
- Mechanische Beatmung, chronische obstruktive Lungenerkrankung.
- Herzfrequenz über 120/min, Dysrhythmien, Herzchirurgie, Aortenklappenerkrankung [37].
- Mangelnde Erfahrung des Anwenders.

Ballistokardiographie

Die Austreibung des Blutes während der Systole führt zu einem Rückstoß, der mit einer aufwendigen Methodik registriert werden kann. Aus der mit jedem Herzschlag erfolgenden Ortsänderung des Tisches, auf dem eine Versuchsperson oder ein Versuchstier gelagert ist, kann das Schlagvolumen errechnet werden. Wegen der aufwendigen Technik und mangelnden Praktikabilität hat dieses Verfahren jedoch nie Bedeutung erlangt.

Systolische Zeitintervalle (STI) zur Myokardfunktionsüberwachung

Die *STI* sind ein Zeitmaß in Millisekunden der einzelnen Phasen der Systole, nämlich der isovolumischen Kontraktion und der Auswurfphase. Sie sind nichtinvasiv, ausgezeichnet reproduzierbar und sind ein Maß der Myokardfunktion, das sich ausgezeichnet mit anderen Herzfunktionsparametern vergleichen läßt.

Die Messungen werden mit der gleichzeitigen Registrierung des EKG, Phonokardiogramms und der äußeren Karotispulskurve bei hoher Schreibgeschwindigkeit gemacht (100 mm/s und mehr). Von der Gesamtdauer der elektromechanischen Systole (*Q* Beginn im EKG und *S2* Beginn des 2. Herztones = Schluß der Aortenklappe) wird die Auswurfphase (*LVET*) abgezogen, um die Präejektionsphase (*PEP*) zu erhalten (Abb. 9). Mittelwerte von zumindest 10 Herzschlägen müssen miteinander verglichen werden. Auswertungen mit Computerhilfe sind möglich [21] und vereinfachen die Anwendung. Regressionsgleichungen für verschiedene Herzfrequenzen machen einen Vergleich der Myokardfunktion bei verschiedener Herzfrequenz möglich [35]. Der Quotient *PEP/LVET* (Normalwert $0{,}35 \pm 0{,}3$) ist frequenz- und geschlechtsunabhängig und ist wahrscheinlich der beste einzelne Wert für die Beurteilung der Myokardfunktion. Eine Verlängerung von *PEP*, eine Verkürzung von *LVET*, eine Erhöhung des Quotienten *PEP/LVET* über 0,42 bedeutet eine Verschlechterung der Myokardfunktion. Positiv-inotrope Medikamente vermindern die *systolischen Zeitintervalle* (Tabelle 1).

Bei pharmakodynamischen und pharmakokinetischen Untersuchungen von inotrop wirkenden Medikamenten sind die *systolischen Zeitintervalle* ein

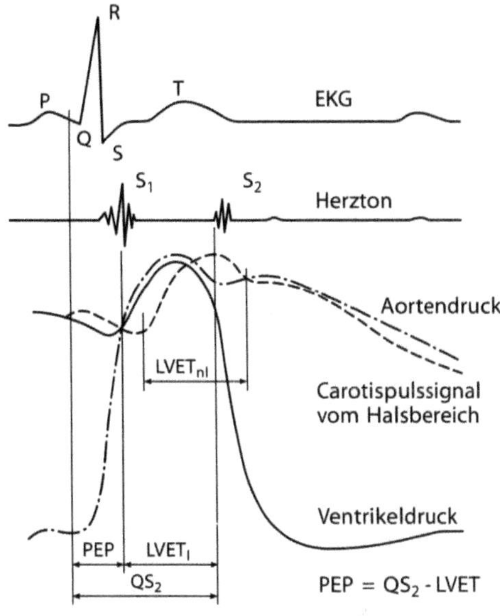

Abb. 9. Synopsis von elektrischen und mechanischen Signalen, die während eines Herzzyklus registrierbar sind und zur Bestimmung der systolischen Zeitintervalle dienen. *QS_2* Gesamtvolumen der elektromechanischen Systole; *PEP* „preejection phase"; *LVET* „left ventricular ejection time"

Tabelle 1. STI-Trends. Beeinflussung der systolischen Zeitintervalle (*STI*) durch Erkrankung und Medikamente

	PEP	LVET	PEP/LVET
Herzversagen	↑↑	↓↓	↑↑
Aufrechte Position	↑	↓	↑
Digitalis			
Gesundes Herz	↓	↓	↓
Insuffizienz	↓ Afterload-Verminderung	↑	↓
Katecholamine	↓	↓	↓
β-Blocker	↑	↓	↑
Periphere Vasokonstriktion	↑	↑	↑

ausgezeichnet brauchbares und äußerst sensitives Maß, eine Standardmethode der klinischen Pharmakologie, wenn der Patient als seine eigene Kontrolle dient [21]. Sie reflektieren den kontraktilen Zustand des Herzens, solange die Hämodynamik nicht deutlich verändert wird. In der Anästhesie scheint die Registrierung der Myokardfunktion mit Hilfe der *STI* nicht brauchbar, da negativ inotrope und vasodilatierende Einflüsse der Inhalationsanästhetika und i.v.-Medikamente eine Veränderung der Inotropie, eine Verminderung der Nachlast und z.B. eine Infusion eine Erhöhung der Vorlast bedingen und damit in verschiedenen Richtungen der Herzfunktion wirksam sind. Eine intraoperative Anwendung der *STI* ist daher nicht angezeigt.

Fehlerquellen
- Gleichzeitige Veränderung von Vorlast, Nachlast und Kontraktilität.
- Langsame Papiergeschwindigkeit bei Handauswertung (< 100 mm/s).
- Karotispulskurve zeigt keine dikrote Einsenkung.
- Dysrhythmien, Tachykardie > 130/min, Aortenklappenerkrankung (2. Herzton).
- Mechanische Beatmung durch Störung des Phonokardiogramms.

Literatur

1. Abrams JH, Weber RE, Holmen KD (1989) Transtracheal Doppler: A new procedure for continuous cardiac output measurement. Anesthesiology 70/1:134–138
2. Abrams JH, Weber RE, Holmen KD (1989) Continuous cardiac output determination using transtracheal Doppler: Initial results in humans. Anesthesiology 71/1:11–15
3. Atlee JL III (1990) Perioperative cardiac dysrhythmias, 2nd edn. Year Book Med Publ, Chicago London
4. Balestra B, Malacrida R, Leonardi L, Suter P, Marcone C (1992) Esophageal electrodes allow precise assessment of cardiac output by bioimpedance. Crit Care Med 20/1:6267
5. Bernstein DP (1986) A new stroke volume equation for thoracic electrical bioimpedance: theory and rationale. Crit Care Med 14:904–909
6. Blank SG, West JE, Müller FB, Cody RJ, Harshield GA, Pecker MS, Laragh JH, Pickering TG (1988) Wideband external pluse recording during cuff deflations: a new technique for evaluation of the arterial pressure pulse and measurement of blood pressure. Circulation 77/6:1297–1305
7. Boldt J, Kling D, Thiel A, Hempelmann G (1988) Nicht-invasive versus invasive Kreislaufüberwachung. Anästhesist 37:218–223
8. Cannard T, Dripps RD, Helwig J Jr et al. (1960) The electrocardiogramm during anesthesia and surgery. Anesthesiology 21:194–202
9. Castor G, Klocke RK, Stoll M, Helmus J, Niedermak I (1994) Simultaneous measurement of cardiac output by thermodilution, thoracic electrical bio-impedance and Doppler ultrasound. Brit J Anaesth 72:133–138
10. Cushing H (1898) Inaugural-Dissertation über „Das neue Sphygmomanometer für klinische Zwecke". Kastner und Losse, München
11. Cushing H (1903) Routine determination of arterial tension in operating room and clinic. Boston Med Surgic J 148:250–256
12. Editorial (1992) Bioelectrical impedance and body composition. Lancet 340/26:1511
13. Eichhorn JH, Cooper JB, Cullen DJ, Maier WR, Philip JH, Seemann RG (1986) Standards for patient monitoring during anesthesia at Harvard. JAMA 256:1017–1020
14. Goldman L, Caldera DL et al. (1977) Multifactorial index of cardiac risk in noncardiac surgical procedure. N Engl J Med 297:845–850
15. Huntsman LL, Stewart DK, Barnes SR, Franklin SB, Colocousis JS, Hessel EA (1983) Circulation 67/3:593–601
16. Kemmotsu O, Ueda M, Otsuka H, Yamamura T, Winter DC, Eckerle JS (1991) Arterial tonometry for noninvasive continuous blood pressure monitoring during anesthesia. Anesthesiol 75:333–340
17. Kubicek WG, Karegis JN, Patterson RP et al. (1966) Development and evaluation of an impedance cardiac output system. Aerosp Med 37:1208–1221
18. Levy AG (1922) Chloroform anaesthesia. Bale Sons & Sanielson, London
19. List WF (1983) Abgeleitete Größen aus dem arteriellen Druck. In: Jesch F, Peter K (Hrsg) Hämodynamisches Monitoring. Springer, Berlin Heidelberg New York Tokyo, S 15–26

20. List WF, Gravenstein N (1988) Nichtinvasive Doppler-Ultraschallmessung des Herzzeitvolumens. Anästhesist 37:609–612
21. List WF, Gravenstein JS, Spodick DH (eds) (1980) Systolic time intervals. Springer, Berlin Heidelberg New York
22. Mangano DT (1990) Perioperative cardiac morbidity. Anesthesiology 72:153–184
23. Nyboer J (1950) Electrical impedance plethysmograph. Circulation 2:811–821
24. Quail AW, Traugott FM, Porges WL, White SW (1981) Thoracic resistivity for stroke volume calculation in impedance cardiography. J Appl Physiol 50:191–195
25. Penáz J (1973) Servo-Plethysmomanometer. 10th Int. Conf Med Biol Eng, Dresden, p 104
26. Pereira E, Prys-Roberts C, Dagnoni J, Anger C (1985) Auscultatory measurements of arterial pressure during anesthesia: a reassessment of the Korotkoff sound. Eur J Anesthesiol 2:11–20
27. Pohl V, Wesseling KH, Petersen E, Bassenge E (1982) Kontinuierliche, nichtinvasive Blutdrucküberwachung durch Servomanometrie am Finger. In: Rügheimer E, Pasch T (Hrsg) Notwendiges und nützliches Messen in Anästhesie und Intensivmedizin. Springer, Berlin Heidelberg New York Tokyo, S 221–227
28. Preiser JC, Daper A, Parquier B, Contempré B, Vincent JL (1989) Transthoracic electrical bioimpedance versus thermodilution technique for cardiac output measurement during mechanical ventilation. Intensive Care Med 15:221–223
29. Sageman WS, Amundson DE (1993) Thoracic electrical bioimpedance measurement of cardiac output in postaortocoronary bypass patients. Crit Care Med 21/8:1139–1142
30. Severinghaus JW, Kelleher JF (1992) Recent developments in pulse oximetry. Anesthesiology 76:1018–1038
31. Snow J (1958) Chloroform and other anesthetics. Churchill, London (Reprint)
32. Thomas A, Vohra A, Pollard B (1991) The effect of haematocrit on transthoracic electrical impedance and on the calculation of cardiac outpit by an impedance cardiograph. Intensive Care Med 17:178–180
33. Tremper K (1989) Transthoracic electrical bioimpedance versus thermodilution technique for cardiac output measurement during mechanical ventilation. Intensive Care Med 15:219–220
34. Vohra A, Thomas AN, Harper NJN, Pollard BJ (1991) Non-invasive measurement of cardiac output during induction of anesthesia and tracheal intubation: thiopentone and propofol compared. Br J Anaesth 67:64–68
35. Weissler AM, Harris WS, Schoenfeld CD (1968) Bedside techniques for the evaluation of ventricular function in man. Circulation 37:149
36. Wong DH, Mahutte CK (1990) Two-beam pulsed Doppler cardiac output measurement: reproducibility and agreement with thermodilution. Crit Care Med 18/4:433–437
37. Wong DH, Tremper KK, Stemmer EA, O'Connor D, Wilbur S, Zaccari J, Reeves C, Weidoff P, Trujillo R (1990) Noninvasive cardiac output: simultaneous comparison of two different methods with thermodilution. Anesthesiology 72:784–792

2.1.2 Transösophageale Echokardiographie

D.R. Spahn und R. Jenni

Einleitung und Geschichte

Die transösophageale Echokardiographie (TEE) stellt ein bildgebendes Verfahren dar, mit dem Morphologie, Größe und Funktion des Herzens und seiner angrenzenden Strukturen dargestellt werden können. Die TEE wurde im M-mode-Verfahren erstmals 1975 durchgeführt, die zweidimensionale TEE wurde 1977 beschrieben [20]. Seither hat sich die TEE rasant entwickelt. Waren in den Vereinigten Staaten 1988 ca. 50 TEE-Proben für die perioperative Überwachung von kritisch-kranken Patienten in Gebrauch, so hat sich diese Zahl bis 1993 auf über 700 erhöht [20].

Theoretische Grundlagen

Der Kopf der TEE-Sonde ist auf einem Endoskop montiert und enthält einen Array von Ultraschallkristallen. Dieser Array dient sowohl als Sender wie auch als Empfänger der Ultraschallwellen. Das Auflösungsvermögen ist abhängig von der Wellenlänge (und damit von der Frequenz) der ausgesendeten Ultraschallwellen: Das kleinste auszulösende Objekt mißt 1/4 der Wellenlänge des Ultraschalls. Mit höherfrequentem Ultraschall kann somit die Auflösung verbessert werden. In den meisten klinischen Anwendungen wird deshalb heute Ultraschall aus dem Frequenzbereich von 3,5–7,5 MHz verwendet, die häufigst verwendete Frequenz ist 5 MHz.

Bildaufbau

M-Mode (2-D-guided M-mode)

Die einfachste Form des Bildaufbaus ist der sog. M-Mode („timed motion display"). Dabei werden die Echos und deren Intensität entlang eines gebündelten Ultraschallstrahls, sozusagen entlang einer Linie, ca. 1000 mal/s aufgezeichnet. Die Intensitäten der empfangenen Echos werden dann in Funktion der Zeit von links nach rechts auf dem Bildschirm als Band dargestellt. Aufgrund der hohen zeitlichen Auflösung eignet sich dieses Verfahren besonders, den zeitlichen Zusammenhang der Bewegungen verschiedener Strukturen des Herzens darzustellen. Auch wird das M-Mode-Verfahren in Kombination mit dem Farbdoppler verwendet (s. unten). Mit den heute gebräuchlichen TEE-Geräten wird das M-Mode-Verfahren immer in Kombination mit einer zweidimensionalen Darstellung des Herzens verwendet. Damit läßt sich die Richtung der M-Mode-Darstellung einfach steuern (2D-guided-M-Mode).

2D-Mode
Werden Ultraschallwellen in kurzer Folge entlang verschiedener Radii ausgesendet, können die empfangenen Echos für einen zweidimensionalen (2D-) Bildaufbau in einem Sektor von 90° verwendet werden. Das resultierende Bild entspricht einem tomographischen Schnitt durch das Herz. Der Bildaufbau erfolgt je nach Eindringtiefe 30- bis 60mal/min, und es kann somit eine bewegte (Real-time-)2D-Darstellung des Herzens erzielt werden. Die zeitliche Auflösung ist allerdings gegenüber dem M-mode-Verfahren beschränkt.

Dopplertechniken

Mittels Doppler-Technik können Blutflußgeschwindigkeiten gemessen werden. Das Doppler-Prinzip basiert darauf, daß sich die Frequenz einer Ultraschallwelle verändert, wenn sie an einem bewegten Objekt wie einem Erytrozyten reflektiert wird. Die Veränderung der Ultraschallfrequenz („frequency shift“) ist der Geschwindigkeit des bewegten Objekts proportional:

$$\mathrm{v} = \frac{cfd}{2f0\cos\theta},$$

wobei:
v Flußgeschwindigkeit der (reflektierenden) Erythrozyten,
c Ausbreitungsgeschwindigkeit von Ultraschall im Gewebe,
fd Frequenzänderung (frequency shift),
$f0$ Frequenz des ausgesendeten Ultraschalls,
θ Winkel zwischen Ultraschall- und Blutflußrichtung ist.

Anwendungen der Dopplertechniken
Typischerweise wird zuerst ein entsprechendes 2D-Bild eingestellt. Anschließend kann mit einem Cursor die Richtung bestimmt werden, in der die Blutflußgeschwindigkeiten gemessen werden sollen. Die Dopplertechnik wird auf verschiedene Art angewendet, um Blutflußgeschwindigkeiten zu messen: Pulsed-wave-Doppler (evtl. in „high repetition frequency mode“), Continuous-wave-Doppler und Farbdoppler („color flow mapping“). Bei der Pulsed- und Continuous-wave-Dopplertechnik werden die Resultate der Blutflußgeschwindigkeitsmessung als Spektren dargestellt. Die Ordinate entspricht dabei den gemessenen Blutflußgeschwindigkeiten (Spektralanalyse), die Abszisse repräsentiert die Zeit. Die Intensität des Spektrums ist abhängig von der Anzahl der Erythrozyten, die mit der entsprechenden Geschwindigkeit fließen. Aufgrund einer Konvention werden dabei Blutflußgeschwindigkeiten zum Transducer positiv, solche weg vom Transducer negativ dargestellt. Bei

der Farbdopplermethode werden verschiedene Blutflußgeschwindigkeiten mit unterschiedlichen Farben kodiert und dem 2D-Bild überlagert. Diese gleichzeitige Darstellung der bewegten anatomischen Strukturen (2D-Bild) und des Blutflusses erlaubt eine eingehende funktionelle Beurteilung.

Arten von transösophagealen Echosonden

Mit der klassischen TEE-Sonde kann eine horizontale Schnittebene dargestellt werden. Diese Sonden werden daher als monoplane Sonden bezeichnet. Der Kopf der TEE-Sonde mit dem Array von Ultraschallkristallen ist flexibel auf dem Schaft der Sonde montiert. Er kann rotiert, ante- und retroflektiert sowie nach links und rechts abgewinkelt werden. Das ermöglicht es, die meisten kardialen Strukturen darzustellen. Neben diesen monoplanen Sonden werden zunehmend auch biplane Sonden eingesetzt. Diese Sonden enthalten im Kopf der transösophagealen Sonde 2 Arrays von Ultraschallkristallen und vermögen somit eine zweite, vertikale Ebene darzustellen. Eine weitere Entwicklung stellen die omniplanen Sonden dar. Durch Rotation des Arrays der Ultraschallkristalle kann ein Kontinuum von horizontalen und vertikalen Schnittebenen erzeugt werden. Durch diese propellerartige Bewegung der Schnittebenen können trotz minimaler Bewegung des Kopfes der omniplanen Sonde *alle* Strukturen des Herzens dargestellt werden.

Klassische Einstellungen

Typischerweise werden verschiedene Standardschnittebenen gewählt, um das Herz systematisch zu untersuchen und zu monitorisieren. Der 4-Kammer-Blick („long axis view") erlaubt eine Beurteilung der Mitral- und Trikuspidalklappen sowie der Größe und Kontraktilität beider Ventrikel, beim linken Ventrikel insbesondere der Lateralwand, des Septums sowie der Herzspitze (Abb. 1). Der 3-Kammerblick ermöglicht eine Beurteilung der Mitral- und Aortenklappe, der Größe und Kontraktilität des linken Ventrikels (Lateralwand, Septum und Herzspitze) und insbesondere eine Beurteilung des linksventrikulären Ausflußtraktes (Abb. 2). Die Querschnittsdarstellung des Herzens, die Darstellung in der kurzen Achse („short axis view"), erlaubt die Beurteilung der Größe und der Kontraktilität des linken Ventrikels (Vorderwand, Septum, Hinterwand und Lateralwand) wie auch, in gewissen Stellungen, des rechten Ventrikels (Abb. 3). Die Standarddarstellung in der kurzen Achse erfolgt auf Höhe der Mitte der Papillarmuskeln.

Beurteilung der Kontraktilität

Die Kontraktilität wird meist in der kurzen Achse bestimmt. Die Beurteilung kann global erfolgen und wird dann ausgedrückt als monoplane Flächenverkürzungsfraktion („area shortening fraction"). Neuere Geräte ermöglichen eine automatische Grenzflächenerkennung zur Erfassung des Endokards. Damit kann die Flächenverkürzungsfraktion kontinuierlich monitorisiert werden.

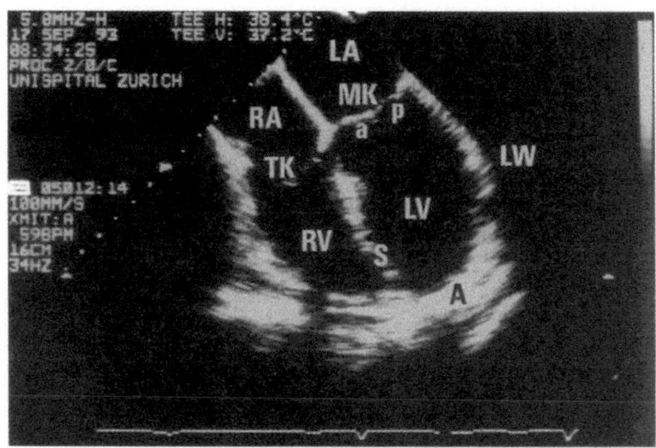

Abb. 1. Vierkammerblick in Längsachse („long axis view"). Dargestellt sind linker Vorhof (*LA*), linker Ventrikel (*LV*), rechter Vorhof (*RA*) und rechter Ventrikel (*RV*). Ebenso sind die Mitralklappe (*MK*) mit dem anterioren (*a*) und posterioren (*p*) Segel sowie die Trikuspidalklappe (*TK*) abgebildet. Beim linken Ventrikel lassen sich das Septum (*S*), die Herzspitze (*A, Apex*) und die Lateralwand (*LW*) unterscheiden

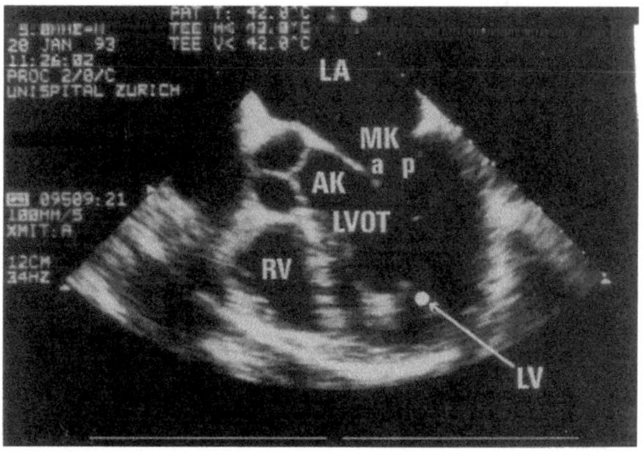

Abb. 2. Dreikammerblick in Längsachse („long axis view"). Dargestellt sind linker Vorhof (*LA*), linker Ventrikel (*LV*) und rechter Ventrikel (*RV*). Ebenso sind die Mitralklappe (*MK*) mit dem anterioren (*a*) und posterioren (*p*) Segel, die Aortenklappe (*AK*) und der linksventrikuläre Ausflusstrackt (*LVOT*) abgebildet

Die Schnittebene in der kurzen Achse erlaubt zudem eine Beurteilung der regionalen linksventriklären Kontraktilität in verschiedenen Abschnitten der Myokardzirkumferenz. Die Beurteilung der regionalen linksventriklären Kontraktilität kann rein qualitativ, semiquantitativ oder quantitativ durchgeführt werden. Zudem kann das Myokard der verschiedenen Sektoren den einzelnen Koronararterien zugeordnet werden.

Bei den rein qualitativen Beurteilungen der regionalen Wandbeweglichkeit werden die momentanen regionalen Wandbewegungen mit denjenigen zu Beginn eines operativen Eingriffs verglichen. Viele der heutigen TEE-Geräte

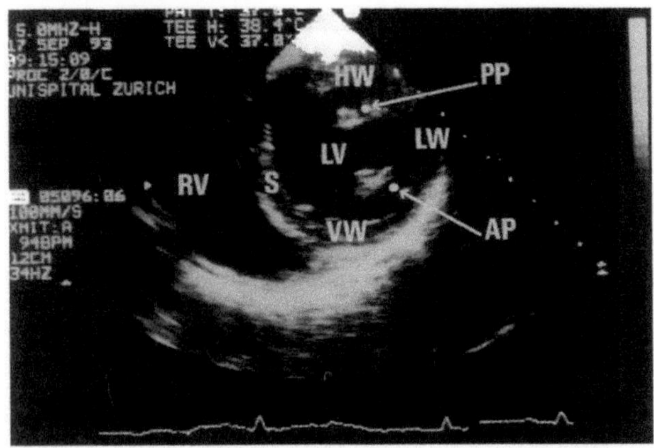

Abb. 3. Kurzachsendarstellung des rechten (*RV*) und linken (*LV*) Ventrikels auf mittlerer Papillarmuskelhöhe („short axis view"). Beim linken Ventrikel lassen sich Hinterwand (*HW*), Lateralwand (LW), Septum (*S*) und Vorderwand (*VW*) unterscheiden. Der posteriore Papillarmuskel (*PP*) wie auch der anteriore Papillarmuskel (*AP*) sind ebenfalls dargestellt

erlauben es, einige Herzschläge zu speichern („cine memory" oder „cine loop"), um diese später auf der einen Bildschirmhälfte abzuspielen („split screen display"), während auf der zweiten Bildschirmhälfte simultan der aktuelle Funktionszustand dargestellt wird. Dies erleichtert die Verlaufsbeurteilung entscheidend.

In der semiquantitativen Beurteilung wird die Zirkumferenz in 4 oder 8 Sektoren eingeteilt [5]. In jedem Sektor wird die systolische Wandbewegung beurteilt. Die Beurteilung umfaßt 4 Kategorien: normal, hyokinetisch, akinetisch oder dyskinetisch. Eine Verschlechterung in einem Segment im Verlauf um 2 und mehr Kategorien wird im allgemeinen als regionale Ischämie beurteilt.

Bei der quantitativen Beurteilung der regionalen Myokardkontraktilität wird die Zirkumferenz in bis zu 100 Abschnitte eingeteilt. Anschließend kann in jedem dieser Sektoren die systolische Wandverdickung („systolic wall thickening") oder die regionale sektorielle Flächenverkürzungsfraktion bestimmt werden. Beide Analyseverfahren sind recht aufwendig und können i. allg. erst nachträglich („off-line") durchgeführt werden. Sie eignen sich deshalb heute noch nicht für ein kontinuierliches Monitoring.

Indikationen

Die TEE kann in der perioperativen Phase diagnostisch wie auch zur erweiterten Patientenüberwachung (Monitoring) eingesetzt werden (s. Übersicht). Die Übergänge zwischen Monitoring und Diagnostik sind fließend. Zudem sollte der ideale Untersucher eine eingehende Ausbildung und Erfahrung in Anästhesiologie und Kardiologie haben, um die gesamten Möglichkeiten der TEE in der perioperativen Phase ausschöpfen zu können. Dies ist sicher nur in den seltensten Fällen gegeben. Deshalb ist eine enge Zusammenarbeit zwischen Anästhesisten und Kardiologen für den Erfolg des perioperativen Monitoring mittels TEE von ausschlaggebender Bedeutung.

Indikationen

On-line-Monitoring

- Globale Kontraktilität des rechten und linken Ventrikels
- Regionale Wandbewegungen
- Füllungszustand des rechten und linken Ventrikels
- Funktion von nativen, rekonstruierten und künstlichen Herzklappen
- Organspender während Konditionierung

Diagnose

Anästhesiologisch

- Ursache eines ungeklärten Low-output-Syndroms (Hypovolämie, Pumpversagen, akute Klappeninsuffizienz, Tamponade, Subaortenstenose)
- Myokardinfarkt mit seinen Komplikationen (Perikarderguß, VSD, Papillarmuskeldysfunktion oder -abriß, Mitralinsuffizienz, LV-Aneurysma, VH- und Ventrikelthromben)
- Kardiale Schädigungen nach Thoraxtrauma (Perikarderguß und -tamponade, Herzklappenverletzungen, Perforationen des Vorhof- und Ventrikelseptums, regionale Kontraktilitätsstörungen)
- Intrakardiale Luft (Herzoperationen, Luftembolie bei Sitzposition)

Kardiologisch

- Intrakardiale Massen (Thrombus und Myxom)
- Intrakardiale Shunts
- Dynamische Ausflußbahnobstruktion (Subaortenstenose, Subpulmonalstenose)
- Aortendissektion (Ausmaß, Entry, Reentry, Komplikationen)
- Perikarderguß und Perikardtamponade
- Lungenembolie
- Herzklappendysfunktion (Stenosierung durch Verkalkung, endokarditische Auflagerungen, Abszeßbildung bei Endokarditis, Insuffizienzen, paravalvuläre Lecks insbesondere nach Mitral- und Aortenklappenersatz)
- Ungenügende transthorakale Echokardiographie
- Plaques in Aorta (ascendens und descendens)

Monitoring

Die TEE ist die Methode der Wahl zur kontinuierlichen Überwachung der globalen Kontraktilität wie auch der regionalen Myokardfunktion (s. oben). Sie dient der Früherkennung von myokardialen Ischämien. Es konnte gezeigt werden, daß die regionale Kontraktionsdysfunktion wesentlich früher und häufiger auftreten als die entsprechenden Veränderungen des EKG [5, 33]. Besonders wichtig im Rahmen der Koronarchirurgie ist dabei, daß beim Auftreten einer regionalen ischämischen Myokarddysfunktion auch die zugehörige Koronararterie identifiziert werden kann (Abb. 4). Auf diese Weise lassen sich Hinweise darauf gewinnen, welche der angelegten Bypässe überprüft werden sollten oder welches koronare Stromgebiet zusätzliche Bypässe erfordern könnte.

Die TEE eignet sich hervorragend, den Füllungszustand des linken und rechten Ventrikels zu beurteilen. Dies ist besonders dann von Bedeutung, wenn bei hohem oder stark wechselndem intrathorakalen Druck der Füllungszustand des Herzens aufgrund von zentralem Venendruck und pulmonalkapillärem Verschlußdruck nur schlecht beurteilt werden kann. Auch bei wechselnder Compliance des (linken) Ventrikels, wie dies bei herzchirurgischen Eingriffen oder beim Auftreten von Myokardischämien häufig vorkommt, läßt sich der Füllungszustand des Herzens mittels TEE zuverlässiger beurteilen, als dies aufgrund der Füllungsdrücke allein möglich wäre.

Die Beurteilung des Füllungszustandes erfordert Erfahrung und kann nur schwer umfassend in Worten und Zahlen festgehalten werden. Trotzdem sollen folgende Überlegungen dieser Beurteilung dienlich sein. Exzessive Volumengabe bei Narkoseeinleitung ausgeschlossen, entspricht der initial beobachtete Füllungszustand, d.h. die enddiastolische Ventrikelgröße in der Kurzachsendarstellung, einer für den individuellen Patienten knapp hypovolämen bis normovolämen Situation. Um die Verlaufbeurteilung zu erleichtern, kann diese Kurzachsendarstellung gespeichert werden („cine memory"). Wird im weiteren Verlauf eine im Vergleich zu dieser initialen Ventrikelgröße wesentlich vergrößerte enddiastolische Füllung beobachtet, so entspricht dies einer (beginnenden) Hypervolämie. Eindeutig hypervoläm ist ein Patient, wenn zusammen mit einer erhöhten enddiastolischen Ventrikelgröße eine Mitralinsuffizienz neu auftritt oder der Schweregrad einer bestehenden Mitralinsuffizienz zunimmt. Eine geringere enddiastolische Ventrikelgröße weist auf eine Hypovolämie hin. Wird eine endsystolische Lumenobliteration („kissing pa-

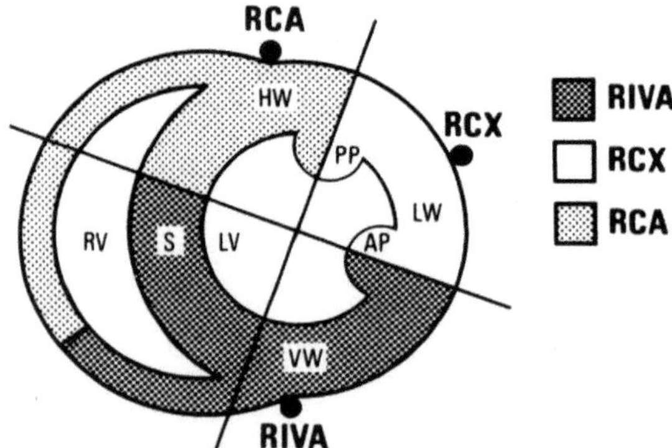

Abb. 4. Versorgungsgebiet der verschiedenen Koronararterien auf mittlerer Papillarmuskelhöhe („short axis view"). Ramus interventricularis anterior (*RIVA*). Ramus circumflexus (*RCX*) der linken Koronararterie sowie die rechte Koronararterie (*RCA*)

pillary muscles") beobachtet, so entspricht dies einer *ausgeprägten* Hypovolämie. Auch das Vorliegen einer gewissen Obstruktion des linksventrikulären Ausflußtraktes kann Ausdruck einer Hypovolämie sein. Zudem liefert die Verlaufsbeobachtung von enddiastolischer Ventrikelgröße, Füllungsdrücken, Mitralinsuffizienz und allgemeiner Hämodynamik während Volumengabe wichtige Hinweise darauf, was in einer speziellen Situation der beste Füllungszustand des jeweiligen Patienten ist.

Die Funktion der Herzklappen, insbesondere die Darstellung von Insuffizienzen, ist ein weiteres Gebiet, welches dank der TEE dem perioperativen Monitoring erst zugänglich wird (Abb. 5). Die Diagnose und Verlaufsbeobachtung einer Klappeninsuffizienz liefert oft entscheidende Informationen für das perioperative Management eines Patienten. Insbesondere läßt sich der optimale Füllungszustand und die optimale Herzfrequenz bestimmen, bei dem das Herz ein gutes Herzminutenvolumen zu fördern vermag und die Regurgitationsfraktion minimal ist. Auch die pharmakologische Therapie mit Vasodilatatoren und Katecholaminen kann entsprechend optimiert werden. Im Rahmen der Herzchirurgie können mittels TEE zudem die funktionellen Resultate nach Klappenrekonstruktionen unmittelbar beurteilt werden. Die TEE dient auch dazu, paravalvuläre Lecks nach Klappenersatz nachzuweisen, was eine umgehende intraoperative Korrektur möglich macht.

Die TEE kann auch zur Konditionierung, d.h. zur hämodynamischen Stabilisierung von Organspendern verwendet werden. Dabei spielt die exakte Beurteilung des Füllungszustandes des Herzens eine entscheidende Rolle: Mittels TEE läßt sich öfter eine Hypovolämie nachweisen, die aufgrund der Füllungsdrücke allein nicht offensichtlich war. Vor einer Herztransplantation kann auch die regionale Myokardkontraktilität mittels (transösophagealer) Echokardiographie beurteilt werden [29]. Die Abgrenzung von passageren (septalen) Hypokinesien von bedeutsamen regionalen myokardialen Funktionsstörungen, die eine koronare Herzkrankheit vermuten lassen, ist allerdings einem erfahrenen Kardiologen vorbehalten.

Diagnostik

Die diagnostischen Möglichkeiten der TEE sind vielfältig (s. oben: „Indikationen"). Einige der diagnostischen Abklärungen können von einem in TEE erfahrenen Anästhesisten durchgeführt werden, andere Diagnosen sind i.allg. einem erfahrenen Kardiologen vorbehalten. Obwohl, abhängig von der persönlichen Erfahrung, die Übergänge fließend sind, wurden die diagnostischen Möglichkeiten demzufolge in „anästhesiologische" und „kardiologische" Diagnosen unterteilt (vgl. „Indikationen"). Grundsätzlich gilt aber, daß nur eine enge Zusammenarbeit zwischen Anästhesisten und Kardiologen den Erfolg eines perioperativen Monitorings mittels TEE gewährleisten kann.

Anästhesiologische Diagnosen

Zur Abklärung eines perioperativen Low-output-Syndroms ungeklärter Ursache ist die TEE besonders geeignet. Eine Hypovolämie, ein primäres Pump-

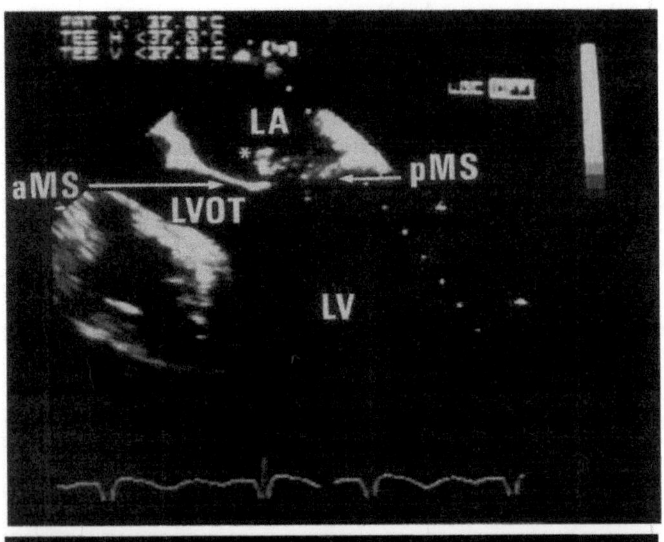

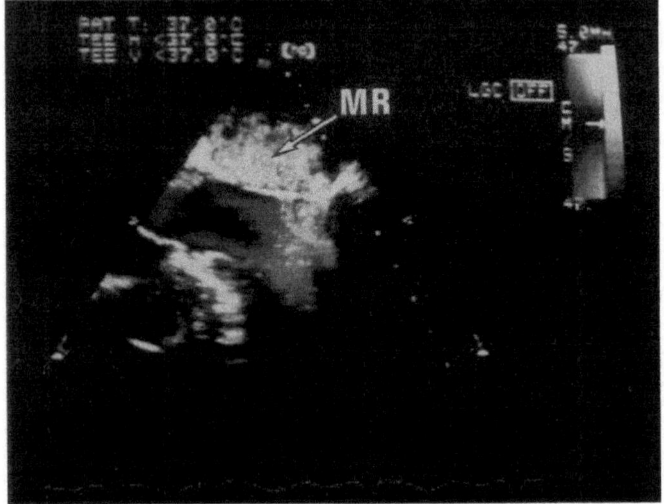

Abb. 5. Mitralinsuffizienz bei Sehnenfadenabriss des posterioren Mitralsegels. In der *oberen Abbildung* sind in einer 2D-mode-Darstellung der linke Vorhof (*LA*), der linke Ventrikel (*LV*) und der linksventrikuläre Ausflußtrakt (*LVOT*) abgebildet. Ebenfalls sind das anteriore (*aMS*) und das posteriore Mitralsegel (*pMS*) dargestellt. Mit einem *Stern* ist der während der Systole in den linken Vorhof prolabierende Sehnenfaden des posterioren Mitralsegels markiert. Der Klappenschluß scheint unvollständig. Mittels Farbdoppler wird in der *unteren Abbildung* die mitrale Regurgitation (*MR*) nachgewiesen

versagen, eine akute Klappeninsuffizienz, eine Tamponade und eine Subaortenstenose (Abb. 6) lassen sich eindeutig differenzieren. Die Einführung einer TEE-Sonde soll insbesondere dann in Betracht gezogen werden, wenn ein Patient sich in einem Zustand eines ungeklärten Low-outputs befindet, der kaum auf Katecholamine anspricht. In dieser Situation liegt nicht selten eine dynamische Subaortenstenose vor, welche durch Hypovolämie und Katechol-

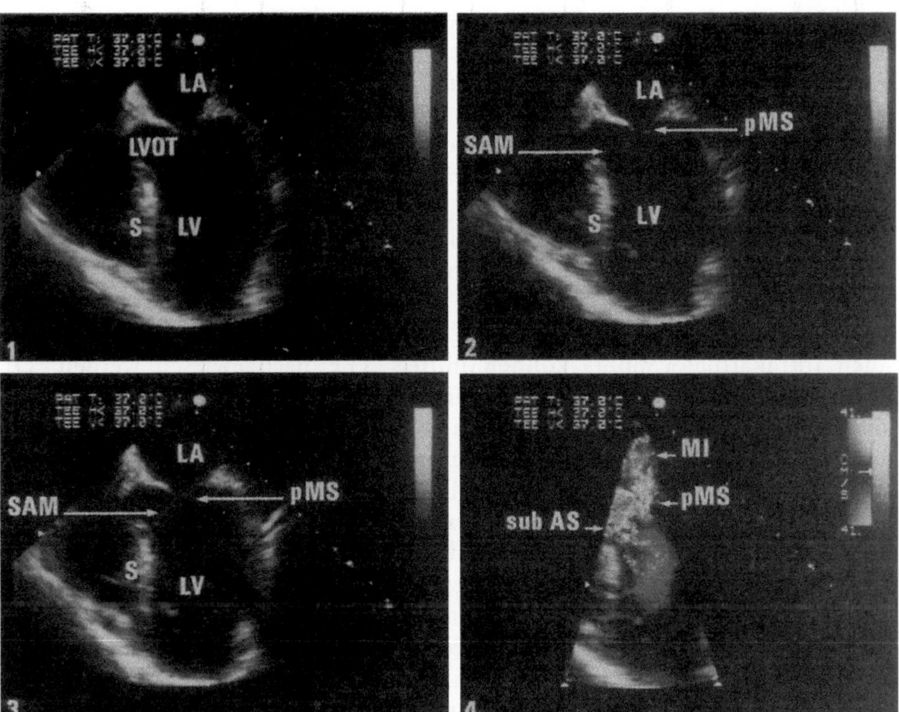

Abb. 6. Subaortenstenose bei einem Patienten nach Mitralklappenrekonstruktion. In einer 2D-mode-Darstellung (1–3) sind der linke Vorhof (*LA*), der linke Ventrikel (*LV*), das interventrikuläre Septum (*S*) und der linksventrikuläre Ausflußtrakt (*LVOT*) abgebildet. Der systolische Kontraktionsablauf ist in 1–3 dargestellt. *1* entspricht der isovolämen Kontraktion. Ein perfekter Mitralklappenschluß wird sichtbar. Zu Beginn der Austreibungsphase (*2*) werden Teile des anterioren Mitralsegels und dessen Chordae in den Ausflußtrakt gezogen („systolic anterior motion"; SAM). Zu einem späteren Zeitpunkt der Austreibungsphase (*3*) werden diese Strukturen noch weiter in den linksventrikulären Ausflußtrakt gezogen. Mittels Farbdoppler sind in *4* die Folgen dieser SAM dargestellt: Einerseits führt die SAM zu einer Obstruktion im Bereich des linksventrikulären Ausflußtrakts; der Blutfluß ist nur noch zwischen dem in den linksventrikulären Ausflußtrakt hineingezogenen anterioren Mitralsegel und dessen Chordae und dem interventrikulären Septum möglich. Turbulenzen sind sichtbar in dieser Verengung selbst, in der Subaortenstenose (*sub AS*) wie auch poststenotisch, unterhalb der Aortenklappe. Andererseits kommt es durch die SAM auch zu einer Verziehung des mitralen Klappenapparates mit konsekutiver Mitralinsuffizienz (*MI*). In regelrechter Position dargestellt ist das posteriose Mitralsegel (*pMS*)

aminstimulation aggraviert wird. Der Erfolg einer entsprechenden Therapie kann ebenfalls mittels TEE beurteilt und monitorisiert werden.

Die TEE kann auch im Rahmen eines Herzinfarkts eingesetzt werden. Akut auftretende, persistierende Wandmotilitätsstörungen sind infarktverdächtig. Auch die Komplikationen eines Myokardinfarktes wie Perikarderguß, Papillarmuskeldysfunktion oder -abriß mit konsekutiver Mitralinsuffizienz, (linksventrikuläres) Aneurysma und Ventrikelseptumdefekt können mittels TEE diagnostiziert werden.

Die TEE wird auch immer häufiger diagnostisch in der Frühphase nach Thoraxtraumen angewendet [4, 27]. Traumatisch bedingte Perikardergüsse,

Herzklappenverletzungen, Perforationen von Vorhofs- und Ventrikelseptum, regionale Kontraktilitätsstörungen bei massiver Herzkontusion oder nach traumatischer Koronarläsion sowie eine Aortenruptur können diagnostiziert werden.

Mittels TEE kann auch intrakardiale Luft nachgewiesen werden und damit die Entlüftung des Herzens nach Operationen mit Eröffnung der linksseitigen Herzhöhlen verbessert werden. Auch bei Operationen in sitzender Position kann mittels TEE eine Luftembolie diagnostiziert und die nötigen Maßnahmen zur Vermeidung weiterer Luftembolien ergriffen werden [2, 16].

Kardiologische Diagnosen

Auch intrakardiale Shunts können mittels TEE nachgewiesen werden. Ein Rechts-links-Shunt kann zu ungeklärten Oxygenierungsproblemen führen, ein Links-rechts-Shunt kann eine im Verhältnis zum Herzminutenvolumen und O_2-Verbrauch ungewöhnlich hohe gemischtvenöse Sättigungen erklären.

Weitere typische Diagnosen, die mittels TEE gestellt werden können, sind: Perikarderguß und -tamponade, intrakardiale Massen wie Thromben oder Myxome, Lungenembolie und Aortendissektion. Die exakte Lokalisierung des Entry und des Reentry erfordert besondere Erfahrung. Dagegen sind die Komplikationen einer Aortendissektion wie Perikardtamponade, Aortenklappeninsuffizienz und regionale Kontraktilitätsstörungen aufgrund einer Koronarinsuffizienz mittels TEE relativ einfach zu diagnostizieren. Artherosklerotische Plaques in der aszendierenden und deszendierenden Aorta können mittels TEE ebenfalls nachgewiesen werden [12]. Dies kann im Rahmen der Herzchirurgie für die Wahl der Kanülierungsstelle sowie der proximalen Anastomose bei Bypasschirurgie von Bedeutung sein. Zudem gelten aortale Plaques als Marker für eine koronare Herzkrankheit: Beim Vorliegen von aortalen Plaques ist bei 90% aller Patienten mit einer koronaren Herzkrankheit zu rechnen [12].

Komplikationen

Die TEE ist eine Methode mit *geringem Risiko*; wesentliche Komplikationen ereignen sich bei nur ca. 0,2% der Untersuchungen, ein tödlicher Ausgang ist sehr selten (1/3827 bis 1/10218) [8, 9, 31]. Die TEE ist aber eine *semiinvasive* Methode, und es können daher eine Reihe von Komplikationen auftreten (s. untenstehende Übersicht). Eine Gruppe von Komplikationen umfaßt die mechanischen Schädigungen, die beim Einführen und Manipulieren der TEE-Sonde möglich sind. Eine 2. Gruppe von Komplikationen betrifft kardiovaskuläre und pulmonale Funktionsveränderungen, die durch das Einführen und Manipulieren der TEE-Sonde induziert werden können. Eine 3. Gruppe von Komplikationen schließlich ist auf das (längerfristige) Liegen der TEE-Sonde selbst zurückzuführen.

Komplikationen

- Komplikationen durch Einführen und Manipulieren der TEE-Sonde
  - Zahnschäden (TEE-Sonde, Beißschutz, Laryngoskop)
  - Schleimhautläsionen (Rachen, Ösophagus, Magen)
  - Blutungen (Ösophagusvarizen, Magenulkus)
  - Perforationen (Hypopharynx, Ösophagus, Magen bei Ulkus)
  - Bakteriämie
  - Fehlplazierung in Trachea
- Kardiovaskuläre und pulmonale Komplikationen durch Einführen und Manipulieren der TEE-Sonde
  - Rhythmusstörungen (Kammerflimmern, ventrikuläre Tachykardien, ventrikuläre und supraventrikuläre Arrhythmien, Vorhofflimmern, AV-Blockierungen, Bradykardien)
  - Myokardischämie
  - Blutdruckschwankungen (vagal: BD-Abfall, sympatisch: BD-Anstieg)
  - Laryngospasmus
  - Bronchospasmus
  - Hypoxamie unklarer Ursache
  - Aspiration
- Schäden bei liegender TEE-Sonde
  - Schleimhautläsionen (Rachen, Ösophagus), Magen)
  - Thermische Schädigung (heute beinahe ausgeschlossen)
  - Dysphagie
  - Passagere Stimmbandlähmungen
  - Ablenkung von sonstiger Patientenbetreuung

Zahnschäden können auch durch die TEE-Sonde, den häufig verwendeten Beißschutz und das Laryngoskop, wenn es zum Einführen der Echosonde verwendet wird, verursacht werden. Schleimhautläsionen im Bereich von Rachen, Ösophagus und Magen können durch das Einführen und Manipulieren der TEE-Sonde entstehen, die in seltenen Fällen zu massiven Blutungen führen können [8, 10].

Die schlimmste Komplikation stellt die Perforation im Bereich Hypopharynx, Ösophagus oder Magen dar. Unseres Wissens wurde erst 1 Fall einer Hypopharynxperforation [35] und 1 Fall einer Perforation im Bereich des ösophagogastrischen Übergangs [17] beschrieben. Die Inzidenz der Perforationen ist also niedrig. Perforationen mit flexiblen Sonden vom Kaliber einer TEE-Sonde können sich allerdings ereignen, wie aus Untersuchungen über die Komplikationen der (flexiblen) Ösophagogastroduodenoskopie bekannt ist; das Perforationsrisiko beträgt dabei 1/3020 bis 1/12644 [9, 22, 33].

Eine Bakteriämie durch TEE wird diskutiert [14, 20]; neuere Untersuchungen zeigen allerdings, daß eine gesicherte Bakteriämie nur sehr selten vorkommt [23]. Eine generelle Antibiotikaprophylaxe bei TEE wird demzufolge auch bei Patienten mit veränderten oder künstlichen Herzklappen nicht an allen Zentren durchgeführt [7, 23]. Hat man sich dagegen bei Patienten mit veränderten oder künstlichen Herzklappen zu einer generellen Antibiotikaprophylaxe vor einer TEE-Untersuchung entschieden, dann ist bei Patienten mit Verdacht auf eine akute Endokarditis darauf zu achten, daß Blutkulturen *vor* der „prophylaktischen“ Gabe von Antibiotika abgenommen werden. Es soll vermieden werden, daß durch diese „prophylaktischen“ Antibiotika der eigentliche Erregernachweis unmöglich gemacht wird.

Das Einführen und Manipulieren der TEE-Sonde kann verschiedene hämodynamische Veränderungen auslösen. Ein Anstieg wie auch ein Abfall der Herzfrequenz sowie des arteriellen Blutdrucks kann vorkommen [15]. Das Ausmaß dieser Veränderungen ist abhängig vom Grad der Sedierung bzw. der Tiefe der Anästhesie. Vasovagale Reaktionen treten zudem in Narkose kaum auf. In der Weltliteratur wurde ein Fall beschrieben, bei dem es während einer TEE-Untersuchung bei einem wachen Patienten mit Aortendissektion (Typ I, DeBakey) zur fatalen Wandruptur gekommen ist [32]. Der genaue Verlauf des Blutdruckes ist nicht bekannt, doch ist ein kausaler Zusammenhang zwischen einem untersuchungsbedingten Blutdruckanstieg und der Wandruptur durchaus möglich. Bedeutsame Rhythmusstörungen wie Kammerflimmern, ventrikuläre Tachykardien, Vorhofflimmern oder ein AV-Block 3. Grades werden nur selten durch TEE induziert [8, 15, 31], ebenso selten Myokardischämien [8, 15].

Pulmonale Komplikationen können während TEE ebenfalls auftreten: Bronchospasmen (0,06%), Laryngospasmen (0,14%) und Hypoxämien unklarer Ursache (0,02–0,3%) sind allerdings selten [8, 31]. Aspirationen während TEE wurden in der uns bekannten Literatur nicht beschrieben. Hingegen ereignen sich während Ösophagogastroduodenoskopien Aspirationspneumonien mit einer Inzidenz von 0,013% [22]. Beim wachen Patienten stellt die Aspirationspneumonie während TEE also eine seltene, aber mögliche Komplikation dar; bei narkotisierten und intubierten Patienten dürfte eine Aspiration allerdings eine Seltenheit sein. Eine Fehlplazierung der TEE-Sonde in die Trachea wurde allerdings verschiedentlich beschrieben [3, 11]. Wird die TEE-Sonde in die Trachea vorgeschoben, so spürt man bei Erwachsenen typischerweise bei ca. 30 cm ab Zahnreihe eine Resistenz, und die Sonde kann nicht weiter vorgeschoben werden. Abhängig vom Grad der Sedation kann Husten, Würgen und Stridor oder einfach eine Hypoxämie auftreten. Bei intubierten Patienten kann zusätzlich ein Anstieg des Beatmungsdruckes beobachtet werden. Bei trachealer Lage der TEE-Sonde ist die Bildqualität häufig eingeschränkt, jedoch können auch akzeptable transtracheale Echobilder entstehen.

Eine thermische Schädigung durch TEE ist heute aufgrund der Temperaturmessung und -begrenzung im Kopf der TEE-Sonde ausgeschlossen [31], eine Dysphagie nach TEE eine mögliche Komplikation [21, 25]. Über eine passagere Stimmbandlähmung wurde nach neurochirurgischen Eingriffen berichtet, bei denen der Kopf des Patienten während längerer Zeit in einer maximalen Flexion verweilte [6]. In dieser Stellung können durch eine TEE-Sonde Druckschädigungen am Larynx verursacht werden. Eine solche Schädigungsmöglichkeit sollte bei allen Speziallagerungen in Betracht gezogen werden, und eine zurückhaltende Indikationsstellung zur TEE ist in diesen Fällen angezeigt.

Trotz dieser beachtlichen Liste von zum Teil schweren Komplikationen darf festgehalten werden, daß die TEE in den Händen eines erfahrenen Untersuchers nur eine *geringe* Komplikationsrate aufweist [8, 20, 30]. Auch hat sich die TEE bei kritisch kranken Patienten zur Diagnostik und zum Monitoring bestens bewährt [15, 24, 25].

Kontraindikationen

Wegen einer erhöhten Perforations- und Blutungsgefahr gelten Ösophagusveränderungen wie Ösophagusstrikturen, -tumoren und -varizen als absolute Kontraindikationen der TEE. Ein Divertikel im Bereich des Hypopharynx stellt ebenfalls eine absolute Kontraindikation dar. Als relative Kontraindikationen gelten eine symptomatische Hiatushernie, eine Refluxösophagitis, Gerinnungsstörungen, eine obere Gastrointestinalblutung und das anamnestische Vorliegen einer Schluckstörung. Eine solche Schluckstörung kann indirekt auf ein Hindernis zwischen Rachen und Magen hindeuten.

Kontraindikationen

Absolute
- Ösophaguspathologien
- Ösophagusstrukturen
- Ösophagusvarizen
- Ösophagustumoren
- Hypopharynxdivertikel

Relative
- Symptomatische Hiatushernie
- Refluxösophagitis
- Störungen des Gerinnungssystems
- Obere Gastrointestinalblutung
- Zustand nach Ösophagus- oder (oberen) Magenoperationen
- Anamnestische Schluckstörungen

Probleme, Fehler und Limitationen

Nicht alle Strukturen sind mit einer monoplanen (transversalen) TEE-Sonde ideal zu beurteilen [1, 30]. So können z. B. der distale Teil der aszendierenden Aorta und der Aortenbogen mit den Abgängen der großen Halsgefäße mit der monoplanen Echosonde nur ungenügend dargestellt werden. Mit der zusätzlichen longitudinalen Schnittebene, wie sie bei den biplanen TEE-Sonden dargestellt werden kann, ist es bei den meisten Patienten möglich, auch diese Abschnitte der Aorta zu untersuchen [1]. Dies ist vor allem bei der Diagnostik der Aortendissektion von großer Bedeutung.

Zur perioperativen Ischämiediagnostik bzw. -monitoring wird im allgemeinen eine (transversale) Kurzachsendarstellung auf mittlerer Höhe der Papillarmuskeln verwendet. Damit kann der Apex nicht eingesehen werden. In einer longitudinalen Schnittebene auf derselben Höhe kann jedoch auch der Apex monitorisiert werden. Somit könnte eine biplane TEE-Sonde auch beim perioperativen Ischämie-Monitoring von Vorteil sein. Omniplane TEE-Sonden ermöglichen neue Schnittebenen, was in diagnostischer Hinsicht von Vorteil ist. Ob sich daraus für das perioperative Monitoring allerdings wesentliche Vorteile ergeben, ist zur Zeit noch nicht eindeutig geklärt.

Für eine umfassende Beurteilung des globalen und regionalen myokardialen Kontraktionsverhalten sollen einige Punkte speziell beachtet werden. Die echokardiographisch bestimmte Flächenverkürzungsfraktion ist normalerweise an der Herzbasis geringer (ca. 40%) als in der Herzspitze (ca. 60%) [5]. Insbesondere das Septum zeigt basisnah eine geringe systolische Einwärtsbewegung; sogar Dyskinesien werden in diesem Bereich bei Herzgesunden gefunden [5]. Zudem verkürzt sich das Herz während der Systole nicht nur in der Kurzachse, sondern auch in der Längsachse, und zusätzlich macht es eine leichte Rotationsbewegung. Auch können beatmungsinduzierte Verschiebungen des Herzens auftreten. Zusammen bewirkt dies, daß systolisch und diastolisch leicht unterschiedliche Strukturen in der Kurzachsendarstellung erfaßt werden. Während der geschulte Beobachter diese zusätzlichen Bewegungen des Herzens in seine Beurteilung integriert, können diese Bewegungen für die automatisierte Bestimmung der Flächenverkürzungsfraktion ein Problem darstellen [5]. Die Bestimmung der regionalen systolischen Wandverdickung ist weniger anfällig auf Längs- und Rotationsbewegungen des Herzens, doch reicht die Bildqualität oft nicht aus, das Endokard und das Epikard exakt zu definieren. Eine semiquantitative Beurteilung ist demzufolge besonders geeignet, um den perioperativen Verlauf der globalen und regionalen myokardialen Kontraktilität zu monitorisieren. Auch dabei ist aber darauf zu achten, daß die Schnittebene in den Kurzachsen immer exakt auf Höhe des mittleren Papillarmuskels zu liegen kommt.

Das Ausmaß der ischämiebedingten Dysfunktionszone wird mittels TEE tendenziell überschätzt. Dies kann damit erklärt werden, daß die Randzonen eines echokardiographisch dysfunktionellen Gebietes noch gut durchblutet sind, aber aufgrund der Akinesie oder Dyskinesie des ischämieschen Myokards nicht oder nur stark vermindert an der Einwärtsbewegung des normalen Myokards teilnehmen können [5, 13].

Eine Limitation der TEE besteht in den hohen Anschaffungskosten. Zudem bedarf der echokardiographische Untersucher einer speziellen Ausbildung. Idealerweise sollte er eine eingehende Ausbildung und Erfahrung in Anästhesiologie und Kardiologie haben, um die gesamten Möglichkeiten der TEE in der perioperativen Phase ausschöpfen zu können. Dies ist sicher nur in den seltensten Fällen gegeben. Aus diesen Gründen ist ein Langzeitmonitoring von kritischkranken Patienten auf der Intensivstation nur in Ausnahmefällen möglich; die apparativen und personellen Möglichkeiten stehen dazu in den wenigsten Fällen rund um die Uhr zur Verfügung.

Bewertung und alternative Methoden

Die TEE ist das beste Verfahren zur perioperativen Beurteilung der Funktion der Herzklappen, der globalen und regionalen Wandbeweglichkeit des Myokards, der systolischen myokardialen Wandverdickung, eines intrakardialen Shunts und des Füllungszustandes des rechten und linken Herzens. In dieser Hinsicht bestehen keine echten Alternativen zur TEE.

Im Vergleich zum invasiven Monitoring (intravasale Blutdruckmessung, Pulmonalarterienkatheter) liefert die TEE *zusätzliche* Informationen über die oben beschriebenen kardialen Funktionen. Somit wird mittels TEE i.allg. nicht versucht, das invasive Monitoring zu ersetzen, sondern es zu komplementieren. Mittels TEE allein ist es auch nicht möglich, O_2-Transportparameter zu berechnen. Dazu fehlt die Möglichkeit, das Herzminutenvolumen zuverlässig mittels TEE zu messen. Zudem ist es nicht möglich, die gemischtvenöse Sättigung ohne Pulmonalarterienkatheter zu bestimmen.

Forschung und Entwicklung

Mit agitierter Kochsalzlösung oder anderen echogenen Kontrastmitteln können Myokardperfusionsstudien durchgeführt werden. Solche Untersuchungen erlauben es, die Myokardperfusion in den Stromgebieten der verschiedenen Koronararterien darzustellen. Dies kann nach Koronarchirurgie wie auch nach perkutaner transluminaler Angioplastie Aufschluß über den Erfolg des Eingriffes geben [17, 18, 27, 35, 36]. Auch die automatische On-line-Erfassung der regionalen myokardialen Wandverdickung könnte in Zukunft realisiert werden.

Mit einer Miniaturisierung der TEE-Sonden werden zukünftig TEE-Untersuchungen auch bei pädiatrischen Patienten durchführbar. Die heutigen biplanen TEE-Sonden sind erst bei Kindern ab 20 kg KG, die omniplanen TEE-Sonden erst bei einem Körpergewicht von über 40 kg einsetzbar.

Eine dreidimensionale (3D-) Rekonstruktion des Herzens wird mit der Entwicklung von Hochleistungscomputern ebenfalls möglich werden. In nächster Zukunft ist ein 3D-Realtime-Monitoring aber noch nicht realisierbar.

Literatur

1. Bansal RC, Shakudo M, Shah PM, Shah PM (1990) Biplane transesophageal echocardiography: technique, image orientation, and preliminary experience in 131 patients. J Am Soc Echocardiogr 3:348–366
2. Cahalan MK, Litt L, Botvinick EH, Schiller NB (1987) Advances in noninvasive cardiovascular imaging: implications for the anesthesiologist. Anesthesiology 66:356–372
3. Chan KL, Cohen GI, Sochowski RA, Baird MG (1991) Complications of transesophageal echocardiography in ambulatory adult patients: analysis of 1500 consecutive examinations. J Am Soc Echocardiogr 4:577–582

4. Clements F (1993) The role of transesophageal echocardiography in patients with cardiac trauma. Anesth Analg 77:1089–1090
5. Clements FM, de Bruijn NP (1987) Perioperative evaluation of regional wall motion by transesophageal two-dimensional echocardiography. Anest Analg 66:249–261
6. Cucchiara RF, Nugent M, Seward JB, Messick JM (1984) Air embolism in upright neurosurgical patients: detection and localization by two-dimensional transesophageal echocardiograhy. Anesthesiology 60:353–355
7. Dajani AS, Bisno AL, Chung KJ et al. (1991) Prevention of bacterial endocarditis. A statement for health professionals from the commitee on rheumatic fever, endocarditis, and Kawasaki disease of the council on cardiovascular disease in the young, the American Heart Association. Circulation 83:1174–1178
8. Daniel WG, Erbel R, Kasper W et a. (1991) Safety of transesophageal echocardiography. A multicenter survery of 10149 examinations. Circulation 83:817–821
9. Dawson J, Cockel R (1981) Oesophageal perforation at fibreoptic gastroscopy. Br Med J Clin Res Ed 283:583
10. Dewhirst WE, Stragand JJ, Fleming BM (1990) Mallory-Weiss tear complicating intraoperative transesophageal echocardiography in a patient undergoing aortic valve replacement. Anesthesiology 73:777–778
11. Fagan LF, Weiss R, Castello R, Labovita AJ (1991) Transtracheal placement and imaging with a transesophageal echocardiographic probe. Am J Cardiol 67:909–910
12. Fazio GP, Redberg RF, Winslow T, Schiller NB (1993) Transesophageal echocardiographically detected atherosclerotic aortic plaque is a marker for coronary artery disease. J Am Coll Cardiol 21:144–150
13. Force T, Kemper A, Perkins L, Gilfoil M, Cohen C, Parisi AF (1986) Overestimation of infarct size by quantitative two-dimensional echocardiography: the role of tethering and of analytic procedures. Circulation 73:1360–1368
14. Foster E, Kusumoto FM, Sobol SM, Schiller NB (1990) Streptococcal endocarditis temporally related to transesophageal echocardiography. J Am Soc Echocardiogr 3:424–427
15. Geibel A, Kapser W, Behroz A, Przewolka U, Meinertz T, Just H (1988) Risk of transesophageal echocardiography in awake patients with cardiac diseases. Am J Cardiol 62:337–339
16. Glenski JA, Cucchiara RF, Michenfelder JD (1986) Transesophageal echocardiography and transcutaneous O_2 and CO_2 monitoring for detection of venous air embolism. Anesthesiology 64:541–545
17. Kharasch ED, Sivarajan M (1996) Gastroesophageal perforation after intraoperative transesophageal echocardiography. Anesthesiology 85:426–428
18. Kaul S (1992) Clinical applications of myocardial contrast echocardiography. Am J Cardiol 69:46H–55H
19. Kaul S, Jayaweera AR, Glasheen WP, Villanueva FS, Gutgesell HP, Spotnitz WD (1992) Myocardial contrast echocardiography and the transmural distribution of flow: a critical appraisal during myocardial ischemia not associated with infarction. J Am Coll Cardiol 20:1005–1016
20. Konstadt S, Reich DL, Thys DM, Aronson S (1993) Transesophageal echocardiography. In: Kaplan JA (ed) Cardiac anesthesia. Saunders, Philadelphia London Toronto Montreal Sydney Tokyo, pp 342–385
21. Messina AG, Paranicas M, Fiamengo S, Yao FS, Krieger K, Isom OW, Devereux RB (1991) Risk of dysphagia after transesophageal echocardiography. Am J Cardiol 67:313–314
22. Miller G (1987) Komplikationen bei der Endoskopie des oberen Gastrointestinaltraktes. Leber Magen Darm 17:299–304
23. Nikutta P, Mantey-Stiers F, Becht I et al. (1992) Risk of bacteremia induced by transesophageal echocardiography: analysis of 100 consecutive procedures. J Am Soc Echocardiogr 5:168–172
24. Oh JK, Seward JB, Khandheria BK et al. (1990) Transesophageal echocardiography in critically ill patients. Am J Cardiol 66:1492–1495

25. Öwall A, Stahl L, Settergren G (1992) Incidence of sore throat and patient complaints after intraoperative transesophageal echocardiography during cardiac surgery. J Cardiothorac Vasc Anesth 6:15–16
26. Pearson AC, Castello R, Labovitz AJ (1990) Safety and utility of transesophageal echocardiography in the critically ill patient. Am Heart J 119:1083–1089
27. Porembka DT, Johnson DJ, Hoit BD, Reising J, Davis K, Koutlas T (1993) Penetrating cardiac trauma: a perioperative role for transesophageal echocardiography. Anesth Analg 77:1275–1277
28. Sabia PJ, Powers ER, Ragosta M, Sarembock IJ, Burwell LR, Kaul S (1992) An association between collateral blood flow and myocardial viability in patients with recent myocardial infarction. N Engl J Med 327:1825–1831
29. Seiler C, Laske A, Gallino A, Turina M, Jenni R (1992) Echocardiographic evaluation of left ventricular wall motion before and after heart transplantation. J Heart Lung Transplant 11:867–874
30. Seward JB, Khandheria BK, Freeman WK et al. (1993) Multiplane transesophageal echocardiography: image orientation, examination technique, anatomic correlations, and clinical applications. Mayo Clin Proc 68:523–551
31. Seward JB, Khandheria BK, Oh JK, Freeman WK, Tajik AJ (1992) Critical appraisal of transesophageal echocardiography: limitations, pitfalls, and complications. J Am Soc Echocardiogr 5:288–305
32. Silvey SV, Stoughton TL, Pearl W, Collazo WA, Belbel RJ (1991) Rupture of the outer partition of aortic dissection during transesophageal echocardiography. Am J Cardiol 68:286–287
33. Silvis SE, Nebel O, Rogers G, Sugawa C, Mandelstam P (1976) Endoscopic complications. Results of the 1974 American Society for Gastrointestinal Endoscopy Survey. JAMA 235:928–930
34. Smith JS, Cahalan MK, Benefiel DJ et al. (1985) Intraoperative detection of myocardial is chemia in high-risk patients: electrocardiography versus two-dimensional transesophageal echocardiography. Circulation 72:1015–1021
35. Spahn DR, Schmid S, Carrel T, Pasch T, Schmid ER (1995) Hypopharynxperforation by a transesophageal echocardiography probe. Anesthesiology 82:581–583
36. Villanueva FS, Glasheen WP, Sklenar J, Jayaweera AR, Kaul S (1992) Successful and reproducible myocardial opacification during two-dimensional echocardiography from right heart injection of contrast. Circulation 85:1557–1164
37. Villanueva FS. Spotnitz WD, Jayaweera AR, Dent J, Gimple LW, Kaul S (1992) On-line intraoperative quantitation of regional myocardial perfusion during coronary artery bypass graft operations with myocardial contrast two-dimensional echocardiography. J Thorac Cardiovasc Surg 104:1524–1531

Weiterführende Literatur

1. Goldstein SA, Mintz GS, Lindsay J (1993) Aorta. Comprehensive evaluation by echocardiography and transesophageal echocardiography. J Am Soc Echocardiogr 6:634–659
2. DeBruijin NP, Clements FM (1991) Intraoperative use of echocardiography. Lippincott, Philadelphia New York London Hagerstown
3. Oka Y, Goldiner PL (1992) Transesophageal echocardiography. Lippincott, Philadelphia New York London Hagerstown
4. Freeman WK, Seward JB, Khandheria BK, Tajik AJ (1994) Transesophageal echocardiography. Little Brown, Boston New York Toronto London
5. Oh JK, Seward JB, Tajik AJ (1994) The echo manual. Little Brown, Boston New York Toronto London

2.1.3 Invasive Messung und Interpretation arterieller, venöser und pulmonalvaskulärer Blutdrücke

J. Peters

Einführung

Die invasive Messung von Blutdrücken im Gefäßsystem kann unter 2 gleichrangigen, aber wechselseitig voneinander abhängigen Aspekten betrachtet werden. Während der rein technische Aspekt die möglichst genaue einmalige oder kontinuierliche Messung eines Druckes umfaßt, beinhaltet der im eigentlichen Sinne medizinische Aspekt die korrekte Interpretation und klinische Einordnung der gewonnenen Meßwerte. Hinzu kommt ein praktisch-manueller Gesichtspunkt, nämlich die Einführung eines geeigneten Katheters in das gewählte Gefäß unter Minimierung iatrogener Komplikationen.

Es liegt auf der Hand, daß die korrekte Interpretation eines gemessenen Druckes und die ggf. darauf basierende Diagnose und/oder therapeutische Entscheidung a priori nur so verläßlich sein kann, wie der betreffende Druck genau und frei von Artefakten und Meßfehlern gemessen wurde. Insofern ist eine grobfalsche invasive Druckmessung oft noch schlechter als gar keine Messung und mag dem Patienten mehr schaden als nützen. Der Arzt ist deshalb verpflichtet, die ganze Länge der Meßkette, vom intravasalen Katheter bis hin zum Monitor, zu berücksichtigen und mögliche Meß- und Bedienungsfehler auszuschließen. Dabei darf er sich nicht blind auf nachgeordnetes Personal verlassen.

Auf der anderen Seite ist die genaueste und aufwendigste intravasale Druckmessung für den Patienten ohne Nutzen und sogar potentiell gefährlich, wenn der Arzt nicht oder nur unzureichend in der Lage ist, die Ergebnisse der Druckmessung oder weiterer abgeleiteter Größen in ihrer Bedeutung zu verstehen, pathophysiologisch zu bewerten und in den klinischen Kontext zu stellen. Ebensowenig wie die Qualität eines Internisten von dessen Geschicklichkeit bei der Verabreichung intramuskulärer Injektionen abhängt, hängt die Qualifikation eines Anästhesisten/Intensivmediziners nicht davon ab, ob er z.B. einen pulmonalarteriellen Katheter einzuschwemmen vermag. Fachliche Qualität bedeutet vielmehr, daß er ihn gezielt zur Diagnostik oder Therapie benutzen kann, seinen Einsatz mit einer spezifischen Fragestellung verbindet und die entsprechenden Meßwerte in Zusammenhang mit dem klinischen Bild richtig bewerten kann. Die ärztlichen Kenntnisse auf diesem Gebiet erscheinen jedoch oft unzureichend, auf jeden Fall aber sehr unterschiedlich [13]. Insofern sind Ausbildung und kontinuierliches Training essentiell und Empfehlungen medizinischer Fachgesellschaften über Voraussetzungen zur Durchführung des erweiterten hämodynamischen Monitorings durchaus sinnvoll [8].

Neben rein technischen Aspekten sollen deshalb besonders pathophysiologische Probleme im Rahmen der invasiven Druckmessung sowie die Erkennung von Artefakten im Mittelpunkt dieses Kapitels stehen.

Allgemeine technische Prinzipien und Voraussetzungen der invasiven Druckmessung

Druck ist allgemein definiert als Kraft pro Fläche und wird meist in den Einheiten mmHg oder cm H_2O angegeben. Andere, im deutschen Sprachraum für intravasale Drücke weniger gebräuchliche Einheiten sind Kilopascal (kPa), Newton/m^2 (=Pascal), Millibar (mbar) oder Dyn/cm^2. Tabelle 1 gibt eine Übersicht über entsprechende Umrechnungsfaktoren

Intravasale Drücke werden (im Gegensatz zu Gaspartialdrucken) relativ zum jeweils herrschenden Luft- bzw. Barometerdruck angegeben, wobei die Kraft, die auf der Membran eines zur Atmosphäre hin geöffneten Druckwandlers lastet, als Nullpunkt definiert wird („Nullabgleich“, gleicher Druck auf Vorder- und Rückseite der Membran).

Festzuhalten ist auch, daß es sich bei den mit flüssigkeitsgefüllten Kathetern gemessenen intravasalen Drücken (trotz Bewegung des Blutes) um einen sog. *statischen Blutdruck* handelt, der sich unabhängig von der Form des Gefäßes an jeder Stelle einstellt (Abb. 1). Der *dynamische Blutdruck* (Fließdruck, Staudruck) berücksichtigt zusätzlich die durch die kinetische Energie des bewegten Blutes entwickelte Kraft, wenn die Katheteröffnung des Manometersystems dem Blutstrom entgegensteht. Abgesehen von Messungen des systolischen Druckes direkt im Aortenbogen ist jedoch die Differenz zwischen statischem und dynamischem Druck minimal und klinisch zu vernachlässigen.

Schließlich ist noch der (hydrostatische) Druck zu berücksichtigen, der sich unabhängig vom jeweiligen intravasalen Druck durch das Gewicht der Flüssigkeit einstellt, wenn der Referenzpunkt der Druckmessung bzw. der Druckwandler selbst oberhalb bzw. unterhalb des gewählten physiologischen Bezugpunktes (z. B. Mitte des Thorax) liegt. Befindet sich beispielsweise beim liegenden Patienten der Druckwandler bei der Messung des zentralvenösen Druckes unterhalb der Ebene des rechten Vorhofs, so wird der Druck relativ

Tabelle 1. Umrechnungsfaktoren für die verschiedenen medizinisch gebräuchlichen Druckeinheiten

	dyn cm^{-2}	kPa	mmHG (0 °C, torr)	cm H_2O	mbar
1 Atmosphäre (atm)	1 013 250	101,325	760	1035,08	1013,25
1 Bar	1 000 000	100	750,062	1021,545	1000
1 kPa	10 000	1	7,501	10,215	10
1 mmHg (0 °C, torr)	1333,224	0,133	1	1,362	1,333
1 cm H_2O (20 °C)	980,638	0,091	0,734	1	0,979

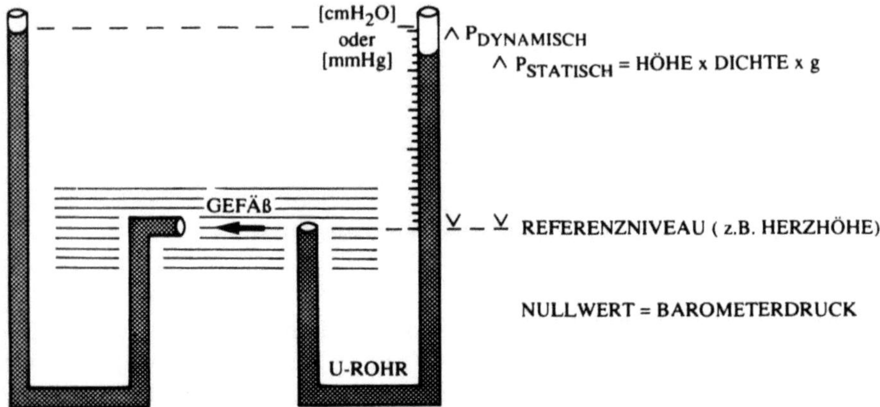

Abb. 1. Messung des intravasalen Druckes mit einem U-Rohr (Steigrohr), z. B. zur Messung des zentralen Venendruckes. Bei den mit flüssigkeitsgefüllten Kathetern gemessenen intravasalen Drücken handelt es sich (trotz Bewegung des Blutes) um die Messung eines sog. statischen Blutdruckes, welcher sich unabhängig von der Form des Blutgefäßes und der Blutströmungsgeschwindigkeit an jeder Stelle des Blutgefäßes einstellt. Der statische Druck ist dabei der Höhe des Flüssigkeitsmeniskus (bzw. der Höhendifferenz beider Menisken) sowie der Dichte des Mediums im U-Rohr proportional, wobei der physiologisch relevante Druck üblicherweise relativ zu einem definierten Referenzniveau (z. B. Herzniveau im Liegen) und bezogen auf den herrschenden Atmosphären- bzw. Barometerdruck („Nullwert") gemessen wird. Der dynamische Blutdruck (Staudruck) berücksichtigt dagegen zusätzlich die durch die kinetische Energie des bewegten Blutes entwickelte Kraft, wenn die Katheteröffnung des Manometersystems dem Blutstrom entgegensteht. Abgesehen von Messungen des systolischen Druckes direkt im Aortenbogen ist jedoch die Differenz zwischen statischem und dynamischem Druck minimal und klinisch zu vernachlässigen

zu diesem Referenzpunkt falsch-hoch gemessen. Wird umgekehrt bei neurochirurgischen Eingriffen in sitzender Position versucht, den Druck in den zerebralen Arterien unter Nullabgleich des Druckwandlers auf der Ebene des Gehörganges zu messen, so ist dieser Meßwert nur dann korrekt, wenn sich die Spitze des arteriellen Katheters auf dem gleichen Niveau befindet oder der Höhenunterschied zwischen Kopf (Druckwandler) und Katheterspitze entsprechend rechnerisch berücksichtigt wird. Gerade bei Messungen im Bereich des Niederdrucksystems bzw. im Pulmonalkreislauf haben solche potentiellen Meßfehler erhebliche Relevanz.

Die einfachste Technik der invasiven Druckmessung ist die des U-oder Steigrohres wie sie in vivo erstmals 1733 von Stephen Hales an der A. carotis des Pferdes durchgeführt wurde (Abb. 2). Die Höhe der Flüssigkeitssäule ist dabei ein direktes Maß des (mittleren) Blutdruckes, wobei die Dichte der Flüssigkeit im Meßrohr (Elektrolytlösung, Blut bzw. Quecksilber) berücksichtigt werden muß.

Zur Messung des zentralvenösen Druckes hat sich die Messung mit dem U-Rohr wegen ihrer Einfachheit und aus Kostengründen in der Vergangenheit über viele Jahre einer großen Verbreitung erfreut, wurde jedoch zu Recht von der aussagekräftigeren, genaueren und kontinuierlichen Druckmessung mittels Membrandruckwandler weitgehend verdrängt. In der modernen Anästhesie und Intensivmedizin hat die Messung intravasaler Drücke mit dem U-

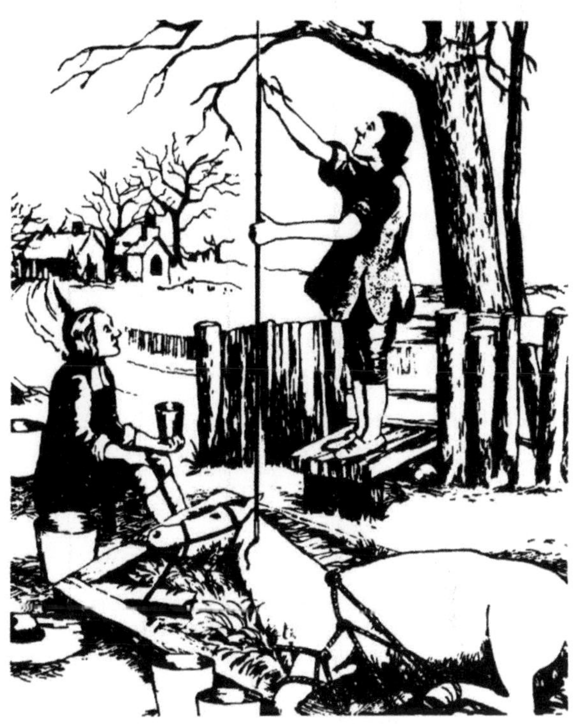

Abb. 2. Methodik der ersten invasiven Blutdruckmessung durch Stephen Hales im Jahr 1733 an der A. carotis eines Pferdes mit einem Steigrohr. Entsprechend der Trägheit eines solchen Systems kann in der Regel nur ein Mitteldruck verläßlich abgelesen werden

Rohr keinen Platz mehr, da eine analoge und graphische Darstellung des phasischen Druckverlaufs nicht möglich ist und aufgrund der Trägheit des Systems stets nur ein Mitteldruck gemessen werden kann. Insbesondere bei dünnen Kathetern wird daher z.B. eine versehentliche rechtsventrikuläre Fehllage eines zentralvenösen Katheters nicht erkannt. Ein mit Kochsalzlösung gefülltes U-Rohr ist jedoch ein geeignetes Mittel, um in der Praxis eine statische Eichung eines Druckwandlers im Niederdruckbereich durchzuführen.

Intravasale Drücke werden klinisch im allgemeinen entweder mit wiederverwendbaren oder mit Einmal-Membrandruckwandlern gemessen, die nach dem Prinzip der Wheatstone-Meßbrücke aufgebaut sind. Die druckbedingte Verbiegung der Druckwandlermembran verändert dabei proportional einen Widerstand im Schaltkreis, so daß die am Vorverstärker anliegende Spannung eine direkte Funktion des intravasalen Druckes ist (Abb. 3). Dieses Meßprinzip setzt voraus, daß die Meßbrücke zunächst im unbelasteten Zustand (Luftdruck) abgeglichen wird. Linearität und Empfindlichkeit (Spannungs- pro Druckänderung, „gain") des Systems werden dann durch Aufbringen definierter statischer Drücke mittels Steigrohr, Gauer-Waage, Quecksilbermanometer (Abb. 4) oder speziellen Druckwandlereichgeräten geprüft bzw. vorgegeben und Monitor und/oder Schreiber entsprechend justiert. Bei

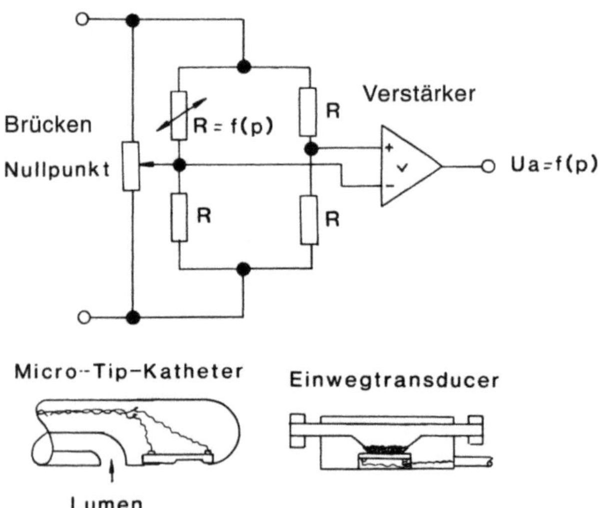

Abb. 3. Intravasale Drücke werden klinisch im allgemeinen entweder mit wiederverwendbaren oder mit Einwegtransducern (*unten rechts*) gemessen, während für wissenschaftliche Fragestellungen häufig Micro-Tip-Katheter (*unten links*) verwendet werden. Beide Systeme arbeiten nach dem Prinzip der sog. Wheatstone-Meßbrücke, wobei beim Micro-Tip-Katheter der Druckwandler am Ende des Katheters angebracht, also in den Blutstrom selbst plaziert wird. Die druckbedingte Verbiegung der Druckwandlermembran verändert dabei proportional einen Widerstand (*R*) im Schaltkreis, so daß die am Verstärker anliegende Spannung (*Ua*) eine direkte Funktion des intravasalen Druckes ist. Dieses Meßprinzip setzt voraus, daß die Meßbrücke zunächst im unbelasteten Zustand (Luftdruck) abgeglichen wird („Nullabgleich"). Linearität und Empfindlichkeit (Spannungs- pro Druckänderung, „gain") des Systems werden dann durch Aufbringen definierter statischer Druck geprüft bzw. vorgegeben und am Monitor bzw. Schreiber entsprechend justiert

Materialfehlern oder -schäden des Systems (Eindringen von Flüssigkeit in den Druckwandler, Wackelkontakte, Kabelbruch, Korrosion von Kontakten, Feuchtigkeit/Blut an Kabelverbindungsstellen) können sich sowohl der Nullpunkt als auch die Verstärkung des Systems langsam oder plötzlich ändern, d.h. der intravasale Druck wird falsch gemessen. Schließlich sollte beachtet werden, daß manche Meßanlagen zusätzlich über die Möglichkeit verfügen, die Empfindlichkeit der Vorverstärkung softwareseitig zu variieren, ohne daß dies jedoch auf der obersten Bedieneroberfläche des Monitors immer sichtbar ist. Es liegt auf der Hand, daß es zu grotesken Fehlmessungen, klinischen Bewertungen und Fehlbehandlungen kommen kann, wenn all diese Fehlermöglichkeiten vom Arzt nicht hinreichend berücksichtigt werden. Mögliche Beispiele sind die Verabreichung von Natriumnitroprussid bei vermeintlicher Blutdruckkrise („doppelte" Verstärkung bei falscher Einstellung des Vorverstärkers) oder die Applikation von Katecholaminen bei vermeintlich niedrigem Blutdruck („Null"-Eichung bei Anliegen von Druck auf die Druckwandlermembran). Jeder Meßwert muß daher grundsätzlich auch auf klinische Plausibilität geprüft werden.

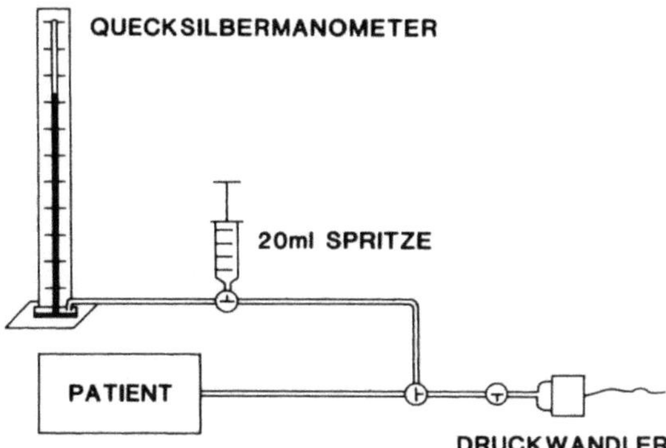

Abb. 4. Statische Eichung eines Druckwandlers mit einem Quecksilbermanometer. Jedes Druckmeßsystem sollte vor Gebrauch am Patienten neben dem Nullabgleich der Meßbrücke unbedingt auch statisch geeicht werden. Dabei werden anstelle des Blutdruckes über eine an die Druckmeßkette angeschlossene Spritze definierte Drücke auf die Druckwandlermembran aufgebracht, deren Größenordnung durch ein (regelmäßig zu eichendes) konventionelles Quecksilbermanometer gemessen und durch den zu erfassenden Druckmeßbereich vorgegeben wird. Erweist sich dabei die Meßkette als korrekt, so können statische Meßfehler nur noch durch patientenseitige Probleme bedingt sein. Ein Quecksilbermanometer sollte an jedem Arbeitsplatz mit einer invasiver Druckmessung angebracht sein und die schnelle Überprüfung des Systems ermöglichen. Ein Nachteil ist allerdings das schlechte Ausflosungsvermögen (Ablesegenauigkeit) des Quecksilbermanometers im Niederdruckbereich, so daß sich hier für Eichzwecke ein mit NaCl-Lösung (geringere Dichte) gefülltes Steigrohr besser eignet

Auf wenige Anwendungen beschränkt (Herzkatheterlabor, intrazerebrale „Gewebsdruckmessung", wissenschaftliche Fragestellungen) ist z.Z. die Druckmessung mit sog. Mikromanometern (synonym: Katheter-Tip-Manometer, Mikro-Tip-Katheter). Hier befindet sich die Druckwandlermembran unmittelbar an der Katheterspitze (Abb. 3) und ist dem Blut direkt exponiert, so daß hydraulische Übertragungswege auf einen externen Druckwandler entfallen und eine hervorragende dynamische sowie verzögerungsfreie Meßqualität erzielt wird. Nach Eichung in vitro kann mit diesen Kathetern somit der physiologisch korrekte intravasale Druck am Ort der Katheterspitze unabhängig von externen Bezugspunkten gemessen werden. Neben den hohen Kosten (ca. DM 4000,- pro Katheter) besteht der Nachteil dieses Systems darin, daß die Meßbrücke, einmal in den Körper eingebracht, nicht mehr statisch geeicht werden kann und auch einer temperaturabhängigen Nullpunktdrift unterliegen kann. Es bleibt abzuwarten, inwieweit sich solche oder auch fiberoptische Systeme [10] bei stetig fallenden Fertigungspreisen in der Zukunft für Routineanwendungen etablieren können.

Die technischen Anforderungen an eine Druckmessung sind streng zu stellen und sollten für intravasale Drücke Stabilität, Linearität (von -40 bis 360 mmHg), Sensitivität, hinreichende Frequenzcharakteristik, elektrische Sicherheit sowie ein hinreichendes Auflösungsvermögen von Monitor und Schreiber umfassen. Damit stellt sich die Frage nach den technischen Voraussetzungen für eine verzerrungsfreie Druckmessung, die den intravasalen Druckverlauf unter allen Bedingungen möglichst originalgetreu, auf jeden

Fall aber für klinische Belange adäquat widerspiegelt. Generell gilt, daß die statischen und dynamischen Druckübertragungseigenschaften der heute verfügbaren Druckwandler und Verstärker für die allermeisten klinischen Fragestellungen per se ausreichend sind und das Problem vielmehr in aller Regel in der naturgetreuen Übertragung des Blutdruckes über das Kathetersystem vom Gefäß zum Druckwandler liegt. Jedem Anästhesisten sind „Überschwingung" oder „Dämpfung" von intravasalen Druckkurven geläufig (Abb. 5). Betrachtet man den zu registrierenden Blutdruck als eine Druckwelle, die sich durch die gesamte Druckmeßkette bis hin zum Druckwandler mit Schallgeschwindigkeit fortpflanzt und dort durch Auftreffen der Moleküle die Druckwandlermembran druckproportional auslenkt, so wird deutlich, daß die Übertragungseigenschaften dieses Systems durch den intravasalen Katheter, extravasale Verlängerungsschläuche und Dreiwegehähne, unbeabsichtigte Lufteinschlüsse usw. bestimmt werden (Abb. 6). Zur besseren Charakterisierung eines solchen Systems und besserem Verständnis ist ein Exkurs in die Physik der mechanischen Schwingungen hilfreich.

Dabei geht man zunächst von der Erkenntnis aus, daß jeder sich periodisch wiederholende Vorgang (Pulsschlag) in all seinen Charakteristika (Amplitude, Phasenlage, Frequenz) durch Addition vieler Oberwellen, der

Abb. 5. Probleme der invasiven Blutdruckmessung in der klinischen Praxis, verdeutlicht an 3 willkürlich herausgegriffen Monitorregistrierungen von Patienten einer Intensivstation. Im *oberen Beispiel* kommt es bei unterdämpftem arteriellen Druckmeßsystem zu einer erheblichen Überschwingung mit Verstärkung des systolischen Blutdruckwertes, wobei der invasiv gemessene Wert ca. 200 mmHg, der am gleichen Arm nach Riva-Rocci bestimmte systoliche Blutdruck aber nur 140 mmHg betrug. Der Mitteldruck wird dagegen trotz dieses Meßfehlers korrekt wiedergegeben. Allein die unphysiologische hohe Blutdruckamplitude von 123 mmHg weist bereits auf die Fehlmessung hin.
Im mittleren Teil ist eine qualitativ unzureichende Registrierung des Druckes in der A. pulmonalis (*Kurve unter der EKG-Registrierung*) über einen Swan-Ganz-Katheter zu erkennen. Während normalerweise eine Pulmonalisdruckkurve die gleiche Kontur wie eine arterielle Blutdruckkurve hat, sind im vorliegenden Fall bei hoher Herzfrequenz (130/min) noch nicht einmal systolische und diastolische Anteile der Kurve klar voneinander anzugrenzen. Sowohl systolische als auch diastolische digital angezeigte Druckwerte wären sicher gegenüber einer korrekten Referenzmessung grob-falsch, während der Mitteldruck akzeptabel genau gemessen wird. Hinzuweisen ist auch auf die durch maschinelle Beatmung bedingte enorme respiratorische Schwankung des Pulmonalarteriendruckes um ca. 8 mmHg, die bei einem pulmonalarteriellen Mitteldruck von 28 mmHg im vorliegenden Fall einer Variation von ca. 30% (!) des zu messenden intravasalen Druckes entspricht. Digital angezeigte, durch ein elektronisches Filter über mehrere Sekunden gemittelte zentralvenöse bzw. pulmonalvaskuläre Druckwerte sind unter solchen Bedingungen weder korrekt noch physiologisch ohne weiteres relevant. Schließlich ist interessant, daß die zentralvenöse Druckkurve gegen Ende der maschinellen Exspiration nicht parallel zur Zeitachse des Monitors verläuft und demzufolge ein intrinsischer PEEP vorliegen muß.
Im unteren Beispiel ist schließlich eine unterdämpfte Druckmessung in der Pulmonalarterie (*Kurve unterhalb der EKG-Registrierung*) gezeigt, die morphologisch viele der normalen Druckkontur überlagerte Artefakte aufweist. Diese Artefakte werden im Klinikalltag fälschlicherweise oft als „Schleuderzacken" oder „Katheter-whip" bezeichnet, obwohl sie mit Katheterbewegungen selbst nichts zu tun haben und vielmehr durch die geringe Eigenfrequenz und ungenügende Dämpfung des Meßsystems bedingt sind. Es ist wahrscheinlich, daß der so gemessene systolische Pulmonalarteriendruck falsch-hoch, der diastolische Druck falsch-niedrig gemessen wurde. Auch in diesem Beispiel dürfte jedoch der (physiologisch relevante) Pulmonalarterienmitteldruck korrekt wiedergegeben werden

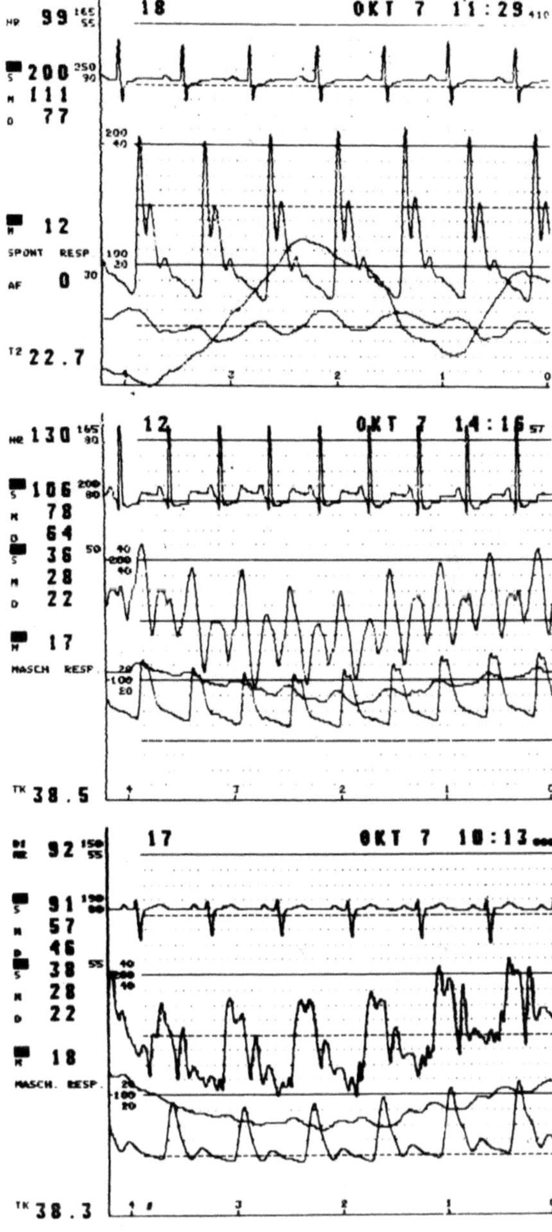

sog. harmonischen Schwingungen, synthetisiert bzw. in diese zerlegt werden kann (Fourier-Analyse). Als Analogie aus der Musik mag die Herstellung von Tönen durch einen Syntheziser oder die Aufsplitterung eines Tons in seine Frequenzkomponenten unter Verwendung mehrerer unterschiedlicher Lautsprecher dienen. Entsprechend kann auch eine (Blut-)Druckwelle, ausgehend von ihrer Grundschwingung (Herzfrequenz), in harmonische Schwingungen bestimmter Frequenzen und Amplituden zerlegt werden (Abb. 7). Dabei werden die Unterschiede zwischen dem Originalsignal und der synthetisierten Kurve um so kleiner, je mehr harmonische Schwingungen einbezogen werden bis, im Idealfall, die Einbeziehung weiterer harmonischer Schwingungen keinen erkennbaren Beitrag zur Originalkurve mehr liefert. Der Extremfall, ein rechteckförmiger Drucksprung (s. „Flushtest"), besteht aus einer theoretisch unendlichen Zahl von harmonischen Schwingungen und ist deshalb die

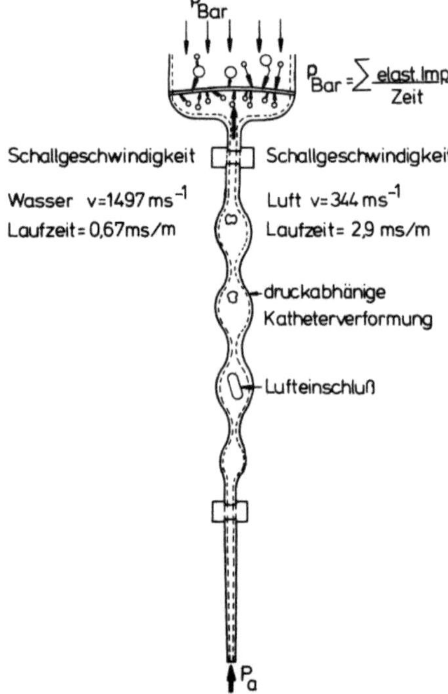

Abb. 6. Schematischer Aufbau einer Druckmeßkette, wobei der auf die Druckwandlermembran einwirkende Druck eine Funktion des Aufpralls der Zahl der Moleküle pro Zeit ist. Damit nun der intravasale Druck keine Funktion auch des jeweils herrschenden Barometerdruckes (P_{BAR}) wird und da die Messung des absoluten Druckes im Kreislauf physiologisch nicht relevant ist, wird der Einfluß des jeweils herrschenden Barometerdruckes durch Nullabgleich des Druckwandlers (P_{BAR}) herrscht auf beiden Seite der Membran) ausgeschaltet. Neben der eigentlichen Blutdruckwelle wird der über die Auslenkung der Druckwandlermembran registrierte Druck von den dynamischen Eigenschaften des restlichen Druckmeßsystems, z. B. von der druckabhängigen Katheterverformung und dem Einschluß mehr oder weniger großer Luftblasen beeinflußt. Dabei ist auch zu berücksichtigen, daß die Leitung der Blutdruckwelle mit Schallgeschwindigkeit in Flüssigkeiten 4mal so schnell ist wie in Luft

am schwierigsten zu reproduzierende Form einer Druckkurve. Im Hinblick auf einen intravasalen Druck ist entsprechend eine verzerrungsfreie Druckregistrierung bis in den Frequenzbereich hinein notwendig, wie harmonische Schwingungen dieser Frequenzen zur Resynthese des Originalsignals erforderlich sind. Dies wiederum hängt von der Art des Drucksignals, der Grund-(Herz-)Frequenz sowie dem gewünschten Auflösungsvermögen ab. Man geht allgemein davon aus, daß eine periphere Blutdruckkurve durch 8–10 harmonische Schwingungen hinreichend gekennzeichnet werden kann. Bei einer Herzfrequenz von 180/min (3 Hz) entspräche dies einer Mindestfrequenz von

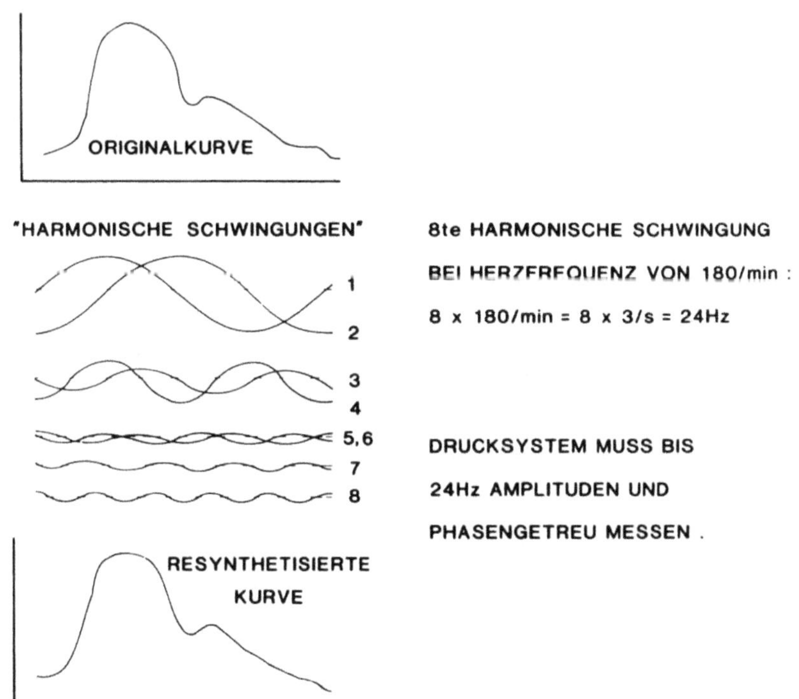

Abb. 7. Prinzip der Fourier-Analyse und Ableitung der dynamischen Eigenschaften von Druckmeßsystemen zur invasiven Blutdruckmessung. Jeder sich periodisch wiederholende Vorgang (Pulsschlag) kann in all seinen Charakteristika (Amplitude, Phasenlage, Frequenz) durch Addition vieler Oberwellen, der sog. harmonischen Schwingungen, synthetisiert bzw. in diese zerlegt werden kann. Entsprechend kann auch ein (Blut-)Druckwelle, ausgehend von ihrer Grundschwingung (Herzfrequenz), in harmonische Schwingungen bestimmter Frequenzen, Amplituden und Phasenlagen zerlegt werden. Dabei werden die Unterschiede zwischen dem Original- und der resynthetisierten Kurve um so kleiner, je mehr harmonische Schwingungen einbezogen werden bis, im Idealfall die Einbeziehung weiterer harmonischer Schwingungen keinen erkennbaren Beitrag zur Originalkurve mehr liefert. Im Hinblick auf einen intravasalen Druck ist entsprechend eine verzerrungsfreie Druckregistierung bis hin zu dem Frequenzbereich notwendig, wie harmonische Schwingungen dieser Frequenzen zur Resynthese des Originalsignals erforderlich sind. Dies wiederum hängt von der Art des Drucksignals, der Grund-(Herz-)Frequenz sowie dem gewünschten Auflösungsvermögen ab. Man geht allgemein davon aus, daß eine periphere Blutdruckkurve durch 8 harmonische Schwingungen hinreichend gekennzeichnet ist. Bei einer Herzfrequenz von 180 min (3 Hz) entspräche dies einer Mindestfrequenz von 24 Hz, bis zu der alle Signalanteile amplituden- und phasengetreu übertragen werden sollten

24–30 Hz, bis zu der alle Signalanteile amplituden- und phasengetreu übertragen werden sollten. Für die Erfassung von Druckwellen höheren Frequenzinhaltes (Aorten- oder linksventrikuläre Druckmessung, Druckanstiegssteilheit, höhere Herzfrequenz), insbesondere bei Herzkatheteruntersuchungen, sind dagegen Frequenzinhalte bis zu 100 Hz zu registrieren. Die gesamte Übertragungskette sollte also die verzerrungsfreie Messung von Signalen von mindestens 24–30 Hz, besser 100 Hz, realisieren können. Da Druckwandler und Vorverstärker bis in den Kilohertzbereich frequenzgetreu (ungefiltert) registrieren, ist das Problem einer dynamisch exakten Druckmessung in der Praxis nahezu ausschließlich durch die restlichen Komponenten der Übertragungskette bedingt.

Mechanisch handelt es sich bei der Blutdruckwelle um eine sog. erzwungene, gedämpfte (innere Reibung) Schwingung. Betrachtet man zunächst vereinfachend den Fall einer ungedämpften Schwingung, so kann gezeigt werden, daß die ungedämpfte Eigenfrequenz des Systems und damit auch die Wiedergabetreue bei gegebenem Druckwandler prinzipiell um so höher sind, je dicklumiger, steifer und kürzer intravasaler Katheter und Verlängerungsschläuche sind [33]. Entsprechend setzen (kompressible) Luftblasen im Meßsystem die Eigenfrequenz grundsätzlich herab. In Bezug auf Katheterlänge, -durchmesser und -steifigkeit ist der Kliniker allerdings medizinischen Re-

Tabelle 2. Katheter-Schlauch-Druckwandler, Systemcharakteristik

Nr.	Beschreibung	Natürliche Frequenz (Hz) (f_n)	Dämpfungskoeffizient
1	5F 2-Lumen-Pulmonalarterienkatheter HP-Druckwandler mit Membran	9,5	0,32
3	4F 2-Lumen-Pulmonalarterienkatheter (47 cm) B + H-Druckwandler	12,0	0,30
4	6F 2-Lumen-Pulmonalarterienkatheter HP-Druckwandler ohne Membran	13,0	0,15
5	5F 2-Lumen-Pulmonalarterienkatheter HP-Druckwandler ohne Membran	14	0,25
6	7F 2-Lumen-Pulmonalarterienkatheter (Thermodilution), HP-Druckwandler mit Membrandom	14,5	0,2
7	18 G Kanüle mit 60 cm Druckschlauch	15	0,72
8	7F Pulmonalarterienkatheter (Thermodilution) mit BH-Membrandruckwandler	14	0,32
11	Direktmessung über Kanüle	20	0,3
12	Kanüle mit PE-Druckschlauch	48	0,14

Eigenfrequenzen und Dämpfungskoeffizienten verschiedener in der Klinik gebräuchlicher Kathetersysteme, alle getestet mit einem Transducer ohne zweite Membran im Druckdom. Es zeigt sich, daß alle mehrlumigen pulmonalarteriellen Katheter eine niedrige Eigenfrequenz besitzen und damit eine naturgetreue Registrierung nicht unter allen Bedingungen gewährleisten können. Es ist deshalb sinnvoll, bei entsprechenden Messungen vorzugsweise den Pulmonalarterien*mitteldruck* als den pathophysiologisch wesentlichen und verläßlich meßbaren klinischen Parameter zu betrachten. (Nach [9])

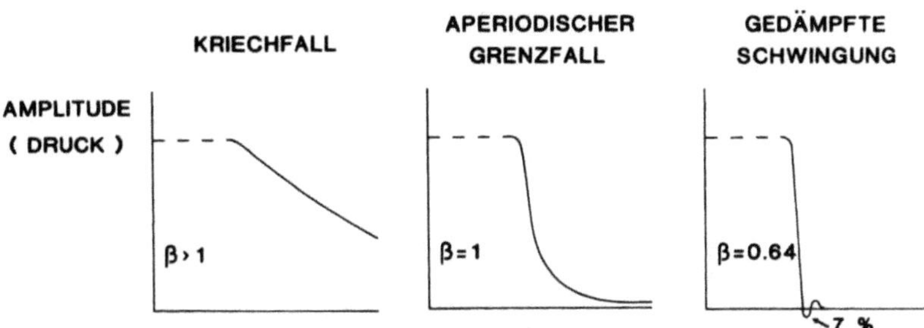

Abb. 8. Verschiedene Formen der Dämpfung bei einem rechteckförmigen Druckabfall und verschiedenen Werten des sog. Dämpfungsfaktors *β*. *Links*: Kriechfall mit β > 1. Das System schwingt nicht und kehrt erst nach (unendlich) langer Zeit in die Nullage zurück. *Mitte*: Aperiodischer Grenzfall oder „kritische Dämpfung" mit β = 1. Das System kehrt exponentiell in die Ruhelage zurück, ohne über diese hinaus auszulenken. *Rechts*: Gedämpfte Schwingung, wobei die Schwingung mit immer kleiner werdenden Amplituden um die Ruhelage oszilliert um dann – je nach Größe des Dämpfungsfaktors β – zum Stillstand zu kommen. Ein typisches flüssigkeitsgefülltes Druckmeßsystem hat im Idealfall die dargestellten Dämpfungseigenschaften mit einem Dämpfungsfaktor um 0,64 und zeigt nur eine kleine einzelne Unter- und Überschwingung

striktionen unterworfen, im Hinblick auf die Länge von Druckschläuchen sind gerade in der Intensivmedizin Aspekte der Praktikabilität (Lagerung, Mobilisation) und Sterilität abzuwägen. Tabelle 2 gibt eine Übersicht über die Systemcharakteristik der verschiedenen Katheter-Schlauch-Druckwandler.

Betrachtet man in nächster Annäherung die sog. freie, gedämpfte Schwingung (Abb. 8, *rechter Bildteil*) so läßt sich zeigen, daß der sog. Dämpfungsfaktor β (Quotient von Abklingkonstante δ und Eigenfrequenz) eines Systems proportional der Quadratwurzel der Systemlänge, jedoch umgekehrt proportional der 3. Potenz des inneren Systemquerschnitts ist. Entsprechend bedeutet eine Radiushalbierung eine 8fach höhere Dämpfung! Folglich sind gerade dünnlumige, lange Katheter (z. B. Pulmonalarterienkatheter), insbesondere bei intraluminalen Fibrinauflagerungen oder kleinen Koageln, a priori mit einer sehr hohen Dämpfung behaftet.

Bei der erzwungenen, gedämpften Schwingung schließlich ist das System einerseits gedämpft, jedoch wird ihm andererseits (durch das Herz) periodisch Energie zugeführt (Abb. 9). Mit zunehmender Annäherung der Stimulations- an die Eigenfrequenz des Systems (bei fehlender Dämpfung genau bei der Eigenfrequenz) kommt es zur Amplitudenüberhöhung („Resonanz"), deren Ausmaß von dem Grad der Dämpfung abhängt, um dann nach zunehmendem Überschreiten der Eigenfrequenz schließlich keine meßbare Amplitudenschwankung mehr zu zeigen. Die Amplitudenüberhöhung tritt dabei um so eher ein, je niedriger die Eigenfrequenz des Systems ist und um so ausgeprägter, je geringer die Dämpfung. Gleichzeitig ändert sich auch die Phasenlage. Für die Praxis gilt, daß ohne Dämpfung eine fehlerfreie Messung nur bis zum Erreichen von ca. 50 % der Eigenfrequenz möglich ist. Sollen also Blutdruckkurven mit einer Frequenz bis 30 Hz analysiert werden, so sollte das Druckmeßsystem eine Eigenfrequenz von 60 Hz haben. Dies wird jedoch in der Praxis nicht erreicht. Daraus geht hervor, daß einerseits prinzi-

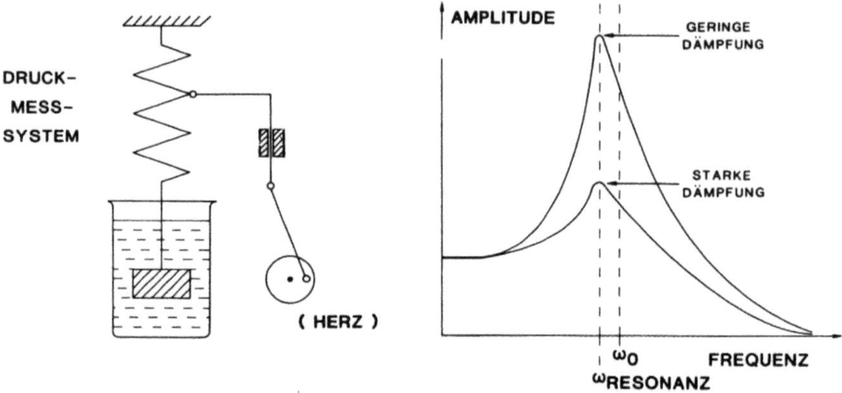

Abb. 9. Erzwungene gedämpfte Schwingung als Prototyp der Blutdruckschwingung. Das Druckmeßsystem läßt sich dabei mit einem in eine Flüssigkeit eintauchenden, an einer Feder aufgehängten Körper vergleichen, wobei die Feder durch einen Motor (Herz) mit definierter Frequenz erregt und dem System dadurch fortlaufend Energie zugeführt wird. Mit zunehmender Annäherung der Stimulations- an die Eigenfrequenz des Systems (bei fehlender Dämpfung genau bei der Eigenfrequenz) kommt es trotz konstanter Stimulationsamplitude zur Amplitudenüberhöhung (Resonanz) des registrierten Signals, deren Ausmaß vom Grad der Dämpfung des Systems abhängt, um nach zunehmendem Überschreiten der Eigenfrequenz schließlich keine meßbaren Ausschläge mehr zu zeigen. Der Resonanzfall tritt nun um so später auf, je höher die Eigenfrequenz des (Blutdruckmeß-)Systems ist. Andererseits kann bei gegebener Eigenfrequenz durch Wahl einer adäquaten Dämpfung eine Amplitudenüberhöhung vermieden und entsprechend über einen größeren Frequenzbereich eine korrekte Messung erzielt werden. Zielsetzung einer adäquaten klinischen Blutdruckmessung sind also eine möglichst hohe Eigenfrequenz sowie angemessene Dämpfungseigenschaften des Systems

piell alle Anstrengungen gemacht werden sollten, um eine möglichst hohe Eigenfrequenz des Katheterdruckmeßsystems zu erzielen, andererseits aber bei gegebener Eigenfrequenz innerhalb dieses Rahmens die Genauigkeit der Messung ausschließlich durch die Wahl einer geeigneten Dämpfung verbessert werden kann.

Die dynamischen Charakteristika eines Druckmeßsystems über einen definierten Frequenzbereich („Frequenzgang") können bestimmt werden, indem das gesamte Meßsystem mit zunehmender Frequenz einer definierten konstanten Druckamplitude ausgesetzt wird, z. B. über einen Lautsprecher. Leider ist jedoch ein solches Prüfsystem z. Z. nicht kommerziell erhältlich, so daß meist vereinfachte Verfahren zum Tragen kommen. In der Praxis werden 2 unterschiedliche Methoden benutzt, die beide auf der Reaktion des Systems auf einen rechteckförmigen Drucksprung beruhen.

Bei der „Methode des platzenden Ballons" („balloon pop test") wird das gesamte statisch geeichte Druckmeßsystem einschließlich Katheter an einen mit Flüssigkeit gefüllten, durch eine dünne Membran abgedichteten Hohlraum angeschlossen, letzterer unter einen statischen Druck gesetzt und dann der Druck schlagartig auf Barometerdruck reduziert (Abb. 10). Aus der bei schnellem Papiervorschub registrierten Druckkurve lassen sich dann Daten über die Schwingungsdauer und das Amplitudenverhältnis sukzessiver Schwingungen gewinnen, aus denen wiederum Eigenfrequenz und Dämp-

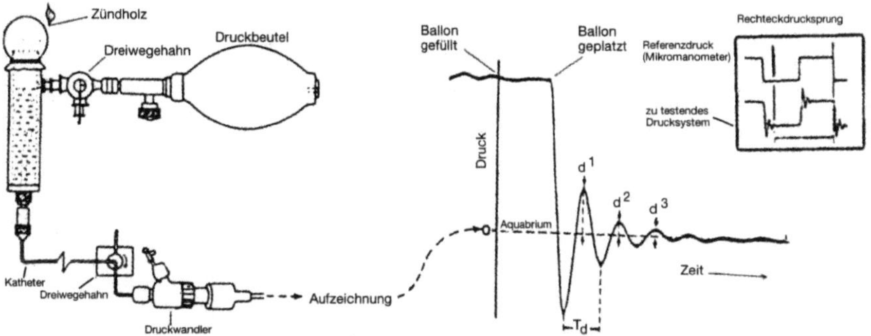

Abb. 10. Registrierung der dynamischen Meßeigenschaften eines Druckmeßsystems nach der „Methode des platzenden Ballons". Dazu wird der an die statisch geeichte Druckmeßapparatur angeschlossene Katheter in ein mit Wasser gefülltes, von einer elastischen Membran dicht abgeschlossenes Gefäß inkorporiert, das unter Druck gesetzt wird. Bringt man nun unter schnellem Papiervorschub des Schreibers den Ballon plötzlich zum Platzen (rechter Bildteil), so fällt der Druck unter Einschwingen des Druckmeßsystems auf den Ausgangswert ab. Aus dem Zeitabstand der Schwingsmaxima (oder Minima) und dem Amplitudenverhältnis der Maxima lassen sich dann die Eigenfrequenz des Systems bzw. der Dämpfungskoeffizient β berechnen. Dabei gilt folgende Beziehung:
Eigenfrequenz (f) der gedämpften Schwingung = Periodendauer $(T_d)^{-1}$
Logarithmisches Dekrement der Schwingung $(\lambda) = \ln d_n/d_{n+1} - \ln d_1/d_2 = \pi\beta/(1-\beta^2)^{0,5}$ und damit Dämpfungsfaktor $(\beta) = \lambda/(4p^2+\lambda^2)^{0,5}$. (Mod. nach [18])

fungsfaktor des Systems errechnet werden können (s. Abb. 10). Beispiele für das Schwingungsverhalten verschiedenartig konfigurierter Druckmeßsysteme zeigt Abb. 11.

Eine andere Methode ist der sog. „Flushtest" [9, 14]. Dabei wird der registrierten Blutdruckkurve durch Öffnen und Schließen des klinisch in der Regel verwendeten Katheterspülsystems ein Drucksprung überlagert, der in der Abklingphase bei schnellem Papiervorschub eine Berechnung der natürlichen Frequenz (der gedämpften Schwingung) sowie der Dämpfungskonstanten des gesamten Druckmeßsystems erlaubt (Abb. 12). Der Vorteil dieser Methode liegt in der Anwendbarkeit unmittelbar am Patienten sowie in ihrer beliebigen Wiederholbarkeit.

Ist ein System „unterdämpft", d.h. die Dämpfungskonstante zu niedrig, so ist es möglich, die Registriergenauigkeit durch eine geeignete Einstellung von druckwandlerseitig in das Meßsystem inkorporierten, kommerziell erhältlichen Dämpfungselementen (z.B. Accudynamic, Rose) zu erhöhen, ohne daß dabei die Eigenfrequenz des Meßsystems vermindert wird [9]. Dies bedarf jedoch jeweils einer Überprüfung und Einstellung im Einzelfall und gilt nicht für ein bestimmtes Druckmeßsystem schlechthin. Eine „Patentlösung" für alle in einer Abteilung oder Klinik betreuten Patienten ist damit aus grundsätzlichen Erwägungen nicht verfügbar. Beim Gebrauch von (transducernahen) Dämpfungselementen sollen diese nach Gardner so eingestellt werden, daß nur noch eine einzelne Unterschwingung, gefolgt von einer einzigen kleinen Überschwingung, auftritt (vgl. Abb. 8, *rechter Bildteil*).

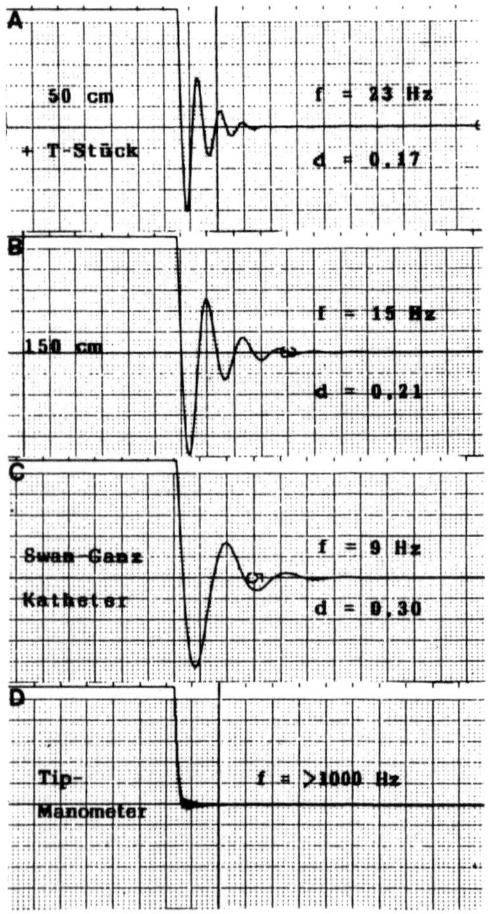

Abb. 11. Beispiele für das Verhalten verschiedenartig konfigurierter Druckmeßsysteme (Statham-Transducer) beim „Pop"-Test (s. Abb. 10). Das als Referenzsystem mitgeführte Katheter-Tip-System (*unten*) registriert den rechteckförmigen Drucksprung aufgrund seiner sehr hohen Eigenfrequenz von mehr als 1 kHz verzerrungsfrei ohne erkennbare Überschwingung. Während das konventionelle Druckmeßsystem mit einer 50 cm langen Verlängerung und T-Stück (*oben*) immerhin noch eine Eigenfrequenz von 23 Hz hat, kommt es mit zunehmender Verlängerung der Druckleitung auf 150 cm zu einem erheblichen Abfall der Eigenfrequenz. Ein Swan-Ganz-Katheter schließlich verursacht einen Abfall der Eigenfrequenz auf lediglich 9 Hz und ist damit weitgehend ungeeignet, um phasische Veränderungen des Pulmonalarteriendruckes naturgetreu zu registrieren

Die üblicherweise in der Klinik verwendeten Katheter-Druckmeßsystem-Kombinationen, speziell bei Messung pulmonalarterieller Drucke über Swan-Ganz-Katheter [28], haben meist eine viel zu geringe Eigenfrequenz, um phasische Druckkurven artefaktarm zu registrieren. Wenig hilfreich ist das gezielte Einbringen einer Luftblase ins Druckmeßsystem, da dadurch zwar einerseits die Dämpfung erhöht, andererseits jedoch auch die Eigenfrequenz des Systems reduziert wird. Inwieweit dagegen eine geeignete Dämpfung die Registrierqualität prinzipiell verbessern kann, zeigt Abb. 13. Schließlich muß

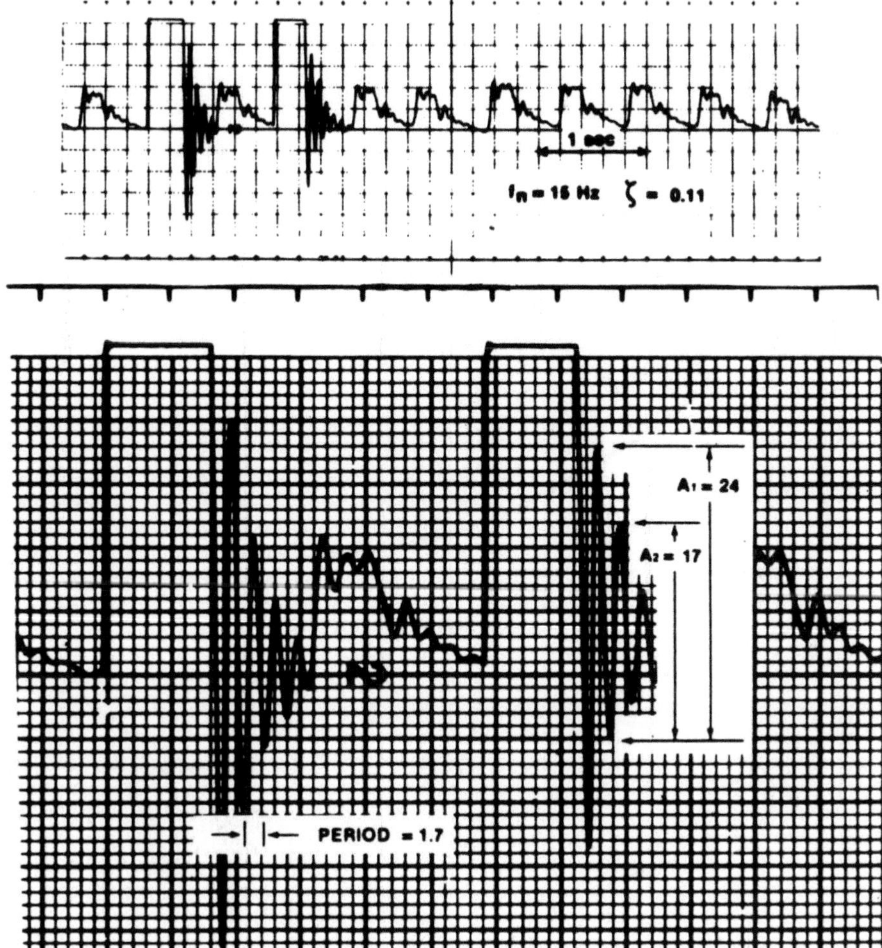

Abb. 12. „Flush"-Test nach Gardner [9]. Dabei wird der registrierten Blutdruckkurve durch Öffnen und Schließen des klinisch in der Regel verwendeten Katheterspülsystems ein Drucksprung überlagert, der in der Abklingphase bei schnellem Papiervorschub eine Berechnung der natürlichen Frequenz sowie der Dämpfungskonstanten des gesamten Druckmeßsystems erlaubt. Während der *obere Bildteil* die von 2 „Flush-Manövern" überlagerte arterielle Druckkurve zeigt, wurde der eigentliche Test *im unteren Bildteil* vergrößert dargestellt. Ähnlich wie beim „Pop-Test" (s. Abb. 10) lassen sich aus der Registrierung Eigenfrequenz und Dämpfungskoeffizient bestimmen, wobei allerdings der Einfachheit halber hier nicht das Amplitudenverhältnis relativ zur Nullage des Systems, sondern das Verhältnis der Amplituden in die Berechnung eingeht. Im vorliegenden Fall beträgt die Eigenfrequenz 15 Hz, der Dämpfungskoeffizient nur 0,11. Der Vorteil dieser Methode liegt in der Anwendbarkeit unmittelbar am Patienten sowie in ihrer beliebigen Wiederholbarkeit. Beim Gebrauch von (transducernahen) Dämpfungselementen sollen diese nach Gardner so eingestellt werden, daß nur noch eine einzelne Unterschwingung, gefolgt von einer einzigen kleinen Überschwingung mehr auftritt. (Nach [9])

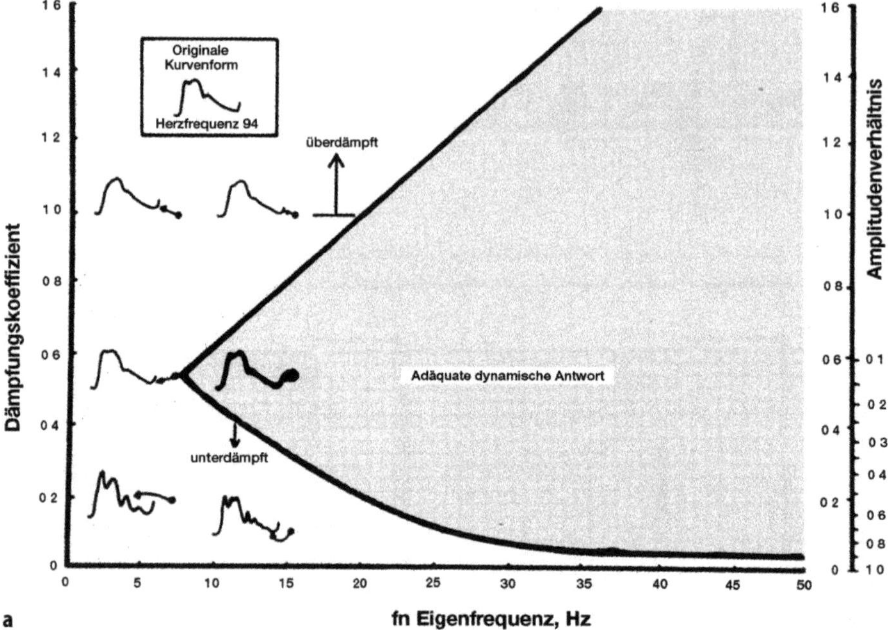
Originale Kurvenform
Herzfrequenz 94
überdämpft
unterdämpft
Adäquate dynamische Antwort
Dämpfungskoeffizient
Amplitudenverhältnis
fn Eigenfrequenz, Hz

a

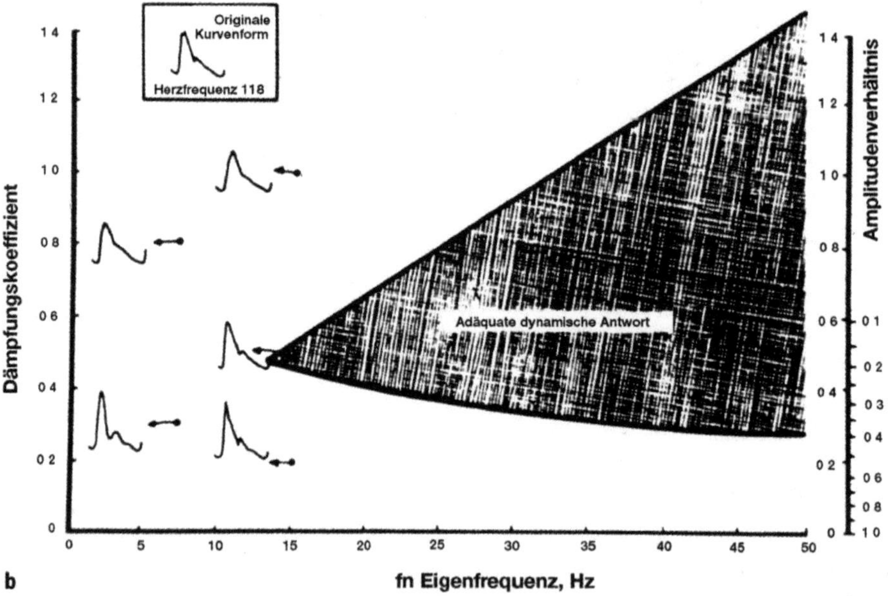
Originale Kurvenform
Herzfrequenz 118
Adäquate dynamische Antwort
Dämpfungskoeffizient
Amplitudenverhältnis
fn Eigenfrequenz, Hz

b

berücksichtigt werden, daß die Form (optimal registrierter) arterieller Blutdruckkurven interindividuell wie auch intraindividuell (unterschiedliche Herzfrequenz und Länge der Gefäße, Inotropie- und Gefäßwiderstandszustände) und damit auch die physiologische Pulswellenreflektion im Kreislauf außerordentlich starken Schwankungen unterworfen ist (Abb. 14, S. 220). Es ist daher unsinnig, eine Justierung der Dämpfung eines Druckmeßsystems nach dem Kriterium einer möglichst „normal" erscheinenden Blutdruckkurve durchführen zu wollen. Für die Praxis bleibt folgendes festzuhalten:

- Voraussetzung für eine verzerrungsfreie Registrierung von arteriellem und pulmonalarteriellem Druck ist ein Druckmeßsystem mit einer möglichst hohen Eigenfrequenz, die oberhalb von 30 Hz liegen sollte. Dies wird in der Praxis jedoch meist nicht erreicht.
- Je dicklumiger, kürzer und härter die Druckleitungen, desto höher die Eigenfrequenz des Systems, jedoch erlauben auch dünnlumige (kurze) Katheter prinzipiell eine adäquate Messung. Luftblasen im Druckmeßsystem, insbesondere wenn druckwandlernah lokalisiert, können die Eigenschaften des Druckmeßsystems erheblich verschlechtern.
- Die dynamische Registriergenauigkeit eines Systems kann für einen spezifischen Patienten ggf. durch Messung von Eigenfrequenz und Dämpfungsfaktor mit Hilfe des „Flushtests" und Einstellung eines geeigneten Dämpfungsfaktors optimiert und im Einzelfall verbessert werden. Das Einbringen einer Luftblase ins Druckmeßsystem zu diesem Zweck ist ungeeignet. Eine theoretische Berechnung der dynamischen Eigenschaften eines definierten Druckmeßsystems ist nicht möglich.
- Form und Frequenzinhalt einer arteriellen Druckkurve variieren inter- und – je nach hämodynamischen Zustand – intraindividuell so sehr, daß eine Einstellung des Dämpfungsfaktor nach dem Kriterium einer „normal aussehenden" Druckkurve nicht möglich und sinnvoll ist.
- Unterdämpfte Druckmeßsysteme sind in der Praxis das häufigste Problem und führen meist zu einer falsch-hohen Messung der systolischen Druck-

Abb. 13 a, b. Arterielle Blutdruckkurven von 2 verschiedenen Patienten bei jeweils unterschiedlicher Dämpfung und Eigenfrequenz der Druckmeßsysteme. Das Referenzsignal ist jeweils in einem Rahmen getrennt dargestellt. **a** Die *schattierte Fläche* zeigt diejenigen Kombinationen von Eigenfrequenzen und Dämpfungskoeffizienten der Druckmeßkette, die die phasische Originaldruckkurve gut reproduzieren. Generell gilt, daß die Höhe des Dämpfungskoeffizienten um so unkritischer ist je höher die Eigenfrequenz des Systems. In der unterdämpften Zone (*links unten*) kommt es erwartungsgemäß zur Überschwingung mit Überhöhung des systolischen Druckes und Artefakten in der Druckkontur. Im überdämpften System (*links oben*) sind dagegen die feinen Konturen (z. B. Inzisur) der phasischen Druckkurve verschliffen. **b** Bei diesem Patienten liegt eine vergleichsweise höhere Herzfrequenz sowie ein schnellerer systolischer Druckanstieg vor, der Frequenzinhalt der Druckkurve ist daher größer. Aus diesem Grund ist auch der adäquate Bereich für Eigenfrequenz und Dämpfungskoeffizient wesentlich kleiner. Auch hier ist im unterdämpften System eine systolische Drucküberhöhung zu beobachten. In den meisten Fällen führen Dämpfungskoeffizienten zwischen 0,4 und 0,65 zu klinisch akzeptablen Resultaten. Entscheidend ist, daß die Wahl einer geeigneten Dämpfung bei weitgehend vorgegebener Eigenfrequenz der Druckmeßkette die Registrierqualität wesentlich verbessern kann. (Nach [91])

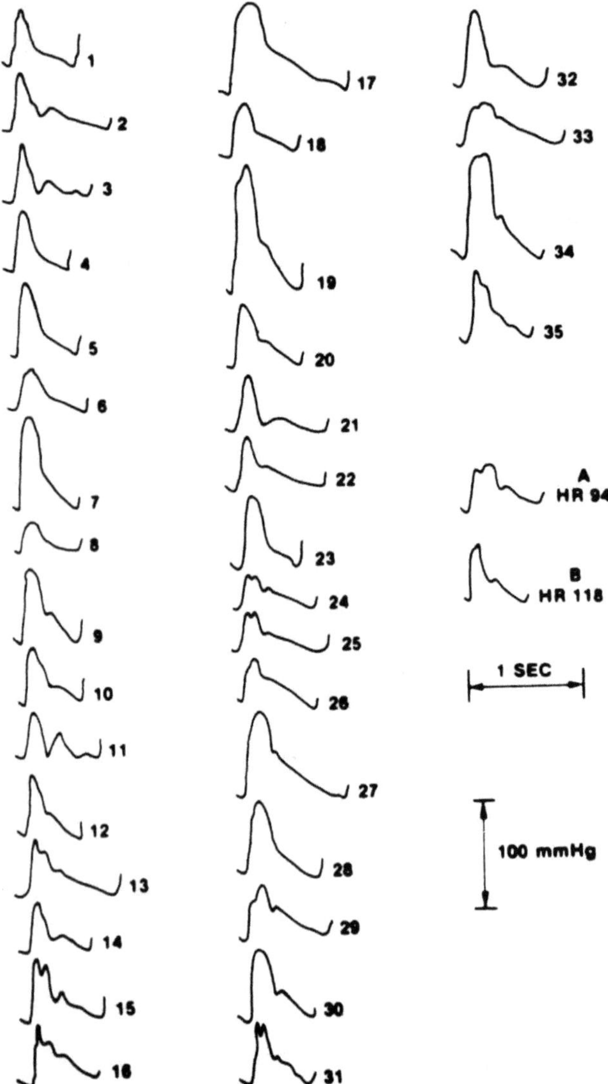

Abb. 14. Phasische arterielle Blutdruckkurven verschiedener Patienten, die alle mit dem gleichen, optimal gedämpften Druckmeßsystem in der A. radialis registriert wurden. Die Vielfalt der unter verschiedenen Bedingungen zu beobachtenden physiologischen Druckkonturen sowie die starke inter- und selbst intraindividuelle (s. Fall A, B) Variation machen es unmöglich, von einer definierten „normalen" Form einer arteriellen Druckkurve zu sprechen. Es ist daher unsinnig, die Dämpfungseigenschaften eines Druckmeßsystems so wählen zu wollen, daß eine „normalerscheinende" Druckkurvenkontur das Ergebnis ist. (Nach [9])

werte. Bei der Blutdruckmessung in der A. radialis oder brachialis können und müssen grobe Fehlmessungen durch simultane, zumindest einmalige Blutdruckmessung am gleichen (!) Arm nach Riva-Rocci aufgedeckt werden. Zusätzlich wird nach initialem Aufblasen der Manschette geprüft, bei welchem Manschettendruck eine pulsatile Druckkurve auf dem Monitor erstmals wieder erscheint.
- Der *mittlere* Blutdruck wird auch bei unterdämpften Systemen für klinische Belange hinreichend korrekt gemessen, so daß dieser Wert, korrekte statische Eichung des Druckmeßsystems vorausgesetzt, in der Regel eine verläßliche Größe ist.
- Bei der Registrierung einer Druckkurve auf einem Schreiber, insbesondere zur Messung der dynamischen Systemeigenschaften mit dem Flushtest, müssen auch die dynamischen Eigenschaften von Vorverstärkern, Verstärkern und ggf. Analog/Digital-(A/D- bzw. D/A-)Wandlern Berücksichtigung finden. Bei manchen in der Klinik verwendeten Systemen sind werkseitig elektronische Filter eingebaut, ohne daß deren Charakteristik für den Anwender in der Gebrauchsanweisung explizit beschrieben ist. Greift man das Meßsignal erst hinter diesen Filtern ab, gehen deren Einflüsse natürlich in jede Messung ein.

Die allgemeinen Prinzipien der Verstärkung und Bearbeitung biomedizinischer Meßsignale sind in Kap. 1.2 dieses Buches erläutert worden. Besonders betont werden muß jedoch, daß die auf einem Monitor digital angezeigten Daten mit elektronischen Filtern über z. T. mehrere Sekunden errechnete Mittelwerte repräsentieren. Insbesondere bei der Messung von Drücken im Niederdrucksystem (zentraler Venendruck) bzw. Pulmonalkreislauf (Pulmonalarteriendruck, „Wedge"-Druck), die sowohl unter Spontanatmung als auch Beatmung erheblichen atemzyklusabhängigen Schwankungen unterliegen, können daher bei der Messung und Interpretation vom Monitor abgelesener Digitalwerte erhebliche Fehler gemacht werden (s. unten). Diese Meßwerte müssen daher unbedingt direkt von der phasischen Druckkurve abgelesen werden, wenn erforderlich, z. B. bei starker Tachypnoe und ausgeprägten Pleuradruckschwankungen, auch mit Hilfe eines Schreibers.

Invasive Messung des arteriellen Blutdruckes

Indikation und Durchführung

Die Kanülierung arterieller Gefäße ermöglicht neben einer kontinuierlichen Messung des arteriellen Blutdruckes zur Beurteilung des Kreislaufs eine schnelle und sichere Entnahme von Blutproben, die Durchführung arterieller Blutgasanalysen sowie, selten, die (diagnostische) Messung von Druckgradienten im arteriellen System. Im intensivmedizinischen Bereich, wo die Überwachung des Patienten nicht so engmaschig erfolgt wie intraoperativ, hat die Blutdruckmessung darüber hinaus noch eine wichtige Alarm- und

Meldefunktion. Entsprechend stehen klinische Aspekte der Patientensicherheit, der schnellen Diagnose einer hämodynamischen Instabilität sowie der pulmonalen Funktion im Vordergrund, so daß die invasive Blutdruckmessung bei kardiopulmonalen Risikopatienten insbesondere bei größeren operativen Eingriffen zur Anwendung kommt. Die Indikation für die Plazierung arterieller Kanülen umspannt neben absoluten Indikationen (z.B. große Herz- und Gefäßoperationen, Polytrauma, Eingriffe mit großem Blutverlust und/oder wahrscheinlicher Instabilität des Patienten, große Eingriffe bei Säuglingen und Kindern) ein weites, nur unscharf definiertes Feld. Inwieweit die invasive arterielle Blutdruckmessung per se gegenüber nichtinvasiven Methoden zur Senkung der perioperativen Letalität und Morbidität beiträgt, ist formal nicht untersucht. Generell wird der Anästhesist bei der Indikationsstellung kardiopulmonale Risikofaktoren und Erkrankungen des Patienten, Art und Umfang der Operation, den Gefäßstatus (arterielle Verschlußerkrankung, Gefäßprothesen, Shunts, Verletzungen?) des Patienten sowie vorhandene klinikinterne Ressourcen abwägen. In Anbetracht der bei korrekter Durchführung auch bei Langzeitmessung (Tage, Wochen) geringen Inzidenz von Komplikationen wird die Indikation für eine invasive arterielle Blutdruckmessung zunehmend großzügig gestellt.

Für die arterielle Kanülierung stehen prinzipiell die Aa. radialis, brachialis, axillaris, femoralis, dorsalis pedis, bei kleinen Kindern zusätzlich die A. temporalis superficialis und tibialis posterior, sowie, in extremen Ausnahmefällen und unter strengster Indikationstellung, auch einmal die A. carotis communis zur Verfügung, wobei je nach Gefäß und voraussichtlicher Liegedauer unterschiedliche Kanülen bzw. mit Hilfe des Seldinger-Systems eingebrachte Katheter zur Anwendung kommen. Daß nicht solche Gefäße kanüliert werden, deren Zustrom während der Operation möglicherweise abgeklemmt wird (Aortenaneurysmen, Aortenisthmusstenose, sonstige Gefäßeingriffe, akute traumatische Blutung, Extremitätenverletzung mit angelegter Blutleere), ist selbstverständlich. Von manchen Anästhesisten wird im Hinblick auf die Folgen bei thrombotischen Gefäßverschlüssen die A. axillaris gegenüber der A. brachialis bevorzugt, jedoch liegen diesbezüglich keine konkreten Daten vor.

Generell gilt die transkutane Kanülierung der A. radialis als komplikationsärmster Zugang und damit als Methode der Wahl, wobei bei Säuglingen die Verwendung eines Dopplers zur Lokalisation der Arterie hilfreich [20] und eine Kanülierung nach chirurgischer Freilegung manchmal notwendig sein kann. Dabei sollte möglichst die A. radialis des nichtdominanten Armes gewählt werden. In Notfallsituationen und bei infolge ausgeprägter Hypotension nicht oder kaum tastbarem Radialispuls sollte indes nicht gezögert werden, a priori größere, besser palpable Arterien zu punktieren. Ob die Durchführung eines Allen-Tests, der vor Durchführung einer Radialiskanülierung zur Beurteilung des ulnaren Kollateralkreislaufes empfohlen wurde, wirklich sinnvoll ist, bleibt umstritten. Es liegen nämlich nur wenige Daten über solche Patienten vor, bei denen trotz „pathologisch" ausfallendem Test eine Radialiskanülierung durchgeführt wurde. Nach Einzelbeobachtungen des Autors an Patienten, bei denen nach Abwägung aller Begleitumstände trotz pathologischem Test eine Kanülierung der A. radialis vorgenommen wurde, kam es jedenfalls zu keinen klinisch relevanten Komplikationen, so daß sich die Frage stellt, ob nicht die Kanülierung zentralerer Arterien ein größeres Risiko darstellt. Bei Patienten mit peripheren Durchblutungsstörungen wie etwa bei Raynaud-Syndrom und/oder Sklerodermie sollte dagegen vermutlich a priori nicht die A. radialis, sondern eine größere Arterie kanüliert werden [25].

Da die Einleitungsphase einer Narkose gerade bei Risikopatienten kritisch ist, bietet sich eine arterielle Kanülierung und invasive Druckmessung bereits vor Narkoseeinleitung an und ist bei suffizienter Lokalanästhesie und Armlagerung in aller Regel kein Problem. Eine elektive Kanülierung der A. axillaris sollte wegen der unmittelbaren Nähe zum Plexus brachialis möglichst nur im Wachzustand erfolgen.

Komplikationen

Obwohl die Kanülierung der A. radialis im Hinblick auf Komplikationen ein sehr sicheres Verfahren ist, darf nicht übersehen werden, daß es in bis zu 50% der Fälle zu klinisch allerdings stumm verlaufenden Thrombosen der Arterie kommt. Die Thromboserate ist dabei vermutlich eine Funktion des Kanülendurchmessers und -materials, ihrer Liegedauer, des Arteriendurchmessers sowie von Hämatomausbildung und Punktionstrauma und ist evtl. geringer, wenn die Hinterwand der Arterie nicht durchstochen wird. Auf den ersten Blick überraschend ist, daß sich bei rund der Hälfte der Patienten eine Thrombose erst Stunden oder Tage nach Entfernen der Kanüle ausbildet, so daß offenbar das Entfernen der Kanüle das größere Trauma darzustellen scheint. Infolge des Kollateralkreislaufes über die A. ulnaris ist jedoch selbst nach Thrombose der A. radialis distal des Verschlusses bei 70% der Fälle ein Puls tastbar und in 90% ein arterielles Dopplersignal, also Blutfluß, nachweisbar [2]. Die Infektionsrate von Radialiskanülen ist auch bei langer Liegedauer bei Intensivpatienten nicht höher als die von durch in die A. femoralis eingebrachte Kanülen.

Bei Kanülierung zentralerer Arterien (A. axillaris, brachialis, temporalis superficialis) ist insbesondere bei Kleinkindern darauf zu achten, daß während der Manipulation des Katheters bei Blutentnahmen oder intermittierender Aktivierung des Spülsystems keine Luftblasen eingebracht und in den zerebralen Kreislauf embolisieren. Bei Punktion der A. brachialis sind Schäden des N. medianus möglich. Insbesondere bei Patienten mit arterieller Verschlußerkrankung werden nach Kanülierung der A. femoralis thrombotische Gefäßverschlüsse beobachtet und machen u.U. eine Thrombektomie erforderlich. An Extremitäten mit Frakturen, nach axillärer Lymphknotenausräumung (Mammakarzinom!) oder arteriovenösen Shunts zur Dialyse sollten grundsätzlich keine Gefäße punktiert werden.

Physiologie Pathophysiologie Aussagekraft

Der *mittlere* arterielle Druck ergibt sich aus Herzminutenvolumen und peripherem Gefäßwiderstand und bestimmt in Abstimmung mit den autoregulativen Organfunktionen unmittelbar deren Durchblutung. Bei Vorliegen von Gefäßstenosen (A. carotis, Koronarien, Nierenarterien etc.) kann die Durchblutung und Funktion des nachgeschalteten Organs bei zu starkem Blutdruckabfall leiden. Der *mittlere* arterielle Druck in den großen Arterien fällt von der Aorta zu den peripheren Arterien bei Fehlen von Gefäßstenosen nur um wenige mmHg ab, so daß eine periphere invasive arterielle Blutdruckmessung den aortalen Mitteldruck in aller Regel gut repräsentiert. Lediglich bei extremer Vasokonstriktion, in tiefer Hypothermie und in der Frühphase nach Abgang vom kardiopulmonalem Bypass können temporär klinisch relevante Druckgradienten (bis zu 40 mmHg) auftreten.

Im Gegensatz zum Mitteldruck unterscheiden sich systolische und diastolische Drücke in den einzelnen Arterien auch beim Gesunden nicht unerheblich von den jeweiligen Drücken in der Aorta, bedingt durch Fortleitung und Reflektion der arteriellen Pulswelle sowie unterschiedliche Dehnungseigenschaften von Aorta und peripheren Arterien. Dadurch erhöht sich von zentral nach peripher der *systolische* Druck, während der *diastolische* Blutdruck abfällt und sich die Blutdruckamplitude somit vergrößert (Abb. 15). Entsprechend kann der systolische Blutdruck in der A. radialis oder femoralis also

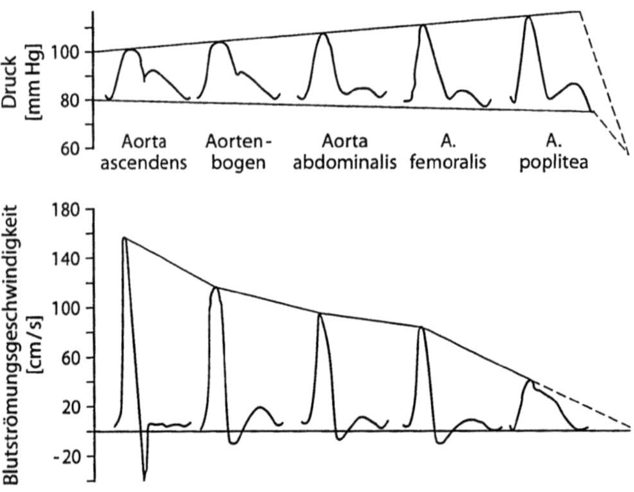

Abb. 15. Verlauf der phasischen arteriellen Druck- und Blutflußgeschwindigkeitskurven von der aszendierenden Aorta zur arteriellen Peripherie. Der systolische Druck, bedingt durch Pulswellenreflektion und unterschiedliche Dehnungseigenschaften der Gefäße, nimmt von zentral nach peripher zu, während der diastolische Druck abfällt und der Mitteldruck praktisch gleich bleibt. Es ist daher unmöglich, von einem peripher gemessenen systolischen Blutdruck exakt auf den in der Aorta herrschenden systolischen Druck rückzuschließen. Gleichzeitig wird deutlich, daß aus der Form der an einem gegebenen Meßort registrierten phasischen Druckkurve keine Schlüsse im Hinblick auf den peripheren Widerstand oder gar die kardiale Kontraktilität gezogen werden können

durchaus höher als in der Aorta sein. Da Ort und Ausmaß der Pulswellenreflektion beim einzelnen Individuum vom Bau seines Gefäßsystemes (z. B. Länge) sowie auch von der Höhe des peripheren Widerstandes abhängen, kann nicht generell abgeschätzt werden, um welchen Betrag sich ein an einem gegebenen Ort gemessener systolischer peripherer Blutdruck vom systolischen Aortendruck unterscheidet. Entsprechend ist auch die Bestimmung arterieller Druckgradienten anhand des systolischen Druckes problematisch. Diese Überlegungen sich auch bei der Bewertung der Form einer arteriellen Druckkurve, deren Charakteristika (Aufschwung, Inzisur, Abfall) sich z. B. unter Infusion von Vasodilatatoren oder Katecholaminen erheblich ändern können, zu bedenken. Die Diagnose eines hohen oder niedrigen peripheren Widerstands oder gar der kardialen Kontraktilität aus der phasischen arteriellen Blutdruckkurve ist gegenwärtig nicht möglich.

Da andererseits, zumindest für praktische Belange, die Dehnbarkeit der Arterien über einen großen Druckbereich weitgehend konstant und von vasokonstriktiven und -dilatatorischen Einflüssen unabhängig ist, hängt die Blutdruckamplitude beim individuellen Patienten an einem gegebenen Meßort weitgehend vom Schlagvolumen ab, sofern die Herzfrequenz nicht stark variiert. Insofern kann eine ausgeprägte Veränderung der Blutdruck*amplitude* auf eine Erhöhung oder Erniedrigung des Schlagvolumens hindeuten und, am klinischen Bild orientiert, durchaus zu einer therapeutischen Intervention berechtigen. Bekannt sind auch der „Schlagvolumenhochdruck“ bei starker Aortensklerose oder Bradykardie und die große Blutamplitude mit niedrigem diastolischen Druck bei Aortenklappeninsuffizienz, Aortenklappenrandleck sowie großem Ductus arteriosus Botalli mit Links-rechts-Shunt.

Ähnliche Überlegungen sind auch der Hintergrund von Versuchen, aus der „Pulskontur“ Rückschlüsse auf das absolute Schlag- bzw. Herzminutenvolumen zu ziehen. Diese Methode ist jedoch bislang daran gescheitert, daß die Gefäßdehnbarkeit interindividuell, intraindividuell sowie alters- und krankheitsbedingt stark variiert und zumindest eine Eichung mit der Thermodilutionsmethode notwendig ist.

Schließlich ist auch das atemabhängige Verhalten des arteriellen Blutdrukkes unter Spontanatmung oder Beatmung unter Umständen klinisch aufschlußreich. So deutet eine starke atemabhängige Fluktuation des Blutdrukkes auf eine Hypovolämie, Herztamponade, Herzinsuffizienz oder zumindest erhebliche Pleuradruckschwankungen bei Obstruktion der unteren oder oberen Atemwege hin (Übersichten: [22, 23]).

Fehlermöglichkeiten

Grundsätzlich ist eine invasive Blutdruckmessung nur dann in vollem Umfang aussagekräftig, wenn proximal gelegene Arterien stenosefrei sind. So differieren bei gefäßchirurgischen Patienten die Blutdruckwerte beider Arme erheblich mehr als die eines Kontrollkollektivs, vermutlich aufgrund von klinisch asymptomatischen arteriosklerotischen Stenosen der A. subclavia. Erheblich geringere Blutdrücke in den Aa. radialis oder brachialis können im

Einzelfall auch bei Patienten mit Halsrippen, Skalenuslückensyndrom sowie nach früheren Herzkatheteruntersuchungen über die A. brachialis beobachtet werden. Bei Patienten mit ehemaligem oder noch bestehendem zyanotischem Vitium, bei denen zur Palliation ein- oder doppelseitig eine Blalock-Taussig-Anastomose (A. subclavia auf Pulmonalarterie) angelegt wurde, ist häufig am ipsilateralem Arm überhaupt kein Blutdruck mehr meßbar. Schließlich ist daran zu denken, daß bei manchen Gefäßoperationen an der deszendierenden oder aszendierenden Aorta (Aneurysma, Isthmusstenose, Ductus Botalli), dem Truncus oder im Rahmen eines axillofemoralen Bypass zum Arm führende Arterien komplett oder partiell ausgeklemmt werden können, sei es elektiv oder komplikationsbedingt. Auf technisch bedingte Fehlmessungen wurde bereits hingewiesen.

Zentralvenöse Blutdruckmessung

Indikation

Die Einführung eines zentralen Venenkatheters mit Messung des zentralvenösen Druckes (ZVD) wird, abgesehen von anderen Indikationen (Infusionstherapie, parenterale Ernährung, Zufuhr bestimmter Medikamente, sitzende Position, schlechte periphere Venenverhältnisse etc.), bei solchen Patienten vorgenommen, bei denen im Rahmen von größeren Operationen, Verbrennungen und Verletzungen mit stärkerem Volumen- bzw. Blutverlusten gerechnet wird und/oder die aufgrund kardiopulmonaler Erkrankungen perioperativ ein höheres Risiko aufweisen. Dies erfolgt unter der Vorstellung, daß durch Messung des zentralvenösen Druckes eine bessere Überwachung und Behandlung möglich ist. Als Zugangswege stehen prinzipiell die V. jugularis interna, externa, subclavia, basilica, cephalica und femoralis zur Verfügung, wobei sich Wahl des Zugangs sowie der Punktionstechnik an der Lokalisation der Operation, den Venenverhältnissen und Begleiterkrankungen des Patienten sowie der Präferenz und Erfahrung des Anästhesisten orientieren.

Als Kontraindikationen für die Kanülierung der V. jugularis interna gelten Tumoren des Halses, frühere Halsoperationen und insbesondere die Obstruktion der oberen Hohlvene, wobei im letzten Fall eine Katheterisierung über die Vena femoralis anzustreben ist. Wegen der Gefahr neurologischer Komplikationen nach akzidenteller Punktion der A. carotis (Lösen von arteriosklerotischen Plaques mit Embolisation, Ischämie bei Kompression der Arterie) ist bei Patienten mit hochgradiger, insbesondere beidseitiger Carotisstenose ein Punktionsversuch der V. jugularis interna möglichst zu vermeiden. Die Katheterisierung der V. subclavia insbesondere durch den unerfahrenen Arzt ist mit einer höheren Inzidenz von Pneumothoraces behaftet und sollte daher bei respiratorisch grenzwertigen Patienten möglichst vermieden werden. Die Katheterisierung über Armvenen ist insofern unzuverlässiger, als es in 30–40% der Fälle zu einer Katheterfehllage kommt. Die korrekte und zentrale Plazierung eines Venenkatheters kann und muß durch eine Röntgenaufnahme des Thorax, oder durch die Ableitung eines EKG über den Katheter gesichert werden.

Während die ZVD-Messung über einen zentralvenösen Katheter das klinische Standardverfahren darstellt, sollte im übrigen nicht in Vergessenheit geraten, daß der ZVD nach dem Prinzip der kommunizierenden Röhren durchaus auch einmal über eine periphere Venenverweilkanüle gemessen werden kann (Methode nach O. Gauer)! Dazu muß der Patient in Seitenlage liegen, wodurch sich die (kanülierte) Vene des unten liegenden Armes füllt. Wird nun die punktierte Vene (und der Druckwandler) auf Herzhöhe gebracht, so repräsentiert der peripher gemessene Venendruck den ZVD, da der durch den Strömungswiderstand bedingte Druckabfall in den Venen bis zum Vorhof minimal ist. Es muß allerdings einschränkend gesagt werden, daß systematische Vergleichsmessungen mit der konventionellen Methode, insbesondere bei ausgeprägter Hypovolämie, nicht vorliegen.

Komplikationen

Die Komplikationen umfassen je nach Punktionsort, -technik, Sorgfalt und Erfahrung: arterielle Punktion, Hämatom, Blutung, Ausbildung von arteriovenösen Fisteln und Aneurysmen, Hämatothorax, Pneumothorax, Gefäß- oder Herzperforation mit Hydrothorax oder Herztamponade, Chylothorax, Luft-, Katheterfragment- und Führungsdrahtembolien, Nervenverletzungen und Arrhythmien. Im Hinblick auf mögliche Vorhofperforationen mit schnell tödlich verlaufenden Herztamponaden erscheint eine Positionierung der Katheterspitze knapp kranial der Perikardumschlagsfalte, also etwa an der Einmündung der V. cava superior in den rechten Vorhof optimal.

Physiologie Pathophysiologie Aussagekraft

Die den zentralen Venendruck beeinflussenden Determinanten sind vielfältiger als allgemein angenommen und umfassen Blutvolumen, Herzfunktion, Blutvolumenverteilung und Gefäßtonus, Körperposition sowie den intrathorakalen Druck. Hinzu kommt, daß der ZVD interindividuell schon beim Gesunden starken Schwankungen unterliegt, wobei die Spanne von 2–8 mmHg als Normwert gelten kann. Entsprechend ist eine klinische Interpretation grundsätzlich nur in diesem Kontext möglich.

Die zentralvenöse bzw. rechtsatriale Blutdruckkurve hat einen geringeren Frequenzinhalt als eine arterielle Druckkurve und stellt daher, für die meisten klinischen Fragestellungen, geringere dynamische Anforderungen an das Druckmeßsystem. Eine typische Druckregistrierung (Abb. 16) zeigt jedoch klare pulsatile Charakteristika: Die mit der P-Welle im EKG auftretende *a-Welle* wird durch die Vorhofkontraktion hervorgerufen, die unmittelbar nach dem ORS-Komplex während der rechtsventrikulären Kontraktion auftretende kleinere *c-Welle* der zum Vorhof gerichteten „Ausbeulung“ der Trikuspidalklappe zugeschrieben.

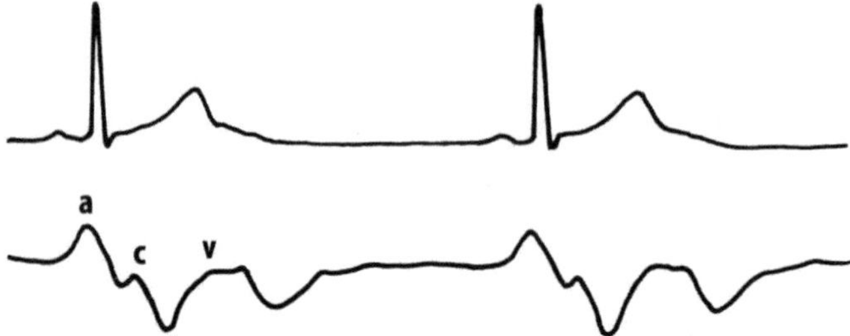

Abb. 16. Typische zentralvenöse Druckregistrierung mit klaren pulsatilen Charakteristika. Die mit der P-Welle im EKG auftretende *a-Welle* wird durch die Vorhofkontraktion hervorgerufen, die unmittelbar nach dem ORS-Komplex während der rechtsventrikulären Kontraktion auftretende kleinere *c-Welle* der zum Vorhof gerichteten „Ausbeulung" der Trikuspidalklappe zugeschrieben. Die zeitlich mit der T-Welle auftretende *v-Welle* der ZVD-Registrierung repräsentiert schließlich die durch das linksventrikuläre Schlagvolumen induzierte erhöhte Venenfüllung bei noch geschlossener Trikuspidalklappe

Die zeitlich mit der T-Welle auftretende *v-Welle* der ZVD-Registrierung repräsentiert schließlich die durch das linksventrikuläre Schlagvolumen induzierte erhöhte Venenfüllung bei noch geschlossener Trikuspidalklappe. Unter Katecholamininfusion kann die Amplitude der a-Welle stark zunehmen, vermutlich als Ausdruck einer verstärkten Kontraktion des rechten Vorhofs. Bei solchen Rhythmusstörungen, bei denen der Vorhof gegen eine geschlossene Trikuspidalklappe kontrahiert (z. B. AV-Block III, AV-Dissoziation, Knotenrhythmus, ventrikuläre Schrittmacherstimulation) können schließlich anstelle der a-Welle sog. Propfungswellen auftreten, denen insbesondere bei qualitativ schlechter EKG-Ableitung ein hoher diagnostischer Wert zukommt (Abb. 17). Bei relativer (dilatierter rechter Ventrikel) oder absoluter (Trikuspidalvitium) Trikuspidalinsuffizienz tritt mit der Ventrikelkontraktion, also unmittelbar nach der R-Zacke des EKG, eine hohe Regurgitationswelle auf. Auch der Morphologie der Venendruckkurve kann also eine erhebliche Bedeutung zukommen.

Damit stellt sich auch grundsätzlich die Frage, welche Aussagen der ZVD bei einem bestimmten Patienten ermöglichen soll. Soll der ZVD als Maß für den rechtsventrikulären enddiastolischen Druck dienen, so ist der Meßpunkt unmittelbar vor Kontraktion des rechten Ventrikels, also zum Zeitpunkt der R-Zacke, adäquat. Steht mehr die Informationsuche über den Füllungszustand des Kreislaufs im Vordergrund, so wäre eher der Zeitpunkt der Inzisur (Aortenklappenschluß, meist synchron mit T-Welle im EKG) des arteriellen Druckes angemessen, da zu diesem Zeitpunkt alle Herzklappen geschlossen sind und der Venendruck damit besonders von der Füllung des Gefäßsystems abhängen dürfte. Ersatzweise wäre, zumindest bei langsamer Herzfrequenz, auch der Zeitpunkt unmittelbar vor Auftreten der P-Welle im EKG geeignet. Die genannten Messungen sind jedoch nur mit einem hochauflösenden Monitor oder Schreiber möglich, so daß man sich in der Praxis, insbesondere bei mäßiger Registrierqualität, oft mit dem mittleren ZVD begnügt.

Unabhängig von den herzschlagsynchronen Veränderungen des ZVD unterliegt dieser auch atmungs- bzw. beatmungssynchronen Schwankungen.

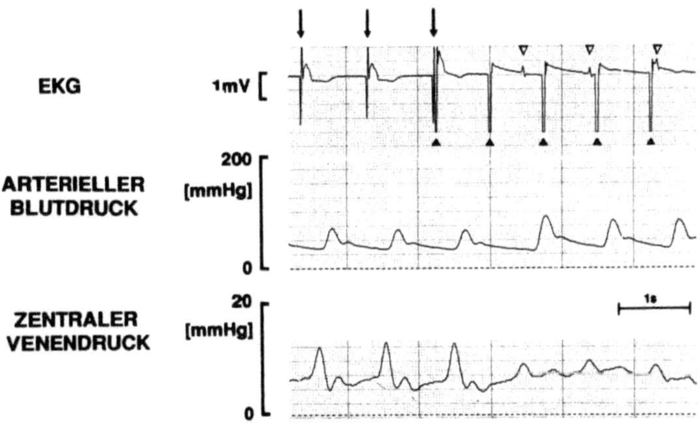

Abb. 17. Propfungswelle in der zentralen Venendruckkurve. Bei solchen Rhythmusstörungen, bei denen der Vorhof gegen eine geschlossene Trikuspidalklappe kontrahiert (z. B. AV-Block III, AV-Dissoziation, Knotenrhythmus, ventrikuläre Schrittmacherstimulation mit retrograder, ventrikuloatrialer Erregungsausbreitung) können anstelle der a-Welle sog. Propfungswellen auftreten, denen insbesondere bei qualitativ schlechter EKG-Ableitung intraoperativ ein hoher diagnostischer Wert zukommt. Im vorliegenden Fall sind unter rechtsventrikulärer Schrittmacherstimulation (*lange schwarze Pfeile*) hohe Propfungswelle nachweisbar. Mit Unterdrückung des implantierten Schrittmachers durch einen noch ineffektiv stimulierenden transkutanen Schrittmacher (*volle Dreiecke*) tritt spontan wieder ein Sinusrhythmus (*offenen Dreiecke*) auf, so daß die Propfungswellen verschwinden und wieder normale a-Wellen auftreten

Diese Schwankungen sind dadurch bedingt, daß sich einerseits der negative bzw. positive intrathorakale (pleurale) Druck auf Herz und zentrales Venensystem überträgt, die dadurch induzierten Venendruckänderungen andererseits aber auch den Bluteinstrom aus den extrathorakalen in die intrathorakalen Venen beeinflussen. So vermindert ein intrathorakaler Druckanstieg (Überdruckbeatmung) den venösen Rückstrom in den Thorax, während negative Pleuradrücke (Spontanatmung, forcierte Atmung bei Obstruktion) den Rückstrom, zumindest bei Normo- und Hypervolämie, vermutlich eher begünstigen. Man sollte sich deshalb davor hüten, diese respriatorischen ZVD-Schwankungen als störende Artefakte zu betrachten, zumal sie dem aufmerksamen Kliniker wichtige Informationen vermitteln können. Unabhängig vom absoluten Wert des ZVD zeigt nämlich bei Spontanatmung ein beliebiger inspiratorischer Abfall des ZVD an, daß der Pleuradruck (normale Amplitude bis 5–6 mmHg) inspiratorisch um mindestens den gleichen Betrag gefallen sein muß. Sind daher die inspiratorischen Schwankungen des ZVD ausgeprägt (über 10 mmHg), so liegt eine pathologisch erhöhte Pleuradruckschwankung (und Atemarbeit) vor, in der Regel bedingt durch Obstruktion der oberen oder unteren Luftwege, schlecht eingestellte Demand-Ventile, ungenügenden inspiratorischen Gasfluß des Beatmungsgerätes bei CPAP oder assistierenden Beatmungstechniken oder auch eine herabgesetzte pulmonale Dehnbarkeit. Umgekehrt kann ein bei Spontanatmung auftretender ausgeprägter inspiratorischer Venendruckanstieg (Kussmaul-Zeichen) einen Perikarderguß bzw. eine Herzbeuteltamponade signalisieren, vermutlich bedingt durch die mit dem Tiefertreten des Zwerchfells auftretende Verschiebung von intraabdominellem Blutvolumen hin zu einem in seiner diastolischen Aufnahmefähigkeit sehr beschränkten Herzen.

Gelegentlich sieht man schließlich auch, daß ein durch maschinelle Inspiration bedingter Venendruckanstieg mit der Exspiration nicht in vollem Umfang reversibel ist bzw. der ZVD endexspiratorisch keinen zur Zeitachse des Monitors parallelen Verlauf aufweist, bevor bereits die nächste maschinelle Inspiration beginnt (vgl. Abb. 5). In diesen Fällen liegt mit Sicherheit ein intrinsischer („Auto"-)PEEP vor, ohne daß es zu dessen qualitativer Erfassung noch einer formellen Messung bedürfte. Die phasische Venendruckkurve beinhaltet also eine erhebliche, zusätzliche und für den Arzt auch nutzbare Information.

In der Praxis werden der ZVD wie auch andere intravasale Drücke relativ zum Barometerdruck (Nulleichung des Druckwandlers) registriert. Indes hängt die Herzfüllung vom transmuralen Druck, also von der Druckdifferenz zwischen intravasalem und umgebendem intraperikardialen bzw. dem perikardialen (pleuralen) Oberflächendruck ab. Ein Anstieg des intrathorakalen Druckkes durch Überdruckbeatmung, extrinsischen oder intrinsischen PEEP oder CPAP vermindert daher die Herzfüllung, obwohl der ZVD, relativ zum Barometerdruck gemessen, ansteigt oder zumindest gleich bleibt. Entsprechend kann z. B. ein Venendruck von 12 mmHg bei normalen Atemwegsdruck eine Hypervolämie, bei einem PEEP von 10 mmHg dagegen eine ungenügende Herzfüllung implizieren. Es gibt dabei keine einfache Faustregel, um Änderungen des Atemwegsdruckes zu berücksichtigen. Meist werden bei normaler Lungen- und Thoraxwandcompliance (erhöhter intraabdomineller Druck!) maximal 50% der Atemwegsdruckänderungen auf den Pleuraraum übertragen, bei „steifer Lunge" aber wesentlich weniger. Schließlich ist zu berücksichtigen, daß am Übergang von extrathorakalen zu intrathorakalen Venen wahrscheinlich ein Drucksprung vorliegt, vermutlich bedingt durch einen partiellen Venenkollaps infolge des intraabdominellen Druckes bzw. den Übergang von positiven zu negativen perivasalen Drücken. So kann es bei Hypovolämie mit Transfusion zunächst zum Anstieg nur des ZVD, später aber zum parallelen Anstieg von ZVD und peripherem Venendruck kommen. Dies ist von Bedeutung für die Interpretation von Venendruckwerten, die über Katheter gemessen werden, deren Spitze nicht zentral liegt, sondern in den extrathorakalen Arm- oder großen Halsvenen. Hier gilt, daß der so gemessene periphere Venendruck in Rückenlage natürlich nie niedriger sein kann als der ZVD, der ZVD jedoch andererseits aufgrund des beschriebenen Venenkollaps erheblich niedriger als der periphere Venendruck sein kann. Bei Hypervolämie bzw. hohen ZVD-Werten repräsentiert deshalb ein in der V. jugularis oder axillaris gemessener Venendruck durchaus den ZVD. Trotz Katheterfehllage ist daher aus solchen venösen Druckwerten eine klinisch nutzbare Information abzuleiten.

Berücksichtigt werden muß, daß Änderungen der Blutvolumenverteilung bei *konstantem* Blutvolumen den ZVD verändern können. Kommt es nämlich durch Abnahme des Widerstands in den Arteriolen zu einem Druckanstieg in den Kapillaren und Venolen, so steigt entsprechend deren passiver Dehn-

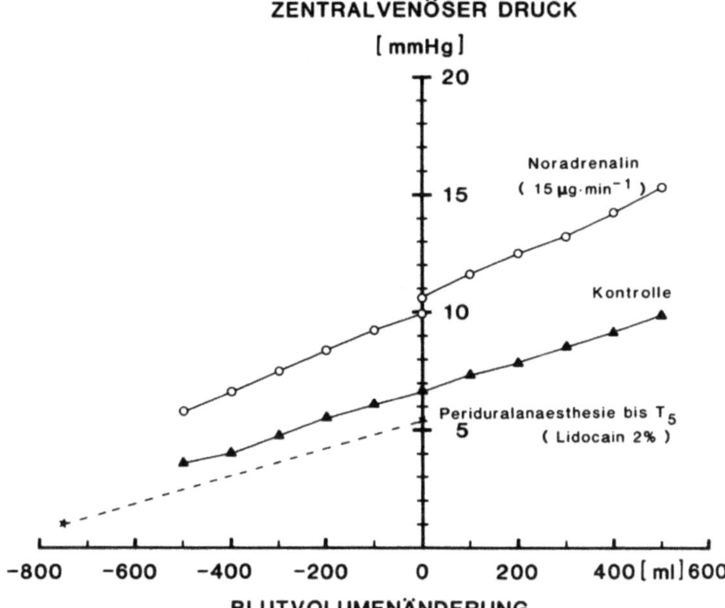

Abb. 18. Beziehung zwischen Änderungen des Blutvolumens und des zentralvenösen Druckes bei vermutlich unterschiedlichen Tonuszuständen der Gefäßmuskulatur beim gesunden Menschen in Rückenlage, und zwar unter Kontrollbedingungen (*volle Dreiecke*), unter Noradrenalininfusion (*offene Kreise*) sowie unter Periduralanästhesie (*Sterne*). Das Blutvolumen wurde dabei durch Aderlaß und Retransfusion variiert. Von Interesse sind die Linearität der Beziehungen sowie insbesondere die Verlagerung der Kurven im Sinn einer erheblich unterschiedlichen Compliance des Niederdrucksystems unter Noradrenalininfusion bzw. Sympathikusblockade durch Periduralanästhesie. Dieser Zusammenhang ist auch für die klinische Bewertung des Kreislaufs, z.B. unter Katecholamintherapie, von erheblicher Bedeutung. Eine Bewertung des ZVD allein nach seiner absoluten Höhe und losgelöst vom klinischen Zusammenhang ist daher unzureichend. (Modifiziert nach [1] mit freundlicher Genehmigung des Autors)

barkeit ihr Blutgehalt zuungunsten des intrathorakalen Blutvolumens an, und der ZVD fällt. Steigt dagegen der periphere Widerstand an, findet eine Blutentspeicherung zugunsten des intrathorakalen Kompartments mit Anstieg des ZVD statt [1]. Auch rein druckpassive Vorgänge (z.B. Aortenabklemmung) sowie aktive Tonusänderungen der glatten Gefäßmuskulatur durch Katecholamine, Vasodilatatoren oder Sympathikusblockaden beeinflussen den ZVD bzw. die Volumen-Druck-Beziehung des Gefäßsystems und damit die Interpretation des ZVD erheblich (Abb. 18). Entgegen weitverbreiteter Meinung sind daher Änderungen des ZVD häufig nicht durch Änderungen der Herzfunktion bzw. der myokardialen Kontraktilität bedingt, sondern vielmehr auf periphere Vasomotion zurückzuführen.

Damit stellt sich die Frage, inwieweit der ZVD überhaupt ein Maß für die Herzfunktion im allgemeinen und die rechtsventrikuläre Funktion im besonderen ist. Sicher ist, daß der (enddiastolische) ZVD bei Fehlen einer (sehr seltenen) Trikuspidalstenose den enddiastolischen rechtsventrikulären Druck repräsentiert. Akzeptiert ist auch, daß ein niedriger Blutdruck, kombiniert mit einem hohen ZVD, häufig auf eine verminderte Herzfunktion hinweist. Auf der anderen Seite muß jedoch daran erinnert werden, daß die diastolische Dehnbarkeit des rechten Ventrikels sehr hoch ist, nicht zuletzt infolge seiner besonderen Geometrie, und der enddiastolische Druck unter Volumenbelastung vermutlich erst dann drastisch zunimmt, wenn der weiteren Dilatation des Ventrikels durch das Perikard Grenzen gesetzt werden. Darüber hinaus zeigen viele tierexperimentelle Befunde sowie Beobachtungen am Menschen, daß selbst bei erheblicher Belastung und Insuffizienz des rechten Herzens, z. B. nach massiver Lungenembolie, der ZVD oft nur geringfügig ansteigt, obwohl das mit der Thermodilutionsmethode berechnete enddiastolische rechtsventrikuläre Volumen eine erhebliche Zunahme zeigt [12]. Obwohl in diesem Zusammenhang viele wünschenswerte Daten noch nicht vorliegen, scheint es, daß die Höhe des ZVD mehr Ausdruck des Blutvolumens und seiner Verteilung ist, und weniger Änderungen der Herzfunktion widerspiegelt.

Der zentralvenöse Druck wird klinisch in der Regel im Liegen, und zwar in flacher Rückenlage gemessen, wobei der Bezugspunkt für die Lage des rechten Vorhofs entweder in der mittleren Axillarlinie („Mitte Thorax") oder am Übergang vom mittleren Drittel zum anterioren Drittel des Thorax angenommen wird („2/3–1/3- oder 3/5–2/5-Regel"). Entsprechend ist dann ein entsprechendes Nachführen des Druckwandlers notwendig, wenn sich die Körperposition des Patienten relativ zum Druckwandler ändert, z. B. bei Höhenverstellung des Operationstisches. Es muß jedoch betont werden, daß es sich - unabhängig von etwaigen Meßfehlern - keineswegs um einen Artefakt handelt und sich der ZVD tatsächlich ändert, wenn die Körperposition im Sinne einer Kopfhoch-, Kopftief- oder Steinschnittlage modifiziert wird. Ebenso wie beim Stehen der hydrostatische Druck in den Fußvenen im Vergleich zur liegenden Position erheblich ansteigen muß, steigt bei Kopftieflage der Venendruck in den kranial gelegenen Körperregionen (einschließlich Vorhof), fällt jedoch in den kaudal gelegenen Gefäßen ab. Der einzige Punkt des Venensystems, an dem sich der Druck nicht ändert, ist der sog. hydrostatische Indifferenzpunkt (HIP), welcher normalerweise wohl einige Zentimeter kaudal des Zwerchfells liegt und dessen Position offenbar auch vom Blutvolumen abhängt. Entsprechend sind Änderungen des ZVD mit der Körperposition normal, z. T. unabhängig von der Verschiebung des Referenzpunktes der Druckmessung, haben nichts mit Blutvolumen- oder Herzfunktionsänderungen zu tun und müssen vom Anästhesisten adäquat interpretiert und berücksichtigt werden.

Fehlermöglichkeiten

Auf die Bedeutung und Interpretation des zentralvenösen Druckes bei Katheterfehllagen, Änderungen des intrathorakalen Druckes oder der Körperposition wurde bereits oben hingewiesen, ebenso auf den Nachteil der ZVD-Messung über ein kochsalzgefülltes Steigrohr. Liegt der zentrale Venenkatheter nämlich zu tief im Vorhof, so kann es mit jeder Kopfbewegung zum Durchtreten des Katheters durch die Trikuspidalklappe in den rechten Ventrikel kommen (Abb. 19). Während diese Fehllage in der phasischen Druckregistrie-

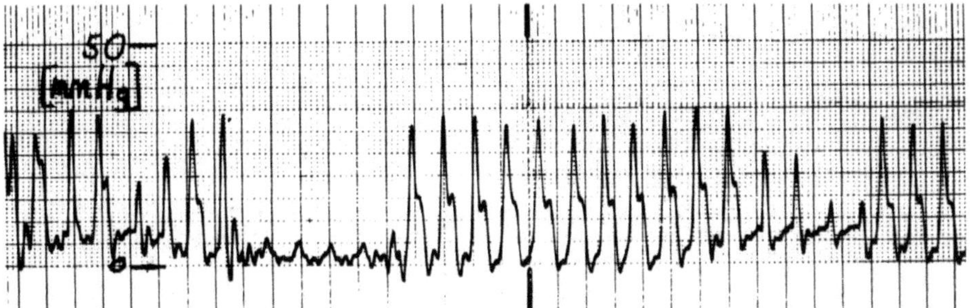

Abb. 19. Katheterfehllage eines über die rechte V. jugularis interna eingeführten (18 cm intravasale Länge) zentralen Venenkatheters, der offenbar zu tief, und zwar im rechten Vorhof nahe der Trikuspidalklappe plaziert ist. Mit jeder Kopfbewegung des Patienten kommt es intermittierend zum Ein- bzw. Austritt des Katheters in den rechten Ventrikel mit Registrierung einer (unterdämpften) rechtsventrikulären Druckkurve. Der Verdacht einer Fehllage war aufgekommen, nachdem der zunächst mittels Steigrohr gemessene zentralvenöse (Mittel)druck ohne klinisch erkennbaren Grund innerhalb weniger Minuten zwischen 4 und 16 mmHg schwankte. Auch daraus ergibt sich, daß die kontinuierliche ZVD-Messung mittels Transducer der älteren „Wassersäulenmethode" auch unter Sicherheitsaspekten überlegen ist

rung sofort erkannt wird, ist dies bei Messung mit dem Steigrohr nicht ohne weiteres möglich.

Es versteht sich von selbst, daß über 3-Wege-Hähne oder Y-Stücke mit dem zentralen Venenkatheter verbundene Schwerkraftinfusionen oder Perfusoren die ZVD-Messung erheblich verfälschen können.

Gerade über dünnlumige Katheterlumina (z.B. via Swan-Ganz-Katheter), deren Querschnitt sich nach längerer Liegedauer durch Fibrinbeläge oder Thromben noch weiter verringert, werden schließlich häufig falsch-hohe ZVD-Werte gemessen. So entpuppen sich gelegentlich vieldiskutierte negative Druckdifferenzen zwischen pulmonalarteriellem Verschlußdruck und ZVD nicht als selektives Rechtsherzversagen, sondern als simple Obstruktionen in der ZVD-Leitung, wobei der Gradient nach kräftigem Anspülen des Katheters oder Plazieren eines neuen Katheters verschwindet. Schließlich können die über einen Swan-Ganz Katheter gemessenen Venendrucke falsch-hoch sein, wenn der Katheter am Ende der Einführungsschleuse abgeknickt ist (nicht selten bei Plazierung über die V. subclavia) oder über die Einführungsschleuse gleichzeitig eine Infusion läuft.

Pulmonalvaskuläre Blutdruckmessung

Indikation

Die Indikationen für die Messung pulmonalvaskulärer Drucke und des Herzzeitvolumens mit Hilfe eines Einschwemmkatheters nach Swan u. Ganz [3, 32] sind umstritten [27, 30], wobei die Diskussion stellenweise irrationalen Charakter annimmt, und hängen sicher von der persönlichen Erfahrung und Präferenz ebenso ab wie von der „therapeutischen Aggressivität" des be-

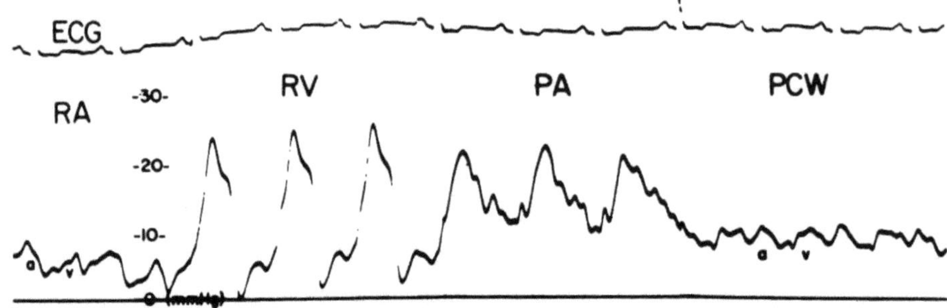

Abb. 20. Einschwemmen eines pulmonalarteriellen Ballonkatheters mit Passage vom rechten Vorhof (*RA*), über den rechten Ventrikel (*RV*) und die Pulmonalarterie (*PA*) bis in die „Wedge"-Position (PCW). Das Druckmeßsystem ist unterdämpft. Wichtig beim Einschwemmen des Katheters ist das Beachten der eingeführten Katheterlänge, so daß Schlaufenbildungen vermieden werden. Der Katheter wird grundsätzlich nur mit aufgeblasenem Ballon vorgeschoben und sollte nur mit entleertem Ballon zurückgezogen werden. Ist der Katheter einmal bis in eine distale pulmonalarterielle Position eingeschwemmt, so streckt er sich meist innerhalb der nächsten 30 min, so daß er dann meist einige Zentimeter zurückgezogen und so seine intravasale Länge vermindert werden kann. (Nach [3])

handelnden Arztes. Einigkeit besteht darin, daß ein Pulmonalarterienkatheter vor dem Hintergrund möglicher Komplikationen und hoher Kosten nicht leichtfertig eingeschwemmt werden sollte, zumal der Beweis aussteht, daß mit Hilfe entsprechender Katheter die perioperative Letalität oder Morbidität vermindert wird [24]. Sicher scheint andererseits aber auch, daß ein entsprechender Beweis aus statistischen, ethischen und medizinischen Gründen vermutlich nicht vorgelegt werden kann, das Einschwemmen dieser Katheter in den letzten 15 Jahren einen erheblichen pathophysiologischen Erkenntnisgewinn mit sich gebracht hat und jeder Kliniker von Fällen berichten kann, bei denen das Einschwemmen eines Rechtsherzkatheters einen erheblichen Informations- und Therapiegewinn bedeutet hat. Mögliche Indikationen sind bei Friesinger et al. zusammengefaßt [8] und beinhalten u.a. alle größeren operativen Eingriffe bei Patienten mit ernsten kardiopulmonalen Erkrankungen. Betont werden muß, daß die über einen Swan-Ganz-Katheter gemessenen (Abb. 20) bzw. berechneten hämodynamischen Größen physiologisch recht komplex sind. Fehlmessungen und vor allem Fehlinterpretationen sind leicht möglich und in der Praxis häufig zu beobachten. Der diagnostische und therapeutische Wert der invasiven Messung pulmonalvaskulärer Drücke wird daher in erster Linie durch die Kompetenz des Arztes selbst limitiert.

Komplikationen

Grundsätzlich sind die häufigen Komplikationen des Swan-Ganz-Katheters die gleichen wie die bei Einführung eines zentralvenösen Katheters. Hinzu kommen eine höhere Inzidenz ernsterer Arrhythmien (bis hin zu Kammerflimmern, -tachykardie, Rechtsschenkel- und totalem AV-Block), sowie, insbesondere bei längerer Liegedauer, Endokard- und Herzklappenvegetationen, Endokarditis [26], Ausbildung muraler und katheterständiger Thromben, Thrombosen (meist partiell) der V. jugularis interna oder subclavia [4]. Die weitaus gefährlichste (Letalität 40–53%) Komplikation, die Pulmonalarterienruptur [29], ist vermutlich sehr selten und in ihrer Genese nicht eindeutig geklärt. Die Ruptur einer kleinen Pulmonalarterie, wahrscheinlich bedingt durch Aufblasen des Ballons in einer zu englumigen peripheren Lungenarterie, tritt sowohl bei Patienten mit normalem als auch erhöhtem Pulmonalarteriendruck auf, führt in der Regel unmittelbar zur Hämoptyse (mit Aspiration bis hin zur Erstickung) und Hypotension. Leitsymptome sind die Hämoptyse bzw., bei intubierten Patienten, endotracheal profus aspirierbares Blut im engen zeitlichen Zusammenhang mit Manipulation des Katheters bzw. Ballons sowie ein röntgenologisch sichtbares Lungeninfiltrat (Hämatom) in der Umgebung der Katheterspitze. Da es wahrscheinlich ist, daß eine zu distale Position des Katheters eine periphere Pulmonalarterienruptur begünstigt [5], scheint es vernünftig, Pulmonalarterienkatheter nur so weit einzuführen bzw. wieder so weit zurückzuziehen, bis bei aufgeblasenem Ballon die „Wedge-Position" gerade (wieder) erreicht wird. Ein Anstieg des über das distale Lumen des Katheters gemessenen Druckes unter Inflation des Ballons über den diastolischen Pulmonalarteriendruck hinaus („overwedge", Abb. 21) ist vermutlich Zeichen einer zu distalen Katheterlage, sollte zum Zurückziehen des Katheters um einige Zentimeter Anlaß geben und muß durch vorsichtiges, möglichst graduelles Aufblasen des Ballons unter Beobachtung der Druckkurve vermieden bzw. minimiert werden. Zeichen der in der Regel unmittelbar tödlich verlaufenden Ruptur der großen Pulmonalarterien, die vermutlich durch wiederholtes, herzsynchrones Anschlagen der Katheterspitze gegen die Gefäßwand mit nachfolgender Dissektion verursacht wird, ist dagegen der ausgeprägte Hämatothorax.

Beschrieben wurde auch die Einführung des Katheters in den Sinus coronarius mit Registrierung von systolischen Drücken bei aufgeblasenem Ballon. Gefürchtet sind ischämisch bedingte Lungeninfarkte, bedingt durch längeres, unbemerktes Verbleiben des Katheters in „Wedge-Position" in einem Pulmonalarterienast mit oder ohne aufgeblasenen Ballon [7]. Diese Komplikation kann nur durch die zwingend notwendige kontinuierliche Registrierung des phasischen Pulmonalarteriendruckes und entsprechende Personalschulung rechtzeitig bemerkt bzw. verhindert werden. Schließlich können Knotenbildungen des Katheters in Vorhof, im rechtem Ventrikel und sogar in der Pulmonalarterie auftreten, insbesondere bei dilatiertem rechten Herzen und/oder pulmonalvaskulärer Hypertonie, zumal wenn der Katheter relativ unkontrolliert vorgeschoben wird, ohne daß die der jeweiligen Einführungstiefe des Katheters jeweils adäquaten Druckcharakteristika registriert werden (s. Abb. 20). Als Faustregel kann gelten, daß der rechte Ventrikel von einem zentralvenösen Zugang aus nach maximal 28 cm (intravasale) Katheterlänge erreicht werden sollte, die Pulmonalarterie nach maximal 45 cm und die „Wedge-Position" nach 45 bis maximal 75 cm. Meist paßt sich ein Swan-Ganz-Katheter schon nach kurzer Liegedauer dem anatomischen Gefäßverlauf besser an, so daß seine intravasale Länge meist schnell wieder etwas vermindert werden kann. Je größer die intravasale Katheterlänge, desto häufiger sind vermutlich Schlaufenbildungen und problembehaftete Katheterpositionen (linke, insbesondere linke untere Pulmonal-

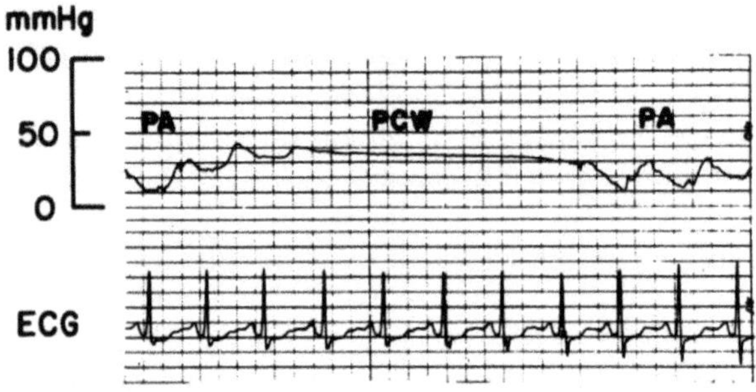

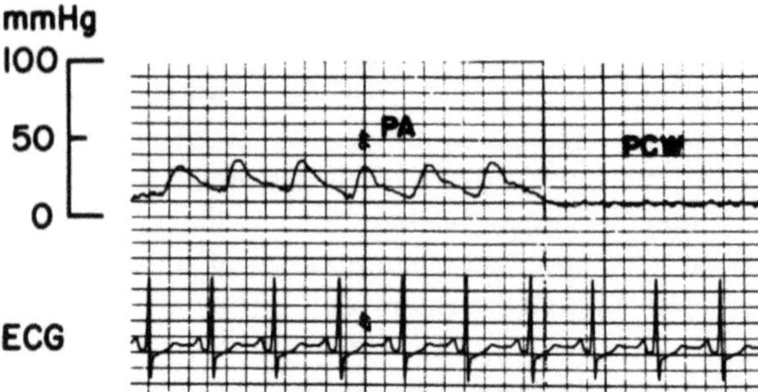

Abb. 21. Atypische Messung des pulmonalarteriellen Okklusionsdruck (*PCW*). Bei Aufblasen des Ballons eines pulmonalarteriellen Katheters zeigt sich ein sog. „overwedge" mit Anstieg des Druckes auf Werte oberhalb des diastolischen und sogar systolischen pulmonalarteriellen Druckes. Wahrscheinliche Ursache dieses Phämomens ist ein Aufblasen des Ballons in einem zu kleinen, peripheren Pulmonalarterienast mit Hernie des Ballons über die distale Katheteröffnung oder Anlegen der endständigen Katheteröffnung an die Gefäßwand. Manche Autoren meinen dagegen, daß diesem Phänomen ein Aufblasen des Ballons in einer Lungenzone 1 entspricht, jedoch erscheint dies zumindest im vorliegenden Fall angesichts der extremen Druckwerte sehr unwahrscheinlich. Pulmonalarterienrupturen unmittelbar nach Auftreten eines „Overwedge"-Phänomens wurden beschrieben, so daß dieses Phänomen als ernstes Warnzeichen zu betrachten ist und Veranlassung geben sollte, den Katheter einige Zentimeter und damit in einen größeren Pulmonalarterienast zurückzuziehen. Grundsätzlich sollte der Ballon möglichst nur graduell und unter Sicht der Druckregistrierung aufgeblasen werden. (Nach [3])

arterien). Sind bereits andere kardiale Katheter plaziert (Vorhofkanülierung zum Bypass, Schrittmacherelektroden, Venenkatheter), dürfte die Gefahr von Schlaufenbildungen noch ausgeprägter sein.

Bei intensivmedizinischen Patienten wurde die Quote für das erfolgreiche Einschwemmen von Pulmonalarterienkathetern (nach erfolgtem Einführen des Katheters ins Venensystem selbst) in der klassischen Arbeit von Swan seinerzeit mit 95% (bis in die Pulmonalarterie) bzw. mit nur 72% (bis in die „Wedge"-Position) angegeben [32]. Man sollte in diesem Zusammenhang auch bedenken, daß sich bei Patienten mit ausgeprägter Lungenembolie häufig keine typische „Wedge"-Kurve registrieren läßt, vermutlich wegen partieller Verlegung der Pulmonalarterien, bzw. bei Patienten mit ausgeprägter Mitralinsuffizienz der Unterschied zwischen einer pulmonalarteriellen und einer „Wedge"-Kurve mit großen v-Wellen sehr diskret sein kann (Abb. 22) [3].

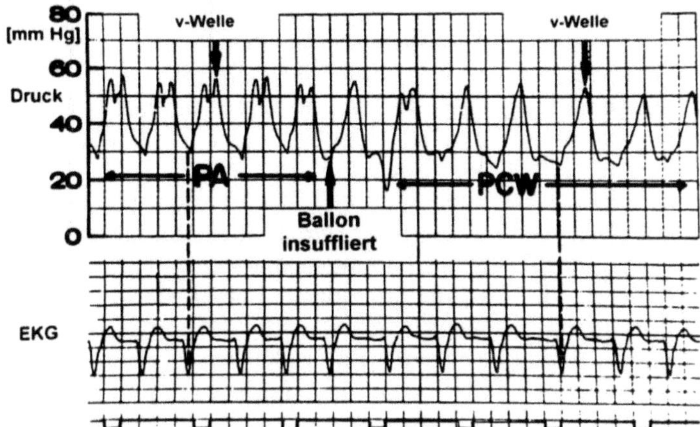

Abb. 22. Pulmonalarterielle (*PA*) und „Wedge"-Registrierung (*PCW*) bei akuter schwerer Mitralinsuffizienz und ausgeprägter pulmonalarterieller Hypertonie. Auffällig sind die unmittelbar nach der R-Zacke des EKG auftretenden v-Wellen, die die Abgrenzung von PA- und PCW-Registrierung schwierig machen und ihre Ursache im Regurgitations-Jet während der linksventrikulären Kontraktion haben. Geringere, selten aber auch ebenso stark ausgeprägte Überhöhungen der v-Welle finden sich gelegentlich intraoperativ als Ausdruck einer akuten Myokardischämie mit Papillarmuskeldysfunktion, insbesondere bei hämodynamischer Belastung des linken Ventrikels (z. B. Aortenabklemmung). Gerade bei schlechter Registrierqualität ist allerdings die Aussagekraft diskreter Kurvenalterationen limitiert. (Nach [3])

Bei Patienten mit rechtsseitig implantierten Herzklappen besteht aufgrund der lebensbedrohlichen Komplikationsmöglichkeiten (Klappenblockade von Kippscheibenprothesen) eine *absolute* Kontraindikation für das Einführen eines pulmonalarteriellen Katheters.

Physiologie Pathophysiologie Aussagekraft

Mit Einschwemmen eines pulmonalarteriellen (PA) Ballonkatheters werden neben dem zentralvenösen Druck auch der Druck im rechten Ventrikel (RV), der Pulmonalarterie (PA) sowie der pulmonalarterielle („pulmonalkapilläre") Okklusionsdruck (PAOP), salopp auch als pulmonal-kapillärer „Wedge"-Druck (PCWP) bezeichnet, gemessen. Jedem dieser Drücke kommt dabei in Abhängigkeit von der Fragestellung einerseits sowohl unter physiologischen als auch pathologischen Bedingungen ein eigener Stellenwert zu, andererseits sind die verschiedenen Drücke aber auch physiologisch eng miteinander verknüpft [35].

Grundsätzlich entspricht der enddiastolische rechtsventrikuläre (RV) Druck dem zentralvenösen Druck (s. oben) und der systolische RV-Druck dem systolischen PA-Druck. Ein größerer Druckgradient zwischen systolischem RV- und PA-Druck tritt nur bei Stenosen im Bereich der Ausflußbahn bzw. der Pulmonalklappe selbst in Erscheinung und ist in der Praxis im wesentlichen nur im Anschluß an Operationen zur Korrektur einer Fallot-Tetralogie oder Pulmonalklappenstenose relevant.

Auf die meßtechnischen Schwierigkeiten bei der Registrierung ventrikulärer und pulmonalarterieller Drücke über PA-Katheter, die häufig zu Fehlern bei der Messung der systolischen bzw. diastolischen Druckwerte führen, wurde bereits eingegangen. Der Pulmonalarterienmitteldruck ist dagegen zuverlässig zu messen und ist beim Gesunden stets höher als der *mittlere* RV-Druck. Ist der *Mitteldruckanstieg* vom rechten Ventrikel bzw. rechtem Vorhof zur Pulmonalarterie nur minimal, kann bei entsprechender Kreislaufsymptomatik schon vor Messung des Herzminutenvolumens eine massive rechtsventrikuläre Insuffizienz angenommen werden.

Generell gilt, daß der pulmonale Gefäßwiderstand beim Gesunden – im Gegensatz zur Systemzirkulation – so gering ist, daß selbst Steigerungen des Herzminutenvolumens um ein vielfaches (Leistungsanpassung!) nicht zu nennenswerten Änderungen des mittleren PA-Druckes (oberer Normwert: 20 mmHg) führen. Demzufolge wird beim kardiopulmonal Gesunden der Pulmonalarteriendruck nicht durch den Fluß, sondern ausschließlich durch die Füllung des Pulmonalkreislaufes mit Blut, also durch das intrapulmonale Blutvolumen, bestimmt. Insofern beeinflussen Änderungen der Blutvolumenverteilung im Körper (Vasokonstriktion, Vasodilatation etc., s. oben) neben dem ZVD auch den PA-Druck und PCWP. Auch der Strömungswiderstand zwischen Pulmonalarterie und linkem Vorhof ist beim Gesunden so gering, daß der (korrekt gemessene) *diastolische* Pulmonalarteriendruck zumindest bei normaler Herzfrequenz und für praktische Belange nur geringfügig höher als PCWP und linker Vorhof (LA)-Druck ist (vgl. Abb. 20). Wird nun das Blutvolumen eines Gesunden unter Anstieg des PCWP über Gebühr expandiert, so muß unabhängig vom Herzminutenvolumen natürlich auch der Pulmonalarteriendruck ansteigen.

Ganz anders sieht dagegen die Situation aus, wenn bei Patienten mit primärer pulmonalvaskulärer Hypertonie, ausgeprägter COPD, ARDS, schwerer Sepsis und/oder Lungenembolie die für den Blutstrom nutzbare pulmonale Gefäßstrombahn funktionell oder anatomisch verengt bzw. rarefiziert und der pulmonalvaskuläre Gefäßwiderstand hoch ist. Unter diesen Umständen nimmt die pulmonale Zirkulation mehr die Charakteristik der Systemzirkulation an, d.h. der PA-Druck ist nicht nur von der Blutfüllung, sondern nunmehr auch erheblich vom pulmonalen Blutfluß abhängig. Steigen z.B. unter schmerzhafter Stimulation (z.B. Palpation eines peritonitischen Abdomes) bei einem Patienten mit akutem Lungenversagen Herzfrequenz und damit meist auch das Herzminutenvolumen stark an, so kann der PA-Mitteldruck im Verlauf weniger Sekunden stark ansteigen. Die Zunahme des pulmonalen Gefäßwiderstandes ist dann häufig von einem ausgeprägten und pathologischen Druckgradienten zwischen diastolischem PA-Druck und PCWP begleitet. Auch bei Patienten mit Mitralklappenstenose kann ein Anstieg des Herzminutenvolumens den PA-Druck drastisch erhöhen. Umgekehrt fällt der PA-Druck bei Patienten mit massiver Lungenembolie um so stärker, je mehr das Herz versagt und das Herzzeitvolumen abfällt, und ist demzufolge natürlich nicht Ausdruck einer Besserung.

Es ist entscheidend, sich vor Augen zu führen, daß der pulmonalarterielle Druck (ebenso wie der linke Vorhofdruck) auch zu einem erheblichen Anteil den mikrovaskulären Druck in der Lungenstrombahn und damit die Flüssigkeitsfiltration ins pulmonale Interstitium quantitativ bestimmt. Dabei ist bei normalem kolloidosmotischen Druck, je nach Chronizität der Erkrankung und den individuellen Kompensationsmöglichkeiten (Lymphfluß), bei pulmonalarteriellen Mitteldruckwerten oberhalb von 25–30 mmHg mit einem erhöhten Flüssigkeitsgehalt der Lunge zu rechnen. Insofern weist ein hoher PA-Druck nicht nur auf mögliche Veränderungen in der pulmonalen Gefäßstrombahn und eine hohe (Nach-)Belastung für das rechte Herz hin, sondern auch auf die Gefahr eines Lungenödems und ist insofern durchaus eine therapeutische Zielgröße per se. Die übliche Einteilung eines Lungenödems bzw. ARDS nur anhand des PCWP in „nichtkardiogen" (PCWP < 18 mmHg) bzw. „kardiogen" (PCWP > 18 mmHg) erscheint daher unter diesem Aspekt als zu simplifiziert.

Die Messung des pulmonalvaskulären Okklusionsdruckes durch Aufblasen des Ballons des Swan-Ganz-Katheters mit „Wedgen" in einem kleineren Pulmonalarterienast erfolgt unter der Vorstellung, daß der Ballon die Arterie nach stromaufwärts komplett verschließt und sich dann über das Katheterlumen der Druck der Flüssigkeitssäule stromabwärts messen läßt [21]. Da beim Gesunden der Druckgradient von Pulmonalvenen bis zum linken Vorhof und vom linken Vorhof zum Ventrikel (LV) jeweils minimal ist, sollte der PCWP daher den linken Vorhof- (Abb. 23) bzw. diastolischen Ventrikeldruck (LVEDP) repräsentieren. Simultane Druckmessungen im Herzkatheterlabor haben gezeigt, daß dies in der Regel der Fall ist. Es liegt auf der Hand, daß andererseits der PCWP den LA bzw. LVEDP nicht widerspiegeln kann, wenn pathologische Strömungshindernisse wie eine Tumorummauerung oder Thrombosen pulmonaler Venen, eine massive Blutung ins Mediastinum oder eine Mitralklappenstenose vorliegen. Dies kann aber nicht implizieren, wie in der Literatur bzw. Lehrbüchern häufig dargestellt, daß eine Messung der pulmonalvaskulären Drücke unter solchen Bedingungen grundsätzlich unsinnig ist. Gerade bei nichtkardiochirurgischen Operationen von Patienten mit

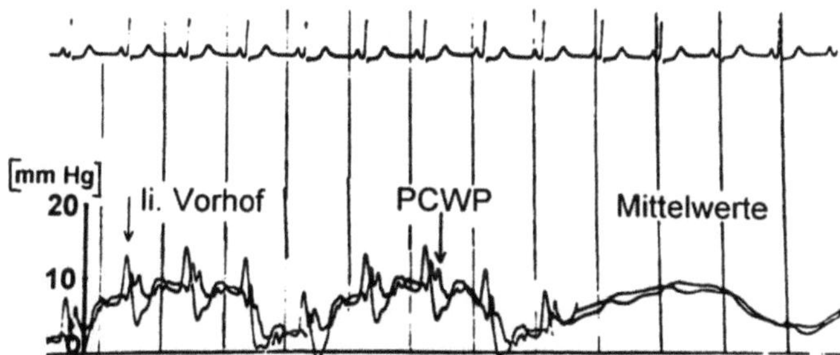

Abb. 23. Simultane überlappende Registrierung des „wedge"-(PCWP) und des linken Vorhofdruckes während einer Herzkatheteruntersuchung, zunächst phasisch (*linker Teil*), dann als Mittelwerte mit einem elektronischen Filter. Insbesondere in der Diastole sind die phasischen Kurven ebenso wie die Mitteldrücke nahezu deckungsgleich, so daß insbesondere bei Herzgesunden der „Wedge"-Druck ein sehr gutes Maß für den linksatrialen Druck ist. (Nach [3])

schweren Mitralklappenstenosen kann die Messung von PA- und Verschlußdrücken nach Meinung des Autors dazu beitragen, den schmalen Pfad zwischen pulmonaler Hypertonie (und Lungenödem) einerseits und pulmonaler „Hypotonie“ mit ungenügender Herzfüllung über die stenosierte Klappe andererseits sicherer zu begehen.

In der Praxis wird speziell der PCWP (Normwert: 5–12 mmHg) gerade bei kardiopulmonal Kranken als Maß für die Steuerung der Infusions- und Transfusionstherapie sowie zur potentiellen Erfassung der linksventrikulären Füllung bzw. kardialer Funktionsstörungen eingesetzt. Dies ist insofern sinnvoll, als Änderungen von ZVD und PCWP zwar beim Herzgesunden miteinander korrellieren, nicht jedoch bei gestörter linksventrikulärer Funktion [17]. Die korrekte Interpretation der Meßwerte erfordert jedoch ein vertieftes Verständnis der Pathophysiologie und der mannigfaltigen Fehlermöglichkeiten, wenn medizinisch falsche Entscheidungen vermieden werden sollen.

Es wurde bereits darauf hingewiesen, daß mit einem flüssigkeitsgefüllten Katheter der Druck an der Katheterspitze relativ zum Referenzniveau („Herzhöhe“) gemessen wird. Wird nun ein PA-Katheter zufällig in den oberen Teil der Lungenstrombahn eingeschwemmt, so ist nach Lehrmeinung der gemessene Druckwert um die Höhendifferenz zwischen Katheterspitze unter Herzniveau falsch-niedrig. Beim flachliegenden Patienten sind diese Höhendifferenzen zum Glück relativ gering, zumal sich die große Mehrzahl der PA-Katheterspitzen beim liegenden Patienten auf der seitlichen Röntgenaufnahme des Thorax in Höhe des linken Vorhofes bzw. im Mittel 2,9 cm *unterhalb* des Niveaus der oberen Hohlvene projiziert und nur in wenigen Fällen 5–6 cm *unterhalb* (dorsal) des Vorhofes zu liegen kommen [15]. Dies bedeutet, daß infolge atypischer Katheterpositionen eine Unterschätzung der Drücke um maximal 3–5 mmHg erfolgen kann. Anders sieht natürlich die Situation bei Patienten in Seitenlage oder sitzender Position aus. Hier sind aus einmaligen Druckmessungen kaum Schlußfolgerungen möglich, wenn nicht zufällig die Position der Katheterspitze bekannt ist. Andere Autoren halten allerdings die Position der Katheterspitze in der Lungenstrombahn bei flüssigkeitsgefüllten Systemen für irrelevant, vermutlich zu Recht.

Inwieweit respiratorische Schwankungen bzw. positive und intrathorakale Drücke die Bewertung intravasaler Drücke beeinflussen, wurde bereits oben erläutert und trifft in vollem Umfang auch für den pulmonalarteriellen Druck bzw. PCWP zu. Es besteht allerdings bei der Messung des PCWP insofern eine Besonderheit, als der intraalveoläre Druck den PCWP je nach Lage der Katheterspitze beeinflussen kann. Zum Verständnis ist es notwendig, sich das 3-Zonen-Modell der Lunge nach West in Erinnerung zu rufen [37]. Während in der sog. Zone 3 der pulmonalvenöse (bzw. LA-)Druck höher ist als der alveoläre, ist in der Zone 2 der alveoläre Druck höher als der pulmonalvenöse (Gefäß verengt), jedoch kleiner als der pulmonalarterielle, und in der Zone 1 schließlich der alveoläre Druck sowohl höher als der pulmonalvenöse und der pulmonalarterielle Druck (Gefäß kollabiert). Gerade bei hohen Atemwegsdrücken, Plazierung der PA-Katheter in anterioren Lungengefäßterritorien und geringen intravasalen transmuralen Drücken, d.h. bei geringer

Füllung, besteht deshalb die Möglichkeit, daß der gemessene PCWP nicht den LA-Druck, sondern vielmehr den Atemwegsdruck reflektiert. Daß dies im Einzelfall einmal vorkommen kann, ist unbestritten und oft an fehlenden Pulsationen der „Wedge“-Registrierung, einem „PCWP“-Druckwert oberhalb des diastolischen PA-Druckes, vielleicht auch an „Overwedge“-Phänomenen erkennbar. Nach Auffassung des Autors wurden jedoch diese Fehlerquellen – basierend auf Tierexperimenten an Hunden unter recht artefiziellen Bedingungen – überbetont. Viele Untersuchungen am Menschen zeigen nämlich eine hervorragende Übereinstimmung des LA-Druckes mit dem PCWP (vgl. Abb. 23) bzw. sogar mit dem linksventrikulären enddiastolischen Druck, und zwar über weite intravasale bzw. Atemwegsdruckbereiche [16, 31, 34], insbesondere bei hohen Füllungsdrücken. In jedem Fall ist der durch eine PCWP-Messung in Zone 1 oder 2 bedingte Fehler selten, oft erkennbar, durch endexspiratorische Messung im Atemzyklus (keine Mittelwertbildung!) zu minimieren und dürfte auch im ungünstigsten Fall zu einer (endexpiratorischen) Überschätzung des korrekten Druckes um nicht mehr als 4–6 mmHg führen. Ob, wie in manchen älteren Beiträgen empfohlen, eine Diskonnektion des Patienten von der Beatmung oder eine temporäre Minimierung des PEEP allein zum Zweck der PCWP-Messung aussagekräftig, sinnvoll und für den Patienten schadlos sind, darf dagegen bezweifelt werden.

Betont werden in diesem Zusammenhang muß auch, daß bei Atemwegsobstruktion ein intrinsischer PEEP auftreten, den intraalveolären Druck und damit das Lungenvolumen erhöhen sowie möglicherweise dadurch auch das Herz direkt komprimieren kann, ohne daß dies am Manometer des Beatmungs- oder Narkosegerätes erkennbar wäre. Ein solcher intrinsischer PEEP hat im Hinblick auf PCWP, transmurale Füllungsdrücke und Herzvolumina den gleichen Effekt wie ein externer PEEP. Unter diesen Bedingungen ist eine falsche Interpretation gemessener PCWP-Werte besonders häufig.

Die Frage, ob der PCWP den mittleren LA-Druck verläßlich repräsentiert, läßt sich also zusammenfassend mit gewissen Einschränkungen bejahen. Wesentlich komplexer und schwieriger zu beleuchten ist das Problem, inwieweit der PCWP bzw. LA-Druck den enddiastolischen Druck im linken Ventrikel (LVEDP) bzw. die eigentliche Vorlast, das linksventrikuläre Volumen reflektiert, zumal nur begrenzt Datenmaterial vorliegt.

Daß bei Mitralklappenstenose der LA-Druck (und PCWP) den LV-Füllungsdruck erheblich übersteigt, ist klar. Ebenso kann bei Mitralklappeninsuffizienz infolge der systolischen Regurgitation der LA-Druck und mittlere PCWP den enddiastolischen Ventrikeldruck wesentlich übersteigen. In der Registrierung des „Wedge“-Druckes ist dies an hohen v-Wellen erkennbar (vgl. Abb. 23). Ferner kann umgekehrt bei Aortenklappeninsuffizienz oder Aortenklappenrandleck der enddiastolische Ventrikeldruck den LA-Druck erheblich überschreiten, da sich die Mitralklappe frühzeitig schließt, sich aber der Ventrikel aus der Aorta diastolisch noch retrograd weiter füllt. Schließlich wird auch bei koronarer Herzerkrankung, akuter Herzdilatation, Linksherzhypertrophie und perikardialen Erkrankungen über Diskrepanzen zwischen PCWP und LVEDP berichtet. Vermutlich ist die Ursache darin zu sehen, daß die enddiastolische Vorhofkontraktion (a-Welle) zwar den enddiastolischen Ventrikeldruck (und damit auch dessen Volumen) beträchtlich erhöht, kaum jedoch den *mittleren* LA-Druck und damit auch nicht den „Wedge"-Druck. Als Resultat ergibt sich dann gegenüber dem enddiastolischen linksventrikulären Druck ein geringerer (mittlerer!) „Wedge"-Druck. Dabei handelt es sich jedoch um nachvollziehbare Gegebenheiten, die mit Artefakten oder Fehlmessungen nichts zu tun haben. Empfohlen wurde deshalb auch, die a-Welle der „Wedge"-Registrierung, wenn erkennbar, als Maß für den LVEDP zu werten.

Es ist interessant, das Datenmaterial einer großen Serie von meist nahezu simultan durchgeführten PCWP- (Mitteldrücke) und LVEDP-Messungen an Patienten während Herzkatheteruntersuchungen genauer zu betrachten. Unter 472 Datenpaaren betrug die Druckdifferenz beider Größen bei 72% der Messungen weniger als 5 mmHg, in 28% der Fälle jedoch mehr als 5 mmHg, wobei im letztgenannten Kollektiv der LVEDP im Mittel 20.4, der PCWP im Mittel aber nur 13 mmHg betrug [6]. Dabei war jedoch der LVEDP bei 132 von 133 (!) Patienten *höher* als der mittlere PCWP. Bei den Patienten ohne Herzerkrankungen zeigte sich dabei kein Unterschied beider Werte, während eine Diskrepanz im genannten Sinn bei 31% der Patienten mit koronarer Herzerkrankung, 40% der Patienten mit Hypertonie und 53% der Patienten mit Aortenklappenerkrankung bestand.

Hinzu kommt, daß aufgrund der interindividuell unterschiedlichen und im Verlauf einer Operation oder Intensivbehandlung intraindividuell vermutlich durchaus wechselnden „Compliance" des Ventrikels im weitesten Sinn (ventrikuläre Interdependenz, Dilatation, Kardiomyopathie, Ischämie, Fibrose, Perikarderguß etc.) einem bestimmten Füllungsdruck kein definiertes enddiastolisches Volumen zugeordnet werden kann. Umgekehrt mag ein Füllungsdruck, der ein normales Herz an die Grenze der Überdehnung bringt, für einen hypertrophen, steifen Ventrikel eine zu geringe Vorlast repräsentieren. Daß der PCWP bei koronarchirurgischen Patienten nach Operation, aber auch bei ARDS, nur schlecht mit dem enddiastolischen LV-Volumen korreliert, konnte jedenfalls gezeigt werden [11]. Inwieweit aber bei individuellen Patienten Änderungen des PCWP mit solchen des ventrikulären Volumens einhergehen, wurde nach Kenntnis des Autors bisher nicht systematisch untersucht.

Schließlich konnte an herzchirurgischen Patienten in Narkose gezeigt werden, daß eine durch transösophageale Echokardiographie und ST-Analyse belegte intraoperative Myokardischämie mit Dyskinesie zu einer zwar statistisch signifikanten, mit 3,5 mmHg (±4,8 SD) quantitativ aber nur sehr geringfügigen Erhöhung des PCWP führte [36].

Bedeutet dies nun, daß die Messung des PCWP bzw. pulmonalvaskulärer Drücke allgemein gerade bei solchen Patienten nutzlos ist, die besonders gefährdet sind und bei denen ein geeignetes Monitoring erwünscht wäre?

Richtig ist sicher, daß gerade im deutschsprachigen Raum sowohl die Industrie als auch manche unkritische Veröffentlichung suggeriert haben, das Einschwemmen von PA-Kathetern sei für das Monitoring kritisch kranker Patienten die Conditio sine qua non und kritisches Denken darüber hinaus kaum noch erforderlich. Diese Position ist sicher falsch, und übertriebene Erwartungen wurden erwartungsgemäß enttäuscht. Richtig ist sicher auch, daß die Registrierung pulmonalvaskulärer Drücke, speziell des PCWP, eine Myokardischämie-Diagnostik, z.B. durch fortlaufende intraoperative Registrierung multipler EKG-Abteilungen, ST-Trend-Analyse und/oder transösophageale Echokardiographie, keineswegs ersetzen kann. Andererseits und in Ermangelung z.Z. finanzierbarer Alternativen kann die Messung pulmonalvaskulärer Drücke aber bei korrekter Messung und Interpretation einer Reihe wichtiger Informationen liefern, insbesondere unter den Aspekten einer Diagnose einer pulmonal-vaskulären Hypertonie sowie eines Ausschöpfens der Blutvolumenexpansion bei gleichzeitiger Minimierung des Risikos eines iatrogenen Lungenödems.

Fehlermöglichkeiten

Auf die meist ungenügende Eigenfrequenz der PA-Katheter und der damit vorbundenen Druckmeßsysteme wurde bereits hingewiesen. Ist die Dämpfung darüber hinaus durch Fibrinauflagerungen und Kontamination der Lumina mit Blut nach längerer Liegedauer ausgeprägt, besteht die Gefahr, daß die pulmonalarterielle Druckkurve optisch kaum mehr von einer „Wedge"-Kurve unterschieden werden kann, so daß damit die Gefahr einer iatrogenen Pulmonalarterienruptur und eines Lungeninfarktes steigt. Solche Katheter sollten entfernt oder ausgetauscht werden. Das Ablesen von über mehrere Sekunden gemittelten digitalen Druckwerten ist wegen der erheblichen Fehlermöglichkeiten strikt abzulehnen (s. Abschn. ZVD). Gerade bei assistierten Beatmungsformen kann eine Registrierung der Druckkurven mit hoher Zeit- und Amplitudenauflösung notwendig sein, wenn erforderlich, unter gleichzeitiger Ableitung des Ösophagusdruckes oder des endexspiratorischen CO_2.

Abschließend soll nochmals betont werden, daß jede intravasale Druckmessung nur im klinischen Kontext adäquat interpretiert werden kann, während umgekehrt eine Messung, die nicht zum klinischen Bild paßt, erst einmal in Zweifel gezogen und überprüft werden sollte.

Literatur

1. Arndt JO (1986) The low pressure system: the integrated function of veins. Eur J Anaesthesiol 3:343–370
2. Bedford RF, Wollmann H (1973) Complications of percutaneous radial-artery cannulation: an objective prospective study in man. Anesthesiology 38:228–236
3. Buchbinder N, Ganz W (1976) Hemodynamic monitoring: invasive techniques. Anesthesiology 45:146–155
4. Chastre J, Cornud F, Bouchama A, Viau F, Benacerraf R, Gibert C (1982) Thrombosis as a complication of pulmonary-artery catheterization via the internal jugular vein. N Eng J Med 306:278–281

5. Fletcher EC, Mihalick MJ, Siegel CO (1988) Pulmonary artery rupture during introduction of the Swan-Ganz catheter: mechanism and prevention of injury. J Crit Care 3:116–121
6. Flores ED, Lange RA, Hillis LD (1990) Relation of mean pulmonary arterial wedge pressure and left ventricular end-diastolic pressure. Am J Cardiol 66:1532–1533
7. Foote GA, Schabel SI, Hodges M (1974) Pulmonary complications of the flow-directed balloon-tipped catheter. N Engl J Med 287:927–931
8. Friesinger GC, Williams SV, and the ACP/ACC/AHA Task Force on Clinical Privileges in Cardiology (1990) Clinical competence in hemodynamic monitoring. Circulation 81:2036–2040
9. Gardner RM (1981) Direct blood pressure measurement – Dynamic response requirements. Anesthesiology 54:227–236
10. Hackman CH, Tan PSK, Chakrabarti MK, Whitwam JG (1991) A new optical transducer for arterial pressure measurement. Br J Anaesth 67:346–352
11. Hansen RM, Viquerat CE, Matthay MA et al. (1986) Poor correlation between pulmonary arterial wedge pressure and left ventricular end-diastolic volume after coronary artery bypass graft surgery. Anesthesiology 64:764–770
12. Hurford WE, Zapol WM (1988) The right ventricle and critical illness: a review of anatomy, physiology, and clinical evaluation of its funktion. Intensive Care Med 14 [Suppl 2]:448–457
13. Iberti TJ, Fischer EP, Leibowitz AB, Panacek EA, Silverstein JH, Alberton TE, and the Pulmonary Artery Catheter Study Group (1990) A multicenter study of physicians knowledge of the pulmonary artery catheter. JAMA 264:2928–2932
14. Kleinman B, Powell S, Kumar P, Garnder RM (1992) The fast flush test measures the dynamic response of the entire blood pressure monitoring system. Anesthesiology 77:1215–1220
15. Kronberg GM, Quan SF, Schlobohm RM, Lindauer JM, Goodman PC (1979) Anatomic locations of the tips of pulmonary-artery catheters in supine patients. Anesthesiology 51:467–469
16. Lappas D, Lell WA, Gabel JC, Civetta JM, Lowenstein E (1973) Indirect measurement of left-atrial pressure in surgical patients – Pulmonary capillary wedge and pulmonary-artery diastolic pressures compared with left-atrial pressure. Anesthesiology 38:394–397
17. Mangano DT (1980) Monitoring pulmonary arterial pressure in coronary artery disease. Anesthesiology 53:364–370
18. Nichols WW, O'Rourke MF (1990) Blood flow in arteries, 3rd edn. Lea & Febiger, Philadelphia London
19. Milnor WR (1989) Hemodynamics, 2nd edn. Williams & Wilkins, Baltimore
20. Morray JP, Brandford HG, Barnes LF, Oh SM, Furman EB (1984) Doppler-assisted radial artery cannulation in infants and children. Anesth Analg 63:346–348
21. O'Quinn R, Marini JJ (1983) Pulmonray artery occlusion pressure: clinical physiology, measurement, and interpretation. Am Rev Resp Dis 128:319–326
22. Perel A, Segal E, Pizov R (1989) Assessment of cardiovascular function by pressure waveform analysis. In: Vincent JL (ed) Update in intensive care and emergency medicine. Springer, Berlin Heidelberg New York Tokyo, pp 541–550
23. Peters J (1991) Wirkungen und Nebenwirkungen der Beatmung auf Lungen-, Herz- und Kreislauffunktion. In: Kilian J, Benzer H, Ahnefeld FW (Hrsg) Grundzüge der Beatmung. (Klinische Anästhesiologie und Intensivtherapie, Bd 39). Springer, Berlin Heidelberg New York Tokyo, S 343–363
24. Roizen MF and the ASA Task Force on Pulmonary Artery Catheterization (1993) Practise guidelines for pulmonary artery catheterization. Anesthesiology 78:380–394
25. Rose SH (1993) Ischemic complications of radial artery cannulation: an association with a calcinosis, Raynauds phenomenon, esophageal dysmotility, and telangiectasia variant of scleroderma. Anesthesiology 78:587–589
26. Rowley KM, Clubb KS, Smith GJ, Cabin HS (1984) Right-sided infective endocarditis as a consequence of flow-directed pulmonary-artery catheterization. N Engl J Med 311: 1152–1156

27. Robin ED (1987) Death by pulmonary artery flow-directed catheter. Time for a moratorium? (editorial). Chest 92:727–731
28. Rutten AJ, Nancarrow C, Ilsley AH, Runciman WB (1987) An assessment of six different pulmonary artery catheters. Crit Care Med 15:250–255
29. Shah KB, Rao TLK, Laughlin S, El-Etr AA (1984) A review of pulmonary artery catheterization in 6,245 patients. Anesthesiology 61:271–275
30. Sibbald WJ, Sprung CL (1988) The pulmonary artery catheter. The debate continues. Chest 94:899–901
31. Skarvan K, Romppainen J, Simon CA (1991) Zur Beziehung zwischem linken Vorhofdruck und pulmonal arteriellem Wedge-Druck unter Beatmung mit PEEP (Leserbrief). Anästhesist 30:309–310
32. Swan HJC, Ganz W, Forrester J, Marcus H, Diamond G, Chonette D (1979) Catheterization of the heart in man with the use of a flow directed balloon-tipped catheter. N Engl J Med 283:447–451
33. Sykes MK, Vickers MD, Hull CJ, Winterburn PJ (1981) Principles of clinical measurement. Blackwell, Oxford, pp 147–172
34. Teboul JN, Zapol WM, Brun-Buisson C, Abrouk F, Rauss A, Lemaire F (1989) A comparison of pulmonary artery occlusion pressure and left ventricular end-diastolic pressure during mechanical ventilation with PEEP in patients with severe ARDS. Anesthesiology 70:261–266
35. Tuman KJ, Caroll GC, Ivankovich AD (1989) Pitfalls in interpretation of pulmonary artery catheter data. J Cardiothoracic Anesth 3:625–641
36. Van Daele MERM, Sutherland GR, Mitchell MM, Fraser AG, Prakash O, Rulf EN, Roelandt JRTC (1990) Do changes in pulmonary capillary wedge pressure adequately reflect myocardial ischemia during anesthesia? Circulation 81:865–871
37. West JB, Dollery CT, Naimark A (1964) Distribution of blood flow in isolated lung; relation to vascular and alveolar pressures. J Appl Physiol 19:713–724

2.1.4 Dilutionstechniken und Ficksches Prinzip

A. Hoeft

Indikatorverdünnungsverfahren werden seit langem zur klinischen Diagnostik und für wissenschaftliche Messungen von Flüssen, Verteilungsvolumina und Organfunktionen eingesetzt. Erste Ansätze für eine Verwendung von Indikatoren gehen vermutlich auf Albrecht von Haller (1708–1777) zurück, der flüssiges Wachs in Gefäße injizierte, um dessen Ausbreitung zu studieren. Weitere Meilensteine der Indikatorverdünnung sind auf S. 250 dargestellt. 1870 teilte Fick auf einer Sitzung der Physiologisch-Medizinischen Gesellschaft in Würzburg erstmals das nach ihm benannte „Ficksche Prinzip“ mit. Es handelte sich bei seinen Mitteilungen um die Anwendung des Grundprinzips der Massenerhaltung (des Sauerstoffs), mit dessen Hilfe eine Berechnung des Herzzeitvolumens aus der spirometrisch bestimmten O_2-Aufnahme und der arteriovenösen O_2-Differenz möglich war. Bereits im Jahre 1897 veröffentlichte Stewart erstmals eine Methode zur fortlaufenden Messung des Herzzeitvolumens. Er verwendete eine konstante Infusion mit NaCl-Lösung in Kombination mit stromabwärts gelegenen Elektroden zur Leitfähigkeitsmessungen im Blut. Aus den Änderungen der Leitfähigkeit konnte das Herzzeitvolumen berechnet werden. Die Verwendung von Bolusinjektionen sowie Korrekturen für eine Rezirkulation des Indikators gehen auf Henriques und Hamilton zurück. Kety und Schmid führten Fremdgase als Indikatoren ein und ermöglichten hierdurch Durchblutungsmessungen an einzelnen Organen wie z.B. Gehirn, Herz und Niere, die nicht nur tierexperimentell, sondern auch am Patienten durchgeführt werden konnten. Interessanterweise wurde eine allgemeine, mathematisch fundierte Theorie der Indikatorverdünnungsmethoden erst sehr spät entwickelt. Erste Ansätze hierzu sind von Stephenson vorgelegt worden. Zierler ist die konsequente Umsetzung der stochastischen Systemtheorie zur mathematischen Beschreibung und Analyse von Indikatorverdünnungsproblemen zu verdanken. Nicht unerwähnt sollten Swan und Ganz bleiben, die Kälte als Indikator klinisch nutzbar machten. Dazu integrierten sie einen Temperaturfühler (Thermistor) in die Spitze eines Balloneinschwemmkatheters, der in einer der beiden Aa. pulmonales plaziert wurde. Dieser nach ihnen benannte Katheter stellt derzeit die am häufigsten eingesetzte Routinemethodik zur Messung des Herzzeitvolumens dar.

Tabelle 1. Modellfunktionen zur Beschreibung von Organtransporteigenschaften

Funktion	Formel	Autor
Lognormalverteilung	$c(t) = \frac{1}{\sqrt{2 \cdot \pi} \cdot \sigma \cdot t} \cdot e^{-\frac{\left(\ln \frac{t}{\bar{t}} + \frac{\sigma^2}{2}\right)^2}{2 \cdot \sigma^2}}$	Stow u. Hetzel 1954
Gamma-variate-Verteilung	$c(t) = K \cdot (t - AT)^{\alpha} \cdot e^{-\frac{(t-AT)}{\beta}}$	Thompson et al. 1964
Lagged-density-Verteilung	$c(t) = \frac{1}{\sqrt{2 \cdot \pi} \cdot \sigma} \cdot e^{-1/2\left(\frac{t-\bar{t}}{\sigma}\right)^2} - \tau \frac{dc(t)}{dt}$	Bassingthwaighte et al. 1966
Local-density-random-walk-Verteilung	$c(t) = \frac{1}{2 \cdot \pi \cdot r^2} \cdot \frac{1}{\sqrt{\pi \cdot K \cdot t}} \cdot e^{-\frac{(L-ut)^2}{4 \cdot K \cdot t}}$	Wise et al. 1966

Grundprinzipien der Indikatorverdünnungsmethoden

Das Grundprinzip der Indikatormethoden besteht darin, dem strömenden Blut an einer Stelle eine definierte Indikatormenge zuzugeben und stromabwärts den zeitlichen Konzentrationsverlauf des Indikators zu bestimmen. Als Indikatoren finden Kälte, Wärme, Gase sowie farbige, radioaktive und leitfähigkeitsändernde Stoffe Verwendung. Aufgrund der Eigenschaften des Indikators, des Gefäßsystems und der Blutströmung ergeben sich unterschiedliche Ankunftzeiten der einzelnen Indikatorpartikel am Meßort. Hieraus resultiert stromabwärts eine zunehmende Verdünnung und zeitliche Dispersion des Indikators, die zu den typischen Indikatordilutionskurven mit asymmetrischen Formen führt (Abb. 1).

Determinanten der Indikatordispersion

Der zeitliche Konzentrationsverlauf, mit dem ein Indikator nach Passage eines Kreislaufabschnittes am Meßort erscheint, hängt ab

- von dem Konzentrationszeitverlauf, mit dem der Indikator in den Kreislauf eingebracht worden ist,
- von den physikochemischen Eigenschaften des Indikators sowie
- von den Dispersionsmechanismen, die in dem betreffenden Kreislaufabschnitt wirksam sind.

Bezogen auf das Herzkreislaufsystem können *makrodispersive* und *mikrodispersive* Mechanismen unterschieden werden. Die makrodispersiven Mechanismen umfassen die morphologischen Gegebenheiten des Gefäßsystems wie die Verteilung der Wegstrecken bei Passage eines Organgefäßbettes, Verteilung der Gefäßquerschnitte und ggf. die Verteilung der Flußgeschwindigkeiten in unterschiedlichen Kopartimenten (Abb. 2). Die axiale Mikrodispersion eines intravasalen Indikators erfolgt überwiegend als konvektive Dispersion und ist von der Form des Strömungsprofils abhängig (Abb. 3). So kommt es bei laminarem Strömungsprofil zu unterschiedlichen Indikatorpassagezeiten, da

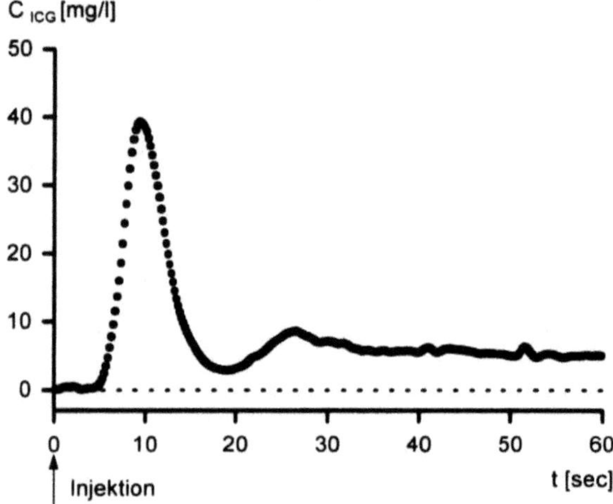

Abb. 1. Typische Indikatorverdünnungskurve. Nach Bolusinjektion eines Indikators in das Herzkreislaufsystem ergibt sich bei Messung des Konzentrationszeitverlaufs an einem stromabwärts gelegenen Meßort eine Indikatorverdünnungskurve, die eine typische linksschiefe Glockenform aufweist. Bei dem hier dargestellten Beispiel wurde Indocyaningrün (ICG) als Indikator in den rechten Vorhof injiziert und die Farbstoffkonzentration stromabwärts in der Aorta gemessen

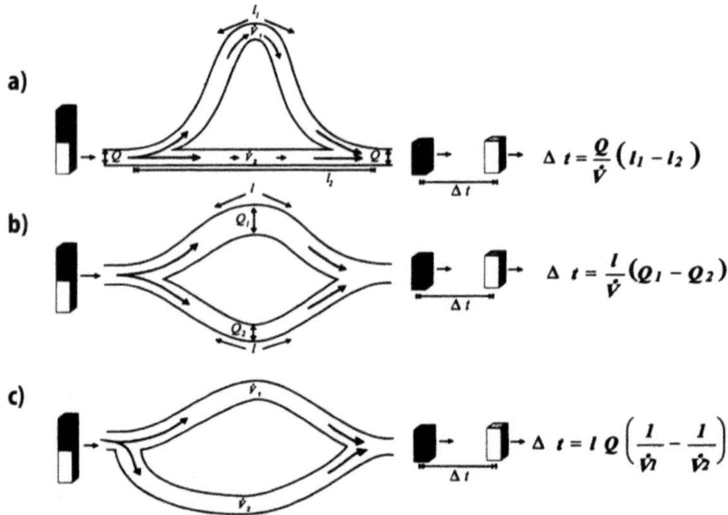

Abb. 2. Makrodispersive Mechanismen. Treten 2 Indikatorpartikel (dargestellt als *Blöcke*) gleichzeitig in einen Gefäßabschnitt ein, so können unterschiedliche Passagezeiten der Partikel (Δt) im Sinne von makrodispersiven Mechanismen als Folge **a** von unterschiedlichen Wegstrecken (l_1, l_2), **b** bei unterschiedlichen Querschnitten (Q_1, Q_2), sowie **c** bei unterschiedlichen Stromzeitvolumina ($\dot{V}_1$, $\dot{V}_2$) auftreten

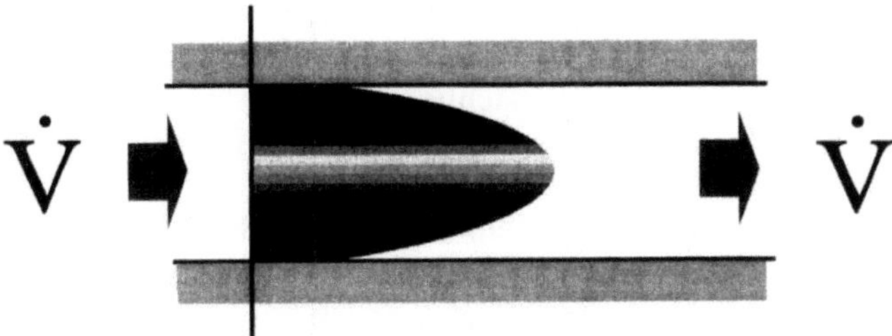

Abb. 3. Mikrodispersive Mechanismen. In den meisten Gefäßen des Kreislaufs herrscht ein laminares Strömungsprofil vor. Hierbei wandern zentrale Indikatorpartikel schneller als randständige. Es resultiert ein mit Indikatorpartikeln markierter Rotationsparaboloid, der einen radialen Konzentrationsgradienten aufweist. Das Strömungsprofil stellt demnach eine mikrodispersiven Mechanismus dar, der hauptsächlich in axialer Richtung wirksam ist. Indikatordiffusion bewirkt ebenso wie Sekundärströmungen (vgl. Abb. 4) einen radialen Indikatoraustausch, der der axialen Mikrodispersion entgegenwirkt

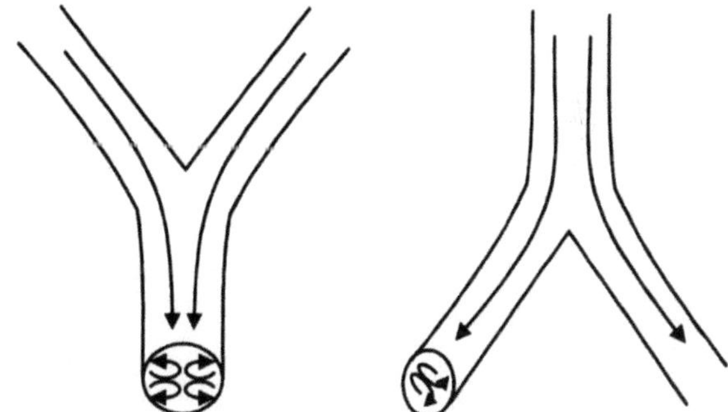

Abb. 4. Sekundärströmungen. An Gefäßverzweigungen und Gefäßkrümmungen treten Flüssigkeitsströmungen auf, die der Hauptströmungsrichtung senkrecht überlagert sind und zu einem radialen Druckmischungseffekt des Strömungsmediums führen

benachbarte Volumenelemente infolge unterschiedlicher Geschwindigkeiten längs des Strömungsweges auseinanderlaufen und mit einer entsprechenden Passagezeitenverteilung am Gefäßende ankommen. Darüber hinaus existieren radiale Mikrodispersionsmechanismen, die einen Austausch von Indikatorpartikeln zwischen den Strömungsgeschichten senkrecht zur Hauptströmungsrichtung bewirken. Dies kann sowohl auf konvektivem Wege durch sog. Sekundärströmungen geschehen als auch durch Diffusion (Abb. 4).

Zusammengefaßt sind die in vivo wirkenden Dispersionsmechanismen außerordentlich komplex. Die meisten deduktiv entwickelten mathematischen Ansätze zur Beschreibung von Indikatordilutionskurven beruhen jedoch auf Modellvorstellungen eines geraden, laminar durchströmten Rohres, d.h. daß lediglich die Mikrodispersionsmechanismen ansatzweise berücksichtigt werden. In Tabelle 1 ist eine Auswahl von verschiedenen in der Literatur vorgeschlagenen Formeln zur Beschreibung von Indikatorverdünnungskurven wiedergegeben. Im Prinzip führen alle Formeln zu der typischen linksschiefen

Kurvenform. Es ist jedoch zu beachten, daß bei Messungen im Herzkreislaufsystem gänzlich andere Bedingungen, also ein gerades, laminar durchströmtes Rohr vorliegen. Tatsächlich wird die Form der Indikatorverdünnungskurve nahezu ausschließlich durch makrodispersive Mechanismen determiniert. Die axialen Mikrodispersionsmechanismen, die den meisten vorgeschlagenen Formeln zugrunde liegen, tragen im Herzkreislaufsystem nur unwesentlich zur Form von Indikatorverdünnungskurven bei. Dies ist auf die radialen Mikrodispersionsmechanismen zurückzuführen, die den axialen entgegenwirken. Trotz dieser Tatsache lassen sich im allgemeinen in vivo gemessene Indikatorverdünnungskurven recht gut mit Hilfe von iterativen Anpassungsprogrammen unter Verwendung der o. g. Formeln beschreiben. Allerdings sind die Formeln nicht als Modelle aufzufassen, die einen Isomorphismus mit dem untersuchten System aufweisen, sondern lediglich als empirische Modelle, die geeignet sind, Indikatorverdünnungskurven zu parameterisieren.

Meilensteine in der Geschichte der Indikatorverdünnungstechnik:

1708–1777 Albrecht v. Haller
Erste Experimente mit flüssigen Wachs als Indikator.

1870 A. Fick
Bestimmung des Herzzeitvolumens mittels Fick-Prinzip.
Sitzungsbericht der Phys.-Med. Ges. zu Würzburg

1897 G.N. Stewart
Messung des Herzzeitvolumens mittels konstanter NaCl-Infusion.
J Physiol 22:159

1913 V. Henriques
Bolusinjektionstechnik und Korrektur der Rezirkulation. *Biochem Zeitschr* 56:230

1928 W.F. Hamilton
Monoexponentielle Extrapolation, Einführung der mittleren Transitzeit zur Bestimmung von Verteilungsvolumina. *Am J Physiol* 84:338

1945 S.S. Kety, C.S. Schmid
Messung der Gehirndurchblutung mittels Inhalation von Inertgasen und arteriovenösen Blutproben. *Am J Physiol* 143:53

1948 J.L. Stephenson
Theorie der Indikatorverdünnung: lineare bzw. stochastische Systemanalyse. *Bull Math Biophys* 10:117

1967 K.L. Zierler
Theorie der Indikatorverdünnung: lineare bzw. stochastische Systemanalyse. *Circ Res* 10:393

1971 W. Ganz, H.J. Swan
Verbesserung der Thermodilutionstechnik zur Messung des Herzzeitvolumens. *Am J Cardiol* 27:392

Prinzipien zur Auswertung von Indikatorverdünnungskurven

Indikatorverdünnungsmethoden werden in der Medizin zur Bestimmung von Blutflüssen und zur Messung von Volumina eingesetzt. Es sind 2 grundsätzlich verschiedene methodische Ansätze zu unterscheiden: 1) Meßmethoden, die sich aus dem Prinzip der Massenerhaltung herleiten; 2) Meßmethoden, die auf der Bestimmung von Transitzeiten beruhen.

Messung des Verteilungsvolumens nach dem Prinzip der Massenerhaltung

Appliziert man eine bekannte Menge eines Indikators (m_0) in ein vorgegebenes Verteilungsvolumen („volume of distribution", V_d), dann ist die resultierende Konzentration des Indikators (c_0) das Verhältnis von Menge zu Verteilungsvolumen:

$$c_0 = \frac{m_0}{V_d}. \tag{1}$$

Basierend auf diesem einfachen Zusammenhang kann ein unbekanntes Verteilungsvolumen mit Hilfe einer bekannten Indikatormenge durch Konzentrationsmessungen bestimmt werden:

$$V_d = \frac{m_0}{c_0}. \tag{2}$$

Je nach den physikalisch-chemischen Eigenschaften der verwendeten Indikatoren läßt sich auf diese Art und Weise das Blutvolumen (Indocyaningrün, Evans-Blau, ^{125}J-Albumin, ^{51}Cr-markierte Erythrozyten), das Extrazellulärvolumen (Cl^-, Na^+, Br^-, SO_4^{2-}, Inulin) oder das Gesamtkörperwasser (T-H_2O, D-H_2O, Antipyrin) bestimmen. Häufig besteht jedoch das Problem, daß die Indikatoren nach Applikation zunächst eine Verteilungsphase durchlaufen müssen, bevor eine ausreichende Durchmischung in ihrem jeweiligen Verteilungsvolumen erreicht ist. Da bei den meisten Indikatoren bis zum Zeitpunkt einer ausreichenden Durchmischung bereits ein Teil des Indikators eliminiert worden ist, kann c_0 nicht direkt bestimmt werden, sondern muß aus der Eliminationskinetik rückgerechnet werden. Hierzu werden Konzentrationsmessungen zu mehreren Zeitpunkten durchgeführt. Auf der Grundlage eines Eliminationsmodells wird der Konzentrations-Zeitverlauf auf den Zeitpunkt der Injektion zurückextrapoliert (Abb. 5). Meistens werden einfache Modelle für die Elimination des Indikators angenommen, die durch einen oder mehrere Exponenten beschrieben werden können. Für eine Elimination 1. Ordnung gilt ein sogenannter monoexponentieller Abfall der Konzentration mit:

$$c(t) = c_0 \cdot e^{-k \cdot t}; \quad c(t_0) = c_0. \tag{3}$$

Häufiger findet man jedoch bei genügend langer Meßdauer und bei ausreichender Meßgenauigkeit einen biexponentiellen Verlauf der Eliminationskinetik:

$$c(t) = \alpha \cdot e^{k - k_1 \cdot t} + \beta \cdot e^{-k_1 \cdot t}; \quad c(t_0) = c_0 = \alpha + \beta. \tag{4}$$

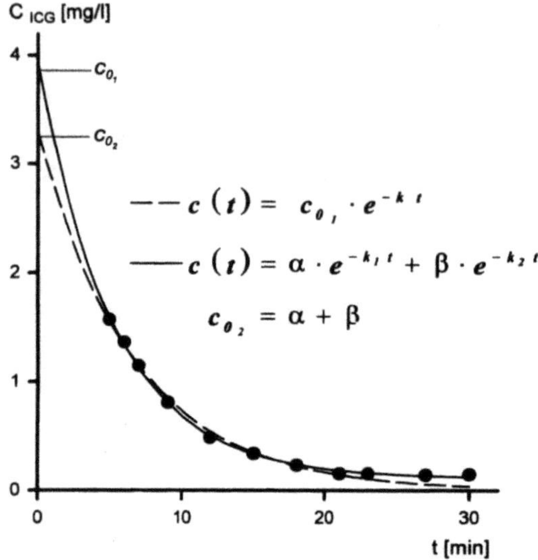

Abb. 5. Eliminationskinetik eines Indikators. Die Eliminationskinetik vieler Indikatoren kann durch eine monoexponentielle oder biexponentielle Funktion beschrieben werden. Durch Rückextrapolation auf den Zeitpunkt t=0 (Zeitpunkt der Injektion) kann eine virtuelle Konzentration ermittelt werden, von der angenommen wird, daß diese bei initial kompletter Durchmischung des Indikators bestanden hätte. Je nach Modell (mono- oder biexponentiel) ergeben sich unterschiedliche Rückextrapolationswerte c_{01} bzw c_{02}

Im allgemeinen läßt sich praktisch jede Form der Elimination durch eine Summe von Exponentialfunktionen beschreiben. Grundsätzlich gilt:

$$c(t) = \sum_{i=1}^{n} \alpha_i \cdot e^{-k_i \cdot t}; \quad c(t_0) = c_0 \sum_{i=1}^{n} \alpha_i \,. \tag{5}$$

Hierbei wird unterstellt, daß die virtuelle Konzentration c_0, die durch die Rückextrapolation berechnet wird, tatsächlich derjenigen entspricht, die man im Falle einer instantanen Durchmischung des Indikators im gesamten Verteilungsvolumen erhalten hätte. Obwohl das o.g. Verfahren vor allem im Bereich der Pharmakokinetik vielfach zur Berechnung von Verteilungsvolumina eingesetzt wird, handelt es sich dennoch um eine bislang unbewiesene Annahme, die sicherlich für einige Indikatoren nicht im strengen Sinne zutrifft und sogar von einzelnen Experten der theoretischen Pharmakokinetik abgelehnt wird. Eine Rückextrapolation auf den Zeitpunkt der Indikatorapplikation wäre theoretisch nur dann gerechtfertigt, wenn ein ideales System mit kompletter instantaner Durchmischung des Indikators zum Zeitpunkt der Applikation vorliegen wurde. Dies ist jedoch bekanntermaßen nicht der Fall, und selbst bei rein intravasalen Indikatoren müssen mehrere Kreislaufpassagen abgewartet werden, bevor man von einer einigermaßen gleichmäßigen Durchmischung ausgehen kann. Trotz dieser theoretischen Schwierigkeiten spricht eine Vielzahl von empirischen Untersuchungen dafür, daß die o.g. Vorgehensweise zumindest für eine ungefähre Messung eines Verteilungsvolumens geeignet erscheint, auch wenn hierzu kein deduktiv geschlossener theoretischer Hintergrund existiert.

Flußmessungen nach dem Prinzip der Massenerhaltung

Eine weitere Anwendung des Massenerhaltungsprinzips bildet die Messung von Blutflüssen, die vor allem in der Form der Thermodilution zur Bestimmung des Herzzeitvolumens klinisch weite Verbreitung gefunden hat. Hierbei geht man davon aus, daß eine Indikatormenge (m_0), die beispielsweise als Bolus in den Blutstrom appliziert wird (m_{rein}), mengenmäßig stromabwärts wieder erscheinen muß (m_{raus}).

$$m_0 = m_{rein} = m_{raus} \,. \tag{6}$$

Im Fall einer Bolusapplikation ergibt sich, wie vorstehend erläutert, stromabwärts am Meßort eine Konzentrationszeitkurve, die in aller Regel eine für Indikatorverdünnungskurven typische linksschiefe Glockenform aufweist (s. z.B. Abb. 1). Bei der pro Zeiteinheit am Meßort vorbeifließenden Indikatormenge spricht man von der Indikatorflußdichte, auch Indikatorflux genannt ($\dot{m}_{raus}(t)$). Sie ist das Produkt aus Fluß ($\dot{V}(t)$) und Konzentration ($c(t)$) zum jeweiligen Zeitpunkt:

$$\dot{m}_{raus}(t) = \dot{V}(t) \cdot c(t) \,. \tag{7}$$

Die Gesamtmenge des Indikators, die nach der Bolusapplikation den Meßort passiert (m_{raus}), ergibt sich demnach aus

$$m_{raus} = \int_{t_0}^{\infty} \dot{m}_{raus}(t)dt = \int_{t_0}^{\infty} \dot{V}(t) \cdot c(t)\, dt \,. \tag{8}$$

Unter der Annahme, daß der Fluß als konstant über die Zeit betrachtet werden kann ($\dot{V}(t) = \dot{V}$), kann der Fluß $\dot{V}$ vor das Integral gestellt werden (man beachte jedoch, daß der Fluß in den meisten Fällen pulsatil ist!). Es ergibt sich für die Bestimmung von Stromzeitvolumina also folgender Zusammenhang:

$$m_0 = m_{rein} = m_{raus} = \dot{V} \int_{t_0}^{\infty} c(t)\, dt \,; \tag{9}$$

$$\dot{V} = \frac{m_0}{\int_{t_0}^{\infty} c(t)\, dt} \,. \tag{10}$$

Der Fluß berechnet sich demnach aus dem Verhältnis der applizierten Indikatormenge zur Fläche unter der Indikatorverdünnungskurve.

Diese Methode wird allgemein als Stewart-Hamilton-Verfahren bezeichnet, wobei diese Bezeichnung nicht ganz korrekt ist. Das von Stewart angegebene

Verfahren beinhaltete keine Bolusinjektionen, sondern eine Indikatorinfusion. Richtiger wäre daher die Bezeichnung Henriques-Hamilton-Verfahren.

Wird, wie bei dem von Stewart ursprünglich angegebenen Verfahren, eine konstante Indikatormenge pro Zeiteinheit zugeführt ($\dot{m}_{rein}(t) = const = m_{rein}$), so muß im Fließgleichgewicht die gleiche Menge an Indikator pro Zeiteinheit (m_{raus}) stromabwärts erscheinen.

$$\dot{m}_{rein} = \dot{m}_{raus} = \dot{V} \int_{t_0}^{\infty} c(t)\,dt \,. \tag{11}$$

Der Fluß berechnet sich in diesem Fall als

$$\dot{V} = \frac{\dot{m}_{rein}}{c(t)} \,. \tag{12}$$

Messung von Transitzeiten

Die Messung von Flüssen und Verteilungsvolumina auf der Basis von Transitzeiten ist von dem Stewart-Henriques-Hamilton-Verfahren zu unterscheiden. Das Prinzip der Transitzeitenmessung läßt sich vereinfachend an dem Gedankenmodell einer durchströmten Röhre mit nichtlaminarem Fluß verdeutlichen (Abb. 6). In diesem Modell soll zum Zeitpunkt $t=0$ das fließende Medium mit einem Indikator markiert werden. Liegt kein laminares Strömungsprofil vor, sondern eine Art „Pfropfenfluß" (*„plug flow"*), so ist unmittelbar einsichtig, daß die Zeit, nach der der Indikator am Ende der Röhre erscheint (*mtt: „mean transit time"*), von der Höhe des Flusses ($\dot{V}$) und dem Volumen der Röhre (V_d) abhängt. Es gilt die einfache grundlegende Beziehung:

$$mtt = \frac{V_d}{\dot{V}} \,. \tag{13}$$

Dieser Zusammenhang kann z.B. in der Form

$$V_d = mtt \cdot \dot{V} \tag{14}$$

zur Bestimmung von Verteilungsvolumina genutzt werden, wenn $\dot{V}$ und *mtt* als Meßgrößen vorliegen.

Berechnung der mittleren Transitzeit aus Indikatorverdünnungskurven

Bei biologischen Systemen kommt es im Gegensatz zum o.g. Gedankenmodell stets zu einer Dispersion des Indikators. Die resultierende Indikatorkurve kann auch als Transitzeitenverteilung für die einzelnen Indikatorpartikel betrachtet werden. Die Berechnung der mittleren Transitzeit bei einer gegebenen Transitzeitenverteilung soll zunächst am Beispiel einzelner Partikel verdeutlich werden (Abb. 7). Es sollen *13* Partikel zur gleichen Zeit in das System eintreten. Zum Zeitpunkt t_1 erscheint *1* Partikel am Ausgang des Systems, zum Zeitpunkt t_2 *4* Partikel, zum Zeitpunkt t_3 und t_4 *3* bzw. *2* Partikel und zu den Zeitpunkten

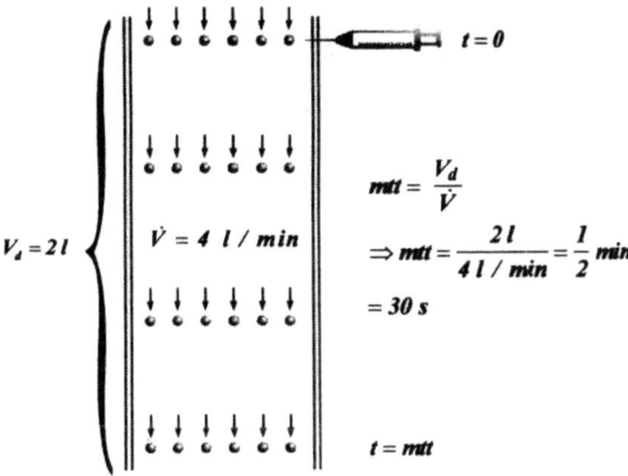

Abb. 6. Verteilungsvolumen, Fluß und Transitzeit. An dem vereinfachten Beispiel einer geraden, durchströmten Röhre mit nichtlaminarem Fluß läßt sich der Zusammenhang zwischen Verteilungsvolumen (V_d) Fluß ($\dot{V}$) und mittlerer Transitzeit (*mtt*) verdeutlichen. In dem hier gezeigten Zahlenbeispiel beträgt das Volumen der Röhre 2 l und der Fluß 4 l/min, entsprechend durchwandert der Indikator die Röhre mit einer *mtt* von ½ Minute. Ausgehend von der grundlegenden Beziehung $mtt = V_d/\dot{V}$ kann umgekehrt das Verteilungsvolumen V_d berechnet werden, wenn *mtt* und $\dot{V}$ bekannt sind

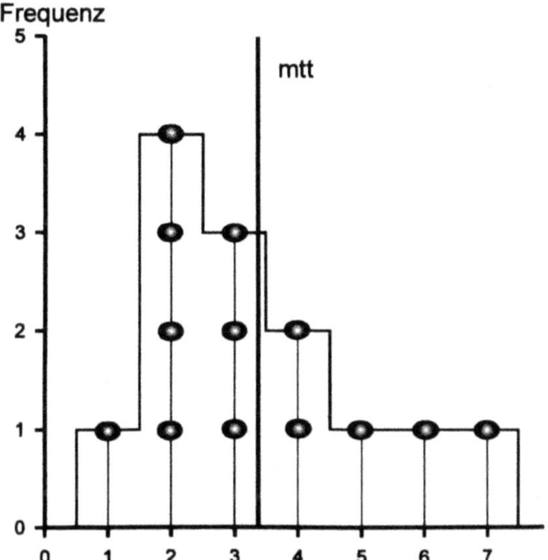

Abb. 7. Berechnung der mittleren Transitzeit bei unterschiedlichen Indikatorpassagezeiten. Die Berechnung der mittleren Transitzeit (*mtt*) bei unterschiedlichen Passagezeiten des Indikators soll anhand eines diskretisierten Beispiels verdeutlicht werden. Nach Applikation von 13 Indikatorpartikeln am Eingang des Systems erscheinen diese zu unterschiedlichen Zeitpunkten am Ausgang des Systems. Die mittlere Transitzeit *mtt* ergibt sich durch die gewichtete Mittlung der Ankunftzeiten (s. Text)

t_{5-7} jeweils *1* Partikel. Die mittlere Zeit, die die Partikel benötigt haben (mittlere Transitzeit, *mtt*), erhält man, indem jede einzelne Transitzeit mit der jeweiligen Anzahl von Partikeln, die zu diesem Zeitpunkt am Ausgang des Systems erschienen sind, für die Mittelwertbildung gewichtet wird:

$$\mathrm{mtt} = \frac{1 \cdot t_1 + 4 \cdot t_2 + 3 \cdot t_3 + 2 \cdot t_4 + 1 \cdot t_5 + 1 \cdot t_6 + 1 \cdot t_7}{13} . \tag{15}$$

Interpretiert man Konzentrationszeitkurven als Transitzeitenverteilungen, so bedeutet dies, daß die Konzentration zu einem bestimmten Zeitpunkt die Anzahl der Indikatorpartikel repräsentiert, die zu diesem Zeitpunkt am Meßort erscheinen. Demnach ergibt sich in Analogie zu *Gl. 15:*

$$\mathrm{mtt} = \frac{c_1 \cdot t_1 + c_2 \cdot t_2 + \ldots + c_n \cdot t_n}{c_1 + c_2 + \ldots + c_n} = \frac{\sum_{i=1}^{n} c_i \cdot t_i}{\sum_{i=1}^{n} c_i} \tag{16}$$

bzw. bei einer kontinuierlichen Kurve:

$$\mathrm{mtt} = \frac{\int_{t_0}^{\infty} c(t) \cdot t \, dt}{\int_{t_0}^{\infty} c(t) \, dt} . \tag{17}$$

Durchblutungsmessungen nach dem Transitzeitenverfahren

Ein wichtiger Aspekt des Transitzeitenprinzips ergibt sich aus der Tatsache, daß insbesondere bei Durchblutungsmessungen an Organen, wie z.B. Herz, Niere und Gehirn, weniger der absolute Blutfluß (in $ml \cdot min^{-1}$), sondern eher der spezifische Fluß pro Gewichtseinheit (in $ml \cdot min^{-1} \cdot 100\, g^{-1}$) von Interesse ist. Bei Verwendung von diffusiblen Indikatoren, bei denen eine vollständige Äquilibrierung mit dem Gewebe stattfindet und damit das Verteilungsvolumen das gesamte Gewebe umfaßt, gibt der Reziprokwert der mittleren Transitzeit direkt den Durchblutungswert pro Verteilungsvolumen an. Aus *Gl. 17* folgt:

$$\dot{V} = \frac{v_d}{\mathrm{mtt}} . \tag{18}$$

Unter Berücksichtigung des Blut/Gewebe-Verteilungskoeffizienten (λ) kann daher der Fluß pro Volumeneinheit bzw. pro Gewichtseinheit Organ allein aus der mittleren Transitzeit berechnet werden:

$$\dot{V}_{100g} = \frac{\lambda}{\mathrm{mtt}} . \tag{19}$$

Ein typisches Beispiel für ein solches Verfahren ist die Hirndurchblutungsmessung nach Kety-Schmid. Obwohl in der ursprünglichen Form nicht als solche dargestellt, beruht die Messung auf dem vorstehend erläuterten Transitzeitenprinzip (und nicht, wie vielfach fälschlich angenommen, auf dem Fickschen Prinzip oder dem Prinzip der Massenerhaltung).

Extrapolation von Indikatorverdünnungskurven

Ein immer wieder auftretendes Problem bei fast allen Messungen von Indikatorverdünnungskurven im Kreislauf entsteht durch die Rezirkulation von Indikatoranteilen. Insbesondere bei intravasalen Farbstoffindikatoren kann nach einer Bolusinjektionen neben einer Primärkurve ein 2. und manchmal auch ein 3. Gipfel abgegrenzt werden, der durch das Rezirkulieren des Indikatorbolus und erneutes Eintreffen am Meßort entsteht (Abb. 8). Sowohl die Berechnung von Flüssen nach dem Prinzip der Massenerhaltung als auch die Berechnung von mittleren Transitzeiten erfordern jedoch, das ausschließlich Indikatoranteile der 1. Passage erfaßt werden. Vor einer Auswertung der Kurve müssen daher rezirkulierende Indikatoranteile eliminiert werden.

Zur Elimination der Rezirkulation wird üblicherweise eine Extrapolation des abfallenden Schenkels der Primärkurve durchgeführt, wobei man davon ausgeht, daß die Kurve in Abwesenheit einer Rezirkulation einen exponentiellen Abfall aufweisen würde (Abb. 8). Hierbei handelt es sich jedoch um eine Annahme, die keineswegs gesichtert ist. Alternativ zur exponentiellen Extrapolation des abfallenden Schenkels der Indikatorverdünnungskurve wurde vorgeschlagen, die Extrapolation durch nichtlineare Anpassung an Modellfunktionen vorzunehmen, die imstande sind, die charakteristische Form von

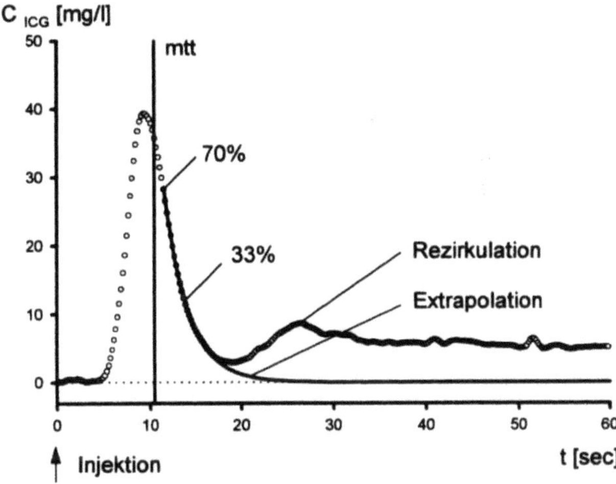

Abb. 8. Aortale Farbstoffverdünnungskurve. Nach der Injektion des Farbstoffindikators Indocyaningrün (*ICG*) ist bei aortaler Messung des Konzentrations-Zeit-Verlaufs eine Indikatorverdünnungskurve mit typischer, linksschiefer Glockenform zu beobachten. Nach einem initialen Gipfel tritt insbesondere bei intravasalen Indikatoren ein 2. Gipfel auf, der durch die Rezirkulation des Indikators bedingt ist. Üblicherweise wird eine Extrapolation des abfallenden Schenkels des 1. Gipfels zwischen 70 und 33% durchgeführt, um den sog. „first pass" gegen die Indikatorrezirkulation abgrenzen zu können. Die dargestellte zugehörige mittlere Transitzeit (*mtt*) entspricht dem Schwerpunkt der Fläche unter der abgegrenzten Kurve.

Indikatorverdünnungskurven nachzubilden. Beispiele für mögliche Modellfunktionen wurden bereits in Tabelle 1 dargestellt. Alle Funktionen weisen dir für Indikatorverdünnungsfunktionen typische linksschiefe Glockenform auf. Im Prinzip sind zur Berechnung der wichtigsten Parameter, d.h. der Fläche unter der Kurve und der mittleren Transitzeit, alle Funktionen gleichermaßen geeignet. Im Vergleich zur meist üblichen monoexponentiellen Extrapolation des abfallenden Kurvenschenkels hat die Anpassung an Modellfunktionen den Vorteil, daß die gesamte Kurve und damit mehr Informationen der individuellen Verdünnungskurve ausgenutzt werden. Im klinischen Alltag werden im allgemeinen wesentlich einfachere Verfahren verwendet, um eine Extrapolation durchzuführen. So wird bei vielen kommerziell verfügbaren HZV-Computern die Messung der Thermodilutionskurve abgebrochen, wenn 50–30% der Gipfelkonzentration des Indikators auf dem abfallenden Schenkel der Verdünnungskurve erreicht sind. Im Bereich zwischen einem oberen (82–70%) und einem unteren (50–30%) Punkt dieses abfallenden Schenkels wird die entsprechende Fläche unter der Kurve berechnet und mit einem konstanten Faktor multipliziert, so daß das Ergebnis näherungsweise der exponentiell extrapolierten Fläche nach der unteren Grenze entspricht. Durch Addition dieses Betrages zur gesamten Kurve bis zum Abbruchpunkt ergibt sich somit eine Fläche, mit der sich, wie oben erläutert, das HZV berechnen läßt. Für klinische Belange dürften die Unterschiede, die durch verschiedene Extrapolationsverfahren entstehen, jedoch nur von marginaler Bedeutung sein.

Transportfunktionsanalyse von Indikatorverdünnungskurven

Der Konzentrationszeitverlauf, mit dem ein Indikator nach Passage eines Kreislaufabschnittes am Registrierort erscheint, ergibt sich aus dem Konzentrationszeitverlauf am Eingang des Kreislaufabschnitts sowie aus der spezifischen Dispersion, der der Indikator beim Durchwandern der Gefäße unterworfen wurde (vgl. S. 247). Das Organ verhält sich ähnlich wie ein elektronischer Filter, d.h. der venöse Konzentrationszeitverlauf des Indikators stellt eine gedämpfte Abbildung des arteriellen Eingangssignals dar. Es bieten sich dementsprechend zur Beschreibung des Dispersionsvorgangs ähnliche mathematische Methoden an, wie sie zur Beschreibung von solchen elektronischen Filtern gebräuchlich sind. Die theoretischen Grundlagen, die im Bereich der Elektrotechnik unter dem Begriff „stochastische Systemanalyse“ breite Anwendung finden, wurden im Zusammenhang mit Indikatorverdünnungsproblemen erstmals von Stephenson beschrieben und später von Meier und Zierler in Form einer allgemeingültigen Theorie der Indikatorverdünnung entwickelt.

Grundlagen

Bei der stochastischen Betrachtungsweise handelt es sich um ein sog. „Blackbox“-Verfahren, d.h. daß die charakteristischen Eigenschaften eines unbekannten Systems aus der Kenntnis der Eingangsfunktion *rein(t)* und der Ausgangsfunktion *raus(t)* abgeleitet werden, ohne daß Aussagen über den inneren Systemaufbau getroffen werden müssen (Abb. 9). Voraussetzung für die

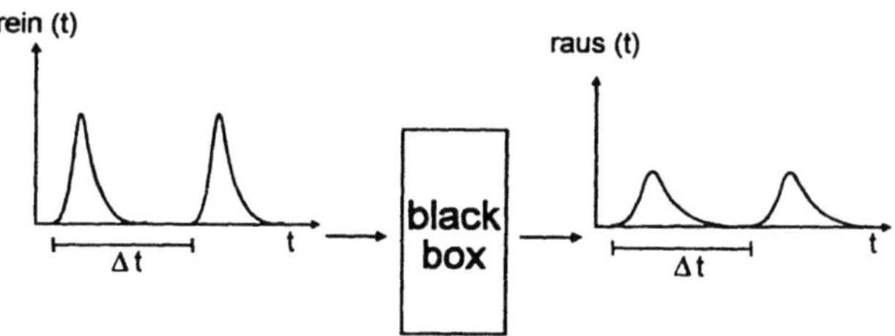

Abb. 9. Stochastische Systemanalyse. Mit Hilfe der stochastischen Systemanalyse kann mit Kenntnis von Eingangs- und Ausgangsfunktion (*rein(t), raus(t)*) das charakteristische Verhalten eines unbekannten Systems (*g(t)*) abgeleitet werden. Der innere Aufbau des Systems kann hierbei unbekannt bleiben (sog. „black box")

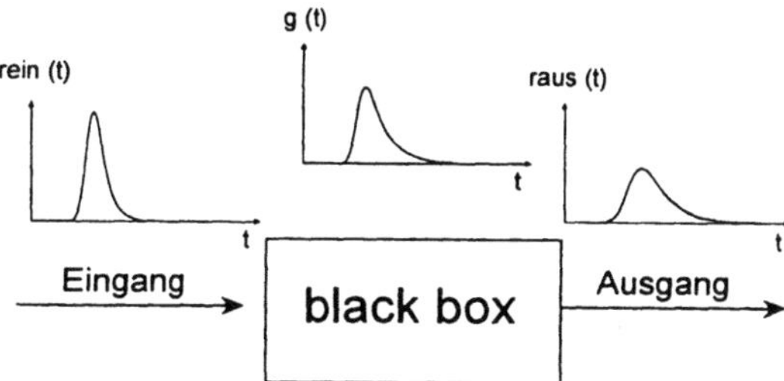

Abb. 10. Stationarität. Stationäres Systemverhalten liegt vor, wenn eine Wiederholung der Systemanregung *rein (t)* innerhalb eines Zeitraumes Δt zur Wiederholung der Systemantwort *raus (t)* führt

Anwendbarkeit dieses Ansatzes ist sowohl ein *stationäres* als auch *lineares* Systemverhalten.

Stationärität bezeichnet die zeitliche Konstanz aller Systemparameter. Hierunter versteht man, daß eine Wiederholung der gleichen Eingangsfunktion, zumindest im Untersuchungszeitraum zur gleichen Systemantwort führt (Abb. 10). Bei Indikatorverdünnungsmessungen bedeutet dies das Vorliegen eines Fließgleichgewichtes im Sinne eines „steady state". Prinzipiell liegen im Herzkreislaufsystem aufgrund der rhythmischen Aktivität des Herzens keine streng stationären Verhältnisse vor. Überdauert jedoch die zeitliche Dispersion des Indikators mehrere Herzschläge, so wird die resultierende Indikatorverdünnungskurve bezüglich des Herzzyklus unabhängig vom Applikationszeitpunkt des Indikators, und es darf daher näherungsweise von stationären Verhältnissen ausgegangen werden.

Der Begriff „*Linearität*" beschreibt das Prinzip der Überlagerung und Superposition von Systemantworten (Abb. 11). Die Bedingung der Linearität wird in jedem Fall bei Verwendung von biologisch inerten Indikatoren erfüllt. Darüber hinaus können auch Indikatoren verwendet werden, die innerhalb des untersuchten Kreislaufabschnittes verlorengehen, da der lineare Zusammenhang zwischen Eingangs- und Ausgangssignal erhalten bleibt, sofern der Indikatorverlust proportional zur Indikatorkonzentration ist. Hieraus folgt auch, daß für die Anwendung der stochastischen Betrachtungsweise nicht die gesamte Indikatormenge erfaßt werden muß, sondern daß bei Un-

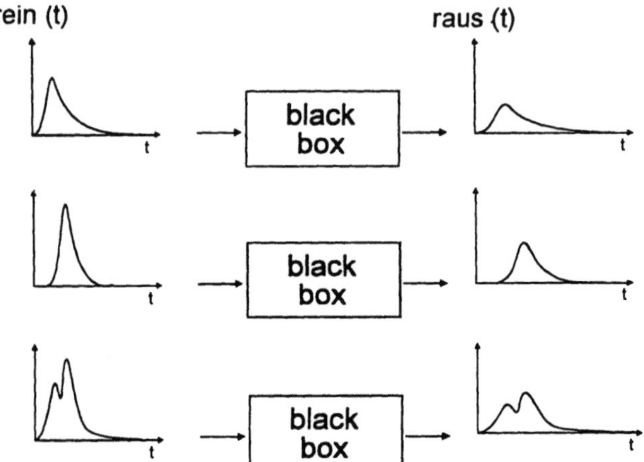

Abb. 11. Linearität. Lineares Systemverhalten liegt vor, wenn eine Summation von Eingangssignalen auch zu einer Summation der zugehörigen Systemantworten am Ausgang des Systems führt

tersuchungen zum Indikatortransport durch Organe oder Kreislaufabschnitte Messungen des Konzentrationszeitverlaufes in einem repräsentativen zuführenden Gefäß und in einem repräsentativen abführenden Gefäß ausreichend sind.

Erfüllt ein System die vorgenannten Bedingungen der Stationarität und Linearität, so läßt sich das Systemverhalten durch ein sog. Faltungsintegral beschreiben:

$$c_{raus}(t) = \int_{t_0}^{t} c_{rein}(t-u) \cdot g(u)\, du \,. \tag{20}$$

Hierbei stellt c_{raus} *(t)* die Ausgangsfunktion bzw. Konzentration des Indikators hinter dem untersuchten Kreislaufabschnitt dar. Entsprechend ist $c_{rein}(t)$ die Eingangsfunktion bzw. der Konzentrationszeitverlauf, mit dem der Indikator in den untersuchten Kreislaufabschnitt eingebracht wird. Die Funktion *g(u)* bzw. *g(t)* beinhaltet die charakteristische Übertragungseigenschaften des Systems und wird in der Terminologie der Ingenieurwissenschaften als Gewichtsfunktion bezeichnet, wobei *u* die Hilfsvariable zur Integration darstellt. Hat $c_{rein}(t)$ die Form einer δ- bzw. Dirac-Impulsfunktion *i(t)*, so nimmt die Ausgangsfunktion die Werte der Gewichtsfunktion an:

$$c_{raus}(t) = \int_{t_0}^{t} i(t-u) \cdot g(u) = g(t)\,. \tag{21}$$

mit

$$\left.\begin{array}{ll} i(t) = 0 & \text{für } t \neq 0 \\ i(t) \neq 0 & \text{für } t = 0 \\ \int\limits_{-\infty}^{\infty} i(t)\,dt = 1 & \end{array}\right\} \text{Dirac-Impulsfunktion}\,.$$

Die Gewichtsfunktion wird daher auch als Impulsantwort bezeichnet. Im Zusammenhang mit Indikatorverdünnungsmessungen entspricht die Impulsantwort demjenigen Konzentrationszeitverlauf am Ausgang des Systems, den man bei idealer Bolusinjektion des Indikators am Eingang des Systems erhalten hätte. Die Impulsantwort ist somit auch als Verteilung der Transitzeiten der Indikatorpartikel durch den untersuchten Kreislaufabschnitt zu interpretieren und wird von manchen Autoren als Transitzeitenverteilungsfunktion bezeichnet. Bassingthwaighte führte im Zusammenhang mit Indikatorverdünnungsexperimenten den Begriff „*Transportfunktion*" ein, der inhaltlich mit den Begriffen „Gewichtsfunktion, Impulsantwort und Transitzeitenverteilung" identisch ist und wegen seiner Anschaulichkeit im weiteren verwendet werden soll.

Entfaltung von Indikatorverdünnungskurven

In vivo läßt sich die für den Dispersionsvorgang charakteristische Transportfunktion selten durch impulsförmige Applikation des Indikators gewinnen, da es, neben Durchmischungsproblemen bei der Injektion in eine einzelne Arterie, zusätzlich zu einer Rezirkulation des Indikators mit erneutem Eintritt in das Organ kommen kann. Durch Umkehrung des Faltungsintegrals ist allerdings möglich, mittels sog. „*Entfaltung*" die Transportfunktion aus einem Eingangs- und Ausgangskonzentrationszeitverlauf zu berechnen. Der Indikator kann dabei an jeder beliebiger Stelle außerhalb des untersuchten Organsystems in den Kreislauf eingebracht werden.

Die Entfaltung wird im technischen Bereich üblicherweise durch Fouriertransformation der Signale durchgeführt. Eine Fouriertransformation erfordert jedoch, daß die vorliegenden Signale entweder streng periodisch oder innerhalb endlicher Zeit vollständig integrierbar sind, d.h. sie müssen innerhalb des Meßzeitraums auf Null abklingen. Diese Voraussetzung ist bei Messungen im Herzkreislaufsystem aufgrund der Rezirkulation des Indikators nicht gegeben.

Eine einfache und schnelle Möglichkeit der Entfaltung stellt die sog. *Resolvententechnik* dar. Hierbei nutzt man die Tatsache, daß die Indikatorverdünnungskurven nach Digitalisierung in Form von diskreten Werten vorliegen. In diesem Fall läßt sich die Verknüpfung zwischen beiden Zeitreihen analog zum Faltungsintegral als sog. Faltungssumme darstellen:

$$c_{\text{raus}\,i} = \sum_{j=0}^{i} g_{i-j} \cdot c_{\text{rein}\,j}\,. \tag{22}$$

Unter der Voraussetzung, daß $g_0=0$ ist, kann durch Umstellung der Faltungssumme jedes weitere g_i als Funktion des vorangehenden Wertes dargestellt werden:

$$g_i = \frac{\left(c_{raus\,i} - \sum_{j=1}^{n-1} g_{i-j} \cdot c_{rein\,j}\right)}{c_{rein\,0}}. \tag{23}$$

Demnach sind alle weiteren g_i berechenbar, sofern $c_{rein\,0} \neq 0$ ist. Diese Bedingung kann erfüllt werden, indem der Ursprung der Zeitachse auf den ersten arteriellen Wert ($c_{rein\,0}$) verschoben wird, der >0 ist. Der Vorteil der beschriebenen Methode liegt in dem vergleichbar geringen Rechenaufwand mit der Möglichkeit, bei digitaler Signalerfassung nahezu zeitgleich eine Entfaltung von Meßdaten durchzuführen. Ein Nachteil besteht in der hohen Empfindlichkeit gegenüber Störgrößen, wie z. B. bei ungünstigem Signal-Rauschverhältnis der Meßdaten. Zur genaueren Auswertung von Indikatorverdünnungskurven sind numerisch wesentlich aufwendigere Verfahren erforderlich, die die Tatsache der numerisch sensitiven Umkehrung einer Integralgleichung bzw. Umkehrung der Faltungssumme entsprechend berücksichtigen [3].

Eine numerisch stabile Lösung zur Entfaltung von Indikatorverdünnungskurven kann mit Hilfe von nichtlinearen Anpassungsverfahren erhalten werden. Hierbei wird vorausgesetzt, daß die gesuchte Transportfunktion durch eine vorgegebene mathematische Formel beschreibbar ist. Die zu berechnenden Größen reduzieren sich dann auf die Parameter der Funktion. Das Grundprinzip ist eine iterative Faltung der Eingangsfunktion $c_{rein}(t)$ mit einer vorgegebenen Transportfunktion $g(t)$, die so lange unter Veränderung der Parameter der Transportfunktion durchgeführt wird, bis das berechnete Faltungsergebnis $c'_{raus}(t)$ nur noch minimal von den gemessenen Daten der Ausgangsfunktion $c_{raus}(t)$ abweicht. Mathematisch wird iterativ das Minimum der Abstandsquadrate ermittelt:

$$\int_0^\infty (c_{raus}(t) - c'_{raus}(t))^2\,dt = \text{min.} \Rightarrow c'_{raus}(t) = \int_0^t c_{rein}(t-u) \cdot g(u)\,du\,. \tag{24}$$

Als Transportfunktion können wiederum linksschiefe Verteilungsfunktionen verwendet werden, von denen einige Beispiele in Tabelle 1 wiedergegeben sind. Während bei dieser Vorgehensweise ein Modell für $g(t)$ anhand einer Formel vorgegeben wird, sind weiterhin sog. „modellfreie" Entfaltungsverfahren entwickelt worden [3], die jedoch sämtlichst numerisch sehr aufwendig und prinzipiell in ihrem Lösungsverhalten instabiler sind als eine Anpassung an eine Modellfunktion.

Kreuzkorrelation

Eine spezielle Form der Transportfunktionsanalyse findet bei der in neuerer Zeit eingeführten kontinuierlichen Thermodilution Anwendung. Bei diesem

Verfahren zur fortlaufenden Herzzeitvolumenmessung wird das Blut mittels pseudozufälliger Wärmeimpulse aufgewärmt und durch Korrelationsanalyse der stromabwärtsgemessenen Temperatursignale eine Transportfunktion errechnet. Im folgenden soll kurz die zugrundeliegende Theorie erläutert werden.

Unter einer Kreuzkorrelationsfunktion ($k_{rein\text{-}raus}(t)$) versteht man folgende Transformation von 2 Zeitreihen, hier am Beispiel von 2 Konzentrationszeitkurven (z. B. $c_{rein}(t)$, $c_{raus}(t)$) ausgeführt:

$$k_{rein\text{-}raus}(t) = \lim_{S\to\infty} \frac{1}{2t} \int_{-S}^{S} [c_{rein}(u) - \overline{c_{rein}}] \cdot [c_{raus}(u+t) - \overline{c_{raus}}]\, du\,. \tag{25}$$

Die Kreuzkorrelationsfunktion gibt Aufschluß über den mittleren Zusammenhang zwischen $c_{rein}(t)$ und $c_{raus}(t)$. Besteht kein Zusammenhang zwischen beiden Zeitreihen, so schwanken die Werte von $c_{rein}(t)$ und $c_{raus}(t)$ zufällig um die Mittelwerte $\overline{c_{rein}}$ und $\overline{c_{raus}}$. Für $t=0$ nimmt die Funktion $k_{rein\text{-}raus}$ daher ein Maximum an, da alle Werte mit sich selbst multipliziert werden und somit die Resultate stets positiv sind. Für $t \neq 0$ hingegen nimmt bei rein zufälligem Zusammenhang zwischen $c_{rein}(t)$ und $c_{raus}(t)$ die Kreuzkorrelation den Wert 0 an, da die Differenzen zum Mittelwert beider Funktionen genauso oft gleiche wie entgegengesetzte Vorzeichen aufweisen und somit die Summenbildung bzw. Integration von ebenso vielen positiven wie negativen Produktergebnissen zur gegenseitigen Auslöschung führt. Mit anderen Worten, besteht kein Zusammenhang zwischen $c_{rein}(t)$ und $c_{raus}(t)$, so geht die Kreuzkorrelationsfunktion in einen Dirac-Impuls (bei $t=0$) über.

Die Autokorrelationsfunktion (k_{auto}) stellt einen Spezialfall der Kreuzkorrelationsfunktion dar, bei der ein und dieselbe Funktion mit sich selbst korreliert wird:

$$k_{auto}(t) = \lim_{S\to\infty} \frac{1}{2t} \int_{-S}^{S} [c(u) - \bar{c}] \cdot [c(u+t) - \bar{c}]\, du\,. \tag{26}$$

Handelt es sich bei $c(t)$ um einen rein zufälligen Verlauf um einen Mittelwert herum, im Sinne eines „weißen Rauschens“, so resultiert in Analogie zur vorstehend erläuterten Übelegung als Autokorrelationsfunktion ein Dirac-Impuls.

Ersetzt man in der Definitionsgleichung der Kreuzkorrelationsfunktion (Gl. 25) $c_{raus}(t)$ durch das Faltungsintegral (Gl. 20), so kann gezeigt werden, daß sich folgender Zusammenhang zwischen Kreuzkorrelationsfunktion, Transportfunktion und Autokorrelationsfunktion von $c_{rein}(t)$ ergibt:

$$k_{rein-raus}(t) = \int_{0}^{t} k_{auto\text{-}rein}(t-u) \cdot g(u)\, du\,. \tag{27}$$

Die Kreuzkorrelationsfunktion ist daher auch aus der Faltung der Autokorrelationsfunktion des Eingangssignals mit der Transportfunktion zu erhalten.

Dieser Zusammenhang kann mit Vorteil für Bestimmungen von Transportfunktionen angewandt werden. Ist $c_{rein}(t)$ ein stochastisches Signal mit rein zufälligem Verlauf, so nimmt, wie oben beschrieben, die Autokorrelationsfunktion des Eingangssignal ($k_{auto\text{-}rein}(t)$) die Form eines Dirac-Impluses an, und somit geht die Kreuzkorrelationsfunktion direkt in die Transportfunktion über (vgl. Gl. 21). Auf eben diesem Prinzip basiert die kontinuierliche Thermodilution, bei der pseudozufällige Wärmeimpluse mittels einer Heizspirale im rechten Vorhof erzeugt werden, und die Kreuzkorrelation zwischen diesen Wärmeimpulsen und den resultierenden Temperaturänderungen in der A. pulmonalis im Sinne einer gleitenden Mittelwertbildung berechnet wird.

Anwendungen

Thermodilution

Das am häufigsten in der klinischen Routine eingesetzte Indikatorverdünnungsverfahren ist die Messung des Herzzeitvolumens (*HZV*) mittels Thermodilution. Als Indikator wird bei dieser Technik Kälte (genauer: eine negative Wärmemenge) verwendet, und die Erfassung des Indikatorsignals erfolgt als intravasale Temperaturmessung. Es wird ein Bolus eines kalten Indikators, meist Kochsalz- oder Glukoselösung, zentralvenös injiziert und stromabwärts die Temperatur mittels eines speziellen Katheters gemessen.

In der Routine werden Balloneinschwemmkatheter nach Swan und Ganz verwendet, die relativ einfach mit der Spitze in einer der beiden Aa. pulmonales plaziert werden können. Es handelt sich um mehrlumige Multifunktionskatheter (Abb. 12), die an ihrer Spitze mit einem Thermistor und einem aufblasbaren, endständigen Ballon versehen sind. Diese Katheter können mit speziell hierfür vorgesehenen Schleusenpunktionsbestecken von verschiedenen venösen Zugängen aus plaziert werden, vorzugsweise jedoch von der V. jugularis interna rechts oder der V. subclavia links. Nach Einführen der Schleuse in Seldinger-Technik wird der Katheter zunächst zentralvenös vorgeschoben und auf Höhe der V. cava superior der Ballon mit 1,5 ml Luft oder CO_2 gefüllt. Beim weiteren Vorschieben des Katheters „schwimmt" dieser mit dem Blutstrom in die A. pulmonalis. Der Weg des Katheters ist anhand der charakteristischen Veränderungen der Druckkurve zu erkennen, die sich bei der Passage des Vorhofs, des rechten Ventrikels und der Pulmonalarterie ergeben, bis schließlich mit aufgeblasenem Ballon eine Einklemmungsposition („*Wedge-Position*") meist in einer Bronchialarterie des rechten Hauptstamms erreicht ist. Nach Entleeren des Ballons sollte wieder die typische pulmonal-arterielle Druckkurve zu erkennen sein. Die Standardeinschwemmkatheter weisen 3 Lumina auf: ein distales, endoffenes Lumen zur Messung des Drucks in der A. pulmonalis, ein proximales Lumen, dessen Öffnung ca. 30 cm von der Spitze entfernt liegt, sowie ein Lumen mit der Ballonblähleitung. Darüber hinaus stehen Katheter mit zusätzlichen Lumina

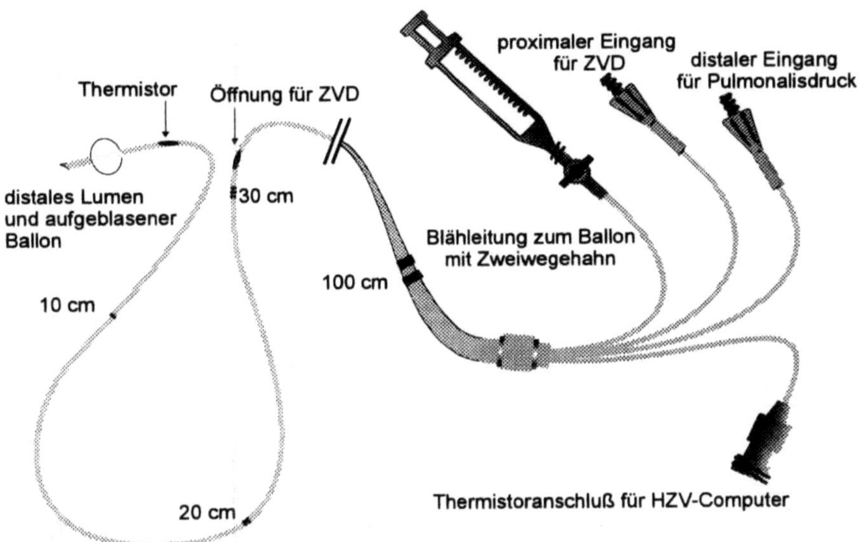

Abb. 12. Mehrlumiger Swan-Ganz-Balloneinschwemmkatheter. Neben einem endoffenen distalen und einem 30 cm proximal der Katheterspitze offenen Lumen besitzen diese Katheter eine Ballonblähleitung. Zusätzlich gibt es Katheter (s. oben), in deren Spitze ein Thermistor oder fiberoptische Fasern integriert werden können

zur Verfügung sowie solche mit fiberoptischen Fasern, durch die fortlaufend die gemischtvenöse O_2-Sättigung gemessen werden kann. Letztere können im Prinzip auch für den In-vivo-Nachweis von Farbstoffen und damit für die Messung von Farbstoffverdünnungskurven eingesetzt werden. Des weiteren sind pädiatrische Einschwemmkatheter verfügbar, die erheblich kleiner als die Standardkatheter sind (5 F vs. 7,5 F).

Grundsätzlich ist eine Messung von Kälteverdünnungskurven auch in der Aorta möglich. Die nach zentralvenöser Bolusinjektion in der A. pulmonalis bzw. Aorta resultierenden Thermodilutionskurven sind in Abb. 13 dargestellt. Diese seltener angewendete Meßtechnik wird vor allem als Doppelindikatorverdünnung mit Kälte und Farbstoff durchgeführt (s. unten), wobei kombinierte Katheter mit Thermistor und fiberoptischen Fasern für den Farbstoffnachweis verendet werden. Ein wesentlicher Vorteil der transpulmonalen Thermodilution ist in der prinzipiell geringeren Invasivität zu sehen. Der Katheter (3 F oder 4 F) wird zwar über A. femoralis eingelegt, jedoch kann über die gleiche Schleuse die arterielle Druckmessung und die Blutprobenentnahmen für Blutgasanalysen erfolgen. Es ist daher häufig keine zusätzliche Punktion erforderlich.

Die Berechnung des HZV erfolgt bei allen Thermodilutionskurven nach dem auf S. 253 beschriebenen Henriques-Stewart-Hamilton-Verfahren. Die applizierte Kältemenge (m_0) berechnet sich aus dem Injektatvolumen (V_{Inj}), der Differenz von Bluttemperatur und Injektattemperatur ($T_{Blut}-T_{Inj}$) sowie einem Koeffizienten, der die Unterschiede der spezifischen Wärme und des spezifischen Gewichtes von Blut und Injektat kompensiert (k_{spez}):

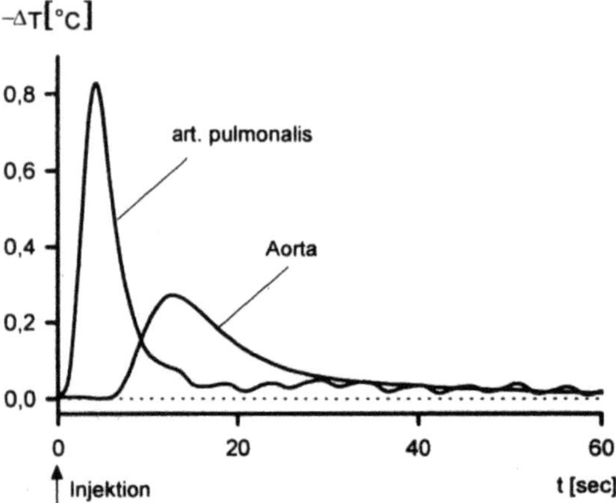

Abb. 13. Thermodilutionskurve an verschiedenen Registrierorten. Im Vergleich zur Thermodilutionskurve in der A. pulmonalis weist die aortale Thermodilutionskurve eine geringere Gipfelhöhe und einen flacheren Verlauf auf. Hierdurch ist bei gleicher, zentralvenöser Indikatormenge das Signal-Rausch-Verhältnis aortaler Verdünnungskurven prinzipiell schlechter als das pulmonalarterieller Verdünnungskurven. Andererseits wird durch die längere Durchmischungszeit bei aortalen Verdünnungskurven eine größere Unabhängigkeit gegenüber kurzfristigen HZV-Änderungen, wie z. B. respiratorischen Einflüssen, erzielt

$$m_0 = (T_{Blut} - T_{Inj}) \cdot V_{Inj} \cdot k_{spez} \,. \tag{28}$$

Bei einem Hämatokrit von 40% liegt k_{spez} je nach Injektionslösung bei

$k_{spez} = 1{,}102$ für NaCl 0,9%,
$k_{spez} = 1{,}08$ für Glukose 5%,
$k_{spez} = 1{,}10$ für ICG.

Auch bei Thermodilutionskurven kommt es zu einer Rezirkulation von Indikatoranteilen (Abb. 14), obwohl diese weniger deutlich zutage tritt als bei Farbverdünnungskurven (vgl. Abb. 8). Es muß daher vor Berechnung der Fläche unter der Kurve eine Extrapolation zur Elimination der Rezirkulation durchgeführt werden (s. S. 257). Das Herzzeitvolumen (*HZV*) ergibt sich dann gemäß der Formel:

$$HZV = \frac{m_0}{\int_0^\infty -\Delta T(t)\, dt} \,. \tag{29}$$

Fehlerquellen bei der HZV-Messung

Als Fehlerquellen bei der Messung des HZV mittels Thermodilution kommen folgende Faktoren in Betracht:

1) extra- und intrakorporale Indikatorverluste oder scheinbaren Zugewinn,

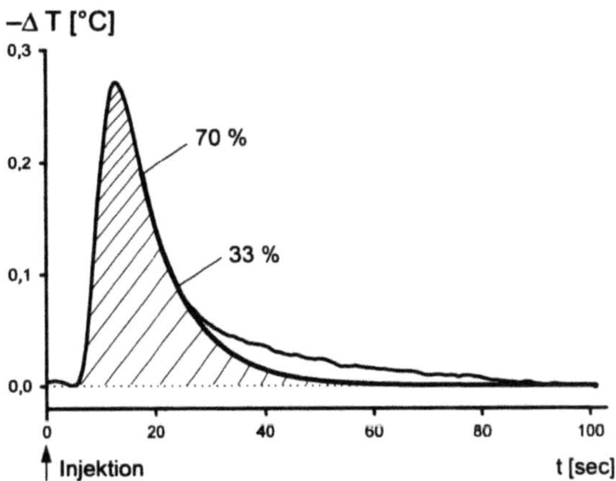

Abb. 14. Extrapolation und Flächenberechnung bei Thermodilutionskurven. Auch bei Thermodilutionskurven kommt es zur Rezirkulation von Indikatoranteilen, die zwar weniger deutlich in Erscheinung tritt als bei Farbstoffkurven (vgl. Abb. 8), aber trotzdem vor einer Berechnung der Kurve eliminiert werden muß

2) respiratorische Schwankungen und mangelhafte Durchmischung,
3) unterschiedliche Auswertungsalgorithmen und Fehlkalibration der Katheter oder Geräte,
4) Temperaturdrift während der Messung.

ad 1) Extrakorporale Indikatorverluste entstehen vor allem durch Aufwärmung des Injektats vor der Injektion. Bei HZV-Computern der älteren Generation wurde die Injekttattemperatur mit Hilfe eines Temperaturfühlers gemessen, der sich im Vorratsbehälter mit der meist eisgekühlten Lösung befand. Es kann jedoch bereits in der kurzen Zeit von der Entnahme bis zur Injektion des kalten Indikatorbolus zu einer nicht unerheblichen Aufwärmung des Injektats kommen. Erwärmungen von nahe bei 0°C im Vorratsbehälter bis auf 7°C während der Injektion sind hierbei keine Seltenheit (pro 1°C Injektaterwärmung ca. 3% geringeres HZV). Modernere HZV-Computer verfügen daher über eine Einrichtung zur Messung der Injektattemperatur direkt am Katheter mittels eines sog. „*Inline*"-Sensors. Hierdurch sind extrakorporale Indikatorverluste bzw. eine Fehleinschätzung der realen Injektattemperatur weitestgehend vermeidbar.

Eine weitere Quelle für Indikatorverluste stellt der Totraum des Injektionskatheters dar. Die Injektion erfolgt üblicherweise in das proximale Lumen des Pulmonaliskatheters, dessen Totraum in der Größenordnung von 0,4–2,0 ml liegt. Man muß davon ausgehen, daß sich vor der Injektion körperwarme Lösung in dem im Körper befindlichen Teil des Katheters befindet, während für den extrakorporalen Teil des Katheters Raumtemperatur anzunehmen ist. Die injizierte Kältemenge muß für den im Totraum des Katheters befindlichen Teil korrigiert werden. Wird eine entsprechende Korrektur nicht durchgeführt, so wird die injizierte Kältemenge (m_0) überschätzt und folglich auch das *HZV* falsch-hoch berechnet.

Vor allem bei transpulmonaler Thermodilution, d.h. Messung der Kälteverdünnungskurve in der Aorta, könnte man einen Indikatorverlust durch Kälteabgabe über die Pleura und die Thoraxwand oder mit der Atemluft erwarten. Dies ist jedoch nicht bzw. nur sehr geringfügig der Fall, wie durch gleichzeitige Temperaturmessungen in der A. pulmonalis und in der Aorta gezeigt werden konnte [3].

ad 2) Nach Jansen könnten je nach Injektionszeitpunkt das Kältebolus in bezug auf den respiratorischen Zyklus HZV-Werte gemessen werden, die bis zu 70 % voneinander abweichen. Die Ursache hierfür sind die respiratorischen Schwankungen des venösen Rückstroms, die zu Unterscheiden in der rechtsventrikulären Füllung und den nachfolgenden Schlagvolumina führen. Eine bessere Reproduzierbarkeit der gemessenen *HZV*-Werte erhält man, wenn jeweils endexspiratorisch, endinspiratorisch oder in Apnoe injiziert wird, jedoch repräsentieren diese Werte nicht zwangsläufig das zeitliche Mittel des *HZV*. Es ist daher empfehlenswert, stets Mehrfachmessungen des HZV mit zufällig über den respiratorischen Zyklus verteilten Injektionen durchzuführen. Der Mittelwert von 3–4 zufällig verteilten Messungen weicht nur noch in 7% der Fälle mehr als 10% vom wahren Mittelwert des *HZV* ab. Die Genauigkeit der *HZV*-Messung nimmt mit der Wurzel aus der Anzahl der zur Mittelwertbildung herangezogenen Einzelmeßwerte zu, d.h. 4 zufällig über den respiratorischen Zyklus verteilte *HZV*-Messung sind etwa 1,41mal genauer als 2 *HZV*-Messungen. Nach Jansen et al. kann eine vergleichbare Verbesserung der Genauigkeit mittels getriggerter äquidistanter Verteilung der *HZV*-Messungen über den respiratorischen Zyklus erzielt werden. Die hierfür erforderliche Einrichtung ist jedoch verhältnismäßig aufwendig. Bei transpulmonaler HZV-Messung ist das Problem der respiratorischen Einflüsse geringer ausgeprägt, da durch den längeren Verlauf der Kurve über einen längeren Zeitraum gemittelt wird.

Eine mangelhafte Durchmischung des Indikators mit dem Transportmedium kann theoretisch ebenso zur fehlerhaften HZV-Messung führen. Voraussetzungen für eine ausreichende Durchmischung des Indikators mit dem Blut stellen möglichst turbulente Strömungsverhältnisse bzw. ein hoher Anteil an Sekundärströmungen dar. In Anbetracht der meist laminaren Strömungsverhältnisse im Kreislauf könnte hieraus eine Problematik entstehen. In praxi fungiert jedoch bei zentralvenöser Injektion bzw. bei Injektionen in den rechten Vorhof der rechte Ventrikel durch seine rhythmische Aktivität als Mischkammer, so daß bereits bei pulmonalarterieller Messung im allgemeinen eine ausreichende Durchmischung vorliegt. Bei transpulmonalen Messungen fungiert zusätzlich das kapilläre Stromgebiet der Lunge als funktionelle Mischkammer.

ad 3) Führt man in einem künstlichen Kreislauf Messungen mit verschiedenen kommerziell verfügbaren HZV-Computern durch und vergleicht diese mit elektro-magnetischen Flußmessungen, so erhält man zum Teil deutliche Unterschiede in den berechneten HZV-Werten (Abb. 15). Eine Ursache hierfür

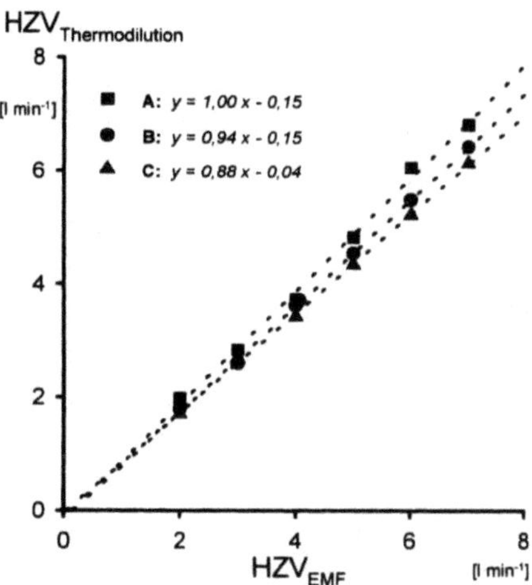

Abb. 15. Vergleich handelsüblichen HZV-Computern am Modell. Als Referenzverfahren wurde ein elektromagnetischer Flußmesser (EMF) benutzt, der in den künstlichen Kreislauf integriert wurde. Bei den untersuchten Geräten traten systematische Unterschiede von bis zu 13% auf

könnte eine unzureichende Kalibration sein. Entscheidend ist die Widerstandsänderung des Thermistors, die bei den üblichen Kathetern 520 Ω pro 1°C mit einem Grundwiderstand von 14,004 kΩ bei 37°C betragen soll (sog. „*Edwards-Norm*"). Die Kalibrierung der relativen Temperaturänderung des Thermistors erfolgt über einen zusätzlichen Kalibrierwiderstand, der in den Katheter integriert ist. Über diesen Widerstand kann die für die HZV-Messung wichtige relative Temperaturänderung zwar korrigiert werden, die absolute Temperaturmessung wird dadurch jedoch nicht verbessert, so daß z.T. Abweichungen bis zu 4°C auftreten können. Die produktionsbedingten Abweichungen der relativen Temperaturänderung von dem Standardwert der *Edwards-Norm* sind jedoch geringer. Von größerer Bedeutung dürften unterschiedliche Auswertungsalgorithmen sein. Wie bereits auf S. 258 erwähnt, führen kommerziell verfügbare HZV-Computer in aller Regel keine echte Extrapolation des abfallenden Schenkels der Thermodilutionskurve durch, sondern brechen die Messung zwischen 50–30% der maximalen Gipfelhöhe ab. Die Fläche unter der Kälteverdünnungskurve wird z. B. zwischen 82% und 30% der maximalen Gipfelhöhe berechnet und dann mit einem konstanten Faktor (in diesem Falle mit 0,578) multipliziert. Das Ergebnis entspricht der Fläche, die unter der extrapolierten Kurve jenseits 30% der Gipfelhöhe folgen würde. Dieses Verfahren kann mitunter zu ungenauen HZV-Ergebnissen führen, da die Geräte jedoch gute Linearitätseigenschaften besitzen, kann eine relative HZV-Änderung mit mehr als ausreichender Genauigkeit erfaßt werden.

ad 4) Eine der Hauptursachen für fehlerhafte HZV-Messungen sind spontane Temperaturschwankungen während der Messung. Je nach Injektatvolumen, Temperatur und Höhe des HZV beträgt die Temperaturamplitude in der A. pulmonalis lediglich ca. 0,7°C und in der Aorta ca. 0,3°C. Vor allem in Situationen mit hämodynamischer Instabilität können jedoch erhebliche spontane Temperaturschwankungen auftreten, die z. B. durch schnell einlaufende Infu-

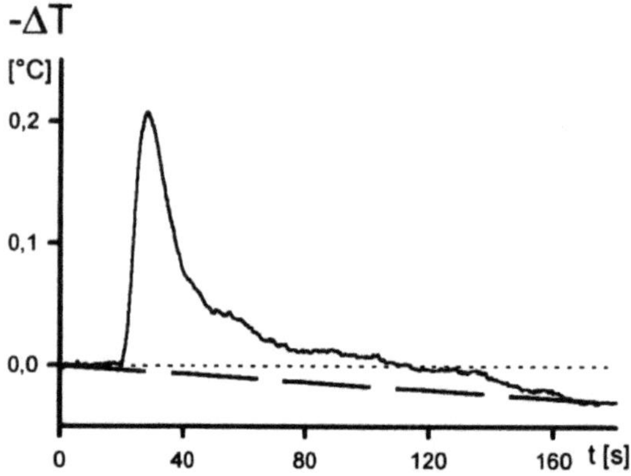

Abb. 16. Temperaturdrift der Thermodilutionskurve. Eine typische Fehlerquelle bei der HZV-Messung mittels Thermodilution sind Temperaturschwankungen. In dem dargestellten Beispiel liegt eine Temperaturdrift mit langsamem Anstieg der Temperatur vor (*gestrichelte Linie*). Man beachte, daß bei der Darstellung von Thermodilutionskurven konventionsgemäß negative Temperaturänderungen auf der Ordinate aufgetragen werden, d.h. daß ein Ausschlag nach oben Abkühlung bedeutet. Durch diese Temperaturdrift folgt eine Unterschätzung der wahren Fläche unter der Thermodilutionskurve und somit eine Überschätzung des HZV

sionen verursacht werden (Abb. 16). Unter diesen Bedingungen sind keine zuverlässigen HZV-Messungen mittels Thermodilution durchführbar. Die Abweichungen des gemessenen HZV können in einem solchen Fall sehr große Werte von 1 l/min und mehr erreichen. Es ist daher stets eine visuelle Kontrolle der Kälteverdünnungskurve zu fordern, um Artefakte dieser Art auszuschließen. Der Fehler, der durch spontane Temperaturschwankungen verursacht wird, wird naturgemäß um so kleiner, je größer die erzielte Temperaturamplitude ist, d.h. je kälter das Injektat ist. Eisgekühlte Lösungen sind daher in dieser Hinsicht vorteilhafter als Messungen mit Raumtemperatur. Im Vergleich zur plumonalarteriellen Thermodilution ist die transpulmonale Thermodilution anfälliger gegenüber spontanen Temperaturschwankungen, da nach Passage der Lungen die erzielte Temperaturamplitude in der Aorta wesentlich kleiner ist (Abb. 13). Dafür hat die transpulmonale Messung den Vorteil der besseren Durchmischung und der geringeren Anfälligkeit gegenüber respiratorischen Einflüssen auf den gemessenen HZV-Wert.

Messungen der Ejektionsfraktion

Das klassische Verfahren zur Messung der Ejektionsfraktion geht auf Holt zurück. Hierbei wurde zum Zeitpunkt der Enddiastole eine bestimmte Menge Indikator in den linken Ventrikel injiziert. Werden in der Aorta Temperaturmessungen mit einem ausreichend schnellen Thermistor durchgeführt, so läßt sich eine treppenförmige aortale Temperaturverdünnungskurve erfassen, die in Abb. 17 dargestellt ist. Der initale Temperaturabfall entsteht durch die Abkühlung des linksventrikulären Blutes durch das Injektat. In der nachfolgenden Diastole füllt sich der linke Ventrikel erneut mit warmem Blut (Menge eines Schlagvolumens), so daß das 2. Schlagvolumen, das den Ventrikel

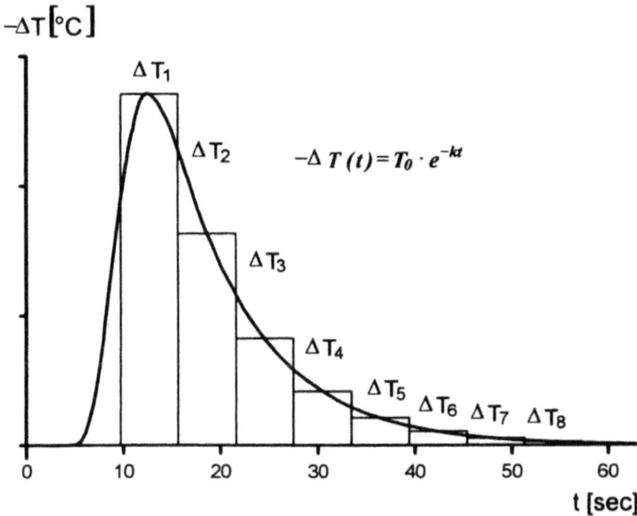

Abb. 17. Bestimmung der Ejektionsfraktion (EF) Holt. Nach enddiastolischer Injektion eines Kältebolus in den Ventrikel wird mit jedem nachfolgenden Herzschlag ein Anteil der Kälte wieder ausgeworfen. Durch die nachströmende Blutmenge eines Schlagvolumens wird die verbleibende Kältemenge erwärmt, so daß beim nächsten Auswurf die Temperatur anteilig ansteigt. Bei einem alternativen Auswertungsverfahren wird der Verlauf des Temperaturanstiegs mittels einer Exponentialfunktion beschrieben und das enddiastolische Volumen aus der Zeitkonstanten *k* berechnet (vgl. Gl. 38)

verläßt, deutlich wärmer ist. Basierend auf dem Prinzip der Massenerhaltung kann aus dem Verhältnis der Temperatursprünge die Ejektionsfraktion (*EF*) berechnet werden. Ist ΔT_0 die initale Abkühlung des enddiastolischen Volumens (*EDV*), so ist die im Ventrikel deponierte Kältemenge:

$$m_{0\,\text{Temp diast}} = \Delta T_0 \cdot \text{EDV}\,. \tag{30}$$

Hiervon wird während der Systole der Anteil des Schlagvolumens (*SV*) in die Aorta ausgeworfen, und es verbleibt im Ventrikel lediglich die Menge

$$m_{0\,\text{Temp syst}} = \Delta T_0 \cdot (\text{EDV} - \text{SV})\,. \tag{31}$$

Durch das in der Diastole nachströmende Blut wird die verbliebene Indikatormenge wiederum auf das ventrikuläre Füllungsvolumen verteilt. Nach dem Prinzip der Massenerhaltung ergibt sich für die neue Mischtemperatur (ΔT_1):

$$\Delta T_1 \cdot \text{EDV} = \Delta T_0 \cdot (\text{EDV} - \text{SV})\,. \tag{32}$$

Durch Umstellen ergibt sich für die Ejektionsfraktion (*EF*):

$$\frac{\Delta T_1}{\Delta T_0} = \frac{1 - \text{SV}}{\text{EDV}} \Leftrightarrow \text{EF} = \frac{\text{SV}}{\text{EDV}} = 1 - \frac{\Delta T_1}{\Delta T_0}\,, \tag{33}$$

allgemein:

$$\text{EF} = \frac{\text{SV}}{\text{EDV}} = 1 - \frac{\Delta T_n}{\Delta T_{n-1}}\,. \tag{34}$$

Da aus der Fläche unter Kurve ebenfalls das *HZV* und unter Einbezug der Herzfrequenz (*Hf*) das Schlagvolumen (*SV*) berechnet werden kann, ergeben sich als weitere abgeleitete Größen das enddiastolische (*EDV*) und das endsystolische (*ESV*) linksventrikuläre Volumen:

$$\mathrm{EDV} = \frac{\mathrm{SV}}{\mathrm{EF}}, \tag{35}$$

$$\mathrm{ESV} = \mathrm{EDV} - \mathrm{SV}. \tag{36}$$

Zu dieser klassischen Thermodilutionstechnik zur Messung der Ejektionsfraktion ist zu bemerken, daß die Normalwerte der EF bei 50% für den suffizienten Ventrikel liegen und damit deutlich niedriger als angiographisch gemessene Ejektionsfraktionen sind (EF $\approx$ 70%). Dieser systematische Unterschied ist vermutlich auf eine Überschätzung des *EDV* bei der Verwendung von Kälte als Indikator zurückzuführen. Es kommt nicht nur zu einer Abkühlung des Blutes, sondern auch der freien Ventrikelwand und des Septums. Im Gegensatz hierzu ist bei der angiographischen Bestimmung der *EF* eher eine Unterschätzung des *EDV* zu erwarten, da vor allem im Bereich der trabekulären Strukturen der Ventrikelwand durch eine mangelhafte Durchmischung eine schlechte Abgrenzbarkeit des Cavums gegeben ist. Die radiologische Messung der *EF* führt daher zu einer Unterschätzung des *EDV* und zu einer Überschätzung der *EF*. Keines der beiden Verfahren ist daher als *„golden standard“* zu werten.

Aufgrund der hohen Invasivität (linksventrikulärer und aortaler Katheter) hat die Messung der linksventrikulären Ejektionsfraktion mittels Thermodilution klinisch keine Bedeutung. In neuerer Zeit werden jedoch kommerzielle Geräte angeboten, bei denen nach einem ähnlichen Prinzip die rechtsventrikuläre Ejektionsfraktion aus der pulmonal-arteriellen Thermodilutionskurve ermittelt wird. Im Unterschied zur klassischen Technik wird jedoch keine getriggerte ventrikuläre Injektion durchgeführt, sondern der Kältebolus wird wie üblich zentralvenös bzw. in den rechten Vorhof injiziert. Man geht davon aus, daß der im Vorhof deponierte Kältebolus relativ rasch in den rechten Ventrikel gelangt und anschließend ähnliche Verhältnisse wie bei der klassischen Holt-Technik bestehen. Es bleibt jedoch festzuhalten, daß die Messungen der rechtsventrikulären Ejektionsfraktion vereinfachende Annahmen beinhaltet.

Ein anderer einfacher Ansatz zur Berechnung der *EF* aus Thermodilutionskurven beruht auf dem auf S. 254 erläuterten Transitzeitenprinzip. Geht man davon aus, daß durch die rhythmische Aktivität der Ventrikel eine ideale Durchmischung des Indikators bewirkt wird, so sollte die Auswaschkurve (unter der Voraussetzung, daß kein neuer Indikator in den Ventrikel eintritt) einen monoexponentiellen Abfall aufweisen:

$$\Delta \mathrm{T(t)} = \Delta \mathrm{T}_0 \cdot \mathrm{e}^{-\mathrm{kt}}. \tag{37}$$

Das Verteilungsvolumen, das in diesem Fall dem EDV entspricht, berechnet sich als:

$$\mathrm{EDV} = \mathrm{HZV} \cdot \mathrm{mtt}, \quad \text{wobei} \quad \mathrm{mtt} = 1/\mathrm{k} \tag{38}$$

Mit SV = HZV/Hf ergibt sich dann die Ejektionsfraktion (*EF*):

$$\mathrm{EF} = \mathrm{SV}/\mathrm{EDV}\,. \tag{39}$$

Bemerkenswert an vorstehend erläutertem Ansatz ist, daß nicht notwendigerweise (wie sonst häufig gefordert) Temperatursonden mit sehr schneller Ansprechzeit verwendet werden müssen. Es muß lediglich die Zeitkonstante des Katheters ($k_{Katheter}$) bekannt sein. Man kann dann auf einfache Art und Weise bei der Berechnung der mittleren Transitzeit (*mtt*) aus der gemessenen Zeitkonstante des monoexponentiellen Abfalls ($k_{gemessen}$) korrigieren:

$$\mathrm{mtt} = 1/\mathrm{k}_{\mathrm{gemessen}} - 1/\mathrm{k}_{\mathrm{Katheter}}\,. \tag{40}$$

Kontinuierliche Herzzeitvolumenmessung mittels Thermodilution

Bei einer quasi kontinuierlichen Methode zur Messung des Herzzeitvolumens wird im Gegensatz zur konventionellen Thermodilution nicht Kälte, sondern Wärme als Indikator verwendet. Das Blut wird auf Vorhofebene mittels eines Heizelementes, das als Ummantelung auf einen Pulmonaliskatheter aufgebracht ist, mit kurzen Wärmeimpulsen von ca. 44°C markiert. Die resultierenden Temperaturänderungen werden stromabwärts in der A. pulmonalis mit einem schnellen Thermistor registriert. Eine höhere Aufheizung des Blutes ist naturgemäß nicht möglich, da es zur Denaturierung von Proteinen etc. kommen würde. Bei der geringeren Temperaturdifferenz zwischen Wärmeimpuls und Bluttemperatur sind dementsprechend die resultierenden Temperaturänderungen in der A. pulmonalis sehr klein und wären als Einzelimpluse vor normalem Rauschen des Temperatursignals nicht erfaßbar. Die Anregung durch die Wärmeimpulse erfolgt jedoch in einer pseudozufälligen Sequenz, so daß eine Kreuzkorrelation (vgl. S. 262) dieser Sequenz mit den in der A. pulmonalis gemessenen Temperaturänderungen direkt die Transportfunktion für die Wärme ergibt. Die Fläche unter der Transportfunktion ist dann ähnlich wie die Fläche unter konventionellen Thermodilutionskurven auswertbar. Erfolgt die pseudozufällige Anregung mit Wärmeimpulsen kontinuierlich, so kann die Kreuzkorrelationsfunktion im Sinne einer gleitenden Mittelwertbildung für Zeiträume von wenigen Minuten berechnet werden. Damit steht ein Verfahren zur Verfügung, mit dem quasi kontinuierlich das HZV überwacht werden kann. Bislang liegen noch wenig Erfahrungsberichte zu dieser Methodik vor. Bei Patienten mit hohen HZV-Werten und hohen Bluttemperaturen, wie z.B. septischen Patienten, könnten möglicherweise meßtechnische Probleme auftreten. In diesem Fall würde die Temperaturdifferenz zwischen Wärmeimpuls und Bluttemperatur erheblich kleiner werden, und zusätzlich würde ein hoher Blutfluß zu einer weiteren Abnahme der meßbaren Temperaturänderungen in der A. pulmonalis führen. Es ist daher zu erwarten, daß unter diesen Bedingungen das ansonsten sehr attraktive Verfahren der kontinuierliche Thermodilution an methodische Grenzen stößt.

Lokale Thermodilutionsverfahren zur Messung von Organdurchblutung

Eine spezielle Technik der Thermodilution ist die lokale, kontinuierliche Thermodilution, die vor allem bei wissenschaftlichen Untersuchungen zur Messung der Koronardurchblutung eingesetzt wird. Hierbei wird ein Katheter in den Koronarsinus eingeführt, durch dessen distales Lumen eine gekühlte Lösung mit konstanter Rate infundiert wird. Durch einen proximal, aber noch im Koronarsinus gelegenen Temperaturfühler wird die Abkühlung des Blutes durch die Infusion gemessen. Nach dem Stewart-Prinzip (vgl. S. 253) kann der Koronarsinusausfluß somit kontinuierlich berechnet werden.

Im Verhältnis zu anderen Methoden, mit denen die Koronardurchblutung am Patienten gemessen werden kann, wie z. B. Fremdgasverfahren oder Positronenemissionstomographie, ist die lokale Thermodilution im Koronarsinus ein relativ wenig aufwendiges Verfahren und wird daher von vielen Arbeitsgruppen für wissenschaftliche Untersuchungen eingesetzt. Leider weist die Methode einige problematische Mängel auf, die die Aussagekraft erheblich einschränken. Das größte Problem stellt die Durchmischung im Koronarsinus dar. Unter physiologischen Bedingungen herrschen im Koronarsinus mehr oder weniger laminare Strömungsverhältnisse. Eine vollständige Durchmischung der kontinuierlichen Infusion mit dem koronarvenösen Blut ist daher nicht gegeben. Inwieweit relative Änderungen der Koronardurchblutung zu erfassen sind, ist bislang nicht untersucht.

Farbstoffverdünnung

Bei der Farbstoffverdünnung handelt es sich um ein seit langem in der Medizin eingeführtes Verfahren, das bereits vor mehr als 30 Jahren zur Messung des Herzzeitvolumens eingesetzt wurde. Als Farbstoff wird Indocyaningrün (*ICG*) (Abb. 18) verwendet, das nach i.v.-Injektion rasch an α_1-Lipoproteine gebunden wird und daher ein streng intravasaler Indikator ist. ICG ist ein nichttoxischer Farbstoff, der selten allergische Reaktionen auslösen kann (ca. 1:200 000) und vollständig über die Leber ohne enterohepatischen Kreislauf mit der Galle ausgeschieden wird.

Vor allem durch die Verfügbarkeit von Fiberoptikkathetern gewinnt die Farbstoffverdünnung in letzter Zeit wieder zunehmend an Bedeutung, insbesondere in Kombination mit dem Indikator Kälte als sog. Doppelindikatorverdünnungstechnik. Außer dem *HZV* kann mit diesem Verfahren neben dem intrathorakalen, zirkulierenden und totalen Blutvolumen auch das extravaskuläre Lungenwasser als Index für pulmonale Flüssigkeitsakkumulation bestimmt werden. Des weiteren stellt die hepatische ICG-Clearance ein quantitatives Maß für die Leberdurchblutung und -funktion dar.

HZV-Messungen mit ICG

Messungen des HZV mittels Farbstoffverdüngung erfolgen ebenso wie bei der Thermodilution nach dem Henriques-Hamilton-Verfahren, es wird jedoch überwiegend in transpulmonaler Technik gemessen. Bei der älteren Methodik wurde Blut aus der A. femoralis mittels eines Absaugsystems durch

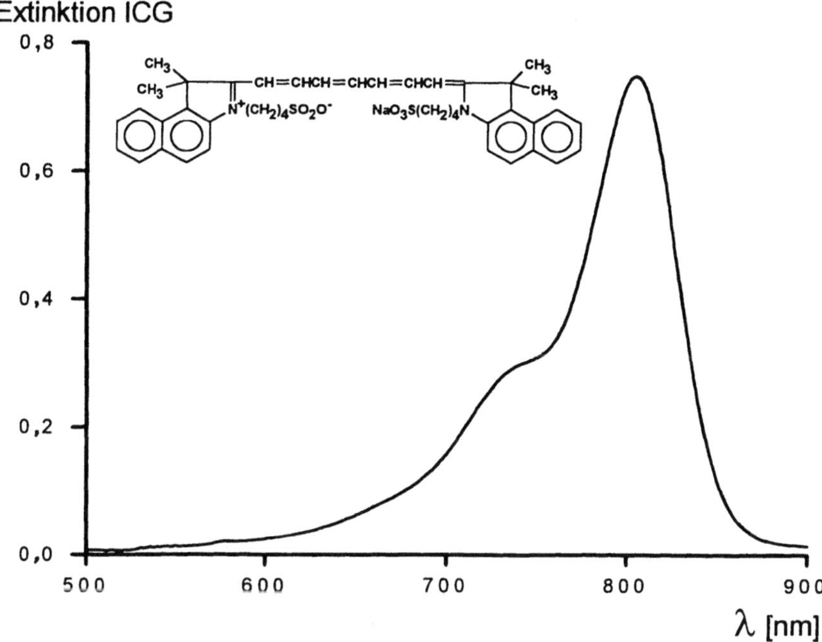

Abb. 18. Absorptionsspektrum von Indocyaningrün. Indocyaningrün (ICG) ist ein streng intravasaler Indikator, der sich sofort nach Injektion an Plasmaproteine bindet und vollständig über die Leber ausgeschieden wird. Der Farbstoff hat ein Absportionsmaximum bei der Wellenlänge von 805 nm, während bei 900 nm praktisch keine Absorption besteht, so daß dieser Bereich für Referenzmessungen genutzt werden kann

eine Durchflußküvette geleitet, in der fortlaufend die Farbstoffkonzentration densitometrisch bestimmt wurde. Das System mußte zuvor mit bekannten ICG-Konzentrationen und Patientenblut kalibriert werden. Eine typische arterielle Farbstoffkurve bei zentralvenöser Injektion (Abb. 8) zeigt nach einem initialen Gipfel meist einen 2. manchmal auch einen 3. Gipfel, die jeweils durch die Rezirkulation des Farbstoffes entstehen. In gleicher Weise wie bei der Thermodilution wird der abfallende Schenkel der Primärkurve extrapoliert und aus Farbstoffdosis (m_0) und Fläche unter der Kurve des *HZV* berechnet:

$$\mathrm{HZV} = \frac{\mathrm{m_0}}{\int\limits_0^\infty \mathrm{c_{ICG}(t)\,dt}} \tag{41}$$

Im Vergleich zur Thermodilution besteht ein Vorteil der Farbstoffverdünnungsmethodik in der geringeren Störanfälligkeit vor allem in bezug auf Basislinienschwankungen. Bei der Thermodilution werden Instabilitäten der Basislinie durch spontane Temperaturänderungen des Patienten verursacht und stellen die häufigste Fehlerquelle bei der HZV-Messung dar. Bei der Farbstoffverdüngung besteht dieses Problem hingegen nicht. Ein großer

Nachteil der älteren Farbstoffverdünnungsmethodik mit extrakorporalem Densitometer bestand jedoch in den mitunter erheblichen Blutverlusten, die durch die Notwendigkeit einer kontinuierlichen Blutabsaugung entstanden. Die umständliche Handhabung des Absaugsystems verhinderte auch eine breitere klinische Nutzung der Farbstoffverdünnung zur HZV-Messung. Die Farbstoffverdüngung wird daher nur noch für spezielle wissenschaftliche Fragestellungen zur HZV-Messung verwendet, während sich die Thermodilution als Routineverfahren in der klinischen Praxis durchgesetzt hat.

Blutvolumenmessung mittels ICG

Da ICG einen streng intravasalen Indikator darstellt, entspricht das Verteilungsvolumen des ICG dem intravasalen Plasma- bzw. Blutvolumen. Es kann daher mit Hilfe des ICG das Plasma- bzw. Blutvolumen bestimmt werden, und zwar sowohl auf der Basis des Prinzips der Massenerhaltung (vgl. S. 251) als auch durch Messungen von Transitzeiten (vgl. S. 254). Hierzu wird eine bestimmte Menge ICG möglichst zentralvenös injiziert. Bei der erstgenannten, älteren Technik werden anschließend in einem vorgegebenen Zeitraster Blutproben über einen stromabwärts gelegenen Katheter abgenommen. Die Blutproben werden zentrifugiert, und die Konzentration des ICG wird durch spektralphotometrische Messung bei 805 nm bestimmt. Der Farbstoff wird relativ rasch durch die Leber aufgenommen und in einem zweiten, langsameren Schritt mit der Galle ohne enterohepatischen Kreislauf ausgeschieden. Man findet daher bei genügend langer und genauer Messung der ICG-Konzentrationen immer eine biexponentiale Elimationskinetik der Form:

$$c(t) = \alpha \cdot e^{-k_1 \cdot t} + \beta \cdot e^{-k_2 \cdot t} . \qquad (42)$$

Das Blut- bzw. Plasmavolumen ist dann:

$$V_{d\,Blut/Plasma} = \frac{m_0}{\alpha + \beta} . \qquad (43)$$

Die Entscheidung, ob direkt das Blutvolumen bestimmt wird oder primär das Plasmavolumen und zur Berechnung des Blutvolumens sekundär mit Hilfe des Hämatokrit korrigiert werden muß, hängt von der Kalibrationsprozedur der photometrischen ICG-Messung ab. Wird für die Kalibration des Photometers Plasma verwendet, so beziehen sich die berechneten Konzentrationen auf das Plasma, und es muß dementsprechend eine Hämatokritkorrektur durchgeführt werden. Es ist jedoch auch möglich, bei jeder Meßreihe individuelle Kalibrationen von Patientenvollblut durchzuführen. Werden vor der Zentrifugation bekannte Mengen ICG in das Vollblut titriert, so bezieht sich die nach Zentrifugation im Plasma ermittelte Kalibrationsgerade auf Vollblutkonzentrationen. Eine Hämatokritkorrektur zur Berechnung des Blutvolumens entfällt in diesem Fall.

Messungen der Leberdurchblutung und Leberfunktion mittels ICG

Die ausschließlich hepatische Elimination des ICG ermöglicht es, aus der Eliminationsgeschwindigkeit des ICG ein quantitatives Maß für die Leberfunktion abzuleiten, wie z.B. die ICG-Clearance. Unter der sog. *fraktionellen ICG-Clearance* versteht man hierbei die Eliminiationsrate *k*, die nach einer ICG-Bolusinjektion unter Annahme einer einfachen Eliminationskinetik 1. Ordnung ($c(t) = \alpha \cdot e^{-k \cdot t}$) aus dem Abfall der ICG-Konzentration berechnet wird. Die fraktionelle ICG-Clearance stellt ein qualitatives Maß für die Leberfunktion dar und ist unabhängig von der applizierten ICG-Menge. Die quantitative Berechnung der ICG-Clearance (Cl_{ICG}) erfordert zusätzlich die Berücksichtigung des Verteilungsvolumens und der injizierten ICG Menge (m_0):

$$\mathrm{Cl_{ICG}} = \mathrm{k} \cdot \mathrm{V_{d\,Blut/Plasma}} = \mathrm{k} \cdot \frac{\mathrm{m_0}}{\alpha + \beta}\,. \tag{44}$$

Da ICG mit einer sehr hohen Extraktionsrate von der Leber aufgenommen wird, ist die ICG-Clearance auch als semiquantitatives Maß für die Leberdurchblutung interpretierbar. Unter physiologischen Bedingungen werden 70–80% des ICG bei einer Passage der Leber aus dem Blut aufgenommen. Die ICG-Clearance ist dementsprechend ca. 70–80% der Leberdurchblutung.

Zur genauen Messung der Leberdurchblutung muß die hepatische Extraktionsrate für ICG durch einen Lebervenenkatheter zur Gewinnung hepatovenöser Blutproben bestimmt werden. Bei dieser Technik wird ICG mit einer konstanten Rate infundiert ($\dot{m}_{ICG\,rein}$). Nach ca. 30 min bildet sich ein „*steady state*“ aus, bei dem die Rate der hepatischen ICG-Aufnahme ($\dot{m}_{ICG\,hep\,eli}$) der Infusionsrate entspricht:

$$\dot{\mathrm{m}}_{\mathrm{ICG\,rein}} = \dot{\mathrm{m}}_{\mathrm{ICG\,hep\,eli}} = \dot{\mathrm{V}} \cdot \left(c_{art} - c_{hepven}\right)\,. \tag{45}$$

Der hepatische Blutfluß ist dann:

$$\dot{\mathrm{V}}_{\mathrm{hep}} = \frac{\dot{\mathrm{m}}_{\mathrm{ICG\,rein}}}{\left(\mathrm{c_{art}} - \mathrm{c_{hepven}}\right)}\,. \tag{46}$$

Doppelindikatorverdünnung

Durch die Kombination von Kälte und Farbstoffen als Indikatoren kann eine Reihe zusätzlicher physiologischer Parameter erfaßt werden. Die Doppelindikatorverdünnung wird überwiegend in transpulmonaler Technik angewendet, d.h. es wird ein kalter Farbstoffbolus in den rechten Vorhof injiziert, und die Messung der Farbstoff- und Temperaturverdünnungskurven erfolgt mittels kombinierter Fiberoptik-Thermistor-Katheter in der Aorta. Die kommerziell erhältlichen Meßkatheter wiesen ein Kaliber von 3–4 F auf und werden durch eine 4-5-F-Schleuse via A. femoralis plaziert. Die Spitze des Katheters sollte sich idealerweise in der Aorta auf Höhe des Diaphragmas befinden. Folgende Größen lassen sich mit Hilfe der Doppelindikatorverdünnung erfassen:

- Herzzeitvolumen,
- intrathorakales, zentrales und pulmonales Blutvolumen,
- totales zirkulierendes Blutvolumen,
- hepatische ICG-Clearance und
- extravaskuläres Lungenwasser.

Herzzeitvolumen

Das Herzzeitvolumen wird bei der Doppelindikatorverdünnung in üblicher Weise aus der Thermodilutionskurve berechnet. Im Prinzip wären die Farbstoffkurven ebenfalls für die Berechnung des Herzzeitvolumens geeignet, jedoch hat sich in der Praxis herausgestellt, daß trotz sehr guter Linearität der fiberoptischen Farbstoffmessung eine exakte Kalibration der Farbstoffkurven problematisch ist. Man beschränkt sich daher für die HZV-Berechnung auf die Thermodilutionskurve, die wie auf S. 264 beschrieben ausgewertet wird.

Intrathorakales (ITBV), zentrales (ZBV) und pulmonales (PBV) Blutvolumen

Das intrathorakale Blutvolumen ($ITBV$) ist definitionsgemäß das Volumen, das den kleinen Kreislauf und das gesamte Herz umfaßt. Dieses Volumen kann aus der mittleren Transitzeit des Farbstoffs zwischen rechtem Vorhof, in den üblicherweise die Injektion erfolgt, und der Aorta ($mtt_{ICG\,Aorta}$) durch Multiplikation mit dem Herzzeitvolumen (HZV) berechnet werden.

$$\mathrm{ITBV} = \mathrm{HZV} \cdot \mathrm{mtt}_{\mathrm{ICG\,Aorta}} \,. \tag{47}$$

Die Bestimmung der mittleren Transitzeit kann aus der aortalen Farbstoffkurve erfolgen, wobei zuvor die Rezirkulation eliminiert werden muß. In aller Regel wird dies durch monoexponentielle Extrapolation des abfallenden Schenkels der Farbstoffkurve durchgeführt (vgl. S. 257). Die mittlere Transitzeit ab Injektionszeitpunkt kann dann mit Hilfe des „*Horse-race*"-Algorithmus berechnet werden. Mit der Verfügbarkeit rechnergestützer Auswertungsverfahren ist es jedoch auch möglich, die Elimination der Rezirkulation durch nichtlineare Anpassung der frühen, sicher nicht mit Rezirkulation kontaminierten Kurvenanteile an geeigneten Modellfunktionen durchzuführen, wobei die mittlere Transitzeit einen Parameter der Modellfunktion darstellt (vgl. S. 254ff.).

Das zentrale Blutvolumen (ZBV) entspricht dem Blutvolumen im kleinen Kreislauf und ist nach der Definition von Gauer das Blutvolumen, das sich zwischen der Pulmonalklappe und der Aortenklappe befindet. Es wird auf der Basis der mittleren zentralen Transitzeit des Farbstoffes zwischen A. pulmonalis und Aorta (mtt_{zent}) berechnet:

$$\mathrm{ZBV} = \mathrm{HZV} \cdot \mathrm{mtt}_{\mathrm{zent}} \,. \tag{48}$$

Eine Möglichkeit, die mittlere zentrale Transitzeit zu bestimmen, wäre durch direkte Injektion des Indikators in die A. pulmonalis und Berechnung der mtt_{zent} aus der aortalen ICG-Kurve gegeben. Bei direkter Injektion in die A. pulmonalis kann jedoch die Durchmischung mit dem Blut problematisch sein. Darüber hinaus sind, vermutlich auf der Basis eines Reflexgeschehens, häufig Kreislaufreaktionen bei Pulmonalinjektion zu beobachten. Es ist daher günstiger, wie üblich den Indikator zentralvenös zu injizieren und anstatt dessen eine zusätzliche Messung der Indikatorkurven mittels fiberoptischem Einschwemmkatheter in der A. pulmonalis durchzuführen. Für mittlere Transitzeiten gilt ein einfaches, additives Verhalten. Die zentrale Transitzeit kann daher aus der Differenz der Transitzeit vom Injektionsort bis zur A. pulmonalis (mtt_{pul}) und der Transitzeit vom Injektionsort bis zur Aorta (mtt_{Aorta}) berechnet werden:

$$\mathrm{mtt_{zent}} = \mathrm{mtt_{ICG\,Aorta}} - \mathrm{mtt_{ICG\,pulm}}\,. \tag{49}$$

Das pulmonale Blutvolumen (PBV) ist ein virtuelles Volumen, das aus der sog. „*Downslope*"-Zeit (mtt_{down}) der aortalen Farbstoffkurve und dem Herzzeitvolumen berechnet wird:

$$\mathrm{PBV} = \mathrm{mtt_{ICG\,down}} \cdot \mathrm{HZV}\,. \tag{50}$$

Die „*Downslope*"-Zeit ist der Kehrwert der Zeitkonstanten, die bei monoexponentieller Extrapolation des abfallenden Schenkels der Farbstoffkurve ermittelt wird. Nach Newman stellt dieses virtuelle Volumen das größte homogene Verteilungsvolumen zwischen Injektionsort und Meßort dar (vgl. hierzu S. 254, 255). Im Falle der Doppelindikatorverdünnung mit Injektion in den rechten Vorhof und Messung in der Aorta wird dieses Volumen als das pulmonale Blutvolumen interpretiert.

Zumindest theoretisch ergibt sich hierdurch die Möglichkeit, weitere intrathorakale Volumenkompartimente abzugrenzen, insbesondere die globalen enddiastolischen Volumina (Vorhof+Ventrikel) des rechten (*GREDV*) und linken (*GLEDV*) Herzens:

$$\mathrm{GREDV} = \mathrm{ITBV} - \mathrm{ZBV}\,, \quad \text{bzw.} \quad \mathrm{GLEDV} = \mathrm{ZBV} - \mathrm{PBV}\,. \tag{51}$$

Hiermit ergibt sich auch für die klinische Routine die Möglichkeit, vor allem anhand der Betrachtung des Verhältnisses von Schlagvolumen zu Füllungszustand, eine differenzierte Beurteilung der Myokardfunktion vorzunehmen. Diese Verhältnisse stellen eine Art Herzfunktionsindex dar, der von seiner Bedeutung her einer Ejektionsfraktion entspricht.

Totales zirkulierendes Blutvolumen (TBV)

Wie auf S. 254 beschrieben, läßt sich das Verteilungsvolumen eines Indikators nach dem Prinzip der Massenerhaltung bestimmen. Bei Verwendung von Indocyaningrün als Indikator besteht das Verteilungsvolumen im Plasmavolumen, da der Farbstoff vollständig an Plasmaeiweiße gebunden wird. Man entnimmt üblicherweise Blutproben im Abstand von 3 min über einen Zeitraum von 15–30 min. Die 1. Blutprobe sollte nicht vor 3 min abgenommen werden, da die Verteilungsphase des Farbstoffes noch nicht abgeschlossen ist. Die Blutproben werden zentrifugiert und die Plasmakonzentration des ICG photometrisch bestimmt. Bei Messungen über 30 min findet man in der Regel einen biexponentiellen Abfall der ICG-Plasmakonzentrationen. Wird nur für 15 min gemessen, so ist das 2., langsamere Kompartiment häufig nicht erkennbar. Die Ursache für das 2., langsamere Kompartiment soll die biliäre Farbstoffexkretion sein, die im Gegensatz zur initialen Aufnahme des Farbstoffs in die Leberzelle wesentlich langsamer verläuft. Es findet also zunächst eine Zwischenspeicherung des ICG in der Leberzelle statt. Das Plasmavolumen berechnet sich aus der Rückextrapolation auf den Zeitpunkt der

Injektion (s. S. 251 ff.). Das zugehörige Blutvolumen muß durch Korrektur mit dem jeweiligen Hämatokrit (*Hk*) ermittelt werden:

$$TBV_{30\,min} = V_{d\,Plasma} \cdot \frac{100}{100 - Hk} . \tag{52}$$

Im Prinzip wäre das gleiche Verfahren auch bei fiberoptischer Messung der Farbstoffkonzentration anwendbar, jedoch ist die Messung der Farbstoffeliminationsphase problematisch. Die fiberoptische ICG-Messung ist weniger sensitiv als der photometrische ICG-Nachweis. Es besteht daher nach Abklingen der Verteilungsphase für die dann auftretenden relativ niedrigen Konzentrationsbereiche des Farbstoffes ein schlechtes Signal-Rausch-Verhältnis, so daß eine Rückextrapolation nur unzuverlässig durchzuführen ist. Eine Berechnung des totalen zirkulierenden Blutvolumens (*TBV*) kann jedoch unter Verwendung etwas aufwendigerer pharmakokinetischer Modelle durchgeführt werden, mit denen sowohl die Farbstoffverteilungsphase als auch die Eliminationsphase beschrieben werden kann. Bei diesen Modellen wird, wie auf S. 258 ff. näher beschrieben, eine Kreislauftransportfunktion ermittelt. Aus der mittleren Kreislauftransitzeit (mtt_{zirk}) und dem Herzzeitvolumen (*HZV*) kann nach dem auf S. 254 erläuterten Prinzip das totale zirkulierende Blutvolumen berechnet werden:

$$TBV_{5\,min} = mtt_{zirk} \cdot HZV . \tag{53}$$

Das HZV wird im Rahmen der Doppelindikatorverdünnungsmethodik wie üblich aus der Thermodilutionskurve ermittelt. Zur Bestimmung der mittleren Kreislauftransitzeit wird die aortale Farbstoffkurve nach der Methode der kleinsten Quadrate iterativ an ein Modell angepaßt, das auf der Basis einer Kreislauftransportfunktion geeignet ist, sowohl die Verteilungsphase als auch die Eliminationsphase des Farbstoffs zu beschreiben. Hierbei besteht die gemessene Farbstoffkurve ($c(t)$) aus der Summe von „*first pass*" ($c_{Bolus}(t)$) und rezirkulierendem Farbstoff ($c_{rezirk}\,(t)$):

$$c(t) = c_{Bolus}(t) + c_{rezirk}(t) . \tag{54}$$

Die Farbstoffkurve kann an einer beliebigen Stelle im Kreislauf gemessen werden, vorzugsweise jedoch als arterielle Farbstoffkonzentration, wie bei der Doppelindikatordilution üblich. $c_{bolus}\,(t)$ entspricht dem Konzentrations-Zeitverlauf, der sich aus dem der 1. Passage des Farbstoffbolus („*first pass*") am Meßort ergibt. Dieser kann durch jede der in Tabelle 1 beschriebenen Funktionen parametrisiert werden, am einfachsten jedoch durch eine logarithmische Normalverteilung. Mathematisch wird die Rezirkulation des Indikators mit Hilfe eines rekursiven Faltungsalgorithmus nachgebildet:

$$c_{rezirk}(t) = \alpha \cdot \int_0^t g_{zrik}(t-u)c(u)\,du . \tag{55}$$

Bei Messungen an Patienten wurde beobachtet, daß die Kreislauftransportfunktion ($g_{zirk}\,(t)$) in aller Regel ein schnelles und ein langsames Kompartiment aufweist. Zur Modellierung von $g_{zirk}(t)$ hat sich daher die Summe von 2 logarithmischen Normalverteilungen bewährt:

$$g_{\text{zirk}}(t) = \beta \cdot g_{\text{schnell}}(t) + (1 - \beta) \cdot g_{\text{langsam}}(t)\,. \tag{56}$$

Die fiberoptische Registrierung der Farbstoffkurve sollte für Bestimmungen des zirkulierenden Blutvolumens über einen möglichst langen Zeitraum erfolgen, mindestens jedoch für 3 min. Da bei diesem Verfahren nur solche Volumenanteile des Kreislaufs erfaßt werden können, die innerhalb des Meßzeitraums zur Rezirkulation beitragen, können sehr langsam perfundierte Kompartimente nicht erfaßt werden. Bei 3 min Meßzeit ist das totale zirkulierende Blutvolumen daher um ca. 40% kleiner als das totoale zirkulierende Blutvolumen, das mittels Blutprobenentnahme über 30 min nach dem auf S. 251 ff. beschriebenen Verfahren bestimmt wird (Abb. 19). Es ist daher notwendig, bei Messungen des totalen zirkulierenden Blutvolumens die Meßbedingungen mit anzugeben. Dies kann durch entsprechende Indizierung der Meßwerte geschehen, wie z. B. $TBV_{3\,min}$ und $TBV_{30\,min}$ für 3 bzw. 30 min Meßzeit.

Hepatische ICG-Clearance

Bei Verwendung eines solchen Rezirkulationsmodells läßt sich die hepatische ICG-Clearance als Fehlbetrag des rezirkulierenden Farbstoffbolus erfassen. So müßte ohne Elimination die gesamte Indikatormenge rezirkulieren, der Gewichtungsfakor β aus *Gl. 55* also den Wert 1 annehmen. Die ICG-Clearance läßt sich somit aus dem fehlenden rezirkulierenden Anteil und dem HZV berechnen:

$$Cl_{ICG} = (1 - \alpha) \cdot HZV\,. \tag{57}$$

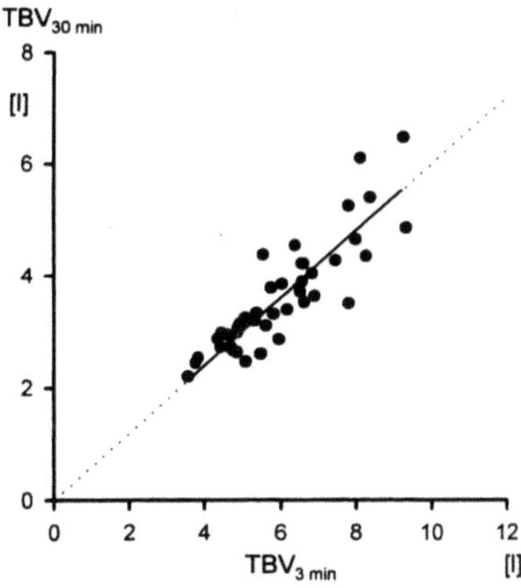

Abb. 19. Messung des totalen zirkulierenden Blutvolumens (*TBV*) über 3 und 30 min. Bei 3 min Meßzeit und fiberoptischer Registrierung der Farbstoffkurve ist das totale zirkulierende Blutvolumen (*TBV_3 min*) um ca. 40% kleiner als bei Messung über 30 min und spektralphotometrischer Analyse der Blutproben (*TBV_3 min*)

Extravaskuläres Lungenwasser

Bei der transpulmonalen Doppelindikatorverdünnung läßt sich nicht nur ein zentrales Verteilungsvolumen für den intravasalen Indikator ICG berechnen, sondern in analoger Weise kann ein Verteilungsvolumen aus der aortalen Thermodilutionskurve ermittelt werden. Da sich die Kälte auf der Ebene der Mikrozirkulation vollständig mit dem Gewebe äquilibriert und die Wärmekapazität von Wasser im Vergleich zur Wärmekapazität von trockenem Gewebe sehr hoch ist, wird hiermit nahezu ausschließlich das Wasser zwischen dem Injektionsort und dem Meßort als Verteilungsvolumen erfaßt:

$$V_{d\,therm} = mtt_{therm} \cdot HZV\,. \tag{58}$$

Subtrahiert man von diesem Verteilungsvolumen den intravasalen Anteil, d.h. das Verteilungsvolumen des ICG, so erhält man das extravaskuläre thermoakzessible Volumen, das in praxi mit dem extravaskulären Lungenwasser (*EVLW*) identisch ist:

$$EVLW = V_{d\,therm} - V_{d\,ICG}\,. \tag{59}$$

Üblicherweise werden EVLW-Werte auf das Körpergewicht normiert und betragen ca. 3–4 ml kg^{-1} bei der nichtödematösen Lunge. Deutlich pathologische Werte liegen bei mehr als 6–7 ml kg^{-1} vor, in extrem pathologischen Fällen können Werte bis zu 40 ml kg^{-1} gemessen werden. Die Lungenwassermessung hat sich als sensitiverer Parameter eines beginnenden Lungenödems erwiesen als alle anderen klinisch verfügbaren diagnostischen Methoden wie z.B. Auskultation, Blutgase und Röntgenbild des Thorax. Diese beginnen erst ab ca. 10–12 ml kg^{-1} pathologische Veränderungen zu zeigen. Die früher häufig diskutierte HZV-Abhängigkeit der EVLW-Meßwerte tritt bei der moderneren Meßtechnik mittels Fiberoptik-Thermistor-Katheter nicht mehr auf, sondern war im wesentlichen ein methodisches Problem älterer sog. „Lungenwassercomputer", bei denen die Farbstoffmessung mittels eines extrakorporalen Absaugsystems erfolgte. Bei zentralvenöser Injektion und Messung der Indikatorkurven in der Aorta werden als geringer additiver Fehler extrapulmonale thermoakzessible Volumina miterfaßt, die vor allem auf eine Abkühlung von Wandstrukturen des rechten und linken Herzens zurückzuführen sind. Der Fehler, der hierdurch entsteht, dürfte jedoch nicht größer als 2 ml kg^{-1} sein und ist unter klinischen Bedingungen zu vernachlässigen.

Ficksches Prinzip

Das Ficksche Prinzip ist eine sehr alte Methode der Flußmessung, das aufgrund seiner breiten Anwendbarkeit und vielseitigen Übertragbarkeit auch heute noch in der klinischen Anwendung zu finden ist. Es handelt sich im Grunde auch um ein Indikatorverdünnungsverfahren, bei dem als Besonderheit Sauerstoff als Indikator verwendet wird. Wird die pro Zeiteinheit respiratorisch aufgenommene Menge an Sauerstoff ($\dot{V}O_2$) als konstante Indikatorapplikation betrachtet, so muß die gleiche Menge pro Zeiteinheit in die Blutbahn aufgenommen werden:

$$\dot{V}O_2 = HZV \cdot a\bar{v}DO_2 \,. \tag{60}$$

Dementsprechend läßt sich das *HZV* berechnen aus:

$$HZV = \frac{\dot{V}O_2}{(cO_{2\,art} - cO_{2pulm.\,art.}) \cdot 10)} \Leftrightarrow HZV = \frac{\dot{V}O_2}{a\bar{v}DO_2 \cdot 10} \,. \tag{61}$$

Die O_2-Aufnahme muß spirometrisch ermittelt werden. Unter Ruhebedingungen besteht eine gewisse Abhängigkeit zwischen O_2-Aufnahme, Alter, Geschlecht und Herzfrequenz, so daß vorgeschlagen wurde, diesen Wert auch mittels entsprechender Tabellen abzuschätzen. Hierbei können jedoch im Einzelfall Abweichungen bis zu 20% auftreten, die sich entsprechend proportional auf das HZV auswirken.

Für den klinischen Einsatz stehen mittlerweile Meßgeräte zur Verfügung, die zur spirometrischen Erfassung des $\dot{V}O_2$ entweder an ein Beatmungsgerät gekoppelt werden oder mittels geeigneter Haube auch unter Spontanatmung die individuelle O_2-Aufnahme messen können. Die Messung der $a\bar{v}DO_2$ erfordert arterielle und gemischtvenöse (pulmonalarterielle) Blutproben. In der Regel wird die O_2-Sättigung (SO_2) in beiden Blutproben bestimmt und der O_2-Gehalt (cO_2) mittels Hüfner-Zahl (1,34) und physikalisch gelöstem Sauerstoff berechnet:

$$cO_2 = Hb \cdot 1,34 \cdot SO_2 \cdot 10^2 + 0,0031 \cdot pO_2 \tag{62}$$

Bei O_2-Sättigungen unter 97% kann der 2. Term, der dem physikalisch gelösten O_2 entspricht, vernachlässigt werden, bei höheren inspiratorischen O_2-Konzentrationen ($pO_2 > 100$ mmHg) gewinnt er jedoch zunehmend an Bedeutung, so daß es in Extremfällen bei einer Vernachlässigung des physikalisch gelösten Anteils zu einer Fehleinschätzung des *HZV* um mehr als 25% kommen kann.

„Gemischtvenöse" Fehlerquellen

Neben den Fehlern, die sich bei der $\dot{V}O_2$-Messung und der Vernachlässigung des physikalisch gelösten O_2-Anteiles ergeben, kann eine unvollständige Durchmischung vor allem bei der Bestimmung des gemischtvenösen O_2-Gehalts zu Fehlern bei der Berechnung der $\dot{V}O_2$ bzw. des *HZV* führen. Bei aortaler bzw. pulmonalarterieller Blutentnahme und normalen Strömungsverhältnissen (keine Kreislaufshunts) ist meist eine ausreichende Durchmischung zu gewährleisten, nicht jedoch bei der Bestimmung der gemischtvenösen O_2-Sättigung ($S\bar{v}O_2$) in Höhe des rechten Vorhofes. Bei der Vermischung des O_2-reichen Blutes aus der unteren Hohlvene und des O_2-armen Blutes der oberen Hohlvene tritt meist eine Art Schlierenbildung auf Vorhofebene auf, und die Durchmischung ist an diesem Meßort meist nur unvollständig. Gilt es, eine pulmonalarterielle Blutentnahme möglichst zu vermeiden, so stellen die Messungen der venösen O_2-Sättigungen in der unteren und oberen Hohlvene und eine gewichtete Mittelwertsbildung eine gewisse Verbesserung dar. Das genaueste Verfahren bleibt jedoch die Messung der gemischtvenösen Sättigung in der A. pulmonalis.

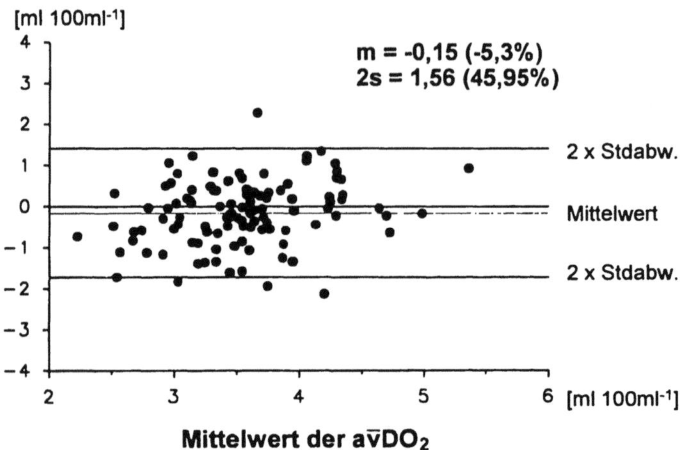

Abb. 20. Präzision der arteriovenösen O_2-Differenzmessung. Obwohl die photometrische O_2-Sättigungsmessung im Mehrwellenlängenverfahren eine gute Präzision aufweist, entsteht durch die Differenzbildung der Meßwerte bei der Berechnung der $a\bar{v}DO_2$ eine erhebliche Beeinträchtigung der Präzision des Fickschen Verfahrens. Auch bei idealen Meßbedingungen ergibt sich für die $a\bar{v}DO_2$ eine relativ schlechte Reproduzierbarkeit mit einem 95%-Vertrauensbereich von lediglich ±45,95%!

Präzision der O_2-Gehaltsmessungen

Ein Problem, das häufig unterschätzt wird, sind die Meßfehler bei der SO_2-Bestimmung. Hier zeigt sich selbst unter idealen Meßbedingungen (Kühlung der Blutproben, geringste Zeitspanne bis zur SO_2-Messung (< 10s)), daß bei Mehrfachmessungen die berechnete $a\bar{v}DO_2$ bis zu 46% (2fache Standardabweichung) streuen kann (Abb. 20), was sich ebenfalls wiederum proportional auf das HZV auswirkt (*Gl. 60*). Es ist daher nicht verwunderlich, daß das Fick-Prinzip ebenfalls keinen *„golden standard"* darstellen kann.

Berechnung von Kreislaufshunts

Vor allem im Bereich der kardiologischen Herzkatheterdiagnostik, gelegentlich jedoch auch bei der intraoperativen Kontrolle von Korrekturoperationen von kongenitalen Herzvitien, findet das Ficksche Prinzip trotz o.g. Vorbehalte eine weitere Anwendung bei der Bestimmung von Kreislaufshunts. Bestehen keine Querverbindungen zwischen großem und kleinem Kreislauf, so sind die Flüsse des großen ($\dot{V}_s$) und des kleinen Kreislaufes ($\dot{V}_p$) gleich. Liegt nun ein Links-rechts-Shunt vor, so ist $\dot{V}_p > \dot{V}_s$; umgekehrt ist bei einem Rechts-links-Shunt $\dot{V}_a > \dot{V}_p$. Dementsprechend wird zur Beurteilung eines Shunts das Verhältnis der beiden Blutflüsse ($\dot{V}_p : \dot{V}_s$) zueinander betrachtet (häufig wird dieses Verhältnis auch als $\dot{Q}_p : \dot{Q}_s$ bezeichnet). Durch die Quotientenbildung läßt sich die Berechnung deutlich vereinfachen, da keine Messung der O_2-Aufnahme und des *HZV* erforderlich ist, sondern lediglich das Verhältnis der O_2-Sättigungsdifferenzen zwischen den Kreislaufabschnitten bestimmt werden muß. Üblicherweise wird eine aortale Blutprobe ($S_{Ao}\ O_2$), eine pulmonalarterielle (S_{PA} O_2) Blutprobe und noch eine zusätzliche Blutprobe, die vor der Einmündung des Shunts liegt, entnommen. Beim Links-rechts-Shunt bedeutet das eine zusätzliche gemischtvenöse Blutprobe (S_{MVB} O_2) aus den Hohlvenen bzw. beim Rechts-links-Shunt eine Blutentnahme aus der sog. PC-Wedgeposition (pulmonalkapilläre Blutentnahme durch Verschluß der zuströmenden Pulmonalarterie), die weitestgehend der Sättigung in den Pulmonalvenen (S_{PV} O_2) entspricht. Für den Links-rechts-Shunt gilt also:

$$\dot{V}_p : \dot{V}_s = \frac{S_{Ao}O_2 - S_{MVB}O_2}{S_{Ao}O_2 - S_{PA}O_2}, \quad \text{wobei } \dot{V}_p : \dot{V}_s > 1 \text{ ist.} \tag{63}$$

Umgekehrt berechnet sich ein Rechts-links-Shunt wie folgt:

$$\dot{V}_p : \dot{V}_s = \frac{S_{Ao}O_2 - S_{PA}O_2}{S_{PV}O_2 - S_{PA}O_2}, \quad \text{wobei } \dot{V}_p : \dot{V}_s < 1 \text{ ist.} \tag{64}$$

Alternativ zur oxymetrischen Shuntbestimmung werden seit langem auch Farbstoffe zur Quantifizierung von Shunts eingesetzt. Bei den meisten in der Vergangenheit praktizierten Methoden handelt es sich jedoch um empirische Auswertungsverfahren der Farbstoffkurven, die anhand oxymetrischer Vergleichsmessungen validiert wurden. Nicht zuletzt wegen der relativ umständlichen Methodik der Farbstoffmessung (Absaugtechnik mit extrakorporalem densitometrischen Farbstoffnachweis) haben sich die Indikatorverdünnungsverfahren klinisch nicht durchsetzen können. Mit der Entwicklung der fiberoptischen Farbstoffmessung und durch die Verwendung neuer stochastischer Ansätze (vgl. S. 281) ergeben sich jedoch weiterführende Möglichkeiten, eine Shuntdiagnostik mittels Farbstoffverdünnung durch theoretisch besser begründete und klinisch praktikablere Methoden durchzuführen.

Abkürzungsverzeichnis

Abkürzung	Bedeutung
$a\bar{v}DO_2$	arteriovenöse O_2-Sättigungsdifferenz
c; c_0	Konzentration eines Stoffes; zum Zeitpunkt t=0
Cl	Clearance
EDV	enddiastolisches Ventrikelvolumen
EF	Ejektionsfraktion
EVLW	extravasales Lungenwasser
$g\ (t)$	Gewichts- oder Transportfunktion
GREDV, GLEDV	globales rechts-(links-)ventrikuläres enddiastolisches Volumen
Hb	Hämoglobingehalt
Hf	Herzfrequenz

Hk	Hämatokrit
HZV	Herzzeitvolumen
ITBV	intrathorakales Blutvolumen
l	Länge
$m; m_0$	Menge eines Stoffes
$\dot{m}$	Indikatorfluß als Menge pro Zeiteinheit
mtt	mittlere Transitzeit („*mean transit time*")
PBV	pulmonales Blutvolumen
pO_2	O_2-Partialdruck
Q	Querschnitt
SO_2	O_2-Sättigung
SV	Schlagvolumen
t	Zeit
T	Temperatur
τ, k	Zeitkonstante der Exponentialfunktion
TBV	totales zirkulierendes Blutvolumen
V_d	Verteilungsvolumen („volume of distribution")
$\dot{V}$	Fluß (Volumen pro Zeiteinheit)
$\dot{V}O_2$	O_2-Aufnahme pro Zeiteinheit
ZBV	zentrales Blutvolumen

Weiterführende Literatur

1. Bassinthwaighte JB, Ackermann FH, Wood EH (1996) Applications of the laged normal density curve as a model for arterial dilution curves. Circ Res 18:398–415
2. Bloomfield DA (1974) Dye curves: the theory and practice of indicator dilution. Univ Park Press
3. Böck J, Deufelhard P, Hoeft A, Korb H, Wolpers HG, Steinmann J, Hellige G (1988) Thermal recovery after passage of the pulmonary circulation assessed by deconvolution. J Appl Physiol 64:1210–1216
4. Caro CG (1966) The dispersion of indicator flowing through simplified models of the circulation and is relevance to velocity profile in blood vessels. J Physiol 185:501–519
5. Cutler DJ (1979) A linear recirculation model for drug dispositon. J Pharmacokin Biopharm 7:101–116
6. Dienes JK (1976) The mathematics of recirculation and the measurement of cardiac output. Math Biosch 32:141–153
7. Fox IJ (1962) Histroy and developmental aspects of the indicator-dilution technique. Circ Res 10:381–392
8. Harris TR, Newman EV (1970) An analysis of mathematical models of circulatory indicator-dilution curves. J Appl Physiol 28:840–850
9. Hoeft A, Korb H, Mehlhorn U, Stephen H, Sonntag H (1991) Priming of cardiopulmonary bypass with human albumin or ringer lactate: Effect on colloid osmotic pressure and extravascular lung water. Br J Anaesth 66:73–80
10. LaFarge CG, Miettinen OS (1970) The estimation of oxygen consumption. Cardiovasc Res 4:23–30

11. Lassen NA, Perl W (1979) Tracer kinetic methods in medical physiology. Raven press, New York
12. Paumgartner G (1975) The handling of indocyanine green by the liver. Schweiz Med Wochenschr 105 [Supp]:5–30
13. Rossum JM van, Bie JEGM de, Lingen G van, Teeuwen HWA (1989) Pharmacokinetics from a dynamicsl systems point of view. J Pharmacokin Biopharm 17:365–391
14. Taylor GI (1953) Dispersion of soluble matter in solvent flowing slowly through a tube. Proc Royal Soc A 219:186–203
15. Zierler KL (1972) Theoratical basis of indicator-dilution methods for measuring flow and volume. Circ Res 10:393–407

2.2 Respiratorisches System

2.2.1 Respiratorfunktionsüberwachung und Atemgase

J. Rathgeber

Die starre volumenkontrollierte und -konstante maschinelle Beatmung hat bei der Behandlung pulmonaler Gasaustauschstörungen ihre frühere Bedeutung in der Intensivmedizin weitgehend verloren. Aktuelle Beatmungskonzepte basieren auf der weitestgehenden Erhaltung und Unterstützung der Spontanatmung durch angepaßten ventilatorischen Support. Die resultierenden Atemwegsdrücke sowie die Tidal- und Atemminutenvolumina hängen somit nicht nur von der Compliance und Resistance in der Lunge und in den Atemwegen ab, sondern auch von der aktuellen ventilatorischen Kapazität des Patienten. Der adäquaten Anpassung der maschinellen Parameter an seine ventilatorischen Erfordernisse kommt daher entscheidende Bedeutung zu. Bei der Einstellung der maschinellen Beatmungsparameter sowie der Überwachung und Beurteilung der ventilatorischen Anteile von Patient und Maschine ist die Messung von Druck, Flow und Volumen neben der Blutgasanalyse, der Pulsoxymetrie und der Kapnometrie unerläßlich. Sie ist Voraussetzung zur Verbesserung der Effektivität der Atemmechanik bzw. Vermeidung ineffektiver Atemarbeit sowie Grundlage bei der Berechnung weiterer ventilatorischer und pulmonaler Größen. Grundlegende Forderung an die verwendeten Meßapparaturen ist daher höchstmögliche Auflösung und Genauigkeit, um Fehlerfortpflanzung zu vermeiden und eine zuverlässige Interpretation der Daten zu ermöglichen.

Die On-line-Registrierung von Druck-, Flow- und Volumenkurven – Atemzug für Atemzug – sowie deren Darstellung als Druck-Volumen- bzw. Flow-Volumendiagramme werden sich in den nächsten Jahren verstärkt in der klinischen Routine etablieren. Moderne mikroprozessorgesteuerte Respiratoren bieten hier erste Ansätze durch graphische Darstellung ventilatorischer Parameter. Für weitergehende Fragestellungen müssen derzeit noch Zusatzgeräte installiert werden, die in der Regel jedoch nur intermittierende und kurzfristige Beurteilungen des ventilatorischen und pulmonalen Status erlauben.

Für die Zukunft notwendig erscheint die Messung der inspiratorischen Befeuchtungsleistung in der aktuellen Beatmungssituation – zusätzlich zu der bereits jetzt vorgeschriebenen Kontrolle der Atemgastemperatur bei Verwendung aktiver Befeuchtungssysteme. Durch Messung des inspiratorischen Wassergehalts in der spezifischen Beatmungssituation können Schädigungen des Respirationstrakts durch zu trockene oder zu feuchte bzw. unzureichend temperierte Atemgase zuverlässig vermieden werden. Dies gilt insbesondere bei Verwendung von Wärme- und Feuchtigkeitstauschern (HME), die als sog.

„künstliche Nasen" zunehmende Verbreitung bei langzeitbeatmeten Patienten finden.

Druck-, Flow- und Volumenbeziehung innerhalb des Atemzyklus

Die Messung der intrapulmonalen Druck- und Volumenverhältnisse sind am beatmeten Patienten nur mit erheblichem technischen und apparativen Aufwand möglich und in der klinischen Routine nicht einsetzbar. Dagegen lassen sich die Wechselbeziehungen zwischen Beatmungsdruck, Atemgasflow und appliziertem Volumen durch geräteseitige oder – besser – tubusnahe Messungen mit Hilfe moderner Meßverfahren einfach bestimmen und als Diagramme „on-line" darstellen. Sie bieten eine wertvolle Interpretationshilfe bei der Beurteilung des ventilatorischen Status.

Abbildung 1 zeigt schematisch die Druck-, Flow- und Volumenbeziehungen innerhalb eines maschinellen Beatmungszyklus. Die Inspirationsphase beginnt mit dem Einstrom von Atemgas in die Atemwege und in die Lunge des Patienten. Das Volumen kann mit konstanter Gasströmung appliziert werden, aber auch – in Abhängigkeit von den pulmonalen Parametern (Gegendruck) oder von der Strömungsquelle (Flowgenerator) – als dezelerierender, akzelerierender, sinusförmiger Flow oder einer Mischform daraus. Die

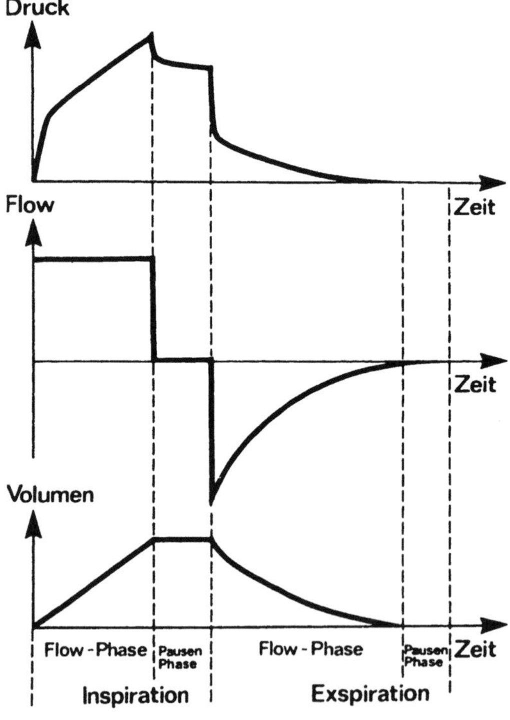

Abb. 1. Druck-, Flow- und Volumenbeziehung bei maschineller Überdruckbeatmung mit konstantem Flow (Erläuterungen im Text)

aktive Inspirationszeit endet durch Schließen des Inspirationsventils: Das applizierte Tidalvolumen ist somit eine Funktion von Flow mal Zeit. Wird das Exspirationsventil nach Schließen des Inspirationsventils erst zeitverzögert geöffnet, bildet sich ein inspiratorisches Plateau p_{Plat} aus, das niedriger ist als der inspiratorische Spitzendruck p_{max}: In dieser Phase verteilt sich das Volumen auch in periphere Lungenareale. Definitionsgemäß wird das Plateau der Inspirationsphase zugeordnet.

Der am Tubus gemessene inspiratorische Druck resultiert aus der Höhe des Tidalvolumens V_T, dem endexspiratorischen Druck, p_{endex}, dem Inspirationsflow $\dot{V}$, der Gesamtcompliance C_{stat} von Lunge und Thorax sowie der inspiratorischen Gesamtresistance $R_{A\,Winsp}$ von Tubus und Atemwegen:

$$C_{stat} = V_T / p_{Plat} - p_{endex} ,$$

$$R_{A\,Winsp} = (p_{max} - p_{Plat}) / \dot{V} .$$

Das Ende der Exspirationsphase wird mit Beginn der neuen Inspiration eingeleitet, wobei die komplette Exspiration durch Applikation eines positivendexspiratorischen Druckes (PEEP) oder durch vorzeitigen Beginn der nächsten Inspiration mit Ausbildung eines intrinsischen PEEP ($PEEP_i$) verhindert werden kann, z. B. bei „inverse ratio ventilation“ (IRV).

Beachtet werden muß, daß tubusnahe - und erst recht gerätenahe - Messungen und daraus abgeleitete Berechnungen nicht die Verhältnisse in den kleinen Atemwegen bzw. der Lunge insgesamt repräsentieren, sondern lediglich Rückschlüsse auf die pulmonalen Verhältnisse zulassen (s. Kap. 2.2.7.)

Die Notwendigkeit zum Monitoring ventilatorischer Parameter zeigt die Abb. 2. Erst anhand der Darstellungen von Druck-, Flow- und Volumenkurven kann beurteilt werden, ob der maschinelle Support den ventilatorischen Bedürfnissen des Patienten entspricht. Während die Diagramme auf der *linken Seite* der Abbildung auf einen angepaßten ventilatorischen Support hinweisen, ist die Einstellung der maschinellen Parameter im *rechten Diagramm* offenbar nicht bedarfsgerecht: Das spontangeatmete Tidalvolumen des Patienten ist höher als das maschinelle Volumen, der maschinelle Anteil behindert damit die ventilatorischen Bemühungen des Patienten, statt sie zu unterstützen. Atmungsbemühungen des Patienten innerhalb des maschinellen Beatmungszuges werden nicht von adäquaten Flow- und Volumenlieferungen gefolgt (*Pfeile*) (Einzelheiten s. Kap. 2.2.7). Von vitaler Bedeutung für den Patienten ist die zuverlässige Erkennung und gegebenenfalls Alarmierung bei Veränderungen des ventilatorischen Status, z. B. durch inadaquate Volumenapplikation infolge von Leckagen oder erhöhten Atemwegswiderständen, Diskonnektion, Apnoe etc. Grundlage des Monitoring ist die Messung der ventilatorischen Größen Druck, Flow und Volumen. Daneben ist die Messung der Atemgaszusammensetzung unerläßlich [2, 4, 16, 27].

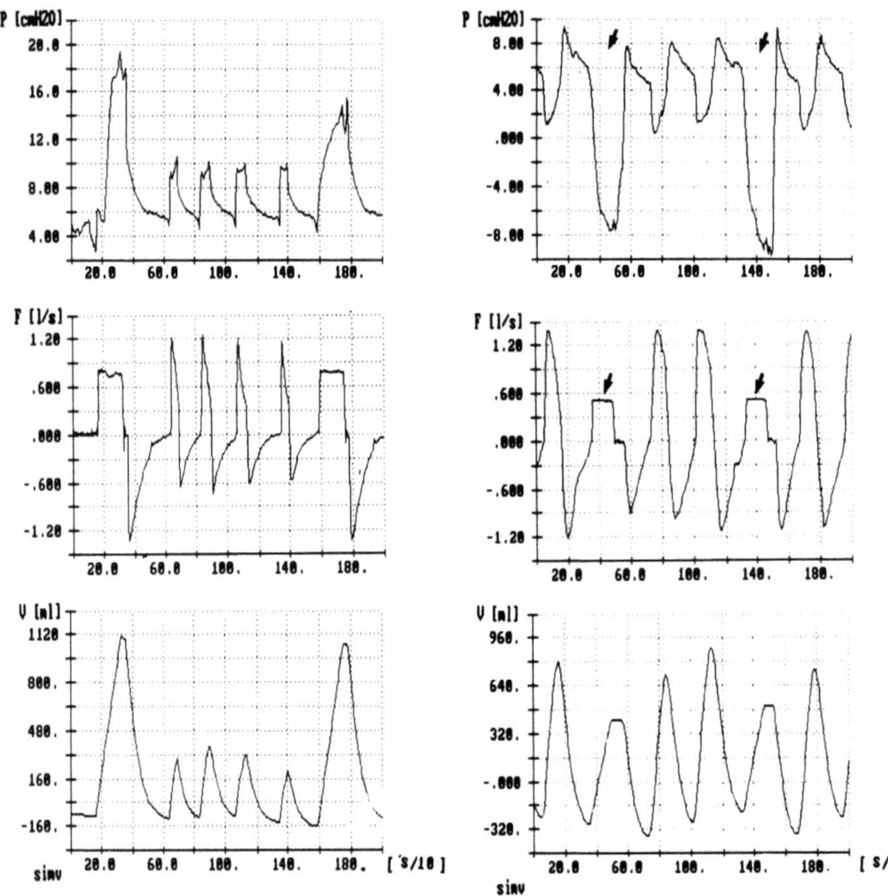

Abb. 2. Druck-Flow-Volumen-Beziehung bei adäquater (*links*) und inadäquater (*rechts*) Einstellung der ventilatorischen Parameter bei SIMV-Beatmung. Original-Registrierungen mit Pneumotachograph nach Fleisch. Volumenermittlung durch On-line-Integration des Flows (Erläuterungen s. Text). *P* Atemwegsdruck, *F* Flow, *V* Tidalvolumen

Druckmessung

Im Zusammenhang mit maschineller Beatmung und Lungenmechanik werden Drücke üblicherweise in mbar oder cm H_2O abgegeben:

$$1\,\text{mbar} = 1{,}020\,\text{cm}\,H_2O = 100\,\text{Pa}\,.$$

Atemwegsdrücke werden, wenn keine invasiven Meßverfahren eingesetzt werden, entweder im Respirator selbst oder – besser – tubusnah gemessen. Zur Erkennung und Interpretation von Druckveränderungen innerhalb des Atemzyklus müssen die verwendeten Meßverfahren eine Auflösung von wenigstens 0,1 mbar aufweisen.

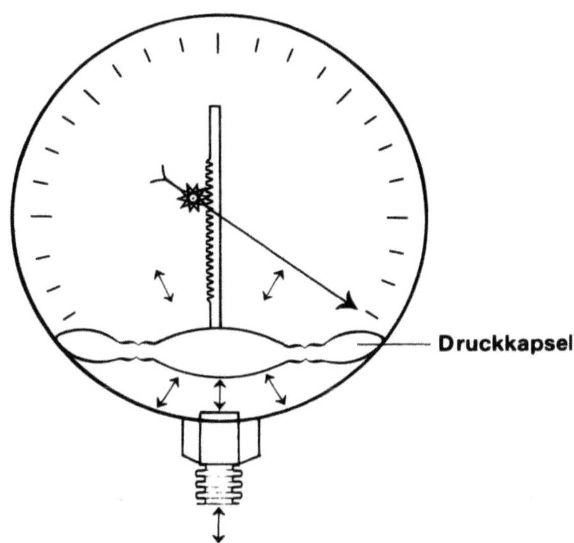

Abb. 3. Schema eines pneumatischen Druckmanometers. Überdruck in der Druckkammer führt zur Ausdehnung der Druckkapsel und entsprechender Auslenkung des Zeigers

Die einfachste Druckmessung in Beatmungssystemen erfolgt durch *pneumatische Druckmanometer* (Abb. 3), die vor allem in der Narkosebeatmung noch weit verbreitet sind. Zur Apnoe- und/oder Diskonnektionserkennung sind sie oft mit einem photooptischen Sensor gekoppelt. Wird das Lichtsignal nicht innerhalb einer bestimmten Zeit, z.B. 15 s, durch den Zeigerausschlag des Druckmanometers unterbrochen, erfolgt akustische Alarmierung (Precom, Fa. Dräger).

Moderne Intensivrespiratoren arbeiten dagegen zumeist mit elektronischen Drucktransducern; verwendet werden piezoresistive, induktive und kapazitive Verfahren. Die Meßprinzipien aller Verfahren sind grundsätzlich ähnlich: Die Druckamplitude im Beatmungssystem führt zur mechanischen Auslenkung einer Membran, die in ein elektrisches Signal umgewandelt und digital oder analog angezeigt wird. Gleichzeitig wird beim Überschreiten von einstellbaren oberen und/oder unteren Druckniveaus alarmiert [19]. Durch elektronische Kopplung des Meßsystems mit der Respiratoreinheit besteht die Möglichkeit der Ansteuerung und Öffnung des elektronischen Exspirationsventils beim Überschreiten des Maximaldrucks, so daß Barotraumen der Lunge vermieden werden. Alternativ kann auch das Inspirationsventil angesteuert werden: Dezeleration des Inspirationsflows führt zur druckbegrenzten Beatmung mit Verlängerung der aktiven Inspirationszeit und inspiratorischer Plateaubildung (z.B. Evita, Cicero, Fa. Dräger).

Kapazitive Drucksensoren bestehen aus 2 Kondensatorkammern, die durch eine gemeinsame bewegliche Membran miteinander gekoppelt sind. Unterschiedliche Drücke in den Kammern führen zu einer Auslenkung der Membran, wodurch die Kapazität der Kondensatoren gegenläufig verändert wird:

Damit ist die Kapazitätsänderung der Druckänderung proportional. Ähnlich arbeiten *induktive Drucktransducer.* Durch Anlegen eines Druckes wird eine mit Ferritmaterial beschichtete Membran zwischen 2 Induktionsspulen ausgelenkt, wodurch sich die Induktivität der Spulen verändert. Das daraus abgeleitete elektrische Signal ist dem Druck proportional. Wesentlichster Vorteil *piezoelektrischer Sensoren* ist die Größe mit Abmessungen von wenigen Millimetern. Sie bestehen lediglich aus einer Membran aus Silizium mit implantierten Ionen (Halbleiter). Durch den anliegenden Druck wird die Membran gedehnt und ändert ihren elektrischen Widerstand, die Änderung ist dem Druck proportional.

Elektronische Druckwandler sind billiger als herkömmliche mechanisch-pneumatische Druckmanometer und können zudem in miniaturisierter Bauweise hergestellt werden.

Flow- und Volumenmessung

Moderne Beatmungsgeräte für Intensivmedizin und Narkosebeatmung verfügen über integrierte Meßinstrumente zur Bestimmung von Flow und Volumen, wobei sich die Anforderungen an die Genauigkeit der Meßwerte an den klinischen Erfordernissen orientieren. So wird die genaue Bestimmung von Flow und Volumen in der Narkosebeatmung Erwachsener eher von untergeordneter Bedeutung sein, in der Intensivmedizin und bei der Beatmung Neugeborener werden dagegen in Einzelfällen hohe Ansprüche an die Zuverlässigkeit des Systems gestellt. Zur Vermeidung von Fehlinterpretationen ist daher die Kenntnis der Einflußgrößen und Meßbereiche der eingesetzten Meßapparatur unabdingbar. Gegebenenfalls wird es auch notwendig sein, die eingeschränkten Möglichkeiten des Respirators durch Messung zusätzlicher Größen zu ergänzen. Dazu steht eine Reihe von Geräten zur Verfügung, die durch den Einsatz unterschiedlicher Meßprinzipien Flow und Volumen messen und daraus umfassende Aussagen zu Atemmechanik und ventilatorischen Parametern auch des beatmeten Patienten erlauben.

Während die Messung und Überwachung von Drücken im Beatmungssystem technisch relativ unproblematisch ist, bereitet die exakte Bestimmung der verabreichten Atemgasmenge vergleichsweise große Schwierigkeiten. Üblicherweise erfolgt die Bestimmung von Atemvolumina durch Messung von Flow und Integration über die Zeit. Geringe Flowabweichungen können dabei zu hohen Volumenveränderungen führen.

Beispiel

Der Patient wird mit einer Atemfrequenz von 10/min, einem Tidalvolumen von 700 ml und einem Atemzeitverhältnis von 1:2 beatmet. Die Abweichung der Flowmeßvorrichtung wird vom Hersteller mit 0,01 l/s angegeben. Durch Integration des Flows über die Exspirationzeit von 4 s resultiert ein Volumen von 40 ml. Statt 700 ml werden 740 ml angezeigt, was einem Fehler von ca. 6% entspricht.

Dementsprechend sollten die Abweichungen von Flowsensoren für ventilatorische Messungen und Berechnungen der Atemmechanik weniger als 0,01 l/s betragen.

Einfluß von Beatmungssystemen und Atemgasen auf die Meßgenauigkeit

Unabhängig vom verwendeten Meßverfahren ist bei der Messung von Atemvolumina beatmeter Patienten immer zu berücksichtigen, daß Gase kompressibel sind: Je größer das Fassungsvermögen von Atembeutel, Schlauchsystem, Ventilen, usw., desto größer auch der Anteil des Gasvolumens, der während der Inspirationsphase lediglich komprimiert wird, ohne die Lungen des Patienten zu erreichen. Bei Entlastung des Systems durch Öffnung des Ausatemventils wird das Gas sein ursprüngliches Volumen wieder annehmen: Im Exspirationsschenkel installierte Spirometer messen somit falsch-hohe Volumina. Ebenso führt die reversible Dehnung von elastischem Beatmungszubehör, Faltenschläuchen usw. zu falsch-hoher Messung exspiratorischer Volumina. Undichtigkeiten des (Meß-) Systems können bei der Messung in In- und Exspirationsschenkel gleichgerichtete Fehler bewirken, in Abhängigkeit von der Leckagestelle jedoch auch die Messung des Exspirationsvolumens stärker beeinflussen: Sinnvoll ist daher auf jeden Fall die gleichzeitige Bestimmung in- und exspiratorischer Volumina. Technische Probleme durch Drift des Nullpunktes, fehlerhafte Kalibration usw. tragen zur Erhöhung des Meßfehlers bei.

Unterschiede in Zusammensetzung, Temperatur, Dichte, Viskosität, Feuchte und Wärmeleitfähigkeit der Atemgase (Tabelle 1) beeinflussen ihre physikalischen und thermodynamischen Eigenschaften und führen zu Meßungenauigkeiten, die sich in Abhängigkeit vom verwendeten Meßverfahren zu sensorspezifischen systematischen Fehlern addieren: O_2-Konzentrationen können zwischen 21% und 100% variieren, N_2O wird gar nicht oder in unterschiedlichen Konzentrationen verwendet, das gleiche gilt für volatile Anästhetika wie Halothan, Isofluran, Enfluran usw. Bei speziellen Problemstellungen ist zusätzlich die Verwendung von Inertgasen wie Helium oder Argon denkbar. Berücksichtigt werden müssen zudem auch Unterschiede in der Zusammensetzung und im Wasser- und Wärmegehalt der In- und Exspirationsluft im Verlauf des Atemzyklus: Atemgase oder Atemgasgemische aus Druck-

Tabelle 1. Physikalische Eigenschaften von Sauerstoff, N_2O und Helium (bei 35 °C), bezogen auf Luft als Normwert (100%)

	Dichte	Dynamische Viskosität	Wärmekapazität	Wärmeleitfähigkeit
Luft	100,0	100,0	100,0	100,0
Sauerstoff	110,6	111,6	91,2	100,0
N_2O	153,0	79,4	87,9	65,4
Helium	13,8	108,7	520,4	57,7

gasflaschen oder zentraler Gasversorgung sind kalt und trocken, die Exspirationsluft dagegen ist mit ca. 35°C körperwarm, wasserdampfgesättigt und CO_2-haltig.

Bei der Interpretation spirometrisch ermittelter Gasvolumina müssen die Einflüsse von Umgebungsdruck, Umgebungstemperatur und Wasserdampfgehalt mit berücksichtigt werden. Erforderlich ist daher in jedem Fall die Umrechnung von *Meßbedingungen* (ATPS: „ambient temperature and pressure, saturated with water vapor“ bzw. ATPD: „ambient temperature and pressure dry“) auf Körperbedingungen (BTPS: „body temperature and atmospheric pressure, completely saturated with water vapor at body temperature“). Parameter des Gasaustauschs wie O_2-Aufnahme oder CO_2-Abgabe werden dagegen vereinbarungsgemäß auf Standardbedingungen (STPD: „standard temperature and pressure, dry“) bei 0°C und 760 mmHg umgerechnet (Umrechnungstabelle s. Kap. 2.2.7).

Feuchtspirometer

Das Meßprinzip zur Bestimmung der Lungenvolumina mit Hilfe des Feuchtspirometers ist bereits seit der Mitte des letzten Jahrhunderts bekannt. Bei dem Gerät handelt es sich um einen doppelwandigen, mit Wasser gefüllten Zylinder, in den eine nach unten offene Spirometerglocke eintaucht, die wiederum über ein Rollensystem mit einer Registriereinheit verbunden ist (Glockenspirometer; Abb. 4). Durch Ein- und Ausatmen von Luft aus der Glocke hebt und senkt diese sich im Zylinder, so daß die Volumenveränderungen graphisch erfaßt und zur Bestimmung der Lungenvolumina ausge-

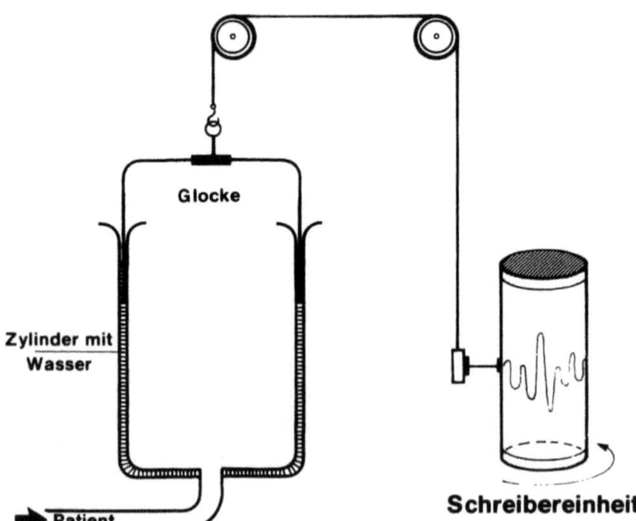

Abb. 4. Feuchtspirometer erlauben die direkte und genaue Bestimmung in- und exspiratorischer Atemvolumina

wertet werden können. Donald u. Christie stellten 1949 ein System vor, welches nach Modifikation durch Nunn und Poullot auch bei beatmeten Patienten eingesetzt werden konnte. Dabei atmet der Patient aus einem Glasbehälter ein und in einen Beutel, der sich in diesem Glasbehälter befindet, aus („Box-bag"-Spirometer). Tidalvolumen und Differenz zwischen In- und Exspirationsvolumen können so direkt von der Registriereinheit eines angeschlossenen Feuchtspirometers abgelesen werden.

Meßgenauigkeit
Die Meßergebnisse sind grundsätzlich unabhängig von der Gaszusammensetzung. Nachteilig ist ihre geringe dynamische Linearität, die zu Fehlern bei höheren Atemfrequenzen führt.

Einsatzbereiche
Feuchtspirometer erlauben die direkte und sehr genaue Messung von in- und exspiratorischen Volumina. Das Funktionsprinzip, aber auch die Unhandlichkeit der Geräte, verbieten jedoch ihren Einsatz in der klinischen Routine bei beatmeten Patienten. Feuchtspirometer werden daher heute nur noch in der Lungenfunktionsdiagnostik bzw. für spezifische wissenschaftliche Fragestellungen eingesetzt [3].

Strömungsmessung durch Differenzdruckverfahren: Pneumotachograph nach Fleisch

Bei der Volumen- und Flowmessung mit Pneumotachographen macht man sich die Tatsache zunutze, daß es entlang einer gas- oder flüssigkeitsdurchströmten Röhre zu einem Druckabfall kommt, der um so größer ist, je höher der Flow ist. Für laminare Strömungen besteht ein linearer Zusammenhang zwischen der Höhe des Flows und der gemessenen Druckdifferenz, der durch das Hagen-Poiseuille-Gesetz beschrieben wird:

$$p_1 - p_2 = (8 \cdot l \cdot \dot{V} \cdot \eta)/\pi \cdot r^4 \, ,$$

$$\dot{V} = \pi \cdot r^4 \cdot (p_1 - p_2)/8 \cdot l \cdot \eta \, ;$$

$\dot{V}$ Flow,
r Radius,
$p_1 - p_2$ Druckdifferenz zwischen den Meßpunkten,
l Rohrlänge,
η dynamische Viskosität.

Treten bei höheren Strömungen Turbulenzen auf, gilt dieser lineare Zusammenhang nicht mehr. Ob es sich um eine laminare oder eine turbulente Strömung handelt, wird durch die Reynolds-Zahl R_e beschrieben – eine dimensionslose Größe, die von Flow $\dot{V}$, Gasdichte p, Viskosität η und Rohrradius r abhängt:

$$R_e = 2 \cdot r \cdot \dot{V} \cdot \pi / \eta \, .$$

In einem glatten, geraden, starren Rohr treten Turbulenzen dann auf, wenn die Reynolds-Zahl einen Wert von ca. 2000 überschreitet: Der Zusammenhang zwischen Strömungsgeschwindigkeit und Differenzdruck wird quadratisch. Turbulenzen sind bei hohen Flüssen, großer Gasdichte, geringer Viskosität und kleinem Radius am wahrscheinlichsten: In der gesunden Lunge kommt laminare Strömung nur in den ganz kleinen Luftwegen in der Lungenperipherie vor, wo die Stromstärken extrem niedrig sind. Im übrigen Tracheobronchialbaum findet sich eine gemischte Strömung, in der Trachea liegen überwiegend turbulente Strömungen vor.

Der von Fleisch 1925 vorgestellte Sensor zur Volumenstrommessung von Atemgasen nach der Differenzdruckmethode erlaubt die Messung nach dem Hagen-Poiseuille-Gesetz über weite Meßbereiche: Durch Linearisierung des Systems findet der Übergang von laminarer in turbulente Strömung erst bei höheren Strömungen statt. Dieser Effekt wird durch Einbringen von dünnen Blechen in das Meßrohr erreicht, so daß eine wabenartige Struktur aus engen, parallel angeordneten Röhren innerhalb des umschließenden Rohres entsteht (Abb. 5). Entlang dieser Röhren kommt es zum Druckabfall, der äquivalent zur Strömungsgeschwindigkeit ist. Der gemessene Differenzdruck muß mit Hilfe von Drucktransducern in ein elektrisches Signal verwandelt werden. Pneumotachographen sind symmetrisch aufgebaut und messen daher bei Verwendung eines geeigneten Druckwandlers auch bidirektional [7, 9, 10, 18, 26, 32, 33, 36].

Meßgenauigkeit

Wie aus dem Hagen-Poiseuille-Gesetz hervorgeht, wird das Meßergebnis nicht nur von der Geometrie der Meßanordnung, sondern auch von der Viskosität der Gase direkt beeinflußt. Sie ist temperatur- und gasartabhängig und kann deshalb bei Beatmung mit medizinischen Gasen in Anästhesie und

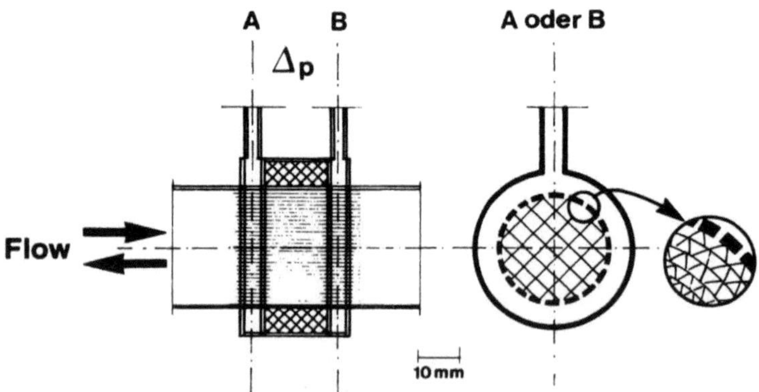

Abb. 5. Pneumotachographen nach Fleisch bestehen aus einer Vielzahl von parallel zur Strömungsachse angeordneten Kapillaren, die zur Laminarisierung des Gasflows führen. Der Druckabfall in jeder Kapillare ist proportional dem Flow. Der in den äußeren Waben erzeugte Druckabfall wird durch 2 Meßstutzen auf den Differenzdrucktransducer geführt und ist ein Maß für den Flow

Intensivmedizin ganz beträchtlich variieren (Tabelle 1): Im Vergleich zu Luft ist die Viskosität von Lachgas geringer, von Sauerstoff dagegen höher. Nach Kalibration mit Luft beträgt somit der Meßfehler für Sauerstoff +9%, für Lachgas -25%. Da die dynamische Viskosität von Wasserdampf nur halb so groß ist wie die von Luft, tragen Änderungen des Wassergehalts ebenfalls zur Erhöhung des Meßfehlers bei. Zur Verbesserung der Meßwertgenauigkeit müssen daher Gaszusammensetzung und -viskosität, Temperatur und Partialdrücke der Gasanteile mit Korrekturfaktoren bewertet werden. Zur Vermeidung von Kondensation muß das Meßsystem beheizt werden.

Oberer Meßbereich und die Genauigkeit des Systems sind durch die Linearität der Kennlinie im laminaren Strömungsbereich definiert. Die Kennlinie ist durch die Beweise des Pneumotachographen festgelegt und begrenzt.

Pneumotachographen sind so kalibriert, daß der maximale Flow einen Meßdruck von ca. 1 mbar nicht überschreitet. Dementsprechend stehen für unterschiedliche Meßbereiche zwischen 9 ml/s und 21 l/s unterschiedliche Größen zur Verfügung. Der Bereich der laminaren Strömung läßt sich durch Verwendung eines Metallgitters, das vor den Sensoreingang installiert wird, zusätzlich erhöhen. Dadurch nimmt allerdings auch der Strömungswiderstand des Systems zu. Bei Pneumotachographen mit einem Meßbereich bis 2 l/s beträgt der Druckabfall bei einem Flow von 1 l/s ca. 0,7 mbar (70 Pa).

Die Linearität der Kennlinie wird auch durch die Geometrie der Anschlüsse beeinflußt. Problematisch ist auch die Nulliniendrift, die Kalibrationen nach jedem Meßzyklus erfordert. Durchmesseränderungen und Winkelstücke verursachen turbulente Strömungen, Aussagen über den linearen Meßbereich sollten daher nur für ein komplettes System gemacht werden.

Einsatzbereiche

Trotz der Vielzahl der möglichen Störgrößen ist der Pneumotachograph nach Fleisch bei entsprechender Kalibration aufgrund seiner Genauigkeit das Standardverfahren in der Spirometrie für den kurzzeitigen Einsatz sowie bei wissenschaftlichen Fragestellungen: Bei sorgfältiger Kalibration und Kompensation der Meßfehlereinflüsse ist die Genauigkeit $< \pm 2$–3%. Für die Langzeitüberwachung der Beatmungsgrößen von beatmeten Patienten sind Pneumotachographen nach Fleisch allerdings nicht geeignet.

Lamellenspirozeptor

Auf ähnlichen Meßprinzipien wie der Pneumotachograph nach Fleisch basiert der Lamellenspirozeptor [8, 10]. Die Unterschiede liegen in der Geometrie der Strömungskanäle und der Zahl der Meßstellen. Im Pneumotachographen nach Fleisch finden sich annähernd runde Strömungskanäle, der Meßdruck wird nur einem am Rand des Sensors gelegenen Strömungskanal entnommen. Der Lamellenspirozeptor besteht dagegen aus Stapeln von Kunststoff- oder Metallfolien, die durch Distanzstücke voneinander getrennt sind; es liegt also ein rechteckiger Querschnitt der Meßkanäle vor. Wegen der Übereinstimmung des Meßprinzips mit dem Pneumotachographen nach

Fleisch gelten die dort gemachten Aussagen über Kennlinie und Viskositätseinfluß grundsätzlich auch hier.

Speziell für den Einsatz in der Neonatologie und Pädiatrie wurden miniaturisierte Lamellenspirozeptoren entwickelt, die genaue Flowmessungen auch im unteren Flowbereich ermöglichen [24].

Meßgenauigkeit

Die Meßgenauigkeit ist der des Fleisch-Pneumotachographen im wesentlichen vergleichbar. Da der Differenzdruck über die gesamte Höhe des Sensors, also in jedem Kanal, gemessen wird, ist der Sensor bei ungleichmäßigen Strömungsprofilen weniger anfällig als der Fleisch-Pneumotachograph. Erhebliche Abweichungen zeigen sich bei feuchten Gasen; sie beruhen vermutlich auf Kondensation Wasser in den Lamellen.

Strömungsmessung durch Differenzdruckverfahren: Lochblende – variable Blende

Durch das Einbringen einer Blende in den Strömungskanal wird durch die dabei entstehenden Turbulenzen ein Druckabfall erzeugt, der um so größer ist, je kleiner der Durchmesser der Blende bzw. je höher der Flow ist (Abb. 6) [10, 20]. Theoretische Grundlage sind die Gleichungen von Bernoulli und die Kontinuitätsgleichung:

$$p + \rho \cdot g \cdot h + \rho \cdot \dot{V}^2/2 = \text{konstant},$$

$$A_1 \cdot \dot{V}_1 = A_2 \cdot \dot{V}_2;$$

p Druck
ρ Dichte,
g Erdbeschleunigung,
h Höhe,
$\dot{V}$ Strömungsgeschwindigkeit,
A Blendenöffnung.

Bei Verringerung der Blendenöffnung von A_1 nach A_2 ergibt sich bei gleichbleibendem Volumenstrom:

$$\dot{V} = \sqrt{\frac{2\Delta p}{\rho} \cdot \frac{1}{(A_1/A_2)^2 - 1}}.$$

Danach ist der Zusammenhang zwischen Volumenstrom und Differenzdruck nicht linear, sondern quadratisch:

$$\Delta p \approx \dot{V}^2.$$

Anders als bei der laminaren Strömung geht aber nicht die Viskosität, sondern die Gasdichte ρ mit in die Berechnung ein, wobei die Konstante *k* ein Faktor ist, der sich aus der Bauform ergibt:

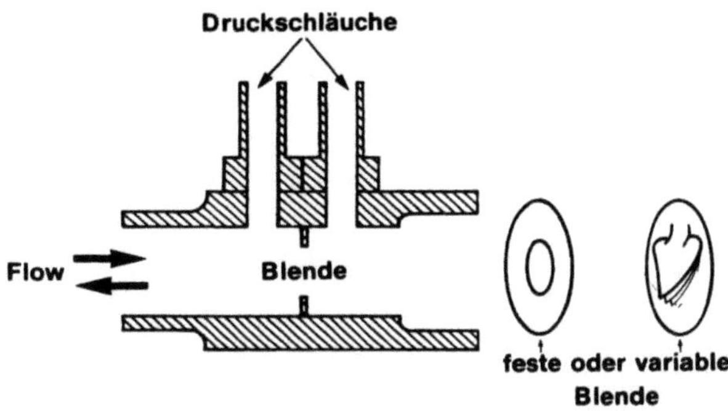

Abb. 6. Blendenspirometer. Durch das Einbringen einer variablen Blende in den Strömungskanal wird eine nahezu lineare Charakteristik des flowabhängigen Druckverlaufs erzeugt

$$\dot{V} = k \cdot \sqrt{2\Delta p/\rho}\,.$$

Um eine lineare Kennlinie zu erhalten, werden die Lochblenden heute meist nicht starr, sondern variabel ausgelegt: Das Strömungshindernis besteht aus einer [20] oder mehreren [8] Kunststoffolien, die von der Strömung umgebogen werden und je nach der Strömungsgeschwindigkeit eine mehr oder weniger große Öffnung freigeben. Hohe Flows führen zur Erhöhung des Drucks auf die oder das Fähnchen und zu einer Vergrößerung des Querschnittsfläche, wodurch gleichzeitig der Zuwachs des Differenzdrucks reduziert wird: Die Blendenöffnung A ändert sich in etwa proportional zur Wurzel der Druckdifferenz ($A \approx \sqrt{1/p}$). Damit wird die Kennlinie linearisiert, das Signal des Sensors ist annähernd proportional zum Flow:

$$\Delta p = \dot{V} \cdot \sqrt{\rho}\,.$$

Meßgenauigkeit

Die Gasdichte beeinflußt den Meßwert: Bei Sauerstoff und Lachgas (Tabelle 1) werden höhere Werte gemessen als bei Luft, bei Helium niedrigere. Veränderungen von Temperatur und Feuchte führen dagegen nur zu geringfügigen Abweichungen. Ungenauigkeiten treten vor allem im unteren Meßbereich auf, die sich computergestützt jedoch gut kompensieren lassen. Erhebliche Meßwertverfälschungen können dagegen durch Kondenswasserauflagerung auf der Membran und in den ableitenden Druckschläuchen entstehen. Außerdem treten von der Benutzungsdauer abhängige Änderungen der Kennliniencharakteristik auf, die durch die internen Algorithmen nicht ausreichend kompensiert werden können. Insgesamt ist die Meßgenauigkeit geringer als bei der Pneumotachographie.

Einsatzbereiche

Im Gegensatz zu Pneumotachographen nach Fleisch erlauben Sensoren mit Blenden Flow- und Volumenmessungen auch bei beatmeten Patienten in der klinischen Routine. Sensoren mit elastischen Blenden sind für den Einsatz bei intubierten Patienten als Einmalartikel erhältlich. Sie werden tubusnah installiert und erlauben bei vergleichsweise geringem apparativen Aufwand die kontinuierliche und genaue Bestimmung und Überwachung wesentlicher ventilatorischer Parameter. Nicht vernachlässigt werden darf die Zunahme der in- und exspiratorischen Atemwegswiderstände. Sie addieren sich zu den bestehenden Widerständen (Tubus, Befeuchtersystem, Ventile usw.). Für spontan atmende Patienten mit eingeschränkter ventilatorischer Reserve sind Differenzdruckverfahren daher nur bedingt geeignet.

Hitzdrahtanemometer

Bereits 1915 stellte King [11] eine Meßmethode vor, bei der die Abkühlung eines beheizten Widerstandsdrahts im Gasstrom ein Maß für die Strömungsgeschwindigkeit ist (Abb. 7). Dabei ist die abgegebene Wärmemenge des Drahtes (zumeist aus Platin oder einer Platin-Rhodium-Legierung) neben dem Gasstrom auch abhängig von der Temperaturdifferenz zwischen Gas und Sensor sowie den physikalischen Eigenschaften des Gases wie spezifische Wärmekapazität, Wärmeleitfähigkeit und Dichte:

$$dQ/dt = l(T_D - T_O) \cdot k\sqrt{2\rho \cdot k \cdot c_p \cdot \dot{V} \cdot d};$$

dQ/dt Wärmeabgabe pro Zeiteinheit,
l Drahtlänge,
d Drahtdurchmesser,
T_D Drahttemperatur,
T_O Gastemperatur,
κ Wärmefähigkeit des Gases,
CP spezifische Wärmekapazität des Gases,
ρ Gasdichte,
$\dot{V}$ Gasflow.

Die Flowmessung kann entweder durch Messung mit konstantem Heizstrom oder mit konstanter Hitzdrahttemperatur erfolgen. Bei Verwendung eines konstanten Heizstromes wird die durch Abkühlung erfolgte Widerstandsänderung gemessen, aus der die Geschwindigkeit des Gases berechnet werden kann. Dieses Meßverfahren ist jedoch nur für kleine Strömungsgeschwindig-

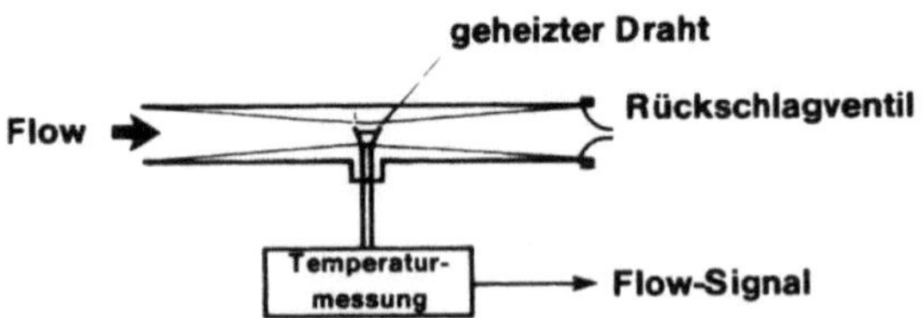

Abb. 7. Hitzdrahtanemometer mit konstanter Hitzdrahttemperatur. Die zur Aufrechterhaltung der Hitzdrahttemperatur im Atemgasstrom erforderliche Energiemenge ist dem Gasfluß proportional

keiten <0,5 cm/s geeignet. Gebräuchlicher ist die Messung bei konstanter Hitzdrahttemperatur. Hier sorgt ein Regler dafür, daß die Temperatur und damit der Widerstand des Hitzdrahtes bei jeder Strömungsgeschwindigkeit konstant bleiben. Der Reglerstrom ist die Meßgröße, so daß die bei Differenzdruckverfahren notwendige Umwandlung von Druck in Strom entfällt: Die Meßkette ist also um ein Glied kürzer, was günstig in Hinblick auf mögliche Fehlerfortpflanzungen ist [10, 14, 34]. Der Einfluß der Gastemperatur kann durch einen zweiten, unbeheizten Draht laufend kompensiert werden.

Hitzdrahtanemometer messen unabhängig von der Strömungsrichtung; durch den Einbau eines zweiten Meßfühlers kann diese erkannt werden. Die Sensoren werden dabei so angeordnet, daß sie – in Strömungsrichtung gesehen – genau hintereinander liegen. Der zweite Draht kühlt weniger ab als der erste, weil er im Windschatten liegt und das strömende Gas bereits etwas erwärmt ist.

Das Hitzdrahtanemometer hat die Resistance eines geraden Rohrstückes: Der Druckverlust über den Sensor ist damit geringer als bei einer Turbine (s. unten) oder bei Differenzdruckverfahren.

Meßgenauigkeit

Die Ansprechzeit des Sensor beträgt nur eine Millisekunde. Da die Kennlinie des Hitzdrahtanemometers eine Funktion der Wurzel aus dem Flow ist, besteht prinzipiell eine hohe Empfindlichkeit gerade bei niedrigem Flow, was im Hinblick auf den Meßfehler in diesen Bereichen günstig ist. Eine elektronische Linearisierung über große Flowbereiche ist zudem möglich. Bezüglich der Meßgenauigkeit bestehen allerdings zwischen einzelnen Geräten erhebliche Unterschiede, gerade im unteren Meßbereich.

Mit Dichte, Wärmekapazität und Wärmeleitfähigkeit gehen 3 physikalische Größen in den Meßwert ein, so daß – mehr als bei anderen Verfahren – die Gasart im internen Berechnungsalgorithmus des Gerätes mitberücksichtigt werden muß. Extreme Probleme treten z.B. bei Verwendung von Helium auf: Der Gasflow wird ca. 30- bis 40fach zu hoch gemessen, während Änderungen der O_2-Konzentration die Messungen nur geringfügig beeinflussen. Da Lachgas zwar eine um 52% höhere Dichte gegenüber Luft aufweist, gleichzeitig aber eine um 35% niedrigere Wärmekapazität, führt Lachgas zu einer nicht linearen Änderung des Signals mit steigenden N_2O-Anteilen im Sauerstoff [10, 35], so daß Hitzdrahtanemometer für den Einsatz während der Narkose über eine interne Kompensationsschaltung verfügen sollten.

Ohne Fehlerkompensation liegen die Meßwerte immer oberhalb der Werte für reinen Sauerstoff.

Unterschiedliche Wasserdampfdrücke gehen ebenfalls über die Parameter Dichte, Wärmeleitfähigkeit und Wärmekapazität in den Meßwert ein, da sich Luft und Wasserdampf in diesen Größen stark voneinander unterschieden. Der Einfluß wird jedoch dadurch begrenzt, daß Wasserdampf auch bei Sättigung nur in geringen Anteilen vorliegt. Allerdings kann kondensierende Feuchte sehr schnell zur Zerstörung der Hitzdrähte führen: Trifft ein Flüssigkeitstropfen auf den Draht, so wird wegen der wesentlich höheren Wärmeleitfähigkeit von Flüssigkeiten gegenüber Gasen schlagartig sehr viel mehr Wärme abgeführt; bei der üblichen Schaltung mit konstanter Hitzdrahttemperatur wird soviel Strom nachgeregelt, daß der Draht zerstört werden kann.

Einsatzbereiche
Hitzdrahtanemometer sind zur On-line-Messung von Flow und Volumen bei langzeitbeatmeten Patienten geeignet. Aufgrund ihrer dynamischen Meßeigenschaften ermöglichen sie prinzipiell auch die Flowmessung bei höherfrequenter Beatmung. Bei entsprechender Kalibrierung im unteren Flowbereich sind Hitzdrahtanemometer auch für Flow- und Volumenmessungen in der Pädiatriebeatmung gut geeignet. Da hier nur niedrige Flows mit geringen Volumina vorliegen, sollte das Hitzdrahtanemometer jedoch tubusnah installiert sein. Dann sind Messungen mit ausreichend hoher Empfindlichkeit und Genauigkeit durchführbar, zumal Resistance und Totraum klein gehalten werden können (Babylog 8000, Fa. Dräger). Wegen der hohen Drahttemperaturen dürfen Hitzdrahtanemometer nicht zur Strömungsmessung in brennbaren Gasen verwendet werden.

Ultraschallspirometer

In strömenden Gasen ändert sich die Ausbreitungsgeschwindigkeit des Schalls mit der Bewegungsrichtung. Ein Signal, das in Strömungsrichtung gesendet wird, erreicht den Empfänger früher als beim Durchlaufen des Mediums in Gegenrichtung. Die Geschwindigkeiten von Schall und Medium überlagern sich, die Differenz der Laufzeiten ist ein Maß für die Strömungsgeschwindigkeit (Abb. 8).

Für die Laufzeiten t_1 und t_2 gilt:

$$t_1 = l/(c + \dot{V} \cdot \cos\alpha)$$

$$t_2 = l/(c - \dot{V} \cdot \cos\alpha)$$

mit

$\dot{V}$ *Geschwindigkeit des bewegten Objekts,*
c Schallgeschwindigkeit.

Die Laufzeitendifferenz t_2–t_1 ergibt sich zu

$$t_2 - t_1 = 2 \cdot l \cdot \dot{V} \cdot \cos\alpha/c^2 - \dot{V}^2 \cdot \cos^2\alpha)\,.$$

Der Term $v_s \cdot cos_{2\alpha}$ kann gegenüber c_2 vernachlässigt werden, woraus folgt:

$$t_2 - t_1 = 2 \cdot l \cdot \dot{V} \cdot \cos\alpha/c^2$$

bzw.

$$\dot{V} = c^2 \cdot (t_2 - t_1)/2 \cdot l \cdot \cos\alpha\,.$$

In diese Formel geht das Quadrat der Schallgeschwindigkeit mit ein, was jedoch bereits bei geringen Temperaturschwankungen oder Änderungen der

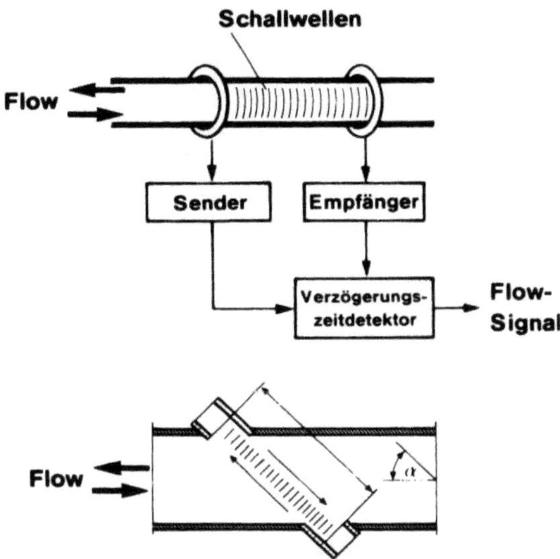

Abb. 8. Prinzip des „transit-time-ultrasonic breath analyser" (TUBA): Die Laufzeiten von Ultraschallwellen sind abhängig von Höhe und Richtung des Gasflusses

Gaszusammensetzung zu erheblichen Abweichungen führt: Die Schallgeschwindigkeiten reichen von ca. 200 m/s bei Anästhesiegasen bis ca. 1 000 m/s bei Helium. Die Schallgeschwindigkeit läßt sich theoretisch eliminieren, wenn man *t1* mit *t2* multipliziert und das Ergebnis (wieder unter Vernachlässigung des Terms $\dot{V}^2 \cdot \cos^2 \alpha$) in obige Gleichung einsetzt:

$$(t_2 - t_1) = l^2/(c^2 - \dot{V}^2 \cdot \cos^2 \alpha)\,,$$

$$\dot{V} = l \cdot (t_2 - t_1)/t_2 \cdot t_1 \cdot 2 \cdot \cos \alpha\,.$$

Zu demselben Ergebnis kommt man bei der Messung der Frequenzdifferenz oder durch Detektion der Phase, wobei der Zusammenhang zwischen Flow und Signal linear ist. Die Richtungserkennung ist einfach realisierbar, da der erste Transducer sein Signal kurz vor dem zweiten erhält [10, 13, 22].

Die obere Grenze des Meßbereichs ist praktisch nur durch Abmessungen des Sensors begrenzt und stellt für die Messung gebräuchlicher Flows bei der Beatmung auch bei kleinen Meßköpfen kein Problem dar. Um die Laufzeiten und Laufzeitdifferenzen der Ultraschallsignale jedoch nicht zu gering werden zu lassen, ist ein Mindestabstand der Transducer voneinander erforderlich.

Meßgenauigkeit

Wie auch bei anderen Verfahren treten Schwierigkeiten bei der Erfassung kleiner Strömungsgeschwindigkeiten auf. Geringe Flows verursachen Laufzeitunterschiede im Bereich von einigen Nanosekunden und sind nur schwer exakt meßbar. Probleme können auch durch Reflexionen der ausgesandten Schallwellen entstehen. Da in die Berechnung der Strömungsgeschwindigkeit nur die Laufzeit oder Phasendifferenz sowie geometrische Größen eingehen, sind Signalveränderungen theoretisch weder durch einen Wechsel des Meßgases noch durch Temperatur- oder Feuchteänderungen zu erwarten. Dennoch sind offenbar erhebliche Abweichungen bei Gaswechseln zu verzeichnen, die möglicherweise auf zu große Unterschiede bei den Schlaggeschwindigkeiten unterschiedlicher Atemgase zurückzuführen sind. Probleme treten auch beim Übergang von laminarer in turbulente Strömung auf, die jedoch durch einen internen Algorithmus kompensiert werden können.

Einsatzbereiche
Aufgrund der vielfältigen Probleme lassen sich in der klinischen Praxis nur schwer reproduzierbare Meßergebnisse erzielen, so daß Ultraschallspirometer - auch wegen ihres hohen Preises - derzeit kaum eingesetzt werden.

Wirbelzähler

Wird in eine Rohrleitung ein Störkörper eingebaut und von einem Gas umströmt, bilden sich in einer bestimmten Entfernung dahinter Wirbel. Das Ausmaß der Wirbelbildung ist der Strömungsgeschwindigkeit proportional (Abb. 9):

$$f = S \cdot \dot{V}/d;$$

f Frequenz der Wirbel,
S Strouhal-Zahl, eine dimensionslose Konstante,
$\dot{V}$ Strömungsgeschwindigkeit,
d Rohrdurchmesser.

Dieser Effekt wurde 1878 erstmals von Strouhal beschrieben. S ist grundsätzlich keine Konstante, sondern von der Reynolds-Zahl R_e abhängig, da die Wirbelbildung erst nach Überschreiten einer bestimmten Reynolds-Zahl beginnt. Änderungen physikalischer Parameter wie Druck, Dichte, Viskosität oder Temperatur beeinflussen die Strouhal-Zahl nicht. Der Bereich, in dem S konstant ist, wird mit $300 < R_e < 1{,}5 \cdot 10^5$ angegeben [1]:

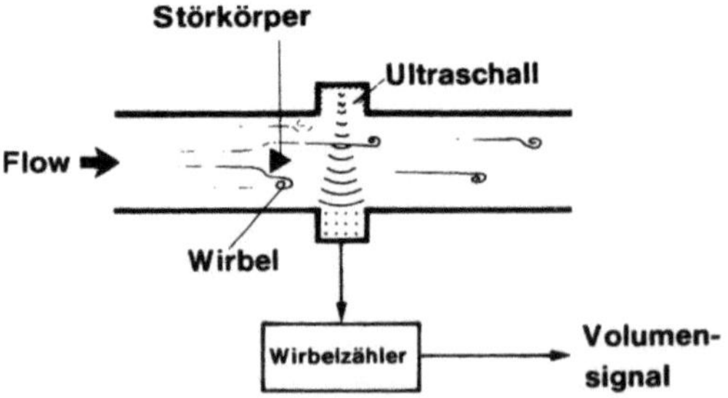

Abb. 9. Wirbelzähler (Vortexflowmeter). Die durch strömungsungünstige Elemente erzeugten Wirbel (Vortices) werden elektronisch erfaßt und sind der Strömungsgeschwindigkeit proportional

$R_e = d \cdot \dot{V}/\upsilon$;

d Rohrdurchmesser,
$\dot{V}$ Strömungsgeschwindigkeit,
υ kinematische Viskosität (dynamische Viskosität/Dichte).

Die untere Grenze des Meßbereichs wird durch die Viskosität des Mediums und die Abmessungen des Sensors bestimmt. In dem Bereich von R_e, in dem die Strouhal-Zahl bekannt ist, ist eine lineare Kennlinie zu erwarten. Dieser Bereich ist in erster Linie abhängig von der Größe und Form des Störkörpers. Eine mathematische Beschreibung des Phänomens gelang Karmann 1912, allerdings nur für kleine Reynolds-Zahlen. Bis heute hat sich daran nichts geändert, so daß man auf empirische Daten angewiesen ist.

Eine Vielzahl von Störkörpern ist entwickelt worden, um die Verhältnisse für den jeweiligen Einsatzzweck zu optimieren. Allgemeingültige Aussagen können daher nicht gemacht werden. Bei scharfkantigen Störkörpern ist S jedoch über einen weiten Bereich von R_e konstant und unabhängig von der Dichte und Viskosität des Mediums.

Zur Meßwerterfassung werden unterschiedliche Verfahren eingesetzt; verbreitet ist die Anwendung von Ultraschall. Dabei werden die Wirbel erfaßt und über eine Impulszählung elektronisch in Flow- und Volumensignale umgewandelt. Totraum und Resistance sind ähnlich klein wie bei Ultraschallverfahren oder Hitzdrahtanemometern. Der Störkörper kann so klein sein, daß er kaum Druckabfälle verursacht. Die Richtungserkennung des Flows ist durch neuere Entwicklungen möglich, bei denen der Störkörper symmetrisch gestaltet ist und 2 Auswerteeinheiten eingesetzt werden.

Meßgenauigkeit

Veränderungen der Meßergebnisse durch Gasartwechsel, Temperaturschwankungen oder Änderungen des Wasserdampfdrucks sind nicht zu erwarten, da die physikalischen Parameter Gastemperatur, Gasviskosität und -dichte die Strouhal-Zahl nicht beeinflussen. Bei Gasen mit unterschiedlicher kinematischer Viskosität wird sich dagegen die untere Meßbereichsgrenze verschieben. Beispielsweise ist die Reynolds-Zahl einer gegebenen Strömung von Helium 8mal kleiner als die von Luft. Da die Strouhal-Zahl erst ab $R_e > 300$ konstant ist, verschiebt sich die untere Meßbereichsgrenze für Helium in Richtung eines höheren Flows. Die Meßgröße Frequenz läßt sich zuverlässig erfassen und liegt bereits digital vor, was günstig für die Weiterverarbeitung ist. Niedrige Strömungsgeschwindigkeiten werden grundsätzlich nicht korrekt erfaßt, woraus sich eine Begrenzung der Einsatzbereiche ergibt.

Einsatzbereiche

Wirbelzähler werden in der klinischen Routine derzeit nur selten eingesetzt. Weiterentwicklungen auf diesem Gebiet lassen für die Zukunft mögliche Einsatzschwerpunkte im ventilatorischen Monitoring erkennen, da Wirbelzähler durch das Fehlen von bewegten Teilen praktisch verschleißfrei sind.

Turbinenflowmeter

Volumenstromsensoren nach dem Turbinenflowprinzip sind mechanische Spirometer, bei denen der Gasstrom Rotorblätter antreibt, die auf einer oder mehreren Achsen sitzen (Abb. 10). Die Umdrehungszahl der Turbine ist proportional zu Gasströmung, Dichte, Radius der Schaufeln und kinematischer Viskosität [2, 3, 5, 9, 33]:

$$M = \rho \cdot \dot{V} \cdot r \cdot \upsilon; \quad \upsilon = \eta/\rho$$

M Drehmoment,
$\dot{V}$ Strömungsgeschwindigkeit,
υ kinematische Viskosität (dynamische Viskosität/Dichte),
η dynamische Viskosität,
ρ Dichte des Gases,
r Schaufelradius.

Wegen $\upsilon = \eta/\rho$ ist danach das Drehmoment M prinzipiell unabhängig von der Gasdichte, sondern nur eine Funktion von Geometrie, Volumenstrom und dynamischer Viskosität.

Die Auswertung kann durch ein mechanisches Zählwerk (Wright-Spirometer, Dräger MV 2000) oder auch durch berührungslose Verfahren erfolgen,

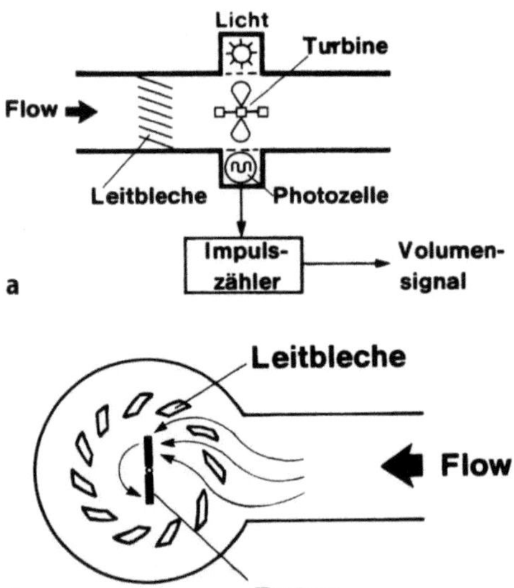

Abb. 10. a Turbinenflowmeter mit elektronischer Auswerteeinheit. Jede Unterbrechung des Lichtsignals durch einen Flügel des Rotors bewirkt eine Spannungsänderung, die Anzahl der Impulse wird elektronisch ausgewertet und als Volumen angezeigt. Das ventilatorische Monitoring kann durch Integration von Alarmfunktionen, z. B. bei Über- oder Unterschreiten definierter Tidal- oder Minutenvolumina oder Atemfrequenzen, problemlos erweitert werden. **b** Einfache Wright-Spirometer können z. B. auf den Tubus des spontanatmenden Patienten aufgesetzt werden und ermöglichen damit die einfache Abschätzung seiner ventilatorischen Kapazität

z. B. durch magnetisch-induktive Kopplung oder optische Systeme mit Photodiode und -transistor (Abb. 10). Bei den letztgenannten werden durch Drehungen des Turbinenrads Impulse an den Meßwertaufnehmer abgegeben, deren Frequenz dem Flow proportional ist. Reibungsverluste bei der Übertragung entfallen, durch elektronische Auswertung der Daten ist ein erweitertes ventilatorisches Monitoring möglich.

Prinzipiell ist es möglich, den Flow in beiden Richtungen zu messen. Die Auswerteeinheit muß dann - bei optischer Auswertung - mit einer weiteren Lichtschranke versehen sein, um die Drehrichtung des Sensors zu erkennen.

Meßgenauigkeit

Massenträgheit und Lagerreibung führen dazu, daß ein Mindestflow nötig ist, um die Turbine in Bewegung zu versetzen, z. B. 2 l/min (MV 2000, Fa. Dräger, Envit Spiroflo, Fa. Hoyer). Geringe Lagerreibung bewirkt dagegen ein langes Nachlaufen der Flügel. Die Beeinträchtigungen der Linearität im unteren Meßbereich beruhen dementsprechend auf mechanisch bedingten Reibungsverlusten, während es sich im oberen Meßbereich um strömungsphysikalische Vorgänge handelt. Da mathematische Berechnungen der Zusammenhänge von Strömung und Drehzahl durch die komplizierten strömungsphysikalischen Verhältnisse schwierig sind, beruhen die geometrischen Formen der Turbinen in erster Linie auf empirischen Erfahrungen. Dementsprechend sind Meßgenauigkeit und Linearität geräteabhängig und unterliegen fertigungs- und alterungsbedingten Schwankungen. Unabhängig davon ist die Zunahme des Atemwegswiderstände neben der Luftführung und den mechanischen Widerständen in erster Linie von der Flowhöhe abhängig. Abhängigkeiten bestehen zudem von Gasart bzw. O_2-Konzentration, Wasserdampfgehalt sowie Konzentration volatiler Anästhetika: Bei Verwendung von Gasen niedriger Dichte wie z. B. Helium (Gasdichte von Helium 13,8% vs. Luft 100%) wird der Flow erheblich niedriger gemessen als bei Luft.

Bei mechanischen Sensoren wie dem Wright-Spirometer oder dem Dräger MV 2000 können zudem durch die eingebauten mechanischen Zeituhren ganz erhebliche Abweichungen der Zeitmessung vom Sollwert auftreten, so daß exakte und reproduzierbare Berechnungen des Atemminutenvolumens über orientierende Betrachtungen hinaus kaum möglich sind. Die durch Meßungenauigkeiten in Turbine und Auswerteeinheit verursachten Abweichungen vom eingestellten Sollwert werden von Dräger z. B. mit ±15% angegeben, können jedoch zwischen -25% und +35% betragen.

Einsatzbereiche

Volumenstromsensoren nach dem Turbinenflowprinzip zur Bestimmung des exspiratorischen Tidal- und Minutenvolumens werden vor allem in Narkosegeräten sowie zur Abschätzung der ventilatorischen Kapazität bei intubierten, spontanatmenden Patienten in der Intensivmedizin eingesetzt. Ihre Genauigkeit ist gering, reicht jedoch für die grobe klinische Orientierung aus.

Monitoring der Atemgaszusammensetzung

O_2-Mangelsignal/Lachgassperre

Die inspiratorische Messung von Sauerstoff ist für alle Beatmungsgeräte, also auch für die Narkosegeräte, vorgeschrieben [28]. Zudem muß bei Druckabfall in der O_2-Leitung unter einen vom Gerätehersteller angegebenen Wert – z.B. 1,5 bar (150 kPa) – ein O_2-Mangelsignal ertönen, das mindestens 7 s anhält und nicht abschaltbar ist. Narkosegeräte müssen außerdem über eine sog. Lachgassperre verfügen. Diese Schutzvorrichtung wurde ursprünglich für den Fall der zur Neige gehenden O_2-Versorgung aus Druckgasflaschen konzipiert: O_2-Mangelsignal und Lachgassperre werden gleichzeitig aktiv, wenn der am Gerät anliegende O_2-Druck unter einen bestimmten Druck – z.B. unter 2,2 bar – abfällt, um mit dem noch zur Verfügung stehenden Sauerstoff der Diffusionshypoxie durch alveoläre N_2O-Anreicherung vorzubeugen. Bei Anschluß des Gerätes an eine zentrale Gasversorgung wird die Lachgassperre dementsprechend lediglich bei Diskonnektion der O_2-Steckkupplung aktiv. Solange das Gerät jedoch ordnungsgemäß angeschlossen und die Gasversorgung zum Gerät intakt ist, kann unbemerkt mit reinem Lachgas beatmet werden [15, 16, 17, 21, 30].

Eine deutliche Verbesserung der Patientensicherheit kann durch sog. „oxygen ratio controller" (ORC) als Ergänzung zur Lachgassperre erreicht werden; sie bieten einen wirksamen Schutz gegen das Absinken der inspiratorischen O_2-Konzentration unter 25%. Mechanische Systeme (z.B. im Cicero Fa. Dräger) sind allerdings bei Beatmung mit reduziertem Frischgasflow unter 1 l/min, also im Low-flow-/Minimal-flow-Bereich, nicht funktionsfähig.

Alternative Techniken (Elsa Fa. Engström) gewährleisten einen kontinuierlichen O_2-Flow von mindestens 200 ml/min durch Einspeisung in einen Bypass und automatische Unterbrechung der N_2O-Versorgung bei Messung hypoxischer Gasgemische im Inspirationsflow.

Dringend erforderlich ist die Entwicklung von Systemen, die die Einstellung hypoxischer Gasgemische in *allen* Flowbereichen zuverlässig vermeiden. „Oxygen ratio controller", die eine N_2O-Dosierung nur bei Einstellung von mehr als 0,5 l O_2/min erlauben, bedeuten einen Rückschritt in der Patientensicherheit und verhindern die weitere Verbreitung von Minimal-flow-Techniken in der klinischen Routine.

Messung der Gaskonzentrationen in den Atemgasen

Zur Bestimmung der O_2-Konzentration in den Atemgasen werden bei Beatmungsgeräten vorwiegend *elektrochemische oder paramagnetische* Meßverfahren verwendet. Am meisten verbreitet sind die auf elektrochemischer Basis arbeitenden galvanischen und polarographischen Sensoren. Andere Methoden zur O_2-Messung, wie Schwingungsspektrometrie (Raman-Spektrometrie) oder Massenspektrometrie, sind dagegen sehr aufwendig und werden unter klinischen Fragestellungen meist nicht eingesetzt.

In jedem Fall müssen O_2-Meßgeräte mit der Möglichkeit zur Einstellung von oberen und unteren Alarmgrenzen ausgestattet sein. Zur Sicherstellung der Überwachungsfunktion ist darüber hinaus die gleichzeitige Inbetriebnahme von O_2-Meßgerät und Respirator durch *einen* zentralen Netzschalter empfehlenswert.

Elektrochemische Methoden

Die *galvanische Zelle* (Brennstoffzelle; Abb. 11) besteht aus Elektroden, z.B. einer Bleianode und einer Goldkathode, die von einer basischen Elektrolytlösung umgeben sind. Die O_2-Moleküle aus dem Gasgemisch diffundieren durch eine dünne Teflonmembran in den Elektrolyten und werden an der dahinter angeordneten Kathode zu Hydroxylionen reduziert:

$$O_2 + 2H_2O + 4e^- \rightarrow 4OH^- .$$

Die Ionen reagieren mit der unedlen Bleianode, die unter Oxidation und Freisetzung von Elektronen in Lösung geht:

$$\text{Kathode}: O_2 + 2H_2O + 4e^- \rightarrow 4OH^- ,$$

$$\text{Anode}: 4OH^- + 2Pb \rightarrow 2PbO + 2H_2O + 4e^- .$$

Der bei dieser Reaktion fließende Strom ist dem O_2-Partialdruck des Gases proportional.

Da sich die Anode durch die Reaktion verbraucht, hängt die Lebensdauer von der Expositionsdauer und der O_2-Konzentration ab. Die mittlere Lebensdauer beträgt bei kontinuierlicher Raumluftexposition mindestens 12–15 Monate, bei Exposition in 100% Sauerstoff mindestens 2–3 Monate. Entfernen des Sensors aus dem Atemsystem nach dem Einsatz und luftdichtes Verschließen mit einer Schutzkappe verlängert daher seine Lebensdauer. CO_2 verkürzt die Lebensdauer durch Ablagerung von Reaktionsrückständen. Feuchtigkeit im System beeinflußt die Messung nicht, solange kein Wasser auf der Membran kondensiert: Kondensation verlängert Diffusionsstrecke und -querschnitt und führt zur Anzeige falsch-niedriger O_2-Werte. Die Meßgenauigkeit ist weitgehend unabhängig von der Anwesenheit volatiler Anästhetika und Lachgas.

Brennstoffzellen sind nach einer Aufwärmzeit von ca. 10 min betriebsbereit, ihre Meßgenauigkeit ist über Stunden stabil mit einer mittleren Drift von 0,5%. Einmalige tägliche Kalibration mit reinem Sauerstoff ist ausreichend. Bei maximaler Veränderung der O_2-Konzentration beträgt die Antwortzeit 15–20 s.

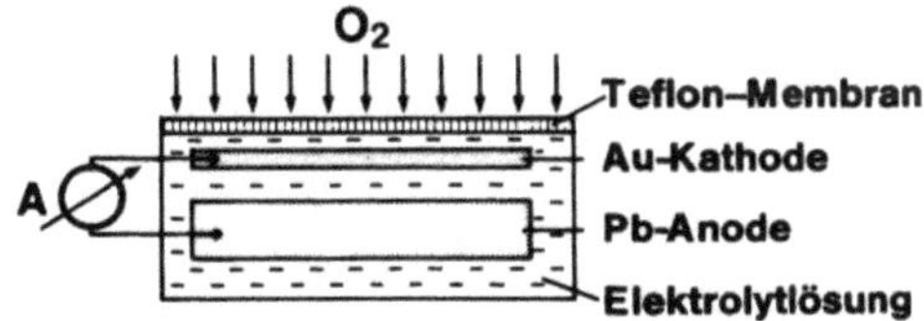

Abb. 11. Galvanische Zelle. Die Spannung zwischen Bleianode und Goldkathode ist proportional der Zahl der an der Kathode reduzierten O_2-Moleküle

Die Meßsicherheit gegen Sensorausfall kann durch Installation von 2 Kathoden, deren Meßwerte permanent miteinander verglichen werden, zusätzlich erhöht werden.

Während bei der Brennstoffzelle die Reduktionsspannung für Sauerstoff konstruktiv durch den Zellenaufbau erzeugt wird, beruht das Meßprinzip des *polarographischen Sensors* (Clark-Sensor) auf der chemischen Reduktion von Sauerstoff in der Elektrolytlösung aufgrund einer außen angelegten Spannung: O_2-Moleküle diffundieren durch die Membran (Abb. 12) und das Elektrolytgel zur Kathode. Bei adäquater äußerer Spannung werden O_2-Moleküle zu OH^--Ionen reduziert:

$$\text{Kathode}: O_2 + 2H_2O + 4e^- \rightarrow 4OH^- ,$$

$$\text{Anode}: 4Ag + 4Cl^- \rightarrow 4AgCl + 4e^- .$$

Der resultierende Strom zwischen Kathode und Anode ist auch hier dem O_2-Partialdruck in der umgebenden Elektrolytlösung proportional.

Auf jeden Fall muß gewährleistet sein, daß die am Sensor angelegte Reduktionsspannung unter keinen Umständen über den Sollwert ansteigt, da ansonsten auch andere Gase, z. B. N_2O, reduziert und dadurch falsch-hohe O_2-Werte angezeigt werden [25].

Verwendet werden meist Silberanoden und Platin- oder Goldkathoden in einer Elektrolytlösung. Solange keine Spannung anliegt, wird der Sensor nicht verbraucht, so daß der Sensor in Stand-by-Position verbleiben kann. Durch Auswechseln des Elektrolyten und/oder der Membran sind polarographische Meßzellen regenerierbar.

Durch die Funktionsweise von elektrochemischen Sensoren sind die Antwortzeiten auf Änderungen der O_2-Konzentration relativ lang. Dementsprechend können atemzyklusabhängige Schwankungen wie z. B. endtidale O_2-Konzentrationen, nicht erfaßt werden. Dementsprechend werden elektrochemische Sensoren vorwiegend zur Messung und Überwachung inspiratorischer O_2-Konzentrationen verwendet. Bei der O_2-Messung in Exspirationsgemischen muß beachtet werden, daß Feuchtigkeit die O_2-Diffusion beeinträchtigt und damit die Meßgenauigkeit beeinflussen kann.

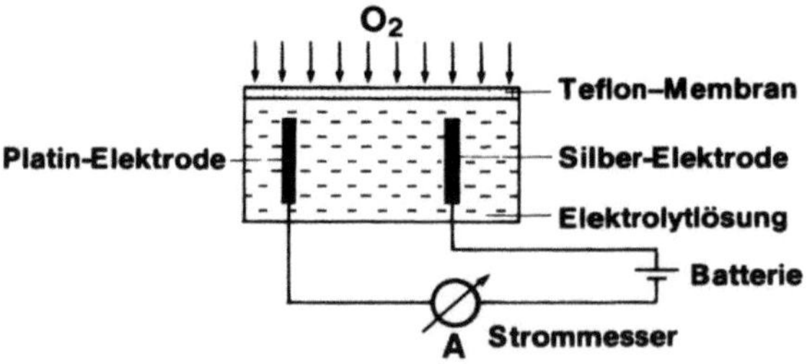

Abb. 12. Polarographischer O_2-Sensor. Das Meßprinzip beruht auf der chemischen Reaktion von Sauerstoff aufgrund einer von außen anliegenden Spannung. Der resultierende Strom ist der Menge der O_2-Moleküle proportional

Paramagnetische Methoden

Das Meßprinzip *paramagnetischer O_2-Sensoren* basiert auf den paramagnetischen Eigenschaften von Sauerstoff. Die Meßvorrichtung besteht aus einer mit Sauerstoff gefüllten und mit einem Spiegel verbundenen Hantel, die in einem inhomogenen Magnetfeld aufgehängt ist. Abhängig von der sie umgebenden O_2-Konzentration wird die Meßvorrichtung ausgelenkt, ein vom Spiegel reflektierter Lichtstrahl zeigt den Grad der Auslenkung als Maß für den O_2-Gehalt des Meßgases an (Abb. 13). Die Methode ist O_2-spezifisch, da andere in der Anästhesie verwendete Gase über keine paramagnetischen Eigenschaften verfügen.

Moderne paramagnetische Meßverfahren (z.B. Datex) arbeiten nach einem modifizierten Prinzip: Wird O_2-haltiges Gas durch ein Magnetfeld geleitet, ändert sich sein Volumen. In einem pulsierenden Magnetfeld entsteht dadurch eine Druckwelle, deren Amplitude dem aktuellen O_2-Partialdruck des Meßgases proportional ist (Abb. 14). Zur Erhöhung der Meßgenauigkeit wird die Druckänderung im Meßgas mit der Druckänderung im O_2-freien Referenzgas (bzw. einem Gas mit bekanntem O_2-Gehalt) verglichen.

Die Ansprechzeiten von paramagnetischen Sensoren sind kurz. Veränderungen der O_2-Konzentration innerhalb des Atemzyklus können damit selbst bei hohen Atemfrequenzen erfaßt werden.

Ein Problem kann die Rückführung der untersuchten Atemgase sowie der Referenzgase in das Atemsystem darstellen, insbesondere bei Beatmung mit hohem Rückatmungsanteil und/oder kleinen Tidalvolumina. Da zumeist Raumluft als Referenzgas verwendet wird, kommt es zur Dilution der Atemgase mit einem Anstieg von Stickstoff im Kreissystem.

Massenspektrometrie

Massenspektrometer werden in der Anästhesie und Intensivmedizin zur zeitaufgelösten Bestimmung von Gaspartialdrücken und -konzentrationen verwendet. Ein besonderer Vorteil liegt darin, daß damit auch die Messung von Edelgasen wie Xenon, Argon oder Helium möglich ist. Ebenso lassen sich Isotopengemische einfach unterscheiden.

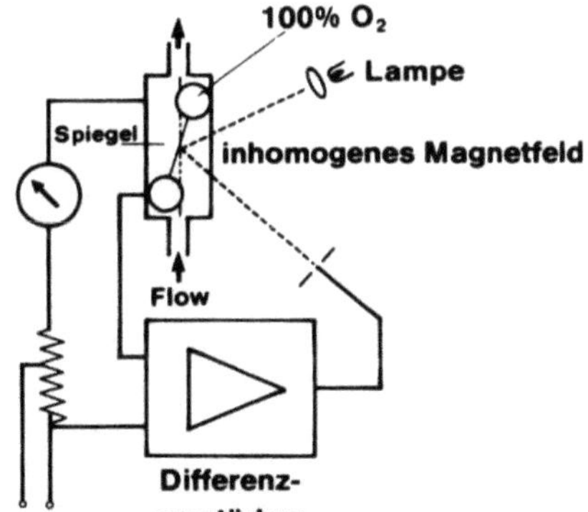

Abb. 13. Funktionsweise eines paramagnetischen O_2-Sensors (Munday-Zelle). Aufgrund ihres Paramagnetismus werden die O_2-Moleküle im Magnetfeld ausgelenkt, der Grad der Auslenkung ist der O_2-Spannung proportional und kann photooptisch angezeigt werden

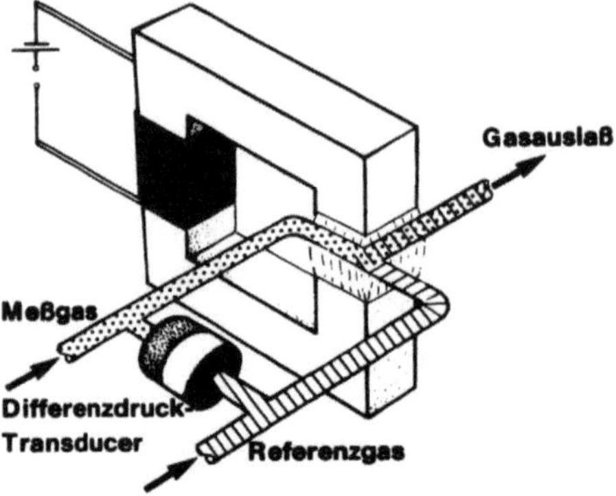

Abb. 14. Paramagnetischer Sensor (Fa. Datex). Referenzgas und Meßgas werden in getrennten Leitungen durch den Analysator gepumpt, das Magnetfeld wird mit einer schnellen Taktfrequenz an- und ausgeschaltet. Die beiden Gasleitungen sind durch einen Differenzdrucktransducer gekoppelt. Da der O_2-Gehalt in Referenzgas und Meßgas unterschiedlich ist, differieren die resultierenden Drücke in den Gasleitungen. Die gemessenen Druckdifferenzen sind dem O_2-Partialdruck proportional

Das zu messende Gas wird durch die Probenkapillare im Bypass abgesaugt. Ein Teil der Probe wird über ein Molekularleck in die Hochvakuumkammer (Vakuum ca. 10^{-6} mm Hg) des Spektrometers eingelassen und in der Ionisationskammer durch Elektronenbeschuß ionisiert. Dabei zerfällt es je nach Ionisationsenergie in charakteristische, definierte Bruchstückionen:

$$M + e^- \rightarrow M + 2e^- .$$

Nach Beschleunigung in einem elektrostatischen Feld werden die ionisierten Teilchen z. B. durch ein starkes Magnetfeld geleitet, in dem Partikel mit einem hohen Ladungs-Massenverhältnis stärker aus ihrer Bahn abgelenkt werden als Partikel mit einem geringeren Ladungs-Massenverhältnis. Schließlich werden die Teilchen entsprechend ihrer unterschiedlichen Ladungs-Massenverhältnisse in geeigneten Kollektoren aufgefangen und als Ladungsstrom gemessen.

Bei sog. *Festkollektor-Massenspektrometern* ist die Stärke des Magnetfeldes konstant, die einzelnen Teilchen können gleichzeitig auf verschiedenen Kollektoren gemessen werden. Voraussetzung ist jedoch, daß für jedes zu messende Ladungs-Massenverhältnis ein entsprechender Kollektor an der geometrisch richtigen Position zur Verfügung steht. Daher lassen sich mit diesen Geräten nur definierte Gase bzw. Gasbestandteile bestimmen.

Alternativ kann auch das Magnetfeld variiert werden, so daß die ionisierten Teilchen nacheinander auf denselben Kollektor auftreffen. Solche Massenspektrometer sind besonders für die hochauflösende und analytische Spektroskopie geeignet. Die Massenauftrennung kann auch in einem elektrischen Quadrupolfeld erfolgen, das als Massefilter wirkt: Die Teilchen durchlaufen das Quadrupolfeld auf Spiralbahnen, wobei immer nur eine definierte Ionenart den Kollektor auf stabilen Bahnen erreichen kann. Der Wechsel zwischen verschiedenen Massen kann bei *Quadrupol-Massenspektrometern* sehr schnell

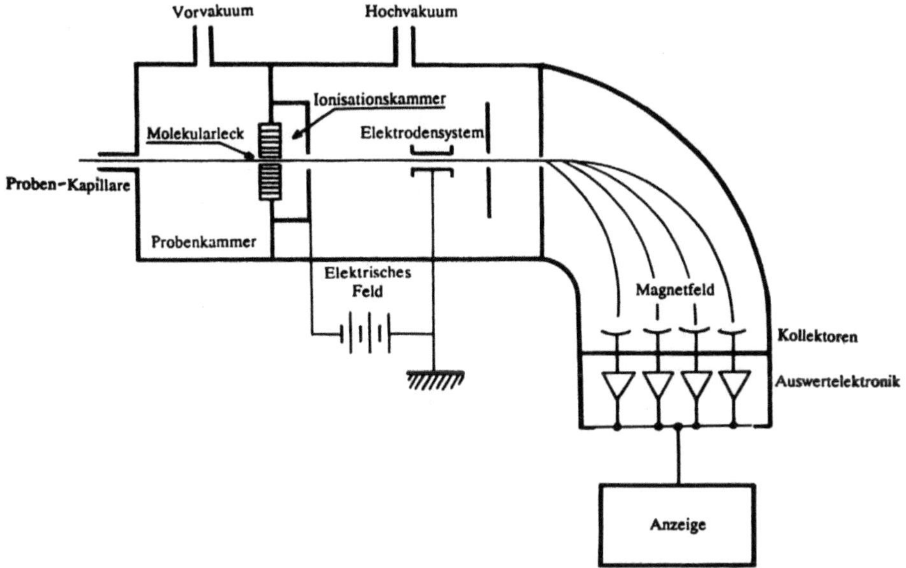

Abb. 15. Schematischer Aufbau eines Festkollektormassenspektrometers (Erläuterungen s. Text)

erzeugt werden, womit die quasi gleichzeitige Messung unterschiedlicher Ionen ermöglicht wird.

Bruchstücke, die trotz unterschiedlicher Ionenart gleiche Ladungs-Massenverhältnisse aufweisen, wie z.B. CO_2 und N_2O mit der Molekülmasse 44, können durch Messung anderer Fraktionen nachgewiesen werden. Da bei gleicher Ionisationsenergie immer die gleichen Bruchstücke des untersuchten Moleküls auftreten, lassen sich solche Überlagerungen rechnerisch präzise trennen. Hochauflösende Massenspektroskopie kann auch zwischen sehr geringen Massenunterschieden differenzieren, wie sie z.B. zwischen N_2, CO und C_2H_4 auftreten.

Die Genauigkeit der quantitativen Massenspektroskopie zur Partialdruck- bzw. Konzentrationsmessung wird entscheidend von der Kalibration des Instrumentes beeinflußt. Trotz der Komplexität des Verfahrens arbeiten Massenspektrometer außerordentlich zuverlässig, langzeitstabil und genau.

Schwingungsspektroskopie

Mit Hilfe der Schwingungsspektroskopie können mehratomige Gase qualitativ und quantitativ bestimmt werden. Die Methode beruht auf der Eigenschaft der Moleküle, Lichtenergie aus dem infraroten Spektrum zu absorbieren. Dadurch werden die Moleküle zu Schwingungen angeregt, der hierzu erforderliche Energiebetrag wird durch Bindungsstärke, Masse und Geometrie der Moleküle definiert. Die Schwingungsspektren sind substanzspezifisch und werden zur Charakterisierung und Strukturaufklärung unterschiedlichster Materialien verwendet.

Bei der *Infrarotspektroskopie* (IR-Spektroskopie) wird die untersuchte Substanz in einer Gasküvette von polychromatischem Licht durchstrahlt und absorbiert bei der zur Schwingung gehörenden Frequenz Energie. Die Intensitätsabschwächung der Strahlung ist nach dem Lambert-Beer-Gesetz proportional der Konzentration und Schichtdicke der durchstrahlten Gase:

$$I_a = I_o\, e^{-kcl},$$

I_a Ausgangsintensität,
I_o Eingangsintensität,
k Proportionalitätskonstante,
c Konzentration,
l Schichtdicke.

Der analytisch nutzbare IR-Bereich liegt im Bereich von Frequenzen, die einem Lichtwellenlängenbereich von etwa 2,5–30µm entsprechen. Üblicherweise werden bei der Darstellung der Infrarotabsorptionsspektren *Wellennummern* angegeben: sie bezeichnen die Wellenzahl pro Zentimeter und errechnen sich aus der Gleichung: *Wellennummer* $[cm^{-1}] = 14^4/$*Wellenlänge* $[\mu m]$. Die Wellennummern sind dann direkt der absorbierten Frequenz proportional.

Voraussetzung für die IR-Absorption ist immer ein permanentes Dipolmoment, andernfalls wird keine elektromagnetische Strahlung absorbiert. Nichtpolare Moleküle wie Argon, Stickstoff, Helium, Xenon und Sauerstoff absorbieren kein infrarotes Licht (IR-inaktiv) und können daher mit der IR-Spektroskopie nicht gemessen werden.

Typische IR-Spektrometer, die in Anästhesie und Intensivmedizin v.a. zur Bestimmung von CO_2 und volatilen Anästhetika eingesetzt werden, sind als Doppelstrahlinstrumente aufgebaut, wobei der Detektor die Lichtabsorption in der Probenküvette mit der bekannten Absorption in einer Referenzküvette vergleicht (s. Kap. 2.2.3 und 2.2.4).

Die von der Lichtquelle abgegebene Infrarotstrahlung mit der Intensität I_o wird in der Probenküvette auf den Wert I_a abgeschwächt, während sie die Referenzküvette unbeeinflußt durchstrahlt. Mit Hilfe eines Lichtzerhackers (Chopper) wird der Detektor abwechselnd mit I_o und I_a bestrahlt. Bei nichtselektiven Detektoren muß das polychromatische Licht vor der Detektion mit

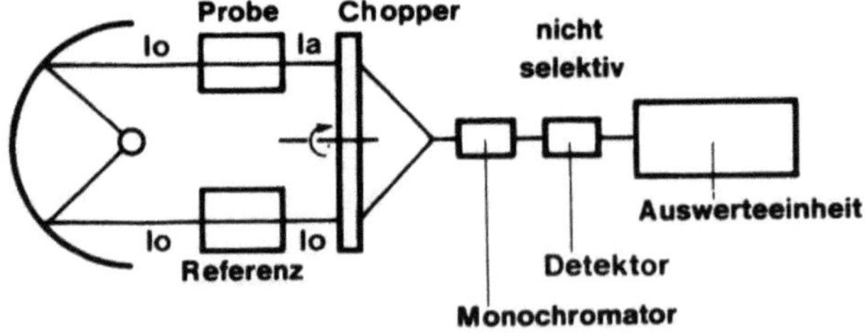

Abb. 16. Schematischer Aufbau eines Doppelstrahl-IR-Spektrometers (Erläuterungen s. Text)

einem Monochromator auf die Meßwellenlänge gefiltert werden (dispersive IR-Spektroskopie). Ist der Detektor für die Meßwellenlänge selektiv, wird kein Monochromator benötigt (nicht-dispersive IR-Spektroskopie).

Überlagern sich die Absorptionsbanden von 2 unterschiedlichen Substanzen, so addieren sich diese und müssen durch geeignete Korrekturen differenziert werden. Dies trifft z.B. für N_2O und CO_2 zu, die beide Absorptionsbanden knapp oberhalb von 2300 cm^{-1} aufweisen (Abb. 17). In solchen Fällen wird die N_2O-Konzentration bei einer anderen Wellenlänge gemessen, der überlagernde Anteil daraus errechnet und von der überlagerten Bande subtrahiert.

Durch Zusammenstoß der untersuchten Moleküle mit anderen Gasen, z.B. mit Sauerstoff, kann eine Linienverbreiterung auftreten, die dann zur Messung falsch hoher Konzentrationswerte führt. Dieser Effekt ist für die klinische Routine jedoch vernachlässigbar.

Bei CO_2-Analysatoren zur Messung im *Hauptstromverfahren* befindet sich die Probenküvette direkt im Atemstrom, sie wird meist direkt auf den Tubus aufgesetzt. Die Vorteile liegen in der genauen Meßwerterfassung sowie den

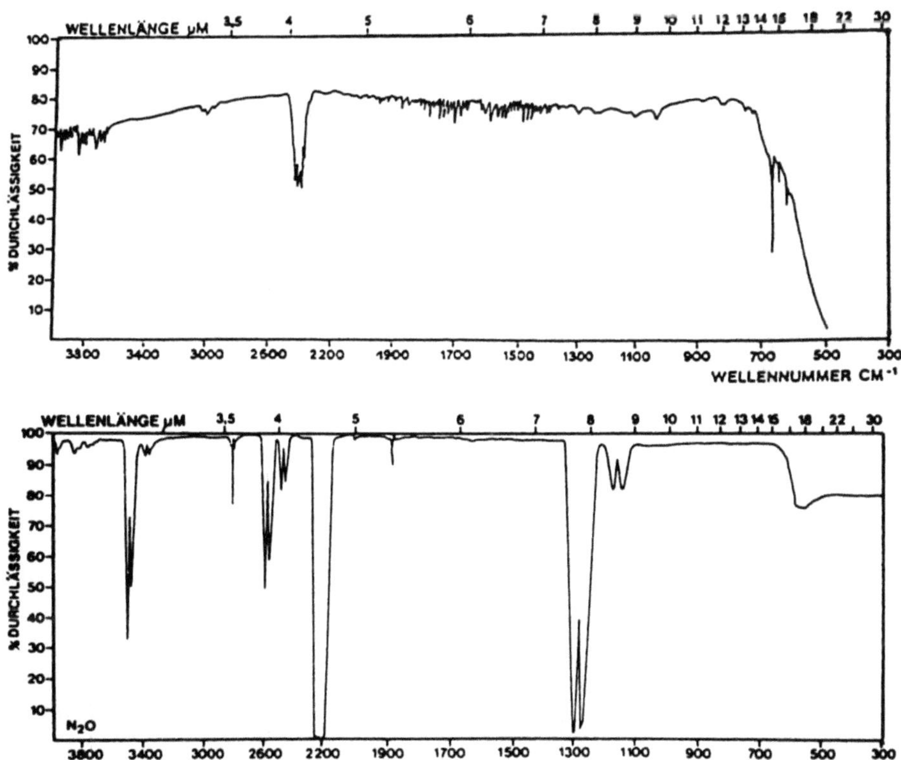

Abb. 17. Überlagerung der IR-Absorptionsspektrum von CO_2 (*oben*) und N_2O (*unten*) im Bereich von 2300 Wellennummern pro cm (Erläuterungen s. Text)

kurzen Ansprechzeiten. Nachteilig sind dagegen der relativ große Meßkopf mit Erhöhung von Totraum und Atemwegswiderstand. Außerdem besteht bei manchen Geräten das Risiko thermischer Schädigungen durch die hohe Betriebstemperatur des Sensors. Früher wurden CO_2-Analysatoren für die Hauptstrommessung angeboten, bei denen die Inspirationsluft als Referenzgas zur internen Nullpunktfestlegung verwendet wurde, wobei vorausgesetzt wird, daß die Inspirationsluft CO_2-frei ist. Für den Einsatz in Rückatmungssystem während der Narkosebeatmung sind diese Geräte nicht geeignet, da ein Anstieg der inspiratorischen CO_2-Konzentration durch Erschöpfung des Atemkalks aufgrund des systembedingten Kalibrationsfehlers unbemerkt bleibt.

Diese Problematik tritt bei *Nebenstromanalysatoren* nicht auf, bei denen über einen tubusnahen Konnektor kontinuierlich Atemgas abgesaugt und den Küvetten im Gerät zugeführt wird, wobei immer eine CO_2-freie Referenzküvette verwendet wird. Vorteilhaft ist die unproblematische Konnektion am Tubus sowie die Möglichkeit der ventilatorischen Überwachung auch des nichtintubierten Patienten. Nachteilig ist dagegen die geringere Auflösung, so daß die Messung insbesondere bei höheren Atemfrequenzen an Aussagekraft verliert. Hinzu kommt, daß bei kleinen Tidalvolumen das abgesaugte Gasvolumen nicht mehr vernachlässigt werden darf.

Mit der Infrarotspektroskopie eng verknüpft ist die *Raman-Spektroskopie.* Die physikalischen Grundlagen des Raman-Effekts wurden bereits 1928 beschrieben, weite klinische Anwendung fand das Prinzip jedoch erst in den letzten Jahren [30]: Die zu untersuchende Substanz wird in der Gasküvette durch monochromatisches Licht (z.B. Laser) zu Schwingungen und Rotation angeregt und sendet Streulicht aus, das neben der Erregerfrequenz der anregenden Lichtquelle auch die den Schwingungen und der Rotation der Moleküle entsprechenden Frequenzen enthält. Durch Analyse der Frequenzunterschiede zwischen dem emittierten Licht und dem in der Meßvorrichtung detektierten Streulicht ist die Identifikation der in der Gasmischung vorhandenen Moleküle möglich. Da die Signalunterschiede jedoch sehr gering sind, ist der Einsatz starker Lichtquellen notwendig. Üblicherweise werden daher heute Argonlaser verwendet.

Die Raman-Schwingungsspektroskopie erlaubt die Erkennung und Messung der in- und exspiratorischen Partialdrücke nahezu aller in Anästhesie und Intensivmedizin verwendeten Gase wie CO_2, O_2, N_2, N_2O sowie der volatilen Anästhetika. Monoatomare Gase wie Helium, Xenon und Argon weisen keinen Raman-Effekt auf und können daher nicht erkannt werden.

Die hohe Meßgenauigkeit wird durch Aerosole sowie nichtdetektierbare Gase nicht beeinflußt. Die Antwortzeiten sind zwar langsamer als bei der Massenspektroskopie, erlauben jedoch bei Erwachsenen das endtidale Atemgasmonitoring Atemzug für Atemzug. Bei kleinen Tidalvolumina und/oder hohen Atemfrequenzen treten dagegen Meßungenauigkeiten auf.

Feuchtemessung

Absolute Feuchte ist die Wassermasse pro Volumeneinheit [mg/l bzw. g/m^3]. Über Flüssigkeiten stellt sich in Abhängigkeit von der Temperatur immer ein definierter Sättigungsdampfdruck ein, am Siedepunkt von Wasser entspricht dies dem Atmosphärendruck (760 mmHg = 1013 mbar = 101,3 hPa). Der maximale Wassergehalt eines Gases wird durch die *Sättigungsfeuchte* begrenzt, Abkühlung wasserhaltiger Luft führt nach Unterschreiten des *Sättigungsdampfdrucks* zur Kondensation (Taupunkt). Die *relative Feuchte* bezeichnet das Verhältnis von absoluter Feuchte zu maximaler Feuchte in Prozent: Ohne Kenntnis der Temperatur erlaubt die relative Feuchte keine Aussage über den absoluten Wassergehalt des Gases.

Abbildung 18 zeigt den nichtlinearen Zusammenhang zwischen Temperatur und Wassergehalt der Atemluft [29]. Bei Körpertemperatur beträgt der maximale Wassergehalt ca. 44 mg/l, bei 0°C ca. 5 mg/l Atemluft. Medizinische Atemgase aus zentralen Gasversorgungsanlagen oder Druckgasflaschen sind mit weniger als 0,5 mg/l nahezu wasserfrei.

Die intermittierende Überwachung des Wassergehaltes der Atemgase ist bei intubierten Patienten wünschenswert, um Schäden durch unzureichende Anfeuchtung zu vermeiden [6, 12]. Die Leistungsfähigkeit des verwendeten aktiven oder passiven Befeuchtungssystems kann in der spezifischen Beatmungssituation eindeutig und zuverlässig nur durch die tubusnahe Messung des Wassergehaltes der Inspirationsluft mit Hilfe eines schnell ansprechenden Sensors beurteilt werden. Geeignet hierfür sind kapazitive Sensoren, die zur Vermeidung von Betauung und zur Erhöhung der Anzeigegeschwindigkeit beheizt sind [23]. Ihr Meßprinzip beruht auf der feuchtigkeitsabhängigen Änderung des Dielektrikums eines Dünnschichtkondensators, wodurch ein der relativen Feuchte proportionales elektrisches Signal erzeugt wird. Bei Kenntnis der Sensortemperatur wird daraus die absolute Feuchte errechnet.

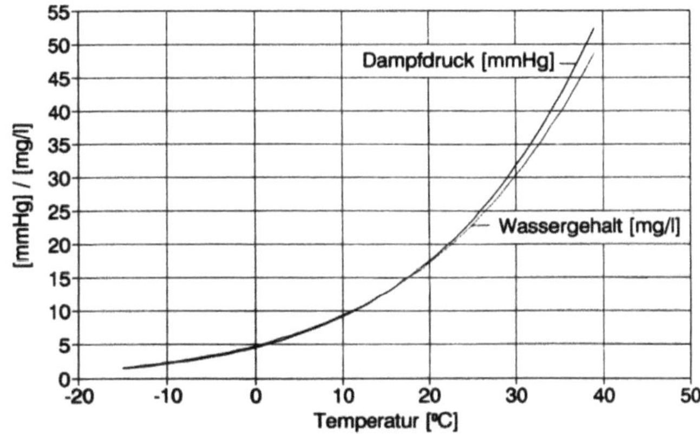

Abb. 18. Dampfdruck und maximaler Wassergehalt von Luft als Funktion der Temperatur. Der maximal mögliche Wassergehalt der Gasphase ist durch die Temperatur vorgegeben und kann nicht überschritten werden

Kapazitive Sensoren werden in Strömungsrichtung installiert, sie führen praktisch zu keinen Veränderungen von Flow und Atemwegswiderständen, der Totraum wird nicht vergrößert (Abb. 19).

Kapazitive Sensoren sind allerdings störanfällig; Betauung oder Verschmutzung führt zu Meßwertveränderungen, weshalb nur punktuelle Feuchtemessungen empfehlenswert sind (Abb. 20).

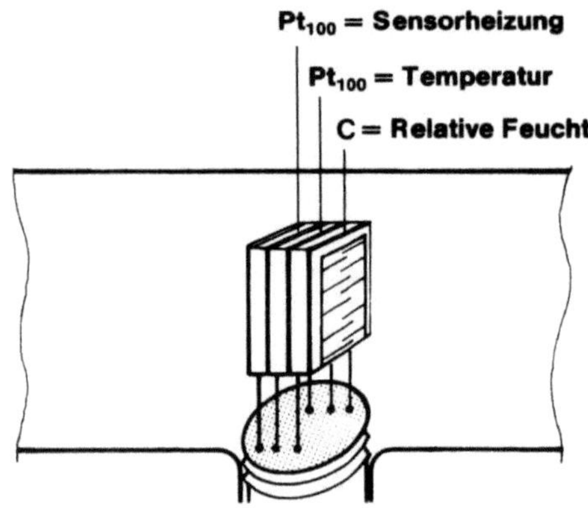

Abb. 19. Kapazitiver Feuchtesensor mit integrierter Heizung zur Installation im Atemgasstrom (Erläuterungen im Text)

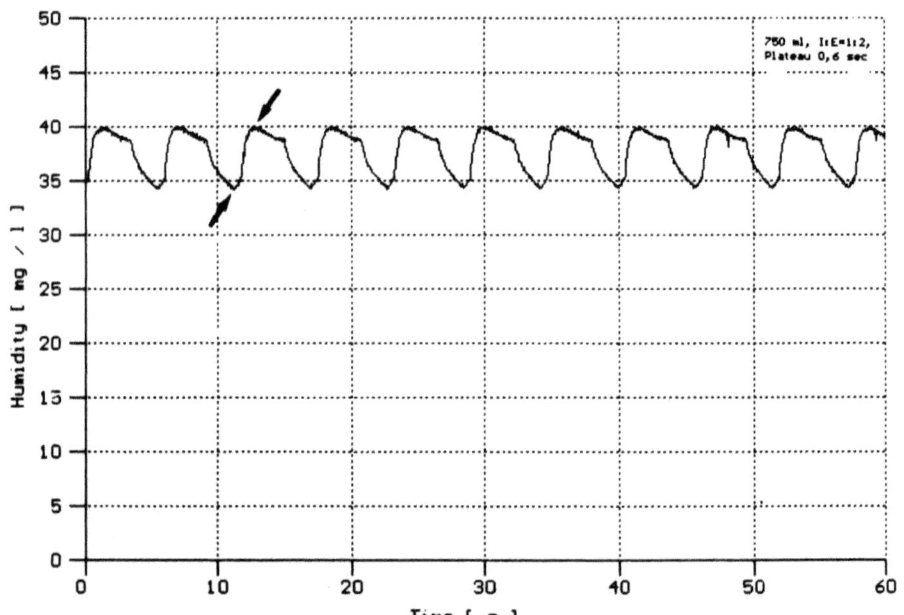

Abb. 20. Wassergehalt der In- und Exspirationsluft eines beatmeten Patienten bei Verwendung eines „heat and moisture exchanger" (HME) zur Atemgasklimatisierung (Atemfrequenz 10/min, Tidalvolumen 750 ml, I:E = 1:2, inspiratorische Pause 0,6 s). Die *Pfeile* kennzeichnen den am Tubus gemessenen endtidalen in- und exspiratorischen Wassergehalt der Atemluft

Literatur

1. Buess C, Pietsch P, Guggenbühl W, Koller EA (1986) Design and construction of a pulsed ultrasonic air flowmeter. IEEE Trans Biomed Eng 33:768–774
2. Convay CM, Leigh JM, Preston TD (1974) An assessment of three electronic respirometers. Br J Anesth 46:885–891
3. Cooper EA (1969) The measurement of ventilation. Br J Anaesth 41:718–722
4. Cooper JB, Newbower RS, Kitz RJ (1984) An analysis of major errors and equipment failures in anesthesia management: considerations for prevention and detection. Anesthesiology 60:34–42
5. Cox LA, Almeida AP, Robinson JS, Horsley JK (1974) An electronic respirometer. Br J Anesth 46:302–310
6. Déry R, Pelletier J, Jaques A, Clavet M, Houde JJ (1967) Humidity in anaesthesiology. III. Heat and moisture patterns in the respiratory tract during anaesthesia with the semi-closed sytem. Can Anesth Soc J 14:287–298
7. Fitzgerald MX, Smith AA, Gaensler EA (1973) Evaluation of „electronic" spirometers. New Engl J Med 289:1283–1288
8. Franetzki M, Kresse H (1974) Zwei neue Verfahren der Atemstrommessung. Biomed Tech 19:47–51
9. Goecke J, Link J, Feucht U (1987) Stellenwert der Benutzung von Spirometern für das Monitoring bei künstlicher Beatmung. Biomed Tech 32:137–150
10. Heuchel L (1991) Evaluierung unterschiedlicher Atemstromsensoren. Diplomarbeit, Fachhochschule Hamburg
11. King LV (1915) On the precision measurement of air velocity by means of the linear hotwire anemometer. Philosophical Magazine 29:556–560
12. Kleemann PP (1989) Klimatisierung anästhetischer Gase durch Reduktion des Frischgasflows. In: Jantzen JPAH, Kleemann PP (Hrsg) Narkosebeatmung: Low flow minimal flow, geschlossenes System. Schattauer, Stuttgart New York, S 101–123
13. Kou AH, Peichert WR, Polenske EE, Busby MG (1984) A pulsed phase measurement ultrasonic flowmeter for medical gases. Ann Biomed Eng 12:263–280
14. Lundsgaard JS, Groenlund J, Einer-Jensen N (1979) Evaluation of a constant-temperature hot-wire anemometer for respiratory gas flow measurements. Med Biol Eng Comput 17:211–215
15. Marks WE (1983) A plea for the routine use of oxygen analysers. Anesthesiology 59:159
16. Mazze RI (1972) Therapeutic misadventures with oxygen delivery systems: the need for continuous in-line oxygen monitors. Anesth Analg 51:787–792
17. McGarrigle RE (1985) General anesthesia without O_2 analyser – a substandard practice. Anesthesiology 63:116
18. Miller MR, Pincock AC (1986) Linearity and temperature control of the Fleisch pneumotachograph. J Appl Physiol 60:710–715
19. Newton NI, Adams AP (1978) Excessive airway pressure during anaesthesia: hazards, effects and prevention. Anaesthesia 34:689–699
20. Osborn JJ (1978) A flowmeter for respiratory monitoring. Crit Care Med 6:349–351
21. Piernan S, Roizen MF, Severinghaus JW (1979) Oxygen analysers dangerous – senses nitrous oxide as battery fails. Anesthesiology 50:146–149
22. Plaut DI, Webster JG (1980) Ultrasonic measurement of respiratory flow. IEEE Trans Biomed Eng 27:549–558
23. Rathgeber J, Züchner K, Kietzmann D, Weyland W (1995) Wärme- und Feuchtigkeitstauscher zur Klimatisierung der Inspirationsluft intubierter Patienten in der Intensivmedizin. Untersuchungen zur Befeuchtungsleistung von passiven Atemluftbefeuchtern unter klinischen Gesichtspunkten. Anaesthesist 44:274–283
24. Schaller P, Mädler HJ, Gehrhardt B, Böhme B, Schulze A, Gmyrek D (1985) Mikroprozessorgestützter Meßplatz zur Ermittlung atemmechanischer Parameter bei Früh- und Reifgeborenen. Kinderärztl Prax 53:113–117

25. Severinghaus JW, Weiskopf RB, Nishimura M, Bradley AF (1971) Oxygen electrode errors due to polarograhic reduction of halothane. J Appl Physiol 31:640–642
26. Turney SZ, Blumenfeld W (1973) Heated Fleisch pneumotachometer: a calibration procedure. J Appl Physiol 34:117–121
27. Waaben J, Brinklov MM, Stokke DB (1980) Accuracy of new gas flowmeters. Br J Anaesth 52:97–100
28. Wallroth CF (1984) DIN 13252 – Inhalationsnarkosegeräte. mt-Medizintechnik 104:46–50
29. Weast RC (1975) Handbook of chemistry and physics, 56th edn. CRC Press, Cranwood Parkway, Cleveland
30. Westenskow DR, Coleman DL (1989) Raman scattering for respiratory gas monitoring in the operating room: Advantages, specifications, and future advances. Biomed Instrum Technol 23:485–488
31. Westenskow DR, Jordan WS, Jordan R (1981) Evaluation of oxygen monitors for use during anesthesia. Anesth Analg 50:53–56
32. Yeh MP, Adams T, Gardner RM, Yanowitz FG (1984) Effect of O_2, N_2, and CO_2 composition on nonlinearity of Fleisch pneumotachographs characteristics. J Appl Physiol 56:1423–1425
33. Yeh MP, Adams T, Gardner RM, Yanowitz FG (1987) Turbine flowmeter vs. Fleisch pneumotachometer: comparative study for exercise testing. J Appl Physiol 63:1289–1295
34. Yoshiya I, Shimada Y, Tanaka K (1979) Evaluation of a hot-wire respiratory flowmeter for clinical applicability. J Appl Physiol 47:1131–1135
35. Yoshiya I, Nakajima T, Nagai I, Jitsukawa S (1975) A bidirectional respiratory flowmeter using the hot-wire principle. J Appl Physiol 38:360–365
36. Zock JP (1981) Linearity and frequency response of Fleisch type penumotachometers. Pflügers Archiv 391:345–352

2.2.2 Pulsoxymetrie

W. F. List

Geschichte

Das Prinzip der Oxymetrie wurde erstmals 1932 von Nicolai [15] beschrieben, der es zur Verlaufsbeobachtung der Gewebsoxygenierung an der Hand angewendet hatte. Im Jahre 1935 berichtete Kramer [10] über die kontinuierliche Registrierung der O_2-Sättigung im fließenden Blut durch ungeöffnete Gefäße mittels der spektrophotometrischen Methode. Im selben Jahr konstruierte Matthes [12] das erste Gerät zur O_2-Messung in vivo durch Transillumination des Ohres.

Trotz weiterer Untersuchungen und verschiedener neuer Geräte für die Luftfahrtmedizin während des 2. Weltkrieges [3] geriet die Methode in Vergessenheit und wurde erst 1974 durch Aoyagi (zitiert nach Nakajima et al. [14]) wieder beschrieben. Er benützte Änderungen des Pulsvolumens im arteriellen Flow, um die O_2-Sättigung zu beurteilen. Yoshiya et al. [24] inkorporierten 1980 die Plethysmographie und die Oxymetrie in ein Instrument, das keine Kalibration benötigte, um die O_2-Sättigung zu bestimmen. Durch die Integration der Plethysmographie und der Oxymetrie und die Anwendung moderner elektronischer Verfahren wurde die Pulsoxymetrie zu einem außerordentlich wertvollen Verfahren, das die Beurteilung von Hypoxämien auf nichtinvasivem Wege in einfachster Weise emöglicht.

Prinzip

Die Pulsoxymetrie erlaubt eine sofortige In-vivo-Messung der arteriellen O_2-Sättigung durch Bestimmung der Farbe des Blutes zwischen einer Lichtquelle und einem Photodetektor. Die Methode beruht auf der Lichtabsorption im durchstrahlten Gewebe, wobei die Lichttransmission umgekehrt proportional zur Konzentration des Hämoglobins ist. Die Lichtabsorptionsunterschiede von Oxyhämoglobin und reduziertem Hämoglobin werden quantitativ durch molekulare Extinktionskoeffizienten beschrieben (Gesetz von Lambert-Beer). Um die Unterscheidung zwischen Oxyhämoglobin und Desoxyhämoglobin zu verbessern, werden 2 Wellenlängen, die von 2 verschiedenen lichtemittierenden Dioden (LED) ausgestrahlt werden, nämlich rot (660 nm) und infrarot (940 nm) verwendet (Abb. 1). Das Verhältnis der pulsatilen Signale von Rot-

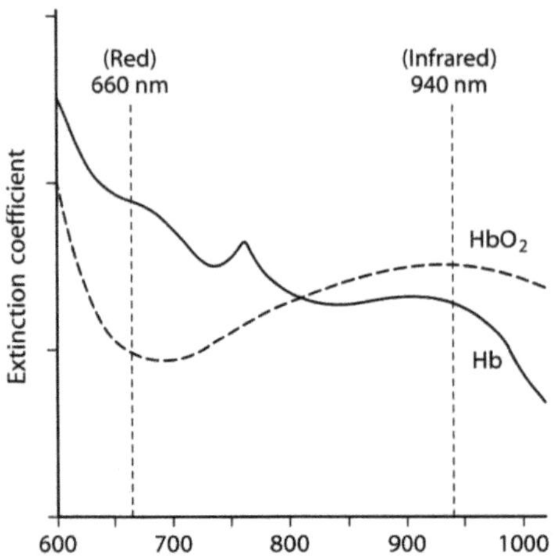

Abb. 1. Lichtabsorptionsspektrum für Oxy- und Desoxyhämoglobin. (Adaptiert nach Ohmeda Pulsoximeter 3770, Service Manual 1986)

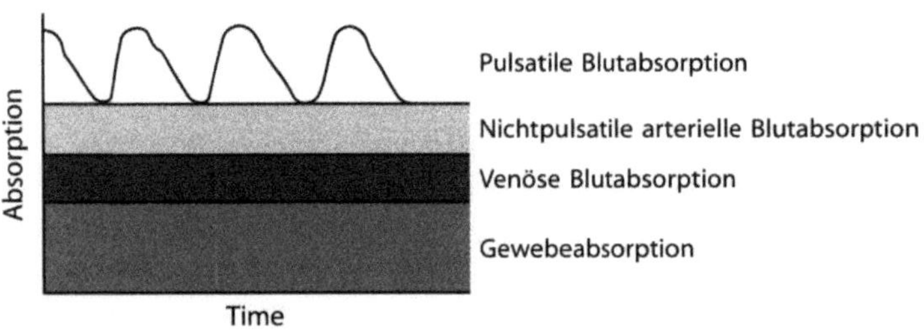

Abb. 2. Lichtabsorption des Gewebebettes. (Nach Alexander et al. [1])

licht und Infrarotlicht wird verwendet, um die O_2-Sättigung mittels Computeralgorithmus zu errechnen. Während jedes kardialen Zyklus ändert sich die Lichtabsorption zyklisch: während der Diastole durch venöses Blut, Gewebe, Knochen und Pigment, während der Systole durch arterielles Blut, kapilläres Blut, venöses Blut, Gewebe, Knochen und Pigment. Die Differenz zwischen Hintergrundabsorption (Diastole) und der Spitzenabsorption während der Systole ergibt eine Pulsation, die durch arterielles Blut verursacht wird (Abb. 2). Sind keine peripheren Pulswellen vorhanden (Vasokonstriktion, Hypothermie, Hypovolämie oder Schock), funktioniert die Pulsoxymetrie wegen des zu geringen Signals nicht.

Technik

Derzeit sind zahlreiche Geräte am Markt, deren Software kontinuierlich verändert wird, so daß Untersuchungen oft nur schwer nachvollzogen werden können. Die meisten Geräte haben eine Ansprechzeit von 5–8 s, die in erster Linie von der Zahl der Mittelungen einzelner Pulse abhängt. Responsezeiten des Pulsoxymeters auf ein hypoxisches Ereignis sind für das Ohr nach 10–20 s zu erwarten, für den Finger zwischen 25 und 35 s. Diese Responsezeit ist einerseits von der untersuchten Körperregion und von der Mittelungszeit des Gerätes, andererseits von der Kreislaufzeit des Patienten abhängig. Die Genauigkeit der Geräte wird i. allg. für den O_2-Sättigungsbereich 80–100% einheitlich mit etwa ±2% SD angegeben, von 40–80% mit etwa ±5% SD, wobei je nach Gerätetyp ein Bereich zwischen 1,5 und 6,9% SD gefunden wurde [23]. Eine Standardabweichung (SD) bedeutet eine Abweichung in dieser Höhe vom in vitro bestimmten Wert bei etwa 68% der Bevölkerung; 2 SD schließen 95%, 3 SD 99% der Bevölkerung ein. Pulsoxymetriegeräte werden auch batteriebetrieben für Transportzwecke geliefert.

Als Referenzstandard („golden standard“) dient dabei das Instumentation Lab-Gerät 282 Cooximeter, das 4 Wellenlängen verwendet, durch die dann in vitro nicht nur Oxyhämoglobin und reduziertes Hämoglobin, sondern auch Carboxyhämoglobin und Methämoglobin unterschieden werden können (Abb. 3). Es hat eine Genauigkeit von ±1% für fraktionelle Sättigungen.

Indikationen

Anästhesie

Prinzipiell sollen alle Patienten während der Anästhesie und in der Aufwachphase auf der Wachstation kontinuierlich mit Hilfe der Pulxoxymetrie überwacht werden. Sie ist in fast allen Ländern Europas und in den USA ein Minimalerfordernis für die Überwachung. Speziell wichtige Anästhesieindikationen sind in der Kinderchirurgie, der Rektumchirurgie, bei der Operation zyanotischer Herzfehler und bei Einlungenanästhesie gegeben [2]. Bei Extremitätenreplantationen kann die adäquate Reperfusion kontrolliert werden.

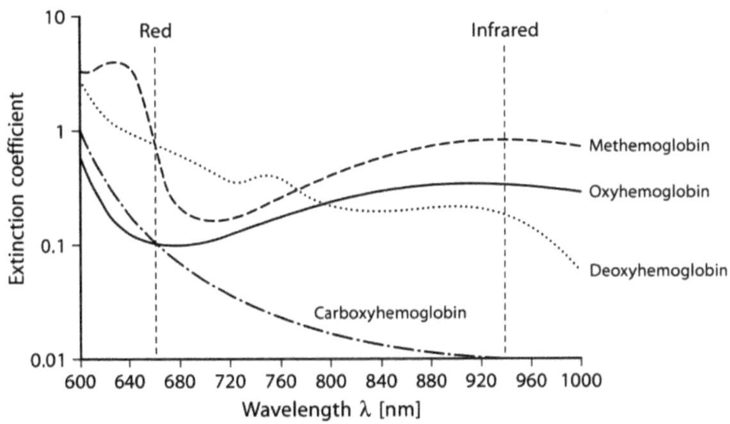

Abb. 3. Lichtabsorptionsspektrum für Oxy-, Desoxy-, Met- und Carboxyhämoglobin. (Adaptiert nach Ohmeda)

Unabhängig von der Operation sollten Patienten mit schwerer Fettsucht, in den Altersextremen, in Steinschnittlage, mit Asthma und Emphysem wegen der schnelleren Desaturation ebenfalls kontinuierlich perioperativ überwacht werden [9]. Auch Patienten in Lokal- oder Regionalanästhesie, v.a. mit zusätzlicher Analgosedierung, müssen pulsoxymetrsich kontrolliert werden.

Intensivstation

Eine kontinuierliche S_aO_2-Überwachung sollte bei Beatmungspatienten zur FiO_2-Optimierung und in der Entwöhnungsphase sowie bei der trachealen Absaugung und beim CPAP-Patienten durchgeführt werden. Bei der Wiederbelebung hat sich neben der Kapnometrie die Pulsoxymetrie zur Feststellung der peripheren Perfusion bei der Herzmassage v.a. bei Säuglingen und Kindern, die Dauerüberwachung der O_2-Sättigung aller Patienten auf der Intensivstation trotz der Bewegungsartefakte bei nichtbewußtlosen oder unruhigen Patienten trotz gelegentlicher Alarmauslösungen bewährt. Es handelt sich um eine nichtinvasive Orientierungshilfe, die v.a. bei Veränderungen oder Interventionen bei der Atmung oder Beatmung Hypoxien vermeiden hilft. Bei Patienten mit niederem systemischen Gefäßwiderstand, z.B. bei septischem Schock, haben Vergleichsuntersuchungen mit dem Kooxymeter einen minimalen, aber signifikant niederen Wert (–1,4%) mit dem Pulsoxymeter gemessen. Man hat dies auf die Mitregistrierung eines pulsatilen, venösen Flows zurückgeführt [19].

Notfallmedizin

Auch beim Transport mit Ambulanzwagen oder Hubschrauber und in der Notfallaufnahme hat sich die Pulsoxymetrie trotz Bewegungsartefakten als sehr hilfreich erwiesen [7].

Schlechte Signalqualität wurde bei Hypovolämie, Hypothermie, Hypotension, bei kardialen Schockpatienten, Vasokonstriktion und bei schweren Arrhythmien festgestellt. Bei diesen Patienten stellt sich wegen des hohen Geräusch-Signal-Verhältnisses die Pulsqualität nur schlecht dar. Trotz Störungsmöglichkeiten hat sich gerade beim hypovolämischen Patienten gezeigt, daß auch die Suffizienz der Volumenzufuhr damit überwacht werden kann. Patienten, die während der Beatmung eine wechselnd hohe Pulsamplitude zeigen, und zwar niedrigere Amplituden in der Inspiration, sind hypovolämisch und benötigen Volumenzufuhr.

Spezielle Anwendungen

In der späten Schwangerschaft (Fruchtwasserembolie), Geburt (v.a. beim Neugeborenen), bei Herzkatheterpatienten, Lithotripsie, Überwachung der Magnetresonanzuntersuchungen sowie bei Allen-Test bei arterieller Radialispunktion hat sich die Pulsoxymetrie bewährt. Bei der Riva-Rocci-Blutdruckmessung mittels Cuff kann das Verschwinden, noch besser das Wiederauftreten des Pulses in der Pulsoxymetrie ebenfalls als Indikator für den systolischen Druck angesehen werden [9]. Sie erlaubt auch die Feststellung der Perfusion z.B. in replantierten Extremitäten, wobei schon bei 8,6% der Normalperfusion Pulse registriert werden können. Zusammen mit dem EKG kann die Pulsoxymetrie auch zur Feststellung eines zentralen Pulsdefizits verwendet werden.

Meßstellen der Pulsoxymetrie

Das Ohrläppchen hat sich wegen der schnellen Responsezeit am besten bewährt, Finger oder Zehen wegen der leichteren Anwendung. Seltener wird an Hand, Fuß oder Ferse beim Säugling, an Stirn, Nasenseptum bzw. Zunge z.B. beim Verbrennungspatienten gemessen. Messungen an Stirn und Nasenseptum zeigen eine größere Fehlerbreite als an Fingern und Ohrläppchen [23].

Fehler und Gefahren

Bei Hypo- bzw. fehlender Perfusion der Meßstelle, bei Dyshämoglobinämie, Farbeninterferenz und Bewegung sind Meßfehler zu erwarten. Fehlalarme aus verschiedensten Ursachen, die während der Operation und in der Aufwachphase auftreten, können durch Alarmverzögerung von 12 s bis maximal 30 s minimiert werden [16] und damit die Lärmbelästigung im Operationssaal reduzieren.

Kohlenmonoxyd (CO), das eine ähnliche Absorptionskurve wie O_2-Hämoglobin hat, verursacht zu hohe S_aO_2-Werte (Summe von O_2-Hb + CO-Hb). Methämoglobin zeigt zu niedrige S_aO_2-Werte bei Sättigungen über 85% und relativ zu hohe S_aO_2-Werte bei O_2-Sättigungen unter 85% an. Die Erklärung dafür ist, daß die bei der Pulsoxymetrie verwendeten Wellenlängen (660 und 940 nm) bei Methämoglobinämie eine ähnlich hohe Absorption zeigten. Pulsoxymeter sind daher empirisch an gesunden Voluntären mit normalen CO und Methämoglobinwerten (jeweils unter 2%) geeicht [8]. Bei einem hohen Methämoglobinspiegel im Blut tendieren die Pulsoxymetriewerte zu einem einheitlichen Wert von 85% [22].

Das fetale Hämoglobin soll nach den meisten Untersuchungen [21] keine wesentlichen Unterschiede in der Messung der Sättigung ergeben. Einige Geräte kompensieren mit Hilfe eines Algorithmus den Effekt von fetalem Hämoglobin auf die Messung von O_2-Hb und CO-Hb [8]. Das normale Neugeborene hat einen fetalen Hämoglobinanteil von bis zu 75%.

Bei der Anwendung von i.v.-Farben wie Methylenblau 1%, Indigokarmin 0,8% und Indocyaningrün 0,25% muß mit einem Sättigungsabfall für maximal 3–5 min gerechnet werden, da die farbenähnlichen Absorptionsspektren dem Oxy- bzw. reduzierten Hämoglobin ähnlich sind. Fehler können auch durch Nagellack bzw. dunkle Hautfarbe sowie durch eine helle Beleuchtung im Operationssaal entstehen [21]. Auch Venenpulsationen, z. B. bedingt durch Trikuspidalinsuffizienz oder hohen PEEP, können die Pulsoxymetrie stören.

Anämie bedingt einen der Schwere der Anämie inversen proportionalen Meßfehler. Normalwerte werden bei einem Hb von 14,5 g/dl gemessen, bei einem Hb von 8,2 g/dl kann der Meßfehler −8% betragen, wobei bei einer niedrigen Sättigung zusätzliche Meßfehler möglich sind [21]. Patentblau, das zur Markierung des Lymphabflusses bei malignen Tumoren verwendet wird, kann zu einem bis zu 30 min anhaltenden Abfall des O_2-Sättigungswertes am Pulsoxymeter [11, 18] führen. Fehler bei der Messung der O_2-Sättigung können auch bei Geräten auftreten, bei denen die lichtemittierenden Dioden (LED) nicht exakt die Wellenlänge rot 660 und infrarot 940 nm ausstrahlen. Normalerweise sind Kontrollen mit automatischen Korrekturen bzw. Kompensationen vorgesehen. Bei inkompletter Kompensation werden verschiedene Meßsonden unterschiedliche Werte liefern [22]. Durch Abrutschen der Sensoren von der Meßstelle kann der sog. „Penumbraeffekt" entstehen, d. h. es werden wegen des Lichtshunts falsch-niedrige Werte registriert [21].

Hinsichtlich der Verwendbarkeit verschiedener Gerätetypen bei Magnetresonanzuntersuchungen gibt es deutliche Unterschiede. Ferromagnetische Anteile im Abnehmer verändern das magnetische Feld und können deutliche, plötzlich auftretende Störungen bei der Messung verursachen. Erdung und Filterung führen zu Verbesserungen. Zweit- und drittgradige Verbrennungen wurden bei Verwendung der Pulsoxymetrie bei MRI durch Fokussierung magnetischer Felder beschrieben [21]. Durch Verwendung von Fiberglaskabeln zur Lichtzu- und -ableitung von der Haut werden diese Probleme umgangen. Ein eigenes fiberoptisches Pulsoxymeter wird am Markt angeboten [11]. Drucknekrosen konnten ebenfalls registriert werden, wenn einzelne Abnehmer zu lange an einer Stelle belassen wurden.

Grenzen der Pulsoxymetrie sind v. a. bei Patienten mit Hyperoxie festzustellen. Eine retrolentale Fibroplasie bei Frühgeborenen und unreifen Neugeborenen kann nicht mit ausreichender Sicherheit allein durch Überwachung der O_2-Sättigung verhindert werden, obwohl arterielle Sättigungswerte um 90% als relativ sicher angesehen werden [21]. Bei Hyperoxien (p_aO_2-Werte über 90 mmHg oder 12 kPa) ist die Aussage über die O_2-Sättigung zu ungenau, um Veränderungen auch gravierender Art (z. B. retrolentale Fibroplasie) feststellen zu können. Gegebenenfalls ist eine direkte p_aO_2-Messung oder eine Kombination mit einer transkutanen p_aO_2-Messung beim Säugling angezeigt.

Kalkultionen des Rechts-links-Shunts sind mit Hilfe der Pulsoxymetrie nicht möglich, ebenso hat auch die SIDS-Überwachung wegen der zahlreichen Bewegungsartefakte schlafender Kinder ihre Grenzen. Auch die Patientenüberwachung während des kardiopulmonalen Bypasses ist wegen des nonpulsatilen Flows durch die Pulsoxymetrie nicht gewährleistet. Bei unruhigen Patienten können falsche Werte durch Bewegungsartefakte auftreten. Bei Patienten mit S_aO_2-Werten von 75–80% sollte zum Ausschluß von Hypoxien neben der Pulsoxymetrie noch die invasive Kontrolle des p_aO_2 durchgeführt werden. Fehler können geräte- oder sensorbedingt, patientenbedingt (hohe „signal-noise ratio") oder wegen Eichungsgenauigkeiten bei Werten unter 80% auftreten [6].

Die Bedeutung der Pulsoxymetrie

Die perioperative Pulsoxymetrie konnte in einer großen Studie mit mehr als 20000 Patienten bei 2,5% wegen schlechter peripherer Perfusion, Unruhe, technischer und praktischer Probleme nur zeitweise oder überhaupt nicht ausgewertet werden. Bei Patienten in schlechtem Allgemeinzustand (ASA IV) erhöhte sich die Unmöglichkeit der Anwendung sogar auf 7,2% [13]. Dies hat auch Bedeutung für die automatische Protokollierung von Anästhesiedaten und für eine eventuelle spätere gerichtsmedizinische Einsichtsnahme. In einer retrospektiven Studie von 9203 Computeranästhesieprotokollen wurde bei 9,2% zumindest ein Ausfall der Pulsoxymetriedaten von mehr als 10 min festgestellt. Als Prädiktoren für den Datenausfall wurde ein ASA Physical Status von 3, 4 und 5, Herz-, Gefäß- und orthopädisch-chirurgische Eingriffe, Hypothermie, Hypotension, aber auch Hypertension sowie eine lange Operationsdauer festgestellt [17].

Keine einheitliche Meinung besteht darüber, ab welchem Wert der O_2-Sättigung eine Intervention, z.B. Erhöhung der O_2-Gabe, erfolgen sollte. In der Anästhesie wird gewöhnlich ein unterer Wert zwischen 90 und 95% angenommen, in der großen Studie [13] erfolgte sie bei 93%. Auf der Intensivstation ist nach unserer Meinung eine Intervention erst bei Sättigungswerten unter 90% ($p_aO_2 < 60$ mmHg) angezeigt. Dies gilt v.a. bei der Optimierung der Respiratoreinstellung und bei der Entwöhnung vom Respirator.

In zahlreichen Studien über Kinderanästhesie, Anästhesien am Erwachsenen, während des Transportes, auf der Aufwach- oder Intensivstation konnte die besondere Bedeutung der Pulsoxymetrie für die schnelle Entdeckung von Hypoxien unterstrichen werden. Bei etwa 25–30% der Patienten konnten nur mit Hilfe der Pulsoxymetrie Hypoxien von weniger als 85% O_2-Hb entdeckt werden. Die Genauigkeit praktisch aller Pulsoxymeter, die sich am Markt befinden, ist ausreichend, um im Normbereich gefährliche Desaturationen zu erkennen. Die Darstellung einer Pulskurve zur Artefakterkennung und eine entsprechende Software zur Alarmierung sind jedoch notwendig. Besonders bei der Überwachung von Kindern während und nach Anästhesie, von Beatmungspatienten zur O_2-Optimierung, die der trachealen Absaugung und bei der Entwöhnung vom Beatmungsgerät ist die Pulsoxymetrie nicht mehr wegzudenken und ein nichtersetzbares Hilfsmittel, das wesentliche Aussagen machen kann.

In einer Studie von Cooper et al. [4] über Patienten in der Aufwachphase zeigte die Pulsoxymetrie keine signifikante Erhöhung der Zahl der festgestellten hypoxischen Ereignisse und auch keine Verringerung der Letalität. Trotzdem führte sie zu einer wesentlich früheren Feststellung hypoxischer Ereignisse, verglichen mit der klinischen Beobachtung durch geschultes Aufwachstationspersonal.

In der großangelegten randomisierten Beurteilung der Pulsoxymetrie bei 20802 Patienten konnte gezeigt werden, daß Anästhesisten mit ihrer Hilfe besser in der Lage waren, Hypoxien und ähnliche Ereignisse im Operationssaal und in der postoperativen Aufwachstation zu erkennen. Insgesamt wurde eine deutliche Verminderung kardialer Ischämien festgestellt [13]. Auch in der Aufwachstation führte die Pulsoxymetrie zu signifikant häufigerem Erkennen und verändertem Verhalten bei hypoxischen Ereignissen. Eine Verringerung der Mortalität konnte allerdings auch in dieser Studie nicht festgestellt werden.

Die Pulsoxymetrie wurde im Jahre 1986 erstmals in den USA als Standardmethode neben anderen Überwachungen bei jeder Allgemeinanästhesie empfohlen (Harvard Standard [5]). Die American Society of Anesthesiologists (ASA) hat diese Empfehlung übernommen und die Pulsoxymetrie als „minimal monitoring standard" während der Operationen und auch in der Aufwachstation eingestuft. Nach Severinghaus [20] ist die Pulsoxymetrie die wichtigste technologische Neuerung bei der Überwachung des Wohlbefindens und der Sicherheit von Patienten während der Anästhesie, in der Aufwachphase und bei der Intensivbehandlung. Trotz gewisser Einschränkungen und fehlender Beweise über Verbesserungen des „outcomes" durch klinische Untersuchungen hat die Pulsoxymetrie wahrscheinlich die Sicherheit während der Anästhesie erhöht [21].

Literatur

1. Alexander CM, Teller LE, Gross JB (1989) Principles of pulse oximetry: theoretical and practical considerations. Anesth Analg 68:368–376
2. Brendle BC, Reus A, Morgan JA (1989) Pulsoximetrische Überwachung bei Eine-Lunge-Anästhesie bei nichtkardialen thoraxchirurgischen Eingriffen. Anästh Intensivther Notfallmed 24:323–326
3. Cohen DE, Downes JJ, Raphaeli RC (1988) Editorial: What difference does pulse oximetry make? Anesthesiology 68:181–183
4. Cooper JB, Cullen DJ, Nemeskal R, Hoaglin DC, Gevirtz CC, Csete M, Venable C (1987) Effect of information feedback and pulse oximetry on the incidence of anesthesia complications. Anesthesiology 67:686–694
5. Eichhorn JH, Cooper JB, Maier WR, Philipp JH, Seeman RG (1986) Standards for patient monitoring during anesthesia at Harvard Medical School. J Am Med Assoc 256:1017–1020
6. Fanconi S (1989) Pulse oximetry for hypoxemia: a warning to users and manufacturers. Intensive Care Med 15:540–542
7. Gust R, Walz TH, Frobenius H, Krie C (1989) Pulsoximeter im Notarzteinsatz. Notarzt 5:113–116
8. Instrumentation Laboratories IL 482. Operators manual. Lexington, MA
9. Kelleher JF (1989) Pulse oximetry. J Clin Monit 5:32–62
10. Kramer K (1935) Ein Verfahren zur laufenden Messung des Sauerstoffgehaltes im strömenden Blute an uneröffneten Gefäßen. Z Biol 96:61–75
11. Lindberg LG, Lennmarken C, Vegfors M (1995) Pulse oximetry – Clinical implications and recent technical developments. Acta Anaesthesiol Scand 39:279–287
12. Matthes K (1935) Untersuchungen über die Sauerstoffsättigung der arteriellen Blutes. Arch Exp Pathol Pharm 179:698–711
13. Moller JT, Johannessen NW, Espersen K et al. (1993) Randomized evaluation of pulse oximetry in 20 802 patients I and II. Anesthesiology 78:436–453
14. Nakajima S, Hira Y, Kuze H, Aoyagi A, Kishi M, Yamaguchi K (1975) New pulsed-type earpreace oximeter, Junkay 23:41–45

15. Nicolai L (1932) Oxyhämoglobinreduktion in lebendem Gewebe, besonders in der menschlichen Haut. Pflügers Arch 229:372–384
16. Pan PH, Gravenstein N (1994) Intraoperative pulse oximetry: frequency and distribution of discrepant data. J Clin Anesth 6:491–5
17. Reich DL, Timcenko A, Bodian CA et al. (1996) Predictors of pulse oximetry data failure. Anesthesiology 84:859–864
18. Saito S, Fukura H, Shimada H, Fujita T (1995) Prolonged interference of blue dye "patent blue" with pulse oximetry readings. Acta Anaesthesiol Scand 39:268–269
19. Secker C, Spiers P (1997) Accuracy of pulse oximetry in patients with low systemic vascular resistance. Anaesthesia 52:127–130
20. Severinghaus JW, Astrup PB (1986) History of blood gas analysis. VI. Oximetry. J Clin Monit 2:270–288
21. Severinghaus JW, Kelleher JF (1992) Recent developments in pulse oximetry. Anesthesiology 76:1018–1038
22. Tremper KK, Barker SJ (1989) Pulse oximetry. Anesthesiology 70:98–108
23. Webb RK, Ralston AC, Runciman WB (1991) Potential errors in pulse oximetry. Anaesthesia 46:207–212
24. Yoshiya J, Shimada Y, Tanaka K (1980) Spectrophotometric monitoring of arterial oxygen saturation in the fingertip. Med Biol Engl Comput 18:27–32

2.2.3 Kapnometrie und Kapnographie

T. Pasch

Kapnometrie ist die Messung des Kohlendioxids (CO_2) im Atemgas während des gesamten Atemzyklus, *Kapnographie* die fortlaufende Darstellung der kapnometrisch erfaßten CO_2-Kurve auf einem Monitor oder einem permanenten Registriersystem. Die entsprechenden Geräte werden als Kapnometer oder als Kapnograph bezeichnet, eine dargestellte Kurve als *Kapnogramm*. Oft wird in eingeschränkter und nicht ganz korrekter Weise unter Kapnometrie die fortlaufende Messung und Anzeige des endexspiratorischen CO_2-Wertes verstanden, ggf. kombiniert mit dem inspiratorischen Wert [2, 32]. In Abhängigkeit vom verwendeten Meßprinzip wird entweder der CO_2-Partialdruck (pCO_2) oder die fraktionelle CO_2-Konzentration (FCO_2) bestimmt. Beide können über die Beziehung $pCO_2 = FCO_2\ (p_B - pH_2O)$ ineinander umgerechnet werden (p_B = Barometerdruck; pH_2O = Wasserdampfdruck). Viele neue Geräte erlauben wahlweise die Darstellung als pCO_2 oder FCO_2.

Die Kapnometrie ist als Verfahren seit den 50er Jahren verfügbar. Im deutschsprachigen Raum war besonders der URAS-M (Ultrarotabsorptionsschreiber) der Fa. Hartmann und Braun bekannt, der auf einem von Luft 1943 patentierten Prinzip beruhte. Dieses Gerät hat bei exakter Bedienung zuverlässig gemessen. Es wurde aber fast nur in der experimentellen Medizin eingesetzt, weil es für die Patientenüberwachung zu aufwendig und zu teuer war. Der Platzbedarf entsprach dem eines Narkosegerätes, und vor der Inbetriebnahme war eine Aufheizung und Eichung notwendig. Die neueren technischen Entwicklungen haben die Geräte schließlich so klein, zuverlässig und wartungsarm werden lassen, daß sie seit Mitte der 80er Jahre zum festen und praktisch unverzichtbaren Bestandteil des intraoperativen Basismonitorings geworden sind. Weniger etabliert ist die Kapnographie bisher in der Intensivmedizin. Aus pathophysiologischen Gründen ist die Beurteilung des Kapnogramms bei beatmungspflichtigen Patienten mit akuter respiratorischer Insuffizienz schwieriger als bei lungengesunden Patienten während der Anästhesie.

In diesem Kapitel werden zuerst die verfügbaren Techniken der Kapnometrie und Kapnographie mit ihren Vor- und Nachteilen dargestellt. Auf der Basis der physiologischen und pathophysiologischen Grundlagen für die Analyse und Interpretation des Kapnogramms werden die Indikationen und die praktische Anwendung einschließlich der Komplikationen, Fehlermöglichkeiten und Grenzen sowie der Stellenwert in einem integralen Monitoringkonzept beschrieben. Abschließend wird auf alternative Meßverfahren und zukünftige Entwicklungen eingegangen.

CO_2-Meßverfahren

Meßmethoden

Zur Messung der CO_2-Konzentration können verschiedene physikalische Verfahren benutzt werden [19, 32]. Das älteste und in der heutigen klinischen Praxis am häufigsten verwendete ist die Infrarotspektrometrie, die auch als Infrarotspektrographie oder Infrarotspektroskopie bezeichnet wird.

Infrarotspektrometrie

Aufgrund seiner molekularen Eigenschaften (Asymmetrie, Mehratomigkeit) absorbiert CO_2 Licht im Infrarotteil des Spektrums. Die Wellenlänge des größten und am meisten zur Messung verwendeten Maximums ist 4,26 μm (Abb. 1). Infrarotlicht wird auch von H_2O, N_2O, CO und volatilen Anästhetika absorbiert, nicht jedoch von O_2 und N_2. Es müssen deshalb technische oder rechnerische Vorkehrungen getroffen werden, um vor allem die Einflüsse von H_2O und N_2O auf die Messung auszuschalten. Ein großes Absorptionsband von N_2O, dessen Maximum bei 4,55 μm liegt, überschneidet sich mit dem von CO_2, so daß beispielsweise beim Capnomac-Gerät der Fa. Datex ein Absorptionsband bei 3,9 μm zur N_2O-Messung verwendet wird.

Außer der Überlagerung von Absorptionsspektren muß ein weiterer Effekt bei der Konstruktion und Eichung von Kapnometern berücksichtigt werden. Nimmt die Häufigkeit von Kollisionen zwischen Molekülen eines Gases durch Erhöhung des Drucks zu, werden die Absorptionsbänder größer und breiter (sog. „pressure broadening" oder „collision broadening"). Das ist der Grund, warum die Lichtabsorption von Gasen nicht dem Lambert-Beer-Gesetz folgt. Auch die Zusammensetzung des Gasgemisches beeinflußt das „pressure broadening", weil verschiedene Gase in ganz unterschiedlichem Maße Energie von angeregten CO_2-Molekülen absorbieren können [19].

Alle Infrarotgeräte bestehen aus einer Lichtquelle, einer Meßkammer (Gasküvette) und einem Detektor, der ein von der Lichtintensität abhängiges

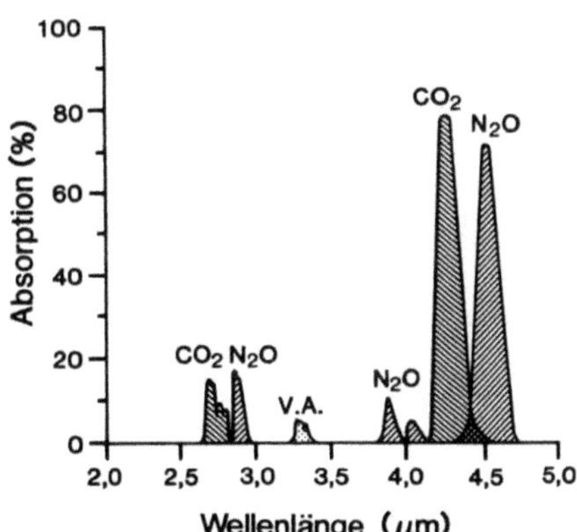

Abb. 1. Absorptionsspektren von CO_2, N_2O und volatilen Anästhetika (*V.A.*) im Infrarotbereich

elektrisches Signal liefert. Meist sind diese CO_2-Infrarotspektrometer als nichtdispersive Geräte konstruiert. Das bedeutet, daß das Licht nicht in seine spektralen Komponenten zerlegt wird. Die benötigten Wellenlängen werden vielmehr durch Filterung erzeugt, wofür es verschiedene technische Realisierungen gibt [19]. Der Aufbau eines verbreiteten Gerätetyps ist in Abb. 2 schematisch dargestellt [30].

Infrarotanalysatoren messen im Prinzip den Partialdruck des CO_2. Die absorbierte Lichtmenge ist dabei der Zahl der absorbierenden Gasmoleküle im Ausbreitungsweg des Infrarotlichtstrahls proportional. Wenn das Kapnometer mit einem Gas bekannten CO_2-Partialdrucks geeicht wird, ist die Messung weitgehend unabhängig vom Atmosphärendruck, nicht jedoch dann, wenn die Eichung in Konzentrationseinheiten (Vol.-%) erfolgt, was die Regel ist. Eine Erhöhung des Gesamtdrucks der Gasprobe, also des Atmosphärendrucks, kann die CO_2-Infrarotabsorption durch Verstärkung der zwischenmolekularen Kräfte erhöhen. Dieser Effekt kommt bei Änderungen des Atemwegsdrucks zum Tragen, spielt aber quantitativ für klinische Monitoringzwecke nur eine sehr geringe Rolle [2].

Photoakustische Infrarotspektrometrie

Auch dieses Verfahren nutzt den Effekt aus, daß CO_2, N_2O und volatile Anästhetika Infrarotlicht absorbieren. Die Absorption wird jedoch nicht spektrophotometrisch, sondern photoakustisch gemessen. Der Absorptionsvorgang läßt das Gas expandieren, wodurch der Druck ansteigt. Erfolgt die Energiezufuhr (Lichtzufuhr) pulsierend, kommt es zu Druckpulsationen. Liegt deren Frequenz im hörbaren Bereich, handelt es sich um Schallwellen, deren Amplitude direkt proportional zu Gaskonzentration ist und die mit empfindli-

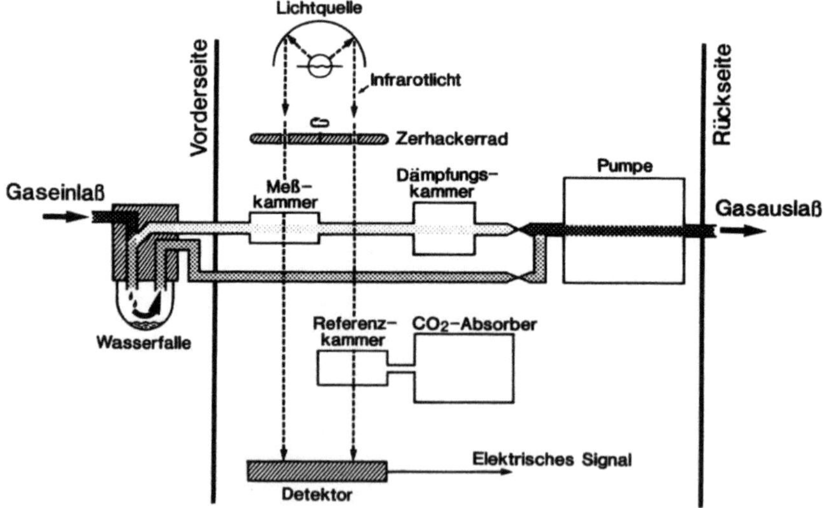

Abb. 2. Aufbau eines handelsüblichen Seitenstromkapnometers. (Mod. nach Mogue u. Rantala [30])

chen Mikrophonen registriert werden können. Dieses Prinzip ist in einem kommerziell erhältlichen Gerät (Anästhesiegasmonitor 1304, Fa. Brüel and Kjaer) verwirklicht. Außer den genannten Gasen wird auch die O_2-Konzentration gemessen [29].

Raman-Spektrometrie

Trifft sichtbares oder ultraviolettes Licht auf Gasmoleküle, kommt es zu Absorptions- und Reemissionsvorgängen. Zu einem sehr kleinen Anteil entstehen dabei instabile Energiezustände der absorbierenden Moleküle. Deshalb wird ein Teil der absorbierten Energie sofort mit größerer Wellenlänge reemittiert, was als Raman-Streuung bezeichnet wird. Die Wellenlängenverschiebung und die Stärke der Streuung können verwendet werden, um die Partialdrücke der in der Meßkammer enthaltenen Gase zu bestimmen, nicht nur von solchen, die mit Infrarotspektrometrie erfaßt werden können, sondern auch von O_2 und N_2. Als Lichtquelle müssen monochromatische Argonlaser von hoher Intensität verwendet werden [32]. Die Genauigkeit eines erhältlichen Gerätetyps (Rascal II, Fa. Ohmeda) ist mit derjenigen der Massenspektrometrie vergleichbar [47].

Massenspektrometrie

Massenspektrometer sind komplexe und großvolumige Geräte, mit denen u.a. CO_2, O_2, N_2, N_2O und volatile Anästhetika mit sehr hoher Präzision gemessen werden können. Sie können als *Einzelplatzgeräte* ausgelegt sein, was unverhältnismäßig teuer ist. Häufiger werden Geräte verwendet, die mehrere Arbeitsplätze versorgen [19]. Dabei wird die Gasprobe mit einer Vakuumpumpe über bis zu 30–50 m lange Zuleitungen angesaugt. Eine Multiplexventilvorrichtung sorgt dafür, daß die Gasproben der angeschlossenen Arbeitsplätze sequentiell analysiert werden, jeweils einige Atemzüge lang. Jeder Patient wird also nur in bestimmten Abständen überwacht, außerdem bedingt die lange Ansaugstrecke eine deutliche Zeitverzögerung. Wenn sehr viele Patienten (16 und mehr) gleichzeitig mit einem Gerät überwacht werden, sind die Betriebskosten nicht mehr unverhältnismäßig hoch. Nachteile der *Mehrplatzmessung* sind neben der Diskontinuität und Zeitverzögerung die hohen Investitionskosten, die aufwendige Wartung und das Problem, daß bei einem Geräteschaden die Überwachung aller angeschlossenen Patienten entfällt.

Das Prinzip der Methode ist die Trennung von Gasen bzw. Dämpfen nach ihrem Molekulargewicht ([19, 32]; s. Kap. 1.2). Eine kleine Gasprobe wird durch eine Vakuumpumpe in eine Meßkammer mit sehr geringem Druck (10^{-4} mmHg) gesaugt, dort durch einen Elektronenstrahl ionisiert, durch ein elektrisches Feld beschleunigt und durch ein Magnetfeld auf dem Weg in eine Vakuumdispersionskammer (Unterdruck von 10^{-7} mmHg) abgelenkt. Der Ablenkungswinkel hängt von der Masse und Ladung der Ionen ab. Durch geeignet plazierte Ionenkollektoren können die verschiedenen Ionenfragmente selektiv detektiert werden. Das Massenspektrometer mißt anders als Infrarot- oder Raman-Geräte frakionelle Konzentrationen und nicht Partialdrücke [35].

Aufbau und Eigenschaften von Kapnometern

Je nach dem Ort, an dem die Messung des CO_2 (und ggf. anderer Gase) erfolgt, werden Haupt- und Seitenstromanalysatoren unterschieden. Beide Typen haben charakteristische Vor- und Nachteile.

Hauptstromkapnometer

Bei diesem Typ („main-stream capnometer"; „in-line capnometer") wird eine Küvette, die den CO_2-Sensor enthält, zwischen Tubus und Y-Stück des Beatmungssystems angebracht. Der Infrarotlichtstrahl wird von einer Photodiode, die sich gegenüber der Infrarotlichtquelle befindet, empfangen und analysiert. Um ein Beschlagen mit Wasserdampf zu vermeiden, was zu falsch-hohen CO_2-Werten führen würde, wird der Sensorkopf auf über 40 °C aufgeheizt. Das verhindert allerdings nicht zuverlässig, daß die optischen Fenster im Meßkopf mit Sekret, Aerosolen oder anderen Bestandteilen im Atemgas beschlagen und dadurch lichtundurchlässiger werden. Da die Hauptstrommeßköpfe die Lichtquelle, die Lichtmeßvorrichtung und die Heizung enthalten müssen, sind sie relativ schwer und groß. Sie müssen deshalb sehr sorgfältig plaziert und fixiert werden, damit keine unerwünschten Zugkräfte am Tubus auftreten. Miniaturisierte Versionen für den Einsatz bei Neugeborenen, Säuglingen und Kleinkindern sind für einige Gerätetypen erhältlich. Die Meßköpfe bzw. die Anteile, die mit dem Gasstrom Kontakt haben, müssen sterilisierbar sein.

Da patientennah und direkt im Gasstrom gemessen wird, treten praktisch keine Verzögerungen auf. Nachteilig ist dagegen, daß bei manchen dieser Geräte in der Inspirationsphase automatisch auf $pCO_2 = 0$ abgeglichen wird, um Drifteffekte zu eliminieren. Das verursacht Fehler und macht das Verfahren unbrauchbar, wenn diese Bedingung nicht erfüllt ist, z. B. bei Rückatmung von CO_2 durch verbrauchten Absorberkalk in einem Kreissystem. Aus Größen- und Platzgründen wird die Hauptstromkapnometrie nicht mit der Analyse anderer Gase kombiniert. Ihr Einsatz beim nichtintubierten Patienten entfällt in der Regel aus solchen praktischen Gründen.

Seitenstromkapnometer

Bei Kapnometern vom Seitenstromtyp („side-stream capnometer"; „lateral sample capnometer") erfolgt die Messung außerhalb des Atemsystems, nämlich im Gerät selbst. Eine Pumpe saugt über eine dünne Schlauchleitung, die T-stückartig von einem Konnektor zwischen Tubus oder Maske und Y-Stück des Beatmungssystems ausgeht, kontinuierlich Atemgas an. Bei nichtintubierten, spontan atmenden Patienten kann der Ansaugschlauch in ein Nasenloch eingeführt und dort fixiert werden. Die am Tubus angebrachten Konnektoren sind aus Kunststoff und haben einen geringen Totraum. Sie werden meist als Einmalartikel angeboten, sind aber einige Male sterilisierbar.

Der Gasflow in der Ansaugleitung variiert je nach Gerätehersteller und -typ für Erwachsenenversionen zwischen 120 und 250 ml/min [24]. Für Kinderversionen beträgt er meistens 50 ml/min. Einige Infrarotgeräte ermöglichen eine Umschaltung zwischen 50 und 150 ml/min. Die Schlauchlänge beträgt üblicherweise 1,5–3 m. Aus diesem Grunde ist die Messung im Vergleich zur Hauptstromanalyse verzögert (s. S. 339).

Da kondensiertes Wasser und Sekrete des Patienten den Gasflow im Ansaugschläuchlein, insbesondere aber den Meßvorgang selbst beeinträchtigen können, müssen Vorkehrungen getroffen werden, um das Eindringen von Feuchtigkeit in die Meßzelle zu verhindern. Am gebräuchlichsten sind Wasserfallen, die am Eingang des Gerätes angebracht sind (schematisch in Abb. 2 dargestellt), feuchtigkeitsabsorbierende Filter oder ein spezielles Schlauchmaterial (z. B. Nafion), das für einen sehr schnellen Wassertransport von intra- nach extraluminal sorgt. Das angesaugte Gas wird von heutigen Geräten nach der Analyse entweder in das Narkoseabsaugsystem oder zurück in das Atemsystem des Narkosegerätes geleitet.

Anforderungen an Kapnometer

Meßbereich. Für die meisten Indikationen, v. a. perioperative Anwendung, sollen Werte zwischen 0 und 10% (0–76 mmHg) gemessen und angezeigt werden können. Unter gewissen Umständen kann die Erfassung höherer Werte von Nutzen sein, z. B. bei maligner Hyperthermie oder in der Intensivmedizin, wenn hohe p_aCO_2-Werte (sog. permissive Hyperkapnie) toleriert werden.

Genauigkeit. Die Genauigkeit eines Meßverfahrens gibt an, wie gut es den „wahren" Wert der zu messenden Grösse wiedergibt. Nach der Norm 9918 der International Organization for Standardization (ISO) und der entsprechenden europäischen Norm EN 864 soll der angezeigte Wert im gesamten Meßbereich innerhalb von ±12% oder ±4 mmHg (±0,5 kPa) des tatsächlichen Wertes liegen [24]. Nach Gravenstein [19] et al. soll die Abweichung nicht mehr als ±10% des Meßwertes oder, in absoluten Zahlen, höchstens ±3 mmHg (±0,4 kPa) betragen. Andere Autoren fordern maximal ±2 mmHg bei einem endexspiratorischen pCO_2 von 40 mmHg. Für die Mehrzahl der Infrarotgeräte ist diese Forderung bis 60 mmHg (8 kPa) erfüllt, bei höheren pCO_2-Werten kommen aber größere Abweichungen vor [24, 35, 51]. Folgende Faktoren beeinflussen die Genauigkeit: Atmosphärendruck, Druck im Beatmungssystem, Querempfindlichkeit, Wasserdampf, Ansprechzeit. Darauf wird im folgenden eingegangen.

Präzision und Stabilität. Bei wiederholten Registrierungen soll ein konstant bleibender CO_2-Wert um nicht mehr als ±1 mmHg verschiedene Meßwerte ergeben (Präzision). Die Nulliniendrift muß vernachlässigbar sein, auch wenn über Stunden oder Tage gemessen wird. Die Langzeitstabilität der Registrierung bestimmt, wie häufig zu kalibrieren ist. Vereinfachte, schnell durchführbare Kalibrationen sollen höchstens einmal täglich, komplette in etwa monatlichen Abständen nötig sein.

Determinanten der Genauigkeit

Atmosphärendruck. Änderungen des Atmosphären- oder Baromterdrucks (p_B) beeinflussen die Kapnometrie auf zweierlei Weise. Wenn die Eichung, wie meist üblich, mit einem Gas bekannter CO_2-Konzentration erfolgt, muß eine Korrektur für den aktuellen p_B vorgenommen werden, der von modernen Seitenstromgeräten direkt gemessen wird. Wird dann CO_2 als Partialdruck angezeigt, ist eine entsprechende p_B-Korrektur vorzunehmen. Wird dagegen mit einem Eichgas bekannten Partialdrucks eingestellt, entfällt diese. Hauptstromgeräte ohne eingebaute p_B-Messung setzen voraus, daß der Benutzer selbst die p_B-Abhängigkeit berücksichtigt. Dieser Effekt ist nicht nur wegen der wetterbedingten Änderungen von p_B bedeutsam, sondern v.a. dann, wenn sich der Meßort deutlich über Meereshöhe befindet. Von geringerer quantitativer Bedeutung ist, daß p_B direkt die intermolekularen Kräfte zwischen CO_2-Molekülen und somit die Infrarotabsorption beeinflußt. Ein Anstieg des p_B von 1% verursacht eine relative Zunahme des Meßsignals um 0,5–0,8%.

Druck im Beatmungssystem. Durch einen PEEP nimmt der gemessene pCO_2-Wert zu (etwa 1 mmHg pro 15 cm H_2O PEEP). Geräte, die den Druck im Sensor messen, können diesen Effekt kompensieren.

Querempfindlichkeit. Wie bereits dargelegt, überlagern sich die Infrarotabsorption von CO_2 und anderen Gasen. Am wichtigsten ist diesbezüglich N_2O, während der Einfluß volatiler Anästhetika weniger ausgeprägt ist. Sauerstoff absorbiert nicht im Infrarotbereich, interferiert aber wegen des „collision broadening" ebenfalls mit der Infrarotabsorption durch CO_2. Diese beiden Effekte sind die Ursache für die sog. Querempfindlichkeit der in einer Probe befindlichen Gase. Als Faustregel gilt, daß CO_2 durch N_2O falsch-hoch und durch Sauerstoff falsch-niedrig gemessen wird. Querempfindlichkeiten können nur dann mit befriedigender Genauigkeit berücksichtigt und eliminiert werden, wenn das Kapnometriegerät außer CO_2 mindestens auch N_2O, besser noch zusätzlich O_2 und volatile Anästhetika mißt und den CO_2-Wert dementsprechend korrigiert. Allerdings sind solche Korrekturen nicht bei allen Geräten in dem zu fordernden Ausmaß realisiert, selbst wenn alle diese Gase gemessen werden [24, 51]. Die Angaben der Hersteller sind oft unzulänglich.

Wasserdampf. Kondensiertes Wasser kann die Messung mechanisch behindern, wenn der Meßschlauch verlegt oder die optische Durchlässigkeit der Meßküvette verringert wird. Abhilfe wird durch Heizen des Meßkopfes (Hauptstromsensoren) oder „Trocknung" des Gasgemisches vor Einsaugen in die Meßküvette (Nebenstromanalysatoren) geschaffen.

Ausatemgas ist mit Wasserdampf gesättigt und hat zumindest in der späten Exspiration Körperkerntemperatur (z.B. 37 °C). Da die Gasproben bei neueren Nebenstromgeräten weitgehend getrocknet werden, wird der endexspiratorische CO_2-Partialdruck fälschlich zu hoch angegeben, wenn er aus der gemessenen FCO_2 gemäß der Beziehung $pCO_2 = FCO_2 \cdot p_B$ berechnet wird. Sollen dem alveolären Wert entsprechende endexspiratorische pCO_2-Werte angezeigt werden, muß der H_2O-Partialdruck (pH_2O) berücksichtigt werden (47 mmHg bei 37 °C; BTPS-Bedingungen). Wenn Partialdrücke in mmHg und fraktionelle Konzentrationen als Dezimalbruch angegeben werden, gilt:

$$pCO_2 = FCO_2 \cdot (p_B - 47).$$

Wird FCO_2 in % eingesetzt, ist die rechte Seite der Gleichung durch 100 zu dividieren. Der Wasserdampf verdünnt also die Gasprobe und erniedrigt die Partialdrücke der in ihr enthaltenen anderen Gase, also auch den des CO_2. Bei Nichtberücksichtigung der pH_2O-Korrektur ergibt sich für $p_B = 760$ mmHg ein um 6,2% zu hoher pCO_2. Solche Korrekturen sind nicht bei allen Kapnometern vorgesehen. Sie können allerdings bei der vom Servicetechniker vorzunehmenden Kalibrierung berücksichtigt werden. Bei der Eichung mit trockenem Gas bekannter Konzentration wird nämlich das Gerät für die Option pCO_2 so eingestellt, daß pH_2O vom aktuellen p_B gemäß obiger Formel abgezogen wird. Ist $p_B = 760$ mmHg und FCO_2 des Eichgases 5,0%, ist pCO_2 auf 35,65 mmHg = 0,05 · (760 − 47) und nicht auf 38 mmHg = 0,05 · 760 zu justieren [51].

Ansprechzeit. Es liegt auf der Hand, daß Hauptstromanalysatoren wesentlich schneller als Seitenstromanalysatoren ansprechen, weil bei diesen die Gasprobe mit endlichem Flow und deshalb mit einer Verzögerung in die Meßkammer transportiert werden muß. Die hierdurch ausgelöste *Verzögerungszeit* („delay time", „transit time") hängt von Länge und Durchmesser des Ansaugschlauchs, dem Flow und der Viskosität des Gases ab. Sie liegt in der Größenordnung von einer bis mehreren Sekunden.

Von der Verzögerungszeit ist die *Anstiegszeit* („rise time", „response time") zu unterscheiden. Läßt man im Laborversuch die CO_2-Konzentration unmittelbar, also rechteckförmig von Null auf einen bestimmten Wert ansteigen, so erfolgt der Anstieg der Meßkurve näherungsweise exponentiell, also auf jeden Fall verzögert. Zur quantitativen Charakterisierung der Anstiegszeit werden verschiedene typische Punkte der Anstiegskurve benutzt (Abb. 3). Die Zeitkonstante entspricht einem Anstieg von 0% auf 63% des Endwertes. Geläufiger sind die Anstiegszeiten von 10% auf 70%, von 10% auf 90% oder von 10% auf 95% [18].

Die Ansprechzeit des eigentlichen Infrarotanalysators hängt von der sog. Chopperfrequenz und den benutzten Ausgangssignalfiltern ab [7]. Bei Seitenstromgeräten wird sie zusätzlich vom Ansaugflow, den Schlauchdimensionen, dem Volumen der Wasserfalle (sofern vorhanden) und dem Volumen der Meßkammer bestimmt. Sie ist dann als ausreichend anzusehen, wenn die Zeitkonstante etwa 100 ms beträgt. Für Atemfrequenzen bis 60/min sollte die Ansprechzeit von 10% auf 70% höchstens 120 ms bei I:E = 2:1 und höchstens 160 ms bei I:E = 1:1 betragen. Soll auch bei Atemfrequenzen von 100/min ge-

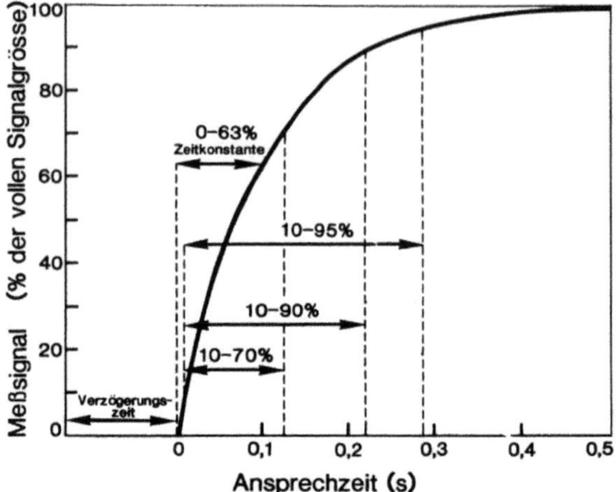

Abb. 3. Komponenten der Ansprechzeit eines Kapnometers. Die Verzögerungszeit entsteht durch das Ansaugen des Gases bei Seitenstromgeräten. Typische Anstiegszeiten sind gekennzeichnet. (Mod. nach Gravenstein et al. [19])

messen werden, müssen <80 ms erreicht werden [7]. Die Ansprechzeit von 10% auf 90% beträgt das 2fache der Zeit von 10% auf 70% und das 2,2fache der Zeitkonstante. Tabelle 1 verdeutlicht den Zusammenhang zwischen Flow im Ansaugschlauch, Ansprechzeit und maximaler Atemfrequenz bei gebräuchlichen Ventilationsmustern. Bei Kindern < 6 kg KG wirkt sich die Atemfrequenz besonders stark auf die Zuverlässigkeit der Kapnometrie aus [16].

Spezifizierung von Kapnometern

Bei der Anschaffung eines Kapnometers müssen die hier beschriebenen Gesichtspunkte berücksichtigt werden. Es empfiehlt sich deshalb, folgende Anforderungen zu stellen und vom Hersteller bzw. Lieferanten spezifizieren zu lassen:

- Meßgenauigkeit (mindestens ±4 mmHg, für $p_{et}CO_2$-Werte $\leqslant$40 mmHg sollte ±2 mmHg gefordert werden),
- Nullpunktstabilität,
- Messung und Berücksichtigung des Barometerdrucks,
- wahlweise Wiedergabe des CO_2-Wertes als fraktionelle Konzentration oder als Partialdruck,
- Partialdruckkorrektur für H_2O,
- Berücksichtigung von Querempfindlichkeiten gegen N_2O und O_2,
- Flow der Ansaugleitung,
- Ansprechzeit,
- Verzögerungszeit.

Diesbezügliche Spezifikationen neuer Geräte sind von Lauber et al. [24] zusammengestellt worden.

Tabelle 1. Auswirkungen des Gasflows der Ansaugleitung auf die Anstiegszeit von Seitenstrom-Kapnographen. (Aus Mogue u. Rantala [30])

Flow (ml/min)	Anstiegszeit von 10% auf 90% (s)	Atemfrequenzgrenze [a] (Atemzüge/min)
50	0,4	40
150	0,2	75

[a] Angezeigte $F_{et}CO_2$ um 0,2% kleiner als korrekter Wert. Plateau im Kapnogramm noch vorhanden.

Anwendung

Formanalyse des Kapnogramms

Im Verlauf eines normalen Kapnogramms (Abb. 4 und 5a) können 4 typische Phasen abgegrenzt werden. Die inspiratorische Basislinie (Phase I von A–B in Abb. 4) kommt durch das normalerweise CO_2-freie Inspirationsgas zustande. Dann gilt $p_ICO_2=0$. Bei Verwendung eines ventillosen Bain- oder Kuhn-Systems kann durch ungenügenden Frischgasflow $p_ICO_2 > 0$ werden. $p_ICO_2 > 0$ kann auch durch eine unbeabsichtigte CO_2-Rückatmung zustande kommen (verbrauchter oder „tunnelierter" CO_2-Absorber, fehlerhaft arbeitende Ventile).

Kurz nach Beginn der Exspiration erfolgt ein steiler Anstieg des CO_2 (Phase II; B–C in Abb. 4). Ist dieser Anstieg deutlich verlangsamt, kommen 2 Ursachen in Frage: Die Lungenentleerung kann durch eine mechanische Verlegung in den oberen Atemwegen (z. B. Tubusknickung) oder durch eine Obstruktion der unteren Atemwege wie bei einer COPD verzögert sein, oder die Ansprechzeit des Kapnometriesystems ist im Verhältnis zur Atemfrequenz zu lang.

Die Phase III (C–D in Abb. 4) ist normalerweise als Plateau ausgebildet, das der CO_2-Konzentration bzw. dem CO_2-Partialdruck des Alveolargases entspricht. Der maximale Wert wird am Ende dieser Phase, unmittelbar vor Beginn der nächsten Inspiration (Punkt D in Abb. 4) erreicht und als endexspiratorischer oder endtidaler pCO_2 ($p_{et}CO_2$; auch $p_{ET}CO_2$ oder p_ECO_2) bezeichnet. Ist ein Plateau vorhanden, entspricht $p_{et}CO_2$ dem alveolären $pCO_2(p_ACO_2)$. Ist diese Voraussetzung nicht gegeben, zeigt der $p_{et}CO_2$ den pCO_2 derjenigen Alveolen an, die sich als letzte während der Exhalationsphase des Atemzyklus entleeren.

$p_{et}CO_2$ wird von den meisten Geräten automatisch gemessen und als Zahlenwert angezeigt. Die häufigsten *Veränderungen* der *Plateauphase* sind (Abb. 5):

- Ein kontinuierlicher pCO_2-Anstieg ohne Ausbildung eines Plateaus weist wie eine verlängerte Phase II auf eine Obstruktion in den oberen oder unteren Atemwegen hin (Abb. 5c).

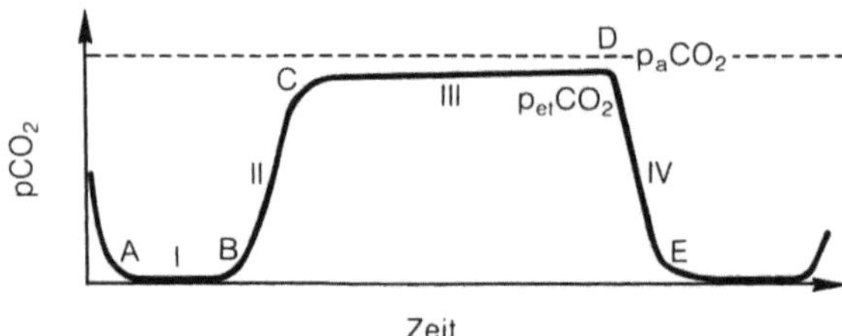

Abb. 4. Normales Kapnogramm mit den Phasen I–IV

- Ein wellenförmiger oder treppenartiger Anstieg kommt ebenfalls bei ungleichmäßiger alveolärer Entleerung während der Exspiration zustande, oft bedingt durch eine tracheobronchiale Sekretansammlung bzw. -verlegung (Abb. 5 d).
- Kurzdauernde Abfälle während der Plateauphase sind bei mechanischer Beatmung meist durch Spontanatmungsversuche des Patienten bedingt, typischerweise als Folge einer nicht mehr genügenden Relaxation (Abb. 5 g). Sie können aber auch bei erhöhtem Atemantrieb infolge Hypoxie oder Hyperkapnie auftreten.

Kurz nach Beginn der Inspiration beginnt der steile Abfall auf den das Inspirationsgas kennzeichnenden Wert $pCO_2=0$ (Phase IV; D–E in Abb. 4). Eine Verzögerung des Abfalls kann durch CO_2-Rückatmung, ein undichtes Inspirationsventil, eine Obstruktion in den Atemwegen mit deutlich erniedrigtem Inspirationsflow oder durch zu langsames Ansaugen des Gases bei Seitenstromanalysatoren verursacht sein.

Eine Besonderheit im Kapnogramm sind sog. *kardiogene Oszillationen* (Abb. 5 h), das sind herzsynchrone Wellenbewegungen, die sich dem beatmungsinduzierten Kapnogramm superponieren. Sie werden durch Änderungen des pulmonalen Blutvolumens hervorgerufen. Hierdurch entstehen deutliche p_ACO_2-Schwankungen, die sich bis zur Tubusöffnung fortpflanzen. Sie treten typischerweise am Ende einer mechanischen Exspiration auf, wenn keine Spontanatmung einsetzt. Selten sind sie bei Patienten mit schwerem Emphysem, weil sie durch das große intrapulmonale Gasvolumen weggedämpft werden.

Aus dieser Beschreibung und zur Erfassung der weiter unten dargestellten Konstellationen ergibt sich folgendes Schema für die Analyse eines Kapnogramms [3, 18, 19, 24, 42]:

- Zeigt die Kurve überhaupt eine Ventilation an?
- Sind die Phasen I–IV differenzierbar, und entsprechen sie den Ventilatoreinstellungen bzw. den zu erwartenden Werten? Im einzelnen:
  - Wie groß sind inspiratorischer und exspiratorischer pCO_2?
  - Erfolgen exspiratorischer Anstieg und/oder inspiratorischer Abfall verzögert?
  - Verläuft das Plateau horizontal, ansteigend oder unregelmäßig?

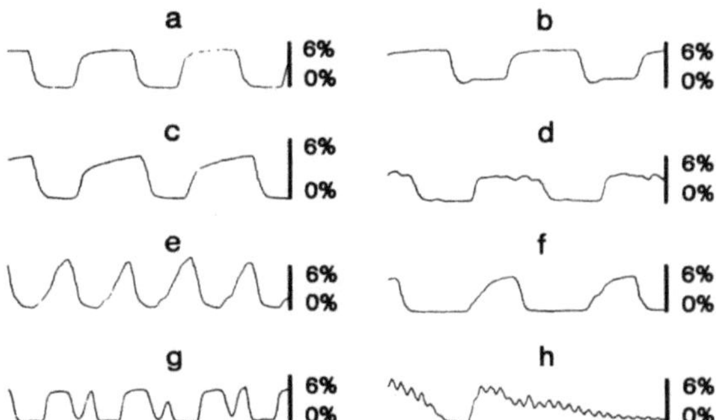

Abb. 5. Originalregistrierungen häufiger Kapnogramme. **a** normal; **b** erhöhter inspiratorischer Wert durch verbrauchten Absorber; **c** Bronchialobstruktion; **d** massive Sekretansammlung in den Atemwegen; **e** undichter Maskensitz bei Spontanatmung; **f** undichtes Gasansaugsystem; **g** interponierte Eigenatmungsversuche bei unzureichender Relaxation; **h** kardiogene Oszillationen

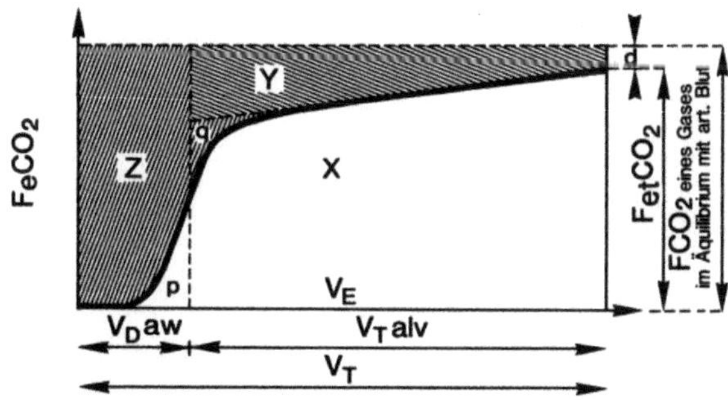

Abb. 6. Sog. „single breath test for carbon dioxide" zur Bestimmung des physiologischen Totraums und seiner Komponenten. V_E exspiriertes Volumen; V_T Atemzugvolumen; $V_T alv$ alveoläres Atemzugvolumen; $V_D aw$ anatomischer oder Atemwegstotraum; *Fläche X* CO_2-Elimination pro Atemzug (effektive Ventilation); *Fläche Y* ungenützte Ventilation wegen alveolärem Totraum; *Fläche Z* ungenützte Ventilation wegen anatomischem Totraum; die Flächen *p* und *q* sind gleich groß; *d* arterioendexspiratorische FCO_2-Differenz. (Nach Fletcher u. Jonson [15])

- Sind inspiratorischer und exspiratorischer Wert konstant, oder ändern sie sich?
- Wie groß ist die arterioendexspiratorische pCO_2-Differenz?

Eine spezielle Art der kapnographischen Analyse besteht darin, daß die FCO_2 (oder der pCO_2) nicht als zeitabhängige Kurve geschrieben, sondern über dem exspirierten Volumen aufgetragen wird (Abb. 6). Dieses vor allem von Fletcher u. Jonson [15] propagierte Vorgehen wird auch als *„single breath test for carbon dioxide"* (SBT-CO_2) bezeichnet. Es ermöglicht bei Einhaltung bestimmter meßtechnischer Voraussetzungen die Bestimmung des physiologischen Totraums und seiner beiden Komponenten alveolärer und anatomischer Totraum [3]. Diese Auswertungsart ist aufwendiger als die Zeitschreibung des Kapnogramms und in der Praxis des Anästhesiemonitorings nicht gebräuchlich, sicher auch nicht notwendig. Weil sie die Ventilations-Perfusions-Verteilung in der Lunge besser reflektiert als die übliche Kapnographie, könnte sie für die respiratorische Überwachung des beatmeten Patienten mit respiratorischer Insuffizienz zukünftig mehr Bedeutung erlangen, vorausgesetzt, die notwendigen technischen Vorkehrungen werden von den Herstellern der Beatmungs- und Monitoringgeräte geschaffen.

Arterioendexspiratorische pCO_2-Differenz

Das Verständnis des Zustandekommens und der Determinanten der arterioendexspiratorischen pCO_2-Differenz ist Voraussetzung für den Einsatz der Kapnographie zur Überwachung von Respiration und Zirkulation. Diese Differenz $p_aCO_2 - p_{et}CO_2 = p_{(a-et)}CO_2$ wird auch als Gradient bezeichnet. Sie beträgt bei lungengesunden Patienten während der Anästhesie im Mittel 4–5 mmHg, der Bereich umfaßt etwa 0–10 mmHg [18]. Sie ist individuell verschieden. Ob sie während der Anästhesie bei konstanter Ventilation unverändert bleibt, ist nicht vorhersagbar. Die Empfehlung, zu Beginn einer Anästhesie einmal den p_aCO_2 zu bestimmen und dann unter der Annahme eines konstanten $p_{(a-et)}CO_2$-Wertes die Ventilation nur noch mittels $p_{et}CO_2$ einzustellen, beruht auf nichtgesicherten Daten [36]. Prinzipiell kann die Differenz $p_{(a-et)}CO_2$ 3 Ursachen haben [18]:

- Durch technische Fehler des Kapnometers bzw. seiner Komponenten ist der gemessene $p_{et}CO_2$ kleiner als der tatsächliche. Beispiele hierfür sind eine im Verhältnis zur Atemfrequenz zu lange Ansprechzeit des Systems oder bei Seitenstromanalysatoren ein Leck in der Ansaugleitung, was zu einer Verdünnung des CO_2-Anteils in der Gasprobe durch Außenluft führt.
- Unter bestimmten Bedingungen kann $p_{et}CO_2$ vom p_ACO_2 abweichen. Wenn bei Hochfrequenzventilation das Atemzugvolumen kleiner als der anatomische Totraum ist, gelangt Alveolargas nicht bis zur CO_2-Meßstelle. Weitere Möglichkeiten sind Undichtigkeiten am Tubus (z. B. bei Kindern) oder unangemessen hohe Gasflows im Ansaugsystem des Kapnometers. Im 1. Fall repräsentiert der endexspiratorische Wert nicht den gemischtalveolären, im 2. kann Frischgas zugesaugt werden.
- Physiologisch und diagnostisch am wichtigsten sind Differenzen zwischen arteriellem und alveolärem pCO_2. Diese sind um so größer, je schlechter alveoläre Ventilation ($\dot{V}_a$; im folgenden vereinfacht als $\dot{V}$ bezeichnet) und Perfusion ($\dot{Q}$) aneinander angepaßt sind und je ausgeprägtere *$\dot{V}/\dot{Q}$-Verteilungsstörungen* bestehen.

Sowohl Zu- als auch Abnahmen des physiologischen $\dot{V}/\dot{Q}$-Verhältnisses lassen $p_{(a-et)}CO_2$ ansteigen. Das wird durch Abb. 7 verdeutlicht. Im Idealzustand kann ein vollständiger Partialdruckausgleich zwischen endkapillärem und alveolärem CO_2 angenommen werden (Abb. 7 a). Wenn der endkapilläre gleich

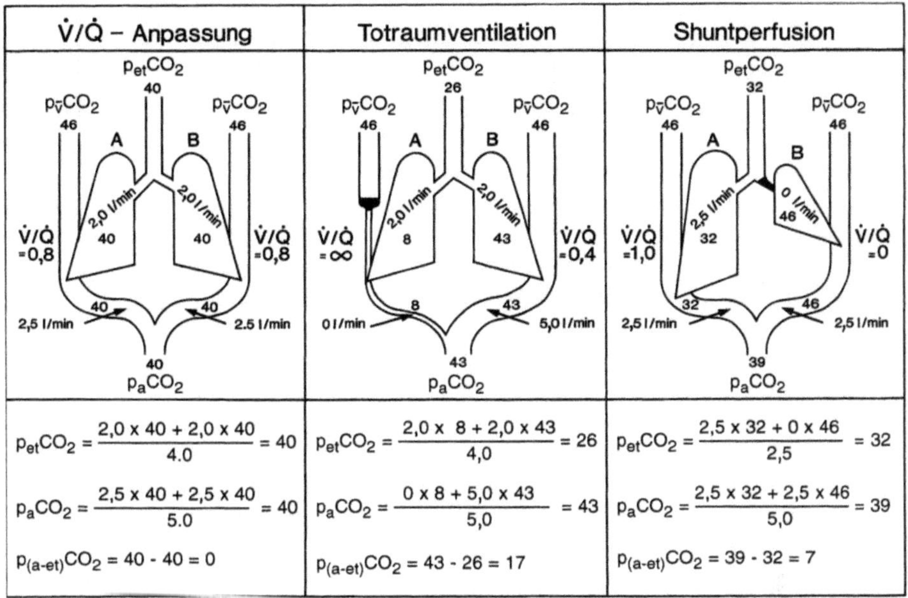

Abb. 7. Verhalten der arterioendexspiratorischen pCO_2-Differenz bei idealer Ventilations-Perfusions-Anpassung (*links*), bei massiver Totraumventilation durch einseitige Lungenembolie (*Mitte*) und bei massivem Rechts-links-Shunt durch Totalatelektase einer Lunge (*rechts*). (Mod. nach Swedlow [43])

dem arteriellen und der alveoläre gleich dem endexspiratorischen pCO_2 ist, gilt $p_{(a-et)}CO_2 = 0$. Wie schon erwähnt wurde, ist unter realen Bedingungen $p_{(a-et)}CO_2 > 0$, auch wenn $\dot{V}$ und $\dot{Q}$ physiologisch gut aneinander angepaßt sind. $p_{(a-et)}CO_2 < 0$ ist selten (s. unten).

Erhöhte $\dot{V}/\dot{Q}$-Quotienten kommen in verschiedenen klinischen Situationen vor. Die wichtigsten sind: schweres Lungenversagen, pulmonale oder systemische Hypoperfusion (z.B. bei Hypovolämie, Myokardversagen, Vitien mit Rechts-links-Shunt), erhöhter endexspiratorischer Druck, Lungenembolie, Seitenlagerung und Herzstillstand. Gemäß der schematischen Darstellung einer einseitigen Lungenembolie in Abb. 7b können sehr hohe $p_{(a-et)}CO_2$-Differenzen entstehen. In der nichtdurchbluteten, aber ventilierten Lunge fällt p_ACO_2 auf sehr niedrige Werte und ist nur wegen der partiellen Belüftung mit CO_2-haltigem Totraumgas aus der anderen Lunge etwas größer als Null. p_aCO_2 ist gegenüber dem Normalzustand leicht erhöht, weil das gesamte HMV durch die nichtbetroffenen Lungen fließen muß und dort $\dot{V}/\dot{Q}$ halbiert. Ob die Größe des Totraumquotienten V_D/V_T mit $p_{(a-et)}CO_2$ korreliert, ist nicht gesichert; es gibt widersprüchliche Befunde [50].

Aus den bisherigen Erörterungen geht hervor, daß $p_{(a-et)}CO_2$ eine Folge der *alveolären* Totraumventilation ist (vgl. Abb. 6). Diese wiederum entsteht durch zeitlich und räumliche unvollständige Gasmischeffekte in den Alveolen und deren inhomogene Entleerung während der Exspiration. Besonders bedeutsam ist, daß sich Alveolen mit niedrigen $\dot{V}/\dot{Q}$-Quotienten, die einen höheren p_ACO_2 haben, später entleeren als solche mit höherem $\dot{V}/\dot{Q}$-Quotienten und niedrigerem p_ACO_2-Werten. Erstere sind eher distal lokalisiert und haben eine längere Zeitkonstante. Es muß jedoch betont werden, daß dies prinzipielle Überlegungen sind; in vivo laufen die beteiligten komplexen Mechanismen gleichzeitig ab und können sich überlagern, woraus eine Verstärkung oder Kompensation resultieren kann [2]. Für die Praxis ist wichtig, daß $p_{(a-et)}CO_2$ nur dann mit dem alveolären Totraum korreliert, wenn die Phase III des Kapnogramms weitgehend oder völlig flach verläuft.

Ist $\dot{V}/\dot{Q}$ vermindert, d.h. liegt eine erhöhte Shuntdurchblutung der Lunge vor, nimmt $p_{(a-et)}CO_2$ ebenfalls zu, in der Regel jedoch nicht so markant wie bei vergrößerter Totraumventilation. Abb. 7c veranschaulicht schematisch die Folgen eines einseitigen Bronchusverschlusses, etwa durch eine einseitige Intubation. Die Ventilation auf der nichtbetroffenen Seite nimmt zu, damit auch $\dot{V}/\dot{Q}$, und es resultiert dort eine Abnahme von p_ACO_2 und somit von $p_{(a-et)}CO_2$. p_aCO_2 ändert sich nur geringfügig. Meist ist $p_{(a-et)}CO_2$ positiv.

Während der Anästhesie werden gelegentlich auch negative Werte gefunden, so bei Beatmung mit großen Atemzugvolumina und niedriger Frequenz und nach kardiopulmonalem Bypass. Bei Schwangeren und Kindern wurden negative $p_{(a-et)}CO_2$-Werte bei bis zu 50% gesehen [2, 18]. Durch hohe Atemzugvolumina und niedrige Frequenzen werden abhängige, gut durchblutete Lungenbezirke besser ventiliert und somit Ventilation und Perfusion besser angepaßt. Das vermindert den alveolären Totraum (Fläche Y in Abb. 6). Weiterhin haben Alveolen mit langer Zeitkonstante, die einen niedrigen $\dot{V}/\dot{Q}$-Quotienten und relativ hohen p_aCO_2 aufweisen, in der späten Exspirationsphase noch Gelegenheit zur Entleerung, nachdem der pCO_2 des Exspirationsgases den p_ACO_2 bereits erreicht hat. In der Schwangerschaft werden vor allem die reduzierte FRC, eine verminderte Compliance und die erhöhte CO_2-Produktion für negative $p_{(a-et)}CO_2$-Differenzen verantwortlich gemacht. Das bedingt eine spätexspiratorische Entleerung von Alveolen mit hohem CO_2-Gehalt. Ähnliches wird für Kinder diskutiert. Nach kardiopulmonalem Bypass sollen vor allem ausgeprägte $\dot{V}/\dot{Q}$-Inhomogenitäten und die FRC-Abnahme zu negativen Gradienten führen.

In Tabelle 2 sind die wichtigsten Einflüsse auf $p_{(a-et)}CO_2$ summarisch zusammengefaßt. Die simultane Bestimmung von p_aCO_2 und $p_{(a-et)}CO_2$ ist eine wertvolle Möglichkeit, potentiell gefährliche Situationen zu erkennen. Im Vordergrund stehen 3 Konstellationen, die durch plötzliche und deutliche Änderungen von $p_{(a-et)}CO_2$ gekennzeichnet sind, ohne daß gleichzeitig markante Änderungen von p_aCO_2 auftreten müssen [43]. Dies sind:

- Probleme mit dem endotrachealen Tubus. Dazu gehören Fehllagen (ösophageale, pharyngeale, endobronchiale Lokalisation) und Obstruktionen durch Sekret, Abknickung u.a.,
- Lungenarterienembolie (Thrombo-, Luft-, Fruchtwasserembolie),
- Herzstillstand und kardiopulmonale Wiederbelebung.

Tabelle 2. Verhalten der arterioendexspiratorischen CO_2-Partialdruckdifferenz ($p_{(a-et)}CO_2$)

Zunahme	$p_{(a-et)}CO_2$
Atemzugvolumen (V_T)	Abnahme
Alveoläre Ventilation ($\dot{V}_A$)	Abnahme
I:E-Verhältnis	Abnahme
Pulmonalarterieller Druck (PAP)	Abnahme
Totraumquotient (V_D/V_T)	Zunahme
Venöse Beimischung ($\dot{Q}_S/\dot{Q}_T$)	Zunahme
$\dot{V}_A/\dot{Q}$-Verteilungsstörung	Zunahme
Atemwegsresistance (R_{aw})	Zunahme

Die Bedeutung der Kapnographie in diesen Situationen wird ausführlich in Abschn. „Indikationen und klinischer Einsatz" dargestellt.

Differentialdiagnose pathologischer pCO_2-Kurven

Bei der kapnographischen Überwachung ist nicht nur den Charakteristika der Kurve eines einzelnen Atemzugs, wie sie bereits beschrieben worden sind, Aufmerksamkeit zu widmen, sondern es muß auch auf Verlaufsänderungen geachtet werden. Hier sind vor allem Anstiege und Abfälle des endexspiratorischen und des inspiratorischen pCO_2 zu nennen [42]. Ein plötzlicher Abfall von $p_{et}CO_2$ auf Null oder nahezu Null ist immer ein Hinweis auf ein Sistieren der Ventilation, also als Zeichen unmittelbarer Gefahr zu werten (Abb. 8a). Mögliche Ursachen können eine ösophageale Intubation, eine vollständige Diskonnektion, eine Obstruktion in den Atemwegen oder ein nichtfunktionierendes Beatmungsgerät sein. Differentialdiagnostisch kann nur dann ein Versagen des Kapnometriegerätes erwogen werden, wenn durch andere Maßnahmen wie Inspektion von Thorax und Atembalg, Auskultation, Pulsoxymetrie und gegebenenfalls Übergang zu manueller Beatmung verifiziert worden ist, daß der Patient ventiliert ist.

Nimmt $p_{et}CO_2$ nur um einen bestimmten Betrag ab, fällt aber nicht auf Null, ist an ein Leck im Beatmungssystem oder eine partielle Obstruktion zu denken (Abb. 8b). Diese beiden Ursachen können durch die Höhe des Beatmungsdrucks unterschieden werden. Als weiterer Grund kann eine Undichtigkeit im Ansaugsystem eines Seitenstromkapnometers in Frage kommen (vgl. Abb. 5f).

Erstreckt sich ein massiver $p_{et}CO_2$ Abfall über mehrere Atemzüge und erfolgt nahzu exponentiell, weist das auf einen massiven oder vollständigen Zusammenbruch des kardiopulmonalen Systems hin, der mit einem plötzlichen Anstieg von $p_{(a-et)}CO_2$ einhergeht und immer unmittelbares Eingreifen erfordert (Abb. 8c). Die wichtigsten Ursachen sind ein schwerer Blutverlust, ein ausgeprägtes Low-output-Syndrom, z.B. durch einen massiven Herzinfarkt, oder eine Lungenembolie. Je nach operativer Situation ist auch an eine

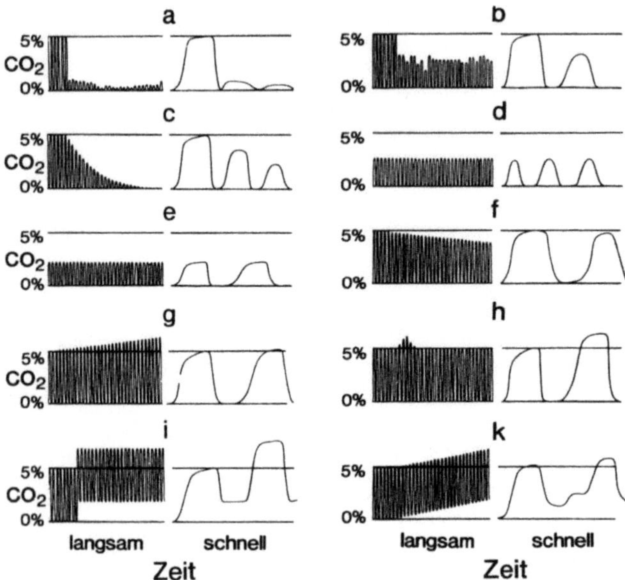

Abb. 8. Differentialdiagnose von $p_{et}CO_2$- und p_iCO_2-Änderungen. **a** Sistieren der Ventilation; **b** Leck oder partielle Obstruktion im Atemsystem; **c** Sistieren der Lungendurchblutung; **d** unvollständige Erfassung des Atemgases; **e** Hyperventilation oder Totraumventilation; **f** Abnahme der CO_2-Produktion oder der Lungendurchblutung; **g** Hypoventilation oder Anstieg der CO_2-Produktion oder vermehrte CO_2-Resorption (Laparoskopie); **h** erhöhter CO_2-Transport zur Lunge, **i** verschmutzte Meßkammer; **k** Rückatmung von CO_2. (Mod. nach Swedlow [42])

mechanische Behinderung der Ventrikelfüllung durch Kompression der V. cava, großer intrathorakaler Gefäße oder der Vorhöfe zu denken.

Ist der endexspiratorische oder – bei Fehlen eines Plateaus – der maximale pCO_2-Wert ($p_{max}CO_2$) konstant, aber deutlich niedriger als nach der Ventilatoreinstellung, der Narkosetiefe und dem Kreislaufzustand zu erwarten ist, kommen mehrere Ursachen in Frage. Wenn die Phase III nicht als Plateau ausgebildet ist, ist $p_{et}CO_2$ bzw. $p_{max}CO_2$ kein Maß für p_ACO_2 (Abb. 8d). Entweder entleert sich die Lunge nicht ausreichend vor Beginn des nächsten Atemzugs (Obstruktion durch Tubusknickung, Sekret, Bronchospasmus), oder das Exspirationsgas wird durch Frischluft verdünnt. Das kann bei zu kleinen Atemzugvolumina mit zu hohem Flow in ventillosen Beatmungssystemen oder Undichtigkeiten im Ansaugsystem eines Seitenstromanalysators vorkommen. Ist ein typisches Plateau erkennbar, spricht das für Hyperventilation, undichten Maskensitz oder eine erhöhte Totraumventilation mit Vergrößerung von $p_{(a-et)}CO_2$ (Abb. 8e). Auch an eine falsche Eichung des Systems ist zu denken.

Wenn die Ventilation konstant bleibt, kann ein langsamer, kontinuierlicher Abfall von $p_{et}CO_2$ ohne wesentliche Formänderung des Kapnogramms durch eine Abnahme der Körpertemperatur oder des Herzminutenvolumens oder durch eine Hyperventilation bedingt sein (Abb. 8f). Der Abnahme des Herzminutenvolumens liegt intraoperativ nicht selten eine Hypovolämie oder eine kardiovaskuläre Funktionsbeeinträchtigung durch zu hohe Konzentration volatiler Anästhetika zugrunde.

Kontinuierliche $p_{et}CO_2$-Anstiege treten bei Hypoventilation, z. B. infolge von Lecks im Beatmungssystem, bei partieller Atemwegsverlegung, bei Temperaturanstieg, so v. a. bei maligner Hyperthermie, bei Absorption von CO_2 während Laparoskopien und nachlassender Narkosetiefe mit Anstieg des Herzminutenvolumens auf (Abb. 8 g). Von enormer Bedeutung ist die Kapnometrie bei Laparoskopien mit Kapnoperitoneum, um die Ventilation an den erhöhten CO_2-Load anpassen zu können. Vergrößerte $p_{(a-et)}CO_2$-Werte sind jedoch nicht zu erwarten [6]. Schnelle und kurz anhaltende $p_{(a-et)}CO_2$-Anstiege können durch schnelle Bikarbonatgabe, nach Lösen eines Tourniquets und nach Korrektur eines Ereignisses, das zu einer CO_2-Retention geführt hat, vorkommen (Abb. 8 h).

Eine plötzliche Verschiebung der Nullinie in den positiven Bereich mit fast parallelem Anstieg der Phasen I und III weist praktisch immer auf eine Verunreinigung der Meßzelle durch Feuchtigkeit, Sekret o. a. hin (Abb. 8 i). Demgegenüber führt Rückatmung von CO_2, z. B. bei fehlendem oder verbrauchtem CO_2-Absorber, eher zu einem kontinuierlichen Anstieg der Phasen I und III (Abb. 8 k; s. auch Abb. 5 b). Die Verwendung ventilloser High-flow Systeme in der pädiatrischen Anästhesie (Bain, Kuhn, Jackson-Rees) ist systembedingt mit frischgasflowabhängiger CO_2-Rückatmung verknüpft. Das Atemminutenvolumen und der Frischgasflow müssen dann so gewählt werden, daß der inspiratorische pCO_2 möglichst klein und in der Phase III ein alveoläres Plateau erkennbar ist.

Indikationen und klinischer Einsatz

Bei allen Anwendungen der CO_2-Analyse des Atemgases ist es empfehlenswert, sich nicht auf eine Kapnometrie mit der Wiedergabe von $p_{et}CO_2$ und evtl. auch p_ICO_2 zu beschränken. Eine Kapnographie sollte auf jeden Fall durchgeführt werden, um nicht wichtige Informationen zu verlieren. Dennoch ist der $p_{et}CO_2$ der bedeutendste Wert, den die Kapnometrie liefert. Eine Übersicht über die Veränderungen von $p_{et}CO_2$ gibt Tabelle 3. Die Kriterien, nach denen ein einzelnes Kapnogramm oder der Verlauf einer Kapnographieregistrierung systematisch zu beurteilen sind, sind in den vergangenen Abschnitten bereits beschrieben worden. Im folgenden werden die wichtigsten und häufigsten klinischen Einsatzmöglichkeiten der Methode beschrieben.

Künstliche Beatmung

Während der Anästhesie dient die Kapnographie vorzugsweise, aber keineswegs ausschließlich der Überwachung der Ventilation. Sie gibt an, ob der Patient überhaupt beatmet ist. Quantitative Aussagen zur Ventilation sind nur möglich, wenn das Kapnogramm eine normale Form mit deutlichem exspiratorischem Plateau hat. $p_{et}CO_2$ kann dann als Näherungswert für p_aCO_2 betrachtet werden. Eine Hyper- oder Hypoventilation ist zu erkennen. Wegen

Tabelle 3. Einflußfaktoren auf den endexspiratorischen CO_2-Partialdruck ($p_{et}CO_2$). (Aus Bhavani-Shankar et al. [2])

$p_{et}CO_2$	Einflußfaktor CO_2-Abgabe	Lungenperfusion	Alveoläre Ventilation	Technischer oder Gerätefehler
Erhöht	Fieber Thyreotoxikose Maligne Hyperthermie Natriumbikarbonat Tourniquet-Lösung Venöse CO_2-Embolie	HMV erhöht Blutdruck erhöht	Hypoventilation Bronchiale Intubation Partielle Atemwegsobstruktion Rückatmung	CO_2-Absorber verbraucht Frischgasflow zu niedrig Lecks im Atemsystem Respirator fehlerhaft Ventil fehlerhaft
Erniedrigt oder fehlend	Hypothermie	HMV erniedrigt Hypotension Hypovolämie Lungenembolie Herzstillstand	Hyperventilation Apnoe Totale Atemwegsobsturkton Partielle Atemwegsobstruktion Akzidentelle Extubation	Diskonnektion Ansaugschlauch undicht Respiratorfehlfunktion

der großen interindividuellen Streuung von $p_{(a-et)}CO_2$ ist es allerdings vorteilhaft, wenigstens einmal den p_aCO_2 zu messen und $p_{(a-et)}CO_2$ zu berechnen. Es ist jedoch nicht auszuschließen, daß sich $p_{(a-et)}CO_2$ bei größeren Eingriffen, bei starken Blutverlusten, Änderungen der Lungenperfusion, der Temperatur, der Lagerung und durch eine Reihe weiterer Faktoren in nicht vorhersehbarem Umfang ändert. Das trifft noch mehr bei beatmungspflichtigen Intensivpatienten zu, bei denen meist der alveoläre Totraum vergrößert und die $\dot{V}/\dot{Q}$-Verteilung massiv gestört ist (s. S. 355).

Kapnographisch kann nicht nur erfaßt werden, wie effektiv die Ventilation das CO_2 eliminiert, sondern auch die Funktionstüchtigkeit des Beatmungsgerätes und der Verbindung zwischen Gerät und Patient überwacht werden. Lecks, Diskonnektionen, unbemerkte Extubation, Rückatmung, Ventilfehlfunktionen, partielle und komplette Tubus- oder Atemwegsobstruktion führen infolge inkompletter Abatmung des CO_2 zu einem Anstieg von p_aCO_2. $p_{et}CO_2$ kann sich in diesen Situationen unterschiedlich verhalten; kommt keine alveoläre Ventilation mehr zustande, sinkt $p_{et}CO_2$. Zusätzliche Hinweise sind der Form des Kapnogramms zu entnehmen (vgl. Abb. 5 und 8).

Wird ein Patient mit konstantem Volumen beatmet, kommen schnell auftretende $p_{et}CO_2$-Änderungen oft durch Änderungen des Kreislaufs zustande. Die Kapnographie ist dann de facto ein globales *Kreislaufmonitoring* (s. S. 354).

Bei der *Hochfrequenzventilation* sind die Einsatzmöglichkeiten der Kapnographie begrenzt. Atemfrequenz und Vorhandensein einer Ventilation lassen sich feststellen, ein echtes Plateau in Phase III ist in der Regel nicht vorhanden. Infolge der kurzen Atemzyklusdauer kann die Exhalationszeit so kurz werden, daß endexspiratorisch kein Alveolargas erscheint. Schließlich wirkt sich die Ansprechzeit von Seitenstromgeräten bei Beatmungsfrequenzen >30/min markant auf die Meßgenauigkeit aus, wie Tabelle 1 zeigt. Hilfsweise kann die Lunge intermittierend mit einem hohen Tidalvolumen beatmet werden, um einen Anhalt für den p_aCO_2 zu gewinnen. Alternativ kommt die transkutane pCO_2-Messung in Frage (s. S. 358). Hauptstromanalysatoren sind für diese Indikation wegen ihrer kürzeren Ansprechzeit prinzipiell besser als Seitenstromanalysatoren geeignet. Bei letzteren sollte das Atemgas so carinanahe wie möglich abgesaugt werden. Dabei kann der Jetstrahl jedoch zu Verdünnungseffekten führen. Ähnliches gilt für die supraglottische Jetventilation, auch wenn sie normofrequent erfolgt. Der $p_{(a-e)}CO_2$ ist deutlich erhöht, wenn die Gasprobe aus dem Laryngoskoprohr abgesaugt wird [17].

Bei *kleinen Kindern* liegen durch die niedrigen Atemzugvolumina und die erhöhten Atemfrequenzen besondere Bedingungen vor. Die kleinen Atemwegs- und Tubusdimensionen wirken sowohl bei Hauptstromanalysatoren wegen der Größe und des Gewichts des Meßkopfs als auch bei Seitenstromanalysatoren wegen des relativ hohen Gasflows in der Ansaugleitung erschwerend. Hauptstromgeräte sind für kleine Kinder eher geeignet als Seitenstromgeräte, wenn die Meßköpfe genügend klein und leicht ausgelegt sind. Seit vielen Jahren haben sich hier die Kapnometer der Fa. Hewlett Packard sehr gut bewährt [16, 27]. Der Ansaugflow von Seitenstromgeräten wird in der Regel auf 50–100 ml/min reduziert, aber bei ausreichendem Frischgasflow sollen auch Ansaugflows von 150 ml/min noch verwertbare Kapnogramme ergeben [2]. Mehrere Untersuchungen haben jedoch gezeigt, daß bei Neugeborenen und Kleinkindern mit einem Körpergewicht unter 5–6 kg die Seitenstromtechnik keine zuverlässigen Werte liefert, wenn wie üblich am proximalen Tubusansatz abgesaugt wird. Allerdings werden die $p_{(a-e)}CO_2$-Gradienten deutlich kleiner, wenn die Gasprobe von der Tubusspitze stammt. Das erfordert aber spezielle Tuben und kommt deshalb für die klinische Routine kaum in Frage [27]. Die Abweichung des proximal am Tubus gemessenen $p_{et}CO_2$-Wertes vom distal an der Tubusspitze gemessenen bzw. vom p_aCO_2 wird weniger vom Atemzugvolumen als von der Atemfrequenz determiniert [16].

Bei beatmeten Kleinkindern mit respiratorischer Insuffizienz ist die transkutane pCO_2-Registrierung (s. 358) zuverlässiger als die endexspiratorische [45].

Kontrolle der Intubation

Die Messung des $p_{et}CO_2$, besser noch des maximalen exspiratorischen pCO_2 ist eine der zuverlässigsten Methoden zur Unterscheidung von endotrachealer bzw. endobronchialer und ösophagealer Tubuslage. Konstante und atemsynchrone $p_{et}CO_2$-Anstiege auf plausible Werte sind nur zu sehen, wenn sich der Tubus in den Atemwegen befindet. Wird ein im Ösophagus liegender Tubus ventiliert, sind die exspiratorischen pCO_2-Werte sehr niedrig. Bei hohem CO_2-Gehalt im Magen, etwa nach Einnahme kohlensäurehaltiger Getränke, können initial durchaus hohe pCO_2-Werte registriert werden. Durch die Ventilation wird das gastrale CO_2 aber verdünnt und ausgewaschen, so daß die kapnographischen Ausschläge schnell kleiner werden. Sie müssen aber nicht bereits innerhalb weniger Atemzüge auf Werte nahe Null abfallen [41]. Ein ähnlicher Kurvenverlauf kann bei Kreislaufstillstand oder massiver Lungenembolie beobachtet werden, wenn CO_2 aus dem Alveolarraum ausgewaschen wird, ohne in diesen nachdiffundieren zu können (Abb. 8c).

In gewissen Situationen kann die Kapnographie als Kriterium für das Vorhandensein einer alveolären Ventilation unsicher werden oder gar versagen [48]. So ist bei Herzstillstand eine endotracheale Intubation kapnographisch nicht ohne weiteres verifizierbar [39]. Massive bronchospastische Reaktionen können dazu führen, daß kein Kapnogramm mehr registrierbar ist. Eine Fehlfunktion des Kapnometers kann fälschlicherweise den Verdacht auf eine Ösophagusintubation erwecken, obwohl der Tubus tatsächlich endotracheal plaziert ist [13].

Bei der blind-nasalen Intubation und zur Kontrolle der korrekten Plazierung von Doppellumentuben ist die Kapnographie ebenfalls erfolgreich eingesetzt worden [2]. Während der Einführung eines Doppellumentubus kann ein separates Kapnometer an jedes der beiden Lumina angeschlossen werden. Einfacher ist es, den bronchialen und den trachealen Tubus mit einem T-Konnektor zu versehen und die beiden Ansaugschläuche an einen Dreiwegehahn, von dem aus nur ein Schlauch zum Seitenstromgerät führt, anzuschließen. Je nach Stellung des Dreiwegehahns kann das Kapnogramm vom trachealen, vom bronchialen oder zusammen von beiden Lumina registriert werden.

Spontanatmung

Beim intubierten, aber spontan atmenden Patienten wird die Kapnometrie mit den gleichen Zielen wie bei künstlicher Beatmung eingesetzt. Ihre quantitative Verwertbarkeit ist dann eingeschränkt, wenn der Patient sehr flach und frequent atmet und die Plateauphase nicht deutlich ausgebildet ist wie z. B. in der Aufwachphase aus der Anästhesie. Trotz erhöhter p_aCO_2-Werte ist $p_{et}CO_2$ deutlich erniedrigt, wenn kein Alveolargas, sondern nur Totraumgas exhaliert wird. Wird zwischenzeitlich mit hohem Atemzugvolumen manuell ventiliert, wird wegen der alveolären CO_2-Akkumulation $p_{et}CO_2$ sehr groß.

Problematisch ist die Kapnographie bei Patienten ohne Tubus oder Trachealkanüle. Bei Maskenatmung oder -beatmung ist ein völlig dichter Sitz der Maske notwendig, aber häufig nicht zu erreichen (Abb. 5e und 8d). Es überrascht nicht, daß die Registrierung des $p_{et}CO_2$ zuverlässiger ist, wenn eine Larynxmaske liegt als wenn die Atmung über eine Gesichtsmaske erfolgt [22]. Auch bei Kleinkindern mit einem Gewicht <10 kg, die über eine Larynxmaske beatmet werden, hat sich die Kapnographie bewährt [11]. In der Literatur ist mehrfach beschrieben, daß das Atemgas aus einer nasal plazierten Kanüle in ein Seitenstromgerät gesaugt werden kann. Postoperativ werden hierfür meistens O_2-Zuführungssysteme verwendet, die gabelartig in beide Nasenlöcher gesteckt werden (sog. „nasal prongs"). In ein Nasenloch wird Sauerstoff appliziert, aus dem anderen das Atemgas abgesaugt. Gut verwertbare Kapnogramme mit exspiratorischem Plateau und akzeptablen $p_{(a-et)}CO_2$-Differenzen sind auf diese Art nur dann zu registrieren, wenn das angesaugte Gas nicht durch einen zu hohen O_2-Flow verdünnt und zudem verhindert wird, daß die Ansaugleitung durch Sekret oder Blut verlegt wird. Häufig gelingt dies jedoch nicht [28]. Alle derartigen Systeme sollten deshalb vom Anwender unter realen klinischen Bedingungen getestet werden [38, 49]. Dann können auch bei Kindern zuverlässige Werte erwartet werden [14].

Kardiopulmonale Wiederbelebung

Wenn die Lungenperfusion minimal wird oder ganz fehlt wie im Falle eines Herzstillstandes, kann kein CO_2 mehr in die Alveolen diffundieren, und $p_{et}CO_2$ fällt auf sehr niedrige Werte. Das hat zu der Idee geführt, pCO_2 im Exspirationsgas als Maß für die pulmonale Durchblutung bei der kardiopulmonalen Wiederbelebung zu benutzen. Experimentell wurde gezeigt, daß bei kleinen HMV-Werten eine lineare Beziehung zwischen HMV und $p_{et}CO_2$ besteht. Oberhalb eines gewissen Schwellenwertes führt eine weitere HZV-Steigerung nicht mehr zu einer Zunahme von $p_{et}CO_2$ [33]. Bei Patienten konnte bestätigt werden, daß die Messung von $p_{et}CO_2$ unter adäquater Beatmung einen guten Hinweis auf die Effektivität der Herzmassage liefert. Ein Anstieg von $p_{et}CO_2$ während der Reanimation innerhalb von 2–5 min von 1–2% auf 4–5% gilt als Zeichen für das Wiedereinsetzen der spontanen Zirkulation.

Ein Anstieg des $p_{et}CO_2$ auf > 10 mmHg (> 1,3 kPa) während der ersten 20 min der Wiederbelebung weist mit einer Sensitivität von deutlich über 90% auf einen Erfolg der Reanimationsmaßnahmen hin. Der Vorhersagewert des initialen $p_{et}CO_2$ ist demgegenüber viel niedriger [8, 46].

Für den außerklinischen Gebrauch in der Notfallmedizin stehen halbquantitativ oder quantitativ messende, transportable Kapnometer zur Verfügung [5]. Erstere sind entweder chemische CO_2-Analysatoren wie der sog. EASY-CAP-CO_2-Detektor oder basieren auf der Infrarotspektrometrie wie der STAT-Cap-CO_2-Detektor (beide von der Fa. Nellcor). Beim EASY-CAP-Detektor wird die CO_2-Konzentration des Atemgases durch einen Farbumschlag angezeigt. Bei einer FCO_2 von 0,03–0,5% ist die Farbe lila, bei FCO_2 > 2% gelb. Für FCO_2 von 0,5–2,0% ist die Farbe hell-lila bis gelb-braun. Die 3 Farbbereiche sind auf dem Dom des Detektors wiedergegeben, mit denen die den aktuellen FCO_2 anzeigende Farbe verglichen werden kann. Unter Reanimationsbedingungen zeigt dieser Detektor die endotracheale Plazierung eines Tubus mit hoher Sensitivität an, während sein Nutzen bei Herzstillstand und Reanimationsmaßnahmen nur dann gesichert ist, wenn eindeutige beatmungssynchrone Farbumschläge von lila nach gelb beobachtet werden können [26].

Lungenembolie

Lungenembolien erhöhen regional oder global V_D/V_T und führen deshalb zum Abfall von $p_{et}CO_2$. Ist die Lungenembolie hämodynamisch wirksam, trägt die Erniedrigung des HMV bei konstanter Ventilation ebenfalls zum Abfall von $p_{et}CO_2$ bei. Auch leichtere Embolien ohne hämodynamische Auswirkungen führen bereits zu einer Abnahme von $p_{et}CO_2$. In einer klinisch-experimentellen Studie konnte mit der Injektion von 1 ml Luft in einen größeren Pulmonalarterienast ein exponentieller Abfall von $p_{et}CO_2$ erzeugt werden [10]. Die Kapnographie ist deshalb in allen Situationen, in denen mit einer venösen Embolie gerechnet werden muß, unverzichtbarer Bestandteil der apparativen Patientenüberwachung. Beispiele hierfür sind die sitzende Position in der Neurochirurgie, Hüft- und Wirbelsäulenchirurgie, Laparo- und Hysteroskopien [43]. Obwohl bei schwerer COPD die $p_{(a-et)}CO_2$-Differenz groß und kein alveoläres Plateau in Phase III ausgebildet ist, kann selbst hier die Kapnographie zur Diagnose einer Lungenembolie verwendet werden. Chopin et al. [12] haben bei relaxierten COPD-Patienten nach forcierter Beatmung den Ventilator auf Spontanatmung umgestellt und den maximalen $p_{et}CO_2$-Wert während der passiven und verlängerten Exspiration bestimmt. Bestand keine Lungenembolie, stieg $p_{et}CO_2$ deutlich an, es bildete sich ein endexspiratorisches Plateau aus, und $p_{(a-et)}CO_2$ ging auf $1 \pm 2{,}4$ mmHg zurück. In Fällen mit Lungenembolie fehlte der markante $p_{et}CO_2$-Anstieg, und $p_{(a-et)}CO_2$ betrug $12 \pm 6{,}9$ mmHg.

Kreislaufüberwachung

Aus den bisherigen Ausführungen ist zu entnehmen, daß $p_{et}CO_2$ nicht nur von der Ventilation abhängt. Ist diese konstant wie während der Anästhesie, ändert sich $p_{et}CO_2$ mit dem HMV bzw. der pulmonalen Durchblutung. Unter der Voraussetzung einer konstanten CO_2-Produktion kann dann die Kapnometrie als globaler Kreislaufmonitor dienen: Ein Abfall des HMV führt zu einem Abfall von $p_{et}CO_2$ und umgekehrt. Ein solcher Verlauf kann intraoperativ der erste Hinweis auf eine Hypovolämie oder eine Änderung der Anästhesietiefe sein. Eine Zunahme der CO_2-Produktion bei maligner Hyperthermie manifestiert sich oft zuerst in einem $p_{et}CO_2$-Anstieg und einer Tachykardie. Weitere häufige oder wichtige Ursachen von $p_{et}CO_2$-Änderungen sind in Tabelle 3 zusammengefaßt.

Respiratorische Insuffizienz

Der Einsatz der Kapnographie bei beatmeten Intensivpatienten mit respiratorischer Insuffizienz ist problematischer. Der Gradient $p_{(a-et)}CO_2$ unterliegt bei Beatmung, pulmonalen Erkrankungen oder veränderter Hämodynamik verschiedenartigen Einflüssen, so daß $p_{et}CO_2$ nicht mehr ein Maß für p_aCO_2 ist. Solche Faktoren sind eine erhöhte Totraumventilation, das Vorhandensein von Lungenabschnitten mit erhöhten $\dot{V}/\dot{Q}$-Quotienten, vermehrte $\dot{V}/\dot{Q}$-Inhomogenitäten, erhöhte venöse Beimischung, Störungen der alveolären Entleerung in der Exspiration, das Beatmungsmuster, Veränderungen des HMV, Alter, Körpergewicht, Lagerung und anderes (vgl. Tabelle 2). Die Mehrzahl dieser Faktoren erhöht $p_{(a-et)}CO_2$, ohne daß das Ausmaß voraussagbar ist [4, 21]. Immerhin kann ein erhöhter Gradient, noch mehr aber seine Zunahme, im Verlauf der Behandlung als wichtiger globaler Hinweis auf eine Verschlechterung des kardiopulmonalen Zustandes gewertet werden. In einer eigenen Untersuchung an beatmeten Intensivpatienten wurde ein mittlerer $p_{(a-et)}CO_2$-Wert von 15,0±13,3 mmHg gefunden, was deutlich über den bei der Anästhesie lungengesunder Patienten üblichen Werten liegt. Die weitere Differenzierung der Patienten ergab, daß der Gradient bei Vorliegen einer Obstruktion im Mittel 28,4±5,9 mmHg, bei normalem Atemwegswiderstand dagegen nur 3,5±2,2 mmHg betrug.

Wie schon geschrieben, verändern Atemwegsobstruktionen die Form des Kapnogramms. Gelegentlich finden sich unregelmäßige oder biphasische Plateauformen in der Phase III, die durch das Vorhandensein zweier Populationen von Alveolen mit verschiedenen Zeitkonstanten erklärbar sind (Abb. 5 d). Alveolen mit kurzer Entleerungszeit werden inspiratorisch überbläht, so daß sie relativ wenig CO_2 enthalten. „Langsamere" Alveolen werden weniger gedehnt, entleeren sich erst in den späten Exspirationsphasen und haben eine höhere CO_2-Konzentration, so daß sie einen zweiten Gipfel im Kapnogramm hervorrufen [9]. Die häufigere Variante ist, daß die CO_2-Konzentration exspiratorisch kontinuierlich ansteigt und sich kein Plateau ausbildet (Abb. 5 c). Auch diese Form entsteht durch die sequentielle Entleerung von Alveolarbezirken mit unterschiedlicher Compliance und damit unterschiedlicher Zeitkonstante. Anstiege in Phase III von > 3 mmHg/s während kontrollierter Beatmung weisen auf eine Obstruktion hin und sind praktisch immer mit einer dynamischen Hyperinflation, also einem intrinsic PEEP, verknüpft [4]. All das hat zur Folge, daß im Kapnogramm kein den Alveolarraum als ganzen repräsentierender pCO_2-Wert zu finden und p_aCO_2 immer deutlich höher als

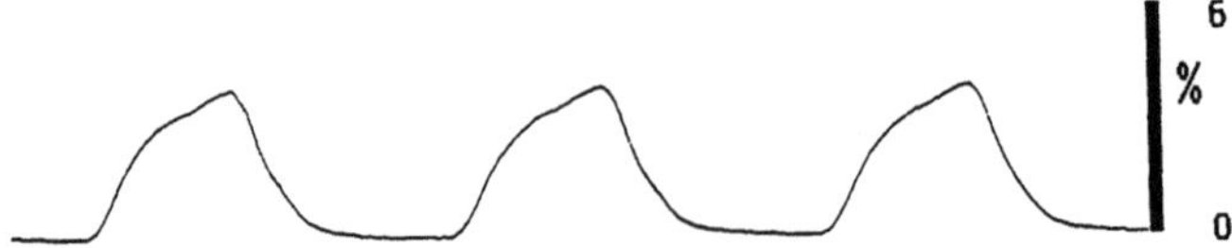

Abb. 9. Kapnogramm einer beatmeten 21 jährigen Patientin mit schwerer Atemwegsobstruktion infolge zystischer Fibrose. Es kann sich keinerlei Plateau im Kapnogramm ausbilden. Die $F_{et}CO_2$ beträgt 4,0 Vol.-%, der entsprechende p_aCO_2-Wert ist 7,5 kPa, so daß sich ein $p_{(a\text{-}et)}CO_2$-Wert von etwa 3,5 kPa (26 mmHg) errechnet

$p_{et}CO_2$ ist. Ein extremes Beispiel hierfür ist in Abb. 9 wiedergegeben. Durch eine Verlängerung der Exspirationszeit läßt sich die $p_{(a-et)}CO_2$-Differenz verringern, jedoch ohne daß es zu einer befriedigenden Korrelation zwischen dem p_aCO_2 und dem $p_{et}CO_2$ kommt [44].

Dennoch ist die Kapnographie bei der Beatmung nützlich und vorteilhaft. Regelmäßige Bestimmungen von $p_{(a-et)}CO_2$ weisen auf Änderungen von Ventilation, Gasaustausch und Hämodynamik hin. Möglicherweise kann der für die Beatmung optimale PEEP-Wert mit Hilfe von $p_{(a-et)}CO_2$ besser eingestellt werden als mittels Parametern wie p_aO_2 oder Größe des Rechts-links-Shunts [31]. Allerdings konnten die ersten günstigen Berichte nicht oder nur unter sehr speziellen Bedingungen bestätigt werden. Je schlechter die respiratorische Funktion beatmeter Intensivpatienten ist, desto höher ist die $p_{(a-et)}CO_2$-Differenz [23]. Für die nichtinvasive Ventilationsüberwachung beatmeter Kleinkinder mit respiratorischer Insuffizienz ist die transkutane der endexspiratorischen pCO_2-Registrierung überlegen [45]. Gleichwohl liefert die Formanalyse des Kapnogramms nicht selten Hinweise auf die Art der respiratorischen Beeinträchtigung [9]. Hierüber liegen jedoch bisher mehr theoretische Überlegungen als gesicherte empirische Kenntnisse vor. Für das „weaning" von der Beatmung ist die Kapnographie bisher weniger nützlich als die Pulsoxymetrie, da sehr widersprüchliche Befunde beschrieben sind [20].

Fehlermöglichkeiten und Grenzen

Grundsätzlich können Fehlermöglichkeiten durch falsche Anwendung der Methode selbst oder durch unzureichendes oder gar fehlerhaftes Verständnis der physiologischen Grundlagen des Verfahrens entstehen. Vor allem sind zu nennen: Eichfehler, besonders fehlende Wasserdampfkorrektur, Interferenzen mit O_2, N_2O und volatilen Anästhetika, zu lange Ansprechzeiten, Feuchtigkeit und Verschmutzung im Ansaugsystem oder der Meßkammer, Leckagen oder Stenosen im Ansaugsystem, falsch gewählter Ansaugflow. Bei Hauptstromanalysatoren ist der automatische Nullabgleich während der Inspiration eine potentielle Fehlerquelle. Diese Situationen sind bereits in den vorhergehenden Abschnitten ausführlich beschrieben worden, ebenso die physiologischen Mechanismen, deren mangelhaftes Verständnis zu fehlerhafter Interpretation von an sich korrekt registrierten Kapnogrammen führen kann. Da $p_{(a-et)}CO_2$

von vielen Variablen beeinflußt wird, darf $p_{et}CO_2$ auf keinen Fall kritiklos als Maß für p_aCO_2 verwendet werden. Mindestvoraussetzung dafür, daß der endexspiratorische dem arteriellen Wert nahekommt und ihm parallel verläuft, ist ein klar erkennbares exspiratorisches Plateau in der Phase III. Deshalb besteht trotz vereinzelter gegenteiliger Voten heute Einigkeit, daß die numerische Wiedergabe des endexspiratorischen Wertes nicht genügt und auf eine fortlaufende graphische Darstellung der pCO_2-Kurve nicht verzichtet werden darf.

Bedeutung der Kapnographie als Monitorsystem

Kapnometrisch oder besser noch kapnographisch kann mit hoher Zuverlässigkeit kontinuierlich festgestellt werden, ob der anästhesierte (und relaxierte) Patient überhaupt ventiliert ist, und man gewinnt einen Anhalt für den Grad der Ventilation. Die Nichtinvasivität, die Einfachheit der Anwendung und die zentrale Bedeutung der überwachten Größe haben bewirkt, daß dieses Verfahren zu einem unverzichtbaren Bestandteil des Basis- oder Minimalmonitorings während der Anästhesie geworden ist. Die Kapnometrie ist heute in den Monitoring- und Sicherheitsstandards von nationalen Anästhesiegesellschaften und in technischen Normen enthalten. In den USA wird sie bereits bei der Berechnung von Haftpflichtversicherungsprämien berücksichtigt und ist in manchen Staaten sogar gesetzlich vorgeschrieben (vgl. Kap. 1.6 und 1.7).

Es ist zu betonen, daß sich die Bedeutung der Kapnographie nicht in der Ventilationsüberwachung während der Anästhesie erschöpft. Es lassen sich Auskünfte erhalten über den Zustand der Atemwege (z.B. Obstruktionen), den Kreislauf (HMV), die $\dot{V}/\dot{Q}$-Beziehungen in der Lunge (Totraumventilation), den Metabolismus (CO_2-Produktion), das Funktionieren des Beatmungsgeräts und dessen Verbindung mit dem Patienten (Diskonnektionen). Um diese Informationen nutzen zu können, muß der Anwender mit den technischen und pathophysiologischen Grundlagen der Methode vertraut sein, die Kurvenform des Kapnogramms korrekt interpretieren können und über die Faktoren, die die Beziehung von p_aCO_2 und $p_{et}CO_2$ beeinflussen, Bescheid wissen. Schließlich hat er dafür zu sorgen, dass das Gerät genau geprüft und geeicht wird und die Alarme adäquat eingestellt sind. Unter diesen Voraussetzungen erhöht die Kapnographie die Sicherheit und erleichtert die Steuerung physiologischer Funktionen während der Anästhesie. Bei korrekter Anwendung sollen kritische Ereignisse zu über 40% kapnographisch entdeckt werden, bevor sie zu Organschäden führen [48].

Für die Intensivmedizin ist der Wert der Methode gegenwärtig noch nicht endgültig beurteilbar. Sie ist kein Ersatz für eine kontinuierliche p_aCO_2-Registrierung. Weitere Untersuchungen müssen zeigen, ob die Formanalyse des Kapnogramms und die regelmäßige Bestimmung der $p_{(a-et)}CO_2$-Differenz Rückschlüsse auf den Grad der respiratorischen Insuffizienz und die Effektivität der Beatmungstherapie erlauben. In der Notfallmedizin ist die Kapnometrie für die Verifizierung einer endotrachealen Intubation und für die Erfolgskontrolle der kardiopulmonalen Reanimation geeignet. Der Einsatz bei nichtintubierten Patienten ist schwierig und noch keineswegs standardisiert.

Alternative Methoden

Die Kapnometrie ist ein Verfahren, das den Partialdruck bzw. die fraktionelle Konzentration von CO_2 im Atemgas mißt. Der wichtigste Wert ist der endexspiratorische Wert, der häufig dem alveolären Wert entspricht und dann Rückschlüsse auf den arteriellen Wert ermöglicht. Insofern kann die Methode nicht durch eine andere ersetzt werden. Unter bestimmten Bedingungen kommen jedoch anstelle der Kapnometrie bzw. Kapnographie 2 Verfahren als Alternative oder Erweiterung in Frage: die transkutane pCO_2-Registrierung ($p_{tc}CO_2$) und die kontinuierliche intraarterielle pCO_2-Messung.

Zur *transkutanen* CO_2*-Partialdruckmessung* werden kutane Elektroden verwendet, die beim Erwachsenen typischerweise auf 44 °C aufgeheizt werden. Die Kalibrierungszeit beträgt dabei für neuere Geräte etwa 5 min, die Ansprechzeit bis 90% des aktuellen Wertes liegt bei < 60 s. Wegen der CO_2-Produktion der erwärmten Haut sind $p_{tc}CO_2$-Werte höher als p_aCO_2-Werte. In vielen Vergleichsmessungen konnte gezeigt werden, daß diese beiden Werte gut korrelieren. Die Differenzen $p_{(tc-a)}CO_2$ sind niedrig, und die Quotienten $p_{tc}O_2/p_aO_2$ liegen nahe bei 1, sofern kein Schockzustand mit Herzindexwerten unter ca. 2 $l/min/m^2$ besteht. Während der Anästhesie ist $p_{(tc-a)}CO_2$ oft kleiner als $p_{(a-ct)}CO_2$ [34, 37].

Des relativ hohen Aufwandes und der langen Ansprechzeit wegen ist die transkutane pCO_2-Registrierung nur dann eine sinnvolle Alternative zur Kapnometrie, wenn diese wegen des pulmonalen Zustandes oder aus technischen Gründen unzuverlässig wird, eine kontinuierliche, nichtinvasive Trendüberwachung eines p_aCO_2-Äquivalentes aber dringend indiziert ist. Das ist beispielsweise bei der Hochfrequenzbeatmung [1] oder bei Säuglingen und Kleinkindern [45] der Fall.

Eine kontinuierliche intraarterielle Blutgasüberwachung war bisher aus technischen Gründen nur für den arteriellen O_2-Partialdruck (p_aO_2) möglich. Hierfür wurden intravasale Elektroden entwickelt, die auf dem Prinzip der Clark-Elektrode basieren. Dieses Verfahren hat wegen der Dimension der Katheter, der diffizilen Handhabung und der Kosten keine weite Verbreitung gefunden. Durch neue Technologien stehen jetzt intravasale Systeme zur simultanen und kontinuierlichen Aufzeichnung von pO_2, pCO_2 und pH-Wert zur Verfügung, die soeben Eingang in die klinische Praxis von Anästhesiologie und Intensivmedizin finden [52]. Neben weiter vervollkommneten elektrochemischen Sensoren, also Elektroden vom Typ Clark für O_2 oder Stow-Severinghaus für CO_2 gibt es fiberoptische Systeme, die Fluoreszenzreaktionen von sog. Optoden verwenden und deren erste klinische Einsätze vielversprechende Ergebnisse geliefert haben [25, 40].

Forschung und Entwicklung

Die etablierten und inzwischen klassischen Verfahren zur Kapnometrie sind die Infrarot- und die Massenspektrometrie. Sie sind ausgereift und haben sich in unzähligen Fällen bewährt. Die photoakustische Infrarotspektrometrie ist ebenfalls in die Klinik eingeführt. Die Raman-Spektrometrie befindet sich in der klinischen Erprobung mit vielversprechenden Ergebnissen [32, 35, 47]. Dieses Verfahren hat den Vorteil, daß es nicht nur die Messung von CO_2, N_2O und volatilen Anästhetika, sondern auch von O_2 und N_2 erlaubt. Weitere Meßprinzipien, die neben die eingeführten treten oder diese ersetzen können, sind gegenwärtig nicht in Sicht. Mehr als von der Weiterentwicklung (und damit wohl auch Verteuerung) der Technologie ist von Untersuchungen zu erwarten, die das diagnostische Potential, die Indikationen und Grenzen der Methode unter verschiedensten klinischen Bedingungen weiter abklären. Im Vordergrund solcher Bemühungen stehen gegenwärtig die Intensivmedizin [4], die kardiopulmonale Reanimation [8, 36] und nichtintubierte Patienten [14, 22, 50].

Literatur

1. Arai T, Hatano Y, Mori K (1987) Transcutaneous monitoring during high-frequency jet ventilation. Crit Care Med 15:882–883
2. Bhavani-Shankar K, Mosely H, Kumar AY, Delph Y (1992) Capnometry and anaesthesia. Can J Anaesth 39:617–632
3. Bhavani-Shankar K, Kumar AY, Moseley HSL, Ahyee-Hallsworth R (1995) Technology and the current limitations of time capnography: a brief review. J Clin Monit 11:175–182
4. Blanch L, Fernandez R, Artigas A (1992) The expiratory capnogram in mechanically ventilated patients. In: Vincent JL (ed) Yearbook of intensive care and emergency medicine. Springer, Berlin Heidelberg New York Tokyo, pp 411–415
5. Brambrink AM (1997) Die CO_2-Messung im Atemgas. Ein wichtiger Globalmonitor in der Notfallmedizin: theoretischer Hintergrund, Indikationen und Übersicht über verfügbare, transportable Meßsysteme. Anaesthesist 46:604–612
6. Brampton WJ, Watson RJ (1990) Arterial to end-tidal carbon dioxide tension difference during laparoscopy. Anaesthesia 45:210–214
7. Brunner JX, Westenskow DR (1988) How the rise time of carbon dioxide analysers influences the accuracy of carbon dioxide measurements. Br J Anaesth 61:628–638
8. Cantineau JP, Lambert Y, Merckx P et al. (1996) End-tidal carbon dioxide during cardiopulmonary resuscitation in humans presenting mostly with asystole: a predictor of outcome. Crit Care Med 24:791–796
9. Carlon GC, Ray C, Midownik S et al. (1988) Capnography in mechanically ventilated patients. Crit Care Med 16:550–556
10. Carroll GC (1992) Capnographic trend curve monitoring can detect 1-ml pulmonary emboli in humans. J Clin Monit 8:101–106
11. Chhibber A, Fickling K, Kolano JW, Roberts WA (1997) Comparison of end-tidal and arterial carbon dioxide in infants using laryngeal mask airway and endotracheal tube. Anesth Analg 84:51–53
12. Chopin C, Fesard P, Mangalaboyi J et al. (1993) Use of capnography in diagnosis of pulmonary embolism during acute respiratory failure of chronic obstructive pulmonary disease. Crit Care Med 18:353–357

13. Dunn SM, Mushlin PS, Lind LJ, Raemer D (1990) Tracheal intubation is not invariably confirmed by capnography. Anesthesiology 73:1285–1287
14. Flanagan JFK, Garrett JS, McDuffee A, Tobias JD (1995) Noninvasive monitoring of end-tidal carbon dioxide tension via nasal cannulas in spontaneously breathing children with profound hypocarbia. Crit Care Med 23:1140–1142
15. Fletcher R, Jonson B (1984) Dead space and the single breath test for carbon dioxide during anaesthesia and artificial ventilation. Br J Anaesth 56:109–119
16. Fretschner R, Warth H, Deusch H, Klöss T (1992) Kapnometrie in der Kinderanästhesie. Einfluß von Meßort und Atemfrequenz. Anaesthesist 41:463–467
17. Gottschalk A, Mirza N, Weinstein GS, Edwards MW (1997) Capnography during jet ventilation for laryngoscopy. Anesth Analg 85:155–159
18. Good ML (1990) Capnography: uses, interpretation, and pitfalls. In: Barash PG (ed) ASA refresher courses in anesthesiology, vol 18. Lippincott, Philadelphia, pp 175–193
19. Gravenstein JS, Paulus DA, Hayes TJ (1995) Gas monitoring in clinical practice, 2nd edn. Butterworth-Heinemann, Boston Oxford Melbourne Singapore
20. Hess D (1993) Capnography: technical aspects and clinical applications. In: Kacmarek RM, Hess D, Stoller JK (eds) Monitoring in respiratory care. Mosby, St. Louis Baltimore Boston, pp 375–405
21. Hoffman RA, Krieger BP, Kramer MR et al. (1989) End-tidal carbon dioxide in critically ill patients during changes in mechanical ventilation. Am Rev Resp Dis 140:1265–1268
22. Ivens D, Verborgh C, Phan Thi H, Camu F (1995) The quality of breathing and capnography during laryngeal mask and facemask ventilation. Anaesthesia 50:858–862
23. Kerr ME, Zempsky J, Sereika S et al. (1996) Relationship between arterial carbon dioxide and end-tidal carbon dioxide in mechanically ventilated adults with severe head trauma. Crit Care Med 24:785–790
24. Lauber R, Seeberger B, Zbinden AM (1995) Carbon dioxide analysers: accuracy, alarm limits and effects of interfering gases. Can J Anaesth 42:643–656
25. Lumsden T, Marshall WR, Divers GA, Riccitelli SD (1994) The PB 3300 intraarterial blood gas systems. J Clin Monit 10:59–66
26. MacLeod BA, Heller MB, Gerard J et al. (1991) Verification of endotracheal tube placement with colorimetric end-tidal CO_2 detection. Ann Emerg Med 20:267–270
27. McEvedy BAB, McLeod ME, Kirpalani H, Lerman J (1990) End-tidal carbon dioxide measurements in critically ill neonates: a comparison of sidestream and mainstream capnometers. Can J Anaesth 37:322–326
28. McNulty SE, Roy J, Torjman M, Seltzer JL (1990) Relationship between arterial carbon dioxide and end-tidal carbon dioxide when a nasal sampling port is used. J Clin Monit 6:93–98
29. McPeak HB, Palayiwa E, Robinson GC, Sykes MK (1992) An evaluation of the Brüel and Kjaer monitor 1304. Anaesthesia 47:41–47
30. Mogue LR, Rantala B (1988) Capnometers. J Clin Monit 4:115–121
31. Murray IP, Modell JH, Gallagher JT, Banner MJ (1984) Titration of PEEP by the arterial minus end-tidal carbon dioxide gradient. Chest 85:100–104
32. O'Flaherty D (1994) Capnography. BMJ Publishing Group, London
33. Ornato JP (1993) Hemodynamic monitoring during CPR. Ann Emerg Med 22:289–295
34. Phan CQ, Tremper KK, Lee SE, Barker SJ (1987) Noninvasive monitoring of carbon dioxide: a comparison of partial pressure of transcutaneous and end-tidal carbon dioxide with the partial pressure of arterial carbon dioxide. J Clin Monit 3:149–154
35. Raemer DB, Calalang I (1991) Accuracy of end-tidal carbon dioxide tension analyzers. J Clin Monit 7:195–208
36. Raemer DB, Francies D, Philipp JH, Gabel RA (1983) Variation in PCO_2 between arterial blood and peak expired gas during anesthesia. Anesth Analg 62:1065–1069
37. Reid CW, Martineau RJ, Miller DR et al. (1992) A comparison of trancutaneous, end-tidal and arterial measurements of carbon dioxide during general anaesthesia. Can J Anaesth 39:31–36

38. Roth JV, Barth LJ, Womack LH, Morgenlander LE (1994) Evaluation of two commercially available carbon dioxide sampling nasal cannula. J Clin Monit 10:237–243
39. Sayah AJ, Peacock WF, Overton DT (1990) End-tidal CO_2 measurement in the detection of esophageal intubation during cardiac arrest. Ann Amerg Med 19:857–860
40. Shapiro BA, Mahutte CK, Cane RD, Gilmour IJ (1993) Clinical performance of a blood gas monitor: a prospective multicenter trial. Crit Care Med 21:487–494
41. Sum Ping ST, Mehta MP, Symreng T (1991) Reliability of capnography in identifying esophageal intubation with carbonated beverage or antacid in the stomach. Anesth Analg 73:333–337
42. Swedlow DB (1986) Capnometry and capnography: the anesthesia disaster early warning system. Seminars in Anesthesia 5(3):194–205
43. Swedlow DB (1993) Respiratory gas monitoring. In: Saidman LJ, Smith NT (eds) Monitoring in anesthesia, 3rd edn. Butterworth-Heinemann, Boston London Oxford, pp 27–50
44. Tavernier B, Rey D, Thevenin D et al. (1997) Can prolonged expiration manoeuvres improve the prediction of arterial PCO_2 from end-tidal PCO_2? Br J Anaesth 78:536–540
45. Tobias JD, Mayer DJ (1997) Noninvasive monitoring of carbon dioxide during respiratory failure in toddlers and infants: end-tidal versus transcutaneous carbon dioxide. Anesth Analg 85:55–58
46. Wayne MA, Levine RL, Miller CC (1995) Use of end-tidal carbon dioxide to predict outcome in prehospital cardiac arrest. Ann Emerg Med 25:762–767
47. Westenskow DR, Smith KW, Coleman DL et al. (1989) Clinical evaluation of a Raman scattering multiple gas analyzer for the operating room. Anesthesiology 70:350–355
48. Williamson JA, Webb RK, Cockings J, Morgan C (1993) The capnography: applications and limitations – An analysis of 2000 incident reports. Anaesth Intensive Care 21:551–557
49. Woda RP, Dzwonczyk R, Beckmeyer W, Fuhrman T (1996) Cost-benefit analysis of nasal cannulae in non-tracheally intubated subjects. Anesth Analg 82:506–510
50. Yamanaka M, Sue D (1987) Comparison of arterial-end-tidal PCO_2 difference and dead space/tidal volume ratio in respiratory failure. Chest 92:832–835
51. Zander R, Mertzlufft F (1992) Überprüfung der Präzision von Kapnometern. Anästhesiol Intensivmed Notfallmed Schmerzther 27:42–50
52. Zollinger A, Spahn DR, Singer T et al. (1997) Accuracy and clinical performance of a continous intra-arterial blood-gas monitoring system during thoracoscopic surgery. Br J Anaesth 79:47–52

2.2.4 Anästhesiegase: N_2O und volatile Anästhetika

H. Gilly

Das allgemeine Anliegen um höchstmögliche Patientensicherheit hat zu vermehrtem intraoperativen Einsatz zusätzlicher Überwachungsgeräte, speziell für O_2-Sättigung und Atemgaskonzentrationen, geführt. Die Überwachung der inspiratorischen O_2-Konzentration während der Narkose ist bereits seit etlichen Jahren verpflichtend, jene von CO_2 wird nachdrücklichst empfohlen [21, 35] und wird in einigen europäischen Ländern bereits als Standard angesehen. Rechtliche Überlegungen [9] und Empfehlungen anästhesiologischer Fachgesellschaften mündeten darin, daß die Überwachung der Atemgaskonzentration der volatilen Anästhetika auch in der künftigen Europanorm für Anästhesiearbeitsplätze [3] verbindlich festgeschrieben sein wird (angemerkt sei, daß „internationale Standards" [21] nicht zur kontinuierlichen Überwachung der Anästhesiegase verpflichten). Der ökologisch und ökonomisch begrüßenswerte Trend zur Low-flow-Technik wird vermehrt dazu beitragen, daß Analysatoren zur fortlaufenden Konzentrationsbestimmung der volatilen Anästhetika immer häufiger am Anästhesiearbeitsplatz anzutreffen sind.

Sauerstoff, Kohlendioxid, Lachgas sowie die potenten Inhalationsanästhetika zählen zu den für den Anästhesisten besonders relevanten Atemgasen. Weiters sind Stickstoff und Edelgase und im geschlossenen System auch Fremdgase (CO, Methan, Aceton, Halocarbone) [27, 38] von Bedeutung. Neuerdings besteht vermehrtes Interesse daran, auch NO sowie NO_2 im Spurenkonzentrationsbereich fortlaufend bestimmen zu können. Verschiedenste Methoden für die Analyse der Atemgaszusammensetzung sind seit geraumer Zeit bekannt, eine Reihe von Meßgeräten wird kommerziell angeboten. Dieser Abschnitt soll eine Basis bieten, die gängigen Gasanalysemethoden und ihre Unterschiede besser zu verstehen, und eine Hilfestellung geben, die Anwendung, aber auch die Grenzen des jeweiligen Verfahrens und/oder eines speziellen Meßgerätes zu überblicken.

Meßmethoden

Die Analyse einer oder mehrerer zugleich in Gasphase vorliegender Substanzen beruht auf der Bestimmung einer spezifischen physikalischen oder chemischen Eigenschaft des jeweiligen Gasmoleküls. Von den in Abb. 1 und Abb. 2 im Überblick dargestellten Meßmethoden gewinnen aber nur jene echte praktische Bedeutung, die den klinisch wichtigen Anforderungen – ra-

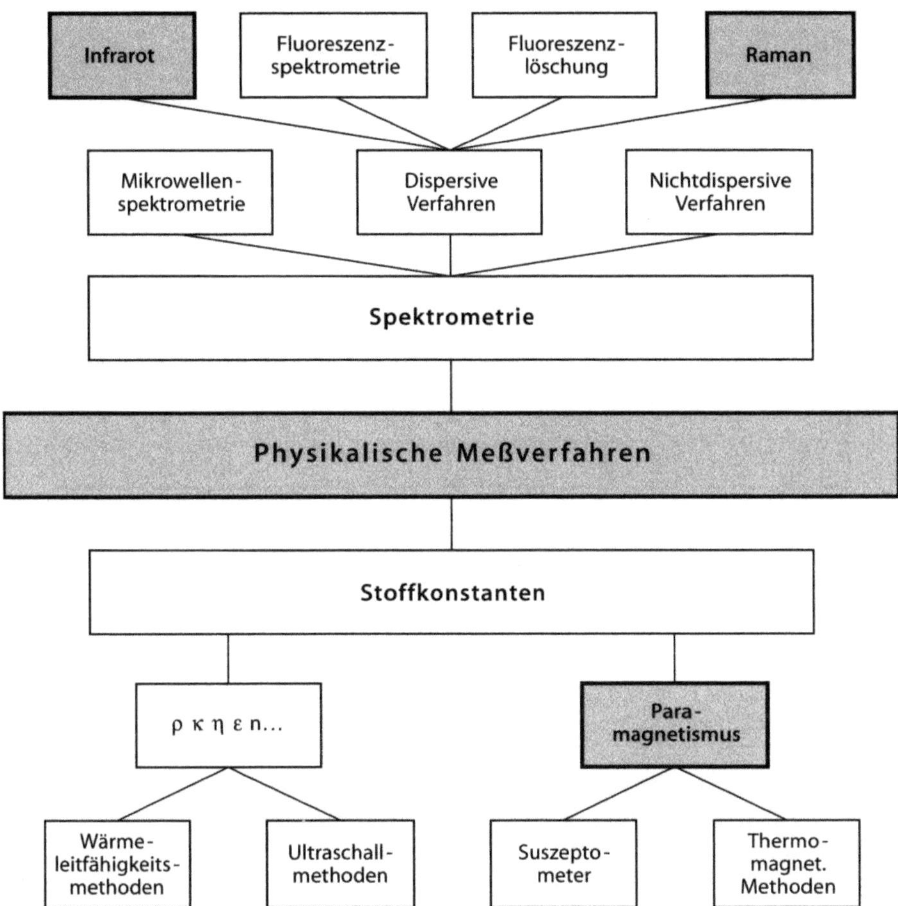

Abb. 1. Übersicht über physikalische Meßverfahren zur Atemgasanalyse. Klinisch bewährt haben sich Infrarot- und Raman-Spektrometrie sowie die paramagnetische O_2-Konzentrationsmessung (*dick umrahmt*). Die hier nicht gesondert ausgewiesene photoakustische Spektroskopie (PAS) kann den dispersiven Infrarotverfahren zugeordnet werden

sche fortlaufende, zumindest jedoch quasikontinuierliche Messung sowie Substanzspezifität - genügen. Die meisten der physikalisch-chemischen Meßverfahren (Abb. 2) erfüllen diese Bedingungen nicht. Physikalische Verfahren zur Bestimmung makroskopischer Eigenschaften wie Dichte, Brechungsindex, Wärmeleitfähigkeit, Schallgeschwindigkeit oder Viskosität können den gestellten Anforderungen ebenfalls nicht genügen. Einsatz finden daher vor allem infrarot- und ramanspektroskopische sowie massenselektive Verfahren; nichtspezifische Methoden wie die Adsorption von Anästhetika an mit lipophilen Materialien beschichteten Schwingquarzen haben praktisch keine Bedeutung mehr.

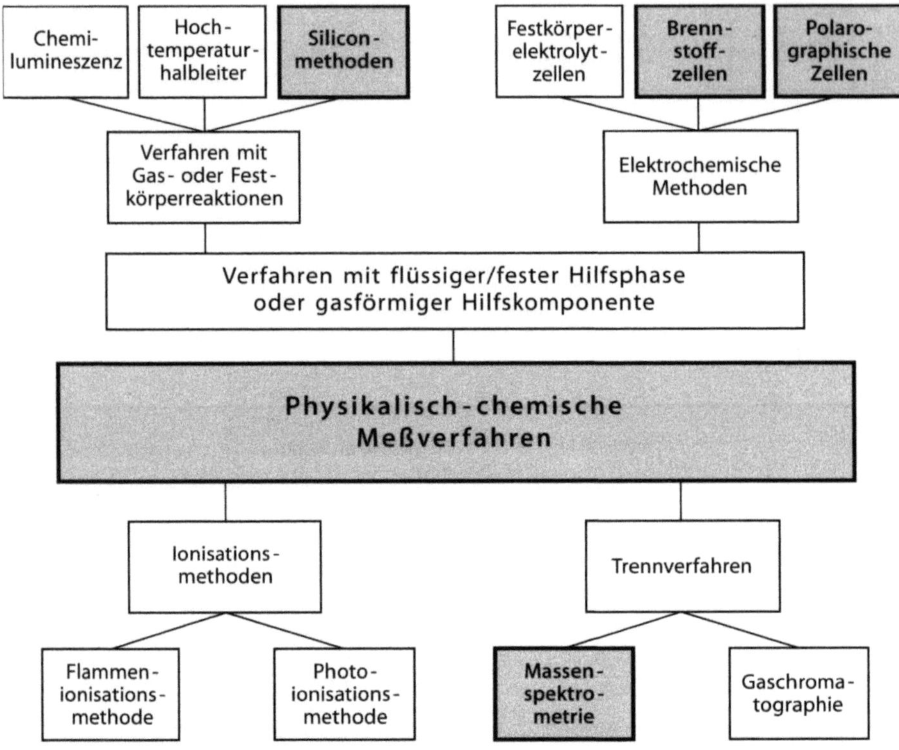

Abb. 2. Übersicht über physikalisch-chemische Meßverfahren zur Bestimmung von Atemgaskonzentrationen. Für dynamische, substanzspezifische Messungen bietet vor allem die Massenspektrometrie eine Reihe von Vorteilen. Zur langsamen O_2-Konzentrationsmessung eignen sich elektrochemische Methoden (klinisch eingesetzte Verfahren sind *dick umrahmt*)

Nebenstrom- und Hauptstromanordnungen

Um ein geeignetes Verfahren einsetzen zu können, muß entweder das Probengas dem Analysator zugeführt („ableitendes Überwachungsgerät für Anästhesiegase"; [49]) oder eine Meßzelle („nicht-ableitendes Überwachungsgerät für Anästhesiegase" [49]) an eine adäquate Stelle im Anästhesiekreissystem eingebaut werden. Wird dem vom Patienten ein- bzw. ausgeatmeten Atemzugvolumen ein Teil entnommen und zum Analysator geführt, so wird diese Meßanordnung als Nebenstromverfahren („side-stream", vgl. Abb. 3a) bezeichnet. Alternativ erfolgt die Konzentrationsmessung im Hauptstrom („main-stream"), d.h. das gesamte vom Patienten in- bzw. exspirierte Gas wird durch die dann patientennah lokalisierte Meßzelle geführt (Abb. 3b).

Nebenstrommeßverfahren: Entscheidende Vorteile dieser Meßanordnung ergeben sich daraus, daß mit einer Absaugleitung das Probengas über den Luer-Lock-Anschluß eines Feuchtigkeits- oder Bakterienfilters oder über einen als T-Stück ausgebildeten und zwischen Tubuskonnektor und Patientenschlauchsystem eingesetzten Adapter aus dem Narkosesystem abgesaugt wird;

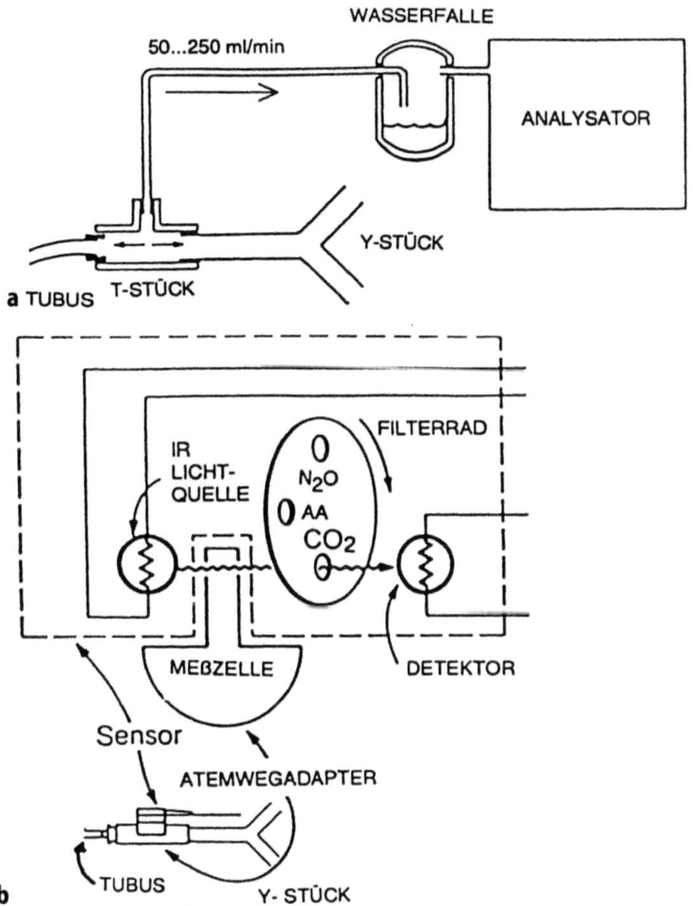

Abb. 3 a, b. Schema der Nebenstrom- (**a**) und der Hauptstromanordnung (**b**). Bei der Nebenstromanalyse (**a**) wird das Atemgas mit einer konstanten Flowrate vom gewählten Meßort (für die in- und exspiratorische Bestimmung: tubusnahe) über ein T-Stück aspiriert. Wasserdampf wird über einen Feuchtigkeitstauscher in der Absaugleitung und/oder eine Wasserfalle vor dem Eintritt in die Meßküvette entfernt. Bei der Hauptstrommessung (**b**) durchströmt das gesamte Atemgas eine in Serie zum Tubus plazierte optische Meßzelle; Infrarotlichtquelle und Detektorelektronik sind im patientennahen Sensor integriert (Mod. nach Gravenstein et al. [17])

entsprechend einfach ist die Handhabung dieser Technik für den Anästhesisten. Auch kann die Konzentration - zumindest intermittierend - an verschiedenen Stellen im Anästhesiekreissystem mit nur einem Analysator gemessen werden.

Eine automatische Kalibration läßt sich im Gerät integrieren; da sich die Analysatoren entfernt vom Patienten befinden, gibt es kaum Einschränkungen bezüglich Größe oder Gewicht. Zu den Nachteilen zählen die Gefahr des Verstopfen eines Bakterienfilters oder der Absaugleitung durch Sekret oder Feuchtigkeit, das Abknicken dieser Leitung sowie die vom Probengasflow abhängige Verzögerung zwischen Entnahme und Anzeige des Meßwertes. Mit einer potentiellen Verfälschung des zeitlichen Verlaufs durch den Transport des Probengases über die Absaugleitung ist bei gängigen Meßsystemen dann zu rechnen, wenn die Absaugrate vergleichbar oder gar größer ist als der vom Patienten (Kleinkinder!) exspirierte Flow. Ist die Absaugrate aber zu gering, so führt dies zu einer Niedriganzeige der exspiratorischen Konzentration und, bedingt durch die Dispersion in der Absaugleitung, verzerrt sich der zeitliche Konzentrationsverlauf zusätzlich ([38]; vgl. auch Abb. 4a). Falsch-Niedriganzeigen resultieren auch bei ungeblocktem Tubus und zugleich bestehender Leckage zwischen Tubus und Trachea. Bei Low-flow-Anwendungen bzw. bei geschlossenen Kreissystemen ist auf eine nicht zu hohe Absaugrate zu achten. Wird das abgesaugte Atemgas nach der Analyse wieder rückgeführt, so kann dies im geschlossenen System eine N_2-Kumulation bewirken, da Anästhesiegasanalysatoren mit paramagnetischer O_2-Bestimmung Raumluft für die O_2-Referenzmessung kontinuierlich ansaugen und diese ebenfalls rückführen. Bei (automatischer) Spülung der Absaugleitungen mit Umgebungsluft sollte bedacht werden, daß bis zu 50 ml Luft in wenigen Sekunden [30] direkt in das Kreissystem strömen und N_2 dadurch akkumulieren kann.

Bei *Hauptstromanalysatoren* – der Gasstrom fließt hier direkt durch die komplette Meßeinrichtung – entfällt die Problematik der Gasprobenentnahme und -rückführung, eine Wasserfalle ist überflüssig; bei entsprechend geringer Trägheit des Meßverfahrens sind zeitliche Verzögerungen unbedeutend. Damit wird, wie Abb. 4b verdeutlicht, mit für die Bestimmung von Anästhesiegasen entwickelten, im Hauptstrom messenden Systemen [39] eine detaillierte Beurteilung der zeitlichen Konzentrationsänderungen auch innerhalb einzelner Beatmungszyklen möglich; allerdings hat dies in der klinischen Anwendung nur sekundäre Bedeutung. Diese Meßsysteme haben sich wegen ihres zusätzlichen Totraums und ihrer mangelnden Robustheit nicht durchgesetzt; zudem ist der Meßkopf mit optischer Küvette und Spektralfilterrad zu voluminös, um tubusnah angebracht werden zu können. Klinisch einigermaßen bewährt haben sich bislang nur CO_2-Hauptstromsysteme, für die die vorgenannten technologischen Einschränkungen nicht gelten. Um Störungen durch Kondensation des wasserdampfgesättigten Exspirationsgases an den Küvettenfenstern zu vermeiden, werden diese beheizt. Eine Kontamination des Küvettenfensters durch Sekret bzw. Blut verändert die Infrarotabsorption und ist damit wiederholt Ursache von Artefakten.

Partialdruck und Volumenprozent

Üblicherweise werden Sauerstoff und volatile Anästhetika im inspiratorischen Atemgasgemisch in prozentualer Angabe (Vol.-%) dosiert. Im Unterschied dazu werden Blutgasanalysen und exspiratorische Gaszusammensetzungen – entsprechend der Definition von Otis [36] – in Partialdrücken angegeben.

Nach dem Gesetz von Dalton ergibt die arithmetische Summe der Partialdrücke aller im Gasgemisch vorhandenen Komponenten den Gesamtdruck.

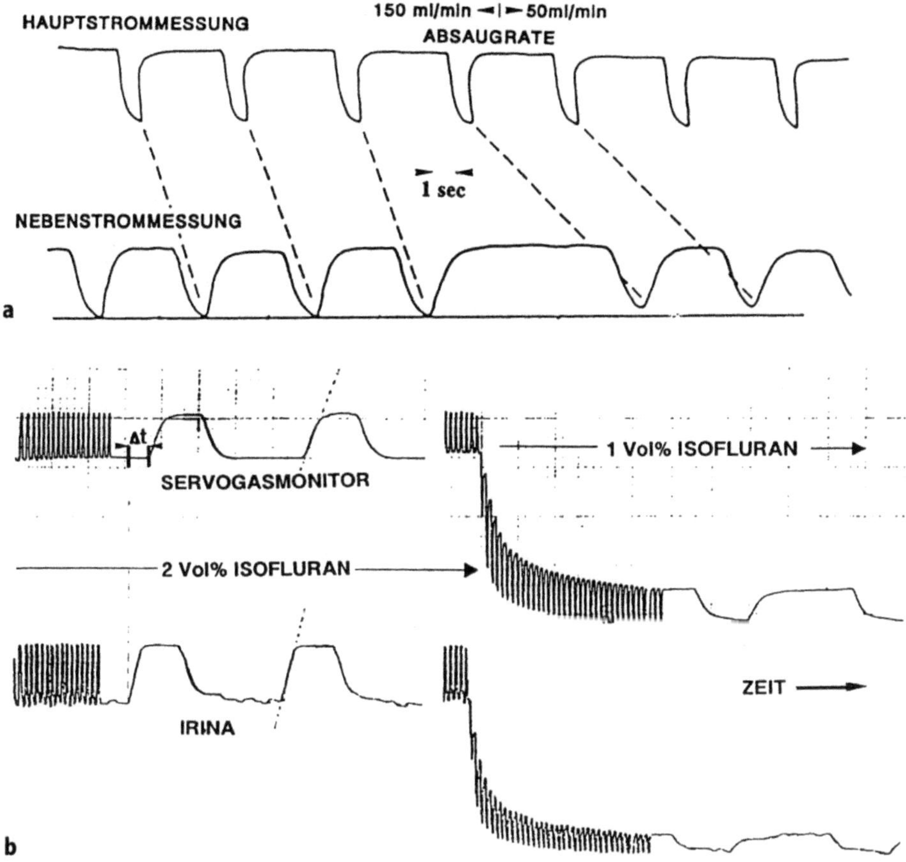

Abb. 4 a, b. Unterschiede im zeitlichen Konzentrationsverlauf bei Haupt- und Nebenstrommessung zufolge unterschiedlicher Ansprechzeit. **a** CO_2-Konzentrationsverlauf, gemessen im Lungenmodell; bei geringer Absaugrate wird bei der Nebenstrommessung kein inspiratorischer CO_2-Nullwert erreicht und dadurch eine Rückatmung vorgetäuscht (nach Gravenstein et al. [17]). **b** In-situ-Messung mit Isofluran (zuerst 2 Vol.-%, dann 1 Vol.-% inspiratorisch; f=12/min, Atemzugvolumen 240 ml). Die zu geringe zeitliche Auflösung des Nebenstrommeßsystems bedingt einen „geglätteten" Konzentrationsverlauf sowie langsameren Signalanstieg, wobei erst zu Ende der Inspiration ein Konzentrationsplateau erreicht wird. Zusätzlich besteht eine zeitliche Verzögerung Δt durch den Transport des Gases durch die Absaugleitung

Sind dieser und die Fraktion bekannt, so kann der Partialdruck der interessierenden Komponente errechnet werden; umgekehrt ergibt sich aus dem Verhältnis von 100·Partialdruck/Gesamtdruck der jeweilige prozentuale Anteil. Mit massenspektrometrischen Verfahren wird der prozentuale Anteil (Fraktion), mit Infrarotanalysatoren der Partialdruck (mmHg) ermittelt, und zwar bei Nebenstromanalysatoren unter ATPD-Bedingungen („ambient temperature, ambient pressure, dry"), unter welchen diese Analysatoren auch kalibriert werden. In beiden Fällen ist eine Rückrechnung auf den Partialdruck im exspiratorischen Atemgas erforderlich und die Korrektur auf BTPS-Bedingungen („body temperature, pressure, saturated water vapor") vorzunehmen

(s. Umrechnungsformel im Anhang). Auf diesbezügliche Anzeigefehler, deren Ausmaß vom aktuellen Umgebungsdruck abhängt, haben u.a. Lauber et al. [23] sowie Severinghaus [45] bei Kapnographen aufmerksam gemacht.

Kalibration

Die Kalibration von Anästhesiegasanalysatoren läßt sich mit entsprechenden Gasgemischen relativ einfach überprüfen bzw. durchführen. Dabei ist zu beachten, daß das Prüfgas i. allg. drucklos mit ausreichendem Flow dem Analysator zuzuführen ist. Idealerweise sollten Prüfgasgemische, die die zu messenden Substanzen und nicht ein „Ersatzgas" (z. B. SF_6 für volatile Anästhetika) beinhalten, für die Kalibration verwendet werden. Nur in Einzelfällen können Anästhesieabteilungen präzise Gasgemische selbst herstellen oder auf Primärstandards wie die Refraktometrie [4, 52] zurückgreifen. Je nach Spezifikation des Überwachungsgerätes für Anästhesiegase ist die Prüfung unter Verwendung trockener Prüfgasgemische („Trockengasprüfung", [49]) oder mit 37°C wassergesättigten Gemischen („Prüfung mit wasserdampfgesättigtem Gas", [49]) vorzunehmen. Die Kalibration des Narkosegasanalysators mit Hilfe eines mit dem Narkosebeatmungsgerät aufbereiteten Gasgemisches, z. B. Einstellung einer Sollkonzentration über den Verdunster, ist jedoch weder zielführend noch akzeptabel.

Intraoperative Überwachung von volatilen Anästhetika und Lachgas (Anästhetikographie)

Da Kapnographie bzw. Kapnometrie und ebenso Oxygenierung an anderer Stelle in diesem Band behandelt werden, soll hier nur auf die Anästhetikographie [22] eingegangen werden.

Wie aus dem nachfolgenden Abschnitt zu einzelnen Verfahren der Atemgaskonzentrationsmessung hervorgeht, können Halothan, Enfluran, Isofluran, Desfluran und Sevofluran sowie N_2O mit einer Reihe von Multigasanalysatoren gleichzeitig und fortlaufend analysiert werden. Die Meßwerte (in Vol.-% oder als Partialdruck) werden in Echtzeit als Konzentrationsverlauf, als digital abzulesende in- und (end-)exspiratorische Werte oder als Differenzen dieser Werte bzw. in komprimierter Form als Trendkurve dargestellt. Die Übersicht auf *S. 369* gibt einen Überblick über technische Spezifikationen im Sinne von Mindestanforderungen.

Die Überwachung der in- und endexspiratorischen Konzentration der volatilen Anästhetika wird allgemein als nützlich angesehen, wenn die Aufnahme, das Erreichen eines Gleichgewichts („Steady state") und das Auswaschen des Anästhetikums zu beurteilen sind. Die Kenntnis der genauen endexspiratorischen Konzentration mag dabei auch eine wertvolle ergänzende Hilfe sein, um die Tiefe der Anästhesie genauer – auch in Abhängigkeit von verschiedenen noxischen Stimuli [56] – abschätzen oder eine postoperative Atemdepression sicherer diagnostizieren zu können.

Technische Spezifikationen im Sinne von Mindestanforderungen für Narkosegasmeßsysteme

Nachweis der folgenden Anästhesie- und Atemgase: Halothan (H), Enfluran (E), Isofluran (I), Desfluran, Sevofluran, Sauerstoff, Lachgas sowie CO_2[a] (mit automatischer Identifikation des Anästhetikums ab 0,2 Vol.-%[a])

Konzentrationsmeßbereich:	0–5 Vol.-% für H, E, I 0–8 Vol.-% für Sevofluran 0–15 Vol.-% für Desfluran 0–100 Vol.-% für Sauerstoff und Lachgas 0–10 Vol.-% für CO_2[a]	
Genauigkeit	< ±3%[a]	< ±2%[b]
Linearität:	< 5%[c]	<2%[b]
Auflösung:	±0,1 Vol.-%:[a] ±0,2 Vol.-%;[a]	±0,02 Vol.-% für H, E, I[b],S[b] ±0,05 Vol.-% für D
24-h Drift (Nullpunkt)	<1%[a]	< 0,5%[b]
Empfindlichkeitsdrift (6 Monate)	<4%[a]	< 2%[b]
10–90% – Ansprechzeit inklusive Signalverzögerungszeit (Transportzeit in der Absaugleitung nicht mitberücksichtigt)	<400 ms[a]	< 200 ms[b]
Totvolumen	< 10 ml[d,c]	
Wechseldruckbeeinflussung	< ±0,1% pro mbar Differenz zum Umgebungsdruck[a]	
Querempfindlichkeiten	< 0,1 Vol.-% bei Anwesenheit von H_2O, CO_2, He, Aceton, Freon[c]	
Atemfrequenz	mindestens 5–50/min[c]	
Adäquate Absaugrate	Kinder und Erwachsene[a,c] einstellbar[b]	

Gasrückführmöglichkeit[a,b,c]

Differenz-(Balance-)gasberechnung und Anzeige[a]

Automatische Umrechnung der gemessenen Konzentrationen auf BTPS-Bedingungen[a,c]

Artefaktalarm bei Obstruktion/Stenose in der Absaugleitung[a,c]

Analogsignalausgang[b]

RS 232-Schnittstelle mit Protokoll für PDM-Anbindung[a,b]

Anzeige der Meßwerte sowie Alarmorganisation und Alarmprioritäten und sicherheitstechnische Anforderungen (Übereinstimmung mit den diesbezüglichen künftigen Europanormen erforderlich)

[a] für klinische Analysatoren,
gültig für [c] Nebenstromanalysatoren,
%-Angaben (%) beziehen sich auf den Meßwert

[b] für Analysatoren im Forschungsbereich
[d] Hauptstromanalysatoren

Primäre Zielsetzung des Anästhesiegasmonitorings ist die kontinuierliche Überwachung der ordnungsgemäßen Funktion des Narkosemittelverdunsters sowie der Integrität des Narkosekreissystems. Die Genauigkeit von Verdunsterkalibration und Anästhetikaabgabe, die auch bei modernen Verdunstertypen in variablem Ausmaß von Flow, Gaszusammensetzung etc. abhängt [14, 34] können am Frischgasausgang geprüft werden. Massenspektrometer und Raman-Analysatoren, weniger verläßlich die Infrarotgeräte, würden auch anzeigen, ob mehr als eines der Anästhetika (z.B. infolge Falschbefüllung) abgegeben werden. Einzig dieses Monitoring ermöglicht es, Überdosierungen schon frühzeitig zu erkennen (und zu vermeiden); bislang konnte allerdings nicht statistisch gesichert werden, daß mit dieser höheren Sicherheit auch die Häufigkeit der gerätespezifischen Zwischenfälle gesunken ist. Wohl kaum läßt sich auch mit genauer Konzentrationsüberwachung feststellen, ob grobe Dosierfehler häufiger vorkommen, wenn dem Anästhesisten in- bzw. exspiratorische Atemgaskonzentrationen nicht genau bekannt sind. Zweifellos erleichtert aber die Anästhesiegasmessung nicht nur bei Akutgebrechen des Dosiersystems ([14] und unpublizierte Beobachtung 1993) die frühestmögliche Erkennung eines Fehlers.

Uneinheitlich ist auch die Meinung zur Notwendigkeit einer Narkosegaskonzentrationsmessung bei Anwendung niedriger Frischgasflüsse [44, 48]. Anerkannt und erwiesen ist, daß mit abnehmendem Frischgasflow die Beziehung zwischen Konzentration des volatilen Anästhetikums im Frischgas und im Inspirationsgemisch verloren geht. Fraglos wird die Führung einer Inhalationsnarkose erleichtert, wenn die Narkosegase fortlaufend überwacht werden. Die Frage, ob eine kontinuierliche Narkosegasmessung unverzichtbar ist [13], erübrigt sich mit der Europa-Normungsregelung [3]. Allerdings ist bereits eine Frischgasmessung normenkonform: Die Bestimmung der volatilen Anästhetika muß keineswegs patientennah erfolgen - angesichts der verfügbaren technischen Möglichkeiten ist diese Festlegung keinesfalls als optimal anzusehen. Dem Anästhesisten ist - speziell bei Steuerung einer Narkose im Minimalflowbereich - mit einer (normenkonformen) Frischgasmessung kaum gedient. Nicht nur transiente inspiratorische Gaskonzentrationsabnahmen (u.a. durch Tausch des Absorbers bedingt; [22]) bleiben auf diese Weise evtl. unbemerkt.

Was nun N_2-Messungen betrifft, so werden diese zwar als wissenschaftlich interessant für die „quantitative Anästhesie" [2], aber für die Narkoseführung - auch im Minimalflow - als nicht erforderlich eingestuft. Eine N_2-Akkumulierung kann aus der Anzeige von O_2 und N_2O zumindest größenordnungsmäßig abgeleitet und korrigiert werden. Diese Differenz wird bei einzelnen Analysatoren als „balance gas" angezeigt. Hohe Relevanz kommt einer raschen Detektion der endexspiratorischen N_2-Konzentration in Zusammenhang mit der Erkennung venöser Luftembolien zu (tierexperimentell erwies sich der Nachweis anhand der endexspiratorischen N_2-Konzentration sogar jener aus dem Kapnogramm überlegen [28]). Voraussetzungen für eine klinische Anwendbarkeit inkludieren niedrige Frischgasflowrate, ein leckagefreies Narkosebeatmungsgerät und eine hohe Empfindlichkeit im niedrigen Meßbereich (wenige Vol.-% N_2) bei fortlaufender Messung. Nur die im Vergleich zu photoakustischen Spektroskopie(PAS)- und Infrarotsystemen wesentlich aufwendigere massenspektrometrische oder Raman-Technik können diese Forderung erfüllen.

Meßverfahren und -systeme

Infrarotabsorption

Wird bei Durchtritt durch eine Meßzelle Lichtenergie im Bereich der infraroten (ultraroten) Wellenlängen absorbiert, so spricht man von Infrarotspektroskopie. Die Absorption des Lichtes erfolgt dabei nach dem Beer-Gesetz: Dieses besagt, daß die Intensitätsabnahme der Anzahl der absorbierenden Teilchen im absorbierenden Medium direkt proportional ist. Somit kann die Anzahl (selektiv) absorbierender Teilchen, d.h. der Partialdruck der Substanz, aus der in die Meßküvette eingestrahlten und der aus ihr austretenden Lichtintensität bei einer bestimmten Wellenlänge errechnet werden.

CO_2, N_2O, H_2O und alle gängigen volatilen Anästhetika absorbieren im Wellenlängenbereich zwischen 2 und 14 µm, in welchem ihre molekülspezifischen Vibrationsschwingungsspektren liegen. Moleküle aus 2 gleichen Atomen (O_2, N_2) oder Atome (He, Ar, Xe) besitzen kein elektrisches Dipolmoment und absorbieren daher nicht im Infrarotbereich. Die Infrarotspektren von CO_2, N_2O, H_2O und die der 3 volatilen Anästhetika, Enfluran, Isofluran und Halothan, sind aus Abb. 5 zu ersehen. CO_2 absorbiert sowohl im Bereich um 2,8 µm wie um 4,3 µm, N_2O hat bei 3,9 und bei 4,6 µm eine starke Absorptionsbande; die volatilen Anästhetika absorbieren sowohl bei 3,3 µm wie im Bereich zwischen 7,7 und 13 µm (Abb. 5b). H_2O absorbiert, in unterschiedlichem Ausmaß, praktisch im gesamten Infrarotbereich.

Die eng benachbarten Absorptionsbänder von CO_2 und N_2O sind ein Grund dafür, daß die CO_2-Messung bei einzelnen Analysatoren durch hohe N_2O-Konzentrationen verfälscht werden kann [46]. Weitere Phänomene, die sog. Druck- und Stoßverbreiterung (auch durch O_2), stören ebenfalls die Infrarotmessung: Molekülzusammenstöße führen dazu, daß sich das Dipolmoment des zu analysierenden Gases und, daraus folgend, das Infrarotabsorptionsband und entsprechend die Lichtabsorption bei der Meßwellenlänge geringfügig verändert. Bei CO_2 und N_2O bewirkt diese Wechselwirkung, daß pro 10% N_2O CO_2 um 0,1% höher angezeigt wird; bei 21% O_2 werden 40 mmHg CO_2 um 0,1 mmHg, bei 90% O_2 um 2 mmHg zu niedrig angezeigt. Je nach Meßwellenlänge bestehen auch Interferenzen zwischen CO_2 und N_2O einerseits und Sevofluran andererseits [54]. Gleichzeitiges Messen des interferierenden Gases (N_2O, CO_2 bzw. O_2) ermöglicht es, automatisch eine rechnerische Kompensation dieses Stoßverbreiterungseffektes vorzunehmen. Die aus dem Infrarotspektrum von Wasserdampf (Abb. 5a) ebenfalls evidente Beeinflussung der CO_2-Absorption resultiert bei den Hauptstromgeräten in einer um ca. 1,5% zu hohen CO_2-Anzeige, im Fall der Nebenstromanalysatoren

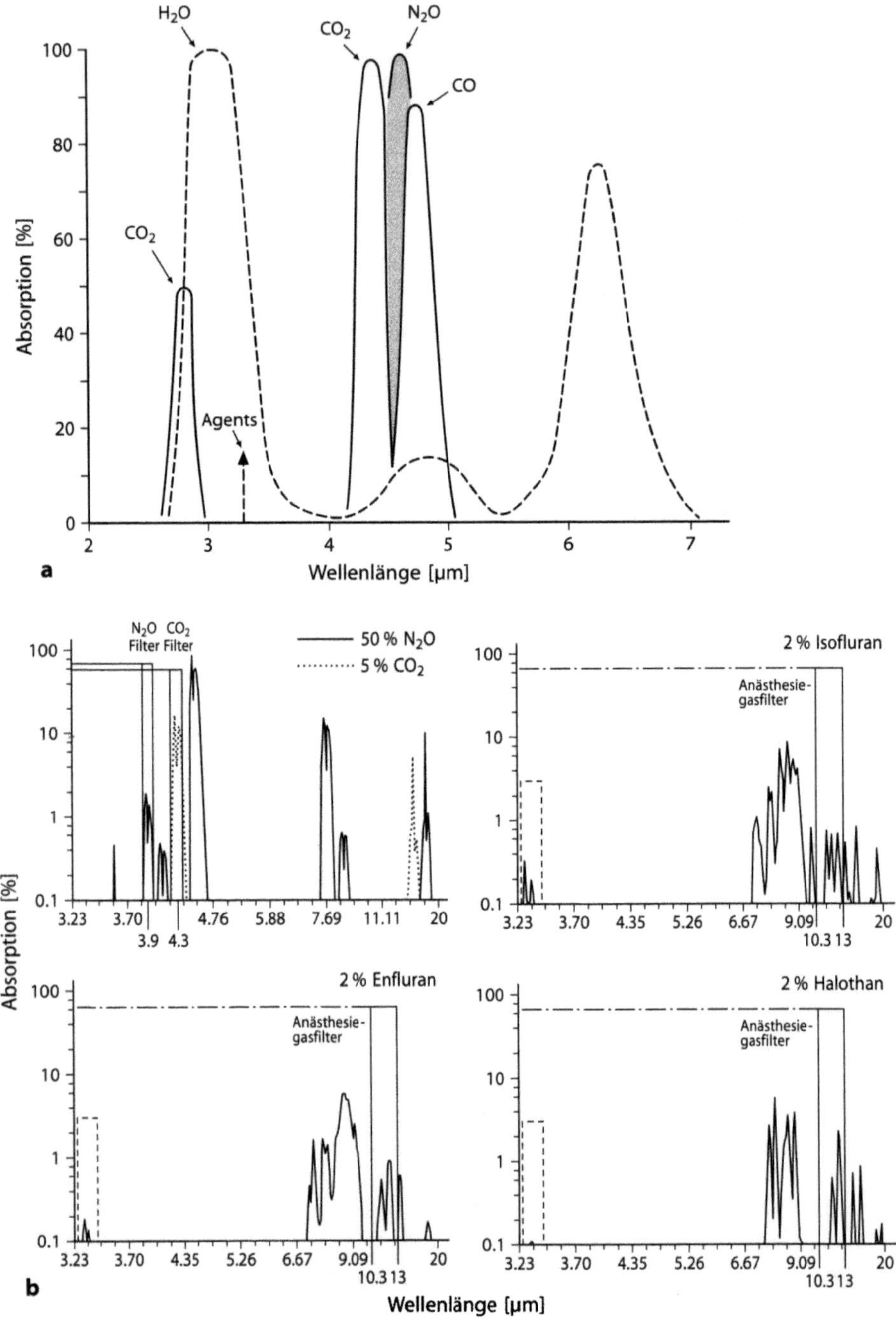

Abb. 5 a, b. Absorptionsspektren von CO_2, N_2O, Wasserdampf sowie von Isofluran, Enfluran und Halothan im Infrarotwellenlängenbereich (**a, b**). Der Wellenlängenbereich der optischen Filter zur Selektion der einzelnen Substanzen (in **b**) ist hervorgehoben (Π). Meist wird die kurzwellige Absorptionsbande bei 3,3 µm zur Identifikation und Konzentrationsbestimmung der Anästhetika genutzt

wird dieser Effekt durch Trocknen des Gases mittels Perma-Pure-(Nafion)Feuchtigkeitstauschern in der Absaugleitung bzw. Feuchtigkeitsabscheidung in einer Wasserfalle vermieden.

Infrarotanalysatoren

Abbildung 6 zeigt ein Blockdiagramm eines Zweistrahlphotospektrometers in konventionellem Aufbau.

Die Zweistrahlanordnung bietet den Vorteil, daß Schwankungen oder langsame Änderungen der Lichtintensität (z. B. durch Alterung der Lichtquelle) in die Messung nicht eingehen. Als Lichtquellen dienen Halogenniedervoltlampen, deren Widerstandsdraht auf 1500 bis 4000 °C aufgeheizt wird. Der nicht benötigte sichtbare Lichtanteil wird ausgefiltert.

In den meisten Analysatoren befindet sich in der Referenzzelle ein sog. Nullgas (z. B. gefilterte, CO_2-, N_2O- und anästhetikafreie Raumluft), das die Infrarotstrahlung nicht absorbiert. Aus dem Verhältnis der am Photodetektor empfangenen Signale nach Lichtdurchgang durch die Meßküvette bzw. durch die Referenzzelle ergibt sich die zu bestimmende Gaskonzentration. Die Meßwellenlänge wird über ein vor dem Detektor positioniertes schmalbandiges optisches Bandpaßfilter (meist in Form eines Filterrads ausgeführt; [16]) selektiert.

Für die Messung der Infrarotstrahlung wird fallweise anstelle eines Infrarotphotodetektors eine Anordnung, wie sie bereits von Luft [26] für das erste klinisch geeignete Kapnometer konstruiert wurde, eingesetzt: Die Infrarotstrahlung trifft nach Durchgang durch die Referenz- bzw. Meßzelle auf je

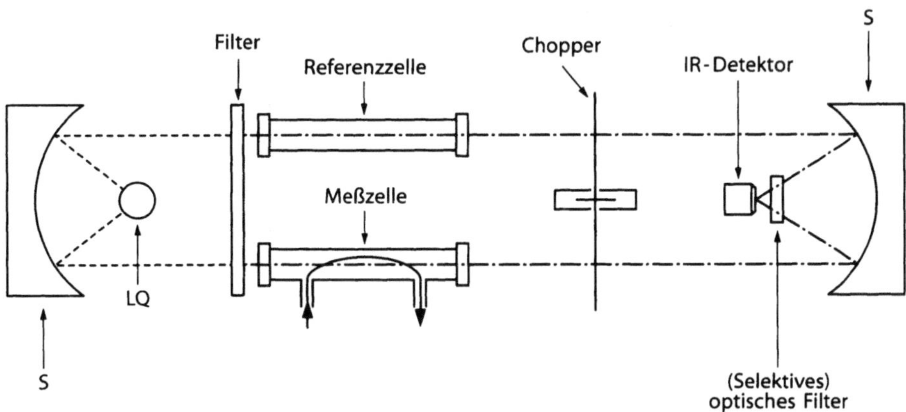

Abb. 6. Schema eines Zweistrahlinfrarotmeßanalysators, bestehend aus Infrarotlichtquelle (*LQ*), optischen Filtern und Spiegeln (*S*), dem infrarotempfindlichen, temperaturstabilisierten (gekühlten) Bleiseleniddetektor sowie zwei Meßzellen. Die Infrarotlichtquelle im Brennpunkt des Spiegels erzeugt parallele Strahlenbündel, die durch die Referenzzelle bzw. Probenküvette nach Passage des optischen Filters durchtreten und von einem „mechanischen Chopper" periodisch unterbrochen werden. Über den rechten Spiegel wird das aus den Küvetten austretende Licht auf den Detektor fokussiert

eine gasgefüllte Kammer, in der sie absorbiert wird. Diese beiden Kammern sind durch eine Membran getrennt, die sich entsprechend der unterschiedlichen Erwärmung des Gases und der daraus resultierenden Druckerhöhung in den beiden Kammern verformt. Über ein Mikrophon, über die Messung des resultierenden Differenzdruckes oder über die Änderung der elektrischen Kapazität (wenn die Membran als Kondensator ausgebildet ist) kann die Membranbewegung erfaßt und der absorbierende Gasanteil in der Meßküvette ermittelt werden.

Identifikation des Anästhesiegases

Die eindeutige Zuordnung der im Atemgasgemisch zu bestimmenden Komponente(n) setzt eine substanzspezifische Infrarotabsorptionswellenlänge voraus. CO_2 besitzt bei 4,3 µm, N_2O bei 3,9 µm und 4,6 µm eine charakteristische Absorptionsbande. Werden Enfluran, Isofluran und Halothan bei 3,3 µm gemessen, so kann das volatile Anästhetikum nicht unterschieden werden: Der Anwender muß das zu bestimmende Anästhesiegas am Gerät richtig vorwählen [10]. Da die Absorption von Halothan bei 3,3 µm wesentlich geringer ist als die von Enfluran bzw. Isofluran, führt eine inkorrekte Auswahl des Anästhetikums zu einer erheblichen Falschanzeige (geräteabhängig bis um den Faktor 6; [5]). Infrarotanalysatoren der letzten Generation mit der Möglichkeit, auch Desfluran und Sevofluran zu bestimmen, verwenden daher eine für das jeweilige Anästhetikum charakteristische Wellenlänge zwischen 9 und 13 µm, um das volatile Anästhetikum aus seinem Absorptionsmuster mittels Filterrad und/oder Scannen der 3,3-µm-Bande zu identifizieren [31, 32]. Infrarotanalysatoren sind im klinisch relevanten Konzentrationsbereich Massenspektrometern durchaus ebenbürtig. Allerdings zeigen einzelne Systeme, speziell bei höheren Anästhesiegaskonzentrationen, systematische Abweichungen, bei monochromatischen Infrarotanalysatoren ist zusätzlich die Kreuzempfindlichkeit gegenüber Alkohol [51], aber auch gegenüber in Aerosolen vorhandenen Chlorfluormethanen [8] als Nachteil zu sehen und der resultierende Fehler zu beachten.

Photoakustische Spektroskopie

Gas- und Dampfkonzentrationen können auch mittels akustischer Verfahren gemessen werden. Dabei wird die O_2-Konzentration mit einer magnetoakustischen Technik gemessen, alle anderen Atemgaskonzentrationen mittels photoakustischer Spektroskopie (PAS) bestimmt. N_2 kann auf diese Weise allerdings nicht erfaßt werden. Die akustischen Meßtechniken beruhen auf der Druckerhöhung eines Gases bei Energieaufnahme. Erfolgt die Energiezufuhr impulsweise in regelmäßigem Abstand, führt dies zu periodischen Druckänderungen. Liegt die Frequenz der Energieanregung im Audiofrequenzbereich, dann können diese Druckänderungen als Schallwellen mit einem Mikrophon erfaßt werden. Die Amplitude des Audiosignals ist direkt proportional der vorhandenen Gaskonzentration. Wird (Infrarot)Licht einer bestimmten Wellenlänge als Energie zugeführt und von der zu bestimmenden Substanz absorbiert, so wird dieses Nachweisverfahren photoakustische Spektroskopie [29] genannt. O_2 absorbiert kein Infrarotlicht. O_2 ist aber paramagnetisch und nimmt in einem wechselnden Magnetfeld Energie auf, und es wird in analoger Weise eine Schallwelle erzeugt. Diese Meßtechnik wird als Magnetoakustik bezeichnet.

Ein photomagnetoakustisches Meßsystem ist in Abb. 7 erläutert: Die Gasprobe wird über einen Durchflußregler der Meßkammer zugeführt, das Licht einer Infrarotquelle impulsförmig über ein optisches Filter in diese Meßkammer eingestrahlt. Um CO_2, N_2O sowie das volatile Anästhetikum unterscheiden zu können, wird jedes dieser Gase mit einer verschiedenen Impulsfrequenz angeregt und ein selektives Infrarotbandpaßfilter, das dem jeweiligen Infrarotabsorptionsspektrum angepaßt ist, verwendet. In der Meßkammer erregen die (drei) in Wellenlänge und Modulationsfrequenz unterschiedlichen Lichtstrahlen jeweils ein bestimmtes Gas. Die entstehenden Temperaturschwankungen erzeugen bei konstantem Volumen der Meßkammer periodische Druckschwankungen, die über ein hochempfindliches Mikrophon als Schallwellen erfaßt und nach elektronischer Filterung den absorbierenden Substanzen zugeordnet werden.

Wird, wie bei den derzeit kommerziell erhältlichen, nach dem PAS-Prinzip arbeitenden Analysatoren das volatile Anästhetikum im Infrarotbereich zwi

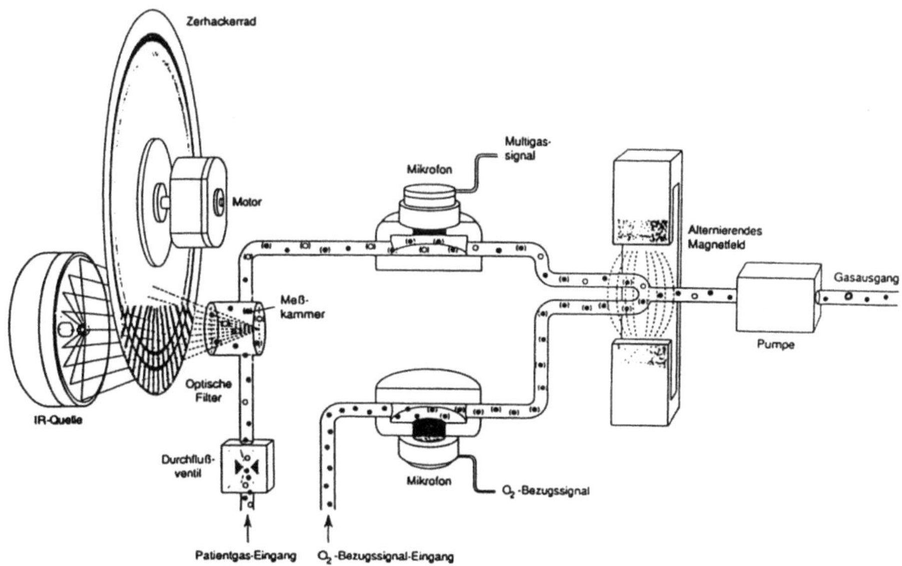

Abb. 7. Akustische Gasmessung. Schematische Darstellung des Gasprobenweges durch einen photoakustischen Analysator mit alternierendem Magnetfeld zur paramagnetischen O_2-Messung sowie mit Infrarotlichtquelle, Zerhackerrad mit optischem Filter und der Meßkammer zur Bestimmung der anderen Atemgase. Nach Absorption der impulsförmig zugeführten Infrarotenergie in der Meßkammer wird das entstehende Audiosignal über ein Mikrofon detektiert, ein O_2-Referenzsignal wird mit einem Mikrophon fortlaufend gemessen (Nach Fa. Brüel & Kjaer; Handbuch zum Analysator B&K 1302)

schen 9 und 13 µm gemessen, so sind Desfluran, Enfluran, Isofluran, Sevofluran und Halothan wegen der Ähnlichkeit ihrer Absorptionsspektren (vgl. Abb. 5) kaum differenzierbar. Wegen der etwa vergleichbaren Gesamtabsorption in diesem Wellenlängenbereich wird aber bei inkorrekter Vorwahl des volatilen Anästhetikums am Monitor die Konzentration „nur“ um ca. 20% falsch angezeigt [33], während sich dieser Unterschied im 3,3-µm-Band mit dem Faktor 6 auswirkt [5].

Vorteile der photoakustischen Spektroskopie liegen u.a. in der Nullinienstabilität und in der synchronen, mit guter zeitlicher Auflösung möglichen Erfassung der verschiedenen Gase bis zu Atemfrequenzen von 40/min. PAS-Analysatoren sind ausschließlich als Nebenstromgeräte konzipiert; demgemäß sind deren bereits genannte Nachteile in Kauf zu nehmen.

Auf dem Raman-Effekt beruhende Meßverfahren

Die Raman-Streuung ist immer dann zu beobachten, wenn (monochromatisches) Licht mit Gasmolekülen in Wechselwirkung tritt. Das Streulicht bleibt zum überwiegenden Teil frequenzunverändert (Rayleigh-Streuung), ein sehr geringer Anteil (10^{-6}) besteht aus nach längeren bzw. kürzeren Wellenlängen verschobenem Licht. Die Größe der Frequenzverschiebung zwischen auftreffendem monochromatischem und ramangestreutem Licht entspricht dabei molekülspezifischen Differenzen in den Vibrations- und Rotationsenergieniveaus. Aus den Frequenzverschiebungen im Raman-gestreuten Licht können daher die im Gasgemisch vorhandenen Moleküle, so auch N_2 eindeutig identifiziert werden. Wie aus dem Schema des Raman-Spektrometers in Abb. 8 hervorgeht, ist die optische Anordnung wesentlich komplexer als für Infrarot- oder PAS-Spektroskopie und inkludiert u.a. einen leistungsstarken Laser für die Anregung [50, 53]. Die Meßküvette befindet sich innerhalb des Resonators, um mit mehrfachem Strahlendurchgang eine höhere Streulichtausbeute zu erzielen.

Die Amplituden der auftretenden Raman-verschobenen Linien sind proportional der Gaskonzentration (dem Partialdruck) der jeweiligen Substanz, so daß die Intensität einer bestimmten Raman-Linie ein absolutes Maß für die Konzentration des Gases darstellt. Eine Querbeeinflussung ist i.a. nicht gegeben, da die einzelnen Linien ausreichend weit voneinander entfernt sind.

Vorteile der Raman-Methodik liegen in der hohen Empfindlichkeit (Messung von Spurenkonzentrationen), in der Selektivität für einzelne Gase, im geringen, für den Nachweis erforderlichen Volumen (< 1 ml), in der relativ kurzen, nur durch Küvettengeometrie und Absaugrate vorgegebenen Ansprechzeit (< 150 ms bei 65 ml/min), in der simultanen Bestimmung aller Gaskomponenten (auch von O_2 und N_2) sowie der Detektion von Fremdgasen (z.B. CO oder Halocarbone, deren Entstehen bei längeren Anästhesien im geschlossenen Kreissystem zu erwarten ist [40]). Unter Laborbedingungen konnte eine ausgezeichnete Übereinstimmung mit massenspektrometrischen Messungen erzielt werden, wobei die Unterschiede bei O_2, N_2O und N_2 kleiner als 1,4 Vol.-%, bei Halothan und Isofluran kleiner als 0,22 Vol.-% waren und bei CO_2 die Differenz nur 0,01 Vol.-% betrug [53]. Die relative Empfind-

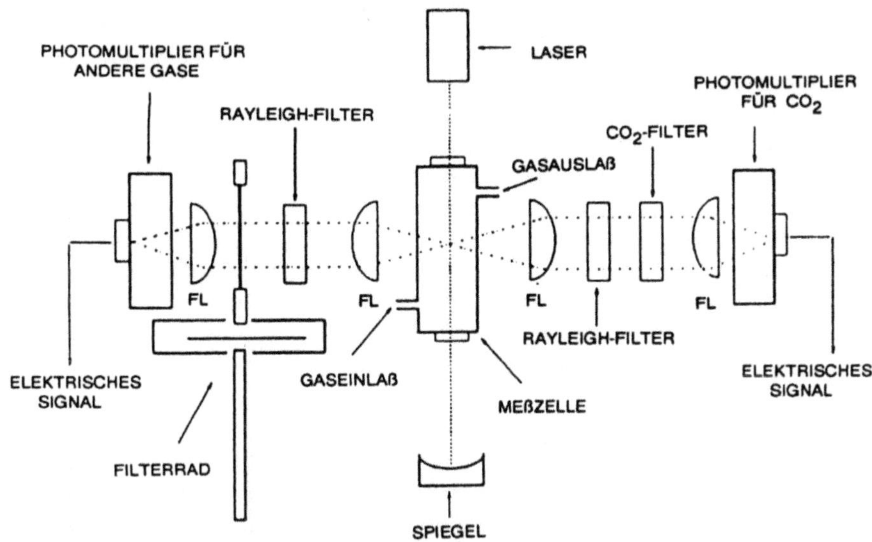

Abb. 8. Schema einer Meßanordnung zur Bestimmung von Gaskonzentrationen mit dem Raman-Effekt. Das Laserlicht wird an den in der Probenzelle befindlichen Gasmolekülen gestreut; senkrecht zum Laserstrahl austretendes Streulicht wird über Rayleigh-Filter (zwecks Ausblenden des nichtfrequenzverschobenen Lichtes) und über wellenlängenselektive Filter (CO_2-Filter, Filterrad) sowie Fokussierlinsen (*FL*) den Fotodetektoren zugeführt. Die kleine Meßküvette ist innerhalb des Laserresonators angeordnet

lichkeit ist für die einzelnen Gaskomponenten fest vorgegeben (sie wird durch den für Substanz und anregendes Licht charakteristischen Wechselwirkungsquerschnitt bestimmt und bleibt unveränderlich), sodaß - nach initialem Kalibrieren mit allen nachzuweisenden Gasen - nachfolgende Kalibrationsüberprüfungen mit Raumluft genügen. Zusätzlich kompensiert die etwa halbstündig automatisch erfolgende Kalibration mit Argon und Luft eine evtl. Drift, woraus sich die überaus gute Langzeitstabilität erklärt [24]. Obschon das Gerät sowohl für den klinischen Einsatz wie auch für Forschungszwecke gut geeignet erscheint [25], hat das in den USA erhältliche System keine Verbreitung am europäischen Markt gefunden.

Als Nachteile sind eine Signalverzögerungszeit von mindestens 2 Sekunden (Küvette im Nebenstrom) und der insgesamt hohe technische Aufwand (Argon-Ionen-Laser bzw Helium-Neon-Laser) anzuführen. Ein Scannen über ein breites Wellenlängenspektrum wie bei PAS-Geräten ist nicht möglich, die Überlappung der Raman-Spektren vielatomiger Moleküle (z. B. volatiler Anästhetika) schränkt die Genauigkeit bei Messung evtl. simultan vorliegender Anästhetikagemische ein.

Piezoelektrische Mikrowägezelle

Zur Messung der Konzentration eines volatilen Anästhetikums eignet sich auch das von Sauerbrey [41] erstmals beschriebene Verfahren der Mikrowägung mit Quarzkristallen. Durch Adsorption von Molekülen der zu messenden Substanz in einer auf einem Schwingquarz aufgebrachten dünnen lipophilen Kunststoffschicht (meist Silikon) ändert sich dessen Resonanzfrequenz. Ein nichtbeschichteter Quarzkristall dient als Referenz, die Frequenzdifferenz dieser beiden Quarze ist direkt proportional der Konzentration [12]. Dieses einfache, aber präzise Meßverfahren eignet sich sogar für Spurenkonzentrationsmessungen. Bei Bestimmung von Anästhesieatemgasen liegt ein Nachteil darin, daß die volatilen Anästhetika nicht unterschieden werden können und organische Verbindungen (z.B. Alkohole) ebenso wie Wasserdampf adsorbiert werden. Die Beeinflussung durch N_2O ist dagegen vernachlässigbar (0,08 Vol.-% zu hohe Anzeige bei 70% N_2O). Weitere Vorteile dieses Meßprinzips sind gutes Signal-Rausch-Verhältnis, Linearität, Stabilität des Aufnehmers sowie kleine geometrische Abmessungen und niedrige Kosten.

Massenspektrometrie

Die Aufgabe eines Massenspektrometers (vgl. Abb. 9) beim Einsatz für respiratorische Messungen besteht darin, die einzelnen Komponenten des Gasgemisches zu ionisieren, zu trennen, nachzuweisen und schließlich anzuzeigen [7, 11, 47]. Dazu wird mit konstantem Flow Probengas aus dem Kreissystem entnommen und zum Einlaß des Massenspektrometers herangeführt, über den eine sehr kleine Menge (ca. 10^{-5} ml/s) elektrisch neutraler Gasmoleküle in die Ionisationskammer gelangt. Dort stoßen die Gasmoleküle mit be-

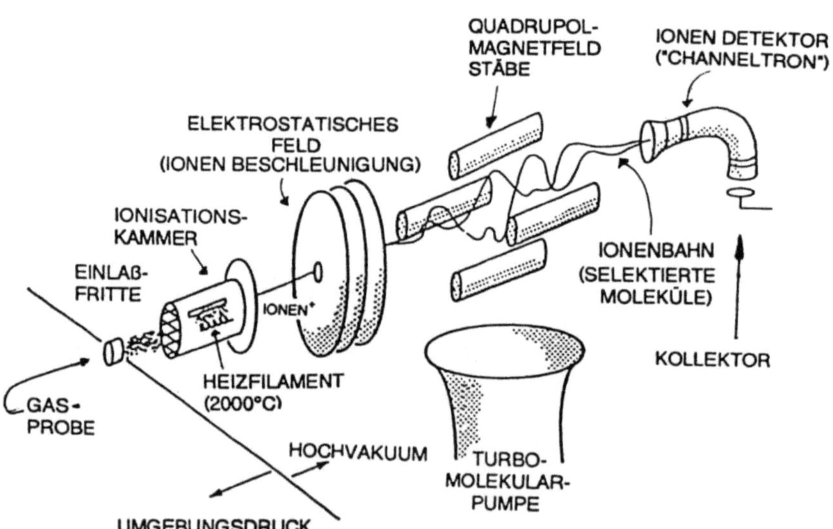

Abb. 9. Schema eines Quadrupolmassenspektrometers mit den wesentlichen Gerätekomponenten. Der als Fritte ausgeführte Probeneinlaß trennt den Gasentnahmeteil vom Nachweisteil im Hochvakuum. Ein kleiner Teil der Gasprobe wird ionisiert, die Gasmoleküle werden durch das elektrische Feld beschleunigt und im Quadrupolmagnetfeld nach dem Massen-Ladungs-Verhältnis getrennt (s. auch Text). Eine komplexe Steuer- sowie Auswertelektronik für die Berechnung der Fraktionen der Atemgaskomponenten ist zusätzlich erforderlich

schleunigten Elektronen zusammen und werden ionisiert; im Fall von großen Molekülen, z.B. volatiler Anästhetika, entstehen mehrere Bruchstücke („cracken"). Die gebildeten Gasionen werden mit einem elektrischen Feld extrahiert, einem Massenfilter (Magnetsektor- oder Quadrupolfilter) zugeführt und in diesem entsprechend ihrem Massen-Ladungszahl-Verhältnis getrennt. Die einzelnen für eine Gaskomponente jeweils spezifischen Ionenströme treffen dann auf Kollektoren. Mit einfachen Ladungsverstärkern oder speziellen Elektronenvervielfachern (Dynodenvervielfacher, Channeltron; [6] wird das elektrische Signal schließlich hoch (> 10000fach) verstärkt und eine Nachweisempfindlichkeit bis in den ppb-Bereich erzielt.

Um zu vermeiden, daß Ionen auf ihrem Weg zum Kollektor mit anderen Teilchen kollidieren, muß ein ausreichend niedriger Druck (ungefähr 10^{-5}–10^{-7} mmHg) aufrechterhalten werden. Dazu dienten seinerzeit Öldiffusionspumpen; heutzutage generieren Turbomolekularpumpen das erforderliche Vakuum (diese Massenspektrometer eignen sich dann auch für den Nachweis von Edelgasen). Alternativ wird das Hochvakuum mit Ionen-Getter-Pumpen erzeugt. Für eine korrekte Analyse des Atemgasgemisches darf sich die Zusammensetzung des Gases auf der Wegstrecke von der Einlaßöffnung bis zum Kollektor nicht ändern: Speziell konstruierte geheizte metallische oder Teflonkapillaren gewährleisten hochdruckseitig eine viskose Strömung, im Hochvakuum des Massenspektrometers erfolgt der Gasionentransport in Form einer molekularen Strömung [11].

Identifikation der Atemgase mit dem Massenspektrometer

Die Güte eines Massenspektrometers ist durch das Massenauflösungsvermögen ($\Delta M/M$) sowie durch den Massendetektionsbereich gekennzeichnet. Klinische Magnetsektoranalysatoren haben nur eine beschränkte Anzahl von Kollektoren (üblicherweise 8). Sie separieren daher O_2, CO_2, N_2, N_2O, Sevofluran oder Desfluran, Isofluran, Halothan und ein Edelgas, z.B. Argon. Für respiratorische Quadrupolmassenspektrometer [7] gelten diese Einschränkungen nicht, im allgemeinen können sie Substanzen mit einem Massen-Ladungs-Verhältnis bis 200 analysieren. Komponenten mit dem identen Massen-Ladung-Zahlverhältnis (z.B. CO_2 und N_2O, MG=44; Isofluran und Enfluran, MG=184,5; CO und N_2, MG=28) werden nicht getrennt, meist ist jedoch eine Unterscheidung aus den Molekülfragmenten möglich ($N_2O \rightarrow NO$; Halothan, Enfluran und Isofluran bilden Fragmente mit dem Masse/Ladungszahlverhältnis 118, 68 und 51). Somit interferieren z.B. Enfluran und Trifluormethan (Masse-Ladungs-Zahlverhältnis 69) als Zerfallsprodukt von Isofluran bzw Desfluran, wie von Woehik et al. [55] bei gleichzeitiger Bildung von CO beobachtet wurde. N_2O wird meist bei Masse 30 als NO-Fragment, CO_2 unter Berücksichtigung des „Cracking"-Musters von N_2O ($N_2O \rightarrow NO$) bei Masse 44 (CO_2) bzw. bei Masse 12 (C) bestimmt. Durch die Spaltung der Moleküle entstehen auch unerwünschte Massenüberlagerungen; speziell die Bruchstücke der volatilen Anästhetika interferieren mit anderen Massenzahlen. Da die prozentuale Aufspaltung praktisch konstant bleibt (sie ist vor allem durch die Energie bei Ionisierung des Moleküls vorgegeben), können die bei den einzelnen Massen gemessenen Signale mittels Matrixberechnungen auf prozentuale Gaskonzentrationen korrekt umgerechnet werden. Zu hohe Anzeigen können aber dadurch zustande kommen, wenn im zu analysierenden Gemisch ein Gas anwesend ist, das nicht auf den Kollektor gelangt (z. B. He): Fehlt ein Teil des Ionenstromes, so errechnen sich zu hohe Fraktionen für die einzelnen Gase, da die gemessenen Kollektorströme immer auf 100% summiert werden. Die Meßgenauigkeit aller Massenspektrometer wird schließlich durch unvermeidbare Hintergrundgase im Hochvakuum limitiert.

Angesichts der hohen Kosten wurden Massenspektrometer - vor allem in den USA - bevorzugt zur gleichzeitigen Überwachung der Atemgaskonzentrationen in mehreren OP-Einheiten im Multiplexbetrieb eingesetzt. Bis zu 32 Sammelleitungen sind sternförmig angeordnet und werden - zeitlich sequentiell - jeweils mit dem Probengaseinlaß des Massenspektrometers verbunden. Abhängig von der Länge dieser Leitungen beträgt die Transportzeit zumindest etliche Sekunden [37], was eine Atemzug-zu-Atemzug-Analyse in Echtzeit ausschließt. Betragen die Aspirationslängen um 50 m, so ist bereits bei Atemfrequenzen > 35/min mit merklichen Genauigkeitseinbußen zu rechnen [42, 43]. Ebenso führen Querinterferenzen mit bzw. die Anwesenheit von im Eichgas nicht vorhandenen Substanzen zu entsprechenden Fehlern [1, 18].

Spurenkonzentrationsbestimmung von Narkosegasen

Spurenkonzentrationsmessungen im Anästhesiebereich dienen in erster Linie zum Nachweis, daß einschlägige Arbeitnehmerschutzbestimmungen Einhaltung maximaler Arbeitsplatzkonzentrationen (MAK-Werte) erfüllt werden. Wie auch neuere Literatur [15, 19, 27] belegt, wird der Messung von Spurenkonzentrationen nun wieder größere Bedeutung beigemessen, dies einerseits wegen der Verpflichtung des Arbeitgebers zu regelmäßigen jährlichen Kontrollen [20], und andererseits als Folge der Festsetzung verbindlicher MAK-Werte für die allgemein verwendeten Narkosegase (Schweiz: N_2O: 100 ppm, Halothan: 5 ppm, Isofluran und Enfluran: 10 ppm; in Deutschland und Österreich gelten 5 ppm für Halothan, für N_2O 100 ppm; für Desfluran bzw. Sevofluran fehlen noch Festlegungen, als Richtwert gilt vorerst 20 ppm [19]). Dabei ist für sog. ortsbezogene Messungen eine kontinuierliche Analyse des Gases vorteilhaft, aber nicht unbedingte Voraussetzung. Meßanalysatoren für die Bestimmung von Spurenkonzentrationen [Bereich 0,1–1000 ppm (1 ppm = 1 ml/m^3)] beruhen ebenfalls auf dispersiver oder nichtdispersiver Infrarotabsorption, Massenspektrometrie und PAS. Verbreiteten Einsatz finden nichtselektive Analysatoren (z. B. MIRAN), deren Hauptnachteil in der aufwendigen Kalibration, der Querempfindlichkeit für N_2O mit volatilen Anästhetika (z. T. mit CO_2 und CO) sowie der erforderlichen Nullpunktbestimmung mit einem Nullgas liegt. Die genannten Einschränkungen gelten nicht für einzelne, ausschließlich N_2O-messsende Spurengasmonitore (z. B. GD 200; Simrad-Optronic, Oslo/Norwegen, oder Dinoquant 4012 mit dokumentenechter Datenaufzeichnung, Envitec-Wismar, Wismar/Deutschland). Neuere selek-

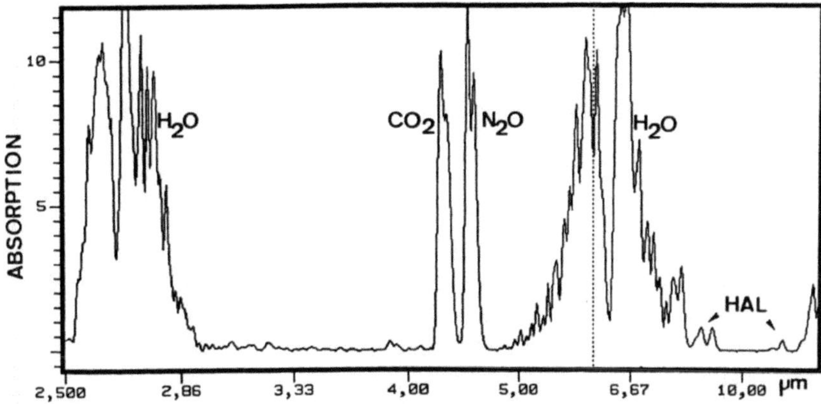

Abb. 10. Infrarotspektrum von Halothan- und N_2O-kontaminierter Raumluft, aufgenommen mit dem B&K-Analysator 1301. *x-Achse:* Wellenlängenbereich 2,5 bis 14 μm; *y-Achse:* linearer Maßstab für die Absorption in der Meßzelle. Als Meßwellenlängen („Filter") für die einzelnen Gaskomponenten wurden selektiert: 4,310 bis 4,338 μm für CO_2, 4,444 bis 4,494 μm für N_2O, 5,208 bis 5,319 für H_2O, 12,121 bis 12,422 μm für Halothan. Die ermittelten Konzentrationen betrugen: 482 ppm CO_2, 462 ppm N_2O, 45 ppm Halothan, 300 ppm H_2O. Ein einzelner Scan über den gesamten Meßbereich inklusive Auswertung dauert etwa 2 min

tive und absolut messende PAS-Geräte analysieren in Zeitabständen von etwa 1–2 min eine bestimmte Anzahl von vordefinierten Gasen (Bruel&Kjaer/Innova 1312) mit sehr niedrigem Detektionslimit (< 0.05 ppm) oder verfügen über eine IR-Lichtquelle mit nachgeschaltetem Monochromator (Interferometer), so daß das gesamte Absorptionsspektrum im Bereich von 2–14 μm erfaßt werden kann. Abbildung 10 zeigt ein mit dem Brüel&Kjaer-Analysator 1301 gemessenes Spektrum von oft in der OP-Raumluft vorkommenden Spurengasen. Die sofortige rechnerische Auswertung dieser Absorptionsspektren erlaubt die Identifikation der einzelnen Gase und – unter Berücksichtigung der Querempfindlichkeiten – ihre Konzentrationsbestimmung.

Technologischer Ausblick

Ein Vergleich der in in der Übersicht auf *S. 369* zusammengefaßten Spezifikationen für Anästhesiegasanalysatoren mit technischen Daten älterer Geräte läßt die in den letzten Jahren erzielten meßtechnischen Verbesserungen bewußt werden. Als innovatives Meßverfahren ist die photoakustische Spektroskopie hervorzuheben, Filterradverfahren [16] werden zunehmend technisch verfeinert und perfektioniert. Künftige Weiterentwicklungen werden vor allem auf eine absolut zuverlässige, automatische Unterscheidung des jeweils verwendeten Anästhetikums abzielen und eine noch geringere Störbeeinflussung durch Fremdgase (Halocarbone etc.) aufweisen. Neueste Meßverfahren, die in der Umweltmeßtechnik zunehmend Fuß fassen, wie optische Absorptionsdifferenzspektroskopie, (Raman-)Spektroskopie mit abstimmbaren Lasern, die Fourier-Transform-Infrarotspektroskopie oder die photoakustische Scanning-Spektrometrie erscheinen dafür geeignet. Darüber hinaus ist davon auszugehen, daß – geeignete Lichtleiter und hochempfindliche, stabile Detektoren vorausgesetzt – die patientennahe Anästhesiegasanalyse im Hauptstrom zunehmenden Stellenwert gewinnt.

Anhang

Perma-Pure-Gassammelleitungen oder den Analysatoren vorgeschaltete Wasserfallen gewährleisten, daß trockenes, raumtemperiertes Gas dem Meßsystem zugeführt wird. Das zur Kalibration des Analysators verwendete Gasgemisch ist ebenfalls trocken und raumtemperiert. Die im exspirierten, wasserdampfgesättigten Atemgas zu bestimmende relevante Größe ist jedoch der Partialdruck bei Körpertemperatur.

Für die Umrechnung von bei Raumtemperatur im trockenen Gas gemessenen Partialdrücken ($P_{Anzeige}$) auf den Partialdruck bei BTPS („body temperature, ambient pressure, water vapor saturated") gilt folgende Korrekturformel:

$$P_{agent,BTPS} = P_{agent,Anzeige} \cdot (p_A - \Delta p_{H_2O})/p_A$$

mit

p_{agent} Partialdruck der Substanz
p_A Umgebungsdruck („ambient pressure")
T_B Körpertemperatur („body temperature")
$p_{H_2O,T}$ Wasserdampfpartialdruck bei der Temperatur T
$p_{H_2O,TB}$ Wasserdampfpartialdruck bei der Temperatur T_B (für $T_B = 37\,°C$ ist $p_{H_2O} = 47$ mmHg)
$\Delta p_{H_2O} = p_{H_2O,TB} - p_{H_2O,T}$: Differenz der Wasserdampfpartialdrücke bei der Temperatur T_B und T

Ob ein bestimmter Analysator die vorgenannte Korrektur bereits integriert hat, läßt sich dadurch eruieren, daß der Analysator mit einem trockenen Kalibriergas zuerst kalibriert und dann dieses Gas analysiert wird. Findet sich Übereinstimmung (in mmHg oder %), so korrigiert der Analysator *nicht* (automatisch) auf BTPS-Bedingungen.

Literatur

1. Abel M, Eisenkraft JB (1995) Erroneous mass spectrometer readings caused by desflurane and sevoflurane. J Clin Monit 11(3):152–158
2. Ackern K van, Frankenberger H, Konecny E, Steinbereithner K (1989) (eds) Quantitative anaesthesia. Anaesthesiologie und Intensivmedizin, 204. Springer, Berlin Heidelberg New York London Paris Tokyo
3. Anaesthetic workstations and their modules. Particular requirements. Europanorm EN 740: Europäisches Komittee für Normung. CEN/TC215/WG1. CEN-Zentralsekretariat, rue de Stassart 36, B-1050 Brüssel
4. Allison JM, Gregory RS, Birch KP, Crowder JG (1995) Determination of anaesthetic agent concentration by refractometry. Br J Anaesth 74:85–88

5. Baras E, Deriaz H, Lienhart A (1992) Monochromatic infrared halogenated gas analyzer and handling errors. Ann Fr Anesth Reanim 11:43–47
6. Batey JH (1987) Quadrupole gas analysers. Vacuum 37:659–668
7. Beatty PCW (1988) The Spectralab-M quadrupole medical mass spectrometer. J Med Engin Technol 12:265–272
8. Bickler PE, Sohn YJ (1992) Mass spectrometers and infrared gas analyzers interpret bronchodilator propellants as anesthetic gases. Anesth Analg 75:142–143
9. Cooper NG (1994) The measurement of anaesthetic gases – legal requirements. Br.J Theatre Nurs 3:29–30
10. Deriaz H, Baras E, Bunodiere M, Lienhart A (1997) Desflurane and erroneous vapour setting on the analyzer. Ann Fr Anesth Reanim 16:304–306
11. Fowler KT (1969) The respiratory mass spectrometer. Phys Med Biol 14:185–199
12. Gedeon A (1989) Anesthetic agent analysis-using piezoelectric microbalance. Biomed Instrum Technol *23*:493–495
13. Gilly H (1989) Limitations of present dosing systems for gases and volatile anaesthetics. In: Van Ackern K, Frankenberger H, Konecny E, Steinbereithner K (eds) Quantitative anaesthesia. Anaesthesiologie und Intensivmedizin, Bd 204. Springer, Berlin Heidelberg New York Tokyo, 81–93
14. Gilly H, Steinbereithner K, Tobolik G, Watzek C (1986) Sicherheit durch Überwachung von Narkosegaskonzentrationen volatiler Anaesthetika. In: List WF, Bergmann H, Schalk HV (Hrsg) Anaesthesie im kleinen und mittleren Krankenhaus. Anaesthesiologie und Intensivmedizin Bd 192. Springer, Berlin Heidelberg New York Tokyo, S 145–159
15. Gilly H (1993) OP-Raumluftkontamination in Wiener Spitälern In: Gilly H, Schulte am Esch J, Steinbereithner K, Winker N (Hrsg) (1993) Beiträge zur Anaesthesiologie, Intensiv- und Notfallmedizin. Bd 42: Gefahren der Narkosegasbelastung am Arbeitsplatz. Maudrich, Wien München Bern, S 101–112
16. Grabbet B, Scharmer EG, Siegel E (1997) Die neue Gasmeßbank IRIA – Narkosemittel sicher erkennen. Medizintechnik Aktuell 3/97 S 12–15
17. Gravenstein JS, Paulus DA, Hayes TJ (1989) Capnography in clinical practice. Butterworth-Heinemann, Stoneham, p 142
18. Gravenstein JS, Gravenstein N, van der Aa J, Paulus DA (1984) Pitfalls with mass spectrometry in clinical anesthesia. Int J Clin Monit Comput 1:27–33
19. Hall JE, Henderson KA, Oldham TA, Pugh S, Harmer M (1997) Environmental monitoring during gaseous induction with sevofluran. Br J Anaesth 79:342–345
20. Huber E (1993) Gefährdung im OP-Bereich: Rechtliche Aspekte und MAK-Werte. In: Gilly H, Schulte am Esch J, Steinbereithner K, Winker N (Hrsg) Gefahren der Narkosegasbelastung am Arbeitsplatz. Beitr Anaesth Intensivmed Notfallmed 42:69–76
21. International standards for a safe practice of anaesthesia (1993) Developed by The International Task Force on Anaesthesia Safety. Europ J Anaesthesiol 10 (Suppl 7):12–15
22. Jantzen JP, Kleemann PP, Erdmann K, Hein HAT, Wallenfang T (1989) „Anestheticography": on-line monitoring and documentation of inhalational anesthesia. Int J Clin Monit Comput 5:71–74
23. Lauber R, Seeberger R, Zbinden M (1995) Carbon dioxide analysers: accuracy, alarm limits and effect of interfering gases. Can J Anaesth. 42(7):643–656
24. Lawson D, Samanta S, Magee PT, Gregonis DE (1993) Stability and long-term durability of Raman spectroscopy. J Clin Monit 9(4):241–251
25. Lockwood GG, Landon MJ, Chakrabarti MK, Whitwam JG (1994) The Ohmeda Rascal II. A new gas analyser for anaesthetic use. Anaesthesia 49:44–53
26. Luft K (1943) Über eine neue Methode der registrierenden Gasanalyse mit Hilfe der Absorption ultraroter Strahlen ohne spektrale Zerlegung. Z Techn Phys 24:97–102
27. Meier A, Jost M, Ruegger M, Knutti R, Schlatter C (1995) Narkosegasbelastung des Personals in der Kinderanästhesie. Anaesthesist 44(3):154–162
28. Matjasko J, Petrozza P, Mackenzie CF (1985) Sensitivity of end-tidal nitrogen in venous air embolism detection in dogs. Anesthesiology 63:418–423
29. Mollgaard K (1989) Acoustic gas measurement. Biomed Instrum Technol 23:495–497

30. Morita S, Latta W, Hambro K, Snider MT (1985) Accumulation of methane, acetone and nitrogen in the inspired gas during closed-circuit anesthesia. Anesth Analg 64:343–346
31. Morrison JE, McDonald C (1993) Erroneous data from an infrared anesthetic gas analyser. J Clin Monit 9:293–294
32. Nellcor (1990) Bedienungsanleitung für Nellcor N-1000E Multifunktionsmonitor und Nellcor N-2500E Anästhesie-Gas-Monitor
33. Nielsen J, Kann T, Moller JT (1993) Evaluation of three transportable multigas anesthetic agent monitors: Brüel & Kjaer anesthetic gas monitor 1304, the Datex Capnomac Ultima and the Nellcor N-2500. J Clin Monit 9:91–98
34. Nielsen J, Pedersen FM, Knudsen F, Jensen MB, Ibsen M (1993) Accuracy of 94 anaesthetic agent vaporizers in clinical use. Br J Anaesth 71(3):453–457
35. OeGARI-Newsletter (1992) Empfehlungen der Österreichischen Gesellschaft für Anaesthesiologie, Reanimation und Intensivtherapie (ÖGARI) zur Überwachung des Patienten während der Narkose. ÖGARI Newsletter 10:5
36. Otis AB (1964) Quantitative relationships in steady-state gas exchange. In: Fenn WO, Rahn H (eds) Handbook of physiology, Sect 3 Respiration, vol 1. American Physiologic Society, Washington pp 681–698
37. Ozanne GM, Young WG, Mazzei WJ, Severinghaus JW (1981) Multipatient anesthetic mass spectromery: rapid analysis of data stored in long catheters. Anesthesiology 55:62–70
38. Pascucci RC, Schena JA, Thompson JE (1989) Comparison of a sidestream and mainstream capnometer in infants. Crit Care Med 17:560–562
39. Pockrand I (1985) Optische Gasanalyse in der Medizin. Technisches Messen 52:247–253
40. Rolly G, Versichelen LF, Mortier E (1994) Methane accumulation during closed-circuit anesthesia. Anesth Analg 79:545–547
41. Sauerbrey G (1959) Verwendung von Schwingquarzen zur Wägung dünner Schichten zur Microwägung. Z Physik 155:206–209
42. Scamman FL (1988) Accuracy of a central mass spectrometer system at high respiratory frequencies. J Clin Monit 4:227–229
43. Scamman FL, Fishbaugh JK (1986) Frequency response of long mass-spectrometer sampling catheters. Anesthesiology 65:422–425
44. Severinghaus JW (1987) Continuous monitoring of alveolar and inspiratory concentrations of anesthetic and respiratory gases is safe, simple and cost-effective. J Clin Monit 3:123–127
45. Severinghaus JW (1989) Water vapor calibration errors in some capnometers: respiratory conventions misunderstood by manufacturers? Anesthesiology 70:996–998
46. Severinghaus JW, Larson CP, Eger EI (1961) Correction factors for infrared carbon dioxide pressure broadening by nitrogen, nitrous oxide, and cyclopropane. Anesthesiology 22:429–433
47. Sodal IE (1989) The medical mass spectrometer. Biomed Instrum Technol 23:469–476
48. Sykes MK (1987) Continuous monitoring of alveolar and inspiratory concentrations of anesthetic and respiratory gases is difficult and potentially unsafe. J Clin Monit 3:116–122
49. Ueberwachungsgeräte für Anästhesiegase - EN-ISO 11196 (1966) Vorläufige Europäische Norm; Normengruppe K, Österreichisches Normungsinstitut
50. Wagenen RA, Westenskow DR, Benner RE, Gregonis DE, Coleman DL (1986) Dedicated monitoring of anesthetic and respiratory gases by Raman scattering. J Clin Monit 2:215–219
51. Walder B, Lauber R, Zbinden AM (1993) Accuracy and cross-sensitivity of 10 different anaesthetic gas monitor. J Clin Monit 9:364–373
52. Wallroth CF, Gippert KL, Ryschka M, Falb W, Hattendorff HD, Schramm B, Torge R, Mahrt KH, Kroebel W, Westenskow D (1995) Refractive indices for volatile anesthetic gases: equipment and method for calibrating vaporizers and monitors. J Clin Monit 11(3):168–174

53. Westenskow DR, Coleman DL (1989) Raman scattering for respiratory gas monitoring in the operating room: advantages, specifications, and future advances. Biomed Instrum Technol 23:485–489
54. Wilkes AR, Mapleson WW (1996) Interference of volatile anaesthetics with infrared analysis of carbon dioxide and nitrous oxide tested in the Dräger Cicero EM using sevoflurane. Br J Anaesth 76:737–739
55. Woehick HJ, Dunning M, Nithipatikom K, Kulier AH, Henry DW (1996) Mass spectrometry provides warning of carbon monoxide exposure via trifluoromethane. Anesthesiology 84(6):1489–1493
56. Zbinden AM, Maggiorini M, Petersen-Felix S, Lauber R, Thomson DA, Minder CE (1994) Anesthetic depth defined using multiple noxious stimuli during isoflurane/oxygen anesthesia. I Motor reactions. Anesthesiology 80:253–260

Übersichtsliteratur

1. Eisenkraft JB, Raemer DB (1993) Monitoring gases in the anesthesia delivery system. In: Ehrenwerth J, Eisenkraft JB (eds) Anesthesia equipment – principles and applications. Mosby, St. Louis Baltimore Boston, pp 201–220
2. Gravenstein JS (1990) Gas monitoring and pulse oximetry. Butterworth-Heinemann, Stoneham
3. Knopes KD, Hecker BR (1990) Monitoring anesthetic gases. In: Lake CL (ed) Clinical monitoring. Saunders, Philadelphia London Toronto Montreal Sydney Tokyo, pp 479–498
4. Raemer DB, Philip JH (1990) Monitoring anesthetic and respiratory gases. In: Blitt CD (ed) Monitoring in anesthesia and critical care medicine. Churchill-Livingstone, New York, pp 373–386

2.2.5 Blutgase

G. Kaczmarczyk

Die Messung der Blutgase Sauerstoff (O_2) und Kohlendioxid (CO_2) ist Voraussetzung zur Beurteilung der Atmungsregulation, des pulmonalen Gasaustausches und des Stoffwechsels (O_2-Aufnahme, CO_2-Produktion). Durch Einbeziehung des pH-Wertes und weiterer abgeleiteter Größen ist die Blutgasanalyse auch für die Beurteilung des Säure-Basen-Haushaltes und seiner Störungen eine unerläßliche Untersuchung.

Historischer Rückblick

Sauerstoff. Unabhängig voneinander entdeckten Joseph Priestley (1733–1804) und Carl Wilhelm Scheele (1742–1804) den Sauerstoff. Der Autodikakt Priestley experimentierte mit Pflanzen und brennenden Kerzen und fand, daß sie ein lebenswichtiges Gas produzieren. Der Apotheker Scheele endeckte, daß bei Erhitzen von Nitrat ein Gas frei wird, in dem Kerzen länger und heller brennen. Priestley und Scheele waren Anhänger der von dem deutschen Chemiker Georg Ernst Stahl (1660–1734) propagierten „Phlogiston"-Theorie, nach der alle brennbaren Stoffe die hypothetische Substanz „Phlogiston" enthielten, die in die Luft entwich, wohingegen nichtbrennbare Körper diese Substanz nicht enthalten sollten. Der französische Gelehrte Antoine Laurent Lavoisier (1743–1794), der, obwohl zunächst auch ein Anhänger der Phlogistontheorie, aufgrund unvoreingenommener Beobachtungen bei seinen zahlreichen Experimenten immer mehr zur methodisch-analytischen Denkweise fand, erkannte die Bedeutung der Entdeckungen von Priestley und Scheele und verwandte sie in seinen Stoffwechselexperimenten. Er prägte den Begriff „Oxygène". Sehr viel später erkannte Paul Bert (1833–1886) die Lebensnotwendigkeit eines ausreichenden O_2-Partialdruckes nach einem Ballonaufstieg mit tödlichen Folgen (1875). Seine Experimente in Unterdruckkammern, Messungen von Gasgehalt in Blutproben und erste Versuche einer Konstruktion einer O_2-Dissoziationskurve waren wegweisend.

Kohlendioxid. Das Wort „Gas" findet sich zuerst bei dem Brüsseler Gelehrten Jan Baptist von Helmont (1577–1644), der zwischen Raumluft, „Gasen" und Wasserdampf unterschied. Er konnte jedoch die Gase („Spirits"), die er durch Einwirkung von Säuren auf Metalle oder bei Vergärungsprozessen erzeugte, nicht sammeln. Er beobachtete, daß eine brennende Kerze in einem geschlossenen Kompartiment Luft verbrauchte, ohne jedoch den zugrundeliegenden Mechanismus deuten zu können. Ebenso war ihm und anderen die Existenz der italienischen Hundsgrotten (Grotta del cane) und ihre Gefährlichkeit für Hunde (CO_2 ist schwerer als Luft) bekannt, jedoch blieben Ursache und Wirkung im Dunkel. Viel später experimentierte der Schotte Joseph Black (1728–1799) mit Kalziumkarbonat, Magnesiumkarbonat und anderen Alkalisubstanzen. Er beobachtete, daß Kalziumkarbonat bei der Umwandlung zu Kalziumhydroxid Gewicht verlor und ein Gas entstand. Er zeigte, daß dieses Gas bei Verbrennungen entsteht und auch von Menschen ausgeatmet wird.

Physikalische Grundlagen

Gasgesetze, Wasserdampf, physikalische Löslichkeit, Volumenmeßbedingungen

Die in der Atmungsphysiologie benötigten Berechnungen und Meßmethoden basieren auf der idealen Gasgleichung

$$p \cdot V = M \cdot R \cdot T$$

(p Druck, V Volumen, T absolute Temperatur, M Masse des Gases).

Die Gaskonstante R hat für alle idealen Gase den gleichen Wert, wenn der Druck in Atmosphären, das Volumen in Liter und die Masse in mol gemessen wird:

$$R = 0{,}082 \cdot (\mathrm{l} \cdot \mathrm{atm/mol} \cdot \mathrm{Grad}).$$

Die ideale Gasgleichung kann auf reine Gase oder auf Gasgemische angewandt werden. Als Sonderfälle der idealen Gasgleichung ergeben sich weitere Gasgesetze. Sind Temperatur und Masse konstant, so ist $P \cdot V = \text{konstant}$ (*Boyle-Mariotte-Gesetz*). Nach dem Gesetz von *Gay-Lussac* ist das Gasvolumen proportional zur Temperatur, wenn die Masse konstant ist. Wird ein Gas erwärmt, steigen Druck und Volumen an.

Wendet man die ideale Gasgleichung bei physikalischen Normbedingungen an, so kann das Molvolumen eines idealen Gases errechnet werden. Die Masse eines Mols ist das Molekulargewicht des Gases in Gramm. Nach der Hypothese von Avogadro hat das Mol eines Gases immer die gleiche Anzahl von Molekülen ($6{,}023 \cdot 10^{23}$). Bei 0 °C und 760 mmHg Atmosphärendruck hat ein Mol eines Gases ein Volumen von 22,4 l. Bei 37 °C sind es 25,5 l.

Das Gesetz von Dalton (Partialdruckgesetz). Der Gesamtgasdruck eines Gasgemisches entspricht der Summe der Partialdrücke aller Gase dieses Gemisches. Der Partialdruck eines Gases p_x in einem trockenen Gasgemisch wird berechnet, indem der Gesamtdruck p multipliziert wird mit der fraktionellen Konzentration (F_x) dieses Gases:

$$p_x = p \cdot F_x$$

Rechenbeispiel: Enthält trockene Luft auf Meereshöhe 21% Sauerstoff, so beträgt der O_2-Partialdruck (pO_2) 160 mmHg (760 mmHg·0,21). Enthält trockene Luft reinen O_2 ($FO_2 = 1{,}0$), so beträgt der O_2-Partialdruck 760 mmHg.

Beachte: Bei Atmung von reinem Sauerstoff (inspiratorische O_2-Fraktion $F_IO_2 = 1{,}0$) und einem CO_2-Partialdruck von 40 mmHg kann der pO_2 des arteriellen Blutes theoretisch auf 673 mmHg [760 mmHg − (40 mmHg p_aCO_2 + 47 mmHg Wasserdampfdruck)], T = 37 °C, ansteigen, ohne daß allerdings der O_2-Gehalt des Blutes wesentlich zunimmt (s. unter „physikalische Löslichkeit"). Durch alveoloarterielle O_2-Differenzen (s. unten) und Meßungenauigkeiten bei extremen pO_2-Werten wird jedoch dieser theoretische Höchstwert in der Praxis nicht erreicht.

Wasserdampf. Die eingeatmete Luft strömt über die feuchte und warme Oberfläche des Bronchialtraktes und wird dabei mit Wasserdampf gesättigt. Wasserdampf ist gasförmiges, bei normalen Umgebungstemperaturen unsichtbares Wasser und nach seinem physikalischen Verhalten kein ideales Gas. Hat der ständige Wechsel der Wassermoleküle zwischen flüssiger und gasförmiger Phase ein Gleichgewicht erreicht, so ist die gasförmige Phase mit Wasser gesättigt. Der daraus resultierende *Wasserdampfdruck* (pH_2O) hängt von der thermischen Energie der Wassermoleküle ab und nimmt mit steigender Temperatur zu. Der Wasserdampfdruck bei 37 °C beträgt 47 mmHg, bei 40 °C 55 mmHg.

Beachte: Mit steigender Körpertemperatur nimmt durch die Zunahme des Wasserdampfdruckes der für die anderen Atemgase verbleibende Gasdruck ab. Dies sind zwar nur wenige mmHg, die allerdings im kritischen Bereich der O_2-Versorgung (s. steiler Teil des Verlaufes der O_2-Dissoziationskurve mit starken Änderungen der Hb-Sättigung bei geringen O_2-Druckänderungen) durchaus von Bedeutung sein können.

Physikalische Löslichkeit. Gase sind in Flüssigkeiten physikalisch gelöst. Die Zahl der Oberflächenkollisionen der Gasmoleküle pro Zeit ist proportional dem Partialdruck dieses Gases in der Flüssigkeit. Im Gleichgewichtszustand (Eintritt und Austritt von Gasmolekülen in Flüssigkeiten sind gleich) ist der Partialdruck jeder Komponente eines Gasgemisches ebenso hoch wie der Partialdruck dieses Gases in Lösung. Die physikalische Löslichkeit eines Gases hängt von seiner Natur, von der lösenden Flüssigkeit und von der Temperatur ab. Wenn 2 Gase den gleichen Partialdruck haben, aber unterschiedlich löslich sind, löst sich eine unterschiedliche Zahl von Molekülen. CO_2 ist etwa 20mal besser löslich als Sauerstoff und, da Löslichkeit und Diffusion eines Gases korrelieren, diffundiert Kohlendioxid etwa 20mal schneller als Sauerstoff.

> Bei einer Körpertemperatur von 37 °C und einem arteriellen pO_2 (p_aO_2) von 100 mmHg sind etwa 0,3 ml O_2 in 100 ml Blut physikalisch gelöst.

Bei einem Herzminutenvolumen von 6 l/min würden also ohne Hämoglobin ca. 18 ml/min physikalisch gelöster Sauerstoff, ein Bruchteil des tatsächlichen O_2-Bedarfs (ca. 250 ml/min unter Grundumsatzbedingungen), transportiert werden.

Bei einem arteriellen pCO_2 von 40 mmHg sind etwa 1,2 mmol CO_2/l Blut physikalisch gelöst (Umrechnung zwischen ml und mmol s. oben), denn der Löslichkeitskoeffizient für CO_2 bei 37 °C beträgt 0,03 mmol/l/mmHg.

Volumenmeßbedingungen. Druck, Temperatur und Wasserdampfpartialdruck beeinflussen Meßergebnisse von Atemgasen. Aus diesem Grunde müssen standardisierte Volumenmeßbedingungen eingehalten bzw. Korrekturfaktoren verwandt werden.

- ATPS-Bedingungen („ambient temperature, pressure, saturated"), sog. Spirometerbedingung. Gemessen wird bei aktuellem Barometerdruck, bei Zimmertemperatur und in wasserdampfgesättigtem Zustand.
- BTPS-Bedingungen („body temperature, pressure, saturated"), Körperbedingungen.

Tabelle 1. *Normalwerte* (Raumluft $F_IO_2 = 0{,}21$)

Arterieller O_2-Partialdruck (p_aO_2)	80–95 mmHg[a]	
	Alter	mmHg (± 10 mmHg)
	20–30	94
	30–40	91
	40–50	88
	50–60	84
	60–70	81
Gemischtvenöser O_2-Partialdruck ($P_{\bar{v}}O_2$)	35–50 mmHg	
Arterielle O_2-Sättigung (S_aO_2)	89–99%	
Arterieller O_2-Gehalt (C_aO_2) bei 15 g Hb/dl	20,6 ml/dl (ml/100 ml Blut)	
davon physikalisch gelöst bei P_aO_2 von 100 mmHg	0,3 ml/dl (ml/100 ml)	
Gemischtvenöser O_2-Gehalt ($C_{\bar{v}}O_2$)	12–15 ml/dl (ml/100 ml)	
Arterio-venöse O_2-Differenz ($C_{(a-\bar{v})}O_2$, $AVDO_2$)	4–5 ml/dl (4–5 ml/100 ml)	
Arterieller CO_2-Partialdruck (p_aCO_2)	40 (35–45) mmHg	
Arterieller CO_2-Gehalt (C_aCO_2)	25,2 (23–27) mmol/l (54,6 Vol.-%)	
physikalisch gelöst bei 40 mmHg (arteriell)	1,2 mmol/l (2,6 Vol.-%)	
(gemischtvenös)	1,4 mmol/l (3,0 Vol.-%)	
als Bikarbonat (arteriell)	24 (22–28) mmol/l	
(gemischtvenös)	26 (24–30) mmol/l	
Gemischtvenöser CO_2-Partialdruck ($p_{\bar{v}}CO_2$)	46 (45–50) mmHg	
pH-Wert	7,35–7,45	
Basenüberschuß oder Basendefizit	+3 bis −3 mmol/l	

[a] Der arterielle O_2-Partialdruck ist abhängig von Lebensalter, Geschlecht, Körpergewicht und Körpergröße. Mit Hilfe des Broca Index [12] kann der Sollwert berechnet werden.

- STPD-Bedingungen („standard temperature, pressure, dry"), physikalische Normalbedingungen (0 °C, 760 mmHg, trocken) für die Berechnung von O_2-Aufnahme und CO_2-Abgabe.

Unter gewöhnlichen Bedingungen in Meereshöhe (100% Feuchtigkeit, T 37 °C, Barometerdruck 760 mmHg) rechnet man wie folgt um:

$$V_{BTPS} = 1{,}10 \cdot V_{ATPS} = 1{,}21 \cdot V_{STPD}$$
$$V_{ATPS} = 0{,}91 \cdot V_{BTPS} = 1{,}10 \cdot V_{STPD} \cdot$$
$$V_{STPD} = 0{,}91 \cdot V_{ATPS} = 0{,}80 \cdot V_{BTPS}$$

Beachte: Die durch die Meßbedingungen gegebenen Unterschiede liegen zwischen 10 und 20% und sind damit nicht zu vernachlässigen.

Transport von O_2 und CO_2 im Blut

Sauerstoff wird zu 99% an Hämoglobin chemisch gebunden transportiert, etwa 1% ist in physikalischer Lösung (s. oben). Bei voller Sättigung bindet 1 g Hämoglobin ca. 1,35 ml O_2. Beträgt die Hämoglobinkonzentration 15 g/100 ml, so errechnet sich ein O_2-Gehalt von 20,25 ml/100 ml in chemischer Bindung.

Beachte: Der O_2-Gehalt des Blutes wird vom pO_2 und vom Hämoglobingehalt bestimmt. Die Zusammenhänge zwischen O_2-Partialdruck, Sättigung und physikalisch gelöster O_2-Menge sind in Abb. 2 dargestellt. Vom arteriellen Blut bis in die Mitochondrien der Zellen, in denen der Sauerstoff utilisiert wird, fällt sein Partialdruck „kaskadenartig" [12] ab. Der intrazelluläre O_2-Partialdruck liegt unter 20 mmHg, im Bereich der Mitochondrien wurden Werte um 3 mmHg gemessen. Die Messung des Gewebe-O_2-Drucks wird nicht von allen Untersuchern als relevanter Parameter für die Gewebsoxygenierung angesehen [12].

Die einzigartigen molekularen Eigenschaften des Hämoglobins werden durch den sigmoiden Verlauf der O_2-Dissoziationskurve (O_2-Bindungskurve) beschrieben. Je weniger Bindungsstellen des Hämoglobins mit O_2-Molekülen besetzt sind, desto leichter werden weitere O_2-Moleküle an Hämoglobin gebunden.

CO_2 wird zum überwiegenden Teil (85%) als Bikarbonat (HCO_3^-) transportiert, ein sehr kleiner Teil als Carbaminohämoglobin (CO_2-Hb), der Rest physikalisch gelöst.

Gewinnung einer arteriellen Blutprobe

Proben für die intermittierende Blutgasanalyse werden durch direkte Punktion einer Arterie (A. radialis, A. femoralis), aus einem arteriellen Katheter (A. radialis) oder aus Kapillarblut (Pädiatrie, Lungenfunktionslabor, Sportmedizin) gewonnen. Implantierbare Katheter zur kontinuierlichen Blutgasmessung im Rahmen der Intensivmedizin werden seit kurzem eingesetzt (s. weiter unten).

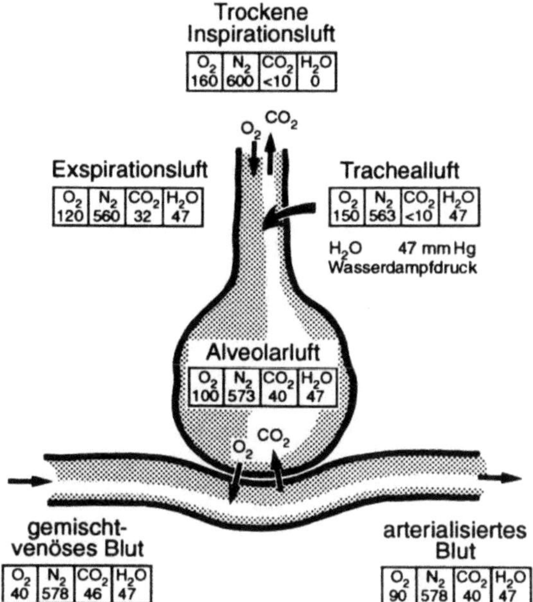

Abb. 1. Partialdrücke von Sauerstoff (O_2), Stickstoff (N_2), Kohlendioxid (CO_2) und Wasserdampf (H_2O). *Beachte*: 1) Gemischtvenöses Blut hat einen geringeren *Gesamtgasdruck* als arterialisiertes Blut (aus diesem Grunde können Gasansammlungen im Körper resorbiert werden). 2) Der O_2-Druck des arterialisierten Blutes ist durch geringe Verteilungsstörungen (Ventilations-Perfusions-Störungen) niedriger als der O_2-Druck in der Alveolarluft, es entsteht eine *alveoloarterielle O_2-Differenz von 10 mmHg*, die unter pathologischen Bedingungen (z. B. beim ARDS mit großem intrapulmonalem Shunt) erheblich zunehmen kann. 3) Die Partialdruckdifferenzen zwischen gemischtvenösem und arterialisiertem Blut betragen für O_2 ca. 50 mmHg, für CO_2 nur ca. 6 mm Hg, obwohl eine durchaus vergleichbare arteriovenöse Differenz (z. B. 4,3 und 5,0 Vol. %) für beide Gase besteht. Diese Tatsache hängt mit dem unterschiedlichen Verlauf der Bindungskurven (Gesamtgasgehalt in Beziehung zum Partialdruck) beider Gase zusammen (s. Abb. 2). *Beachte*: In der Exspirationsluft mischen sich Alveolarluft und Totraumluft. Zur Ermittlung eines mittleren repräsentativen exspiratorischen Gaspartialdruckes (z. B. zur Ermittlung der aufgenommenen O_2-Menge) muß das exspirierte Gasvolumen komplett gesammelt (z. B. nach klassischer Methode im Douglas-Sack oder mit Sammeleinrichtungen, die heute als automatisierte Anwendungen eingesetzt werden) und der Partialdruck des durchmischten Luftvolumens gemessen werden

Direkte Punktion (Abb. 3): Nach Hautdesinfektion und Infiltration mit einem Lokalanästhetikum ohne Vasokonstriktorenzusatz wird die Arterie palpiert und mit einer dünnen Kanüle, die mit einer präparierten Lösung (0,1–1,0 mg Heparin/l) durchspült worden war, punktiert. Unter Luftabschluß wird eine Probe (0,2–2 ml, Kapillare oder Spritze, je nach den Erfordernissen des Blutgasanalysators) entnommen. Nach Entfernen der Kanüle muß die Arterie einige Minuten manuell komprimiert werden. Wiederholte Kontrollen nach Beendigung der manuellen Kompression sind unerläßlich. Hämatome sind häufig, Infektionen nach Einzelpunktionen selten. Lokale Spasmen, Gefäßverschlüsse und Ischämien können vorkommen und sind behandlungsbedürftig. Vor der Punktion der A. radialis sollte geprüft werden, ob eine ausreichende kollaterale Zirkulation durch die A. ulnaris besteht (sog. Allen-

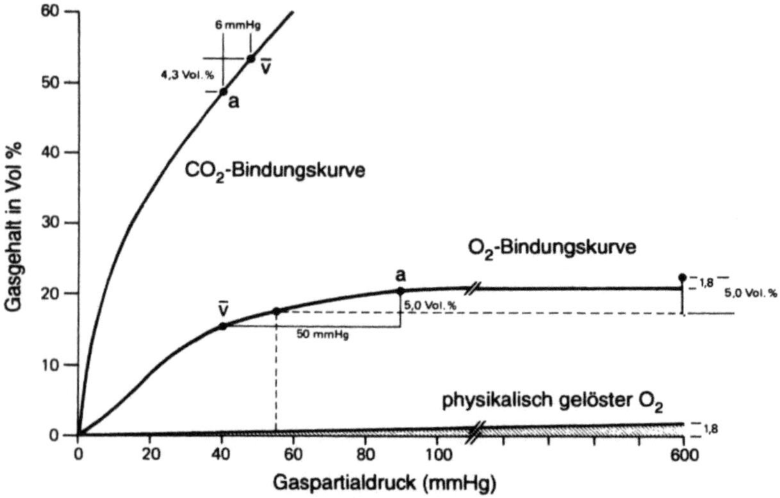

Abb. 2. O_2- und CO_2-Bindungskurven, arterielle (*a*) und gemischtvenöse (v̄) Partialdrücke und Partialdruckdifferenzen sowie arterio-gemischtvenöse Konzentrationsdifferenzen. *Beachte*: Wird der arterielle O_2-Partialdruck bei Atmung von reinem Sauerstoff durch Erhöhung des physikalisch gelösten Anteils z. B. auf 600 mmHg erhöht (+1,8 ml O_2 physikalisch gelöst), so ist bei unveränderter arterio-venöser Gehaltsdifferenz in Vol.-% der gemischtvenöse pO_2 nur geringfügig erhöht (gestrichelte Linie). *Beachte*: Der Gasgehalt ist auf eine normale Hämoglobinkonzentration (15 g/100 ml) berechnet. Nimmt die Hämoglobinkonzentration z. B. um 50% ab, so nimmt bei gleicher Sättigung der O_2-Gehalt ebenfalls um 50% ab, der pO_2 bleibt jedoch unverändert

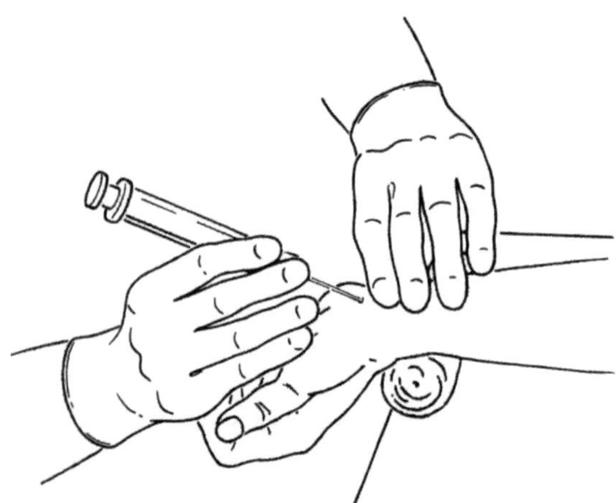

Abb. 3. Direkte Punktion der A. radialis

Test, s. auch invasive Blutdruckmessung). Zurückhaltend sollte die Indikation zur direkten Arterienpunktion bei Patienten, die mit Antikoagulanzien behandelt werden, gehandhabt werden.

Blutentnahme aus arteriellem Katheter: Es ist darauf zu achten, daß das arterielle Blut nicht mit dem Katheterinhalt (Spüllösung) kontaminiert wird. Um eine nichtkontaminierte Probe zu erhalten, ist das 3 fache Totraumvolumen des Katheters zu verwerfen. Eine Schätzung des Kathetertotraumvolumens ist möglich, wenn bei der ersten Aspiration beobachtet wird, nach welcher Volumenmenge Blut erscheint. Dieses aspirierte Volumen entspricht etwa 80% des Totraumvolumens. Dreimaliges Verwerfen dieses Volumens garantiert eine sichere Blutentnahme [3, 5].

Beachte: Die Kontamination mit Heparin reduziert vor allem den pCO_2-Wert [3].

Die Spritze (die Verwendung von fertigen BGA-Monovetten mit trockenem Heparin ist zu empfehlen) sollte sofort luftdicht verschlossen und die Blutgasanalyse unverzüglich durchgeführt werden. Eine Lagerungszeit bei Raumtemperatur bis zu 30 min erscheint vertretbar [6]. Ist dies nicht möglich, so sollte die Probe in Eis gelagert werden, um die metabolische Aktivität von Blutzellen (pCO_2 steigt in vitro bei 37 °C pro Minute um 0,1 mmHg an) und damit die Aufnahme und Abgabe von Gasen zu reduzieren. Wegen ihres geringeren Durchmessers läßt sich eine Glaskapillare besser kühlen als eine Spritze.

Plastikspritzen sind semipermeabel für O_2 und CO_2. Diese Tatsache könnte bei längerer Lagerung der Blutgasanalyse von Bedeutung sein; wird die Probe jedoch unverzüglich untersucht, besteht kein wesentlicher Nachteil gegenüber Glasspritzen. Verzögerte Messung, Luftblasen und längere Aufbewahrung bei Raumtemperatur verfälschen die Ergebnisse.

Praktische Hinweise und Fehlermöglichkeiten

Die Entnahme der Blutprobe und ihre Aufbewahrung muß weitestgehend standardisiert sein. Die repräsentativsten Werte werden durch eine arterielle Blutgasanalyse gewonnen. Es ist allerdings auch möglich, arterialisiertes Kapillarblut, welches nach lokaler Hyperämisierung durch Hautpunktion (Fingerbeere, Ohrläppchen) gewonnen werden kann, zu analysieren. Da das Kapillarblut bei ausreichend tiefer Punktion und freiem Fließen ohne Quetschen weitgehend aus Arteriolen und peripheren Arterien stammt, liefert es hinreichend repräsentative Werte. Kleine Magneten werden benutzt, um das Blut mit Hilfe eines in der Glaskapillare gelegenen Stäbchens zu durchmischen.

Venöses Blut, z. B. aus der Armvene, repräsentiert nur die Werte des abfließenden Blutes aus dem betreffenden Teilkreislauf und kann für die Beurteilung des pulmonalen Gasaustausches nicht herangezogen werden. Für die Beurteilung des Säure-Basen-Haushaltes kann auch Handrückenvenenblut als Routineuntersuchung bei Dialysepatienten entnommen werden. Gemischtvenöses Blut (Pulmonaliskatheter) repräsentiert Werte aus dem gesamten Organismus. Es ist jedoch für eine Beurteilung des pulmonalen Gasaustausches nicht zu verwerten. Für die Beurteilung der Stoffwechselsituation hingegen (venöse Ausschöpfung, $AVDO_2$) ist der gemischtvenöse pO_2 zur Ermittlung des gemischtvenösen O_2-Gehaltes unerläßlich.

Es ist darauf zu achten, daß sowohl Spritzen als auch Meßkapillaren luftblasenfrei gefüllt werden.

Blutgasanalysatoren enthalten hochempfindliche Elektroden und müssen mit äußerster Sorgfalt gewartet und bedient werden. Bei modernen Blutgasanalysatoren werden Systemfehler weitgehend automatisch erkannt und gemeldet. Fehler sind falsch gewechselte Elektrodenmembranen, ungenügendes Ausspülen der Meßkammer, Proteinablagerungen an den Elektroden, undichte Schlauchsysteme usw. Zur Überprüfung werden von den Herstellerfirmen Kontrollseren zur Verfügung gestellt. Korrekturfaktoren [Körpertemperatur (s. unten) und aktueller Luftdruck] müssen ggfs. berücksichtigt werden. Ein weiterer Korrekturfaktor ist die Hämoglobinkonzentration (notwendig zur Berechnung von Parametern des Säure-Basen-Haushaltes und des O_2-Gehaltes), die entweder eingegeben werden muß, die aber auch von einigen Geräten mitgemessen wird. In den Blutgasanalysatoren der neueren Generation werden die Sättigung des Hämoglobins und mit Hilfe weiterer Wellenlängebereiche auch pathologische Hämoglobine gemessen.

Pathologische Hämoglobine (Met-Hb, CO-Hb, S-Hb u. a.) müssen bei der Berechnung des O_2-Gehaltes berücksichtigt werden.

Beachte: 0,5% des gesamten Hämoglobins ist Met-Hämoglobin (Hb mit 3-wertigem Eisen).

Met-Hb kann keinen Sauerstoff binden. Es wird vermehrt bei Vergiftungen (Nitrate, Nitrite, bestimmte Lokalanästhetika) sowie nach Inhalation von Stickoxid (NO) aus normalem Hämoglobin gebildet. Carboxyhämoglobin (CO-Hb) kann bei Rauchern, passiven Rauchern, bei dichtem Autoverkehr etc. bis auf 10% ansteigen. Mit CO gesättigte Häm-Gruppen fallen mehrere Stunden für den O_2-Transport aus, denn die Affinität des Hämoglobins zum CO ist mehr als 200 mal größer als zum Sauerstoff. Außerdem wird die O_2-Abgabe im Gewebe zusätzlich erschwert, weil die O_2-Bindungskurve nach links verschoben wird, denn CO verhindert die O_2-Bindung auch an andere Bindungsstellen des Hämoglobins. Fetales Hämoglobin hat eine höhere O_2-Affinität als adultes Hämoglobin, wodurch die O_2-Aufnahme in der Lunge erleichtert wird. Die Abgabe von Sauerstoff im Gewebe wird durch den sehr niedrigen Gewebs-O_2-Partialdruck begünstigt, wodurch die höhere Affinität des Sauerstoffs zum fetalen Hämoglobin ausgeglichen wird.

Die Messung der Sättigung des Hämoglobins kann auch mit nichtinvasiven Verfahren, die sowohl bei Erwachsenen als auch in der Neonatologie Anwendung finden, durchgeführt werden (s. Kap. 2.2.2).

Temperaturkorrektur

Blutgasanalysen werden bei 37 °C gemessen, obwohl Patienten eine davon stark abweichende Körpertemperatur haben können (z. B. Patienten an der Herz-Lungen-Maschine). Viele Blutgasanalysatoren bieten empirisch erhaltene Korrekturfaktoren für Patienten mit pathologischen Körpertemperaturen, und diese Korrekturen werden von manchen Untersuchern verwandt [3]. Vor allem ist die physikalische Löslichkeit von Sauerstoff temperaturabhängig. Andererseits hat auch eine Reihe von Untersuchungen die Unbrauchbarkeit der Temperaturkorrektur erwiesen. So wird vielerorts auf eine Temperaturkorrektur verzichtet.

Blutgasanalysegerät

Moderne Blutgasanalysatoren messen pH, pCO_2 und pO_2 direkt (z.B. AVL, Radiometer, Corning). Früher wurde der pO_2-Wert gemessen, der pCO_2 und die CO_2-Konzentration mit Hilfe eines Diagramms (nach Siggaard-Andersen) ermittelt. Dazu wurde das Blut mit unterschiedlichem pCO_2 äquilibriert und der pH-Wert der äquilibrierten Blutprobe gemessen (Astrup-Methode, [2]).

Beachte: Die Meßgenauigkeit von Blutgasanalysegeräten zeigt bei wiederholten Messungen eine Standardabweichung von 1–4 mmHg im Bereich klinischer pO_2-Werte. Größere Variabilitäten ergeben sich bei Benutzung verschiedener Blutgasanalysegeräte. Aus diesem Grund sollte die Interpretation von pO_2-Werten sich nicht nur am aktuellen pO_2, sondern auch am Verlauf des pO_2 orientieren.

pO_2-Elektrode. Zwischen der Beschreibung der Reduktion von Sauerstoff an Platin (Salomen 1897) und der Entwicklung der ersten zuverlässigen pO_2-Elektrode (Clark 1956) liegen fast 60 Jahre. Die heute übliche pO_2-Elektrode besteht aus einer Platindrahtkathode und einer in einen Phosphatpufferelektrolyten eingetauchten Anode aus Silber (Silber/Silberchloridbezugselektrode). Zwischen der Kathode und der Anode wird eine Polarisationsspannung erzeugt, beide sind umschlossen von einer O_2-durchlässigen Membran. Durch die Membran diffundiert Sauerstoff aus der Blutprobe in die Elektrolytlösung, wird an der Kathode reduziert und erzeugt so entsprechend dem Partialdruck einen Strom zwischen Anode und Kathode. Das Silber der Anode wird oxidiert, der Kreis wird damit geschlossen. Verbesserungen der Elektroden bestehen in kleinen Durchmessern der Kathode (Begrenzung des O_2-Verbrauchs während der Messung), Schutz von Proteinkontamination durch spezielle Kunst-

Tabelle 2. Meßbereiche verschiedener Blutgasanalysatoren (Angaben der Hersteller)

Meßwerte	ABL 520 Radiometer	System 300 Eschweiler	IL 1400 Instrument. Lab.
pO_2	0–800 mmHg	0–800 mmHg	0–800 mmHg
pCO_2	5-500 mmHg	10–200 mmHg	8–200 mmHg
pH-Wert	6,300–8,000	6,300–8,000	6,400–8,000
sO_2	0–100%	0–100%	
(% des oxygenierten Hb am Gesamt-Hb ohne pathologische Hb-Formen)			
O_2-HB	0–100%	0–100%	
(% des oxygenierten Hb am Gesamt-Hb einschl. pathologischer Hb-Formen)			
CO-Hb	0–100%	0–100%	
Met-Hb	0–100%	0–100%	
Luftdruck	450–800 mmHg	500–900 mmHg	300–840 mmHg
Probenvolumen	85 µl	30–90 µl	120–240 µl

Weitere Parameter (Halbsättigungswert p50, O_2-Gehalt und Parameter des Säure-Basen-Haushaltes) werden zusätzlich errechnet. Moderne Blutgasanalysatoren messen auch Partialdrücke in Gasproben.

stoffmembranen etc. Zu beachten sind Empfindlichkeit, Drift, Nullpunktkonstanz, Kalibrierverfahren und Meßgenauigkeit in einzelnen pO_2-Bereichen.

pCO_2-Elektrode. Die pCO_2-Elektrode besteht heute i.allg. aus einer Silber/Silberchloridbezugselektrode und einer in einem Kunststoffmantel angebrachten Glaselektrode. Zwischen beiden befindet sich eine Natriumkarbonatlösung. Mit Hilfe der Glaselektrode wird der pH-Wert dieser Lösung gemessen, in die CO_2-Moleküle durch die durchlässige Plastikschicht diffundieren. Je mehr CO_2 in diese Lösung diffundiert, desto stärker ändert sich der pH-Wert. Damit ändert sich auch die Spannung über der pH-empfindlichen Glasmembran sowie die Spannung zwischen dem Silber/Silberchloriddraht und dem Silber/Silberchloridbezugsband. Mit Hilfe linearer Kalibrierkurven, die die Beziehung von pCO_2 zum pH-Wert beinhalten, wird der gemessene pH-Wert in den entsprechenden CO_2-Wert umgewandelt (s. auch Kap. 1.2).

Kontinuierliche Überwachung der Blutgase

Bei der Anwendung von Respiratoren in Anästhesie und Intensivmedizin sowie für Diagnose und Therapie in der Pulmonologie ist die arterielle Blutgasanalyse eine weit verbreitete Maßnahme geworden (150 Mio. Analysen jährlich in den USA). Seit der Entwicklung der Clark-O_2-Elektrode (1956) und der Severinghaus-Stowe-CO_2-Elektrode (1954) zur in-vitro-Messung der Blutgase hat es zwar Fortschritte in der technischen Ausführung gegeben, präanalytische und durch das Meßprinzip bedingte Fehler sind jedoch noch vorhanden. Die in-vitro-Messung von pH, pO_2 und pCO_2 mittels elektrochemischer Elektroden ist nur intermittierend möglich. Probenentnahme, Transport und Datenübermittlung stellen Fehlerquellen dar und erlauben kein direktes, unmittelbares Monitoring von Veränderungen der Blutgase. Die Kontamination der Probe mit Luft, Heparin und kontinuierlicher Druckspülflüssigkeit beeinflußt den Meßwert. Auch ist die Blutabnahme aufgrund des Blutverlustes für den Patienten nicht beliebig oft wiederholbar, die ermittelten Werte stellen u. U. nur einen „Schnappschuß" einer sich schnell verändernden Situation dar. Besonders in Anästhesie und Intensivmedizin ist die *kontinuierliche* Anzeige der arteriellen Blutgase wünschenswert, um rechtzeitig Verschlechterungen des Gasaustausches (z.B. bei Absaugmanövern, bei Umlagerungen, nach Medikamentengabe, bei Veränderungen von Respiratoreinstellungen, bei Einlungenanästhesie) zu erfassen und keine Zeit zwischen Probenentnahme und therapeutischen Maßnahmen zu verlieren. Abb. 4 zeigt eine Registrierung bei Lageänderung.

Derzeit existieren 3 Verfahren zur kontinuierlichen Messung der arteriellen Blutgase.

- intravasale Messung,
- extravasale Messung,
- transkutane (perkutane Messung).

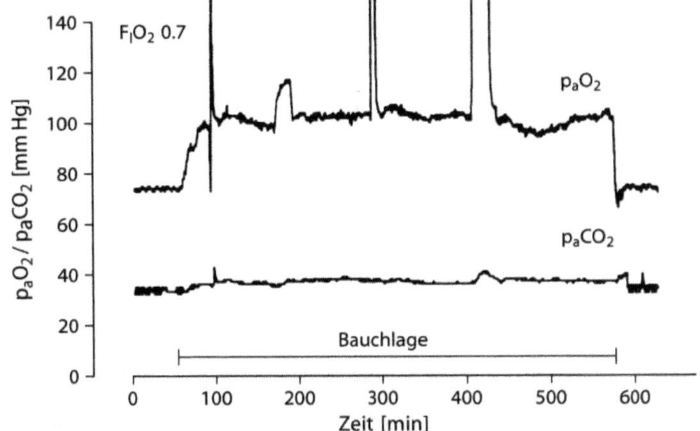

Abb. 4. Kontinuierliches intraarterielles Blutgasmonitoring bei einem Patienten vor, während und nach Bauchlagerung. Die nicht dargestellten Maximalwerte des p_aO_2 wurden durch Erhöhung der F_IO_2 auf 1,0 erhalten. (Mit freundlicher Genehmigung von D. Pappert)

Intravasale Messung – kontinuierliches intraarterielles Blutgasmonitoring (CIABG)

Unter Mitwirkung von D. Pappert

Die große klinische Bedeutung der arteriellen Blutgasanalyse und der Wunsch nach einer kontinuierlichen Meßwerterfassung führte zur Entwicklung des kontinuierlichen intraarteriellen Blutgasmonitoring. Dieses Verfahren befindet sich z. Z. in der klinischen Erprobung; sorgfältig dokumentierte Daten zum Beweis seiner Überlegenheit, auch im Hinblick auf eine Kosten-Nutzen-Analyse, werden allerdings noch erwartet [7]. Bei der kontinuierlichen Messung wurde zunächst versucht, die bekannten elektrochemischen Elektroden zu miniaturisieren und mit Hilfe eines Katheters in das Gefäßsystem einzubringen. Ein derartiger Katheter muß folgenden Kriterien genügen:

- Der Durchmesser darf den eines in der Routine eingesetzten arteriellen Gefäßkatheters nicht überschreiten, er sollte durch eine arterielle 20-G-Kanüle eingeführt werden können.
- Der Katheter muß biologisch verträglich und darf nicht thrombogen sein.
- Die Meßgenauigkeit darf weder durch Änderungen der Hämodynamik noch durch Veränderungen in der Blutzusammensetzung (z. B. Hämoglobinkonzentration, Hämatokrit, Elektrolyte, Bilirubin) beeinträchtigt werden.
- Der Katheter sollte pH-Wert, pCO_2 und pO_2 über einen längeren Zeitraum schnell (20–60 s Ansprechzeit), präzise und anwenderfreundlich messen.
- Der Katheter sollte 2–3 Tage ohne Drift messen.
- Die Anwendung des Katheters sollte ökonomisch vertretbar sein.

Kontinuierlich messende Blutgasanalysegeräte stehen seit 1976 zur Verfügung. Ihr Einsatz blieb auf die Verwendung im Tierexperiment beschränkt und setzte sich trotz ermutigender Ergebnisse klinischer Untersuchungen

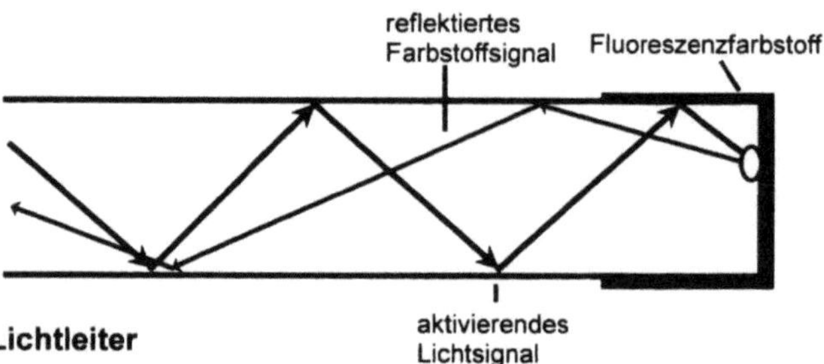

Abb. 5. Schema einer Optode zur fluoreszenzoptischen Messung von Blutgasen

nicht in der klinischen Routine durch. Eines der wesentlichen Probleme stellt die zeitabhängige Abweichung (Drift) der elektrochemischen Elektrode, verbunden mit der Notwendigkeit einer häufigen Rekalibrierung, dar. Der sog. Memoryeffekt führt zu Meßungenauigkeiten bei schnell wechselnden Gaspartialdrücken. Demgegenüber führte die Entwicklung fluoreszenzchemischer Optoden mit der Möglichkeit, Lichtsignale über eine Fiberoptik zu übertragen, zu einer wesentlichen Verbesserung [11, 15]. Messungen von Absorption (Lichtintensitätsmessungen) und Phosphoreszenz sind ebenfalls in der Entwicklung. Das Grundprinzip der fluoreszenzoptischen Messung besteht aus der Übertragung eines optischen Signals über einen Lichtleiter zur Spitze einer Optode (Abb. 5). Dort trifft der Lichtstrahl auf einen für den jeweiligen Parameter wie pH, CO_2 oder O_2 spezifischen, fluoreszierenden Farbstoff, der - abhängig von der Konzentration oder dem Gasdruck - das optische Signal verändert und reflektiert. Das reflektierte Licht wird außerhalb des Sensors elektronisch verstärkt, mittels eines Mikroprozessors analysiert und digital auf einem Bildschirm angezeigt (z.B. PB-3300 Intra-Arterial Blood Gas Sensor System, Fa. Puritan-Bennett, Carlsbad, CA, USA). Der intraarterielle Sensor erforderte keine zusätzliche systemische Heparinisierung. Thrombosen oder Entzündungszeichen wurden in ersten klinischen Studien nicht beobachtet [9]. Vergleiche der durch CIABG über einen Zeitraum von 7 Tagen gemessenen Werte mit denen der intermittierenden Blutgasanalyse zeigen eine recht gute Übereinstimmung und keine wesentliche Drift [9].

Die F_IO_2 kann, um die Gefahr der O_2-Toxizität zu reduzieren, durch eine kontinuierliche Überwachung des p_aO_2 in engeren Grenzen gehalten werden als bei diskontinuierlicher, intermittierender Blutgasanalyse. Bei Patienten, die längerfristig überwacht werden müssen, könnte sich der CIABG-Sensor durch eine Reduktion der Anzahl der in-vitro-Blutgasanalysen auch als wirtschaftlich günstig erweisen. Blutverluste und die Gefahr nosokomialer Infektionen sowie die Kontaminationsgefahr für das Personal sind reduziert. Detaillierte Angaben über verschiedene Systeme und Geräte s. bei Wahr u. Tremper [14].

Andere Verfahren kontinuierlicher O_2-Partialdruckmessung mit elektrochemischen Elektroden aus inertem Kohlenstoff sind in der Entwicklung [10].

Extravasale Messung

Bei der extravasalen, blutigen Messung wird mit Heparin vorbehandeltes Blut über einen Katheter kontinuierlich entnommen und im Nebenschluß durch einen Blutgasanalysator geleitet. Es existieren verschiedene derartige mobile Systeme, die vorwiegend in der Herzchirurgie eingesetzt werden. Neben der Messung der Blutgase können der pH-Wert und die Temperatur sowie andere abgeleitete Größen ermittelt werden. Probleme der Messung liegen in der Verzögerung durch längere Katheter und Ansprechbarkeit der Elektroden.

Transkutane Messung

Transkutane pO_2-Messung

Derzeit erstreckt sich die Verwendung transkutaner Elektroden vor allem auf die Ermittlung des pO_2-Wertes $p_{tc}O_2$. Die Methode wird vorwiegend in der Neonatologie und Neugeborenenintensivpflege eingesetzt, da arterielle Blutentnahmen risikoreich sind (Gefäßverschlüsse, Volumenverluste, Infektionen).

Sensoren (modifizierte Clark- bzw. Severinghaus-Elektroden) mit einem Durchmesser von 2–3 cm werden auf die Haut (Körperstamm) geklebt. Eine wichtige Voraussetzung für die korrekte Messung ist die gute Durchblutung der Meßstelle. Durch eine lokale Hyperthermie (42–44 °C) wird eine Hyperämie unterhalb der Meßstelle erzeugt, wodurch eine Vasodilatation der Hautkapillaren entsteht (Arterialisierung) und das Stratum corneum für Sauerstoff durchlässig wird. Die Sensoren enthalten ein Heizelement und einen Temperaturfühler (rückgekoppeltes System). Adäquate Sicherheitsschaltungen sollen eine Überhitzung der Meßstelle verhindern (Vorsicht, v. a. bei hypotensiven Frühgeborenen treten fast regelmäßig Erytheme auf, Verbrennungen sind beschrieben! Meßstelle häufig wechseln!). Am günstigsten ist es, die niedrigste Temperatur zu wählen, bei der die transkutane Messung die beste Übereinstimmung mit einer arteriell entnommenen Blutgasanalyse zeigt.

Die Verwendung bei erwachsenen Patienten ist sehr begrenzt; dickere Haut, stark wechselnde Hautdurchblutung, Abnahme der Hautdurchblutung in Schockzuständen usw. beeinflussen die Messung.

Die transkutante O_2-*Sättigungsmessung* in der Neonatologie, die ohne Gefahr von Hautläsionen durchgeführt werden kann, setzt sich zunehmend durch. Allerdings birgt sie die Gefahr des Übersehens zu hoher p_aO_2-Partialdrücke (retrolentale Fibroplasie!).

Anwendungsbereiche der transkutanen pO_2-Messung. Die kontinuierliche transkutane pO_2-Messung wird in der Respiratortherapie der Neonatologie angewandt. Hier ist besonders bei Entwöhnungsversuchen vom Respirator eine kontinuierliche Messung des pO_2 wichtig. Weitere Anwendungsbereiche sind die Überwachung während eines Transportes, bei angeborenen Herzfehlern, bei Absaugmanövern, unter der Geburt (am vorangehenden Teil) usw.

Arterieller O_2-Partialdruck vs. transkutaner O_2-Partialdruck. Die klinische Erfahrung zeigt, daß der transkutane pO_2 als Maß für die Gewebs-O_2-Versorgung ein besserer Indikator ist als der arterielle pO_2. Die Gewebsoxygenierung hängt von der Hämoglobinkonzentration, der Durchblutung, der Gewebstemperatur und lokalen metabolischen Prozessen ab. So ist bei Hypotension, Abfall des Herzminutenvolumens, Unterkühlung und Ödemen die Versorgung des Gewebes verschlechtert, obwohl ein normaler arterieller O_2-Partialdruck und eine ausreichende Sättigung vorliegen können. In diesen Fällen wird der arterielle pO_2 über dem transkutan gemessenen pO_2 liegen. Davon abgesehen überschätzen transkutane pO_2-Elektroden die Hypoxie und unterschätzen die Hyperoxie [13]. Die besten Korrelationen zwischen arteriellem und transkutanem O_2-Partialdruck werden in dem Bereich zwischen 50 und 100 mmHg gefunden. Grundsätzlich empfiehlt es sich, Überprüfungen der transkutanen pO_2-Messungen mit einer arteriellen Blutgasanalyse zu machen.

Fehlermöglichkeiten bei der Messung des transkutanen pO_2 bestehen in der Meßwertverfälschung durch das Inhalationsanästhetikum Halothan.

Transkutane pCO_2-Messung

In der Regel wird der transkutane pCO_2-Wert etwa 25% höher liegen als der arterielle pCO_2. Eine der Ursachen dafür könnte in der lokalen Hyperthermie mit vermehrtem CO_2-Anfall sein. Nach Einführen entsprechender Korrekturfaktoren besteht jedoch eine gute Korrelation in einem Bereich zwischen 20 und 50 mmHg [1].

Messung von Gaskonzentrationen in Inspirations- und Exspirationsluft

Mit schnell anzeigenden Gasanalysatoren (Massenspektometrie) oder mit Hilfe der Infrarotabsorption (Uras) läßt sich der Konzentrationsverlauf eines Atemgases während eines Atemzyklus kontinuierlich messen. Wird die Messung mit der Messung des Atemvolumens (integrierender Pneumotachograph) und der Messung des p_aCO_2 kombiniert, können anatomischer und alveolärer Totraum berechnet werden („Bohr-Formel") (s. u. Kapnographie). Die Messung von O_2-Konzentrationen (Oxitest etc.) beruht auf der Tatsache, daß Sauerstoff stark paramagnetisch ist. Für den klinischen Gebrauch sind Geräte geeignet, die die Gaskonzentrationen digital anzeigen. Umrechnungen auf Partialdrücke nach dem Dalton-Gesetz sind ebenfalls oft in moderne Geräte bereits integriert (beachte die Volumenmeßbedingungen, s. oben).

O_2-Partialdruckdifferenz zwischen Alveole und Arterie (alveolo-arterielle O_2-Partialdruckdifferenz, A-a-pO_2-Gradient)

Der alveoläre O_2-Partialdruck (p_AO_2) wird von mehreren Faktoren beeinflußt. Die alveoläre Gasgleichung stellt diese Beziehung dar:

$$p_AO_2 = F_IO_2\,(pB - 47\ \text{mmHg}) - p_aCO_2 / R.$$

p_AO_2 idealer alveolärer O_2-Partialdruck, F_IO_2 inspiratorische O_2-Fraktion (z.B. 0,21), pB Barometerdruck in mmHg (z.B. 760), 47 mmHg Wasserdampfdruck bei 37 °C, p_aCO_2 Partialdruck von CO_2, R respiratorischer Quotient (Verhältnis von im Stoffwechsel produzierter CO_2-Menge zu aufgenommener O_2-Menge, z. B. 0,85).

Mit den als Beispiel gewählten Werten errechnet sich:

$$p_AO_2 = 0{,}21\,(760 - 47) - (40\,/\,0{,}85);\quad p_AO_2 = (0{,}21 \cdot 713) - 47 = 103\ \text{mmHg}.$$

Die normale alveo-arterielle pO_2-Differenz beträgt bei einer F_IO_2 von 0,21 ca. 5–10 mmHg bei Jüngeren, 10–30 mmHg bei Älteren. Mit steigender F_IO_2 steigt auch die alveolo-arterielle O_2-Differenz. Ohne Shuntvolumen wäre der arterielle gleich dem alveolären pO_2. Da jedoch schon physiologischerweise 2–4% des Herzminutenvolumens an nichtbelüftenden Alveolen vorbeifließen (physiologische Ventilations-Perfusions-Inhomogenität), entsteht die Aa-Partialdruckdifferenz. Mit steigenden Shuntvolumen wie auch mit steigendem alveolärem Partialdruck nimmt die Aa-Partialdruckdifferenz erheblich zu.

Erklärung: Durch die venöse Beimischung wird eine O_2-Konzentrationsdifferenz zwischen dem endkapillären („idealen") und arteriellen Blut erzeugt ($C_{c'} - C_a$). Je nach der Lage auf der O_2-Dissoziationskurve (mit unterschiedlichen Steilheiten) entsprechen jedoch u. U. kleine O_2-Konzentrationsdifferenzen sehr weit auseinanderliegenden O_2-Partialdrücken. Die Partialdruckdifferenzen sind um so größer, je flacher die O_2-Bindungskurve verläuft. Deshalb ist bei gleicher venöser Beimischung die Partialdruckdifferenz klein in Hypoxie, groß in Hyperoxie. Abbildung 6 verdeutlicht diese Zusammenhänge.

Der A-a-pO_2-Gradient ist ein wichtiger Parameter für die Beurteilung des pulmonalen Gasaustausches.

Mit Hilfe der alveolären Gasgleichung ist es auch möglich, die notwendige Höhe der F_IO_2 auszurechnen, um einen bestimmten p_aO_2 zu erhalten.

Rechenbeispiel:
Bei einem Patienten werden gemessen: p_aO_2 180 mmHg, F_IO_2 0,8, Körpertemperatur 40 °C, p_aCO_2 43 mmHg, der respiratorische Quotient sei 0,85, das Krankenhaus befindet sich in einem Ort in 2000 m Höhe (Barometerdruck 600 mmHg).
Die Berechnung des alveolären O_2-Partialdruckes ergibt folgenden Wert:

$$p_AO_2 = 0{,}8\ (600 - 55) - 43\,/\,0{,}85$$
$$p_AO_2 = 385\ \text{mmHg}$$

Frage: Wie weit kann F_IO_2 reduziert werden, um einen p_aO_2 von 100 mmHg zu erreichen?
Die alveoloarterielle O_2-Partialdruckdifferenz bei diesem Patienten beträgt 385–180 mmHg = 250 mmHg. Würde der p_aO_2 100 mmHg sein, so müßte der p_AO_2 auf 350 mmHg eingestellt werden.

$$305\ \text{mmHg} = F_IO_2\,(600 - 55) - 44\,/\,0{,}85$$
$$F_IO_2 = 356/545$$
$$F_IO_2 = 0{,}65$$

Die inspiratorische FO_2 kann also unter den gegebenen Umständen auf 0,65 reduziert werden.

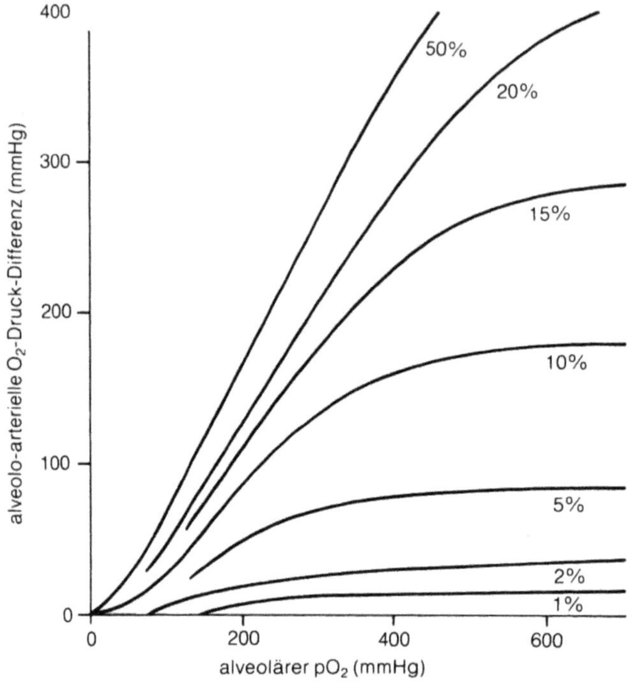

Abb. 6. Beziehungen zwischen alveolärem O_2-Partialdruck und alveolo-arterieller pO_2-Differenz in Abhängigkeit vom Shuntvolumen. Für die Berechnung wurden normale Werte ($AVDO_2$ 5 ml/dl, Hb 14 g/dl, normale Säure-Basen-Verhältnisse, Temperatur 37 °C) angenommen. Das Shuntvolumen ist in % des Herzminutenvolumens angegeben. (Nach Nunn [8])

Ursachen arterieller Hypoxie

Abgesehen von einer Herabsetzung des inspiratorischen O_2-Druckes (Höhenatmung) und unter Berücksichtigung einer altersentsprechenden p_aO_2-Abnahme, gibt es 3 Ursachen für die Abnahme des O_2-Partialdruckes.

Alveoläre Hypoventilation

Bei einer in Beziehung zur Stoffwechselsituation zu geringen alveolären Ventilation fällt der p_aO_2 und steigt der p_aCO_2 an. Bei einem respiratorischen Quotienten von 1,0 ändern sich beide Werte im umgekehrten Verhältnis: Der p_aO_2 nimmt um so viel mmHg ab, wie der p_aCO_2 ansteigt.

Da der RQ in der Regel unter 1 ist, ist der Abfall des p_aO_2 größer als der Anstieg des p_aCO_2. Bestehen gleichzeitig andere Lungenfunktionsstörungen, kann die korrekte Diagnose schwierig sein. Alveoläre Hypoventilation ist meist extrapulmonal verursacht (zentrale Atemdepression, muskuläre Insuffizienz der Atempumpe, postoperative Hypoventilation durch Schmerzen usw.) intrapulmonale Ursache ist die Obstruktion der Atemwege.

Ventilations-Perfusions-Störungen

Ventilations-Perfusions-Störungen sind eine häufige Ursache arterieller Hypoxie. Geringe Ventilations-Perfusions-Inhomogenitäten sind auch beim Gesunden vorhanden. Durch Anästhesie mit Verlust des Zwerchfelltonus, Abnahme der funktionellen Residualkapazität (FRK) und Auftreten atelektatischer Bezirke v. a. in den abhängigen Lungenpartien [4] mit relativ hoher Perfusion nimmt der alveolo-arterielle O_2-Gradient stark zu. Schwere Gasaustauschstörungen, wie beim ARDS, sind größtenteils durch Ventilations-Perfusions-Störungen bedingt.

Eine Ventilations-Perfusions-Störung tritt auf, wenn relativ gut ventilierte Lungenbezirke wenig, schlecht ventilierte Lungenbezirke relativ stark durchblutet werden. Normalerweise wird im Stehen die Lunge in den basalen Abschnitten stark durchblutet, weil das Blut vom Lungenhilus aus der Schwerkraft folgt. Die basalen Lungenpartien werden auch verstärkt ventiliert, weil die Alveolen dort geringere Rückstellkräfte haben. Ventilation und Perfusion sind also beide im Vergleich zu den oberen Lungenabschnitten groß, jedoch steigt die Perfusion in den unteren Lungenabschnitten im Vergleich zur Ventilation stärker an. So wird eine größere Blutmenge in den unteren Lungenabschnitten nicht vollständig arterialisiert, wohingegen eine kleinere Blutmenge in den oberen Lungenabschnitten voll arterialisiert wird. Aufgrund dieser Tatsache besteht schon beim Gesunden eine alveoloarterielle pO_2-Druckdifferenz ($AaDO_2$).

Bei kleinerem Lungenvolumen (Abnahme der FRK) kann es zum vollständigen Kollaps der unteren Lungenpartien kommen. Das Blut dieser Abschnitte wird dann überhaupt nicht arterialisiert. Es mischt sich als intrapulmonale venöse Beimischung (Shunt) dem Blut aus den anderen Lungenpartien bei. „Shunt" ist eine Extremform einer Ventilations-Perfusions-Störung. Eine andere Extremform ist die alveoläre Totraumventilation, d. h. die Ventilation von Lungenbezirken, die nicht perfundiert werden.

Das Ausmaß der venösen Beimischung kann mit Hilfe der Shuntformel

$$Q_S / Q_T = (C_{c'}O_2 - C_aO_2) / (C_{c'}O_2 - C_{\bar{v}}O_2)$$

berechnet werden (Q_S Shuntvolumen, Q_T Herzminutenvolumen, $C_{c'}O_2$ endkapillärer (idealer) O_2-Gehalt, C_aO_2 arterieller O_2-Gehalt, $C_{\bar{v}}O_2$ gemischt-venöser O_2-Gehalt).

Einschränkung:

- Die Shuntformel berücksichtigt nicht die anatomische (Bronchialvenen, Thebesische Venen) venöse Beimischung.
- Der O_2-Gehalt des endkapillären Blutes wird als „ideal", d. h. entsprechend dem alveolären pO_2 angenommen, und
- Änderungen des Herzminutenvolumens beeinflussen die Berechnung [8].

Außerdem geben Methoden, die Speziallaboratorien vorbehalten sind, wie die Sechs-Inert-Gasmethode, Aufschlüsse über die Verteilung von Ventilation und Perfusion.

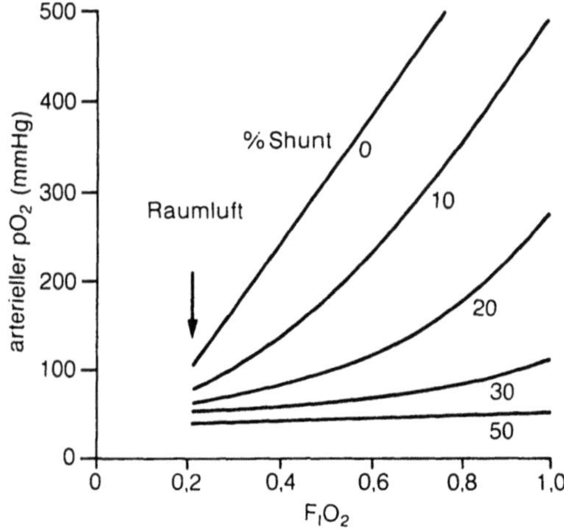

Abb. 7. Zusammenhänge zwischen inspiratorischer O_2-Fraktion (F_IO_2), arteriellem pO_2 und Shuntvolumen.
Je höher das Shuntvolumen ist, desto weniger steigt der arterielle O_2-Partialdruck bei einer Erhöhung der F_IO_2 an

Diffusionsstörungen

Beeinträchtigung der Gasdiffusion im Alveolarraum sind Diffusionsstörungen, die auch zugleich Ventilations-Perfusions-Störungen darstellen können. Nach der (Fickschen) Formel für den Gastransport durch ein Diffusionshindernis führt eine Verlängerung der Diffusionsstrecke für O_2 (Alveolarödem, interstitielles Lungenödem) sowie eine Reduktion der Gasaustauschfläche zu einem Abfall des p_aO_2. Eine Ventilations-Perfusions-Störung liegt insofern vor, als der entsprechende Alveolarbezirk nicht gemäß seiner Durchblutung ventiliert wird. Eine Schätzung zwischen F_IO_2, Shuntvolumen und p_aO_2 gibt Abb. 7.

Literatur

1. Bhat R, Kim WD, Shukla A, Vidyasagar D (1981) Simultaneous tissue pH and transcutaneous carbon dioxide monitoring in criticall ill neonates. Crit Care Med 9:744–749
2. Davenport HW (1974) The ABC of acid-base chemistry. Univ of Chicago Press, Chicago London
3. Durbin CG (1990) Monitoring arterial blood gases and acid-base balance. In: Lake CL (ed) Clinical monitoring. Saunders, Philadelphia London Toronto, pp 575–614
4. Hedenstierna G (1990) Gas exchange during anaesthesia. Br J Anaesth 64:507–514
5. Irwin RS, Pratter M (1985) Arterial puncture for pH and blood gas analysis. In: Rippe JM, Irwin RS, Alpert JS, Dalen JE (eds) Intensive care medicine. Little, Brown, Boston Toronto, pp 127–131
6. Liss HP, Payne CP (1993) Stability of blood gases in ice and at room temperature. Chest 103:1120–1122
7. Mahutte CK (1994) Continuous intra-arterial blood gas monitoring. Intensive Care Med 20:85–86
8. Nunn JF (1993) Nunn's applied respiratory physiology, 4th edn. Butterworth Heinemann, Oxford
9. Pappert D, Rossaint R, Gerlach H, Falke K (1994) Continuous monitoring of blood gases during hypercapnia in a patient with severe acute lung failure. Intensive Care Med 20:210–211

10. Preidel W, Nischik H, Stanzel MJ, Braun GG (1994) A new electrochemical oxygen sensor for in vivo monitoring. Intensive Care Med 20 [Suppl 2]:119
11. Shapiro BA, Cane RD, Chomka CM, Bandala LE, Penuzzi WT (1989) Preliminary evaluation of an intra-arterial blood gas system in dogs and humans. Crit Care Med 17:455–460
12. Ulmer WT, Reichel G, Nolte D, Islam MS (1991) Die Lungenfunktion. Physiologie und Pathophysiologie, Methodik, 5. Aufl. Thieme, Stuttgart New York
13. Vidyasagar D (1989) Transcutaneous PO_2 and PCO_2 monitoring in the neonate. In: Shoemaker WC, Ayres S, Grenvik A et al. (eds) Textbook of critical care. Saunders, Philadelphia London Toronto, pp 280–283
14. Wahr JA, Tremper KK (1994) Continuous intravascular blood gas monitoring. J Cardiothor Vasc Anesth 8:342–353
15. Zimmermann JL, Dellinger RP (1993) Initial evaluation of a new intra-arterial blood gas system in humans. Crit Care Med 21:495–500

2.2.6 Inhalatives Stickstoffmonoxid

Jutta Berger

Stickstoffmonoxid (NO), ein farb und geruchloses Gas, wurde zunächst als Bestandteil der Luftverunreinigung, im Zigarettenrauch, bei Schweißarbeiten, überall dort, wo Verbrennungsvorgänge mit hoher Temperatur ablaufen, nachgewiesen. Die Entdeckung von NO als Mediator biologischer Systeme begann in den 80er Jahren. 1980 wurde erstmalig von Furchgott u. Zawadzki [8] eine vom Endothel produzierte Substanz mit vasodilatierendem Effekt („endothelium derived relaxing factor" oder EDRF) beschrieben. 1987 wurden von Palmer [25] und Ignarro [15] NO und EDRF als identische Verbindungen identifiziert. Die klinische Anwendung von NO an Patienten erfolgte erstmalig 1988 [13]. Das aus Gefäßendothelzellen synthetisierte ungeladene NO-Molekül diffundiert rasch in die benachbarten Gefäßmuskelzellen und bewirkt über die Stimulation der im Zytosol gelösten Guanylatcyclase eine verstärkte Synthese von cyclo-Guanosino-3,5′-monophosphat (cGMP) aus Guanosinotriphosphat (GTP) mit nachfolgender Gefäßmuskelrelaxation [14, 21]. Aufgrund der kurzen Halbwertszeit (< 10 s) und der hohen Affinität zur Hämgruppe von Hämoglobin ist die Wirkdauer limitiert. Die Möglichkeit einer inhalativen Applikation und die rasche Inaktivierung im Blut führten zum klinischen Einsatz von NO.

Klinische Anwendung

In Kenntnis der Hypothese einer verminderten NO-Produktion bei akuter und chronischer pulmonaler Hypertension unterschiedlicher Ätiologie wird inhalatives NO als selektiver pulmonaler Vasodilatator therapeutisch, z. B. bei primärer pulmonaler Hypertension Neugeborener (PPHN), nach Herzoperationen, bei ARDS und Sepsis, eingesetzt. Inhaliertes NO diffundiert rasch von den Alveolen direkt zur pulmonalen Gefäßmuskulatur und führt über die beschriebene Guanylatcyclase- (cGMP)-Reaktion zur Vasodilatation. Durch die Applikation von inhalativem NO bei ARDS-Patienten konnte eine Verbesserung des Horovitz-Quotienten (PaO_2/FIO_2), eine Reduktion des Pulmonalarteriendrucks (PAP) und eine Senkung des Q_s/Q_t ohne Systemeffekt erzielt werden. Die bisher durchgeführten Untersuchungen zeigten nicht nur dosisabhängige, sondern auch individuelle Wirkungsunterschiede von NO [17]. Konnte durch die Inhalation von 0,1 ppm („parts per million") bereits eine Verbesserung der Oxygenierung erzielt werden, waren zur Senkung des

PAP Konzentrationen von ≥1 ppm NO notwendig [9]. Während jüngste Untersuchungen keinen Einfluß der inhalativen NO-Therapie auf die Morbidität und Mortalität bei Patienten mit ARDS und PPHN ergaben [24, 28], konnte das Ausmaß der Therapieinvasivität wie z.B. die Notwendigkeit einer extrakorporalen Membranoxygenierung (ECMO) deutlich reduziert werden.

In Anbetracht der derzeit noch fehlenden Kenntnisse über die potentielle Toxitität, besonders bei Langzeitapplikation von inhalativem NO, und der unterschiedlichen Wirkungscharakteristik differenter NO-Konzentrationen sollte eine eindeutige Indikationstellung jeder NO-Therapie vorrausgehen.

Potentielle Gefahren der inhalativen NO Therapie

In der Gasphase reagiert NO mit molekularem Sauerstoff unter Bildung von toxischem Stickstoffdioxid (NO_2) in linearer Abhängigkeit von der O_2-Konzentration, dem Quadrat der NO-Konzentration und der Kontaktzeit [1]. Die Reaktion von NO mit O_2 zu NO_2 erfolgt entsprechend der Formel $2\ NO+O_2 = 2\ NO_2$. Histologische Veränderungen in der Lunge wurden bei 25 ppm NO_2 registriert [29]. NO_2 reagiert in Anwesenheit von Sauerstoff und Wasserdampf unter Bildung von Nitriten, salpetriger Säure (HNO_2) und Salpetersäure (HNO_3). In einer Zusammenfassung von Mang et al. [20] über die schädigende Wirkung von NO_2 reicht das Ausmaß einer akuten Schädigung (5–15 min Expositionszeit) beim Menschen in Abhängigkeit von der NO_2-Konzentration von einer vorübergehenden Zunahme des Atemwegwiderstandes (1–5 ppm NO_2), Bronchitis obliterans (50–150 ppm NO_2), Bronchopneumonie (300 ppm NO_2) bis hin zum Lungenödem (500 ppm NO_2). Entsprechend den Empfehlungen führender Experten soll die inspiratorische NO_2-Konzentration 1,5 ppm nicht überschreiten [7].

80–90% des inhalierten NO gelangen ins Blut, binden sich an Fe(II) der Hämgruppe von Hämoglobin zu Nitrosylhämoglobin (NOHb) und werden dadurch inaktiviert. NOHb wird rasch zu Methämoglobin (MetHb) oxidiert. Die dabei anfallenden Nitrit- und Nitrationen werden überwiegend innerhalb der ersten 48 h direkt über den Urin ausgeschieden. Ein kleiner Anteil wird in Mund und Magen zu N_2 und im Darm zu Ammoniak (NH_3) metabolisiert [32]. Bei Patienten mit hyperoxischer Lungenschädigung oder ischämischem Reperfusionsschaden könnte ein Mechanismus der potentiellen NO-Toxizität in der zytotoxischen Wirkung des NO-Metaboliten Peroxinitrit sein, der eine Lipidperoxidation von Zellmembranen induzieren kann [26]. Die Umwandlung von NOHb zu MetHb verläuft etwa 10mal schneller als die Reduktion von MetHb, wobei steigende NO-Konzentrationen die Methämoglobinreduktase hemmen [18]. Die Methämoglobinbildungsrate erfolgt in Abhängigkeit von der Hämoglobinkonzentration und der O_2-Sättigung des Patientenblutes, der Aktivität der Methämoglobinreduktase, der applizierten NO-Konzentration und Inhalationsdauer sowie der alveolaren Ventilation [27, 31]. Diese multifaktorielle Beeinflussung der Methämoglobinbildung schließt eine grobe Abschätzung des Methämoglobinspiegels aus und erfordert ebenso eine genaue Überwachung.

Monitoring

Bei der klinischen Anwendung von NO ist nach dem heutigen Stand des Wissens nachstehendes Monitoring empfehlenswert:

Biochemisches Monitoring: Methämoglobinbestimmung

Raucher, welche bis zu 1000 ppm NO inhalieren, entwickeln aufgrund eines effizienten Detoxifikationssystems [6] keine signifikante Methämoglobinämie. Nach einer Befragung der Mitglieder der Arbeitsgruppe für NO der Europäischen Gesellschaft für Intensivmedizin (ESICM, 12 europäische Länder und die USA) wird die Methämoglobinbestimmung bei klinischer Applikation von inhalativem NO routinemäßig durchgeführt. In 20% der Fälle wurde die MetHb-Bildung als häufigste beobachtete Nebenwirkung genannt (ESICM Bericht Sept. 1997, Paris). Bei der Inhalation von NO soll die niedrigste Dosis eingesetzt werden, um den erwünschten Effekt zu erzielen und um einen unphysiologischen Anstieg der Methämoglobinkonzentration (Referenzwert 0,6%–2,5%) zu vermeiden. Eine Verbesserung der Oxygenierung kann bereits durch sehr niedrige Dosen (parts per billion) NO erzielt werden [10]. Die Entwicklung einer Methämoglobinämie hängt von der Hämoglobinkonzentration des Patienten, der O_2-Sättigung, der Aktivität der Methämoglobinreduktase und letztendlich von der applizierten NO-Dosis ab.

NO- und NO_2-Monitoring

Neben der Methämoglobinkonzentrationsbestimmung wurden Richtlinien für NO-Dosierungssysteme bestimmt [16, 30]. Folgende Anforderungen sind an ein Gerät zur inhalativen NO-Therapie zu stellen:

- kontinuierliche Messung von NO und NO_2 im Inspirationsschenkel des Beatmungskreislaufes,
- NO-Applikationsmodus mit niedriger Kontaktzeit von NO und O_2, aber gleichzeitig ausreichend langer Homogenisierungsphase,
- NO-Dosierkontrollsystem zur kontrollierten Zudosierung von NO,
- Sicherungssystem zur Vermeidung von Grenzwertüberschreitungen von NO und NO_2,
- NO-Leckagedetektorsystem zur Detektion der Umgebungskonzentration von NO und NO_2 hinsichtlich eines Anwenderschutzes,
- automatisches „Back-up-System" zur behelfsmäßigen NO-Applikation bei Strom- oder Geräteausfall zur Minimierung des Reboundeffekts.

Ein NO-Applikationsmodus, der die angegebenen Richtlinien weitgehend erfüllt, ist die kontinuierliche „Flow-proportionale" NO-Zudosierung zum Inspirationsgas (Abb. 1) [16]. Eine kontinuierliche konstante NO-Applikation (Abb. 2) während der In- und Expirationsphase, appliziert mit einfachem Röhrenflowmeter und unabhängig vom Respiratorflow, wird einerseits zu lokal erhöhten NO-Konzentrationen und andererseits zu einer verstärkten NO_2-Bildung führen. Bei NO-Applikation im inspiratorischen Schenkel des Respirators in einem Abstand von ca. 80 cm vor dem Y-Stück (Abb. 3) kann die NO_2-Generation auf niedrigem Level gehalten werden. Bei unmittelbarer NO-Applikation vor dem Y-Stück wurden wesentlich höhere NO_2-Konzentrationen gemessen [22].

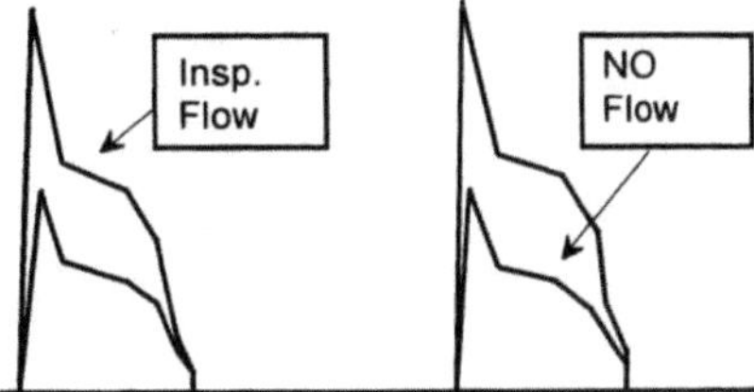

Abb. 1. Flow-proportionale NO-Zudosierung in der Inspirationsphase. (Aus [16])

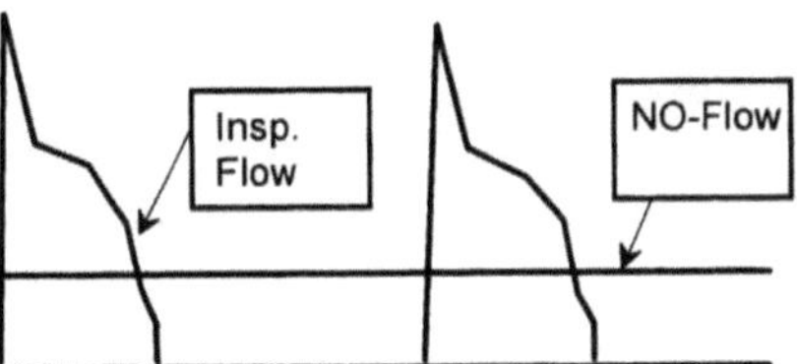

Abb. 2. Kontinuierliche konstante NO-Zudosierung während der In- und Expirationsphase. (Aus [16])

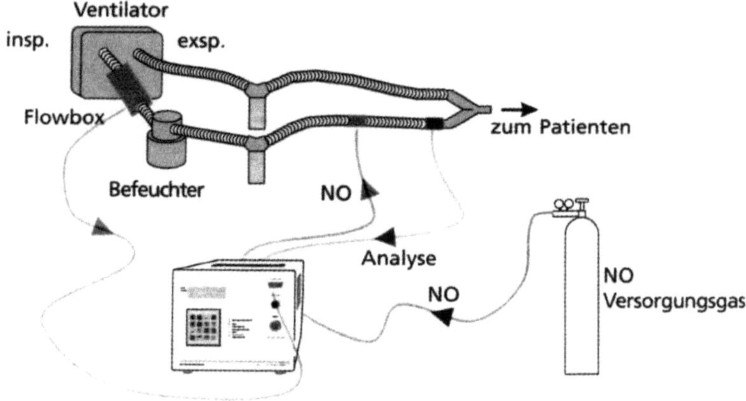

Abb. 3. NO-Applikationssystem. (Aus [16])

Bei kontinuierlicher Zudosierung von NO-Volumen in den intermittierenden Beatmungsflow unmittelbar vor dem Y-Stück kann ein sogennantes „Plug-flow-Phänomen" [23] auftreten. Schübe hoher NO-Konzentrationen wechseln mit solchen hoher O_2-Konzentrationen des Beatmungsgases ab. Dabei kommt es an der Schnittstelle zwischen diesen „plugs" zu sehr raschen und unvorhersehbaren Reaktionen zwischen NO und O_2 mit dem Ergebnis hoher NO_2-Konzentrationen, deren korrekte Messung nur mit technisch ausgereiften Analysatoren erfaßt werden kann. Weiter wird nach Apnoephasen bei assistierten Beatmungsformen die im Y-Stück angereicherte hohe NO/ NO_2-Gaskonzentration dem Patienten mit dem neuen Beatmungsschub zugeführt.

Um eine ausreichende Homogenisierung der beiden Gaskomponenten zu erreichen, kann auch das gesamte Volumen des Inspirationsschenkels einschließlich des Befeuchters als Mischkammer genutzt werden. Dabei wird allerdings die Kontaktzeit entsprechend den geometrischen Dimensionen des Befeuchters verlängert und das sich bildende NO_2 im Befeuchtungswasser gelöst. Die Bildung von salpetrigen Austrägern, Nitraten und Nitriten, könnte die Folge sein. Das Einspeisen von NO vor dem Befeuchter ist aus den oben genannten Gründen derzeit nicht empfehlenswert. Eine Minderung von NO_2 kann mittels NO_2-Absorber wie z. B. Sodakalk, Noxon [12] erzielt werden. Die diversen NO_2-Absorber haben ähnliche NO_2-Absorptionspotenzen, unterscheiden sich aber in der Menge der NO-Absorption.

Die Zufuhr von inhalativem NO muß in Form eines Gasgemisches von NO in N_2, hergestellt und geprüft für die Verwendung im medizinischen Bereich, erfolgen (z. B. Pulmomix, Fa. Messer Griesheim, 10–1000 ppm NO in N_2). Die Aufbewahrung von NO in N_2 in speziellen Gaszylindern minimiert die Generierung von NO_2 und garantiert die Stabilität des Gasgemisches. In technischen NO-Gasgemischen mit Konzentrationen von 1000 ppm bei 1–5% Verunreinigungen, können NO_2-Konzentrationen von 10–50 ppm auftreten. Um den Patienten geringfügigsten Belastungen auszusetzen, werden Verunreinigungen von < 1 ppm NO_2 bei 1000 ppm NO in N_2 angestrebt.

Meßtechnik

Zur NO- und NO_2-Konzentrationsanalyse können folgende Verfahren herangezogen werden:

- *Trennverfahren:* z. B. *Massenspektrometrie,*
- *physikalisch-chemische Meßverfahren:* Verfahren mit Gas- oder Festkörperreaktion, z. B. *Chemilumineszenzmethode,*
- *elektrochemische Methoden.*

Zu den wichtigsten klinischen Anforderungen zählen eine rasche, kontinuierliche und substanzspezifische Messung [11].

Massenspektrometer zeichnen sich durch hohe Meßgenauigkeit, sehr niedrige Detektionsgrenze, kurze Analysezeit, aber hohe Kosten aus.

Die meisten physikalisch-chemischen Meßverfahren erfüllen die klinischen Anforderungen nicht, wobei aber neuere *Chemilumineszenzdetektions (CLD-) Technologien* bereits eine kontinuierliche Atemzug-zu-Atemzug-NO-Gasanalyse ermöglichen.

Für den klinischen Bereich kommen die *elektrochemische Methode* und die *Chemilumineszenzdetektion (CLD)* zum Einsatz, wobei die *elektrochemische Methode* derzeit die kostengünstigste und am häufigsten eingesetzte Methode ist. Beim *CLD- Verfahren* werden die Konzentrationen von NO, NO_2 und NO_x gemessen, wobei die Messungen in einem Zwei- oder Einkammersystem erfolgen. NO reagiert mit Ozon entsprechend der Formel $NO + O_3 = NO_2 + O_2$, wobei Licht entsteht und dessen Intensität gemessen wird. Diese Lichtemission ist repräsentativ für die NO-Konzentration in der direkten Reaktionskammer und der NO_x-Konzentration in der Kammer, welche das Analysegas via Konverter erhält. Das NO_2 des Analysegases wird zu NO konvertiert und die NO_2-Konzentration wird entsprechend der Formel $NO_2 = NO_x - NO$ errechnet. Aufgrund der relativ guten Wasserlöslichkeit (2–7%) von NO_2 und der NO_2-Bildung in den Analyseleitungen sind die NO_2-Werte lediglich Näherungswerte. Weiters können die NO_2-Meßergebnisse je nach Analysatorkonstruktion durch höhere F_IO_2-Konzentrationen verfälscht sein. In einer Mischung von O_2 und NO erfolgt sofort eine Reoxidation von reduziertem NO zu NO_2, welche vom Meßsystem nicht analysiert werden kann. Bei CLD- und elektrochemischen Verfahren kann es zu NO_2-Konzentrationsunterschätzungen in Abhängigkeit von variierenden O_2-Konzentrationen kommen [5]. Aber auch andere Gasmoleküle, Anästhesiegase wie Isofluran, Halothan usw., können das Meßergebnis beeinflussen. Die NO_2-Moleküle kollidieren mit anderen Gasmolekülen im Analysegasgemisch und verlieren ihre Energie als Chemilumineszenzsignal. Die finanziell wesentlich günstigere *elektrochemischen Methode* basiert auf 3 oder 4 potentiostatischen Elektrodenmeßzellen. Diese sind, im Vergleich zu dem vorher genannten CLD-Verfahren, mit langsameren, limitiert empfindlichen und schlechteren Nachweisgrenzen (0,5 ppm NO, 0,1 ppm NO_2 bei standardisierten atmosphärischen Bedingungen) ausgestatteten elektrochemischen Zellen bestückt. Diese Zellen weisen eine geringere Stabilität auf. Querempfindlichkeiten durch Kohlenwasserstoffe, welche die Messung mäßig beeinflussen, sind nicht ganz auszuschließen. Durch das zu analysierende Gasgemisch reagiert ein aus mehreren Elektroden bestehendes und in ein Elektrolyt gebettetes System mit geringsten Stromflüssen auf Veränderungen der zu messenden chemischen Komponente. Vereinfacht kann man sich diese Systeme wie eine Batterie vorstellen, welche auf eine selektive chemische Substanz wie NO und NO_2, mit einer elektrischen Potentialänderung antwortet. Ähnlich der Batterie unterliegen diese elektrochemischen Zellen einem Verschleiß. Eine regelmäßige Kalibrierung ist bei diesen Meßsystemen unbedingt notwendig. Bei neuen Vierelektrodenzellen gibt eine zusätzliche Elektrode Auskunft über den prinzipiellen Zustand der Potentialverteilung im Elektrolyt. Dieses zusätzliche Signal kann nun zur Korrektur des Meßsignals herangezogen werden, wodurch sich ein stabileres Verhalten in bezug auf Einflüsse wie Temperatur, variable Feuchte und Drift ergibt 16].

Arbeitsplatzbelastung

Bestimmte Mengen von NO und NO_2 gelangen durch das Exspirationsgas und vernachlässigbar durch den Analysegasstrom in die Raumluft. Zusätzlich kommt es durch Absaugemanöver am Patienten zur weiteren Belastung des Intensivpersonals. Eine Unterbrechung der NO-Dosierung, z.B. für 2 min während der Bronchialtoilette, verringert diese zusätzliche Raumkontaminierung.

International wurde eine maximale Arbeitsplatzkonzentration (MAK-Wert) von 5 ppm NO_2 festgelegt [2, 4]. In den USA gilt für NO eine dem MAK-Wert vergleichbare TWA-Konzentration („time-weighted average“) von 25 ppm [3]. Die MAK-Werte in Österreich sind für NO 25 ppm und für NO_2 3 ppm [19]. In Deutschland gilt für NO_2 ein MAK-Wert von 5 ppm [4]. Derzeit besteht für die Schweiz und Deutschland kein Konsensus bzw. keine Empfehlung bezüglich der NO-Inhalationstherapie. Untersuchungen bezüglich Raumluftkontaminierung während inhalativer NO-Therapie (10–20 ppm) mit unterschiedlichen Applikationsmethoden (z.B. Pulmonox, Fa. Messer Austria GmbH, oder einfache NO-Zudosierung von einer NO/N_2-Flasche mit Rotameter) ergaben Spitzenwerte unter 100 ppb („parts per billion“). Lediglich bei der Verwendung einer NO/N_2-Flasche mit Rotameter wurden Spitzenwerte über 200 ppb gemessen. Es bestand kein Unterschied zwischen Intensivstationen mit und ohne Klimaanlage [16].

Literatur

1. Austin AT (1967) The chemistry of the higher oxides of nitrogen as related to the manufacture, storage and administration of nitrous oxide. Br J Anaesth 39:345–359
2. Centers for Disease Control (1988) Recommendations for occupational safety and health standards. MMWR 37 (Suppl):21
3. Centers for Disease Control (1988) Recommendations for occupational safety and health standards. MMWR 37 (Suppl S-7):21
4. Deutsche Forschungsgemeinschaft (1977) Maximale Arbeitsplatzkonzentrationen. Senatskommission zur Prüfung gesundheitsschädlicher Arbeitsstoffe, Mitteilung XIII. Deutsche Forschungsgemeinschaft, Bonn-Bad Godesberg
5. Etches PC, Harris MI, McKinley R, Finer NN (1995) Clinical monitoring of inhaled nitric oxid: Comparison of chemiluminescent and electrochemical sensors. Biomed Instrumen Technol 29:134–140
6. Freeman G, Dyer RL, Juhos LT et al. (1978) Identification of nitric oxide (NO) in human blood. Arch Environ Health 33:19–23
7. Frostell C (1994) Nitric oxide inhalation-future drug or an invitation to disaster? Pediatric Anaesthesia 4:147–150
8. Furchgott RF, Zawadzki IV (1980) The obligatory role of of endothelial cells in the relaxation of arterial smooth muscle by acetylcholine. Nature 288:373–376
9. Gerlach H, Rossaint R, Pappert D, Falke KJ (1993) Time-course and dose response of nitric oxide inhalation for systemic oxygenation and pulmonary hypertension in patients with adult respiratory distress syndrome. Eur J Clin Invest 23:499–502
10. Gerlach H, Rossaint R, Pappert D, Falke KJ (1993) Time- course and dose response of nitric oxide inhalation for systemic oxygenation and pulmonary hypertension in patients with adult respiratory distress syndrome. Eur J Clin Invest 23:499–502

11. Gilly H Anästhesiegase. N_2O und volatile Anästhetika Monitoring in Anästhesie und Intensivmedizin, 367–391, Springer, Berlin, Heidelberg, New York, London, Paris Tokio, 1995
12. Gilly H, Krebs Ch, Nowotny Th (1996) Reduction of NO2 by a NO2-selective scavenger. Acta Anaesthesiol Scand (Suppl 109) 40:83–84
13. Higgenbottam T, Pepke-Zaba J, Scott J, Woolman P, Coutts C, Wallwork J (1988) Inhaled „endothelium derived-relaxing factor" (EDRF) in primary hypertension. Am Rev Respir Dis 137:A107
14. Ignarro LJ (1989) Biological actions and properties of endothelium-derived nitric oxide formed and released from artey and vein. Circ Res 65:1–21
15. Ignarro LI, Buga GM, Wood KS, Byrus RE, Chaudhuri G (1987) Endothelium derived relaxing factor produced and released from artery and vein is nitric oxide. Proc Natl Acad Sci USA 84:9265–9269
16. Krebs Ch, Escuyer M, Urak G, Zimpfer M, Germann P (1996) Technological basis for NO application and environmental security. Acta Anaesthesiol Scand 40:(Suppl 109) 84–87
17. Lowson StM, Rich GF, McArdle PhA, Jaidev J, Morris GN (1996) The response of varying concentrations of inhaled nitric oxide in patients with acute respiratory distress syndrome. Anesth Analg 82:574–81
18. Maeda N, Imaizumi K, Kon K, Shiga T (1987) A kinetic study on functional impairment of nitric oxide-exposed rat erythrocytes. Environ Health Perspect 73:171–177
19. MAK-Werte-Liste, Februar 1993, Kundmachung des Bundesministers für Arbeit und Soziales vom 22. Februar 1993 Zahl 61.710/30–4/92, Herausgeber AUVA, Verlag des ÖGB
20. Mang H, Rügheimer E, Frostell CG (1992) Gefahren und Möglichkeiten der Therapie mit Inhaliertem Stickstoffmonoxid. Intensivmedizin 29:107–113
21. Moncada S, Higgs A (1993) Mechanisms of desease: The L-arginine-nitric oxide pathway. N Engl J Med 329:2002–2012
22. Moors AH, Pickett JA et al. (1994) Nitric oxide administration. Anaesth Intensive Care 22:310–312
23. Nathorst Westfelt U, Lundin S, Stenqvist O (1996) Safety aspects of delivery and monitoring of nitric oxide during mechanical ventilation. Acta Anaesthesiol Scand 40:302–310
24. Neonatal Inhaled Nitric Oxide Study Group (1997) Inhaled nitric oxide in full-term and nearly full -term infants with hypoxic respiratory failure. N Engl J Med 336:597–604
25. Palmer RMJ, Ferrige AG, Moncada S (1987) Nitric oxide release accounts for the biological activity of the endothelium-derived relaxing factor. Nature 327:524–526
26. Radi R, Beckman JS, Bush KM et al. (1991) Peroxynitrite-induced membrane lipid peroxydation: The cytotoxic potential of superoxide and nitric oxide. Arch Biochem Biophys 288:481–487
27. Ripple G, Mundie T, Stavert TM, Lehnert BE (1989) Kinetics of methemoglobin formation and elemination as a function of inhaled nitric oxide concentration and minute ventilation. Toxicologist 9:745
28. Rossaint R, Gerlach H, Schmidt-Ruhnke H, Pappert D, Lewandowski K, Steudel W, Falke KJ (1995) Efficacy of inhaled nitric oxide in patients with severe ARDS Chest 107:1107–1115
29. Stavert DM, Lehnert BE (1990) Nitrogen oxide and nitrogen dioxide as inducers of acute pulmonary injury when inhaled at relatively high concentrations for brief periods. Inhal Toxicol 2:53–67
30. Tiballs J, Hochmann M, Carter B, Osborne A (1993) An appraisal of techniques for administration of gaseous nitric oxide. Anaesth Intensive Care 21:844–847
31. Wessel DL, Adatia I, Thompson JE, Hickey PR (1994) Delivery and monitoring of inhaled nitic oxide in patients with pulmonary hypertension. Crit Care Med 22:930–938
32. Yoshida K, Kasama K (1987) Biotransformation of nitric oxide. Environ Health Perspect 73:201–206

2.2.7 O_2-Bilanz, O_2-Transport, O_2-Verbrauch, gemischtvenöse O_2-Sättigung

K. Reinhart und L. Hannemann

Das Herz und der Blutkreislauf stellen primär ein Transport- und Austauschsystem dar. Eine wesentliche Aufgabe dieses Systems erfüllt sich in der angemessenen Versorgung der Organsysteme mit Sauerstoff und Substraten zur Sicherung des physiologischerweise statthabenden aeroben Metabolismus und in der Beseitigung von Metaboliten. Jedes hämodynamische Monitoring muß deshalb unter dem Gesichtspunkt eingeschätzt werden, in welchem Umfang es über die entscheidenden, zu optimierenden Größen beim Patienten Auskunft gibt, nämlich *den konvektiven O_2-Transport* zum Gewebe (das globale O_2-Angebot) und *die Gewebeoxygenierung*. Im Idealfall wäre bettseitig jederzeit eine Einschätzung des bioenergetischen Status der Zellen des Organismus möglich. In praxi sind jedoch mit dem verfügbaren hämodynamischen Monitoring (Pulmonalarterieneinschwemmkatheter nach Swan-Ganz) unter klinischen Bedingungen selbst das O_2-Angebot und der O_2-Verbrauch nicht leicht zu erhalten, die stets nur eine indirekte Abschätzung der zellulären O_2-Versorgung ermöglichen, da diese Größen aus Bestimmungen des Herzminutenvolumens ($\dot{Q}_T$) und des arteriellen (C_aO_2) sowie gemischtvenösen ($C_{\bar{v}}O_2$) O_2-Gehaltes berechnet werden müssen.

Die Parameter, die auch heute am häufigsten in der Klinik direkt gemessen oder berechnet werden, wie der arterielle Blutdruck, die Herzfrequenz, die Füllungsdrücke, das Herzminutenvolumen, die arteriellen und venösen Blutgase sowie die nichtinvasive Pulsoxymetrie reflektieren einen angemessenen konvektiven O_2-Transport zum Gewebe und die Qualität der Gewebeoxygenierung unzureichend [16, 17].

Neuere Verfahren wie die NMR-Spektroskopie und die Near-infrared-Spektroskopie sind einerseits bettseitig nicht routinemäßig anwendbar und zeigen andererseits die zelluläre Hypoxie erst dann an, wenn die Kompensationsmechanismen des Organismus bereits erschöpft sind [9, 14, 15]. Dies gilt ebenso für die biochemischen Marker der Gewebehypoxie wie den Blutlaktatspiegel oder die Hypoxanthine im Plasma. Für die Klinik ist ein „Frühwarnsystem“ notwendig, das eine *drohende* Gewebehypoxie rechtzeitig erkennen läßt.

Ursachen für die gestörte Gewebeoxygenierung bei intensivmedizinischen Krankheitsbildern

Die zelluläre O_2-Versorgung ist beim Intensivpatienten nicht nur durch einen reduzierten konvektiven O_2-Transport zum Gewebe beeinträchtigt, sondern auch durch Störungen der regelhaften Distribution des Herzminutenvolumens zwischen den Organsystemen (Abb. 1). Dadurch kann auf *regionaler* Ebene ein Mißverhältnis zwischen dem *regionalen* O_2-Angebot und dem O_2-Bedarf bestehen. Es konnte gezeigt werden, daß sich der Blutfluß in der Hepatikus-Splanchnikus-Region bei Patienten im septischen Schock in Relation zum gesteigerten metabolischen Bedarf der Leber bei diesem Krankheitsbild relativ verschlechtert. Normalerweise unterscheidet sich die O_2-Sättigung in der Lebervene nur marginal von der gemischtvenösen O_2-Sättigung, während im septischen Schock die Sättigung in der Lebervene bis zu 40% niedriger gegenüber der gemischtvenösen O_2-Sättigung gemessen wurde [6].

Bei Patienten im septischen Schock ist die Gewebeoxygenierung nicht nur durch einen inadäquaten globalen O_2-Transport zum Gewebe und einer Maldistribution des Herzminutenvolumens zwischen den Organsystemen beeinträchtigt, sondern auch durch erhebliche Störungen auf der Ebene des nutritiven mikrozirkulatorischen Blutflusses, die zu einer deutlichen Zunahme von örtlichen und zeitlichen Perfusionsinhomogenitäten führen (Abb. 2).

Physiologie des O_2-Transportes

Determinanten des O_2-Transportes und der Gewebeoxygenierung

Weshalb kann aus dem Monitoring von Herzfrequenz und arteriellem Blutdruck eine valide Information über die Gewebeoxygenierung nicht gewonnen werden? Der globale O_2-Transport zum Gewebe resultiert bekanntlich aus dem Produkt von Herzminutenvolumen ($\dot{Q}_T$) und arteriellem O_2 Gehalt. $\dot{Q}_T$ resultiert aus der Herzfrequenz und dem Schlagvolumen. Die Herzfrequenz

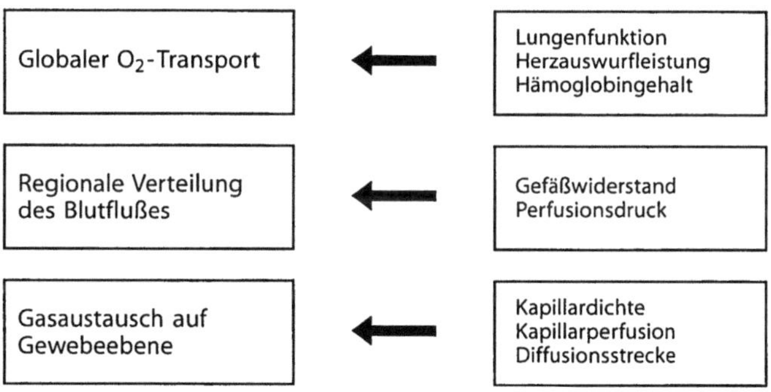

Abb. 1. Determinanten der zellulären O_2-Versorgung

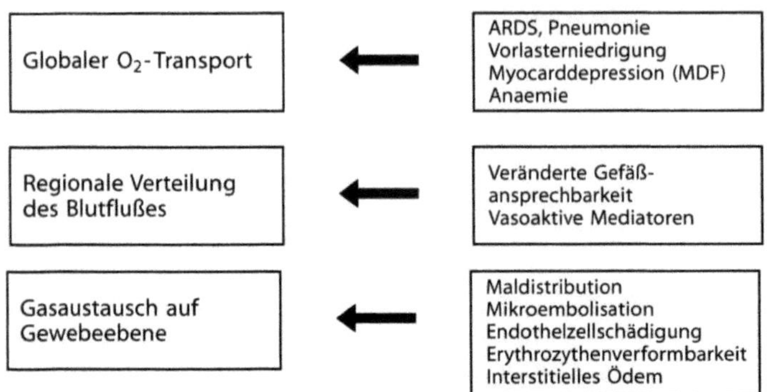

Abb. 2. Faktoren, die zu einer Beeinträchtigung der zellulären O_2-Versorgung führen können

ist aber zur Beurteilung des O_2-Transportes zum Gewebe ein unzureichender Parameter, da sie neben der Kontraktilität sowie der Vor- und Nachlast nur eine der 4 *relevanten Determinanten* der Herzauswurfleistung darstellt.

Die Größe des Blutdrucks hängt vom Herzminutenvolumen, dem systemischen peripheren Gefäßwiderstand, dem intravasalen Blutvolumen, der Elastizität der Gefäße und der Viskosität des Blutes ab. In der klinischen Praxis ist in der Regel bei der Routineüberwachung *keiner* dieser Parameter bekannt. Daher bedarf es auch immer einer Hypothese über die beiden wichtigsten Determinanten des arteriellen Blutdruckes, der Herzleistung und dem Gefäßwiderstand, um eine Blutdruckmessung klinisch sinnvoll interpretieren zu können. Darüber hinaus ist nur 1 dieser 5 unbekannten Determinanten, nämlich das Herzminutenvolumen, für den O_2-Transport wesentlich. Deshalb reflektiert sich das globale O_2-Angebot nicht durch den arteriellen Mitteldruck, was bei Patienten in der perioperativen Phase gezeigt werden konnte. Somit sind die Parameter Herzfrequenz und arterieller Blutdruck zur Einschätzung des globalen O_2-Transports zum Gewebe und der Gewebeoxygenierung als unzureichend anzusehen [19].

Mit Hilfe des erweiterten hämodynamischen Monitorings mittels Pulmonalarterien-Einschwemmkatheters nach Swan-Ganz können das O_2-Angebot ($\dot{D}O_2$), der O_2-Verbrauch ($\dot{V}O_2$) und die globale O_2-Extraktionsrate ($O_{2\text{extr ratio}}$) sowie die gemischtvenöse O_2-Sättigung ($S_{\bar{v}}O_2$) gemessen oder berechnet werden. Zweifelsohne reflektieren diese globalen O_2-transportbezogenen Parameter die Gewebeoxygenierung besser als beispielsweise der Blutdruck, jedoch können auch sie keine exakte Information über die Qualität des zellulären O_2-Angebotes liefern:

Der konvektive O_2-Transport zum Gewebe [O_2-Angebot ($\dot{D}O_2$)] ist eine der wesentlichen Determinanten des zellulären O_2-Angebotes und kann durch Änderungen der metabolischen Aktivität des Organismus in erheblichem Ausmaß beeinflußt werden. Unter physiologischen Bedingungen passen sich das Herzminutenvolumen bzw. das O_2-Angebot dem O_2-Verbrauch an. Das O_2-Angebot ($\dot{D}O_2$) resultiert aus dem Produkt von Herzminutenvolumen

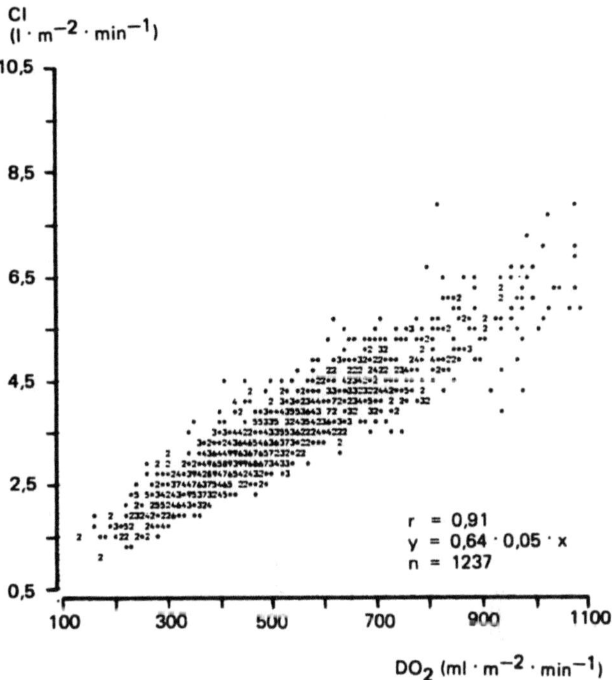

Abb. 3. Korrelation zwischen Herzindex (*CI*) und O_2-Transport (*DO_2*) bei Patienten mit Eingriffen an der abdominellen Aorta. (Aus Reinhart [19])

($\dot{Q}_T$) und arteriellem O_2-Gehalt (C_aO_2) (Gl. 1) und korreliert deshalb gut mit dem Herzindex (Abb. 3).

$$\dot{D}O_2 = \dot{Q}_T \cdot C_aO_2 \cdot 10[\text{ml/min/m}^2]\,. \qquad (1)$$

Die wesentlichen Determinanten des arteriellen O_2-Gehaltes des Blutes sind der Sättigungsgrad des Hämoglobins und der Hämoglobingehalt. Der physikalisch gelöste Anteil ist bei normaler inspiratorischer O_2-Konzentration vernachlässigbar klein (Gl. 2):

$$C_aO_2 = \text{Hb} \cdot 1{,}36 \cdot S_aO_2 \cdot p_aO_2 \cdot 0{,}0031\,. \qquad (2)$$

(*Hb* Hämoglobingehalt, S_aO_2 O_2-Sättigung des arteriellen Blutes, p_aO_2 O_2-Partialdruck des arteriellen Blutes, *1,36* quantitative O_2-Bindungskapazität von 1 g Hämoglobin, *0,0031* Löslichkeitskoeffizient des Sauerstoffs im menschlichen Plasma).

Arterielles Blut mit 15 g/dl Hämoglobin enthält ungefähr 20 ml O_2/dl Blut. Für den gesamten Organismus (Summe der O_2-Ausschöpfung sämtlicher Organsysteme) ergibt sich eine Reduktion des arteriellen O_2-Gehaltes um ca. 25%. Das gemischtvenöse Blut, das aus der Pulmonalarterie gewonnen wird, nachdem sich das venöse Blut aller Organe im rechten Herzventrikel vermischt hat, enthält somit unter normalen Bedingungen 15 ml O_2 /dl.

O_2-Verbrauch

Die Messung des O_2-Verbrauches ($\dot{V}O_2$) erscheint beim Intensivpatienten nützlich, da der O_2-Verbrauch die metabolische Aktivität des Gesamtorganismus reflektiert. Da der O_2-Verbrauch lediglich die *aktuelle O_2-Aufnahme* widerspiegelt, die nicht notwendigerweise mit dem *aktuellen O_2-Bedarf* identisch ist, kann von diesem Globalparameter nicht ohne weiteres auf die Adäquanz des zellulären O_2-Angebotes geschlossen werden.

Der O_2-Verbrauch resultiert aus dem Produkt von Herzminutenvolumen ($\dot{Q}_T$) und der arterio-gemischtvenösen O_2-Gehaltsdifferenz (C_aO_2–$C_{\bar{v}}O_2$) (Gl. 3):

$$\dot{V}O_2 = \dot{Q}_T \cdot (C_aO_2 - C_{\bar{v}}O_2) \cdot 10\,(\mathrm{ml/min/m^2})\,. \qquad (3)$$

Dabei gilt für den gemischt-venösen O_2-Gehalt ($C_{\bar{v}}O_2$) (Gl. 4):

$$C_{\bar{v}}O_2 = \mathrm{Hb} \cdot 1{,}36 \cdot S_{\bar{v}}O_2 + p_{\bar{v}}O_2 \cdot 0{,}0031 \qquad (4)$$

($S_{\bar{v}}O_2$ gemischtvenöse O_2-Sättigung, $p_{\bar{v}}O_2$ O_2-Partialdruck des gemischtvenösen Blutes).

Unter physiologischen Bedingungen ist der O_2-Verbrauch über einen weiten Bereich vom O_2-Angebot unabhängig. In der Regel bestimmt der metabolische Bedarf bzw. der O_2-Verbrauch über einen weiten Bereich den O_2-Transport bzw. das Herzminutenvolumen. Der O_2-Verbrauch wird dann vom O_2-Angebot abhängig, wenn dieser nicht weiter gesteigert werden kann, wie dies beispielsweise bei maximaler Arbeit der Fall ist, oder bei einer Abnahme des O_2-Angebotes unter einen bestimmten kritischen Wert ($\dot{D}O_{2krit}$) bei Hypoxie, Anämie oder kardiogenem Schock. Unter diesen extremen Bedingungen kann dem metabolischen Bedarf der Zellen nicht länger entsprochen werden, und der Organismus geht eine O_2-Schuld ein [25].

Der O_2-Verbrauch kann sich während der Intensivtherapie durch einen septischen Schock mit Fieberanstieg, Kältezittern, vermehrter Atemarbeit oder auch in der perioperativen Phase durch Narkose, chirurgisches Trauma, intraoperative Auskühlung, Aufwach- und Aufwärmphase in erheblichem Umfang ändern [25]. Deshalb ist es äußerst schwierig, eine angemessene Gewebeoxygenierung ohne Wissen des aktuellen metabolischen Bedarfs allein aus den Parametern O_2-Angebot und Herzminutenvolumen einzuschätzen. Unter den Bedingungen der Sepsis ist nicht nur von einem höheren O_2-Verbrauch auszugehen, sondern auch von einem höheren kritischen O_2-Angebot ($\dot{D}O_{2krit}$), da eine verminderte O_2-Extraktionsfähigkeit der Gewebe besteht, die durch pathologische Veränderungen auf der Ebene der Mikrozirkulation bedingt ist. Man spricht deshalb bei Patienten mit Sepsis und ARDS von einer pathologischen Abhängigkeit des O_2-Verbrauches vom O_2-Angebot [4].

Globale O_2-transportbezogene Parameter, O_2-Extraktionsrate und gemischtvenöse O_2-Sättigung

Die Beziehung zwischen arteriellem O_2-Gehalt und Herzminutenvolumen einerseits sowie O_2-Verbrauch und gemischtvenösem O_2-Gehalt andererseits wurde erstmals von Fick beschrieben [18]. Gemäß dem Fickschen Prinzip ist die Gesamtaufnahme oder die Gesamtabgabe einer Substanz von einem Organ das Produkt aus dem Blutfluß zum Organ und der Differenz der arteriovenösen Konzentrationsdifferenz der Substanz. Für den Gesamt-O_2-Verbrauch des Organismus kann das Ficksche Prinzip mathematisch folgendermaßen formuliert werden (Gl. 5):

$$\dot{V}O_2 = \dot{Q}_T \cdot (C_aO_2 - C_{\bar{v}}O_2) \cdot 10\,[\text{ml/min/m}^2]\,. \tag{5}$$

Aus der Auflösung der Gleichung nach $C_{\bar{v}}O_2$ resultiert Gl. 6:

$$C_{\bar{v}}O_2 = C_aO_2 - \frac{\dot{V}O_2}{\dot{Q}_T}\,. \tag{6}$$

Damit wird evident, daß der gemischtvenöse O_2-Gehalt vom arteriellen O_2-Gehalt, dem O_2-Verbrauch sowie dem Herzminutenvolumen abhängt. Dieser Parameter reflektiert die globale Balance des Organismus zwischen O_2-Verbrauch und O_2-Angebot. Der gemischtvenöse O_2-Gehalt wird nach folgender Formel berechnet (Gl. 7):

$$C_{\bar{v}}O_2 = Hb \cdot 1{,}36 \cdot S_{\bar{v}}O_2 + p_{\bar{v}}O_2 \cdot 0{,}0031 \tag{7}$$

($S_{\bar{v}}O_2$ gemischtvenöse O_2-Sättigung, $p_{\bar{v}}O_2$ O_2-Partialdruck des gemischtvenösen Blutes).

Normalerweise ändert sich der Hämoglobingehalt während einer Zirkulationsphase des Blutes durch den Organismus nicht und der physikalisch gelöste Anteil an Sauerstoff im venösen Blut ist vernachlässigbar klein. Deshalb kann die gemischtvenöse O_2-Sättigung als repräsentativ für den gemischtvenösen O_2-Gehalt angesehen werden. Da die O_2-Affinität des Hämoglobins verschiedenen Einflüssen unterliegt, die zu einer Links- oder Rechtsverschiebung der O_2-Bindungskurve führen können, soll die O_2-Sättigung des Hämoglobins direkt spektrophotometrisch gemessen und nicht aus der O_2-Spannung berechnet werden, denn je nach Lage der O_2-Bindungskurve kann bei gleichem O_2-Partialdruck (pO_2) das Hämoglobin unterschiedlich gesättigt sein.

Wie aus Gl. 5 hervorgeht, kann der Organismus einem Anstieg des O_2-Verbrauches entweder durch eine Zunahme des Herzminutenvolumens und/oder durch einen Anstieg der arterio-gemischtvenösen O_2-Gehaltsdifferenz ($a\bar{v}DO_2$), d.h. einer vermehrten O_2-Extraktion des arteriellen Blutes, entsprechen. Beim gesunden Menschen, der sich körperlich belastet, werden beide Mechanismen wirksam, um dem gesteigerten O_2-Bedarf der Gewebe Rechnung zu tragen. Herzminutenvolumen sowie arterio-gemischtvenöse O_2-Gehaltsdifferenz können um mehr als das 3fache zunehmen [2]. Im Gegensatz dazu können Patienten mit schwerer Beeinträchtigung der myokardialen Kontraktilität, die schon unter Ruhebedingungen eine erhöhte O_2-Ausschöpfung des Blutes aufweisen, unter Belastung ihr Herzminutenvolumen nur geringfügig erhöhen, so daß die Zunahme der $a\bar{v}DO_2$ der einzige Kompensationsmechanismus ist, um dem gesteigerten O_2-Bedarf zu genügen [3].

Reduziert sich das O_2-Angebot durch Abnahme des Herzminutenvolumens, kann dem O_2-Verbrauch nur durch eine Zunahme der arterio-gemischtvenösen O_2-Gehaltsdifferenz entsprochen werden; reduziert sich das O_2-Angebot durch eine Abnahme des arteriellen O_2-Gehaltes, kann dies nur durch einen Anstieg des Herzminutenvolumens mit einer Abnahme des gemischtvenösen O_2-Gehaltes kompensiert werden.

Somit sind die Parameter $a\bar{v}DO_2$, O_2-Extraktionsrate und $S_{\bar{v}}O_2$ mit allen wesentlichen Komponenten des O_2-Transportes und des O_2-Verbrauches verbunden. Die $a\bar{v}DO_2$ und die O_2-Extraktionsrate haben sich als verläßliche Indikatoren für die Adaptation des kardiorespiratorischen Systems an den jeweiligen aktuellen metabolischen Bedarf des Organismus erwiesen. Diese Größen sowie das Verhältnis von O_2-Angebot zu O_2-Verbrauch (DO_2/VO_2) zeigen an, in welchem Umfang die Kompensationsmechanismen beansprucht werden oder sich zu erschöpfen drohen. Über einen weiten, klinisch relevanten Bereich zeigt sich immer ein gleichsinniges Verhalten der $a\bar{v}DO_2$ und von DO_2/VO_2 mit der $S_{\bar{v}}O_2$. Somit kann dieser Parameter unter klinischen Bedingungen durch die $S_{\bar{v}}O_2$ ersetzt werden. Abbildung 4 zeigt, daß die $S_{\bar{v}}O_2$ die

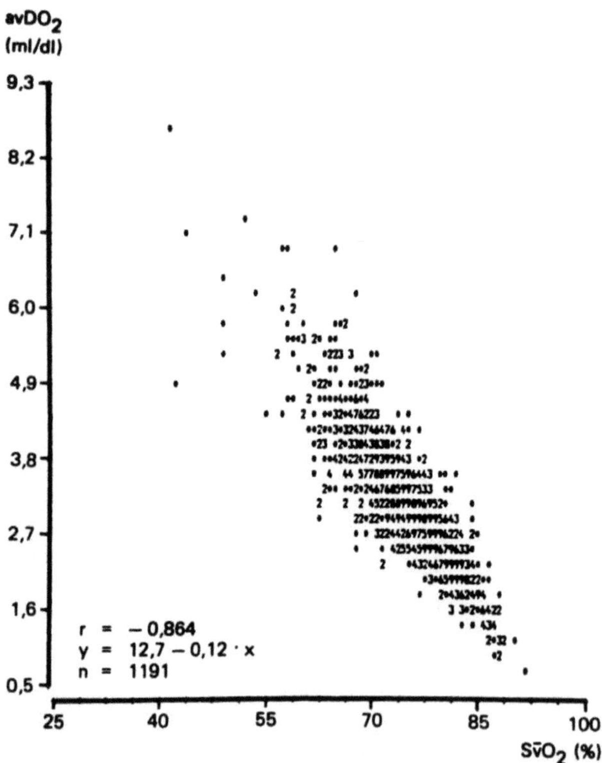

Abb. 4. Vergleich der gemischtvenösen O_2-Sättigung mit der arteriovenösen O_2-Gehaltsdifferenz ($avDO_2$) bei Patienten mit aortobifemoralen Bypass. (Aus Reinhart et al. [27])

arterio-gemischtvenöse O_2-Gehaltsdifferenz ersetzen kann und daß deren Berechnung, die Messungen der arteriellen und gemischtvenösen O_2-Partialdrücke sowie der Sättigungen und Hb-Bestimmungen erfordert, für klinische Zwecke nicht notwendig ist [27].

Kontinuierliche Registrierung der gemischtvenösen O_2-Sättigung

Durch die Weiterentwicklung der fiberoptischen Technik besteht die Möglichkeit, über eine in den Pulmonalarterieneinschwemmkatheter nach Swan-Ganz inkorporierte Fiberoptik die gemischtvenöse O_2-Sättigung kontinuierlich in vivo zu messen. Für die Messung der O_2-Sättigung des Blutes ist die Transmissionspektrophotometrie die Referenzmethode der Wahl [26]. Die Erythrozytenfarbe hängt vom jeweiligen O_2-Gehalt des Blutes ab. Bei der Transmissionspektrophotometrie scheint Licht bestimmter Wellenlängen durch eine Blutprobe, wird absorbiert und gelangt dann in Abhängigkeit von der relativen Konzentration von O_2-Hb und (deoxygeniertem) Hämoglobin zu einem Photodetektor. Die Lichtabsorption hängt von der Blutfarbe ab, die durch die Menge an O_2-Hb beeinflußt wird. Ein hoher Gehalt an O_2-Hb führt zu einer hellroten Farbe, während ein geringer Gehalt eine dunkle, purpurne Farbe zur Folge hat. Die Lichtabsorption ist für O_2-Hb unterschiedlich und eine Funktion der Wellenlängen, die das emittierte Licht charakterisieren. Da im Blut des Patienten unterschiedliche Hämoglobine vorhanden sind, senden die Laborinstrumente zur Messung der O_2-Sättigung ein Licht im rotinfraroten Bereich aus, das durch 4-6 verschiedene Wellenlängen charakterisiert wird. Nach Bestimmung von Oxyhämoglobin (O_2-Hb), Hämoglobin (Hb), Carboxyhämoglobin (CO-Hb) und Methämoglobin (Met-Hb) wird die $S_{\bar{v}}O_2$ berechnet als:

$$S_{\bar{v}}O_2 = \frac{O_2\text{-Hb}}{O_2\text{-Hb} + \text{Hb} + \text{CO-Hb} + \text{Met-Hb}} \,.$$

Das Meßprinzip bei Swan-Ganz-Kathetern basiert auf dieser spektrophotometrischen Methode, jedoch wird das emittierte Licht durch das Blut im Gefäßlumen geleitet und dort durch die verschiedenen Blutzellen sowie die Gefäßwände reflektiert. Das optische Modul des Sättigungskatheters besteht aus mehreren lichtemittierenden Dioden sowie einem Photodetektor. Das emittierte Licht, das durch 2 oder 3 Wellenlängen charakterisiert wird, gelangt durch Faserbündel der Fiberoptik, die im Katheter inkorporiert sind, zur Pulmonalarterie. Die Reflektionscharakteristika von Hb und Oxy-Hb sind eine Funktion der Wellenlänge, die O_2-Sättigung ist eine Funktion des Verhältnisses von reflektiertem Licht bei unterschiedlich selektierten Wellenlängen. Dabei sind Drifts der Messungen, die immer noch in einem klinisch relevanten Bereich vorkommen können, zu beachten. Dies läßt eine 2malige routinemäßige Eichung pro Tag ratsam erscheinen.

Die wesentlichen Determinanten der gemischtvenösen O_2-Sättigung sind in Abb. 5 [19] dargestellt. Die gemischtvenöse O_2-Sättigung reflektiert die

↓ Gemischtvenöse Sauerstoffsättigung ↑

Sauerstoffverbrauch ↑	Sauerstoffangebot ↓
Streß	Abfall des art. pO_2
Schmerzen	Hypoventilation
Aufwärmen	Gasaustauschstörungen
Kältezittern	Ventilations/Perfusions-störung
Allergische Reaktionen	
Hypermetabolie	F_IO_2-Abfall
	Hämoglobinerniedrigung
	reduziertes Herzzeitvolumen

Sauerstoffverbrauch ↓	Sauerstoffangebot ↑
Auskühlung	Anstieg des art. pO_2
Schlaf	Hyperventilation
Anästhesie	PEEP umgekehrtes AZV
	Erhöhung der Hämoglobin-konzentration
	Gesteigertes Herzzeitvolumen

Abb. 5. Determinanten der gemischtvenösen O_2-Sättigung

globale O_2-Extraktion des Organismus und wird gemessen, nachdem sich das venöse Blut *aller* Organe im rechten Herzventrikel gemischt hat. Als Globalparameter wird die $S_{\bar{v}}O_2$ im wesentlichen durch 2 Faktoren beeinflußt, nämlich einerseits durch den konvektiven O_2-Transport (O_2-Angebot) und andererseits durch den O_2-Verbrauch. Somit können signifikante Änderungen der $S_{\bar{v}}O_2$ unterschiedliche Ursachen haben.

Die wesentlichen Parameter, die zu einem Abfall der $S_{\bar{v}}O_2$ führen, sind Reduktionen des O_2-Angebotes durch Gasaustauschstörungen (Ventilations-Perfusions-Störungen) mit Abfall des arteriellen pO_2, Erniedrigungen des Hämoglobins und eine Abnahme des Herzminutenvolumens. Auch Anstiege des O_2-Verbrauches, bedingt durch Schmerzen, Kältezittern, postoperative Aufwärmphase und Hypermetabolismus, können zu einer Abnahme der $S_{\bar{v}}O_2$ führen. Andererseits führen ein Anstieg des arteriellen pO_2, eine Erhöhung der Hb-Konzentration und ein gesteigertes Herzminutenvolumen zu einem Anstieg des O_2-Angebotes und damit zu einem Anstieg der $S_{\bar{v}}O_2$, da der über den Bedarf angebotene Sauerstoff vom Organismus nicht genutzt wird. Auch eine Senkung des O_2-Verbrauches durch Auskühlung, Schlaf oder Barbituratkoma führt zu einem Anstieg der $S_{\bar{v}}O_2$.

Bei dem in Abb. 6 dargestellten Fall lag intraoperativ bei normalen systemischen und leicht erhöhten zentralvenösen sowie pulmonalarteriellen Blutdruckwerten trotz einer ausreichenden arteriellen Oxygenierung ($p_a\ O_2$ 14 kPa) die $S_{\bar{v}}O_2$ im unteren Grenzbereich. Durch die Zufuhr von 5 mg Dopamin kg KG/min stieg sie rasch von 64 auf 83% an, während die kontinuierlich registrierten hämodynamischen Parameter zu diesem Zeitpunkt keine Veränderungen anzeigten. Die Kontrolle des Herzminutenvolumens zeigte dagegen als Ursache für den Anstieg der $S_{\bar{v}}O_2$ eine Zunahme von 4,9 auf 6,9 l/min/m^2.

Es konnte gezeigt werden, daß sich die $S_{\bar{v}}O_2$ über einen weiten, klinisch relevanten Bereich stets gleichsinnig zum Quotienten $\dot{D}O_2/\dot{V}O_2$ verändert (Abb. 7) [19]: Somit ist dieser Parameter geeignet, dem Kliniker eine Aussage über das Verhältnis von Gesamtkörper-O_2-Angebot zu O_2-Verbrauch zu ver-

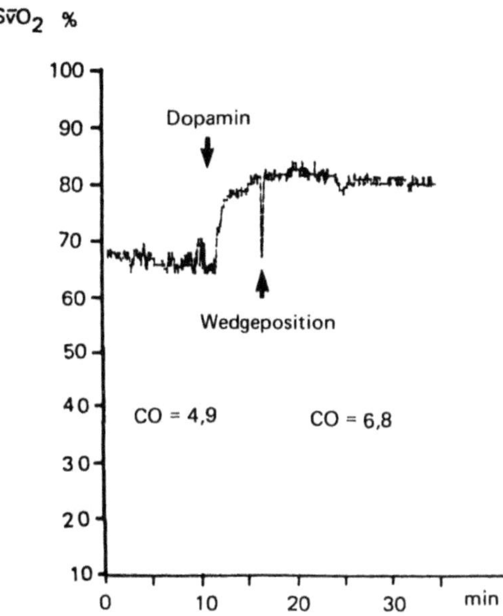

Abb. 6. Patient, 64 Jahre, aortobifemoraler Bypass; Auswirkung von Dopamin (5 μg/kg KG) auf die gemischtvenöse O_2-Sättigung ($S_{\bar{v}}O_2$) durch Steigerung des Herzauswurfvolumens von 4,9 auf 6,9 l/min/m²; *CO* Herzminutenvolumen. (Nach Reinhart et al. [27])

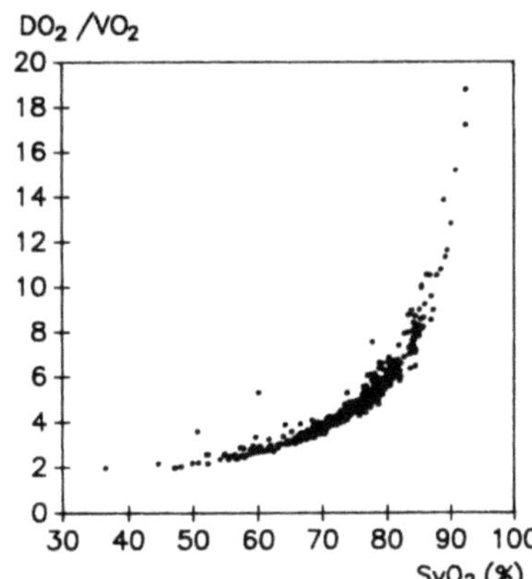

Abb. 7. Verhalten der gemischtvenösen O_2-Sättigung des Hämoglobins $S_{\bar{v}}O_2$ bei Änderungen des Verhältnisses von O_2-Angebot zu O_2-Verbrauch (DO_2/VO_2). (Nach Reinhart et al. [27])

mitteln. Damit kann die $S_{\bar{v}}O_2$ als bettseitig erkennbarer Frühindikator für bedrohliche Mißverhältnisse der O_2-Balance beim kritisch Kranken dienen. Es kann also frühzeitig erkannt werden, ob die vorhandenen Kompensations- und Adaptationsmechanismen des Organismus erschöpft sind und entsprechende Therapiemaßnahmen unverzüglich eingeleitet werden müssen. Als wesentlicher Vorteil erscheint dabei, daß mittels dieses Monitorings frühzeitig ein sich anbahnendes schweres Ungleichgewicht der globalen O_2-Balance angezeigt wird, lange bevor es zur Änderung herkömmlicher Parameter der hämodynamischen Überwachung wie der Herzfrequenz und des mittleren arteriellen Blutdrucks kommt.

Grenzen der Aussagekraft der gemischtvenösen O_2-Sättigung

Es muß jedoch beachtet werden, daß aus der Änderung dieses *multifaktoriell* bestimmten Parameters nicht auf die Änderung eines *bestimmten Faktors*, der die globale O_2-Balance mitbestimmt, geschlossen werden darf. Eine relevante Veränderung der $S_{\bar{v}}O_2$ macht zwingend die sofortige Überprüfung notwendig, ob dies durch eine Änderung des O_2-Transportes, hervorgerufen durch Änderung des arteriellen pO_2, des Hb-Gehaltes oder des Herzminutenvolumens, oder aber durch Änderung des Gesamtkörper-O_2-Verbrauches verursacht worden ist.

Auch ist die $S_{\bar{v}}O_2$, im Gegensatz zu häufigen Aussagen in der Literatur, kein geeigneter Indikator für Änderungen des Herzminutenvolumens [13, 17, 29]. Gemäß dem Fickschen Prinzip verläuft die Beziehung zwischen Herzminutenvolumen und $S_{\bar{v}}O_2$ nicht linear, sondern hyperbelförmig. Dies gilt auch nur unter der Bedingung eines unveränderten O_2-Verbrauches (Abb. 8). Da der O_2-Verbrauch bei Intensivpatienten sich häufig erheblich ändert, fehlt unter klinischen Bedingungen eine Korrelation zwischen beiden Parametern.

Die $S_{\bar{v}}O_2$ kann auch nicht, wie oft in der Literatur dargestellt [16], die Gewebeoxygenierung des Organismus reflektieren, da diese in hohem Maß

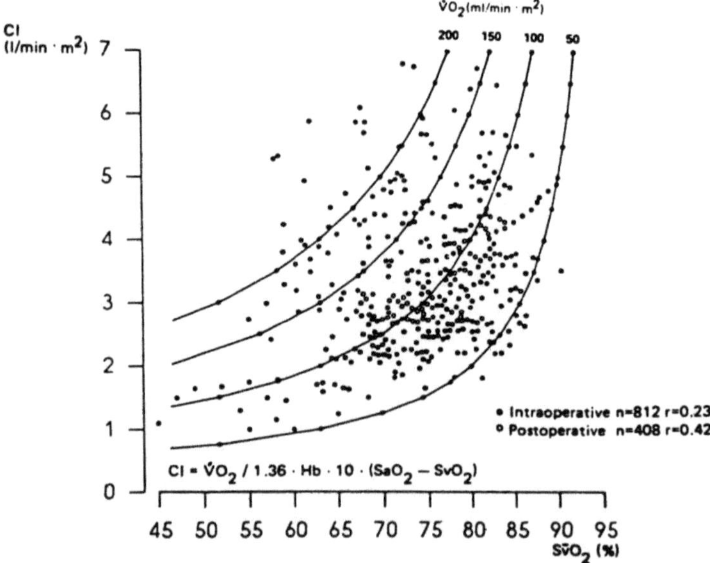

Abb. 8. Beziehung zwischen Herzauswurfvolumen (*CI*) und gemischtvenöser O_2-Sättigung ($S_{\bar{v}}O_2$) mit Isolinien bei konstantem O_2-Verbrauch. Intraoperativ n = 812, r = 0,23; postoperativ n = 408, r = 0,42. (Nach Reinhart et al. [27])

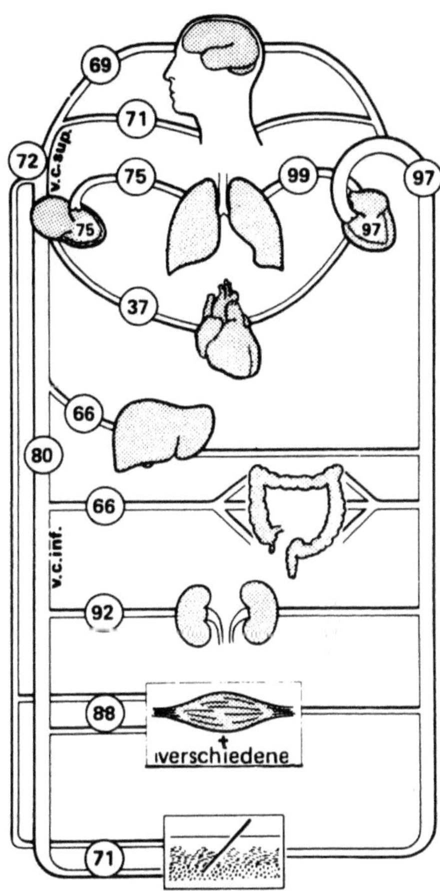

Abb. 9. Gemischtvenöse und organvenöse O_2-Sättigung des Hämoglobins (Aus Reinhart [9])

nicht nur vom konvektiven O_2-Transport zum Gewebe, sondern auch von der regelhaften Verteilung des Herzminutenvolumens zwischen den Organsystemen und der Integrität des mikrozirkulatorischen Blutflusses der Organe abhängt [23]. Die $S_{\bar{v}}O_2$ ist jedoch ein Globalparameter, der Rückschlüsse auf die einzelnen Organsysteme nicht zuläßt. Eine normale $S_{\bar{v}}O_2$ schließt deshalb eine *regionale* Gewebehypoxie nicht aus (Abb. 9).

Dennoch ist dieser Parameter von klinischem Nutzen, da vom physiologischen Standpunkt die Möglichkeit, bettseitig kontinuierlich das Verhältnis von $\dot{D}O_2$ und $\dot{V}O_2$ einschätzen zu können, hilfreich ist.

Gemischtvenöse versus zentralvenöse O_2-Sättigung

Die Ermittlung der gemischtvenösen O_2-Sättigung ist an die Anlage eines Pulmonalarterien-Einschwemmkatheters gebunden. Kosten und Risiken dieses Monitorings begrenzen seine Anwendung auf Hochrisikopatienten. Deshalb wurde überprüft, ob die Messung der zentralvenösen O_2-Sättigung ($S_{c\bar{v}}O_2$) die Messung der gemischtvenösen O_2-Sättigung ersetzen kann [22].

Theoretisch müßte die Differenz zwischen $S_{\bar{v}}O_2$ und $S_{c\bar{v}}O_2$ immer dann zunehmen, wenn Veränderungen des regionalen Blutflusses und der regionalen O_2-Aufnahme dominieren. Dies ist unter den Bedingungen schwerer Schockzustände und schwerer Hypoxie sowie während der Inhalationsanästhesie bekannt.

Während großer gefäßchirurgischer Eingriffe (Anlage von aortobifemoralen Bypässen) verhielt sich der Quotient von O_2-Angebot zu O_2-Bedarf immer gleichsinnig nicht nur zu den Veränderungen der gemischtvenösen, sondern auch der zentralvenösen O_2-Sättigung [22]. Diese Studien zeigten, daß allerdings die Differenz zwischen $S_{c\bar{v}}O_2$ und $S_{\bar{v}}O_2$ durch spezifische Einflüsse der Anästhetika auf den regionalen Blutfluß und die regionale O_2-Aufnahme zunahm. Unter Halothannarkose nahm die Differenz zwischen diesen beiden Parametern zu. Die $S_{c\bar{v}}O_2$ war gegenüber der $S_{\bar{v}}O_2$ um 6% höher. Es wurden gleiche Differenzen für Enfluran und Isofluran gefunden (unpublizierte Daten). Es ist bekannt, daß diese Anästhetika den zerebralen Blutfluß erhöhen und den zerebralen O_2-Verbrauch senken. Dies resultiert in einer höheren O_2-Sättigung in der V. cava superior, die im wesentlichen das Blut aus dem Gehirn drainiert. Eine Redistribution des Blutflusses ist ebenso im hämorrhagischen Schock bekannt, bei dem der Blutfluß in vitale Organe wie Herz und Hirn umgelenkt wird auf Kosten der Perfusion von Nieren, Darm, Muskulatur und Haut [7]. Die meisten der letztgenannten Organe drainieren ihr Blut in die V. cava inferior, was dazu führt, daß die O_2-Sättigung in der V. cava inferior deutlich niedriger als in der V. cava superior ist. Aus diesen Gründen nimmt die Differenz zwischen $S_{c\bar{v}}O_2$ und $S_{\bar{v}}O_2$ zu.

Beim septischen Schock wurde eine Erniedrigung der O_2-Sättigung im Blut der Lebervene gefunden, die bis zu 20% betrug, was auf einen Anstieg des O_2-Verbrauchs des Hepaticus-Splanchnikus-Gebietes zurückgeführt wurde, der nicht von einer vergleichbaren Zunahme des regionalen Blutflusses begleitet war. Dies ist sicherlich die Ursache für den Anstieg der Differenz zwischen $S_{c\bar{v}}O_2$ und $S_{\bar{v}}O_2$, die wir zu Beginn des septischen Schocks beobachteten (Abb. 10) [19].

In einer tierexperimentellen Studie bei Hunden wurde kontinuierlich $S_{c\bar{v}}O_2$ und $S_{\bar{v}}O_2$ in vivo während erheblicher Änderungen des Verhältnisses von O_2-Angebot zu O_2-Verbrauch durch hämorrhagischen Schock, Hypoxie, Hyperoxie, Schocktherapie und Katecholaminapplikation hervorgerufen, gemessen. Selbst bei schwerem Schock verhielt sich die $S_{\bar{v}}O_2$ in engen Grenzen gleichsinnig zur $S_{c\bar{v}}O_2$ (Abb. 11) [26].

Es wurde deshalb ein mehrlumiger zentraler Venenkatheter mit Fiberoptik entwickelt, der die kontinuierliche in-vivo-Messung der zentralvenösen O_2-Sättigung beim Patienten ermöglicht. Parallele Messungen der Parameter gemischtvenöse O_2-Sättigung und zentralvenöse O_2-Sättigung bei Patienten im septischen Schock oder mit kardiorespiratorischer Insuffizienz zeigten, daß sich Änderungen der $S_{\bar{v}}O_2$ selbst unter diesen pathologischen Bedingungen valide in gleichsinnigen Veränderungen der $S_{c\bar{v}}O_2$ reflektierten [24].

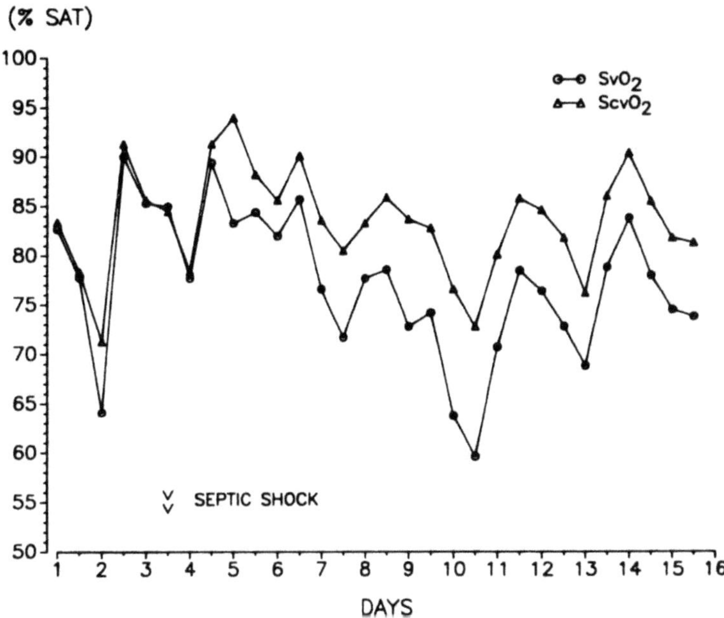

Abb. 10. Verlauf der gemischtvenösen ($S_{\bar{v}}O_2$) und zentralvenösen ($S_{c\bar{v}}O_2$) O_2-Sättigung über mehrere Tage beim Patienten, der einen septischen Schock entwickelte. (Aus Reinhart [19])

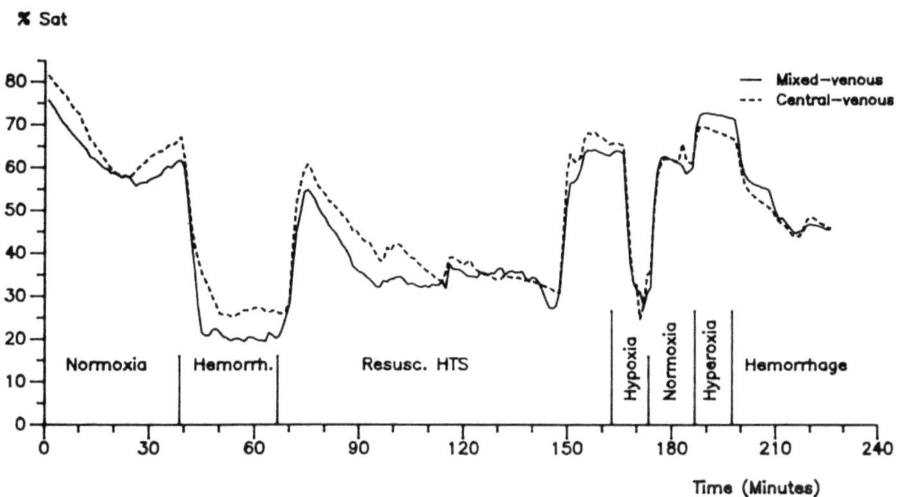

Abb. 11. Kontinuierliches In-vivo-Monitoring der gemischtvenösen ($S_{\bar{v}}O_2$) und zentralvenösen ($S_{c\bar{v}}O_2$) O_2-Sättigung während Veränderungen des Verhältnisses von O_2-Angebot zu O_2-Verbrauch bei Hunden. Baxter-Edwards Sat I. (Aus Reinhart et al. [26])

Die kontinuierliche Überwachung des Verhältnisses von O_2-Angebot zu O_2-Bedarf mittels eines fiberoptischen zentralvenösen Katheters eröffnet die Möglichkeit, wesentliche Informationen über das kardiorespiratorische System des Patienten zu erhalten, ohne daß ein zusätzliches invasives Monitoring etabliert wird.

O_2-Fluxtest

Eine weitere Methode die Adäquanz der Gewebeoxygenierung einzuschätzen, besteht darin, das O_2-Angebot zu steigern bei gleichzeitiger Messung des globalen O_2-Verbrauchs. Ein Anstieg des $\dot{V}O_2$ über 10% wird als Verbesserung einer präexistenten unzureichenden Gewebeoxygenierung, d.h. Tilgung einer vorbestehenden Gewebe-O_2-Schuld, interpretiert [1]. Jedoch sind bei der Durchführung dieses Tests einige Einschränkungen zu beachten. Zunächst kann es zu spontanen Änderungen des O_2-Verbrauches durch Änderung der Körpertemperatur oder durch motorische Unruhe des Patienten kommen, die unbedingt während eines solchen Tests verhindert und ausgeschlossen werden müssen. Es müssen ferner kalorigene Effekte der zur Steigerung des O_2-Angebotes angewandten Substanzen (z.B. Katecholamine) Berücksichtigung finden. Es muß bei der Durchführung eines O_2-Fluxtests der O_2-Verbrauch aus den Atemgasen (respiratorisches Fick-Prinzip) bestimmt werden [30], da bei der Berechnung von O_2-Angebot und O_2-Verbrauch aus dem Herzzeitvolumen und dem arteriellen O_2-Gehalt bzw. der $a\bar{v}DO_2$ in beide Größen das Herzminutenvolumen und der arterielle O_2-Gehalt eingehen. Es ist belegt, daß hierdurch infolge einer mathematischen Verknüpfung von Daten („mathematical coupling of data") ein Zusammenhang zwischen O_2-Angebot und O_2-Verbrauch vorgetäuscht wird, der bei einer Bestimmung des $\dot{V}O_2$ mit einer vom Herzminutenvolumen sowie dem arteriellen und gemischtvenösen Blut unabhängigen Methode nicht besteht [31].

Mit gewissen Einschränkungen kann die Beobachtung der $S_{\bar{v}}O_2$ den O_2-Fluxtest möglicherweise ersetzen. Wenn das O_2-Angebot zugenommen hat und die $S_{\bar{v}}O_2$ konsekutiv um einige Prozente ansteigt, ist es unwahrscheinlich, daß der Anstieg des O_2-Angebotes zu einer relevanten Zunahme des O_2-Verbrauchs oder einer Verbesserung der Gewebeoxygenierung beigetragen hat, da offensichtlich der zusätzlich verfügbare Sauerstoff nicht von den Geweben aufgenommen wurde. Das Gegenteil ist der Fall, wenn die $S_{\bar{v}}O_2$ nur geringe Veränderungen nach einem deutlichen Anstieg des O_2-Angebotes zeigt.

Jedoch konnte gezeigt werden, daß trotz eines negativen O_2-Fluxtests, auf *regionaler* Ebene, wie im Bereich der Hepaticus-Splanchnicus-Region, in relevanten Teilkreisläufen eine Gewebehypoxie vorliegen kann, was sich durch Berechnungen des Mukosa-ph-Wertes der Magenschleimhaut, einem äußerst hypoxieempfindlichen Gewebe, nachweisen ließ [10, 11]. Dies belegt eine gewisse Einschränkung der Aussagekraft der *globalen* O_2-transportbezogenen Parameter hinsichtlich der Einschätzung der Qualität der zellulären O_2-Versorgung *aller* Organparenchyme. Es ist deshalb für die Zukunft zu erwarten, daß zunehmend Parameter in der Klinik Verwendung finden werden, die Aussagen über die Oxygenierung wichtiger Teilkreisläufe zulassen.

In einer neueren Untersuchung von Connors et al. [5] ist der Nutzen des Pulmonalarterienkatheters für den Intensivpatienten in Zweifel gezogen worden. In dieser Studie waren 5735 Patienten eingeschlossen, von denen 2184 (38%) einen Swan-Ganz-Katheter erhalten hatten. Diese Patienten wiesen im Gegensatz zu einem Kontrollkollektiv ohne Rechtsherzkatheter eine höhere Todesrate, höhere stationäre Kosten sowie eine längere Verweildauer auf. Allerdings handelt es sich um eine retrospektive Observationsstudie, bei der primär Verfahrensweisen und die Verbesserung der Therapieentscheidungen für Intensivpatienten untersucht wurden. Auch kann trotz differenzierter statistischer Analysen nicht mit letzter Sicherheit eine Ungleichheit der beiden untersuchten Patientenkollektive ausgeschlossen werden. Die Autoren fordern deshalb die Durchführung einer prospektiven, randomisierten Studie zur Überprüfung ihres Ergebnisses. Alternativ wird erwogen, den Gebrauch des Pulmonalarterienkatheters drastisch einzuschränken.

Die letztgenannte Konsequenz wird äußerst kontrovers diskutiert. Die intensivmedizinischen Fachgesellschaften halten die Qualität der Connors-Studie nicht für ausreichend, um derzeit die Indikationsstellung für den Pulmonalarterienkatheter drastisch zu verändern. Sie schließen sich jedoch den Forderungen nach einer prospektiven randomisierten Studie an [24, 35].

Schlußfolgerungen

Die am häufigsten gemessenen hämodynamischen Parameter wie Herzfrequenz und arterieller Blutdruck geben uns zweifelsfrei die geringsten Informationen über den konvektiven O_2-Transport zum Gewebe und die zelluläre O_2-Versorgung (Abb. 12). Vor 2 Dekaden eröffnete die Möglichkeit, das Herzminutenvolumen zu messen und das globale O_2-Angebot zu bestimmen, eine neue Ära des hämodynamischen Monitorings. Dies hat dazu geführt, daß sich das Wissen und das Verständnis für die Physiologie des kardiorespiratorischen Systems erheblich vertieft hat.

Es darf jedoch nicht übersehen werden, daß die Bestimmung des Herzminutenvolumens uns keine Information darüber gibt, ob die Distribution des Herzminutenvolumens und der mikrozirkulatorische Blutfluß der Organparenchyme adäquat sind, denn bei pathologischen Veränderungen der Mirkozirkulation ist der konvektive O_2-Transport zum Gewebe nicht identisch mit der Gewebeoxygenierung.

Es wurde auch evident, daß das Herzminutenvolumen nicht als Einzelwert betrachtet werden darf, sondern primär in seiner Relation zum aktuellen metabolischen Bedarf des Organismus. Der globale O_2-Verbrauch, der die metabolische Gesamtaktivität des Organismus reflektiert, hat als Einzelparameter vergleichbare Limitierungen, da wir niemals sicher wissen können, ob der metabolische Bedarf aller Organsysteme durch die Leistungsfähigkeit des kardiorespiratorischen Systems adäquat erfüllt ist.

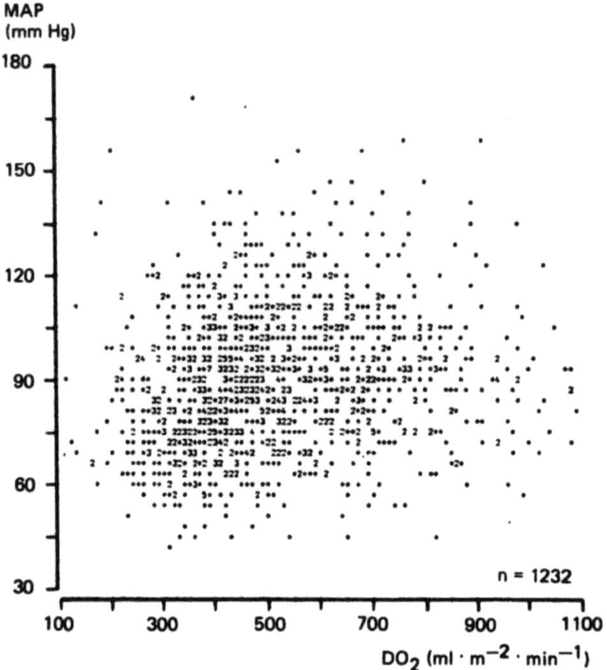

Abb. 12. Beziehung zwischen arteriellem Mitteldruck und globalem O_2-Transport ($\dot{D}O_2$) in der perioperativen Phase bei Eingriffen an der abdominellen Aorta. (Aus Reinhart [19])

Der Vorteil des kontinuierlichen Monitorings der gemischtvenösen und, mit Einschränkung, auch der zentralvenösen O_2-Sättigung besteht darin, daß sie uns darüber informieren, in welchem Umfang das O_2-Angebot dem O_2-Bedarf entspricht, bzw. in welchem Ausmaß die kompensatorischen Mechanismen des Organismus ausgeschöpft sind oder versagen. Es ist sicher die einfachste Methode, um die Gesamtkörper-O_2-Balance zu überwachen. Ihre Grenzen sind darin zu sehen, daß sie lediglich die globale O_2-Balance und nicht die O_2-Balance von Organsystemen reflektiert und daß bei Störungen des Gasaustausches auf Gewebeebene normale $S_{\bar{v}}O_2$-Werte eine Gewebehypoxie nicht sicher ausschließen. Auch kann nicht sofort festgestellt werden, welche Determinante des multifaktoriell bestimmten Parameters $S_{\bar{v}}O_2$ sich pathologisch verändert hat. Diese Methode ist am besten als Trendmonitor und „Frühwarnsystem" geeignet. Ein weiterer Nachteil des $S_{\bar{v}}O_2$-Monitorings besteht darin, daß wir bei relevanten Störungen nicht unmittelbar erkennen können, ob der Grund für die Störungen im Bereich des O_2-Angebotes oder Veränderungen des O_2-Bedarfes liegt.

Gegenwärtig scheint die maximale Information über Veränderungen der O_2-transportbezogenen Parameter bettseitig dadurch erreichbar zu sein, daß in Kombination kontinuierlich das Herzminutenvolumen zusammen mit der arteriellen und gemischtvenösen O_2-Sättigung gemessen wird. Dies gestattet die Berechnung von O_2-Angebot und O_2-Verbrauch, die zusammen mit der gemischtvenösen O_2-Sättigung am Monitor dargestellt werden können [34]. Es muß jedoch betont werden, daß sich diese Methode lediglich dazu eignet, klinisch relevante Trends zu erkennen, da die Kombination der genannten Parameter Präzision und Richtigkeit der Bestimmungen der Einzelwerte des O_2-Angebotes und O_2-Verbrauches begrenzen.

Die Gewebehypoxie wird als eine der wesentlichen Determinanten in der Pathogenese des Multiorganversagens angesehen [28]. Inzidenz und Letalität des Multiorganversagens können nur dann effektiv gesenkt werden, wenn es gelingt, die gefährdete zelluläre O_2-Versorgung des kritisch Kranken frühzeitig zu erkennen und wirksam zu behandeln. Mit dem derzeit verfügbaren hämodynamischen Monitoring kann lediglich die Einschätzung der Angemessenheit der globalen O_2-transportbezogenen Parameter und die Beurteilung der adaptiven Kompetenz des kardiorespiratorischen Systems gegenüber Änderungen der globalen O_2-Aufnahme gelingen. Es ist jedoch in seiner Aussagekraft dadurch limitiert, daß es Mißverhältnisse zwischen O_2-Angebot und O_2-Bedarf auf *regionaler* Ebene nicht aufzeigen kann.

Neuere Untersuchungen [8, 12] haben deshalb auch gezeigt, daß die Optimierung der *globalen* O_2-transportbezogenen Parameter *nicht* zu einer signifikanten Senkung der Letalität beim Intensivpatienten führt. Vielleicht kann durch die Weiterentwicklung der Möglichkeiten, die *regionale* Gewebeoxygenierung einzuschätzen sowie deren therapeutische Beeinflussung die Letalität dieser Patienten erfolgreich gesenkt werden.

Literatur

1. Bihari D, Smithies M, Gimson A, Tinker J (1987) The effects of vasodilatation with prostacyclin on oxygen delivery and uptake in critically ill patients. New Engl J Med 317:397-403
2. Bishop JM, Donald KW, Wade OL (1954) Minute to minute changes in cardiac output by the direct Fick method in normal subjects during exercise and recovery. J Physiol 123:223-241
3. Bishop JM, Wade OL, Donald KW (1958) Changes in jugular and renal arterio-venous oxygen content difference during exercise in heart disease. Clin Sci 17:611-627
4. Cain SM (1989) Supply dependency of oxygen uptake. In: Reinhart K, Eyrich K (eds) Clinical aspects of O_2 transport and tissue oxygenation. Springer, Berlin Heidelberg New York Tokyo, pp 80-91
5. Connors AF, Speroff T, Dawson NV, Thomas C et al. (1996) The effectiveness of right heart catheterization in the initial care of critally iII patients. JAMA 276:889-897
6. Dahn MS, Lange MP, Jacobs LA (1988) Central mixed and splanchnic venous oxygen saturation monitoring. Intensive Care Med 14:373-376
7. Forsyth RP, Hoffbrand BM, Melmon KL (1970) Redistribution of cardiac output during hemorrhage in the unanesthetized monkey. Circ Res 27:311-316
8. Gattinoni L, Brazzi L, Pelosi P, Latini R, Tognoni G, Pesenti A, Fumagalli R (1995) A trial of goal-oriented hemodynamic therapy in critically ill patients. N Engl J Med 333:1025-1032
9. Gutierrez G, Pohil RJ (1987) Assessment of hypoxia by magnetic resonance spectroscopy and positron emission tomography. In: Bryan Brown CW, Ayre SM (eds) Oxygen transport and utilization. New Horizons, SCCM, Fullerton Calif USA, pp 171-214

10. Gutierrez G, Palizas F, Doglio G et al. (1992) Gastric intramucosal pH as a therapeutic index of tissue oxygenation in critically ill patients. Lancet 339:195–199
11. Hannemann L, Meier-Hellmann A, Reinhart K (1992) Regional blood flow in sepsis. Clin Intensive Care 3, 1:28–31
12. Hayes M, Timmins A, Yau E, Palazzo M, Hinds C, Watson D (1994) Elevation of systemic oxygen delivery in the treatment of critically ill patients. New Engl J Med 330:1717–1722
13. Jamieson WRE, Turnbull KW, Larrieu AJ, Dodds WA, Allison JC, Tyers GFO (1982) Continuous monitoring of mixed venous oxygen saturation in cardiac surgery. Can J Surg 5:538–543
14. Jöbsis FF (1977) Noninvasive infrared monitoring of cerebral and myocardial oxygen sufficiency and circulatory parameters. Science 198:1264–1267
15. Jöbsis-Vandervliet FF, Fos E, Sugioka (1987) Monitoring of cerebral oxygenation and cytochrome aa_3, redox state. Int Anesthesiol Clin 25:209–214
16. Miller MJ (1982) Tissue oxygenation in clinical medicine: a historical review. Anesth Analg 61:527–535
17. Muir AL, Kirby BJ, King AJ, Miller HC (1971) Mixed venous oxygen saturation in relation to cardiac-output in myocardial infarction. Br Med J 4:276–278
18. Pflüger E (1872) Über die Diffusion des Sauerstoffs, den Ort und die Gesetze der Oxydationsprozesse im thierischen Organismus. Pflügers Arch Gesamte Physiol Menschen, Thiere 6:43–63
19. Reinhart K (1988) Zum Monitoring des Sauerstofftransportsystems. Anaesthesist 37:1–9
20. Reinhart K (1989) Monitoring of O_2 transport and tissue oxygenation in critically ill patients. In: Reinhart K, Eyrich K (eds) Clinical aspects of O_2 transport and tissue oxygenation. Springer, Berlin Heidelberg New York Tokyo, pp 195–211
21. Reinhart K, Kersting K, Föhring U, Schäfer M (1986) Can central-venous replace mixed-venous oxygen saturation measurements during anesthesia. Adv Exper Med Biol 200:67–71
22. Reinhart K, Bloos F, König F, Hannemann L, Kuss B (1989) Oxygen transport and muscle tissue oxygenation in hyperdynamic septic shock. Anesthesiology 71:A 379
23. Reinhart K, Föhring U, Kersting T, Schäfer M, Bredle D, Hirner A, Eyrich K (1989) Effects of thoracic epidural anesthesia on systemic hemodynamic function and systemic oxygen supply-demand relationship. Anesth Analg 69:360–369
24. Reinhart K, Radermacher P, Sprung CL, Phelan D, Bakker J, Steltzer H (1997) PA catheterization – quo vadis? Intens Care Med 23:605–609
25. Reinhart K, Rudolph T, Bredle DL, Cain SM (1989) O_2 uptake in bled dogs after resuscitation with hypertonic saline or hydroxyethylstarch. Am J Physiol 257:H238
26. Reinhart K, Rudolph T, Bredle DL, Hannemann L, Cain SM (1989) Comparison of central venous to mixed venous oxygen saturation during changes in oxygen supply/demand. Chest 195:1216–1222
27. Reinhart K, Schäfer M, Rudolph T, Specht M (1989) Mixed venous oxygen saturation. Appl Cardiopulm Pathophysiol 2:315–325
28. Reinhart K, Specht M, Rudolph T (1989) Aktuelle Aspekte der Oxymetrie. In: Lawin P, Peter K (Hrsg) Intensivmedizin 1989, Intensivmedizin, Notfallmedizin, Anaesthesiologie. Thieme, Stuttgart S 87–84
29. Rocha de AG, Edmonds JF, Williams WG, Parier C, Trusler GA (1978) Importance of mixed venous oxygen saturation in the care of critically ill patients. Can J Surg 21:227–229
30. Ronco JJ, Phang PT (1991) Validation of an indirect calorimeter to measure oxygen consumption in critically ill patients. J Crit Care 6:36–41
31. Ronco JJ, Fanwick JC, Wiggs BR (1993) Oxygen consumption is independent of increases in oxygen delivery by dobutamine in septic patients who have normal or increased plasma lactate. Am Rev Resp Dis 147:25–31
32. Russell JA, Phang PT (1994) The oxygen delivery/consumption controversy. Approaches to management of the critically ill. Am J Respir Crit Care Med 149:533–537

33. Sibbald WJ, Bersten A, Rutledge FS (1989) The role of tissue hypoxia in multiple organ failure, In: Reinhart K, Eyrich K (eds) Clinical aspects of O_2 transport and tissue oxygenation. Springer, Berlin Heidelberg New York pp 102–114
34. Specht M, Wichmann K, Apenburg C, Johnson RW, Reinhart K (1991) Continuous measurement of oxygen supply and oxygen consumption – first data on a new monitoring concept. Anesthesiology 753:A456
35. Taylor R, Ahrens T, Beilin Y et al. (1997) Pulmonary artery catheter consensus conference: Consensus statement. Crit Care Med 25:910–925

2.2.8 Atemmechanik beim beatmeten Patienten

H. Burchardi und M. Sydow

In der Intensivmedizin ist heute aufwendiges, auch invasives Monitoring für die Überwachung der Hämodynamik geradezu selbstverständlich geworden. Für die Überwachung und Kontrolle der Lungenfunktion sind jedoch selbst unter einer Beatmungstherapie aufwendigere Verfahren bislang noch keineswegs üblich. Dabei bietet sich eine Reihe von (meist sogar nichtinvasiven) Verfahren an, die aufschlußreiche diagnostische Parameter zur Überwachung liefern. Die modernen, computergesteuerten Respiratoren ermöglichen bzw. unterstützen diese Verfahren. Dieser Beitrag soll einige der wichtigen Verfahren zur Messung der Atemmechanik in der Intensivmedizin im Zusammenhang mit der apparativen Beatmung vorstellen. Dabei werden sowohl Methoden zur erweiterten Überwachung als auch Verfahren für speziellere wissenschaftliche Fragestellungen beschrieben. Vollständigkeit wird nicht angestrebt.

Messung von Gasvolumia und -flow

Spirometer

Trockengasuhren haben sich für die einfache klinische Routine gut bewährt. Sie funktionieren nach dem Prinzip kleiner Turbinen (z. b. Wright-Respirometer) oder Umwälzkörper (z. B. Dräger-Spirometer). Die Genauigkeit ist nicht groß (Fehlerbreite ± 10% und mehr), für klinisch informative Messungen jedoch ausreichend. Bei niedrigem Gasflow wird das Volumen unterschätzt, bei hohem Flow überschätzt (Trägheit der Turbine).

Balgspirometer sind fast nur noch Bestandteil älterer Respiratoren (z. B. Bennet MA 1 oder MA 2). Ihre Genauigkeit reicht entsprechend ihrer Aufgabe nur für grobe klinische Orientierung aus.

Volumenverdrängende Meßprinzipien (wie z. B. Glockenspirometer) haben den grundsätzlichen Vorteil, daß das Meßergebnis unabhängig von der Gaszusammensetzung (z. B. Einfluß der Viskosität bzw. Dichte) ist. Nachteil ist jedoch ihre Sperrigkeit und ihre meist niedrige dynamische Linearität (Fehler bei höheren Atemfrequenzen). Sie sind als Glockenspirometer nur in der Lungenfunktion üblich und in der Intensivmedizin wegen ihrer Größe kaum einsetzbar.

Messung der Gasströmung

Hitzdrahtanemometer

Bei diesem Meßprinzip (wie z. B. in der Evita, Fa. Dräger) wird der Wärmeverlust erfaßt, der durch die Gasströmung an einem erhitzten Draht verursacht wird. Das Prinzip bietet einige entscheidende Vorteile: großer Meßbereich, gute Genauigkeit und Reproduzierbarkeit (zumindest bei elektronischer Kompensation der alinearen Empfindlichkeit), kein Fehlereinfluß durch Feuchtigkeit, geringe Empfindlichkeit gegenüber Verschmutzung. Das Signal ist abhängig von der Wärmeleitfähigkeit des zu messenden Gases und damit von der Gaszusammensetzung sowie von der Gastemperatur. Diese Nachteile sind jedoch technisch kompensierbar: Im Spirolog (Fa. Dräger) und einigen Beatmungs- und Narkosegeräten, in denen dieses Meßverfahren integriert ist, wird der Einfluß der Gastemperatur über einen zweiten, unbeheizten Draht laufend kompensiert; die Gaseigenschaften werden als Wärmeverlust während einer strömungsfreien Periode erfaßt und berücksichtigt. Die Strömungsrichtung kann mit einem zweiten Meßfühler über die Zeitdifferenz des Meßsignals erkannt werden. Als Fehlereinfluß verbleiben jedoch die raschen in- und exspiratorischen Gasänderungen. Ein wichtiger Nachteil ist auch die mechanische Empfindlichkeit des Meßkopfes (feiner Meßdraht!).

Pneumotachographie

Die Pneumotachographie ist eines der genauesten Meßprinzipien zur Gasströmungsmessung; sie wird daher für wissenschaftliche Fragestellungen bevorzugt. Das laminar strömende Gas verursacht an einem Widerstand (z. B. Bündel von Kapillarröhren) eine geringe Druckdifferenz, die über einen weiten Bereich direkt proportional der Strömungsgeschwindigkeit ist.

Nach dem Hagen-Poiseuille-Gesetz gilt bei laminarer Strömung:

$$\Delta P = 8\dot{V}\eta l/\pi r^4 .$$

Dabei ist $\dot{V}$ die Strömungsgeschwindigkeit, l und r sind Länge und Radius des Meßrohrs und η ist die Gasviskosität. Dementsprechend ist die Druckdifferenz abhängig von der Viskosität des Atemgases. Änderungen der Temperatur und der Gaszusammensetzung beeinflussen also das Meßergebnis.

Der Meßkopf (z. B. Staurohr nach Fleisch) weist einen relativ geringen Totraum und minimalen Strömungswiderstand auf. Je nach dem gewünschten Meßbereich müssen unterschiedliche Meßköpfe gewählt werden. Um eine gute Genauigkeit zu erreichen, müssen die Frequenzeigenschaften des gesamten Meßsystems (Zuleitungen, Druckwandler, Verstärker) beachtet werden.

Die Druckdifferenz wird mit einem Differenzdruckaufnehmer in ein elektrisches Signal umgewandelt und über einen Verstärker als Flow oder nach elektronischer Integration als Volumen ausgegeben. Bei der Integration des Flowsignals zum Volumen entsteht das Problem einer Nulliniendrift; daher muß am Ende eines gemessenen Atemzyklus oder nach einer längeren Zeit der Nullpunkt neu justiert werden, was auch automatisch erfolgen kann. Änderungen der Temperatur und der Gaszusammensetzung beeinflussen das

Meßergebnis. Wird größere Genauigkeit erwartet, so sollte daher Kalibration und Messung unter den gleichen bzw. angenäherten Gasbedingungen wie bei der Messung erfolgen, entweder manuell mit einer großvolumigen Spritze (z.B. Hamilton-Spritze, 500 ml) oder mit einer motorgetriebenen Zylinderpumpe bei sinusförmigem Flowmuster. Bei sorgfältiger Kalibration und Elimination bzw. Kompensation aller Meßfehlereinflüsse kann die Meßgenauigkeit $< \pm 2$–3% betragen.

Pneumotachographieähnliche Verfahren

Das Prinzip der Strömungsmessung über den Differenzdruck wird auch noch mit den ähnlichen Verfahren des Lochblendenwiderstands bzw. der variablen Lochblende (sog. „Osborne Sensor") realisiert. Die Vorteile dieser Meßprinzipien liegen für klinische Langzeitmessungen darin, daß Verschmutzung oder Tröpfchenbildung die Messung nicht beeinträchtigen, die Meßgenauigkeit ist allerdings geringer als bei der Pneumotachographie.

Lochblenden. Wird der Strömungswiderstand durch eine Lochblende verursacht, so entstehen dort Turbulenzen, die den Differenzdruck nach der Energiegleichung von Bernoullie bestimmen. Dabei verhält sich der Durchfluß ($\dot{V}$) quadratisch zur erzeugten Druckdifferenz (Δp). Anders als bei der laminaren Strömung geht aber nicht die Viskosität, sondern die Gasdichte (q) (z.B. infolge von Wasserdampf oder unterschiedlicher Gaszusammensetzung, aber auch infolge von Druckveränderungen) mit ein:

$$\dot{V} = k\sqrt{2p/q}\,.$$

Dabei ist *k* ein Faktor, der sich aus der Bauform ergibt.

Variable Lochblende. Das Lochblendenprinzip wird heute öfter in einer Variante eingesetzt (z.B. Fa. Hamilton, Fa. Salvia): Dabei wird die Öffnung durch eine bewegliche Klappe variiert. Da sich die Blendenöffnung (*A*) durch diese Klappe etwa proportional zur Wurzel der Druckdifferenz ändert ($A = \sqrt{\Delta p}$), bleibt für den Fluß ($\dot{V}$) eine quasilineare Gleichung:

$$\dot{V} = \Delta q\sqrt{1/q}\,.$$

Die Dichtigkeitsunterschiede zwischen Luft und Sauerstoff betragen etwa 14% (q Luft = 1,29 kg/m^3 und q Sauerstoff = 1,47 kg/m^3); somit wird der Faktor $\sqrt{1/q}$ zu etwa 7% die Messung beeinflussen. Wird mit annähernd gleichem Gasgemisch (z.B. Exspirationsgemisch) kalibriert wie gemessen, so wird die Messung mit diesem Verfahren recht genau. Allerdings ist auch hier mit Ungenauigkeiten im unteren Strömungsbereich zu rechnen. Diese lassen sich aber computerunterstützt gut kompensieren.

Da der Beatmungsdruck ebenfalls die Gasdichte beeinflußt, können sich auch hieraus Meßfehler ergeben.

Sonstige Meßverfahren

Vortexanemometer. Hierbei verursacht die Gasströmung an einem stabförmigen Hindernis Wirbelformationen, deren Frequenz direkt von der Strömungsgeschwindigkeit abhängig ist. Die Wirbel werden durch eine Ultraschallmeßstrecke erfaßt und über Impulszählung elektronisch in Flow- bzw. Volumensignale umgewandelt (z.B. Bourn's Ventilation Monitor LS 75). Es wird eine Genauigkeit von ± 6% innerhalb eines Bereiches von 5 bis 40 l/min angegeben. Gastemperatur und Gasviskosität bzw. -dichte sowie Verschmutzung beeinflussen das Ergebnis nicht. Es kann allerdings ausschließlich unidirektional gemessen werden. Nachteilig ist, daß niedrige Strömungsgeschwindigkeiten nicht korrekt bestimmt werden.

Einflüsse durch Meßbedingungen

Einflüsse auf die Flow- bzw. Volumenmessung

Die Pneumotachographie ist bislang die genaueste gängige Methode zur Strömungsmessung von Gasen. Dennoch sind die Einflüsse durch Temperatur-, Feuchtigkeits- und Viskositätsänderungen nicht zu unterschätzen.

- Das reale Volumen eines Gases wird beeinflußt durch Temperatur und Druck (Einfluß unabhängig vom Meßprinzip):
  - pro 1 °C Temperaturanstieg 0,34% Zunahme des Volumens,
  - pro 1 cm H_2O Druckanstieg 0,1% Abnahme des Volumens.

  Änderungen des Druckniveaus (z.B. Barometerdruck) beeinflussen die pneumotachographische Messung zusätzlich nicht, da sie nicht die Viskosität, sondern die Dichte des Gases verändern.
- Die Viskosität eines Gases wird beeinflußt durch die Temperatur:
  - pro 1 °C Temperaturanstieg 0,17% Anstieg der Viskosität.
- Die Viskosität ist abhängig von der Gaszusammensetzung (s. Tabelle 1) und beeinflußt damit das Meßergebnis der Pneumotachographie.

Physiologische Differenzen zwischen dem In- und Exspirationsvolumen (RQ-Einfluß) werden durch die Flowintegration nicht berücksichtigt. Bei Messun-

Tabelle 1. Viskosität einiger Gase und der dadurch bedingte Meßfehler bei vorheriger Kalibration des Pneumotachographen mit Luft

Gasart		Viskosität bei +20 °C (Zentipoise)	Meßfehler nach Kalibration mit Luft [%]
Luft		0,0183	±0
O_2	(100%)	0,0202	+9
N_2	(100%)	0,0175	−5
CO_2	(100%)	0,0148	−24
N_2O	(100%)	0,0146	−25
He	(100%)	0,0194	+5

gen unter Beatmung muß, unabhängig vom Meßprinzip, daher berücksichtigt werden, daß unter dem erhöhten Druck durch Gaskompression das Volumen vermindert wird: etwa 0,1% Volumenreduktion/1 cm H_2O. Wird das unter Druck insufflierte Gasvolumen schließlich am Exspirationsausgang gemessen, so ist dieses Volumen um den Kompressionsanteil falsch zu hoch. Neben diesem nicht geringen Volumenanteil sind zusätzlich etwaige Verluste infolge Dehnung (z. B. der Schläuche) zu berücksichtigen.

Einflüsse der Viskosität bei stark variierenden Gaskonzentrationen

Viskositätseinflüsse werden besonders schwerwiegend bei kontinuierlicher Messung mit starkt variierenden Gaskonzentrationen, so z. B. bei den Multiple-breath-Methoden zur Bestimmung des Lungenvolumens (FRC) oder der Ventilationsverteilung. Für korrekte Messungen mit diesen Verfahren müssen daher die Viskositätseinflüsse rechnerisch kompensiert werden. Sofern das gesamte variierende Gasspektrum simultan bestimmt wird (z. B. mit Hilfe des Massenspektrometers), läßt sich diese Kompensation computerunterstützt „*online*" oder nach Aufzeichung als nachträgliche Korrektur relativ einfach durchführen. Ein Berechnungsverfahren hierfür wurde von Brunner u. Wolff [7, 8] beschrieben.

Noch einfacher ist eine Kompensationsberechnung von Jalowayski u. Dawson [38], die von Kox et al. [41] geprüft und für ausreichend genau befunden wurde. Bei *In-Vitro*-FRC-Messungen am Lungenmodell mit dem Multiple-breath-Verfahren ergab sich eine ausgezeichnete Reproduzierbarkeit mit Variationskoeffizienten zwischen 0,2 und 0,4%.

Zwar sind die Verhältnisse *in vivo* wegen der wechselnden Konzentration von CO_2 und H_2O komplexer als *in vitro*, doch reicht beim Auswaschverfahren die nachstehende, vereinfachende Kompensationsgleichung aus.

Für die Messung mit Argon-O_2-Gemisch (d. h. Austausch des N_2 gegen Ar) *in vivo* gilt die Kompensationsgleichung:

$$\dot{V}_{korr} = \dot{V}_{unkorr} \left[0{,}835 + 0{,}22\,F\,(N_2)\right].$$

Hierin ist F die fraktionierte Konzentration von N_2, $\dot{V}$ das Flowsignal, jeweils korrigiert (korr) bzw. unkorrigiert (unkorr).

Normierung der Gasvolumia

Alle spirometrischen Gasvolumina müssen von den *Meßbedingungen*, z. B. ATPD (Umgebungstemperatur, Umgebungsdruck, trockenes Gas) oder ATPS (Umgebungstemperatur, Umgebungsdruck, Wasserdampfsättigung) auf *Körperbedingungen*, also BTPS (Körpertemperatur, Umgebungsdruck bzw. aktuellen Druck, Wasserdampfsättigung) umgerechnet werden (Tabelle 2). Die Werte des Gasaustausches (O_2-Aufnahme, CO_2-Abgabe, Diffusionskapazität) werden vereinbarungsgemäß auf STPD = 0 °C, 760 mmHg, trocken umgerechnet. Siehe auch Umrechnungstabellen: *Wissenschaftliche Tabellen Geigy*.

Tabelle 2. Normierung der Gasvolumina

	STPD	BTPS	ATPD	ATPS
ATPS	$\frac{p_B - p_{H_2O}}{760} \cdot \frac{273}{273+T}$	$\frac{p_B - p_{H_2O}}{p_B - 47} \cdot \frac{310}{273+T}$	$\frac{p_B - p_{H_2O}}{p_B}$	
ATPD	$\frac{p_B}{760} \cdot \frac{273}{273+T}$	$\frac{p_B}{p_B - 47} \cdot \frac{310}{273+T}$		$\frac{p_B}{p_B - p_{H_2O}}$
BTPS	$\frac{p_B - 47}{760} \cdot \frac{273}{310}$		$\frac{p_B - 47}{p_B} \cdot \frac{273+T}{310}$	$\frac{p_B - 47}{p_B - p_{H_2O}} \cdot \frac{273+T}{310}$
STPD		$\frac{760}{p_B - 47} \cdot \frac{310}{273}$	$\frac{760}{p_B} \cdot \frac{273+T}{273}$	$\frac{760}{p_B - p_{H_2O}} \cdot \frac{273+T}{273}$

ATPS „ambient temperature and pressure, saturated with water vapor"
ATPD „ambient temperature and pressure, dry"
BTPS „body temperature and atmospheric pressure, completely saturated with water vapor at body temperature"
STPD „standard temperature and pressure, dry"
p_B „barometric pressure " [mmHg]
T „temperature" [°C]

Respirationsinduktionsplethysmographie (RIP)

Die Respirationsinduktionsplethysmographie (RIP) ist eine nichtinvasive Methode der Spirometrie, bei der die atembedingten *Umfangsänderungen* des Thorax und des Abdomens registriert werden; damit lassen sich sowohl die dynamischen Atemvolumina als auch die Änderungen der funktionellen Residualkapazität (FRC) erfassen. Die Umfangsänderungen werden über 2 elastische Gürtel um Thorax und Abdomen gemessen; ein Aufnahmegerät verarbeitet die Signale dann zu den verschiedenen Respirationsparametern. Das Prinzip wurde erstmalig 1977 beschrieben und wurde früher eher im Bereich der Atemphysiologie eingesetzt [12]. Aufgrund entscheidender technischer Verbesserungen ist heute der Einsatz am Krankenbett, im Schlaflabor und in der Intensivmedizin möglich: automatische Kalibration, fortlaufende Bildschirmdarstellung der Meßkurven, Berechnung und Druckerausgabe verschiedener Atemparameter einschließlich eines Index für die Erkennung der Zwerchfellermüdung. Damit werden in erster Linie dynamische Hubvolumina erfaßt. Klinisch nützlich ist dabei auch der Nachweis einer etwaigen Dyskoordination zwischen dem thorakalen und abdominellen (zwerchfellbedingten) Bewegungsablauf (z. B. bei problematischer Respiratorentwöhnung oder bei Ermüdung der Atemmuskulatur). Die Induktionsplethysmographie läßt sich auch einsetzen, um eine dynamische Hyperinflation der Lunge nachzuweisen [31].

So lassen sich durch Überwachung der Verlaufsparameter während der Behandlung die Respiratoreinstellung adaptieren und eventuelle Anomalien der Spontanatmung frühzeitig erkennen. Bei regelmäßiger, intermittierender Kalibration könnte diese Methode in der Intensivmedizin sehr nützlich werden.

Meßprinzip

Das Prinzip basiert auf einem Konzept von Konno u. Mead 1967 [40], bei dem das Atemsystem in 2 Kompartimente: Brustkorb („rib cage") (=RC) und Abdomen (=ABD) aufgeteilt wird; dabei entstehen die atemabhängigen Abdominalbewegungen im wesentlichen durch die Zwerchfellaktivität. Beide Kompartimente sind autonom, doch reagieren sie in der Regel synchron, um eine geregelte Ventilation zu gewährleisten (d.h. bei Inspiration erhöhen sich sowohl der thorakale als auch der abdominelle Umfang). Unter pathologischen Bedingungen, aber auch durch willkürliche Beeinflussung, können beide Kompartimente aber auch asynchron reagieren.

Das Gesamtsystem entspricht grundsätzlich einem System mit 2 Freiheitsgraden; so läßt es sich durch die folgende Formel ausreichend genau beschreiben:

$$\text{Volumen} = K_{rc} \cdot RC + K_{ab} \cdot ABD\,.$$

Hierbei sind RC und ABD die jeweiligen Bewegungsänderungen des thorakalen bzw. abdominellen Kompartiments; K_{rc} und K_{ab} sind die jeweiligen Koeffizienten zur Umwandlung von Bewegung in Volumen bzw. die Verstärkung des jeweiligen Aufnahmesystems, wie sie aus der vorherigen Kalibration des Systems ermittelt wurden (s. Kalibration).

Bei relaxierten, kontrolliert beatmeten Patienten entfällt die Eigenaktivität der Atemmuskulatur; dadurch entfällt der 2. Freiheitsgrad, so daß nun ein einziger Aufnahmegürtel ausreicht [15].

In die 5–10 cm breiten, elastischen Aufnahmegürtel ist eine isolierte Leitung sinusförmig eingewoben. Der eine Gürtel wird um das Abdomen (über der Crista iliaca), der andere um den Thorax (unter den *Brustwarzen*) gelegt (Abb. 1). Jeder Gürtel stellt ein Induktionselement dar, das Teil eines Schwingkreises ist, der durch einen Oszillator mit einer Frequenz aktiviert wird. Die Änderung des Umfangs durch die Atembewegungen und damit die Dehnung der Gürtel verändert die Induktion des jeweiligen Abschnitts. Damit ändert sich die Frequenz des Oszillators in Abhängigkeit von der Induktion. Die Frequenzänderungen werden in Amplitudenänderungen des Spannungspotentials umgewandelt, die leicht aufgenommen und dargestellt werden können.

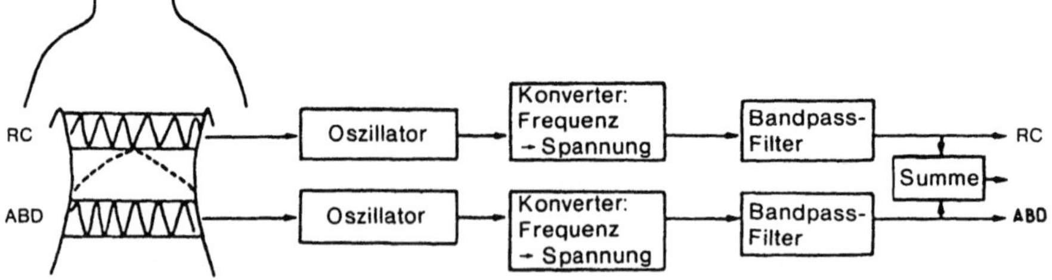

Abb. 1. Funktionsschema der Respirationsinduktionsplethysmographie (RIP). *RC* Thoraxgürtel („rib cage") *ABD* Bauchgürtel (Abdomen) (Nach Dall'Ava et al. [15])

Die Summe der Abweichungen beider Signale (thorakal und abdominell) ergibt (entsprechend der vorherigen Kalibration) das Gesamtvolumen.

Gegenwärtig werden auf dem Markt folgende Geräte angeboten:

„Respitrace", Model 150, Fa. AMI (Ambulatory Monitoring Instrumentation, New York; deutsche Vertretung: Fa. Stimotron, Wendelstein): Es besteht aus einem thorakalen und einem abdominellen Aufnehmergürtel, dem entsprechenden Oszillator und der Zentraleinheit, an der die separat bestimmten Kalibrationskoeffizienten eingestellt werden können. Der Analogausgang liefert folgende Signale: Änderungen von Thoraxvolumen, Abdominalvolumen und Gesamtvolumen. Zur Kalibration sind zusätzlich eine Volumenmeßeinrichtung (z. B. Spirometer, Superspritze) sowie ein Registriergerät erforderlich. Eine solche Grundausstattung für RIP muß auf Forschungszwecke beschränkt bleiben.

„Respitrace Plus", Fa. NIMS (Non Invasive Monitoring System, Miami Beach FL, USA): Die Grundausstattung (Meßaufnehmer, Oszillator, Analogausgang) ist die gleiche wie beim vorher genannten Gerät. Hinzu kommt aber noch eine Kalkulationseinheit mit Tastaturansteuerung, ferner ein integrierter Bildschirm zur Anzeige der Bedienungsmenüs und der Kurven (Thorax-, Abdomen- und Summenkurve) sowie ein Drucker für den Ausdruck von Mittelwerten und Kurven. Bei diesem robusten Gerät ist der Einsatz am Krankenbett in der Intensivstation durch Automatisierung der Kalibration und der Vorgaben wesentlich vereinfacht.

Verschiedene Parameter der Atemtätigkeit werden gemessen bzw. errechnet und als Kurve oder Wert überwacht. Alle Parameter werden auch in einer „verdichteten" Fassung zur Darstellung von Trends ausgegeben. Verschiedene Atmungsparameter können über regelbare Grenzwertalarmierung überwacht werden. Ein DC-Ausgang, der die indirekte Messung des Lungenvolumens (FRC) ermöglicht, wird neuerdings optional angeboten. Näheres s. Abschn. „Änderungen des Lungenvolumens".

Kalibration

Das Ziel der Kalibration ist eine Volumenkurve, die die realen ventilatorischen Volumenänderungen quantitativ wiedergibt. Dabei werden Kalibrationsvolumina über ein Spirometer oder mit einer großvolumigen Spritze als Referenzgrößen vorgegeben; diese sind genauer als die Volumenangaben, die vom Respirator geliefert werden.

Atmet der Patient spontan, dann wird das Referenzvolumen mit einigen Atemzügen über das Spirometer abgenommen. Atmet er nicht spontan, dann muß ein bekanntes Volumen über die großvolumige Spritze insuffliert werden.

Kalibration bei spontanatmenden Patienten (2 Freiheitsgrade). Hier werden die Verstärkungskoeffizienten (K) für beide Kanäle RC und AB jeweils so eingestellt, daß deren Summe gleich dem Referenzvolumen aus dem Spirometer wird, entsprechend der Gleichung:

$$\text{Spirometervolumen} = K_{rc} \cdot RC + K_{ab} \cdot AB\,.$$

Mit den errechneten Verstärkungskoeffizienten (K) werden dann die thorakalen und abdominellen Signale in Volumina umgewandelt und die Volumensumme für jeden Atemzug gebildet.

Im „Respitrace Plus“ (NIMS) ist ein automatisiertes Kalibrationsverfahren integriert, das die Handhabung bei Spontanatmung deutlich erleichtert: Das Verfahren beruht auf der Erkenntnis, daß die natürliche Spontanatmung eine eigene Variablität zwischen Thorax- und Bauchatmung aufweist, die nicht nur mit den einzelnen Atemzügen, sondern auch innerhalb eines Atemzuges wechselt. Durch computerautomatisierte Aufnahme zahlreicher Meßpunkte (z. B. 400 Punkte pro Zyklus über 6 Atemzüge) lassen sich dann K_{rc} und K_{ab} errechnen. Diese zuverlässige, einfach zu handhabende Kalibrationsmethode ermöglicht den Einsatz direkt am Krankenbett, ohne daß eine Kooperation des Patienten notwendig ist.

Kalibration bei relaxierten beatmeten Patienten (1 Freiheitsgrad). Diese Kalibration ist besonders einfach durchzuführen. Hierfür sind ein Registriergerät und eine Einliterkalibrationsspritze erforderlich: Unter maschineller Beatmung und Muskelrelaxation erfolgt die thorakoabdominale Aufteilung der Ventilation passiv; sie bleibt somit konstant. Dann wird das thorakoabdominale System nur im gemeinsamen Verbund (d.h. nur mit einem Freiheitsgrad) ventiliert. Dieses vereinfacht die Kalibration erheblich. Es genügt, ein bekanntes Kalibrationsvolumen mit einer großen Kalibrationsspritze zu insufflieren; die Relation:

$$\text{Kalibrationsvolumen}\,[\text{ml}] = K \cdot \text{RIP-Signal}$$

bleibt dann linear, und daraus kann K als Kalibrationsfaktor leicht abgeleitet werden. Diese Methode der Kalibration ergibt eine Genauigkeit mit Abweichungen von $\leq \pm 10\%$. Bei relaxierten Patienten kann eine mittlere Reproduzierbarkeit von etwa 1% erreicht werden.

Änderungen des Lungenvolumens

Mit RIP lassen sich kontinuierlich die Änderungen des Lungenvolumens verfolgen. RIP bietet zwar keine absolute Messung der funktionellen Residualkapazität (FRC), sondern nur ein Maß für die relative Änderung des Lungenvolumens zwischen 2 Beobachtungssituationen oder in bezug auf die primären Kontrollbedingungen. Gerade diese Information erscheint jedoch in der Intensivmedizin wertvoll, insbesondere für die Frage nach einer dynamischen Lungenüberblähung oder als Überwachung gegen die Gefahr des Baro- bzw. Volumentraumas. Hoffman et al. [31] konnten bei beatmeten Patienten unter ansteigenden externen PEEP den Beginn der gefürchteten dynamischen Hyperflation mit Hilfe der RIP eindeutig nachweisen.

Beim „Respitrace Plus“ wird in der normalen Überwachungsversion allerdings das Volumensignal nach einer Wartephase von etwa 30 s auf eine Standardausgangslage zurückgeführt (AC-Mode), um Driftartefakte zu vermeiden. Damit ist dann die Beobachtung auf kurzfristige Lungenvolumenänderungen limitiert. Längerfristige Registrierung von FRC-Veränderungen über mehrere Minuten sind daher mit dem AC-Mode nicht möglich. Es wird jetzt jedoch optional eine Modifikation (DC-Mode) angeboten, die diese Signalrückführung vermeidet, so daß man Änderungen des Lungenvolumeniveaus über kurze Zeit verfolgen kann, solange eine nicht ganz zu vermeidende Drift dies zuläßt [51].

Atemwegsdrücke

Grundsätzliches

Für die exakte Messung von Gasdrücken in der Atemmechanik stehen heute zuverlässige und präzise Druckaufnehmer zur Verfügung. Die üblichsten Funktionsprinzipien sind: kapazitiv, induktiv und piezoresistiv.

Bei *kapazitiven* Druckaufnehmern werden 2 Kondensatoren durch das Meßdiaphragma getrennt und bei Druckeinwirkung unterschiedlich verändert. Beide Kondensatoren sind Teil einer Wheatstone-Brücke, in der sich die Spannung dann mit der Verschiebung des Diaphragmas proportional ändert.

Bei *induktiven* Druckaufnehmern bewegt sich das Meßdiaphragma zwischen 2 Induktionsspulen, die wiederum Teil einer Wheatstone-Brücke sind. Die Verschiebung des Diaphragmas ändert die Induktivität und verursacht ein elektrisches Signal proportional zum Druck.

Viele moderne Druckaufnehmer arbeiten nach dem *piezoresistiven* Prinzip: Hier verändert eine Siliziumhalbleitermembran bei Dehnung ihren Widerstand, was auch hier über eine Wheatstone-Brücke zu einem proportionalen elektrischen Signal führt. Diese Druckaufnehmer können miniaturisiert hergestellt werden; sie sind robust, zuverlässig und preiswert.

Für Messungen der Atemmechanik sollte die Meßübertragung zum Meßaufnehmer über Luft und nicht über Flüssigkeit erfolgen. Luftübertragende Meßsysteme sind unabhängig von der Nullpunktposition des Druckaufnehmers. Der Druckaufnehmer muß daher für diesen Einsatz mit Luftübertragung speziell vorgesehen sein. Zum Teil sind sehr kleine Druckdifferenzen zu messen (z. B. bei der Pneumotachographie), daher muß der Meßbereich des Druckaufnehmers sorgfältig an den Einsatzzweck angepaßt sein. Insbesondere bei Messung unter höheren Frequenzen muß das Frequenzverhalten des Gesamtsystems beachtet werden. Um zu vermeiden, daß der zu messende Druck von kinetischen und Bernoulli-Effekten beeinflußt wird, sollte er rechtwinklig zur Strömungsrichtung abgenommen werden.

Heute steht ein breites Spektrum von zuverlässigen und exakten Meßaufnehmern zur Verfügung, die nicht unbedingt in dem Bereich der Medizintechnologie gefunden werden müssen.

Meßort, Druckdifferenzen

Bei atemmechanischen Messungen muß sehr genau definiert werden, *wo* die zu messende Variable (z. B. Atemwegswiderstand) entsteht. Diese bestimmt, zwischen welchen Strukturen die auftretenden Druckdifferenzen gemessen werden müssen (hier also die transbronchiale Druckdifferenz $\Delta p_{res} = p_{aw} - p_{alv}$).

Will man Druckdifferenzen messen, die durch die Lunge hindurch wirksam werden (transpulmonaler Druck: p_{aw}–p_{pl}), so müßte eigentlich der Pleuradruck bestimmt werden. Dies ist in der Praxis wegen der Invasivität natürlich problematisch; im Sonderfall liegender Pleuradrainage bietet sich eine begleitende, direkte Druckmessung an; es ist aber auch hier zu beachten, daß der Pleuradruck nicht einheitlich über die gesamte Pleura verteilt ist, sofern der Pleuraspalt erhalten bleibt. So kann eigentlich erst im Fall eines kleinen (Mantel-)Pneumothorax ein „repräsentativer" Pleuradruck gemessen werden. Unter besonderen Bedingungen und mit gewissen Einschränkungen kann der Ösophagusdruck (s. unten) als ein adäquater Schätzparameter für den Pleuradruck angesehen werden.

Atemwegsmitteldruck

Der mittlere Alveolardruck beeinflußt als zentrale Größe der Ventilation die Oxygenierungsfunktion der Lunge, die Einflüsse auf die Hämodynamik und das Risiko eines Barotraumas. Der mittlere Alveolardruck ist nicht direkt meßbar. Er korreliert jedoch sehr eng mit dem Atemwegsmitteldruck, der wiederum gut zugänglich und leicht bestimmbar ist. So ist es erstaunlich, daß diese wichtige Größe in der Klinik so wenig Beachtung findet. Einen ausgezeichneten Überblick über die verschichtigen Einflüsse auf diese Größen bietet ein zweiteiliger Übersichtsartikel von Marini u. Ravenscraft [45, 46].

Hier werden nur einige wenige Grundlagen vorgestellt:

- Ohne PEEP hängt der Atemwegsmitteldruck ($p_{\overline{aw}}$) (Abb. 2 *oben*) ausschließlich von dem inspiratorischen Druckverlauf und der Inspirationsdauer ab (freie Exspiration vorausgesetzt). In der Inspiration kommen alle elastischen (*Fläche B+C*) ebenso wie die verschiedenen flußresistiven Komponenten (*Fläche A*; Strömungs- und Reibungswiderstände) zusammen. Ein externer PEEP (*Fläche D*) addiert sich über die gesamte Dauer des Atemzyklus hinzu, während ein sog. Auto-PEEP lediglich während der Inspirationsdauer den Mitteldruck beeinflußt, da der Atemwegsdruck in der Exspiration auf des externe PEEP-Niveau zurückfällt.
- Der mittlere Alveolardruck ($p_{\overline{alv}}$) (Abb. 2 *unten*) hängt zwar eng mit dem Atemwegsmitteldruck zusammen, muß aber keinesfalls mit diesem identisch sein: Anders als beim Atemwegsmitteldruck addiert sich hier ein bestehender Auto-PEEP über den gesamten Atemzyklus hinzu. Eine flußresistive Komponente (Strömungs- und Reibungswiderstände; *Fläche E*) wirkt nur in der Exspiration auf den mittleren Alveolardruck ein.

  Der mittlere Alveolardruck ($p_{\overline{alv}}$) läßt sich unter apparativer Beatmung für ein System mit linearer Druck-Fluß-Kinetik mit der folgenden Formel bestimmen:

$$(p_{\overline{alv}} - p_{\overline{aw}}) = \frac{\dot{V}_E}{60}(R_E - R_I)\,,$$

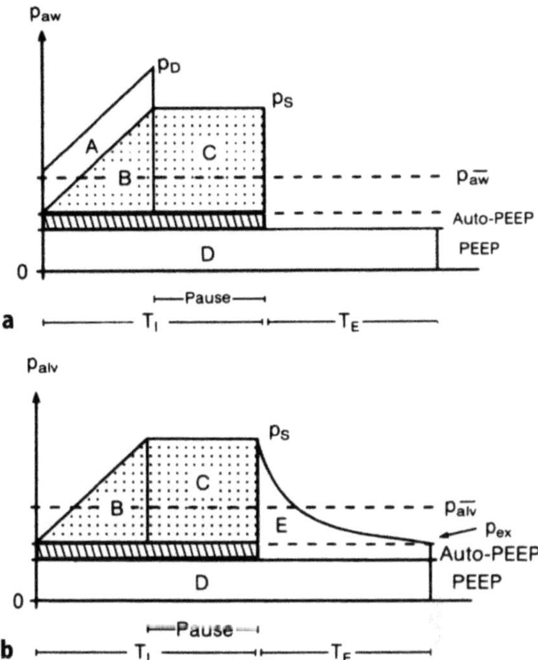

Abb. 2 a, b. Schemaskizze idealisierter Atemwegs- und Alveolardruckkurven unter kontrollierter Beatmung mit konstantem Inspirationsfluß. **a** Anteile des Atemwegsdrucks (p_{aw}): *A* nichtelastisch (resistanceabhängig), *B* elastisch (complianceabhängig), *C* inspiratorische Pause, *D* externer PEEP. Der *schraffierte Bereich* entspricht dem Auto-PEEP; er addiert sich lediglich in der Inspiration zum Atemwegsdruck, da dieser in der Exspiration auf das externe PEEP-Niveau abfällt. **b** Anteile des Alveolardrucks (p_{alv}): *A, B, C, D* wie oben; E exspiratorische nichtelastische Komponente (resistancebedingt). Näheres s. Text. p_D dynamischer Maximaldruck, p_s statischer Maximaldruck, $p_{\overline{aw}}$ mittlerer Atemwegsdruck, $p_{\overline{alv}}$ mittlerer Alveolardruck, p_{ex} endexspiratorischer Alveolardruck, T_I Inspirationsdauer, T_E Exspirationsdauer. (Nach Marini et al. [46])

wobei R_E und R_I die exspiratorischen und inspiratorischen Widerstände sind. Es ist dabei bemerkenswert, daß die Unterschiede zwischen mittleren Atemwegs- und Alveolardrücken nicht durch elastische Komponenten verursacht werden.

- Der mittlere Alveolardruck ist also nur dann gleich dem Atemwegsmitteldruck, wenn die Gesamtheit der Widerstände in Inspiration und Exspiration gleich sind (was klinisch keinesfalls immer gegeben ist).
- Unter Spontanatmung kann der mittlere Alveolardruck den Atemwegsmitteldruck deutlich überschreiten, wenn die exspiratorischen Widerstände höher als die inspiratorischen sind, z. B. bei hohen Atemfrequenzen und nicht zuletzt infolge dynamischer Atemwegskompression.

Bestimmung des Atemwegsmitteldrucks

Der Atemwegsmitteldruck ($p_{\overline{aw}}$) wird als Druck direkt am Endotrachealtubus (möglichst patientennah vor dem Y-Stück) gemessen und über den gesamten Atemzyklus gemittelt. Bei einigen Beatmungsgeräten wird er automatisch erfaßt (hier allerdings tubusfern im Respirator!).

Die Mittelung des Drucksignals kann auf unterschiedliche Weise erfolgen:

- durch mechanische Dämpfung: Zwischenschaltung eines ausreichend großen Compliancegefäßes,
- durch elektronische Dämpfung: Einführung eines Tiefpaßfilters in die Signalverarbeitung, wobei allerdings die Linearität und die Symmetrie des Meßsystems beachtet werden müssen,
- durch manuelle oder computerunterstützte Planimetrie,
- mit Hilfe mathematischer Algorithmen: Die mathematische Mittelung über mehrere Atemzyklen innerhalb der Signalverarbeitung in den mikroprozessorunterstützten modernen Monitoren ist heute wohl die einfachste und beste Lösung.

Ösophagusdruck

Der Ösophagusdruck wird mit einer speziellen Ballonsonde (z.B. Mallinckrodt Laboratories, Athlone, Irland; verschiedene Stärken, z.B. 14 Charr) gemessen, deren Latexballon (entleert) zwischen unterem und mittlerem Ösophagusdrittel (beim Erwachsenen ca. 45 cm kaudal der Nasenlöcher) plaziert wird. Lokalanästhesie der Nasenschleimhaut (Xylocainspray) und ein Schluck Wasser erleichtern das Einführen. Nach erster Positionierung wird der Ballon mit etwa 0,5–0,7 ml Luft gefüllt. Unter kontinuierlicher Druckmessung wird die Position ermittelt, bei der die ventilatorischen Druckausschläge am größten sind. Positive Drücke während der Inspiration zeigen an, daß der Ballon im Magen liegt.

Während der Ösophagusdruck als indirekte Schätzgröße für den mittleren Pleuradruck unter Spontanatmung beim stehenden oder aufrechtsitzenden Menschen durchaus repräsentativ ist, ist er bei kritisch Kranken, insbesondere in flachliegender Position, nur mit gewissem Vorbehalt verwertbar. Der Fehlereinfluß des Herz- und Mediastinalgewichtes ist auch mit einer 30°–45°-Lagerung des Patienten nur schwer kompensierbar, Druckartefakte durch Herzaktionen und Schluckakte stören unter Umständen erheblich; sie sind kaum automatisch herauszufiltern. Um zuverlässige Kurven zu erhalten, wird oft eine manuelle Revision und Selektion nötig.

Okklusionstest

Um sicherzustellen, daß der gemessene Ösophagusdruck mit dem Pleuradruck korrekt korreliert, wird der Okklusionstest empfohlen [3, 30]. Hierfür wird der Patient aufgefordert, bei verschlossenen Atemwegen bzw. okkludiertem Tubus unterschiedlich kräftige Ventilationsbemühungen zu machen. Da bei okkludierten Atemwegen kein Volumen bewegt wird, müßten bei korrekter Lage die Ausschläge sowohl des Atemweges- als auch des Ösophagusdrucks praktisch identisch sein (Abb. 3), d.h. $\Delta p_{oes}/\Delta p_{pl} = 1$. In der Praxis kommt es jedoch nicht selten zu Unterschieden zwischen beiden Druckausschlägen; allerdings bleibt die Relation $\Delta p_{oes}/\Delta p_{pl}$ meist linear. Mit der ermittelten Relation als Korrekturfaktor läßt sich der Ösophagusdruck dann rechnerisch korrigieren.

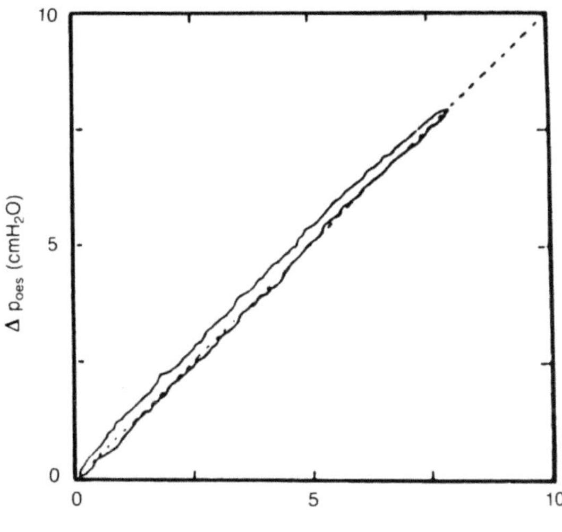

Abb. 3. Okklusionstest zur Validierung des Ösophagusdrucks beim sitzenden Patienten (s. Text): Änderungen des Ösophagusdrucks (Δp_{oes}) gegen den Munddruck (Δp_m) bei Inspirationsbemühungen während der Okklusion. (Nach Baydur et al. [3])

Bei Muskelrelaxation läßt sich dieser Okklusionstest natürlich nicht durchführen. Allerdings ist unter kontrollierter Beatmung die Relation $\Delta p_{oes}/\Delta p_{pl}$ meist nahe 1, so daß hier die Änderungen des Ösophagusdrucks den Pleuradruck besser repräsentieren [7]. Dennoch bleiben gewisse Fehlereinflüsse wirksam, und es besteht die Tendenz, daß die transpulmonale Druckdifferenz überschätzt wird [17].

Thorakopulmonale Druckdifferenzen

Die Bestimmung von atemmechanischen Funktionsgrößen wie Compliance und Atemarbeit erfordert die sorgfältige Beachtung der Druckdifferenzen, die für die Berechnung zugrunde gelegt werden müssen (Tabelle 3). Für die Bestimmung von Compliance und Arbeit des Gesamtsystems Lunge-Thorax muß die transthorakale Druckdifferenz, also die Differenz zwischen Munddruck (p_{aw}) und atmosphärischem Druck (p_B) berücksichtigt werden. Zur Bestimmung dieser Funktionsgrößen für die Lunge allein müßte dagegen eigentlich die transpulmonale Druckdifferenz, also die Differenz zwischen Munddruck (p_{aw}) und mittlerem Alveolardruck (p_{alv}) resp. Pleuradruck (p_{pl}) zugrundegelegt werden. Da der Alveolardruck oder der Pleuradruck jedoch nicht direkt meßbar sind, wird der Druck im mittleren Ösophagus (p_{oes}) herangezogen.

„Intrinsic PEEP"

Der „intrinsic PEEP" (oder „Auto-PEEP", $PEEP_i$) [53], der am Ende der Exspiration bei inkompletter Ausatmung noch in den peripheren Atemwegen

Tabelle 3. Druckdefinitionen und Differenzdrücke

Druck	Abkürzung	
Barometerdruck, Umgebungsdruck	p_B	
Munddruck (airway opening)	p_{ao}	oft synonym verwendet
Trachealdruck	p_{Tr}	
Atemwegsdruck	p_{aw}	
Alveolardruck	p_A, p_{alv}	
Pleuradruck	p_{pl}	
Ösophagusdruck	p_{oes}	
Magendruck	p_{ga}	

Druckdifferenzen	Abkürzung	Definiton
Transdiaphragmatisch	p_{di}	p_{oes}-p_{ga}
Transpulmonal	p_{tp}	p_{ao}-p_{oes}
Transalveolär	p_{ta}	p_{pl}-p_{alv}
Transbronchial	$p_{res,rs}$	p_{aw}-p_{al} Dynamischer Druck zur Überwindung der nicht-elastischen Kräfte (Strömungswiderstände) des gesamten respiratorischen Systems
Elastische Rückstellkraft, „total elastic recoil"	$p_{st,rs}$	Statischer Druck zur Überwindung der elastischen Kräfte des gesamten respiratorischen Systems

bestehen bleibt, ist am Manometer des Respirators nicht direkt ablesbar und wird daher in der Regel übersehen. Für den Kliniker hat die Berücksichtigung des $PEEP_i$ u.U. erhebliche Bedeutung.

Der „intrinsic PEEP" entsteht, wenn das ventilierte Volumen innerhalb der zur Verfügung stehenden Exspirationszeit nicht vollständig ausgeatmet werden kann. Das so verbleibende Restvolumen kann die Lunge insgesamt überblähen (sog. „dynamic hyperinflation") oder/und sich in regionalen Alveolarbezirken (z.B. in langsameren Kompartimenten) „fangen" („trapped air"). Verschiedene Mechanismen, patientenbezogene ebenso wie externe Determinanten, können einen $PEEP_i$ entstehen lassen (Tabelle 4): Die sowohl in Spontanatmung als auch unter Beatmung in der Regel passive Exspiration folgt den atemmechanischen Bedingungen des Thorax-Lungen-Systems; sie folgt der atemmechanischen Zeitkonstante (τ), die das Produkt von Resistance (R) und Compliance (C) ist:

$$\tau = R \cdot C .$$

So wird die Exspiration durch hohe Strömungswiderstände in den Atemwegen, durch exspiratorische Flußlimitierung (z.B. Obstruktion oder dynamische Kompression der kleinen Atemwege), aber auch durch hohe Compliance verzögert. Externe Faktoren, wie zu dünne oder obstruierte bzw. kompri-

Tabelle 4. Determinanten für den „intrinsic PEEP"

Interne Faktoren	Externe Faktoren
Atemmechanik des Patienten	Apparative Strömungswiderstände
• Große Atemwegswiderstände	• Dünner Endotrachealtubus
• Exspiratorische Flußlimitation	• Tubusobstruktion: Kompression, Sekret
• Hohe Compliance	• Widerstände in Schläuchen und Ventilen
Atemmuster des Patienten	Respiratoreinstellung
• Hohe Atemfrequenz	• Hohe Beatmungsfrequenz
• Atemzeitverhältnis (T_{insp}/T_{total})	• Atemzeitverhältnis (I:E)
• Großes Hubvolumen	• Großes Hubvolumen

mierte Endotrachealtuben, aber auch Widerstände im Beatmungssystem (Befeuchter!) oder im Exspirationsventil, werden oft nicht genügend beachtet.

Besonders beim „Weaning" kann das Atemmuster des Patienten erheblich zur Entstehung eines „intrinsic PEEP" beitragen: z.B. hohe Atemfrequenz, kurze Exspirationszeiten bei noch bestehender Ateminsuffizienz. Hier kann der $PEEP_i$ besonders nachteilige Folgen haben: Da die Atemmuskulatur vor jeder Inspiration zunächst den $PEEP_i$ überwinden muß, um den Respirator zu „triggern", erhöht sich dadurch die Atemarbeit des Patienten [56]. Darüber hinaus arbeitet das bei Lungenüberblähung abgeflachte Zwerchfell unrationell. Bei Weaningversuchen kann diese zusätzliche Belastung den Weaningerfolg in Frage stellen.

Unter assistierenden Beatmungsformen kann durch dyskoordinierte Eigenatmungsaktivitäten des Patienten in der Exspirationsphase des Respirators gelegentlich plötzlich ein dramatisch hoher $PEEP_i$ entstehen.

Bei der Respiratoreinstellung darf nicht übersehen werden, daß große Hubvolumina das Entstehen des „intrinsic PEEP" begünstigen. Der $PEEP_i$ ist natürlich besonders abhängig von der Dauer der Exspiration. Sein Einfluß wird bei der „inverse ratio ventilation" (IRV) sogar absichtlich herbeigeführt; hier dient er zur Eröffnung regionaler Alveolarbezirke (sog. „individual PEEP"). Das bedeutet aber auch, daß er dann besonders aufmerksam überwacht werden muß, um eine ungewollte, kritische dynamische Hyperinflation der Lunge zu vermeiden.

Unter apparativer Beatmung kann die Beobachtung der Flowkurve über die Zeit einen wichtigen Hinweis auf einen aufgetretenen $PEEP_i$ geben: Bleibt bis zum Ende der Exspiration noch ein Restflow bestehen, so muß die Exspiration unvollständig sein. Auf die Höhe des $PEEP_i$ kann daraus jedoch nicht geschlossen werden. Schon wegen der Bedeutung dieses Hinweises sollten bei modernen computerunterstützten Respiratoren kontinuierliche Druck- und Flowkurven auf dem Überwachungsbildschirm dargestellt werden.

Messung des „intrinsic PEEP"

Dieser Restdruck in den peripheren Atemwegen läßt sich korrekt nur unter endexspiratorischer Okklusion messen. Am sichersten wird er daher durch folgende Okklusionsmethode [53] bestimmt: Zur Messung wird die Inspirationsleitung im Verlauf der Exspiration des Respirators verschlossen (Abb. 4); mit Beginn der nächsten Inspiration verschließt sich das Exspirationsventil wie vorgesehen; während der Okklusionsphase äquilibriert sich der Druck zwischen Lunge und Beatmungssystem, und der Restdruck in den Atemwegen läßt sich dann am Manometer direkt ablesen. An einigen Respiratoren (z.B. Servo 900C, oder Servo 300, Fa. Siemens) besteht die Möglichkeit, ein endexspiratorisches Holdmanöver zur Messung des $PEEP_i$ manuell auszulösen; bei anderen (z.B. Evita, Fa. Dräger, oder Bennett 7200, Fa. Puritan-Bennett) ist die Messung des $PEEP_i$ als semiautomatisches Verfahren optional in den Respirator integriert.

Der $PEEP_i$ wird gegen Umgebungsdruck gemessen. Besteht jedoch gleichzeitig auch ein externer PEEP ($PEEP_e$), so ist $PEEP_i$ der Druckanteil, der über das externe PEEP-Niveau hinausgeht; die Summe wird als Gesamt-PEEP („total PEEP", $PEEP_{tot}$) bezeichnet:

$$PEEP_{tot} = PEEP_e + PEEP_i \,.$$

Mit der endexspiratorischen Okklusion wird ein mittlerer $PEEP_i$ gemessen, der einen repräsentativen Mittelwert aller, u.U. unterschiedlicher $PEEP_i$ in der Lunge gibt.

Der $PEEP_i$ läßt sich übrigens auch mit der auf S. 453 vorgestellten Einzelschrittmethode zur Messung der statischen Compliance einfach bestimmen: Er ist der Schnittpunkt bei $V=0$ der Regressionsgeraden durch die unteren Okklusionsmeßpunkte. Da die Regression auch in diesem Bereich in den allermeisten Fällen linear verläuft (ein „inflection point" wird hierbei kaum beobachtet), ist die Übereinstimmung mit den durch endexspiratorische Okklusionen gemessenen $PEEP_i$ sehr gut [62].

Atemmechanik

Compliance

Die Messung der Compliance hat bei beatmeten Patienten einen wesentlichen Stellenwert. In der Regel wird darunter jedoch die *dynamische* Compliance verstanden, die für eine quantifizierende Aussage wenig geeignet ist. Nur die sog. *effektive* Compliance (s. unten), die aus der Druckdifferenz am Ende einer (ausreichend langen!) inspiratorischen Pause gemessen wird, erfüllt einigermaßen statische Voraussetzungen; dennoch ist die normale Pause für den erforderlichen völligen Strömungsstillstand meist zu kurz. Korrekter ist die Messung der Compliance unter wirklich statischen Bedingungen mit einer Okklusionsdauer von mindestens 4–5 s. Die Messung dieser statischen Compliance und die Auswertung von Druckvolumen-Diagrammen unter statischen Bedingungen bieten Entscheidungshilfen zur Beatmungstherapie und diagnostische Möglichkeiten zur Verlaufskontrolle.

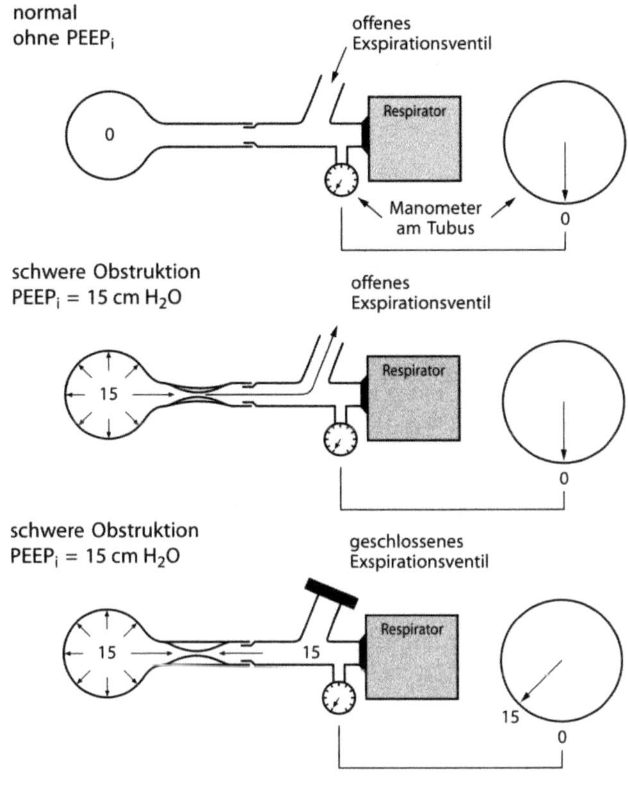

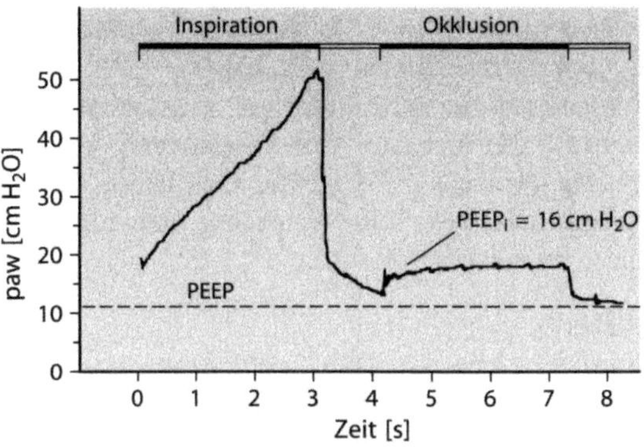

Abb. 4. a Okklusionsverfahren zur Messung des „intrinsic PEEP". Näheres s. Text. (Nach Pepe et al. [53]
b Atemwegsdruck bei „intrinsic PEEP" (PEEP$_i$ = 15 cm H_2O), gemessen mit dem Okklusionsverfahren

Die *statische Compliance* des gesamten Lungen-Thorax-System (Crs,st) wird unter statischen Bedingungen bestimmt aus dem Quotienten:

$$\text{Crs,st} = \frac{\text{Volumenanteil (inspiratorisch oder exspiratorisch)}}{\text{Druckdifferenz (=inspiratorischer Plateaudruck} - \text{PEEP)}} [\text{ml/cm } H_2O].$$

Die Messung der statischen Compliance ist nur bei fehlender Muskeleigenaktivität (tiefe Sedierung resp. Muskelrelaxation) korrekt. Insofern wird dieser Parameter nur bei schwerem Lungenversagen gemessen werden. Da er jedoch ein aufschlußreiches Maß für den Schweregrad der atemmechanischen Beeinträchtigung (und damit für das Ausmaß der Lungenschädigung) ist [25], kann es u. U. sinnvoll sein, Patienten für diese Untersuchung kurzfristig zu relaxieren. Besteht ein „intrinsic PEEP" (s. S. 447ff), so muß dieser bei der Druckdifferenz berücksichtigt werden, da sonst falsch-niedrige Compliancewerte errechnet werden.

Wird die Druck-Volumen-Relation auf verschiedenen Volumenniveaus bestimmt, so läßt sich ein *statisches Druck-Volumen-Diagramm* erstellen [63]. Aus dem Verlauf dieser Compliancekennlinie kann abgeleitet werden:

- Die maximale Steigung ergibt die maximale statische Compliance.
- Ein flacherer oberer Kurvenanteil weist auf die Grenze der Dehnbarkeit hin.
- Ein flacherer unterer Kurvenanteil (sog. „inflection point"; s. unten) weist auf Wiedereröffnung von Alveolen („recruitment") zu Beginn der Inspiration hin, gibt also Hinweise auf zyklische Atemwegsverschlüsse (sog. „airway closure").

Verschiedene Verfahren sind für die Messung der statischen Compliance empfohlen worden:

- Schrittweise Inflation und Deflation in Volumenstufen mittels einer großen Spritze („Spritzenverfahren") [5, 43].
- Langsame kontinuierliche Inflation und Deflation mit niedrigem konstantem Flow (1,7 l/min) („Low-flow-Verfahren") [44].
- Wiederholte kurzzeitige (d.h. 5 s) Okklusion auf jeweils verschiedenen inbzw. exspiratorischen Volumenstufen, mit normaler Beatmung in den Intervallen („Einzelschrittverfahren") [63].

Spritzenverfahren

Bei den *Spritzen- bzw. Low-flow-Verfahren* werden in der Regel Abweichungen zwischen der inspiratorischen und der exspiratorischen Druck-Volumen-Kurve beobachtet. Diese Fläche zwischen beiden Kurven (sog. „Hysterese") gab Anlaß zu verschiedenen diagnostischen Deutungen [4]. Außerdem kann gelegentlich das inspiratorisch applizierte Volumen nicht wieder vollständig zurückgewonnen werden, es verbleibt scheinbar ein gewisses Restvolumen („unrecovered" oder „trapped volume") in der Lunge zurück. Dieses verlorene Restvolumen kann mehr als 400 ml betragen. Heute wissen wir jedoch, daß sowohl Hysterese als auch Restvolumen Artefakte sind [15, 24, 63]. Sie lassen sich überwiegend durch Einflüsse des während der Messung fortbestehenden pulmonalen Gasaustausches (O_2-Aufnahme, CO_2-Abgabe) und der physikalischen Gasbedingungen erklären: Wird dieser Einfluß im sog. „Einzelschrittverfahren" vermieden, so läßt sich auch bei schwerstveränderten Lungen kaum eine nennenswerte Hysterese nachweisen [63]. Es ist daher heute nicht mehr zu empfehlen, die Meßpunkte für statische Compliance fortlaufend zu bestimmen. Die einzelnen Okklusionsphasen für die jeweiligen Druck- und Volumenmessungen sollten vielmehr intermittierend erfolgen und von Phasen normaler Beatmung unterbrochen werden. Nur so kann die Lunge zwischen den einzelnen Messungen wieder in ihre Ausgangssituation zurückkehren.

Einzelschrittverfahren (Abb. 5)

Der Einfluß des pulmonalen Gasaustausches auf die Bestimmung der statischen Compliance läßt sich praktisch völlig vermeiden, wenn der eigentliche Meßvorgang nur kurze Zeit (d.h. wenige Sekunden) in Anspruch nimmt. Wir haben ein automatisches PC-gesteuertes Verfahren entwickelt, das von diesem veränderten Konzept ausgeht [63]. Die verschiedenen Volumenstufen entstehen hierbei nicht aufeinanderfolgend in einen einzigen Ablauf, sondern werden einzeln in den normalen Beatmungszyklus interponiert. Für jede einzelne Volumenstufe wird die Beatmung inspiratorisch oder exspiratorisch durch Okklusion über ein computergesteuertes pneumatisches Ventil kurzzeitig (5 s) unterbrochen. Vor jeder Okklusion wird der Patient mit 5 (oder mehr) Atemzügen normal beatmet. Dieses Verfahren bietet folgende Vorteile:

- Innerhalb der kurzen Verschlußzeit von 5 s wird der Fehlereinfluß durch pulmonalen Gasaustausch praktisch nicht wirksam.
- Jede Meßstufe basiert auf den aktuellen Beatmungsbedingungen (aktuelles FRC, unveränderter Beatmungszyklus); jeder Meßpunkt für die statische Mechanik geht also von der gleichen Ausgangslage des Lungen-Thorax-Systems aus (quasi identische „lung history").
- Werden Okklusionen auch im untersten Volumenbereich durchgeführt, so kann ein „intrinsic PEEP" abgelesen werden, der sich aus der Regressionslinie als Atemwegsdruck bei $V = 0$ ergibt.

Es ist durchaus möglich, ein solches Einzelschrittverfahren auch ohne Computerunterstützung, also manuell mittels großvolumiger Spritze durchzuführen. Stets müssen aber zwischen den einzelnen Meßpunkten Unterbrechungen mit normaler apparativer Beatmung interponiert werden.

Für eine korrekte Bestimmung der statischen Compliance müssen die Gasvolumina auf Körperbedingungen (BTPS) umgerechnet werden (s. S. 438f); allein dieser physikalische Einfluß vergrößert das extern gemessene Volumen um etwa 10%.

Interruptermethode

Eine gute Möglichkeit zur Messung atemmechanischer Parameter insbesondere unter kontrollierter Beatmung bietet die wiederholte, kurzfristige Okklusion während relaxierter Exspiration [26]: Am Ende der Inspiration wird der Atem-

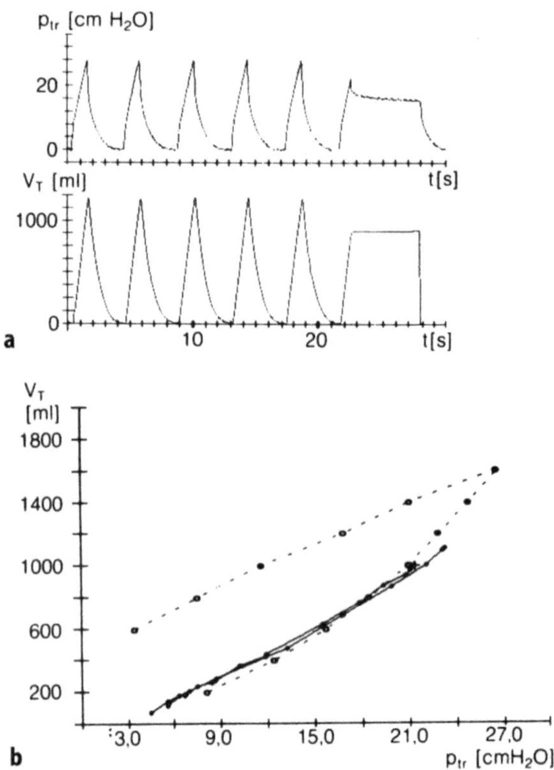

Abb. 5 a, b. Bestimmung der statischen Compliance unter kontrollierter Beatmung nach der Einzelschrittmethode. **a** Nach einer Anzahl normaler Beatmungszyklen wird der Atemweg inspiratorisch (wie hier) oder exspiratorisch kurzfristig (5 s) verschlossen. Der Munddruck (p_{tr}) sinkt während dieser Zeit noch etwas weiter ab; die Druckdifferenz (gegen PEEP) am Ende dieser statischen Phase ergibt mit dem Volumen (V_T) bei Verschlußbeginn die statische Compliance. **b** Bestimmung der statischen Druck-Volumen-Kurve mit 2 unterschiedlichen Verfahren. 1) Spritzenverfahren: kontinuierliche stufenweise Inflation und Deflation (*gestrichelte Linie*); das Meßstufenvolumen wurde weder für die Gasbedingungen noch für den Gasaustauscheffekt korrigiert 2) Einzelschrittmethode wie in **a** (*durchgezogene Linie*): Hier wurde das Meßstufenvolumen auf Körperbedingungen (BTPS) umgerechnet; wegen der kurzen Okklusionsdauer bleibt der Gasaustauscheffekt ohne Einfluß. Inspiratorisch stimmen beide Verfahren hier noch gut überein: Beim Spritzenverfahren kompensiert der Fehler der unberücksichtigten Gasbedingungen den Fehler des unberücksichtigten pulmonalen Gasaustausches. In der Deflationsphase wird der Meßfehler im Spritzenverfahren erheblich: Die Hysterese ist ausgeprägt; am Ende der Exspiration fehlt ein Volumen von etwa 600 ml („unrecovered volume")

weg okkludiert, bis ein Druckplateau erreicht wird (meist wenig länger als 2 s). Diese Okklusion wird dann in mehreren Schritten kurzfristig wiederholt freigegeben. Die Okklusion kann am Exspirationsventil des Respirators entweder manuell oder mit einem pneumatischen Ventil realisiert werden. So wird die relaxierte Exspiration durch wiederholte kurzfristige Okklusionen unterbrochen; bei jeder Unterbrechung (Flow=0) stellt sich der (positive) elastische Rückstelldruck des Thorax-Lungen-Systems ein, der sich aus dem momentanen Lungenvolumen ergibt. Diese einzelnen Meßpunkte ergeben in einem

Druck-Volumen-Diagramm eine P/V-Kurve, aus der die Compliance des Gesamtsystems abgelesen werden kann. Da dieses Verfahren die normale Exspiration nur wenig verlängert, entstehen Artefakte durch pulmonalen Gasaustausch kaum. Ähnlich wie bei dem Einzelschrittverfahren kann auch hier der „intrinsic PEEP" abgelesen werden, der dem Atemwegsdruck bei $V=0$ entspricht.

„Inflection point": Zu Beginn der Druck-Volumen-Kurve, bei noch niedrigem Lungenvolumen, fällt bei Patienten mit ventilatorischen Verteilungsstörungen gelegentlich eine deutlich flachere Steigung auf. Erst nach einem sog. „inflection point" gewinnt die Kurve ihre aktuelle, compliancebedingte Steigung. Die Ursache dieses flacheren Anfangsteils der P/V-Kurve wird durch Alveolarkollaps unterhalb des „closing volume" erklärt [16, 33, 36, 37, 42, 50]. Auffallend ist aber, daß das Auftreten eines „inflection points" entscheidend von dem Verfahren zur Bestimmung der statischen Druck-Volumen-Kurve abhängt. Wird diese nach dem Einzelschrittverfahren erstellt, so entsteht praktisch nie ein deutlicher „inflection point". Dies läßt darauf schließen, daß es innerhalb eines Atemzuges nicht zu einem ausgeprägten Alveolarrecruitment kommt (vermutlich braucht das Recruitment längere Zeit, als es ein einzelner Atemzug zur Verfügung stellt).

Die sog. *„effective Compliance"*, die nicht unter statischen, sondern unter dynamischen Bedingungen während der laufenden Ventilation bestimmt wird, ist ein anderer Parameter, der dynamische Veränderungen mit einbezieht und daher prinzipiell zu unterschiedlichen Werten führt. Wird er nur aus 2 Druck-Volumen-Punkten (endexspiratorisch und endinspiratorisch) bestimmt, so muß beim endexspiratorischen Meßpunkt ein evtl. bestehender „intrinsic PEEP" (s. dort) mitberücksichtigt werden, da sonst falsch zu niedrige Compliancewerte bestimmt werden.

Resistance

Resistance (R) (Atemwegswiderstand) ist definiert als Druckdifferenz (Δp) pro Flow ($\dot{V}$).

$$R = \frac{\Delta p}{\dot{V}} \; [\mathrm{cm\,H_2O\,l^{-1}\,s^{-1}}] .$$

Unter intensivmedizinischen Bedingungen wird als Atemwiderstand im allgemeinen der nichtelastische Widerstand des gesamten Lungen-Thorax-Systems (R_{tot}) gemessen: Das umfaßt nicht nur den Widerstand in den Atemwegen (R_{aw}), sondern auch die Widerstände des Lungengewebes (R_{ti}) und der Thoraxwand (R_w).

$$R_{tot} = R_{aw} + R_{ti} + R_w .$$

Er beschreibt damit die flußabhängigen, nichtelastischen Eigenschaften des gesamten Systems.

Die Resistance läßt sich mit unterschiedlichen Methoden bestimmen: Am bekanntesten sind die „Elastancesubtraktionsmethode" und die „Verschlußmethode", die beide auf Neergaard u. Wirz [52] zurückgehen.

Elastancesubtraktionsmethode

Die *Elastancesubtraktionsmethode* läßt sich gut bei kontrollierter Beatmung anwenden; sie erfordert allerdings die völlige Ausschaltung der Muskelaktivität (d.h. tiefe Sedierung, gelegentlich sogar Muskelrelaxation). Das Verfahren ist prinzipiell einfach [10]: Der vom Respirator (inspiratorisch) aufgebaute Differenzdruck (Δp_{aw}) wird benötigt, um sowohl die elastischen (d.h. infolge Compliance) als auch die nichtelastischen (d.h. überwiegend strömungsbedingten) Widerstände im Lunge-Thorax-System zu überwinden.

$$\Delta p_{aw} = V \cdot 1/C_{tot} + \dot{V} \cdot R_{tot} .$$

Wird nun der elastische Druckanteil ($= V \cdot 1/C_{tot}$) abgezogen, so verbleibt der dynamische Anteil als treibende Druckdifferenz (also $\dot{V} \cdot R_{tot}$) für alle nichtelastischen Widerstände.

Die Resistance läßt sich so aus der Beatmungsdruckkurve leicht ermitteln [10] (Abb. 6): Der elastische Druckanteil (hier p_{alv}) ergibt sich aus dem Quotienten V/C. Die Differenz dieses Druckanteils vom Munddruck ergibt die treibende Druckdifferenz für alle nicht elastischen Widerstände (p_{res}). Im allgemeinen wird die dynamische Compliance aus dem inspiratorischen Plateaudruck ermittelt; dabei wird vorausgesetzt, daß diese Compliance innerhalb des Atemzyklus konstant bleibt, was in der Regel wohl auch angenommen werden kann. Durch computerunterstützte, fortlaufende Errechnung der dynami-

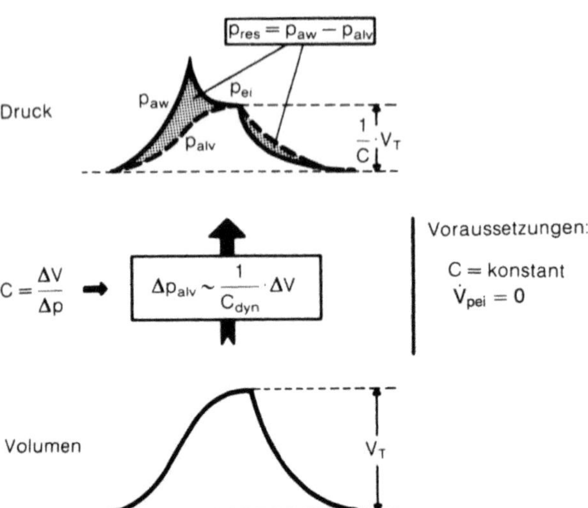

Abb. 6. Bestimmung der Gesamtresistance des Atemsystems unter kontrollierter Beatmung (Elastance-Subtraktions-Methode). Die dynamische transbronchiale Druckdifferenz (p_{res}) zur Überwindung der nichtelastischen Widerstände ergibt sich durch Subtraktion des elastischen Druckanteils (p_{alv}). Dieser errechnet sich aus dem Quotienten des momentanen Volumenanteils dividiert durch die Compliance (C_{dyn}), die über den gesamten Atemzyklus als konstant angenommen wird (C_{dyn} = Hubvolumen V_T/endinspiratorische Druckdifferenz Δp_{ei}). Die Compliance wird jedoch nur annähernd korrekt ermittelt, wenn ein endinspiratorischer Druckplateau besteht (Flow $\dot{V}_{pei} = 0$)

schen Druckdifferenz (p_{res}) über den gesamten Atemzyklus lassen sich auch die aus der Lungenfunktion bekannten Druck-Flow-Diagramme erstellen. Die Steigung ergibt dann das Ausmaß der Gesamtresistance. Auch durch fortlaufende, computerunterstützte Analyse der momentanen Druck- und Flowänderungen läßt sich die Compliance recht zuverlässig berechnen [8].

Verschlußmethode

Voraussetzung für die Verschlußmethode [2] ist ein Beatmungsmuster mit konstantem inspiratorischem Flow. Zur Messung wird der Atemweg (Tubus) kurzfristig okkludiert (Abb. 7). Der sofortige Abfall des Atemwegsdrucks ($p_{max}-p_1$) ergibt wiederum die treibende Druckdifferenz (p_{res}) für die dynamischen, nichtelastischen Widerstände. Die Resistance (R_{min}), die sich aus dieser Druckdifferenz errechnet, ist im allgemeinen niedriger als die nach der Elastancesubtraktionsmethode. Nach Untersuchungen von Rossi et al. [55] spiegelt sie den Strömungswiderstand in den zentralen Atemwegen wider. Danach fällt der Druck dann noch weiter ab; dieses Phänomen entsteht vermutlich durch ventilatorische Umverteilung („Pendelluft") und durch die besonderen viskoelastischen Eigenschaften des respiratorischen Systems (sog. „stress relaxation"). Die Druckdifferenz ($p_{max}-p_2$), die sich am Ende der Okklusionsphase errechnet, ergibt einen höheren Widerstand (R_{max}), der somit ventilatorische Umverteilungsphänomene in der Lungenperipherie mit einschließt. Bei Patienten mit chronisch obstruktiven Atemwegserkrankungen lassen sich größere Unterschiede zwischen R_{max} und R_{min} nachweisen, die vermutlich als Ausdruck peripherer ventilatorischer Verteilungsstörungen anzusehen sind.

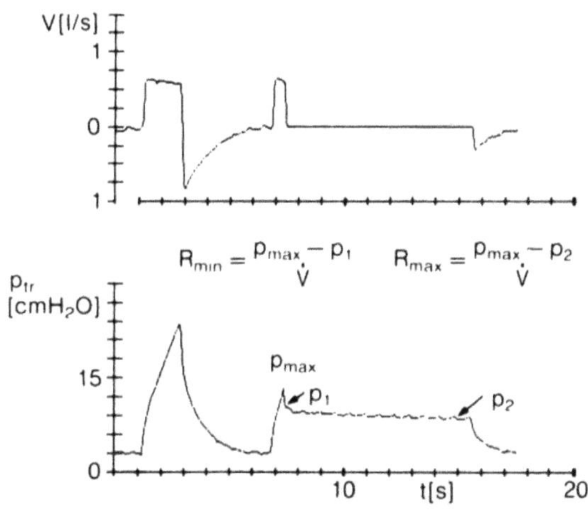

Abb. 7. Bestimmung der Gesamtresistance des Atemsystems nach der Verschlußmethode. Nach kurzfristiger Okklusion der Atemwege (hier inspiratorisch) fällt der Atemwegsdruck rasch von p_{max} auf p_1 ab; der nachfolgende, weitere Druckabfall ergibt p_2. Mit dem Flow ($\dot{V}$) unmittelbar vor Verschluß errechnen sich daraus 2 unterschiedliche Resistance-Werte (R_{min} und R_{max}) (Näheres s. Text). (Nach Rossi et al. [55])

Berechnung mittels linearer Approximation

Anstatt bei der Bestimmung der Resistance von 2 definierten Punkten (Beginn der Inspiration/Ende des Druckplateaus) auszugehen, kann der Resistanceanteil auch mathematisch mit der Berechnung der linearen Approximation ermittelt werden (Abb. 8); dies ergibt gleichzeitig auch einen zuverlässigen Meßwert für die Compliance (gemessen unter dynamischen Bedingungen!):

$$\Delta p_{aw} = (\Delta V \cdot 1/C_{tot}) + (\dot{V} \cdot R_{tot}) + (\dot{V}^2 \cdot R_{tot}) + (\ddot{V} \cdot I)\,.$$

Dieses Verfahren, das durch Computerunterstützung heute nicht schwierig ist, ergibt nach Sullivan et al. [61] nur dann zuverlässige Ergebnisse, wenn die Anteile für Turbulenz (also $\dot{V}^2 \cdot R_{tot}$) und Inertance (also $\ddot{V} \cdot I$) in die Berechnung mit eingehen.

Die zuverlässige Messung der Resistance erfordert eine relativ hohe Meßgenauigkeit. Die Meßgrößen (Flow und Differenzdruck) sollten direkt am Tubus abgenommen werden, um Einflüsse von apparativen Widerständen (Schlauchsystem, Verdampfer etc.) auszuschalten. Darüber hinaus muß der nicht unerhebliche Widerstand des Endotrachealtubus gemessen und berücksichtigt werden.

Tubuswiderstand

Der Widerstand des Endotrachealtubus wird i. allg. unterschätzt. Im Vergleich zu den normalen Atemwegen ist bereits das Lumen des Tubus deutlich geringer; hinzu kommt, daß das Lumen (insbesondere bei nasaler Lage) zusätzlich durch Kompression eingeengt werden kann. Durch Lumenänderungen, Ab-

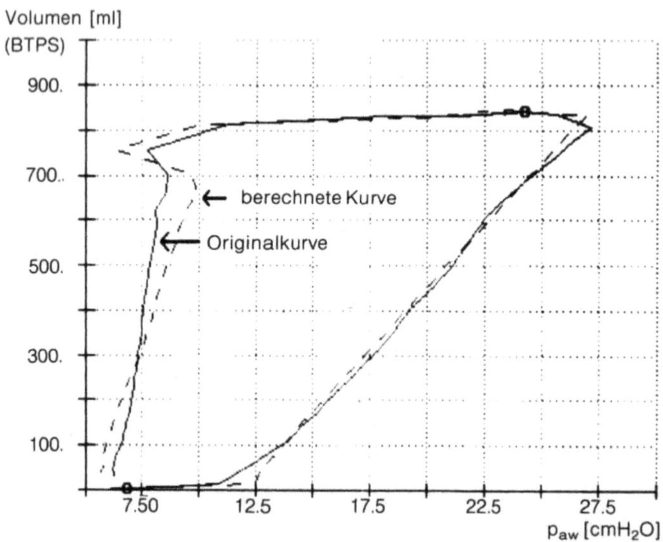

Abb. 8. Atemwegsdruck-Volumen-Diagramm unter kontrollierter Beatmung. Vergleich der gemessenen Kurve (*durchgezogene Linie*) mit der durch lineare Approximation berechneten Kurve (*gestrichelte Linie*) (Näheres s. Text). Die Überlagerung der beiden Kurven zeigt eine recht gute Übereinstimmung. *0* Nullflußmarkierungen

knickungen und Kantenbildung können stellenweise (z.B. an Ansatzstücken) turbulente Strömungsbedingungen entstehen, die den Widerstand dann drastisch erhöhen. Auch Sekretanlagerungen können solche Turbulenzen hervorrufen, selbst wenn sie keine Obstruktion im eigentlichen Sinne verursachen. Unter Spontanatmung bedeutet daher der Tubus nicht unerhebliche resistive Zusatzbelastung für den Patienten, was insbesondere beim „Weaning" beachtet werden muß.

Bei Messungen der Atemmechanik sollte daher der Tubuswiderstand berücksichtigt werden. Dieses ist methodisch nicht einfach. Um den Tubuswiderstand *in vivo* zu messen, muß die flußabhängige Druckdifferenz über dem Tubus gemessen werden. Es ist hierfür nicht zweckmäßig, mit einem Spezialtubus mit durchgezogener Meßleitung den Atemwegsdruck direkt an der Tubusspitze zu messen; in diesem Bereich ist eine exakte Druckmessung nicht möglich. Der Atemwegsdruck müßte schon einige Zentimeter tiefer in der Trachea über einen zusätzlichen dünnen Katheter gemessen werden; für diesen Aufwand wird man sich jedoch lediglich für wissenschaftliche Fragestellungen entscheiden.

Eine Alternative bietet die *In-vitro*-Messung des Tubuswiderstandes [28]: Dazu sollte der zu messende Tubus in die gleiche Form gebracht werden, in der er auch in vivo liegt. Hierfür wird der Tubus in eine künstliche Trachea (Rohr gleichen Durchmessers und entsprechender Krümmung, distal offen) eingebracht. Außerdem sind die gleichen Ansatz- und Übergangsstücke zu wählen, damit die Situation wirklichkeitsgetreu wiedergegeben wird. Zur Messung der Druckdifferenz über dem Tubus sollte der distale Druck in der künstlichen Trachea etwa 5 cm hinter der Tubusspitze abgegriffen werden. Die Gasströmung wird über einen Pneumotachographen gemessen. Es ist zweckmäßig, die Ventilation durch den Tubus mit einer Motorpumpe oder einem Respirator zu erzeugen, damit unterschiedliche, aber reproduzierbare Strömungsmuster erstellt werden können.

Der experimentell so gemessene Druckabfall über dem Tubus (Δp_{tub}) läßt sich an folgende Gleichung anpassen [26]:

$$\Delta p_{tub} = a \cdot \dot{V}^b .$$

Dabei fällt auf, daß es eine gewisse Asymmetrie zwischen Inspiration und Exspiration gibt.

Guttmann et al. [28] benutzen solche experimentell erstellten Daten, um den Tubuswiderstand bei atemmechanischen Messungen computerunterstützt automatisch zu eliminieren und so indirekt den Trachealdruck zu ermitteln.

Die Messung der Resistance ist in der Intensivmedizin nicht verbreitet. Es ist allgemeine Überzeugung, daß im Rahmen des üblichen Lungenversagens im wesentlichen die Compliance verändert wird, obschon auch beim ARDS Anstiege der Resistance beobachtet werden [20]. Bei schwerem obstruktivem Lungenversagen (z.B. Status asthmaticus, COPD-Dekompensation) könnte die Überwachung der Resistance sicher für die Verlaufs- und Therapiekontrolle wichtig sein. Da jedoch die Messungen stets nur bei kontrollierter Beatmung (meist sogar unter Muskelrelaxation) durchgeführt werden können, bleibt die

Anwendung insgesamt begrenzt. Allein die kontinuierliche, computerunterstützte Registrierung mit linearer Approximation (s. S. 458) können bei entsprechender Genauigkeit eine denkbare Alternative sein; auch dieses Verfahren muß sich allerdings noch in der Praxis bewähren.

Atemarbeit

Der Begriff „Atemarbeit" kann unter verschiedenen Gesichtspunkten betrachtet werden und gewinnt dann unterschiedliche Bedeutung:

- als *mechanische Arbeit der respiratorischen Pumpe,* d.h. eines mechanischen Systems mit elastischen und flußresistiven Eigenschaften („mechanische Atemarbeit");
- als *respiratorischer Anteil am Gesamtenergieverbrauch* („oxygen cost of breathing"). Dabei kann der tatsächliche energetische Aufwand der Atemmuskulatur wesentlich höher sein als die extern meßbare mechanische Atemarbeit unter 1) (z.B. durch isometrische Arbeit). Die Relation zwischen 1) und 2) ergibt den „Wirkungsgrad" der Atmung.

Im weiteren wird hier nur die (externe) mechanische Atemarbeit besprochen.

Die mechanische Atemarbeit wird bei der Ventilation im wesentlichen für die Überwindung von 2 unterschiedlichen Kräften benötigt:

- zur Überwindung der elastischen Kräfte (entsprechend der Compliance) der Lunge und der Thoraxwand bei der Inspiration; diese Arbeit wird bei der passiven Exspiration wieder „zurückgegeben".
- zur Überwindung der nichtelastischen Widerstände als Strömungswiderstände beim Gasfluß in den Atemwegen und (zu einem geringen Anteil) als Deformationswiderstände in den Geweben.

Physikalisch ist Arbeit (W) = Kraft · Weg oder Druckänderung · Volumenänderung. Dabei muß die Druckdifferenz stets zwischen den Strukturen abgegriffen werden, an denen die geleistete Atemarbeit gemessen werden soll. Die mechanische Atemarbeit unter Spontanatmung läßt sich daher errechnen aus dem Pleuradruck bzw. als Analog aus dem Ösophagusdruck (p_{oes}), der aufgebaut werden muß (gemessen gegen Umgebungsdruck, p_B) und der entsprechenden Volumenänderung:

$$W_p = \int_0^T (p_{oes} - p_B)\,\dot{V}\,dt \;[\text{Joule, J}] .$$

1 Joule ist die Energie, die benötigt wird, um das Volumen von 1 l mit einem Druckgradienten von 10 cm H_2O zu ventilieren.

Wird Atemarbeit über die Zeit (T) bestimmt, so erfüllt sie physikalisch die Definition der „Leistung":

$$\dot{W}_L = 1/T \int_0^T (p_{aw} - p_{oes})\,\dot{V}\,dt\ [\text{Joule/Sekunde, J/s = Watt, W}]\,.$$

Normwert bei Spontanatmung:

- bei normaler Atmung etwa 0,25 J/Atemzug (d.h. etwa 2,5 bis 3,0 J/min);
- unter maximaler Atmung: 1,0 bis 1,5 J/Atemzug.

Es gibt dabei allerdings erhebliche interindividuelle Schwankungen, so daß diese Normwerte nur bedingt aussagekräftig sind.

Für die Messung der Arbeit, die unter Beatmung mit passiver Blähung des gesamten respiratorischen Systems vom Respirator geleistet werden muß, wird die transthorakale Druckdifferenz (p_{aw}–p_B) eingesetzt:

$$W_R = \int_0^T (p_{aw} - p_B)\,\dot{V}\,dt\ [J]\,.$$

Da unter Spontanatmung wie unter Beatmung die Lunge stets passiv reagiert, kann für die Arbeit an der Lunge (W_L) grundsätzlich die transpulmonale Druckdifferenz (p_{aw}–p_{oes}) zugrunde gelegt werden.

$$W_L = \int_0^T (p_{aw} - P_{oes})\,\dot{V}\,dt\ [J]\,.$$

Für die Messung der Atemarbeit müssen also die entsprechenden Druckgradienten ebenso wie Flow bzw. Volumen (üblicherweise über Pneumotachographie) kontinuierlich aufgenommen werden. Die Auswertung der Messungen kann aus den Druck-Volumen-Diagrammen mit manueller Planimetrie erfolgen; die Auswertung kann jedoch durch PC-Unterstützung wesentlich erleichtert werden. Hierfür wird ein spezieller Respirationsmonitor (CP 100 BICORE, Fa. medilab, Würzburg) angeboten, der diese Auswertung atemzugweise weitgehend automatisch durchführt.

Unter partieller oder totaler Spontanatmung kann mit diesen Verfahren allerdings nicht diejenige Arbeit berücksichtigt werden, die an der Thoraxwand selbst geleistet wird. Diese Arbeit gegen die elastischen Kräfte der Thoraxwand läßt sich in der Praxis nicht korrekt messen; sie entspricht der Arbeit, die die Atemmuskulatur an der (relaxierten) Thoraxwand („chest wall compliance") für ihre Ventilationsbewegung aufwenden muß. Dieses wird im sog. *Campbell-Diagramm* veranschaulicht (Abb. 9). Damit sie nicht unberücksichtigt bleibt, wird für diesen Thoraxwandanteil oft ein Pauschalwert angenommen, wie es auch bei dem o.g. Respirationsmonitor verwirklicht ist.

Anhaltswerte für die Thoraxwandcompliance bei einem stehenden Mann mittlerer Größe sind etwa 4% der forcierten Vitalkapazität pro cm H_2O [23] oder 0,2 l/cm H_2O. Entsprechend der S-Form die Compliancekurve gilt diese lineare Relation nicht in den obersten und untersten Bereichen des Lungenvolumens. Beim Liegenden oder Halbliegenden können etwas niedrigere Werte angenommen werden, da der Schwerkrafteinfluß hierbei geringer ist.

Es bleibt allerdings fraglich, ob ein solcher Schätzwert, ehemals bei Lungengesunden ermittelt, auch für pathologische Situationen repräsentativ ist. Abweichungen können immer dann eintreten, wenn die Verteilung der Ventilation nicht der Relaxationskurve des Lunge-Thorax-Systems folgt: Wenn z.B. infolge Abdomenüberblähung die Ventilation vornehmlich als Thoraxatmung erfolgt, kommt es zur Distorsion des Brustkorbs, die zusätzliche Atemarbeit erfordert. Dasselbe gilt natürlich auch für alle Thoraxdeformationen. Hier kommt also eine Unsicherheit in die Methodik hinein, die bislang noch nicht befriedigend gelöst werden konnte.

Kommt es unter Spontanatmung zu einem „intrinsic PEEP" (Auto-PEEP), so erfordert die Ventilationsbewegung bis zu diesem höheren Druckniveau bereits Atemarbeit, ohne daß Volumen bewegt wird [23, 59]. Diese Zusatzarbeit muß durch Modifikation des Campbell-Diagramms berücksichtigt werden (Abb. 10).

Ein besonders schwieriges Problem für die Messung der Atemarbeit stellt sich bei allen Formen partieller Atemunterstützung, in denen maschinelle

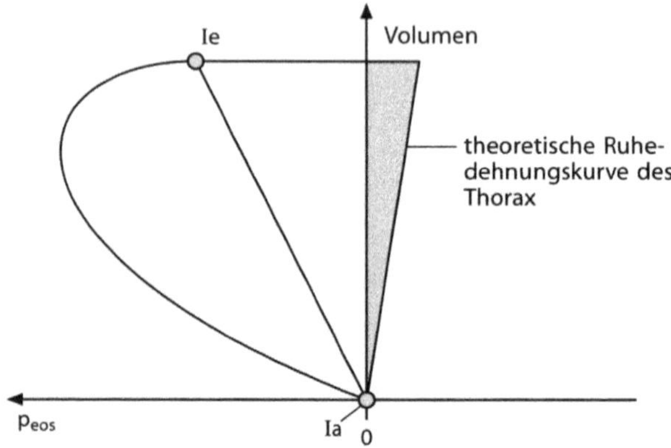

Abb. 9. Druck-Volumen-Diagramm mit Berücksichtigung der elastischen Arbeit an Thoraxwand (sog. „Campbell-Diagramm"). Umschlagpunkte der Inspiration (*Ia*) und der Exspiration (*Ie*). Näheres s. Text

Abb. 10a–c. Originalregistrierungen von Druck und Volumen während assistierter Beatmung mit Druckunterstützung von 5 cm H_2O. **a** *gepunktete Fläche:* Patientenarbeit gegen flußresistive Widerstände; *waagerecht schraffiert:* Patientenarbeit gegen elastische Widerstände der Lunge; *diagonal schraffiert:* Patientenarbeit auf die Thoraxwand; *weiß;* Patientenarbeit zur Überwindung der Triggerschwelle des Respirators und eines evtl. „intrinsic PEEP" (modifiziertes Campbell-Diagramm). **b** Arbeit, die an der Lunge verrichtet wird (Vt·PTP), s. S. 465 f. *Gepunktet:* Arbeit gegen flußresistive Widerstände; *schraffiert:* Arbeit gegen elastische Widerstände. **c** Arbeit durch den Respirator; *schraffiert*: das Gerät übernimmt einen großen Teil der elastischen Atemarbeit; *gepunktete Fläche:* Arbeit gegen flußresistive Widerstände. Der Patient erhält zunächst Unterstützung; im Verlauf sinkt der Atemwegsdruck unter den Wert der dynamischen Compliance (Verbindungslinie zwischen Nullflußdurchgängen = 0): Der Patient muß Arbeit am Respirator leisten (schwarz schattiert). Beachte: unterschiedliche Skalierung der x-Achsen

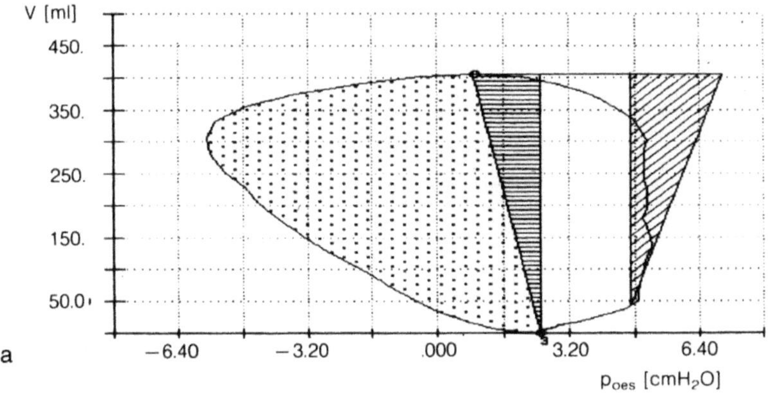
V [ml]
450.
350.
250.
150.
50.0
a
−6.40
−3.20
.000
3.20
6.40
p_{oes} [cmH_2O]

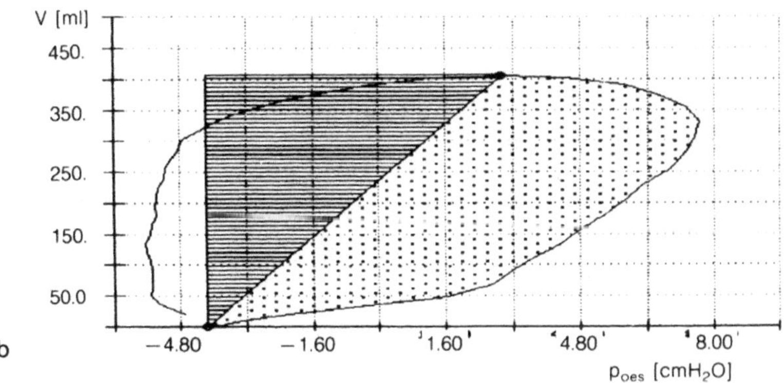
V [ml]
450.
350.
250.
150.
50.0
b
−4.80
−1.60
1.60
4.80
8.00
p_{oes} [cmH_2O]

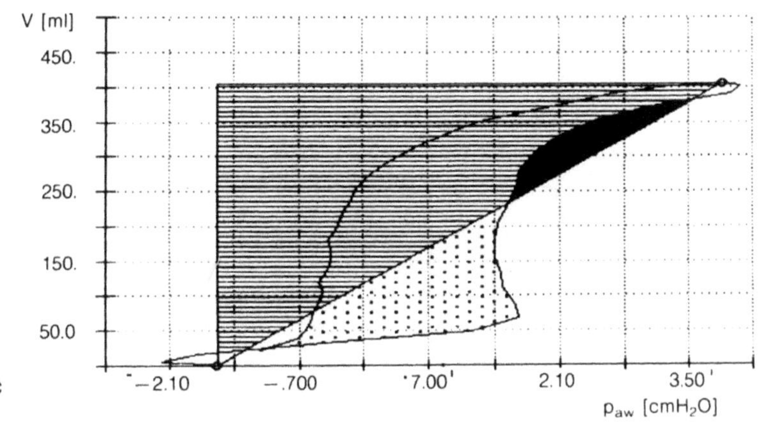
V [ml]
450.
350.
250.
150.
50.0
c
−2.10
−.700
7.00
2.10
3.50
p_{aw} [cmH_2O]

und spontane Atmung kombiniert werden. Hier ist die Trennung („Partitionierung") zwischen Patienten und Respiratorarbeit kaum sicher möglich, obwohl inzwischen verschiedene Verfahren dazu vorgeschlagen worden sind. So schlägt z.B. Marini [47] vor, die Atemarbeit bei assistierender Beatmung mit der unter kontrollierter Beatmung zu vergleichen; die Differenz müßte dann die vom Patienten geleistete Arbeit ergeben (Abb. 11). Allerdings trifft dies nur dann zu, wenn in beiden Situationen gleiche Bedingungen angenommen werden können, wie etwa ein gleicher Muskeltonus in der Thoraxwand und ein ähnliches Atemmuster; diese Annahme muß jedoch bezweifelt werden. Ferner ist dieses Verfahren nicht zur Messung bei druckunterstützter Beatmung zu verwenden, da hier der Druck je nach der Mitarbeit des Patienten vom Respirator sehr unterschiedlich und schwankend übernommen wird.

Einen anderen Lösungsansatz zur Partitionierung zwischen Patienten- und Respiratorarbeit bietet Chapman [11]: Hier wird die Spontanatmung an den Ösophagusdruckänderungen abgelesen, wobei angenommen wird, daß der Ösophagusdruck am Ende der Exspiration die Situation einer kurzfristigen Relaxation des Atmungssystems ohne Aktivierung der Atemmuskulatur repräsentiert. Ösophagusdrücke unterhalb dieses Relaxationsniveaus kennzeichnen Spontanaktivität und werden als Eigenarbeit des Patienten gewertet. Mit dieser Diskriminierung lassen sich die jeweiligen Anteile von Respirator- und Patientenarbeit partitionieren. Allerdings ist bei „unruhigen" Atemmustern auch hier eine manuelle Selektion der verwertbaren Kurvenanteile erforderlich.

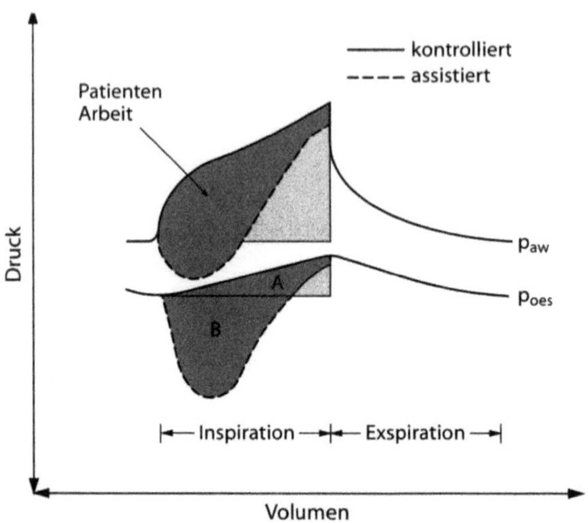

Abb. 11. Berechnung der Patientenarbeit unter assistierter Beatmung (*gestrichelte Linie*) durch Vergleich mit kontrollierter Beatmung (*durchgezogene Linie*). Die Druck-Volumen-Kurven der passiven und der patientengetriggerten Beatmung entstanden bei gleichen Hubvolumina und gleichem Konstanten Inspirationsfluß. Die *dunkelgraue Fläche A* entspricht der Patientenarbeit an der Thoraxwand, während die *Fläche B* der Patientenarbeit an der Lunge und dem Beatmungssystem entspricht. Die *hellgrauen Flächen* in den Kurven des Atemwegsdrucks (p_{aw}) und des Ösophagusdrucks (p_{oes}) entsprechend der ausschließlich vom Respirator geleisteten Arbeit. (Nach Marini et al. [49])

Die mechanische Atemarbeit erfaßt grundsätzlich nur den extern meßbaren Teil der für die Ventilation erforderlichen Energie; die gesamte isometrische Arbeit (d.h. bei gleichbleibendem Lungenvolumen) geht in diese Berechnung nicht ein. Unter normalen Bedingungen wird nur die inspiratorische Atemarbeit berechnet, da angenommen wird, daß die Exspiration passiv erfolgt. Diese Annahme ist jedoch unter pathologischen Bedingungen (z.B. bei exspiratorisch wirksamer Obstruktion, bei forcierter Exspiration oder auch bei CPAP/PEEP) nicht immer gültig. Hier wäre eine Beschränkung der Messung lediglich auf die Inspirationsphase nicht ausreichend.

Atemarbeit wird im Bereich der Intensivmedizin noch relativ selten demessen [6, 11, 22, 23, 47, 48, 49, 58]. Dies mag an den meßtechnischen Problemen liegen; wesentlicher ist jedoch, daß selten direkte klinische Konsequenzen aus den Meßergebnissen abgeleitet werden können.

Unter kontrollierter Beatmung wird die Atemarbeit vom Respirator geleistet. Bei assistierenden Mischformen (z.B. IMV, ASB) oder CPAP-Atmung am Respirator kann allerdings die zusätzliche Atemarbeit durch das Demandventil bedeutsam werden [21].

Unter Spontanatmung (besonders beim Weaning) bekommt eine erhöhte Atemarbeit klinisch große Bedeutung: Sie kann Ursache der Ermüdung der Atemmuskulatur („respiratory muscle fatigue") sein und damit den Erfolg des Weanings in Frage stellen. Allerdings ist die Fähigkeit, erhöhte Atemarbeit zu bewältigen, abhängig von der individuellen und aktuellen Kraft und insbesondere von der Effizienz der Atemmuskulatur. Daher nutzt eine Quantifizierung der Atemarbeit für diese Frage wenig; wesentlich aussagekräftiger ist der Nachweis einer aktuellen Überlastung der Atemmuskulatur, für das es heute einfache Verfahren gibt (z.B. $p_{0,1}$, s. S. 470ff.).

„Pressure Time Product" (PTP)

Grundsätzlich hängt der Energieverbrauch der Muskulatur davon ab, wie die Muskelspannung aufgebaut und gehalten wird, vom Ausmaß der Muskelverkürzung und von der Leistung, die aufgebracht wird. Unter isometrischer Kontraktion bestimmen dagegen Anspannungskraft und Anspannungsdauer den O_2-Verbrauch des Muskels, meßbar als Druck-Zeit-Produkt („pressure time product", PTP). Es wird angenommen, daß mit diesem Druck-Zeit-Produkt der Energieverbrauch des Muskels auch unter dynamischen Bedingungen, also während Kontraktion, zuverlässig abgeschätzt werden kann. Dabei wird argumentiert, daß für den Aufbau der Muskelspannung wesentlich mehr Energie verbraucht wird als für die eigentliche Verkürzung.

Für die Messung der Atemarbeit ergibt sich daraus, daß die Bestimmung des inspiratorischen PTP möglicherweise ein zugänglicher Parameter für die Schätzung des Energieverbrauchs der Atemmuskulatur sein könnte. Ein entscheidender Vorteil wäre, daß hiermit auch die atemmechanisch sonst nicht meßbare isometrische Atemarbeit miterfaßt werden könnte. PTP läßt sich aus kontinuierlichen Atemwegsdruckkurven leicht bestimmen. PTP ist der

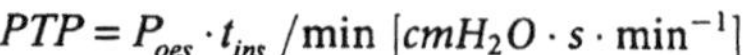

$$PTP = P_{oes} \cdot t_{ins} / \min \; [cmH_2O \cdot s \cdot \min^{-1}]$$

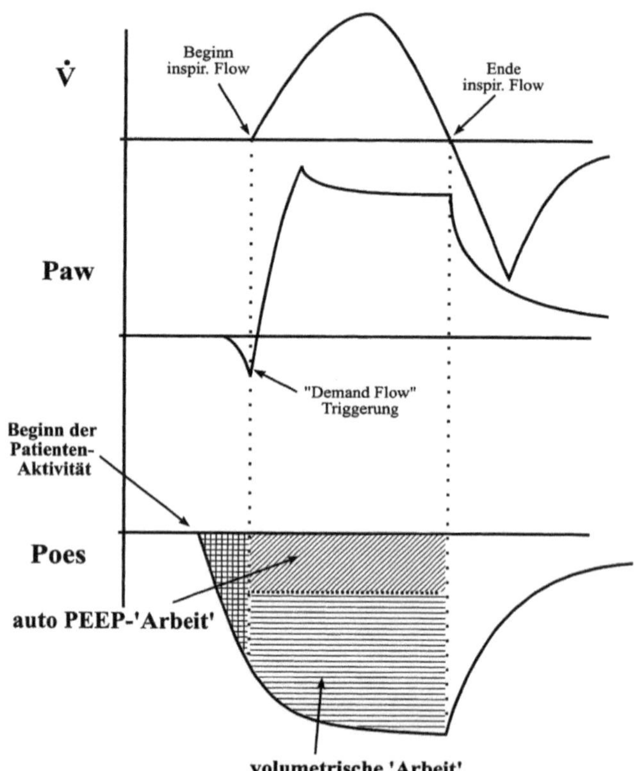

Abb. 12. „Pressure time product" (PTP). Schematischer Zeitverlauf von Flow ($\dot{V}$), Atemwegsdruck (p_{aw}) und Ösophagusdruck (p_{oes}) unter assistierter Beatmung. Am p_{oes} werden erkennbar: Die Patientenarbeit zur Überwindung des „intrinsic Peep" (*schräg schraffiert*), zur Überwindung des Demand-Ventils (*gekreuzt schraffiert*) und die eigentliche volumetrische Arbeit (*waagerecht schraffiert*). Im PTP wird somit auch nichtvolumenwirksame Atemarbeit berücksichtigt. Es handelt sich aber dabei nicht um Arbeit im physikalischen Sinne

inspiratorische Druck integriert über die Inspirationsdauer pro Minute (Abb. 12).

Unter besonderen Bedingungen mit wechselnden Belastungen läßt sich der reale O_2-Verbrauch der Atemmuskulatur mit dem PTP besser beurteilen, als dies aus der Messung der mechanischen Atemarbeit möglich ist. Die gute Korrelation mit dem O_2-Verbrauch der Atemmuskulatur wird allerdings nur dann erreicht, wenn bei den Atemzügen die mittlere inspiratorische Strömungsgeschwindigkeit konstant bleibt [13].

Lungenvolumen, funktionelle Residualkapazität

Die funktionelle Residualkapazität (FRC) ist das Luftvolumen, das am Ende der aktuellen Exspiration (ggf. bis zum PEEP-Niveau) in der Lunge verbleibt; das Volumen nach maximaler Exspiration wird dagegen als Residualvolumen (RV) bezeichnet. Die FRC ist das Lungenvolumen, in dem die Gasdurchmischung stattfinden kann. Sie ist eine der Basisgrößen für die ventilatorische Funktion der Lunge ebenso wie für die Beatmung. Beim akuten Lungenversagen ist sie erniedrigt (z.B. durch Atelektasenbildung). Die FRC kann grundsätzlich mit 2 unterschiedlichen Methoden gemessen werden:

Gasmischmethode in geschlossenem System

Das Prinzip beruht auf dem Massenerhaltungsgesetz, nach dem das Produkt von Konzentration (F) und Volumen (V) eines Gases unter gleichem Druck und gleicher Temperatur konstant bleiben.

Als Testgase werden schwerlösliche Inertgase wie Argon, Helium oder SF_6 verwandt, die die Lunge praktisch nicht über das Blut verlassen können. Eine bekannte Menge dieses Testgases wird durch Rückatmung im geschlossenen System im Lungenvolumen vermischt (Abb. 13). Diese Rückatmung kann unter Spontanatmung in Verbindung mit einem Spirometer oder unter passiver Beatmung mit einer großen Spritze (d.h. 500–1000 ml) [60] bzw. einem Bag-in-box-System (zur Abtrennung des Testgases) erfolgen. Zur Messung wird eine bestimmte Menge (Volumen · Konzentration) dieses Testgases in den Rückatmungsbehälter (V_0, Spirometer bzw. große Spritze) gefüllt. Der Patient wird nun am Ende einer normalen Exspiration (für FRC) oder am Ende einer maximalen Exspiration (für RV) an den Rückatmungsbehälter angeschlossen; die Rückatmung (aktiv oder passiv) zur Durchmischung im Gesamtsystem beginnt. Nach Äquilibrierung kann nun das unbekannte Lungenvolumen (V_L) aus Anfangs- (F_0) und Endkonzentration (F_∞) sowie aus dem Ausgangstestvolumen (V_0) berechnet werden. Ein zusätzlicher, apparativer Totraum (VD_{app}), z.B. das zuleitende Schlauchsystem, muß abgezogen werden. Das Ergebnis wird auf BTPS-Bedingungen umgerechnet (s. Tabelle 2, S. 439).

Beginn der Untersuchung				Ende der Untersuchung
		Testgasmengen		
in der Lunge		im Rückatmungsbehälter		im Gesamtsystem
$V_L \cdot F_L (=0)$	+	$V_0 \cdot F_0$	=	$(V_L + V_0) \cdot V_\infty$

Das Lungenvolumen wird dann mit folgender Formel errechnet:

$$V_L = \frac{V_0 \cdot F_0}{F_\infty} - V_R - VD_{app} .$$

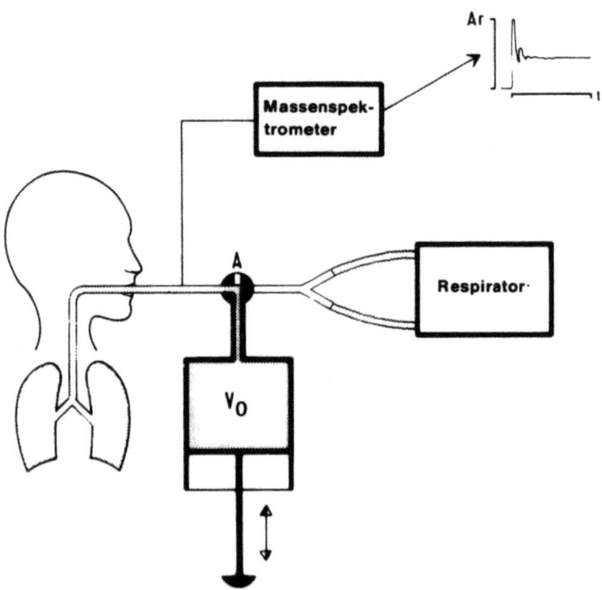

Abb. 13. Messung der FRC mit der Gasmischmethode. Das Testgas (z. B. 10% Argon oder Helium im Inspirationsgemisch) liegt im bekannten Volumen (V_0) der Rückatmungsspritze vor. Mit dem Dreiwegehahn (*A*) wird am Ende der Exspiration umgeschaltet. Während des Äquilibrierungsvorganges wird die Argonkonzentration kontinuierlich gemessen (z. B. mit einem Massenspektrometer). (Nach Stokke et al. [60])

Bei beatmeten Patienten ist das Rückatmungsverfahren mit großer Spritze einfach und rasch durchführbar (Reproduzierbarkeit ±3%) [60]. Die wichtigsten Fehlerquellen sind Undichtigkeiten im System und unkorrektes endexspiratorisches Umschalten.

Auswaschmethode im offenen System („multiple breath method")

Das Prinzip beruht auf der Auswaschung des in der Lunge vorhandenen Stickstoffs (N_2) durch Atmung eines N_2-freien Gemisches (z. B. 100% O_2 oder Austausch von N_2 z. B. gegen Argon). Vor Beginn der Messung ist die N_2-Konzentration $= F_0N_2$. Am Ende einer normalen bzw. maximalen Exspiration wird auf das N_2-freie Gemisch umgeschaltet und das ausgewaschene N_2-Volumen ($V_{N_{2wash}}$ = Sammelvolumen · N_2-Konzentration) gemessen. Hierfür wird es entweder in einem Spirometer oder Douglassack gesammelt oder Atemzug für Atemzug gemessen (kontinuierlich „on-line": momentanes Volumen · momentane Konzentration) [19]. Da der Auswaschvorgang notgedrungen unvollständig ist, verbleibt ein Restanteil in den Lungen ($V_{N_{2rest}}$).

$$V_{N_{2wash}} = F_0N_2 \cdot V_L - V_{N_{2rest}} \,.$$

Hat die endexspiratorische N_2-Konzentration (F'_{N2}) niedrige Werte erreicht, so wird der Auswaschvorgang beendet. Das Lungenvolumen (V_L = FRC oder RV) läßt sich dann aus der folgenden Formel errechnen:

$$V_L = \frac{V_{N_{2wash}}}{F_0N_2 - F'N_2}.$$

Bei subtiler Technik läßt sich bei Doppelbestimmungen eine Reproduzierbarkeit von etwa ±3% erreichen [65]. Ein automatisiertes Verfahren mit Sulfohexafluorid (SF_6) wurde von East et al. [19] vorgestellt.

Bei Übernahme dieses Routineverfahrens aus dem Lungenfunktionslabor in die Intensivmedizin ergeben sich mehrere Probleme: Durch Verwendung von reinem Sauerstoff als „Auswaschgas" können Absorptionsatelektasen entstehen, die die Oxygenierung beeinträchtigen und möglicherweise das bestimmbare Lungenvolumen verfälschen; dieses läßt sich mit einem Argon-Sauerstoff-Gemisch (bei gleicher F_IO_2 wie unter Beatmung) vermeiden. Wenn allerdings das Lungenvolumen unter PEEP gemessen wird, dann sind Absorptionsatelektasen durch O_2-Atmung kaum zu befürchten.

Die Umschaltung auf das Testgasgemisch muß schlagartig erfolgen; unter apparativer Beatmung läßt sich dies am besten mit dem Bag-in-box-Prinzip verwirklichen: Das Testgasgemisch wird über einen eigenen Atembalg ventiliert, der vom Respirator mit dem gleichen Arbeitsdruck betrieben wird. Der Auswaschvorgang wird dann durch Umschaltung auf den Testgasbalg ausgelöst. Damit ist der apparative Aufwand dieses Verfahrens größer als bei manueller Rückatmung. Wird das Volumen fortlaufend gemessen (z. B. über einen Pneumotachographen) und mit der momentanen Testgaskonzentration multipliziert, so müssen die Einflüsse der ständig variierenden Viskosität auf die Flowmessung kompensiert werden (s. S. 437 f). Außerdem müssen die Laufzeitunterschiede zwischen dem Flowsignal und dem Gassignal (Laufzeit durch die Probenkapillare z. B. des Massenspektrometers) ausgeglichen werden. Dabei ist zu berücksichtigen, daß die Variation der Gasviskosität auch diese Laufzeit beeinflußt.

Mit der Kompensation ist also ein nicht unerheblicher Rechenaufwand verbunden, der allerdings computerunterstützt *„on-line"* erfolgen kann (näheres s. bei Brunner u. Wolff [7]). Dennoch kann es bei stark variierendem Atemmuster zu Problemen der Laufzeitkompensation kommen, die dann die Genauigkeit der laufenden Mengenberechnung des Testgases und damit auch die Genauigkeit der FRC-Messung beeinträchtigt.

Für den Einsatz der Intensivmedizin wurde kürzlich ein neues Auswerteverfahren für die Auswaschmethode entwickelt [34]: Dieses Verfahren basiert auf der Differenz zwischen der gemessenen endexspiratorischen Testgasfraktion und der mittleren Testgasfraktion in der Lunge. Diese Differenz entsteht durch ventilatorische Inhomogenitäten, für die mit diesem Verfahren ein recht zuverlässiger Inhomogenitätsindex errechnet werden kann. Kennzeichnend für jede Auswaschkinetik ist die Tatsache, daß im Verlauf des Vorgangs immer weniger Testgas ausgewaschen wird. Wird die Schätzung für das Lungenvolumen laufend atemzugsweise auf die relative Menge des ausgewaschenen Testgases bezogen, so kann die Genauigkeit der Lungenvolumenschätzung optimiert werden. Damit wird eine gute Meßgenauigkeit erreicht, bei der die Abweichungen der Ergebnisse verglichen mit der Gasmischmethode im geschlossenen System unter 5% liegen.

Wir können diese Zuverlässigkeit bestätigen. Dennoch bleibt auch bei diesem Auswerteverfahren das Problem der Laufzeitkompensation bestehen (s. oben). Bei stark variierenden Atemmustern können sich Fehler in dieser Laufzeitkompensation entscheidend auf die FRC-Bestimmung auswirken [65].

Messung des neuromuskulären Atemantriebs

Trotz der zentralen Rolle des respiratorischen Pumpversagens in der Intensivmedizin hat die Problematik der Ermüdung der Atemmuskulatur („respiratory muscle fatigue") nur zögernd Interesse gefunden. Dabei gibt es heute eine Reihe von Verfahren, die auch für die intensivmedizinische Fragen zu nutzen sind (Übersicht s. bei [18, 27, 54]). Allerdings unterliegen alle Verfahren, die unabhängig von der Mitarbeit des Patienten durchführbar sind, verschiedenen methodischen und physiologischen Einschränkungen [14].

Unter Spontanatmung wird die Kontraktion der Atemmuskulatur als negativer Druck auf die Lungen übertragen und bewirkt damit die ventilatorische Pumpfunktion. Werden die Atemwege während der Ventilation verschlossen, so überträgt sich dieser Druck durch die gesamte Lunge und kann als Munddruck gemessen werden. Mit Analysen des Munddrucks unter kurzfristiger Okklusion während der Inspiration ist daher die Kraft des Atemantriebs meßbar. Dies ist auch bei Beatmeten während kurzfristiger Entwöhnungsphasen mit Spontanatmung möglich.

Mundokklusionsdruck nach 100 ms (sog. $P_{0,1}$)

Bei einer kurzfristigen Atemwegsokklusion ist der Munddruck innerhalb der ersten 100 ms nach Beginn der Inspiration ein direktes Maß für den aktuellen inspiratorischen neuromuskulären Atemantrieb [64]. In dieser ersten Phase wird der Druck nicht durch physiologische Kompensationsreaktionen (z.B. Verstärkung des Antriebs oder reflektorischer Atemstillstand) beeinflußt. Auch die momentane Zwerchfellkraft beeinflußt diesen Meßparameter nur geringgradig; selbst unter partieller Relaxation bleibt der $P_{0,1}$ erhalten. So ist der $P_{0,1}$ ein Maß für den aktuellen neuromuskulären Atemantrieb (nicht für die Muskelkraft!).

Das *Verfahren* ist einfach: Der Patient atmet spontan über ein Nichtrückatmungsventil (z.B. Rudolph-Ventil). Mit Beginn der Inspiration wird der Atemweg kurzfristig (etwa 150 ms) durch ein steuerbares (meist pneumatisches) Ventil verschlossen. Bei getrenntem In- und Exspirationssystem kann das Verschlußventil im Inspirationsteil bereits während der Exspiration verschlossen werden; damit wird die Ventilsteuerung wesentlich erleichtert. Der Munddruck (gegen Umgebungsdruck) wird direkt am Tubus bzw. am Mundstück gemessen und 100 ms nach Beginn der Inspiration abgelesen. Das Verfahren belastet den Patienten nicht; in der Regel nimmt er das kurze Okklusionsmanöver nicht wahr. Der $P_{0,1}$ könnte daher auch in der Intensivmedizin ein aufschlußreicher Parameter zur Beurteilung der Ermüdung der Atemmuskulatur („respiratory muscle fatigue“) werden [1, 29, 32, 57].

Bei lungengesunden Menschen unter normalen Bedingungen liegt der Mundokklusionsdruck $P_{0,1}$ bei etwa 1 cm H_2O; bei hohem Ventilationsbedarf kann er kurzfristig deutlich über 10 cm H_2O liegen. Bei COPD-Patienten ohne akute Dekompensation liegt er bei 3–4 cm H_2O. Bei drohender respiratorischer Dekompensation muß der neuromuskuläre Atemantrieb erheblich gesteigert werden, um eine noch ausreichende Ventilation aufrechtzuerhalten. So werden bei COPD-Patienten in dieser Phase sehr hohe Mundokklusionsdrücke ($P_{0,1}$ von 8 cm H_2O und mehr) gemessen; Lungengesunde würden dies erst bei einer Ventilation von 50–70 l/min erreichen. Ein COPD-Patient atmet in dieser Situation also unter maximaler Arbeitsbelastung, die er auf Dauer nicht leisten kann. Unter diesen Bedingungen droht die Ermüdung der Atemmuskulatur („respiratory muscle fatigue“) und damit der Zusammenbruch der Ventilationsfunktion (Globalinsuffizienz). Der hohe $P_{0,1}$ ist daher Hinweis auf eine drohende Ermüdung der Atemmuskulatur. Sicher muß mit diesem Verfahren, das in der klinischen Lungenfunktionsdiagnostik bereits eingeführt ist, im Bereich der Intensivmedizin noch Erfahrung gesammelt werden. Bei COPD-Patienten könnte der Mundverschlußdruck $P_{0,1}$ hier durchaus ein aufschlußreicher und praktikabler Parameter zur Abschätzung drohender Atemermüdung (und damit auch zur Einstellung der Höhe der Druckunterstützung unter „pressure support ventilation“) werden. Bei anderen Patientengruppen scheint er nach eigenen Erfahrungen jedoch weniger aussagekräftig zu sein. Insbesondere bei geschwächten oder (z.B. mit Opiaten) analgosedierten Patienten kommt es trotz Ermüdung nicht selten zu niedrigen Werten, die zu Fehlinterpretationen führen. Es bleibt zu untersuchen, ob eine „Standardisierung“, wie z.B. $P_{0,1}/P_{Imax}$ oder $P_{0,1}/P_{0,1max}$ zuverlässigere Voraussagen ermöglichen; dabei ist P_{Imax} = maximaler negativer Inspirationsdruck gegen Okklusion und $P_{0,1max} = P_{0,1}$ bei maximaler Inspirationanstrengung gegen Okklusion.

Literatur

1. Aubier M (1987) Role of respiratory muscles in weaning. In: Vincent JL (ed) Update in intensive care and emergency medicine, vol 3. Update 1987. Springer, Berlin Heidelberg New York Tokyo, pp 240–249
2. Bates JHT, Rossi A, Milic-Emili J (1985) Analysis of the behavior of the respiratory system with constant inspiratory flow. J Appl Physiol 58:1840–1848
3. Baydur A, Behrakis PK, Zin WA, Jaeger M, Milic-Emili J (1982) A simple method for assessing the validity of the esophageal balloon technique. Am Rev Respir Dis 126: 788–791
4. Benito S, Mancebo J (1988) Thoraco-pulmonary pressure/volume relationship during mechanical ventilation. In: Vincent JL (ed) Update in intensive care and emergency medicine, vol 5. Update 1988. Springer, Berlin Heidelberg New York Tokyo, pp 744–752
5. Benito S, Lemaire F, Mankikian B, Harf A (1985) Total respiratory compliance as a function of lung volume in patients with mechanical ventilation. Intensive Care Med 11:76–79

6. Brochard L, Harf A, Lorino H, Lemaire F (1989) Inspiratory pressure support prevents diaphragmatic fatigue during weaning from mechanical ventilation. Am Rev Respir Dis 139:513–521
7. Brunner JX, Wolff G (1988) Pulmonary function indices in critical care patients. Springer, Berlin Heidelberg New York Tokyo
8. Brunner JX, Langenstein H, Wolff G (1983) Die Unmöglichkeit der direkten Flußmessung für Lungenfunktionsuntersuchungen. Fehleranalyse und Kompensation. Schweiz Med Wochenschr 113:1130–1133
9. Brunner JX, Langenstein H, Wolff G (1985) A simple method for estimating compliance. Crit Care Med 13:675–678
10. Burchardi H (1992) Lungenmechanik. In: Versprille A (Hrsg) Monitoring. Anaesthesiologie und Intensivmedizin, Bd 224. Springer, Berlin Heidelberg New York Tokyo, pp 93–108
11. Chapman FW, Dziuban SW, Newell JC (1989) Patient-ventilator partitioning of the work of breathing during weaning. Ann Biomed Engin 17:279–287
12. Cohn MA, Rao ASV, Broudy M, Birch S, Watson H, Atkins N, Davis B, Stoot FD, Sackner MA (1982) The respiratory inductive plethysmography: a new non invasive monitor of respiration. Bull Eur Physiopath Resp 18:643–658
13. Collett PW, Perry C, Engel LA (1985) Pressure-time product, flow, and oxygen cost of resistive breathing in humans. J Appl Physiol 58:1263–1272
14. Criee CP (1988) Analysis of inspiratory mouth pressures. Prax Klin Pneumol 42:820–826
15. Dall'Ava-Santucci J, Armanganidis A, Brunet F, Dhainaut JF, Chelucci GL, Monsallier JF, Lockhart A (1988) Causes of error of respiratory pressure volume curves in paralyzed subjects. J Appl Physiol 64:42–49
16. Demedts M, Clement J, Stanescu DC, Van De Woestijne KP (1975) Inflection point on transpulmonary pressure-volume curves and closing volume. J Appl Physiol 38:228–235
17. Drummond GB, Wright ADG (1983) Inaccuracy of oesophageal pressure for pleural pressure estimation in supine anaesthetized subjects. Br J Anaesth 55:585–593
18. Dureuil B, Aubier M (1988) Assessment of diaphragmatic function in the intensive care unit. Intensive Care Med 14:83–85
19. East TD, Wortelboer PJM et al. (1990) Automated sulfur hexafluoride washout functional residual capacity measurement system for any mode of mechanical ventilation as well as spontaneous respiration. Crit Care Med 18:84–91
20. Eissa NT, Ranieri VM, Corbeil C, Chassé M, Robatto FM, Braidy J, Milic-Emili J (1991) Analysis of behavior of the respiratory system in ARDS patients: Effects of flow, volume, and time. J Appl Physiol 70:2716–2729
21. Falke KJ, Samodelov LF (1986) Inspiratory work of breathing with CPAP-systems. In: Vincent JL (ed) Update in intensive care and emergency medicine, vol 1. Springer, Berlin Heidelberg New York Tokyo, pp 96–100
22. Fiastro JF, Habib MP, Shon BY, Campbell SC (1988) Comparison of standard weaning parameters and the mechanical work of breathing in mechanically ventilated patients. Chest 94:232–238
23. Fleury B, Murciano D, Talamo D, Aubier M, Pariente R, Milic-Emili J (1985) Work of breathing in patients with chronic obstructive pulmonary disease in acute respiratory failure. Am Rev Respir Dis 131:822–827
24. Gattinoni L, Mascheroni D, Basilico E, Foti G, Pesenti A, Avalli L (1987) Volume/pressure curve of total respiratory system in paralysed patients: artefacts and correction factors. Intensive Care Med 13:19–25
25. Gattinoni L, Pesenti A et al. (1984) The role of total static lung compliance in the management of severe ARDS unresponsive to conventional treatment. Intensive Care Med 10:121–126
26. Gottfried SB, Rossi A, Higgs BD, Calverley PMA, Zocchi L, Bozic C, Milic-Emili J (1985) Non-invasive determination of respiratory system mechanics during mechanical ventilation for acute respiratory failure. Am Rev Respir Dis 131:414–420
27. Gross D, Grassino A, Ross WRD, Machklem PT (1979) Electromyogram pattern of diaphragmatic fatigue. J Appl Physiol 46:1–7

28. Guttmann L, Eberhard L, Fabry B, Bertschmann W, Wolff G (1993) Continuous calculation of intratracheal pressure in tracheally intubated patients. Anesthesiology 79:503–513
29. Herrera M, Blasco J, Venegas J, Barba R, Doblas A, Marquez E (1985) Mouth occlusion pressure ($p_{0.1}$) in acute respiratory failure. Intensive Care Med 11:134–139
30. Higgs BD, Behrakis PK, Bevan DR, Milic-Emili J (1983) Measurement of pleural pressure with esophageal balloon in anesthetized humans. Anesthesiology 59:340–343
31. Hoffman RA, Ershowsky P, Krieger BP (1989) Determination of auto-PEEP during spontaneous and controlled ventilation by monitoring changes in end-expiratory thoracics gas volume. Chest 3:613–616
32. Holle RHO, Schoene RB, Pavlin EJ (1984) Effect of respiratory muscle weakness on $p_{0.1}$ induced by partial curarization. J Appl Physiol 57:1150–1157
33. Holzapfel L, Robert D, Perrin F, Blanc PL, Palmier B, Guerin C (1983) Static pressure-volume curves and effects of positive end-expiratory pressure on gas exchange in adult respiratory distress syndrome. Crit Care Med 11:591–597
34. Huygen PE, Gültuna I, Ince C, Zwart A, Bogaard JM, Feenstra BW, Bruining HA (1993) A new ventilation inhomogeneity index from multiple breath indicator gas washout tests in mechanically ventilated patients. Crit Care Med 21:1149–1158
35. Hylkema BS, Barkmeijer-Degenhart P, van der Mark TW, Peset R, Sluiter HJ (1983) Central venous versus esophageal pressure changes for calculation of lung compliance during mechanical ventilation. Crit Care Med 11:271–275
36. Hylkema BS, Barkmeijer-Degenhart P, Grevink RG, van der Mark TW, Peset R, Sluiter HJ (1985) Lung mechanical profiles in acute respiratory failure: Diagnostic and prognostic value of compliance at different tidal volumes. Crit Care Med 13:637–640
37. Ingram RH, O'Cain C, Fridy WW (1974) Simultaneous quasi static lung pressure volume curves and "closing volume" measurements. J Appl Physiol 36:135–141
38. Jalowayski AA, Dawson A (1982) The measurement of lung volume: the multiple breath nitrogen method. In: Clausen JL (ed) Pulmonary function testing, guidelines and controversies. Acad Press, London New York, pp 115–126
39. Jardin F, Genevray B, Brun-Ney D, Bourdarias JP (1985) Influence of lung and chest wall compliances on transmission of airway pressure to the pleural space in critically ill patients. Chest 88:653–658
40. Konno K, Mead J (1967) Measurement of the separate volume change of rib cage and abdomen during breathing. J Appl Physiol 22:407–422
41. Kox WJ, Mills CJ, Hale T (1991) Correction of pneumotachograph signal for changes in viscosity during nitrogen washout. Clin Phys Physiol Meas 12:359–365
42. Lemaire F, Harf A, Simmonneau G, Matamis D, Rivara D, Atlan G (1981) Exchanges gaseux, courbe statique pression-volume et ventilation en pression positive de fin d'expiration. Ann Anesth Franc 22:435–441
43. Mancebo J, Calaf N, Benito S (1985) Pulmonary compliance measurement in acute respiratory failure. Crit Care Med 13:589–591
44. Mankikian B, Lemaire F, Benito S, Brun-Buisson C, Harf A, Maillot JP (1983) A new device for measurement of pulmonary pressure-volume curves in patients on mechanical ventilation. Crit Care Med 11:897–901
45. Marini JJ, Ravenscraft SA (1992) Mean airway pressure: Physiologic determinants and clinical importance – Part 1: Physiologic determinants and measurements. Crit Care Med 20:1461–1472
46. Marini JJ, Ravenscraft SA (1992) Mean airway pressure: Physiologic determinants and clinical importance – part 2: Clinical implications. Crit Care Med 20:1604–1616
47. Marini JJ, Capps JS, Culver BH (1985) The inspiratory work of breathing during assisted mechanical ventilation. Chest 87:612–618
48. Marini JJ, Rodriguez RM, Lamb V (1986) The inspiratory workload of patient-initiated mechanical ventilation. Am Rev Respir Dis 134:902–909
49. Marini JJ, Smith TC, Lamb V (1988) External work output and force generation during synchronized intermittent mechanical ventilation. Am Rev Respir Dis 138:1169–1179
50. Matamis D, Lemaire F, Harf A, Brun-Buisson C, Ansquer JC, Atlan G (1984) Total respiratory pressure-volume curves in the adult respiratory distress syndrome. Chest 86:58–66

51. Neumann P, Zinserling J, Haase C, Sydow M, Burchardi H (1998) Evaluation of respiratory inductive plethysmography in controlled ventilation: measurement of tidal volume and PEEP-induced changes of end-expiratory lung volume. Chest 113:443–451
52. Neergaard K von, Wirz K (1927) Die Messung der Strömungswiderstände in den Atemwegen des Menschen, insbesondere bei Asthma und Emphysem. Z Klin Med 105:51–82
53. Pepe PE, Marini JJ (1982) Occult positive end-exspiratory pressure in mechanically ventilated patients with airflow obstruction. Am Rev Respir Dis 126:166–170
54. Pourriat JL, Lamberto C, Hoang PH, Fournier JL, Vesseur B (1986) Diaphragmatic fatigue and breathing pattern during weaning from mechanical ventilation in COPD patients. Chest 90:703–707
55. Rossi A, Gottfried SB, Higgs BD, Zocchi L, Grassino A, Milic-Emili J (1985) Respiratory mechanics in mechanically ventilated patients with respiratory failure. J Appl Physiol 58:1849–1858
56. Rossi A, Gottfried B, Zocchi L et al. (1985) Measurement of static compliance of the total respiratory system in patients with acute respiratory failure during mechanical ventilation. The effect of intrinsic positive end-expiratory pressure. Am Rev Respir Dis 131:672–677
57. Sassoon CSH, Te TT, Mahutte CK, Light RW (1987) Airway occlusion pressure. An important indicator for successful weaning in patients with chronic obstructive pulmonary disease. Am Rev Respir Dis 135:107–113
58. Sassoon CSH, Mahutte CK, Te TT, Simmons DH, Light RW (1988) Work of breathing and airway occlusion pressure during assist-mode mechanical ventilation. Chest 93:571–576
59. Smith TC, Marini JJ (1988) Impact of PEEP on lung mechanics and work of breathing in severe airflow obstruction. J Appl Physiol 65:1488–1499
60. Stokke T, Hensel I, Burchardi H (1981) Eine einfache Methode für die Bestimmung der funktionellen Residualkapazität während der Beatmung. Anaesthesist 30:124–130
61. Sullivan M, Paliotta J, Saklad M (1976) Endotracheal tube as a factor in measurement of respiratory mechanics. J Appl Physiol 41:590–592
62. Sydow M, Burchardi H, Zinserling J, Ische H, Crozier TA, Weyland W (1991) Improved determination of static compliance by automated single volume steps in ventilated patients. Intensive Care Med 17:108–114
63. Sydow M, Burchardi H, Zinserling J, Crozier TA, Denecke T, Zielmann S (1993) Intrinsic PEEP determined by static pressure-volume curves. Application of a novel automated occlusion method. Intensive Care Med 19:166–171
64. Whitelaw W, Derenne JP, Milic-Emili J (1975) Occlusion pressure as a measure of respiratory center output in conscious man. Respir Physiol 23:181–199
65. Wrigge H, Sydow M, Zinserling J, Neumann P, Hinz J, Burchardi H (1998) Determination of functional residual capacity (FRC) by multibreath nitrogen washout in a lung model and in mechanically ventilated patients. – Accuracy depends on continuous dynamic compensation for changes of gas sampling delay time. Intensive Care Med 24 (in press)

2.3 Zentralnervensystem – Elektrophysiologisches Neuromonitoring

G. Litscher und G. Schwarz

Einleitung/Geschichte

Elektroenzephalographie

Von Richard Caton wurde im Jahre 1875 im *British Medical Journal* die Kurzfassung eines Vortrages mit dem Titel *„The Electric Currents of the Brain"* veröffentlicht [6]. Er konnte erstmals mit einem Galvanometer den Nachweis elektrischer Ströme im Gehirn erbringen. In den folgenden Jahren wurden diese Befunde von einigen Autoren reproduziert und beschrieben, fanden aber keine große Beachtung.

Hans Berger von der Psychiatrischen Klinik in Jena publizierte im Jahre 1929 eine Originalarbeit über elektrische Vorgänge im Gehirn des Menschen. Die Arbeit *„Über das Elektrenkephalogramm des Menschen"* wurde im *Archiv für Psychiatrie* veröffentlicht und gilt als erste Mitteilung zum Phänomen Hirnstromkurven beim Menschen [2]. Durch die Studien von Berger drängten sich in der Folge eine Vielzahl von Fragestellungen auch im Bereich der Anästhesiologie auf, zu denen auch von Berger selbst grundlegende Arbeiten verfaßt wurden. So berichtet er unter anderem 1931 über Effekte gasförmiger Anästhetika auf das EEG des Menschen [3] und bereits im Jahre 1933 über den Einfluß der damals in der Klinik eingeführten intravenösen Anästhetika auf die Gehirnströme [4]. Die Abbildung 1 zeigt die von Hans Berger verwendete Aufzeichnungsapparatur aus dem Jahre 1926.

Impulse für die Entwicklung der Elektroenzephalographie kamen auch von der *Berliner Gruppe* um Fischer, Kornmüller und Tönnies [13]. Mit der Entwicklung eines „Polyneurographen" (direktschreibender Oszillograph mit 5 Registrierkanälen) und der Erfindung des Differenzverstärkers wurde die Grundlage für die Konstruktion von Generationen von EEG-Geräten geschaffen.

In den folgenden Jahren sind die Anforderungen an die EEG-Gerätetechnik enorm gestiegen [14]. Gleichzeitig wurde versucht, Schritte in Richtung einer Standardisierung von Ableiteprogrammen zu unternehmen. Im Jahre 1958 wurde in Montreal das 10–20-System durch die Internationale EEG-Förderation eingeführt [12]. Dabei werden bei Vermessung des Schädels sagittale Mittellinie und mittlere Querreihe durch die Verbindung von Nasion und Inion bzw. der präaurikulären Punkte links und rechts definiert. Auf diesen Linien wurden durch Teilung in 10%- bzw. 20%-Schritten die Elektrodenpositionen bestimmt. Die temporalen Elektroden werden durch die Verbindung zwischen den Punkten, die 10% der Gesamtstrecke über Nasion, präaurikulären Punkten und Inion liegen, festgelegt. Diese Strecke wird wiederum in 10%- bzw. 20%-Schritte unterteilt. Zwischen temporaler und mittlerer Längsreihe wird eine weitere Längsreihe links und rechts festgelegt. Auch diese Strecke wird zur Elektrodenpositionierung in 20%-Schritte unterteilt (Abb. 2).

Erst die EEG-Verarbeitung mittels Computer verbesserte die Anwendung entscheidend. Vor allem die Fortschritte in der Entwicklung der Mikropro-

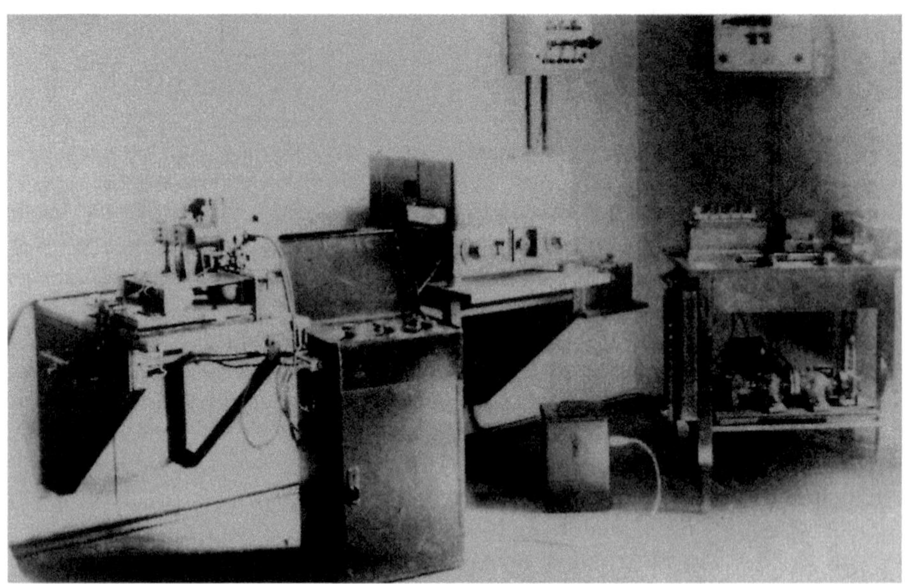

Abb. 1. Meßapparatur aus dem Jahre 1926, mit der Hans Berger die ersten elektroenzephalographischen Aufzeichnungen durchführte

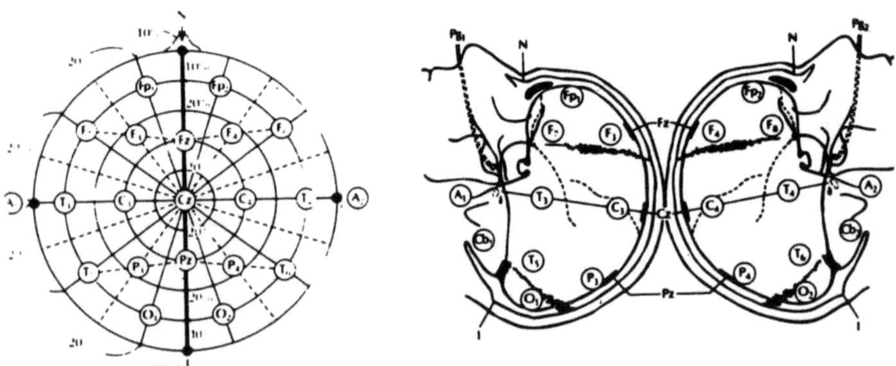

Abb. 2. Elektrodenanordnung beim internationalen 10–20-System

zessortechnik sind als Meilensteine bei der Weiter- bzw. Neuentwicklung der EEG-Monitoring-Gerätetechnik zu sehen. So gibt es in letzter Zeit einen allgemeinen Trend zur digitalen Technik und zum Einsatz von auf Personal-Computern basierenden Systemen [11, 14]. Beim papierlosen EEG-Monitoringgerät wird das Schreibsystem durch einen Bildschirm ersetzt. Die digitale Verarbeitung der EEG-Daten ermöglicht mannigfaltige Anwendungs- bzw. Verarbeitungsvarianten, sei es bei der Analyse, Protokollierung und Darstellung oder bei der Speicherung und den anschließenden Off-line-Auswertungen der elektroenzephalographischen Signale (Abb. 3 a–g).

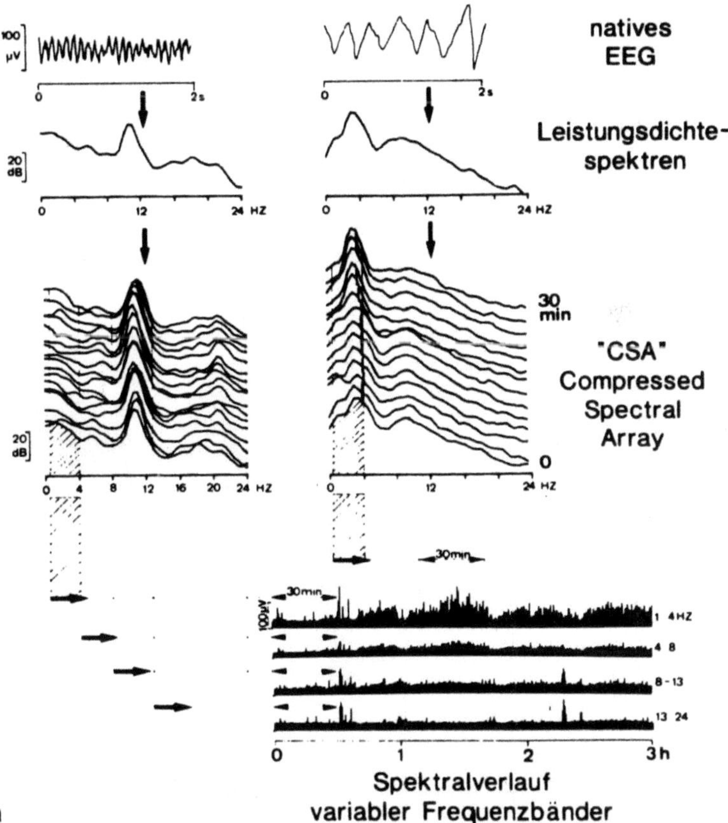

Abb. 3 a–g. Verschiedene Darstellungsformen des computerisierten EEGs. **a** Natives EEG, Leistungsdichtespektren, „compressed spectral array" (CSA) und Spektralverlauf variabler Frequenzbänder bei dominantem α-Rhythmus (links) und dominantem δ-Rhythmus (rechts); **b** EEG-Leistungsspektren der linken und rechten Hemisphäre und Darstellung von EEG-Trends in den angegebenen Frequenzbändern bzw. Verhältnistrendkurve über einen Zeitraum von 90 min; **c** Darstellung des EEG mit Hilfe der „Density-modulated-spectral-array"-(DSA-)Technik. Verschiedene EEG-Leistungen sind an unterschiedlichen Grauwerten erkennbar; **d** aperiodische Analyse des EEG (x-Achse Frequenz; y-Achse Amplitude; z-Achse Zeit; **e** Narkoseeinleitungsprotokoll mit EEG-colour-modulated-spectral array-(CMSA-)Technik (x-Achse Frequenz; y-Achse Zeit); **f** Dreidimensionale EEG-Darstellungsform (Frequenz, Zeit, relative spektrale Leistungsdichte) bei einem 20jährigen komatösen Patienten (vgl. Abb. 22); Zeitbereich: 4–5 h; **g** Zweidimensionale Darstellung (x-Achse Frequenz; y-Achse Zeit) der Messung von Abb. 3f

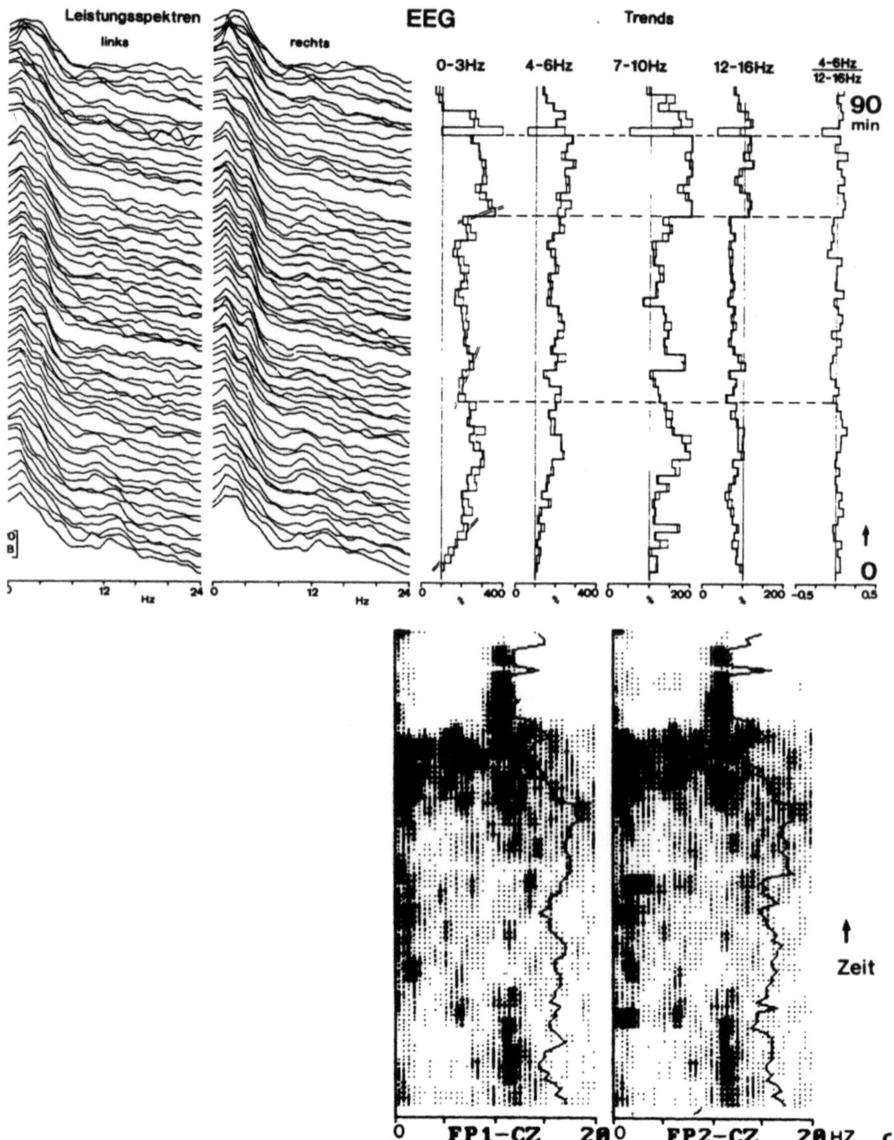
Leistungsspektren
links
rechts
EEG
Trends
0-3Hz
4-6Hz
7-10Hz
12-16Hz
4-6Hz / 12-16Hz
90
min
0
12
Hz
24
400
200
-0.5
0.5
Zeit
FP1-CZ
FP2-CZ
HZ
c

Abb. 3 b, c.

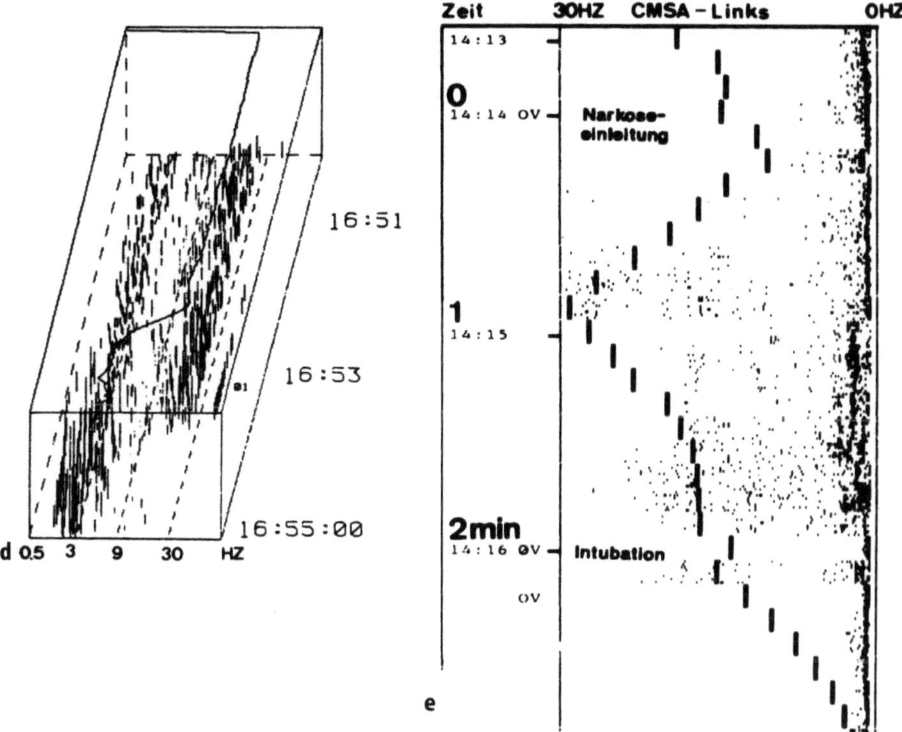
16:51
16:53
16:55:00
d 0.5 3 9 30 HZ
Zeit
30HZ CMSA - Links 0HZ
14:13
0
14:14 OV
Narkose-
einleitung
1
14:15
2min
14:16 OV
Intubation
OV
e

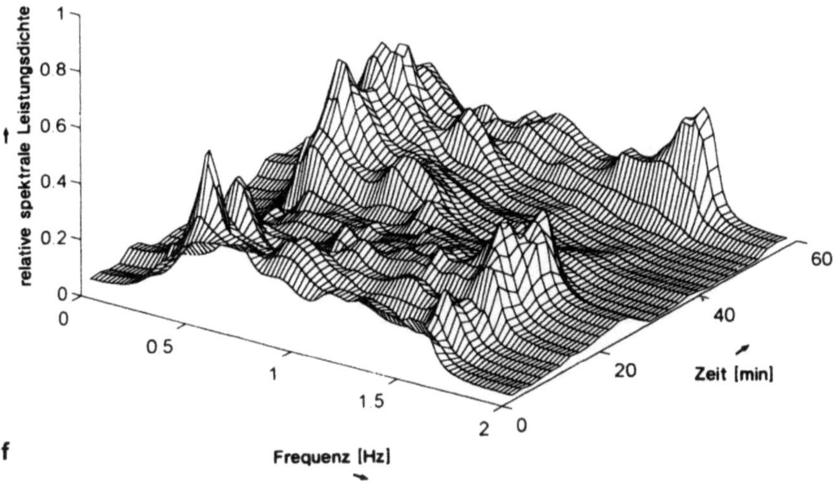
relative spektrale Leistungsdichte
1
0.8
0.6
0.4
0.2
0
0
0.5
1
1.5
2
Frequenz [Hz]
0
20
40
60
Zeit [min]
f

Abb. 3 d–f.

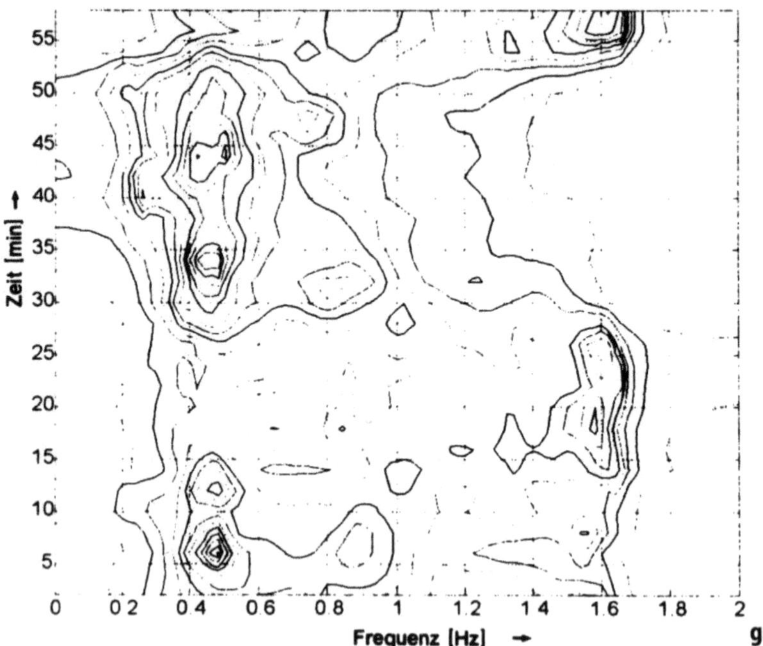

Abb. 3 g.

Mit dem papierlosen EEG-Monitoring und den verschiedensten computerunterstützten signalanalytisch ermittelten EEG-Darstellungsformen erhält man v.a. durch die kontinuierliche Langzeitregistrierung hirnelektrischer Aktivitäten wichtige Informationen, etwa zu direkten Therapiekontrollen, welche mit dem Routine-EEG nicht erfaßt werden könnten.

Evozierte Potentiale

Die Ableitungen evozierter Potentiale stellen nichtinvasive Verfahren zur Überwachung des peripheren und zentralen Nervensystems dar (Abb. 4). Evozierte Potentiale werden mit Hilfe von Oberflächen- oder Nadelelektroden vom Skalp oder der Hautoberfläche erfaßt. Spezielle Mittelungsverfahren sind notwendig, um die evozierte Reizantwort von der größeren Hintergrundaktivität (EEG, EMG) zu extrahieren.

Die ersten Abbildungen von sensorisch evozierten Potentialen im Tierversuch wurden bereits im Jahre 1913 von Neminsky publiziert. Ausführliche Beschreibungen zu diesen Arbeiten kann man z.B. bei Brazier [5] finden. Die erste Registrierung einer evozierten kortikalen Reizantwort nach peripherer Stimulation beim Menschen wurde 1939 von Davis [8, 9] veröffentlicht. Die Untersuchungen von Dawson [10] eröffneten einen neuen Abschnitt auf dem Gebiet der evozierten Potentiale. Mit Hilfe der von ihm entwickelten Summationstechnik war es möglich, mehrere Ableitungen zu überlagern und als gemittelte Kurve darzustellen.

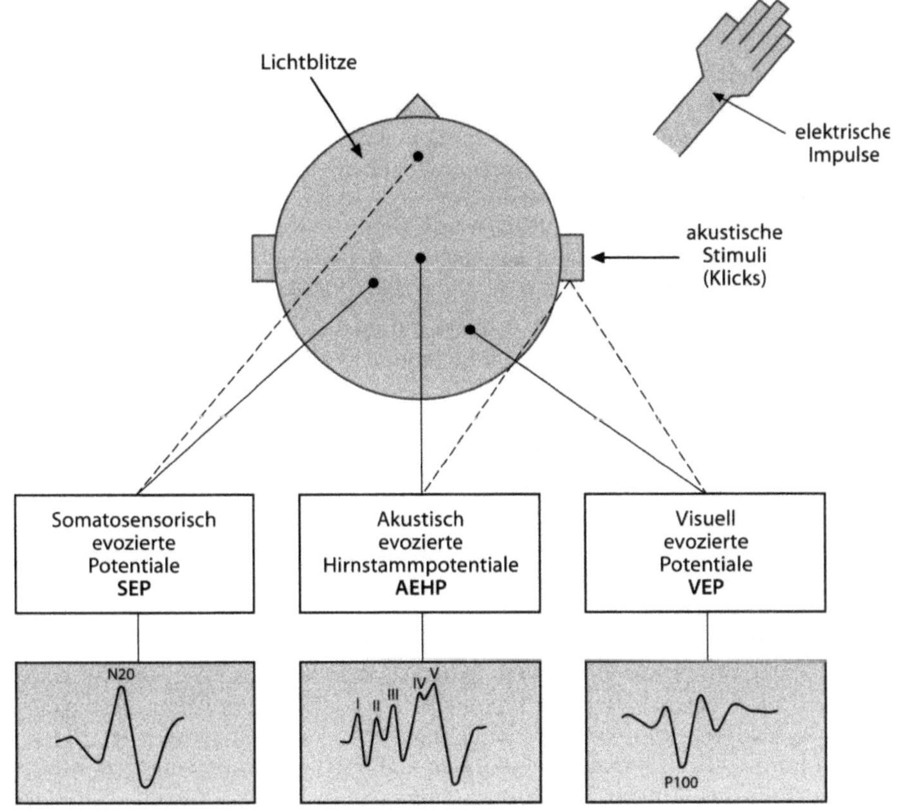

Abb. 4. Evozierte Potentiale (Stimulation, Ableitung, Kurvenform)

In der Folge wurden zahlreiche ähnliche Methoden entwickelt, die alle zum Ziel hatten, die elektrischen Reizantworten, die im Verhältnis zur Hintergrundaktivität, dem Elektroenzephalogramm, kleinamplitudig sind, zu extrahieren [1, 15]. Als ein weiterer Entwicklungsmeilenstein auf dem Gebiet der evozierten Potentiale kann die Realisierung des ersten digitalen Computersystems für evozierte Potentiale gesehen werden [7].

Eine ausführliche Beschreibung zur Geschichte der evozierten Potentiale findet sich bei Pagni et al. 1988 [15].

Modalitäten und Indikationen

Das Monitoring kritisch kranker Patienten auf der Intensivstation umfaßt verschiedene Bereiche. Durch die partielle Automatisierung der Überwachungsvorgänge, also dadurch, daß Maschinen die Überwachung unterstützen, ist es möglich geworden, die Überwachungslücken, die bei rein klinischer Beobachtung durch Ärzte und Pflegepersonal unvermeidlich sind, zu überbrücken und alle lebensnotwendigen Körperfunktionen kontinuierlich zu kontrollieren. Bei einem nicht geringen Anteil der Patienten auf Intensivstationen handelt es sich um bewußtseinsgestörte Patienten, bei denen vor allem der Überwachung der zerebralen Funktion größte Bedeutung zukommt.

Klinisch-neurologische Untersuchungen können bei der Überwachung bewußtseinsgestörter Patienten durchaus entscheidende Informationen zum Status des Patienten liefern. Allerdings, das Ausmaß des Krankheitsprozesses selbst wie schwere multiple Gesichtsschädel- und Extremitätenverletzungen und auch erforderliche therapeutische Maßnahmen (z. B. Muskelrelaxation, Sedierung) können nur allzuoft den Patienten einer brauchbaren klinischen Exploration entziehen. Darüber hinaus haben die klinischen Untersuchungsergebnisse ebenso wie Befunde bildgebender Verfahren den Charakter einer Momentaufnahme.

Die Ableitung sowohl von EEG als auch von evozierten Potentialen kommt der Anforderung an eine lückenlose, kontinuierliche Überwachung von Intensivpatienten nach, wobei dieses Monitoringverfahren nicht durch ein invasives Vorgehen belastet ist.

Da *evozierte Potentiale* früher Latenzen im Vergleich zum EEG durch den Effekt zentral dämpfender Pharmaka geringer beeinflußt werden, sollte ein elektrophysiologisches Monitoring an der Intensivstation nicht nur die Ableitung spontaner hirnelektrischer Aktivitäten sondern auch die Erfassung evozierter Potentiale, speziell früher Latenzen, beinhalten.

Akustisch evozierte Hirnstammpotentiale sind Reizantworten, die nach Setzen akustischer Stimuli vom N. acusticus bzw. von Strukturen der peripheren und zentralen Hörbahn im Bereich des Hirnstammes generiert werden. Als ein typisches Muster findet man beim Gesunden 5–7 Wellen, die alle innerhalb der ersten 10 ms auftreten.

Die Beurteilungskriterien sind das Vorhandensein bzw. Fehlen einzelner oder mehrerer Wellen, die Interpeaklatenzen, das sind die zeitlichen Abstände zwischen den einzelnen Wellen, sowie das Amplitudenverhältnis jener Wellen, welche die Aktivität des Hörnerven und pontomesenzephaler Strukturen reflektieren. Normwerte der akustisch evozierten Hirnstammpotentiale sind in Tabelle 1 zusammengefaßt.

Aufgrund der teilweisen Generierung im Hirnstamm lassen die BAEP („brainstem auditory evoked potential“) Rückschlüsse auf die Intaktheit oder eine evtl. Schädigung der neuronalen Strukturen im Hirnstamm zu.

Die *frühen somatosensorisch evozierten Potentiale* (SSEP) werden konventionell durch elektrische Stimulation eines peripheren Nerven hervorgerufen. Die Ableitung kann im gesamten peripheren Verlauf des Nerven, nach Einmündung desselben in das Rückenmark über der Wirbelsäule und schließlich am Skalp kontralateral zur stimulierten Seite über der primären sensiblen Hirnrinde erfolgen. Die am häufigsten angewandte Stimulationsmethode ist die Reizapplikation am N. medianus im Bereich des Handgelenkes (Normwerte s. Tabelle 2).

Die Ableitung der evozierten Potentiale erfolgt für die BAEP von zentral angelegten Elektroden (C_z) gegen das rechte bzw. linke Mastoid; die SSEP

Tabelle 1. Absolute und Interpeaklatenzen (Mittelwert ± einfache Standardabweichung) von 33 Normalpersonen (Reizdauer 0,2 ms, Reizintensität 85 dB SPL, Stimulusrate 9 Klicks/s, Reizform monaural, alternierend mit Maskierung des kontralateralen Ohrs, Mittelungszahl 2000)

BAEP			
Welle	ms	Interpeaklatenz	ms
I	1,70 ± 0,15	I–III	2,15 ± 0,16
II	2,87 ± 0,16	I–V	4,00 ± 0,20
III	3,85 ± 0,18	III-V	1,85 ± 0,21
IV	5,05 ± 0,23		
V	5,70 ± 0,24		

Tabelle 2. Normwerte der Latenzen und Überleitungszeiten von 20 neurologisch unauffälligen Erwachsenen

SSEP			
Ableitort	ms	Interpeaklatenz	ms
Erb-Punkt	10,4 ± 0,7	Erb-Punkt-N13	2,8 ± 0,9
Zervikal (CV_2-F_Z)	13,2 ± 1,1	Erb-Punkt-N19	8,7 ± 0,9
Kortikal (C_4'-F_Z)	19,1 ± 1,1	CCT (N13-N19)	5,9 ± 1,1

werden über den entsprechenden Rindenfeldern C'_3 bzw. C'_4 bei Stimulation des N. medianus bzw. C'_z bei Reizung des N. tibialis abgeleitet.

Die Terminologie der somatosensorisch evozierten Potentiale wird von vielen Untersuchern uneinheitlich gehandhabt. Die meisten Autoren verwenden die Bezeichnungen „N" für negative und „P" für positive Komponenten. Zur Unterscheidung der einzelnen Gipfel wird in der Vielfalt der Nomenklatur meist entweder eine im Normkollektiv als „typisch" ermittelte Latenzzeit (N 20, P 25 etc.) oder die tatsächliche absolute Latenz der Komponente (N 18, N 19 usw.) angegeben.

Die wesentlichsten Indikationen für ein neurophysiologisches Monitoring an der Intensivstation sind die

- Funktionsüberwachung des ZNS bei bewußtseinsgestörten Patienten zur Erfassung und Dokumentation pathologischer Prozesse des Gehirns aber auch Rückenmarks und die Kontrolle des therapeutischen Prozedere,
- Verbesserung der Steuerung des Sedierungsregimes bei Patienten mit und ohne Hirnfunktionsstörung,
- Komaprognostik.

Diagnostische Möglichkeiten mittels EEG-, BAEP- und SSEP-Monitoring auf der Intensivstation

Kasuistik. Eine 23jährige schwangere Patientin (27. Schwangerschaftswoche) erlitt bei einem Verkehrsunfall ein schweres Schädel-Hirn-Trauma. Die komatöse Patientin [Glasgow Coma Score (GCS) = 5] hatte bei der Aufnahme weite, lichtstarre Pupillen.

Die initiale Computertomographie des Schädels (Abb. 5) ergab außer multiplen Gesichtsschädelfrakturen eine Subarachnoidalblutung, multiple Kontusionsblutungen und ein diffuses Hirnödem.

Im Verlauf der intensivtherapeutischen Maßnahmen verbesserte sich innerhalb der ersten 24 h der neurologische Status (GCS = 7, Pupillen mittelweit, schwache Lichtreaktion) vorübergehend. Allerdings zeigte die elektrophysiologische Untersuchung einen dramatischen Befund. Die kortikalen Komponenten der SSEP waren beidseits ausgelöscht (Abb. 6). Nicht so auffällig, jedoch ebenfalls markant verändert, waren die BAEP mit einer signifikanten Prolongation der I-V-Interpeaklatenz.

Dieser elektrophysiologische Befund führte umgehend zur abermaligen klinischen Exploration, wobei als markanteste Änderung beidseits weite, lichtstarre Pupillen gefunden wurden. Die sofort angeordnete CT-Kontrolle ergab ein 1 cm breites Subduralhämatom, eine deutliche Mittellinienverschiebung und eine ausgeprägte diffuse Hirnschwellung (Abb. 7).

Die unmittelbar im Anschluß daran durchgeführte Kraniotomie mit Entleerung des Subduralhämatoms führte postoperativ zu einer Verbesserung der klinischen Symptomatik einschließlich der Optomotorik.

Die evozierten Potentiale lieferten den Nachweis für die Verbesserung der zerebralen Funktion. Auf beiden Seiten konnte ein Wiederauftreten der korti-

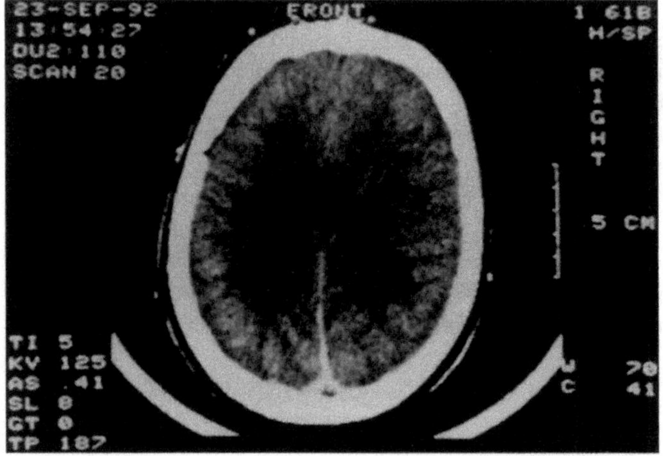

Abb. 5. Initialer kranialer CT-Befund (23.9., 13:54) einer 23jährigen Patientin mit Schädel-Hirn-Trauma. (Aus Litscher et al. [22])

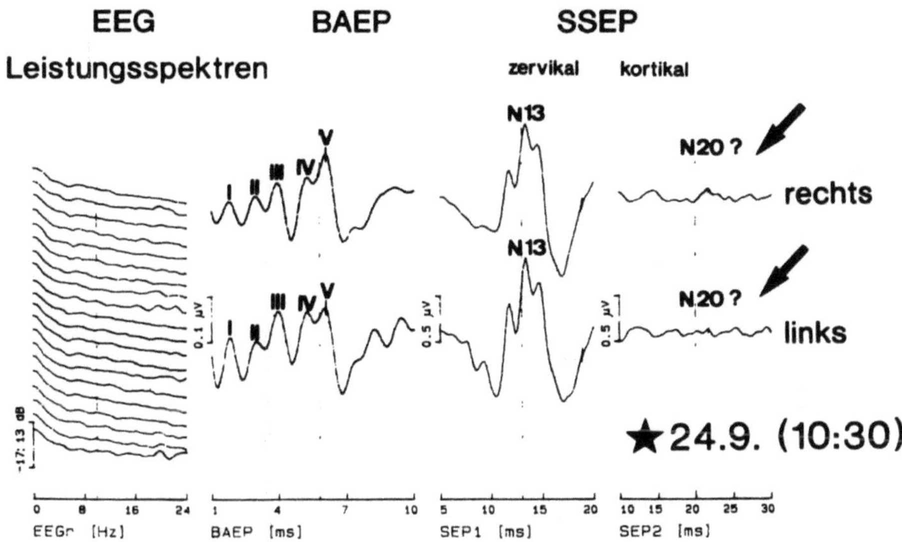

Abb. 6. Erstbefund des neurophysiologischen Monitorings derselben komatösen Patientin. Von links nach rechts: EEG-Leistungsspektren der rechten Hemisphäre, akustisch evozierte Hirnstammpotentiale (BAEP), frühe somatosensorisch evozierte Potentiale (SSEP). Man beachte den bilateralen kortikalen SSEP-Komponentenverlust (Pfeil). (Mod. nach Litscher et al. [22])

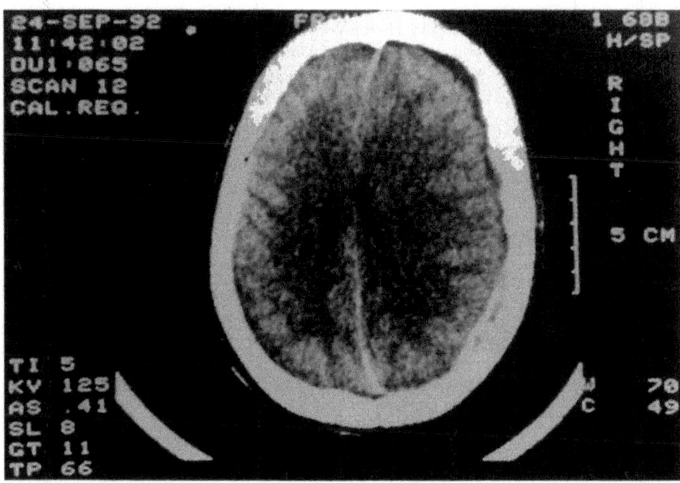

Abb. 7. Kontroll-CT (29.4., 11:42) derselben Patientin. (Aus Litscher et al. [22])

kalen SSEP-Komponenten festgestellt werden (Abb. 8). Die automatische Peakdetektion der BAEP zeigte eine Verkürzung der I-V-Interpeaklatenz um 1 ms.

Nach einer intermittierenden Remission über 48 h entwickelte die Patientin das klinische Bild eines akuten Mittelhirnsyndroms IV (vgl. die elektrophysiologischen Verlaufskontrollen der evozierten Potentiale; Abb. 9 und 10).

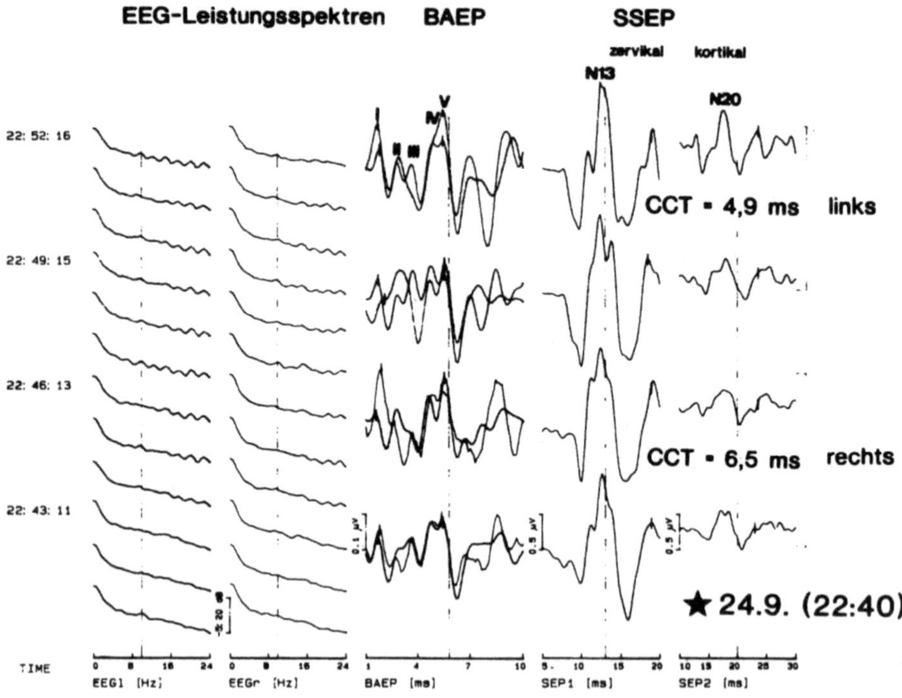

Abb. 8. Protokoll einer elektrophysiologischen Verlaufsuntersuchung bei derselben Patientin nach dem operativen Eingriff. Von links nach rechts: EEG-Leistungsspektren der linken und rechten Hemisphäre, BAEP, SSEP (zervikal und kortikal). Bei den evozierten Potentialen sind je 2 Kurven links bzw. rechts dargestellt. Man beachte das beidseitige Wiederauftreten der N 20-Komponenten. Eingetragen sind weiter die zentralen Überleitungszeiten (*CCT*) in ms von C_2 zu C'_3 und C'_4

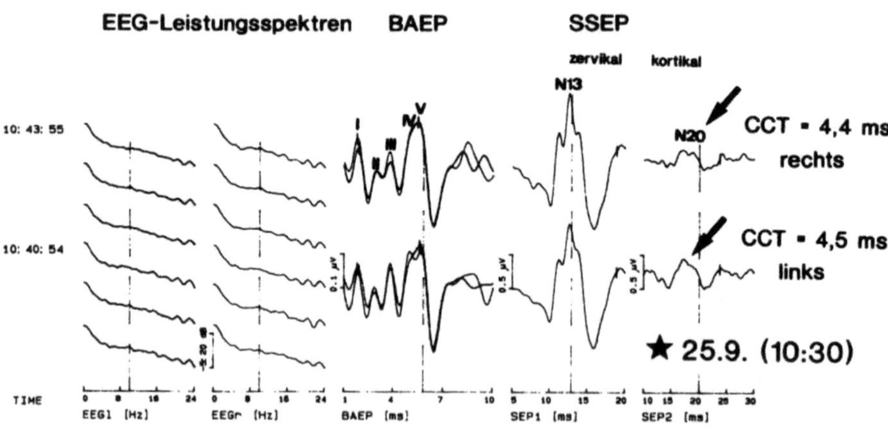

Abb. 9. Neurophysiologische Verlaufsuntersuchung vom 25. 9. (10:30). Es ist zu erkennen, daß sich die zentralen Überleitungtszeiten (*CCT*) gegenüber der Messung am 24. 9. (22:40) verkürzt haben. Weitere Erklärungen s. Abb. 8

Dies führte zur Entscheidung, die Geburt einzuleiten und das Kind mittels Sectio caesarea frühzeitig zu entbinden. Innerhalb weniger Stunden entwikkelte die Patientin das klinische Bild eines Coma dépasse.

Die evozierten Potentiale zeigten ein für den Hirntod charakteristisches Bild (Abb. 11). Die kortikalen SSEP-Komponenten waren beidseits erloschen, die zervikale Komponente N 13 war noch erhalten. Bei den BAEP fanden sich eine kleine, jedoch reproduzierbare Welle I. In den EEG-Leistungsspektren bot sich ein Sägezahnmuster, dieses spiegelt keine elektrische Aktivität des Gehirns wider, sondern EKG-Einstreuungen. Letztere werden besonders dann im EEG registriert, wenn die elektrische Aktivität des Gehirns erloschen ist.

Die dargestellte Kasuistik zeigt exemplarisch die Nutzung der Befunde des kontinuierlichen neurophysiologischen Monitorings für umgehend umsetzba-

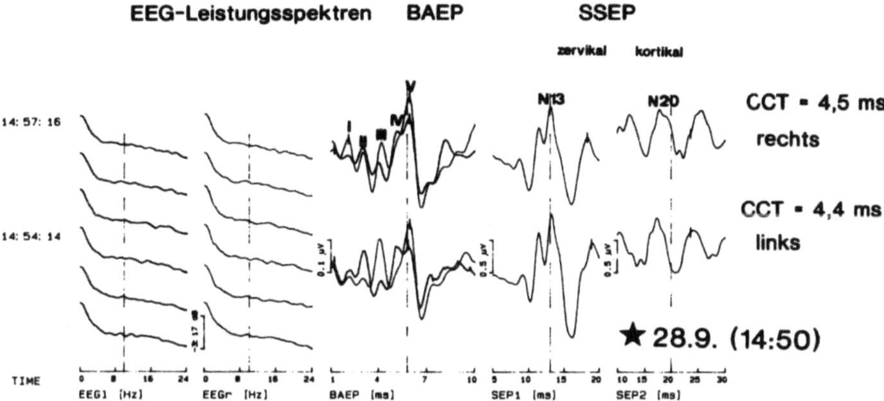

Abb. 10. Kontrollbefund vom 28.9. (14:50). Weitere Erklärungen s. Abb. 8

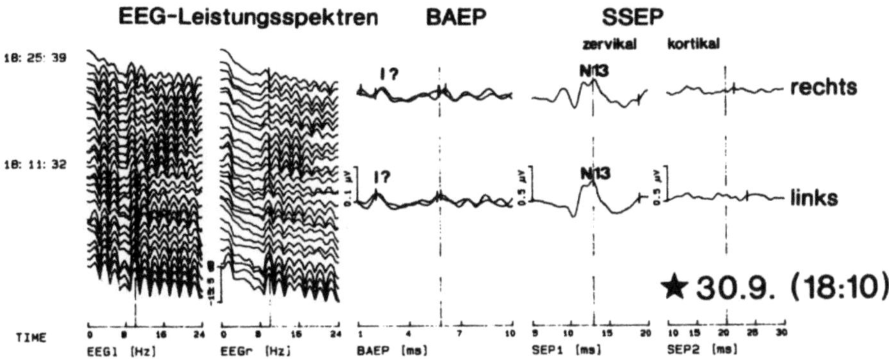

Abb. 11. Protokoll der elektrophysiologischen Untersuchung bei bereits eingetretenem Hirntod. Das Sägezahnmuster in den EEG-Leistungsspektren ist auf elektrokardiographische Einstreuungen zurückzuführen. Bei den BAEP ist nur mehr eine Welle I vorhanden, bei den SSEP sind die kortikalen Komponenten beidseits erloschen

re therapeutische Konsequenzen. Dargestellt wird auch die Anwendung dieser Technik zur Dokumentation von Veränderungen der hirnelektrischen Aktivitäten bis hin zu deren Erlöschen beim Hirntod.

Prognostische Möglichkeiten mittels SSEP-Monitoring auf der Intensivstation

Prognostische Beurteilungen von Patienten mit schweren Hirnschäden sind aufgrund der Komplexität interferierender Einflüsse oft schwer zu treffen. Neurophysiologische Untersuchungsverfahren liefern dabei eine wertvolle Unterstützung. Im folgenden soll die prognostische Anwendbarkeit von frühen Komponenten somatosensorisch evozierter Potentiale (SSEP) an komatösen Intensivpatienten kurz aufgezeigt werden.

Frühe somatosensorisch evozierte Potentiale (SSEP) wurden an 44 komatösen Patienten im Alter zwischen 5 und 79 Jahren (mittleres Alter 37,4±17,9 Jahre) im Rahmen der Intensivüberwachung abgeleitet. Die Ursache des Komas war in den meisten Fällen ein Schädelhirntrauma (n=36) oder ein hypoxisch-ischämischer Hirnschaden (n=8). Die initiale Messung wurde durchschnittlich 3,2±2,5 Tage nach Krankheitsbeginn bzw. Verletzung durchgeführt. Der Glasgow Coma Score war bei allen Patienten zu diesem Untersuchungszeitpunkt ≤8. Die Einteilung des Patientenkollektivs erfolgte nach dem „outcome" in 2 Gruppen [Gruppe 1: im Hirntod verstorben, schwerstbehindert oder vegetativer Zustand (n=21); Gruppe 2: leicht behindert bzw. ohne Behinderung (n=23)]. Die Ergebnisse der Gruppen 1 und 2 wurden miteinander verglichen und den Daten von n=15 gesunden Probanden gegenübergestellt.

Bei 9 Patienten der Gruppe 1 waren die kortikalen Komponenten der SSEP beidseitig erloschen. In der Gruppe 2 konnten vollständige SSEP-Befunde bei 20 von 23 Patienten beidseits erhoben werden. Die interhemisphärielle Differenz des kortikozervikalen Amplitudenquotienten (N 20/N 13) lieferte zwischen den beiden Gruppen 1 und 2 signifikante Unterschiede ($p < 0,02$; t-Test). Vergleiche der CCT („central conduction time"; N 13–N 20) der beiden Gruppen untereinander und mit denen des Normkollektivs ergaben keine signifikanten Differenzen.

Alle 9 Patienten, bei denen die SSEP kortikal beidseitig erloschen waren, verstarben noch auf der Intensivstation. Der bilaterale Komponentenverlust findet sich in dieser Untersuchungsserie als Kriterium für einen ungünstigen Verlauf bestätigt.

Der Wert der evozierten Potentiale zur Prognostik ist in zahlreichen Untersuchungen klar belegt worden [16, 21, 30, 34]. Aus diesen zum Teil umfangreichen Studien kann geschlossen werden, daß bei einem bilateralen kortikalen SSEP-Verlust die Chance, besser als im apallischen Syndrom zu überleben, unter 5% liegt. Eine beidseits pathologische, aber mindestens einseitig erhaltene N 20-Komponente erlaubt jedoch keine klare prognostische Zuordnung.

In einer Studie von Lorenz et al. [23] aus dem Jahre 1993 wurden 101 Patienten nach Schädel-Hirn-Trauma mit Ergebnissen des Hirndruckmonitorings, der transkraniellen Dopplersonographie und klinischen Befunden verglichen. Es konnte u.a. eine gute Korrelation zwischen den SSEP und dem klinischen Status bzw. „outcome“ gesehen werden. Für sie hat sich die zentrale Überleitungszeit als das am meisten reliable Kriterium herausgestellt. Bei grenzwertigen Befunden lieferte der Quotient der Amplitude aus kortikaler Reizantwort und Nackenpotential weitere Informationen. Die Autoren konnten keine Korrelation zwischen SSEP und Befunden der transkraniellen Dopplersonographie nachweisen.

Im Gegensatz zu Patienten im Erwachsenenalter ist bei der Prognosebeurteilung mittels SSEP bei Kindern Zurückhaltung geboten [20, 24]. So berichten zum Beispiel Neirich et al. 1993 [25], daß der bilaterale kortikale Komponentenverlust nicht unbedingt den Tod oder den vegetativen Zustand eines Kindes bedeuten muß.

In unserem Patientenkollektiv überlebte kein erwachsener Patient mit beidseitig kortikalem SSEP-Verlust. Bei 2 falsch-optimistischen Prognosen lag eine akute, massive Expansion von Kontusionsherden vor, welche erst nach der SSEP-Erstmessung eintrat. Bei einem Patienten mit falsch-pessimistischer Prognose wurde im CT neben multiplen kleinen hemisphäriellen Kontusionsherden und Zeichen einer Hirnschwellung eine primäre umschriebene Hirnstammläsion befundet, die die Prognose in Richtung einer falsch-pessimistischen Vorhersage beeinflussen kann [31]. Im Gegensatz zu Lorenz et al. [23] korrelierten die SSEP-Befunde wie bei Riffel et al. [30] jedoch nicht unmittelbar mit dem aktuellen klinischen Status.

Verlaufskontrollen und kritische Interpretation der elektrophysiologischen Befunde im Zusammenhang mit anderen Parametern (Klinik, bildgebende Verfahren) erhöhen die Treffsicherheit bei der Prognostik.

Akustisch evozierte Potentiale mittlerer Latenz (MLAEP)

Als akustisch evozierte Potentiale mittlerer Latenz werden jene Potentialkomponenten bezeichnet, die etwa 10–15 ms nach dem Beginn eines akustischen Reizes auftreten (Abb. 12). Die Bezeichnung der einzelnen Potentialgipfel wird meist nach Picton et al. [29] vorgenommen. Die Komponente V gehört noch zu den frühen akustisch evozierten Potentialen und wird durch Hirnstammstrukturen generiert. Sie liefert den Nachweis für die Reiztransduktion. Die Wellen N a, P a, N b, P 1 und N 1 gehören zu den akustisch evozierten Potentialen mittlerer Latenz und haben im primären auditiven Kortex des Temporallappens lokalisierbare Generatoren [17, 29].

Die allgemeinen Untersuchungsbedingungen sind ähnlich denen der frühen akustisch evozierten Potentiale. Als Stimulus verwendet man monaurale Klicks mit einer Reizfolgefrequenz von 5–10 Hz, einer Intensität von 70–85 dB SPL und einer Analysezeit von 50 ms. Die Filterfrequenzen werden meist im Bereich von 1–10 Hz für die untere Grenzfrequenz und im Bereich von 100–1500 Hz für die obere Eckfrequenz gewählt. Je nach dem Signal-Rausch-Verhältnis werden 100–2000 Einzelantworten gemittelt. Das Auftreten der Hauptgipfel Pa bei ca. 25 ms und P b bzw. P 1 bei etwa 50 ms ergibt bei

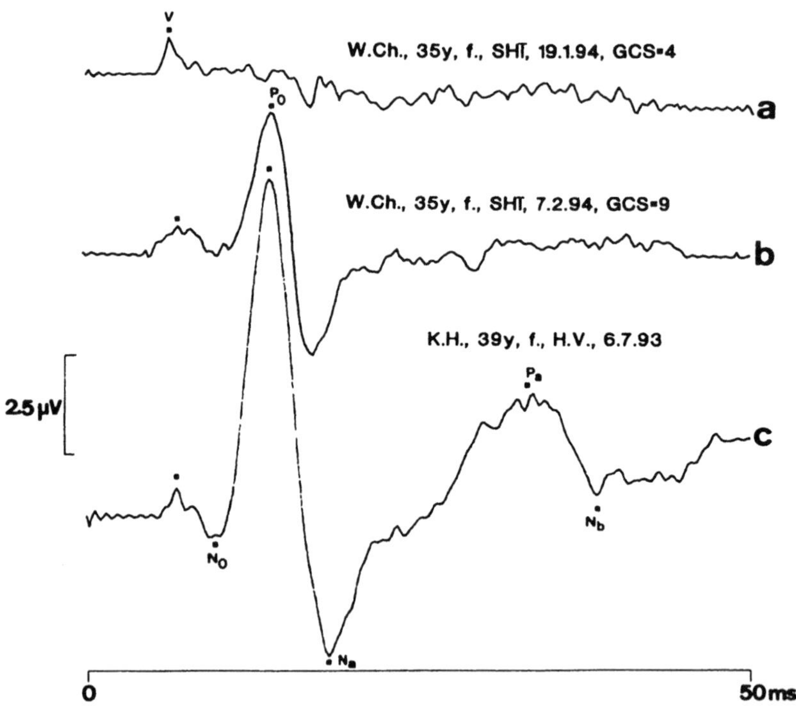

Abb. 12. Akustisch evozierte Potentiale mittlerer Latenz. **a** 35jährige komatöse Frau (GCS=4), **b** gleiche Patientin wie a mit GCS=9, **c** gesunder, 39 Jahre alter Proband

einer Reizfolgefrequenz von 40 Hz einen sinusförmigen Wellenablauf mit einer Frequenz von 40 Hz („40-Hz-Antwort") [18]. Neben den neurogenen Komponenten kennt man auch myogene Reizantworten, die auch als „sonomotorische Reflexantworten" bezeichnet werden [29].

Auf der Intensivstation können die akustisch evozierten Potentiale eine wichtige ergänzende Methode zu klinisch-neurologischen Standarduntersuchungen sein. Während die frühen Komponenten bei Intensivpatienten vorwiegend zur Hirnstammfunktionsuntersuchung eingesetzt werden, finden die mittleren Komponenten auf der Intensivstation bislang in einem geringeren Ausmaß Verwendung. Dies liegt sicherlich auch daran, daß Lebensalter und Sedierung bei der Interpretation der Reizantworten in die Befundung miteinbezogen werden müssen. Für diagnostische Zwecke haben einige Autoren jedoch zeigen können, daß simultane Ableitungen von frühen und mittleren Komponenten beim Intensivpatienten durchaus zielführend sein können [19, 26].

Mit Hilfe der Ableitung akustisch evozierter Potentiale mittlerer Latenz, die bei wachen Probanden intra- und interindividuelle Stabilität aufweisen [32], läßt sich die primäre kortikale Verarbeitung akustischer Reize auch unter dem Einfluß zentral wirksamer Medikamente objektiv darstellen. Aus diesem Grund wird diese Art von evozierten Potentialen auch zur Bestimmung der Narkosetiefe verwendet [32, 33].

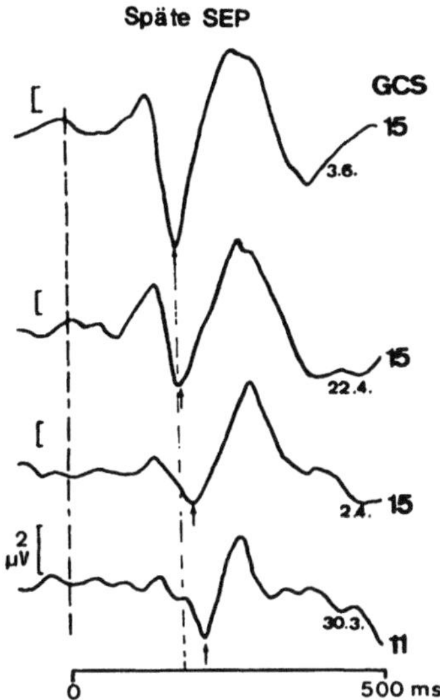

Abb. 13. Späte SEP-Komponenten bei einem 20 Jahre alten Patienten nach Schädel-Hirn-Trauma. (Modifiziert nach Pfurtscheller et al. [27])

Evozierte Potentiale – Späte Komponenten

Neben den frühen und mittleren Komponenten, z. B. den somatosensorisch evozierten Potentialen, die in 1. Linie für die Überprüfung des primären Leitungsweges verwendet werden können, haben auch die späten Komponenten (> 75 ms) Bedeutung an der Intensivstation [27]. Speziell im Rahmen der Komadiagnostik können bei normalen frühen SEP-Komponenten die späten Antworten abnormal verändert sein und sich graduell bei Remission ändern (s. Abb. 13). Auf die Abhängigkeit der späten Komponenten von pharmakologischen Einflüssen (zentral dämpfende Substanzen) muß hingewiesen werden.

Die Applikation mechanischer Stimuli in Form von periodischen Wechseldrucken (periphere Vibrationsreize) mit einer Frequenz von 100 Hz (Dauer 1 s, Interstimulusintervall 10 s) führt bei komatösen Patienten zu im Zeitbereich definierten stimulationskorrelierten Reizantworten. Darüber hinaus gibt es auch über die Phase der Stimulation reichende sog. „long-lasting EEG-reactions", die mit markanter Verschiebung der „Theta/Beta ratio" quantifiziert werden [28].

Motorisch evozierte Potentiale

Die Auslösung motorisch evozierter Potentiale (MEP) erfolgt durch transkranielle elektrische und magnetische Stimulation des motorischen Kortex. Abgeleitet wird dabei die elektromyographische Antwort. Mit diesem Verfahren steht die Möglichkeit einer nichtinvasiven Beurteilung der deszendierenden Bahnsysteme zur Verfügung. Auch die Beurteilung der Rückenmarkfunktion mit Hilfe von MEP wird diskutiert. MEP eignen sich dabei einerseits für das intraoperative Monitoring, bei dem es um die Erfassung etwaiger operativer Komplikationen geht, andererseits sind die MEP jedoch kein gutes Kriterium, um die Rückenmarkfunktion im Langzeitverlauf zu beurteilen, zumal eine klinische Besserung kaum erfaßt werden kann [36].

Die Wertigkeit von MEP-Untersuchungen bei der diagnostischen Erfassung von zerebralen Läsionen bedarf weiterreichender Untersuchungen [35].

Probleme, Komplikationen, Fehler, Limits

Registrierungen neurophysiologischer Größen wie z.B. spontane (EEG) und evozierte (EP) bioelektrische Hirnaktivitäten können von einer Vielzahl biologischer und technischer Artefakte beeinflußt werden (Abb. 14, 15; [41]). Besonders häufig und ausgeprägt treten Artefakte bei Untersuchungen an komatösen Patienten auf [37, 38]. Einerseits ist dies auf die vermehrte und nicht immer vermeidbare Entstehung von Störsignalen im Bereich der Intensivstation (technische Artefakte) zurückzuführen. Andererseits kann es aber auch zu signifikanten Veränderungen biologischer Artefakte kommen. Unter einem biologischen EEG-Artefakt versteht man Potentialschwankungen, die zwar intrakorporal entstehen, aber nicht der Gehirnaktivität zuzuordnen sind wie z.B. Einstreuungen vom Elektrokardiogramm, Elektromyogramm etc. Auftreten und Alterationen solcher Artefakte können als ergänzende Indikatoren für erlöschende hirnelektrische Aktivitäten genutzt werden (Abb. 16).

Unter der Voraussetzung einer einwandfreien Funktion des EEG-Monitoringgerätes (methodisch-technische Kriterien, s. Abb. 17) und Einhaltung der

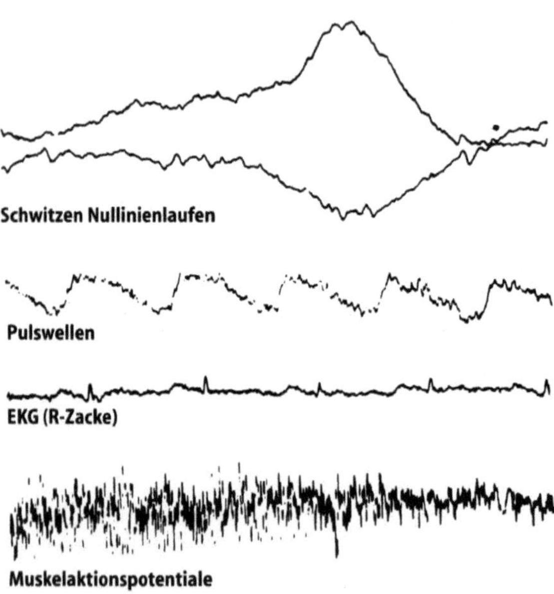

Abb. 14. Biologische EEG-Artefakte

Abb. 15. Technischer EEG-Artefakt (Wechselstromeinstreuung mit Auftreten eines Peaks bei 14 Hz („A") durch gerätsepezifische Rechenoperationen. (Aus Litscher [44])

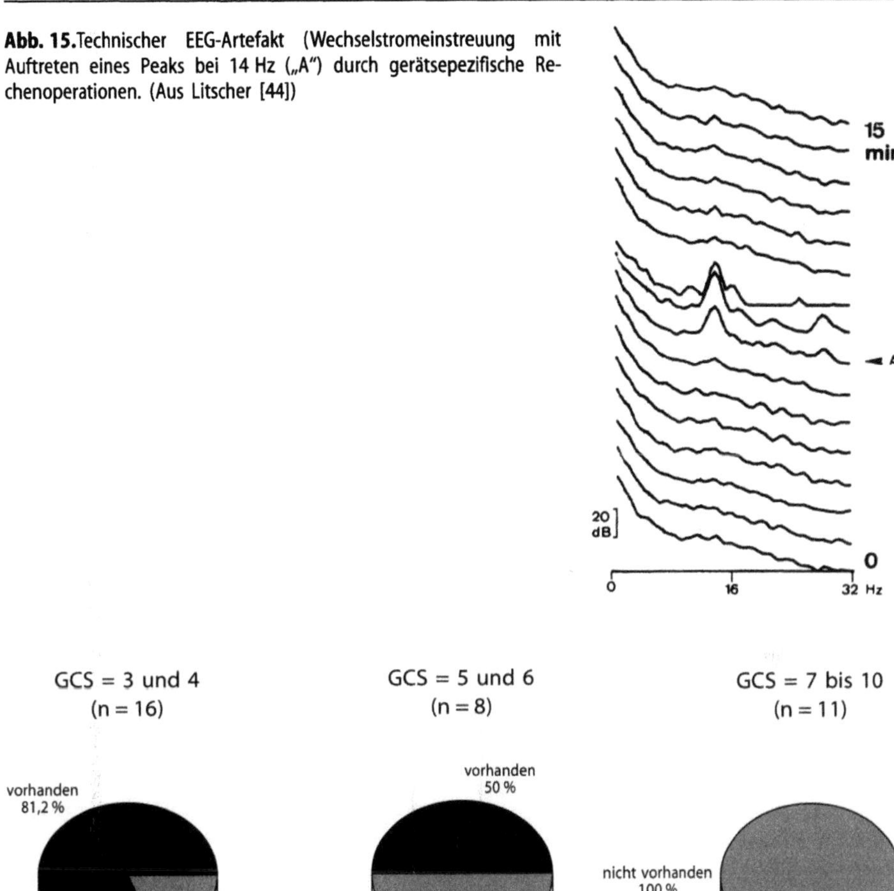

Abb. 16. Prozentuale Verteilung des Auftretens von EKG-Artefakten im EEG komatöser Patienten (n = 35); GCS Glasgow Coma Score. (Aus Schwarz [39])

Vorschriften für die Elektrodenanordnungen kommt gerade beim Langzeitmonitoring den Elektroden, dem zweifelsohne schwächsten Glied im Datenerfassungskonzept, eine entscheidende Bedeutung zu. Ein fester Elektrodensitz ist dabei ebenso wichtig wie eine kontinuierliche Kontrolle der Übergangswiderstände (kontinuierliche Elektrodenimpedanzmessung).

Bekannte Einstreuung von Wechselströmen, EKG-Aktivität, EMG-Aktivität, Lid- und Augenbewegungen, Pulswellen, Atembewegungen, Körperbewegungen, Schwitzen, Schlucken sind beim Langzeitmonitoring ebenso zu beachten wie weniger bekannte Ursachen, z. B. der Einfluß von elektrisch automatisierten, verstellbaren Intensivbetten, von elektrischen Infusionspumpen (Infuso-

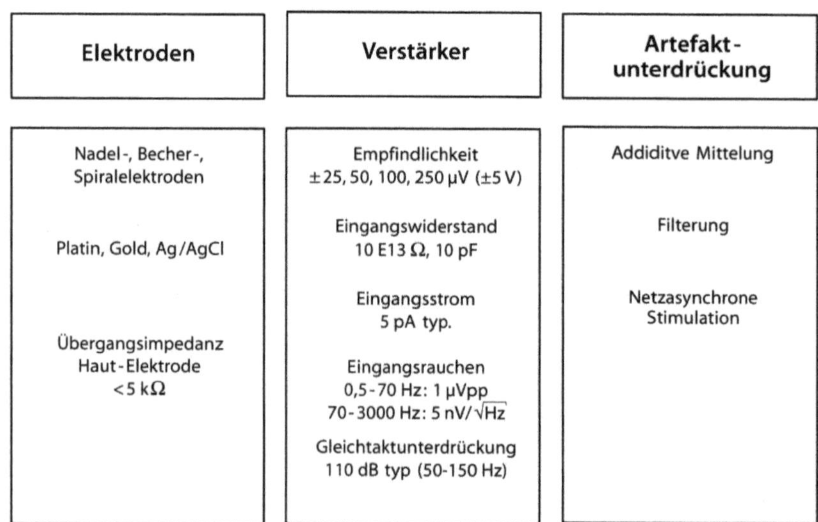

Abb. 17. Methodisch-technische Kriterien für EEG-EP Monitoring

maten) oder von defekten Neonleuchten in benachbarten Räumen. Darüber hinaus können elektrostatische Aufladungen etwa von Fußböden aber auch von Bekleidungsstücken des Personals die Ursachen für „exogene Kontaminationen" des EEGs sein [37, 40].

Die Zahl der möglichen Fehlerquellen und der damit verbundenen Fehlinterpretationen ist bei der Ableitung der akustisch evozierten Hirnstammpotentiale besonders groß, da es sich um Potentiale handelt, deren Amplitude unter einem Millionstel Volt liegt. Exemplarisch sollen im folgenden 2 Ursachen von Fehlerquellen aufgezeigt werden.

Die Abb. 18a zeigt ein BAEP mit einem stimulationsbedingtem Artefakt und einer nicht darstellbaren Welle I. Die Ursache dafür war, daß das nur ungenügend abgeschirmte Kopfhörerkabel zu nahe bei den EEG-Ableitelektroden positioniert war. In Abb. 18b findet man die artefaktfreie BAEP-Registrierung nach Verwendung eines Schallschlauches zur Stimulation.

In Abb. 19a ist ein BAEP mit einer überlagerten 50-Hz-Störung (zu hoher Übergangswiderstand zwischen Haut und Elektrode) und in Abb. 19b die störungsfreie Ableitung (Übergangswiderstand < 2 kΩ dokumentiert.

Forschung und Entwicklung [1]

Die Forschung und Entwicklung der zerebralen Monitoringtechnologie in der Anästhesiologie und Intensivmedizin ist, wie bereits erwähnt, in großem

[1] Unterstützt durch den Österreichischen Fonds zur Förderung der wissenschaftlichen Forschung (S49/03, P10046-MED).

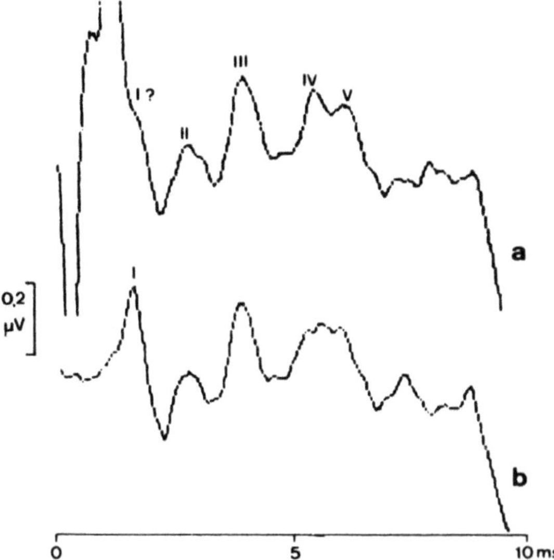

Abb. 18. Artefaktbehaftete (**a**) und artefaktfreie (**b**) BAEP-Ableitung an einem Intensivpatienten. (Aus Litscher et al. [37])

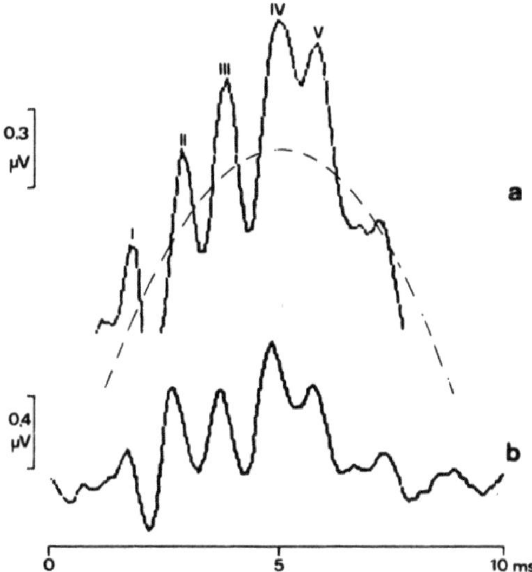

Abb. 19. Durch 50 Hz gestörtes (**a**) und störungsfreies (**b**) BAEP. (Mod. aus Litscher et al. [37])

Ausmaß von den Fortschritten in der Computer- und Kommunikationstechnologie geprägt. Vielfach sind daher neben den medizinischen Anwendungsaspekten beim effizienten Einsatz neurophysiologischer Methoden auch gute fachübergreifende Kenntnisse aus der EDV und Computertechnik vermehrt erforderlich.

Der Entwicklung von neurophysiologischen Verfahren kommt in der Intensivüberwachung eine große Bedeutung zu. Das folgende Kapitel bietet eine Übersicht über die Entwicklung und klinische Einsatzmöglichkeiten eines neurophysiologischen Patientenüberwachungssystems [43, 44, 46, 48]. Ein Blockschaltbild des in Graz entwickelten Systems ist Abb. 20 zu entnehmen.

Die Ableitung und Verstärkung des Elektroenzephalogramms oder der evozierten Potentiale kann wegen der äußerst niedrigen Signalspannungen, wie bereits erwähnt, große Schwierigkeiten verursachen. In diesem Zusammenhang kommt gerade den Meßverstärkern eine wichtige Bedeutung zu. Nur hochwertige, rauscharme Verstärker mit ausreichendem Störspannungsabstand sollten verwendet werden (vgl. Abb. 17). Auch eine Integration der Vorverstärker in die Elektrodenanschlußbox hat sich bewährt.

Die simultane und kontinuierliche Erfassung der einzelnen biologischen Signale erfolgt bei den vorgestellten Systemen über einen 32-Kanal-A/D-Konverter mit einer feststehenden Abtastfrequenz von 1302 Hz je Kanal. Um höhere Abtastfrequenzen für die Messung von BAEPs und SSEPs zu ermögli-

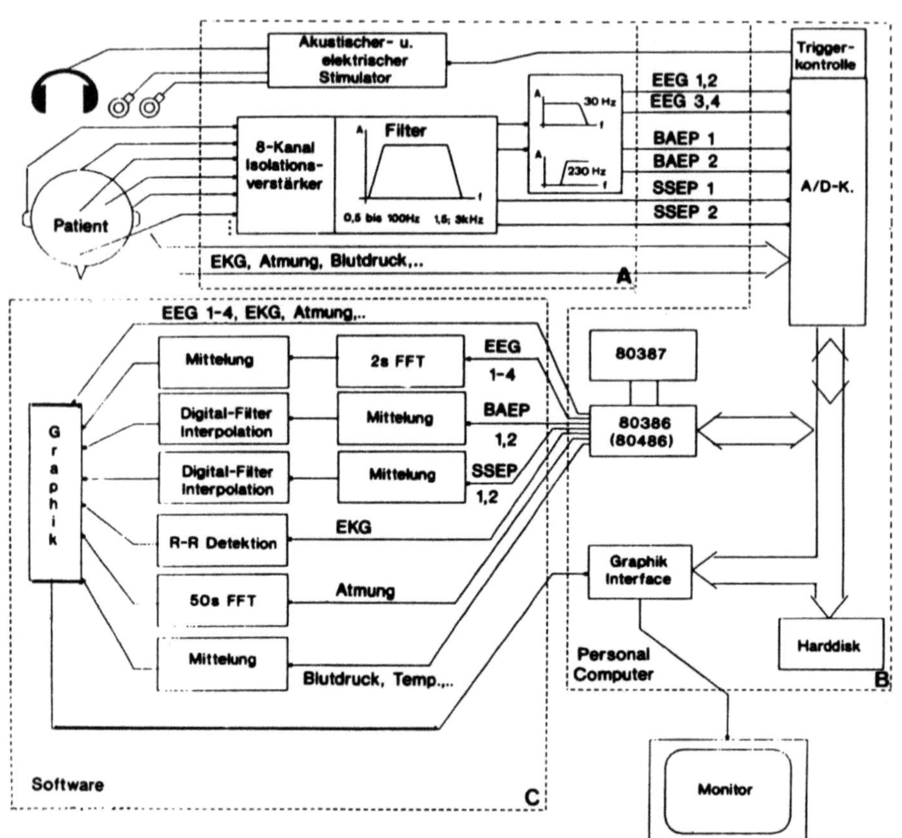

Abb. 20. Blockschaltbild des multivariablen elektrophysiologischen Monitoringsystems. (Aus Litscher [44])

chen, werden für diese Signale mehrere Kanäle parallel geschaltet. So erreicht man für die Erfassung von BAEP eine Abtastfrequenz von 5208 Hz (Parallelschaltung von 4 Kanälen) und für die SSEP eine Abtastfrequenz mit 2604 Hz (Parallelschaltung von 2 Kanälen).

Die Abtastfrequenzen werden bei EEG- und EKG-Signalen auf 130 Hz und bei der Atmung und bei Parametern, die nur langsamen zeitlichen Schwankungen unterliegen (z.B. Temperatur), auf 10 Hz reduziert. Um eine kontinuierliche Datenerfassung und Auswertung zu realisieren, ist es außerdem notwendig, die Abtastung und Berechnung parallel durchzuführen. Der Datentransfer von der A/D-Wandlerkarte zum Speicher erfolgt mittels DMA-Kontroller („direct memory access"), der Mittelungsprozeß der EPs und die DMA-Kontrolle wird interruptgesteuert im Hintergrund durchgeführt [48].

Mittels eines Konfigurationsmenüs können aus verschiedensten Signalen und Trendparametern selbstgewählte Konfigurationen der zu messenden Signale bzw. Parameter zusammengestellt werden. Die primäre Datenausgabe erfolgt auf einem Farbmonitor, wobei 2 Bildschirmseiten verwendet werden. Zur Protokollierung der Messung kann ein Laserdrucker, Plotter oder Paintjet Printer verwendet werden. Die nativen EEG-, EKG- und Atmungskurven sind wahlweise „on-line" am Bildschirm zur Qualitätskontrolle einzublenden (Abb. 21).

Von EEG-Segmenten mit jeweils 2 s Dauer wird mittels FFT („Fast Fourier-Transformation") das Periodogramm berechnet; nach der Glättung mit einem Hanning-Fenster werden die Leistungsspektren über die gewünschte Zeitperiode gemittelt. Die Änderung der Bandleistung wird auf ein wählbares Referenzspektrum bezogen und die Abweichungen in Prozent angegeben.

Die Ermittlung der Herzratenvariabilität (s. Kap. 3.5) erfolgt über die Ausmessung der RR-Intervalle des EKG. Diese werden mittels eines Flankenkriteriums detektiert und die mittlere Herzrate und die Herzratenvariabilität über die gewählte Mittelungszeit berechnet [44].

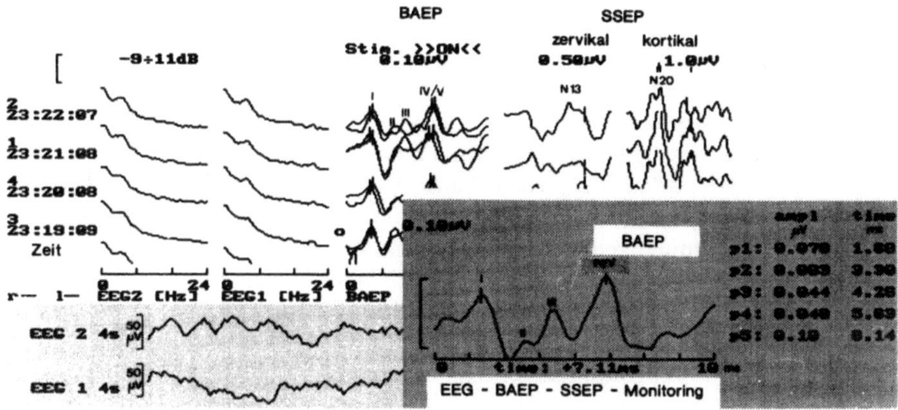

Abb. 21. Bildschirmausdruck einer simultanen Ableitung von EEG, BAEP und SSEP. Neben den EEG-Leistungsspektren können „on-line" zusätzlich die nativen EEG-Kurven eingeblendet werden

Alle 10 s wird die Atemrate unter Anwendung eines FFT-Algorithmus auf überlappende 50-s-Abschnitte des Atemsignals bestimmt; dabei wird die Frequenz des maximalen Leistungspeaks detektiert.

Die digitalisierten Spannungswerte von bis zu 24 externen Patientenüberwachungsgeräten können über die Mittelungszeit aufsummiert und mittels eines bei der Konfiguration des Systems einzugebenden Spannungs-Einheiten-Verhältnisses auf ihre absoluten Werte in Einheiten wie z.B. mmHg, %, l/min usw. umgerechnet werden.

Die Bedieneroberfläche für das polygraphische Monitoring ohne evozierte Potentiale ist äquivalent zur bereits beschriebenen Software. Es werden jedoch die nativen Signale „on-line" direkt auf einer optischen Platte abgespeichert. Dabei können 8 Kanäle mit 130 Hz und 14 Kanäle mit 10 Hz erfaßt werden. Dies entspricht einer Datenmenge von ca. 8 MByte/h, die „on-line" gespeichert werden kann [48].

Die Möglichkeiten des bettseitig verwendbaren neuen Systems wurden bislang im Rahmen von zahlreichen Einzelmessungen und Pilotstudien untersucht [42, 44, 46]. So wurden z.B. im Zeitraum von September 1991 bis April 1998 ca. 700 multiparametrische Untersuchungen an Intensivpatienten der Klinik für Anästhesiologie der Universität Graz durchgeführt. Vorrangig wurde das System bei Patienten mit Schädel-Hirn-Trauma eingesetzt. Weitere Indikationen im Bereich der Intensivmedizin waren ischämisch-hypoxische Hirnschäden, Querschnittsläsionen, periphere Nervenläsionen sowie Dokumentationen bei der Hirntoddiagnostik [47].

Um den gegenwärtigen Stand der Möglichkeiten des Systems zu demonstrieren, ist im folgenden ein Beispiel dargestellt.

Ein 20jähriger Mann erlitt im Rahmen eines Verkehrsunfalles ein Polytrauma mit schwerem Schädel-Hirn-Trauma. Neurologischer Status: Koma (Mittelhirnsyndrom III/IV). Im CT zeigten sich eine Kontusionsblutung parietal rechts sowie multiple kleine Scherungsblutungen im Stammganglienbereich links und an der anterioren Rinden-Mark-Grenze rechts. Es bestand eine Blick- und Kopfdeviation nach links und angedeutete asymmetrische Beuge- und Strecksynergismen. Die Pupillen waren beidseits mittelweit, die Lichtreaktion beidseits schwach und der Kornealreflex beidseits prompt.

Zum Meßzeitpunkt (Abb. 22) am 12. Tag nach stationärer Aufnahme auf die Intensivstation bestand ein Coma vigile mit kurzzeitigem Öffnen der Augen ohne optisches Fixieren. Die Pupillen waren beidseits weit, die Lichtreaktion vermindert auslösbar. Es lagen ausgeprägte Beugesynergismen der oberen Extremitäten, spontane orale Automatismen und eine starke Transpiration vor. Die Pyramidenzeichen waren beidseits positiv.

Man beachte das Auftreten einer ultradianen 60- bis 90-min-Periodik [45] mit inversem Verhalten der EEG-Amplituden im Frequenzband 1–4 Hz (Pfeile in Abb. 22).

Bei weiteren Kontrolluntersuchungen konnten variierende Verlaufsprofile dargestellt werden. So z.B. zeigte eine in einem Abstand von 14 Tagen nach der gezeigten Messung durchgeführte Langzeitregistrierung verlängerte Intervalle dieser ultradianen Rhythmizität. Diese Befunde konnten bereits erho-

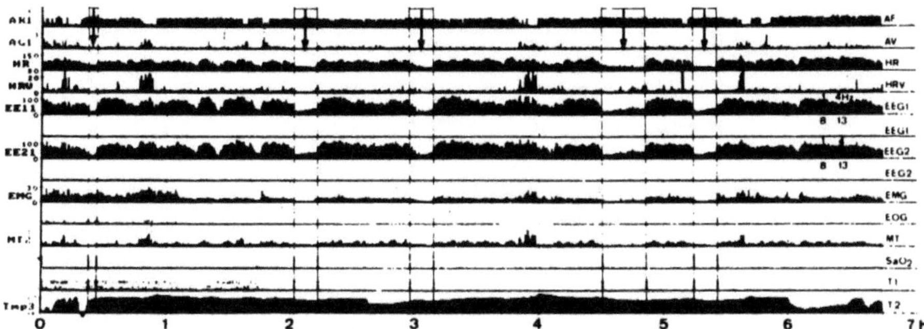

Abb. 22. Aufzeichnung einer multiparametrischen Überwachung von einem 20 Jahre alten Patienten nach Schädel-Hirn-Trauma und guter Remission. Dargestellt sind über 30 s gemittelte Werte über einen Zeitraum von 7 h. *Von oben nach unten:* Atemfrequenz (*AF*), Atemvariabilität (*AV*), Herzrate (*HR*), Herzratenvariabilität (*HRV*), Elektroenzephalogramm (*EEG*), Elektromyogramm (*EMG*), Elektrookulogramm (*EOG*), Mikrovibration (*MT*), O_2-Sättigung (SaO_2), Raum- (T_1) und Rektaltemperatur (T_2). Man beachte das Auftreten ultradianer Rhythmizitäten (Pfeile). (Aus Litscher [44])

ben werden, bevor klinisch erste Hinweise auf eine Schlaf-Wach-Periodik zu erkennen waren. Der Patient zeigte im weiteren Verlauf eine kontinuierliche Remissionstendenz der Vigilanz bis zur völligen Kooperationsfähigkeit. Aus der fortlaufenden zerebralen Überwachung von EEG in Verbindung mit Parametern von Atmung, Herzratenvariabilität etc. ließ sich bei diesem Patienten ein Rückschluß auf die Dynamik zerebraler Funktionsstörungen ziehen.

Weitere zerebrale Monitoringverfahren

Zerebrale Oxymetrie

Ein Verfahren zur Erfassung der zerebralen Hypoxie und Ischämie in regionalen Bereichen stellt die Infrarotspektroskopie dar (Abb. 23). Dabei wird eine Lichtquelle im Infrarotbereich (650–1100 nm) im lateralen Frontalbereich der Schädelkapsel appliziert. Zwei Aufnehmer erfassen die Absorption der auftreffenden Rotstrahlen (Abb. 24).

Vom ersten Empfänger wird die Strahlenabsorption der oberflächennahen Strukturen (8–12 mm) wie Skalp und Knochen als Hintergrundmessung (extrazerebrale Kontamination) erfaßt. Der 2. Aufnehmer soll die Absorption von der Hirnsubstanz bis in ca. 27–30 mm Tiefe detektieren. Die Differenz der beiden Signale zeigt die gemischte arteriovenöse Sättigung im Gehirn an. Auf diese Weise soll eine kontinuierliche nichtinvasive Registrierung des arteriovenösen O_2 in bestimmten Bereichen des Gehirns ermöglicht werden. Unter Normalbedingungen ist diese gemischte arteriovenöse Sättigung für das gesamte Gehirn repräsentativ, unter pathologischen Bedingungen (z.B. erhöhtem intrakraniellem Druck, lokalen Vorgängen wie Blutungen oder Trauma) nur für die regionalen Verhältnisse.

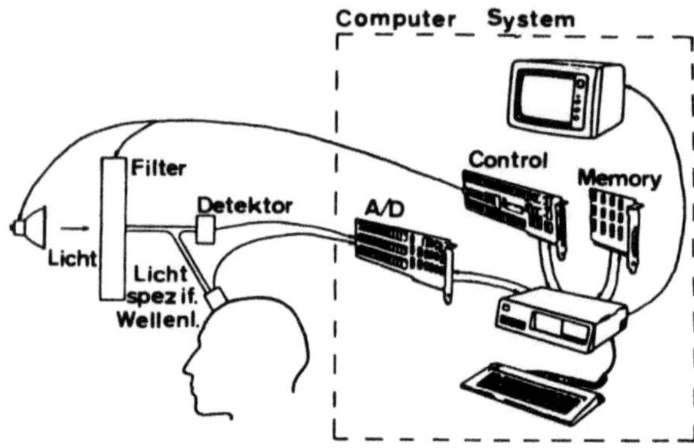

Abb. 23. Zerebrale Oxymetrie. Schematische Darstellung des Meßaufbaus. (Mod. nach McCormick [60])

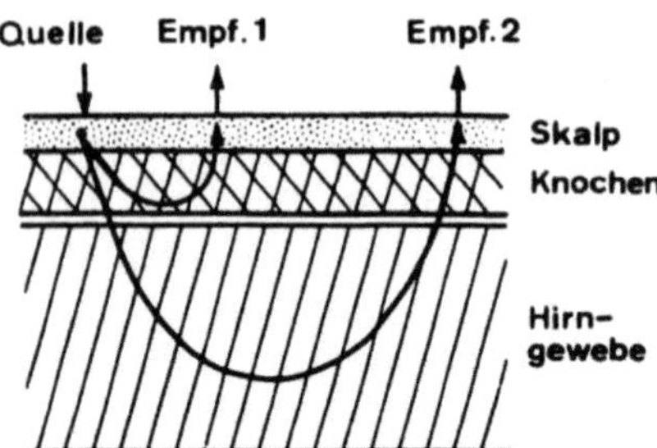

Abb. 24. Zerebrale Oxymetrie. Infrarotlicht durchdringt Skalp, Knochen und Gewebe und wird von 2 Detektoren erfaßt

Als Normbereich der gemischten arteriovenösen Sättigung gelten Werte zwischen 60 und 75%. Eine zerebrale Hypoxie muß bei einem Abfall unter 55% angenommen werden. Durch Hypoxieuntersuchungen, deren Endpunkt Bursts von Delta- und Thetawellen im EEG waren, konnte gezeigt werden, daß die Infrarotspektroskopie deutlich schneller (30–70 s) mit Werten unter 50% gegenüber Veränderungen im EEG (130 s) reagierte [60].

Beeinflußt wird die Methode durch die systemische Sättigung und durch den endexpiratorischen CO_2-Gehalt. Übermäßiger Lichteinfluß, elektrische Störungen, Dyshämoglobine und/oder intravaskuläre Farbstoffe oder Indikatoren können Messungenauigkeiten verursachen. Bei einer Langzeitpatientenüberwachung ist der Sensor mindestens alle 24 h zu wechseln [55, 56].

Erfahrungen zu klinischen Anwendungen der Methode in größerem Ausmaß stehen bislang noch aus. Die Möglichkeiten und das Potential der Infrarotspektroskopie müssen erst ausgelotet werden [53, 57].

Vom derzeitigen Stand des Wissens kann gefolgert werden, daß absolute Werte für die regionale zerebrale O_2-Sättigung mit großer Zurückhaltung interpretiert werden müssen [58, 63]. Dynamische Veränderungen können aber sehr wohl klinisch brauchbare Zusatzbefunde im Hinblick auf die Überwachung der zerebralen Oxygenation liefern [54, 58].

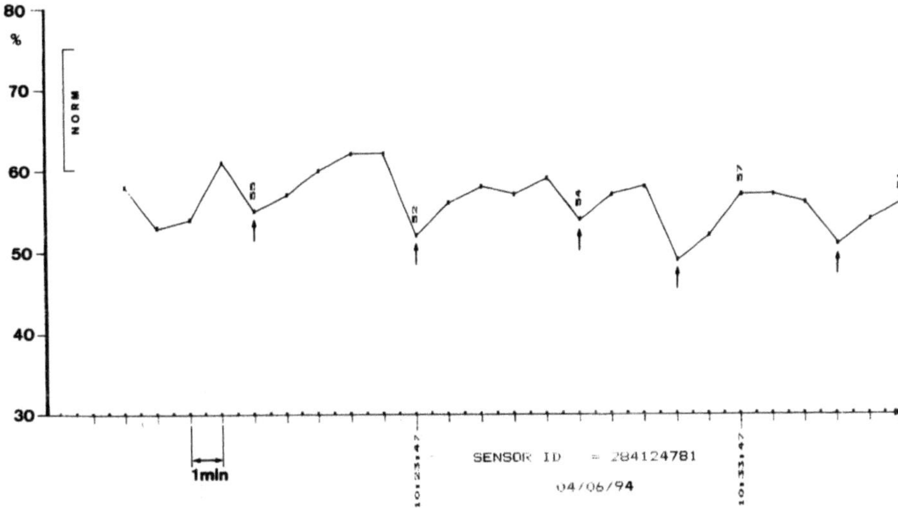

Abb. 25. Zerebrale Oxymetrie bei einer 70 Jahre alten Patientin nach hypoxisch-ischämischem Hirnschaden. Man beachte die Verminderung der Sättigungswerte beim Auftreten von zerebraler Krampfaktivität (markiert durch *Pfeile*)

Transkranielle Dopplersonographie

Die transkranielle Ultraschalldopplersonographie dient zur Untersuchung der hirnversorgenden Gefäße. Mögliche intensivmedizinische Indikationen sind Verlaufsuntersuchungen bei akuten ischämischen Hirninfarkten, der Nachweis von Spasmen der Hirnarterien nach Subarachnoidalblutungen, Hirndurchblutungsstörungen nach Herzstillstand sowie ausgeprägter Hirndruck bzw. zerebraler Kreislaufstillstand [52]. In Abb. 26 ist ein typischer Befund bei angiographisch nachgewiesenem zerebralen Kreislaufstillstand dokumentiert.

Laser-Dopplerflowmetrie

Die Laser-Dopplerflußmessung ist ein Meßverfahren zur Erfassung der mikrovaskulären Perfusion. Sie ermöglicht die Objektivierung der Durchblutung im mikrokapillären Bereich. Das Prinzip basiert auf der Dopplerverschiebung des Lichtes beim Auftreffen auf sich bewegende Partikel (Erythrozyten).

Derzeit steht noch nicht fest, ob und inwieweit die Laser-Dopplerflowmetrie klinisch eine erforderliche Erweiterung des Neuromonitorings bei Intensivpatienten sein kann und ob ihre klinische Anwendung vertretbar ist [61].

Herzratenvariabilität

Die Herzratenvariabilität (HRV) stellt ein Maß für die Schwankungen aufeinanderfolgender RR-Intervalle im EKG dar. Sie wird in 1. Linie durch die Atmung, das Blutdruckkontrollsystem, das Angiotensin-Renin-System und das

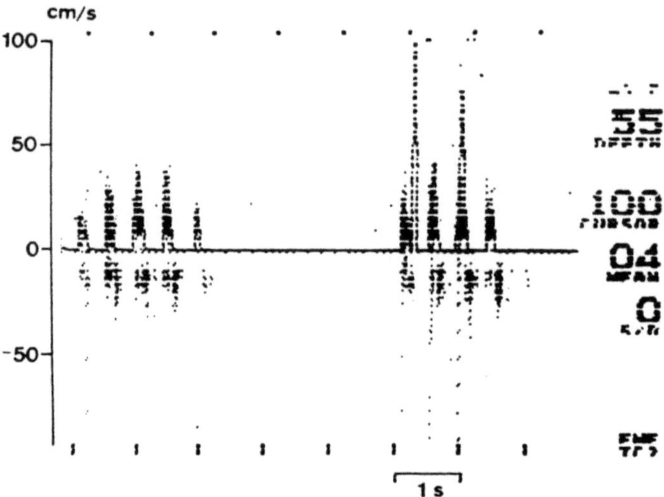

Abb. 26. Transkranielle Dopplersonographie (transorbital vom Karotissiphon) beim Hirntod. Pendelfluß mit vollständigem Stillstand der Blutsäule während der inspiratorischen Phase der kontrollierten Beatmung

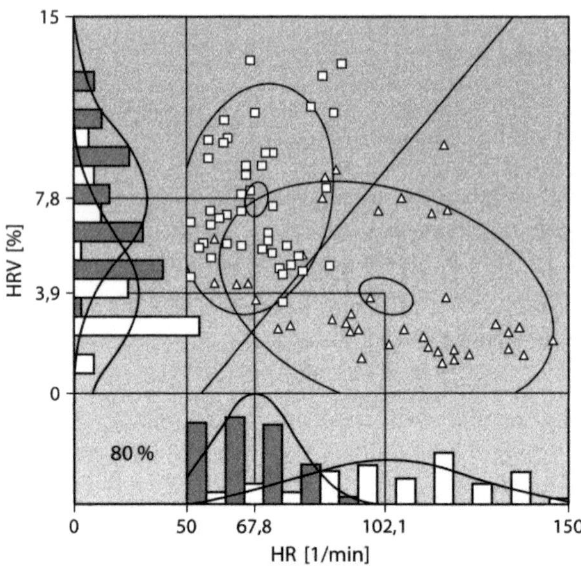

Abb. 27. Herzratenvariabilität (*HRV*) bei Gesunden (n=44, *Quadrate*) und komatösen Patienten (n=39, GCS=3–6, *Dreiecke*) *X-Achse* Herzrate (*HR*) in min^{-1}; *y-Achse* Herzratenvariabilität in %. Über den Achsen sind die tatsächlichen gemessenen (*Balken*) und die theoretischen Verteilungen dargestellt. Neben den Mittelwerten sind die 80%-Konfidenzellipsen und die Diskriminationsgerade eingezeichnet. (Mod. aus Schwarz et al. [62])

Temperaturregelsystem vermittelt. Die HRV nimmt mit zunehmender Funktionseinschränkung z. B. bei komatösen Patienten (s. Abb. 27) und beim Hirntod ab. Daher scheint dieser Parameter für die Beurteilung von Funktionsstörungen im Bereich des unteren Hirnstammes brauchbar [62, 64].

Die Frequenzanalyse der Herzratenvariabilität ist in bezug auf eine verbesserte Differentialdiagnostik neuronaler Strukturen im Hirnstamm eine geeignete Methode, um unterschiedliche Komponenten der HRV trennen zu können (Abb. 28) [49]. Die HRV wird dabei in einzelne Frequenzanteile aufgeschlüsselt, die biologische Rhythmen repräsentieren.

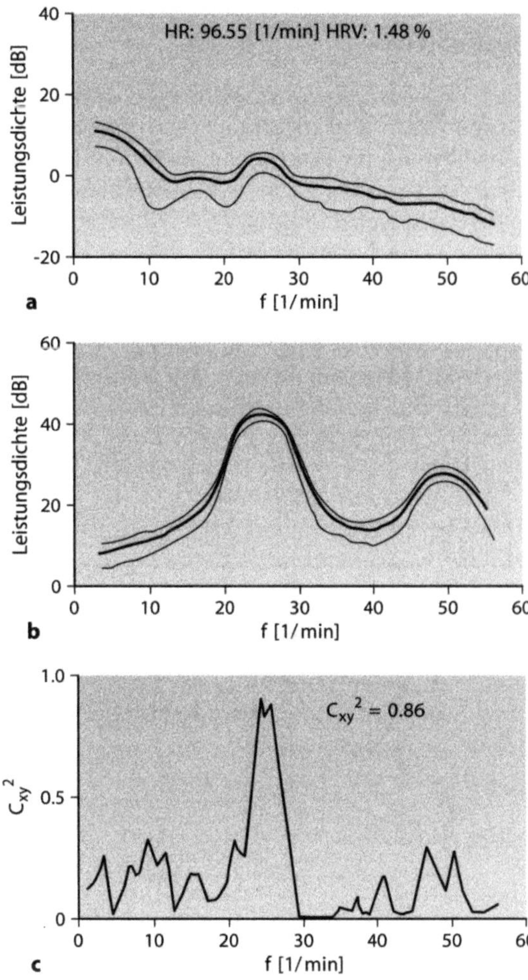

Abb. 28 a–c. Spektralanalytische Darstellung der Herzratenvariabilität und Atmung. **a** Autospektrum der Herzrate. *x-Achse* Frequenz in min^{-1}, *y-Achse* Leistungsspektraldichte in dB. Eingezeichnet sind zusätzlich die 95%-Konfidenzbänder in den Leistungsdichteverläufen. **b** Autospektrum der Atmung. *x-Achse* Frequenz in min^{-1}, *y-Achse* Leistungsspektraldichte in dB. **c** Kohärenz zwischen Herzrate und Atmung. *x-Achse* Frequenz in min^{-1}, *y-Achse* quadrierte Kohärenz

Pupillographie

Die quantitative Messung der Pupillenweite ist in Form eines kontinuierlichen Monitorings bis heute äußerst problematisch. Neue Verfahren mit optoelektronischen Methoden sollen jedoch ein berührungsloses Messen über längere Zeiträume bei geschlossenen Augenlidern realisierbar machen [51].

Die Messung der Pupillenweite ermöglicht nicht nur Aussagen über die Reaktionsgeschwindigkeit (Abb. 29) und das Reaktionsvermögen, sondern vermittelt äußerst wertvolle Informationen über funktionelle Verbindungen neuronaler Strukturen.

Mikrovibration

Unter Mikrovibration versteht man unwillkürliche, oszillatorische an der Körperoberfläche registrierbare Mikrobewegungen, wobei keine zu dieser Bewegung synchrone elektrische Aktivität im Muskelsystem (Elektromyogramm) festgestellt werden kann. Die auftretenden mechanischen Schwingungen liegen in der Größenordnung von 0,5–10 μ bei einer Frequenz zwischen 4 und 20 Hz. Für die Entstehung der Mikrovibration gibt es eine Vielzahl von Hypothesen (s. Abb. 30) [50, 59]. Im Mittelpunkt stehen dabei Fragen, auf welcher Ebene des Muskel- und Nervensystems die Generierung der mechanischen Schwankungen informationstechnisch gedeutet werden kann bzw. inwieweit auch rhythmisch-mechanische Größen wie Herzschlag und Atmung eine auslösende Rolle dabei spielen. Da Beziehungen zu neuronalen Funktionen hergestellt werden

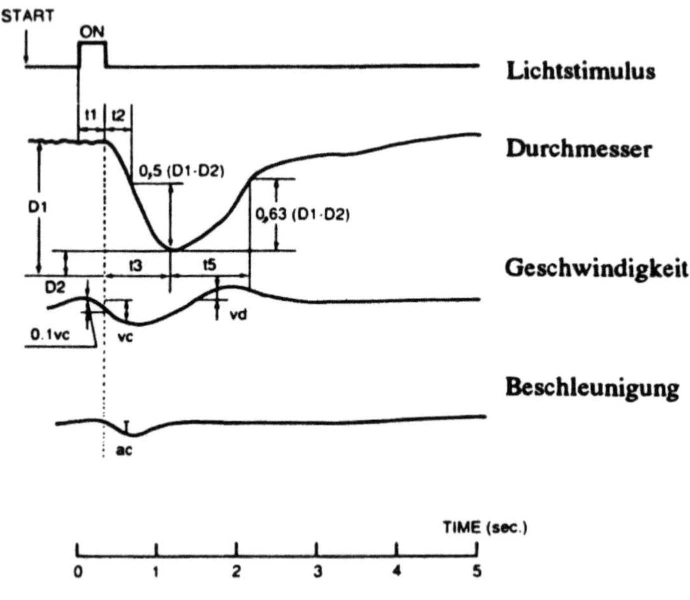

Abb. 29. Meßparameter bei der Pupillographie

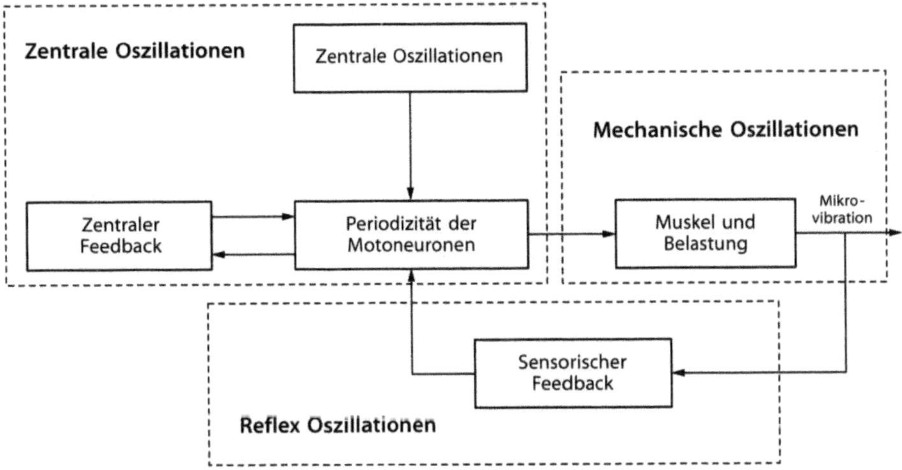

Abb. 30. Übersicht einiger Hypothesen zur Entstehung der Mikrovibration

konnten, scheint es möglicherweise sinnvoll, auch diesen Parameter in die zerebrale Überwachung zu integrieren. Von einer Standardisierung der verschiedensten Meßmethoden ist man heute jedoch noch weit entfernt. Dies ist auch eine der Ursachen dafür, weshalb derzeit in der klinischen Praxis Mikrovibrationsmessungen nur vereinzelt eingesetzt werden.

Intrakranieller Druck

Siehe Kap. 3.6 „Neuroanästhesie".

Literatur

Zu „Einleitung/Geschichte"

1. Barlow JS, Brown RM (1955) An analog correlator system for brain potentials. Techn Rep 300. Research Laboratory of Electronics; Massachussets Institute of Technology, Cambridge/MA, pp 37–39
2. Berger H (1929) Über das Elektrenkephalogramm des Menschen. Arch Psychiatrie 87:527–570
3. Berger H (1931) Über das Elektrenkephalogramm des Menschen. 3. Mitteilung. Arch Psychiatrie 94:16—60
4. Berger H (1933) Über das Elektrenkephalogramm des Menschen. 8. Mitteilung. Arch Psychiatrie 101:452–469
5. Brazier MAB (1964) Evoked responses recorded from the depths of the human brain. In: Sensory evoked responses in man. Ann NY acad Sci 112:33–59
6. Caton R (1875) The electric currents of the brain. Brit Med J II:278
7. Clark WA (1958) Average response computer (ARCH-1) Quart Progr Rep, Research Laboratory of Electronics, M.I.T., Cambridge, MA, pp 114–117
8. Davis PA (1939a) Effects of acoustic stimuli on the waking human brain. J Neurophysiol 2:494–499

9. Davis PA (1939b) The electrical response of the human brain to auditory stimuli. Am J Physiol 126:475–476
10. Dawson GD (1951) A summation technique for detecting small signals in a large irregular background. J Physiol (Lond) 115:2P–3P
11. Hinrichs H (1992) Die digitale EEG-Technik: Eigenschaften und Möglichkeiten. EEG-Labor 14:113–121
12. Jasper H (1958) The ten twenty electrode system of the international federation. Electroenceph Clin Neurophysiol 10:371–375
13. Kornmüller AE (1944) Einführung in die klinische Elektrenkephalographie. Lehmanns, München Berlin
14. Kral W (1992) Elektroenzephalographie – Rückblick und Perspektiven der Gerätetechnik. EEG-Labor 14:97–112
15. Pagni CA, Naddeo M, Mascari C (1988) History of evoked potential recording in humans. In: Grundy BL, Villani RM (eds) Evoked potentials. Intraoperative and ICU monitoring. Springer, Wien New York, 17–44

Zu „Modalitäten und Indikationen"

16. Dauch WA (1993) Intensivmedizinische Verlaufskontrolle durch multimodal evozierte Potentiale bei raumfordernden intrakraniellen Prozessen. In: Steudel WI, Lumenta CB, Klug N (Hrsg) Evozierte Potentiale im Verlauf. Springer, Berlin Heidelberg New York Tokyo, S 102–107
17. Deiber MP, Ibanez V, Fischer C, Perrin F, Mauguiere F (1988) Sequential mapping favours the hypothesis of distinct generators for Na and Pa middle latency auditory evoked potentials. Electroenceph Clin Neurophysiol 71:187–197
18. Firsching R, Luther J, Eidelberg E, Brown WE, Story JL, Boop FA (1987) 40 Hz – middle latency auditory evoked response in comatose patients. Electroenceph Clin Neurophysiol 67:213–216
19. Firsching R (1989) The brain-stem and 40 Hz middle latency auditory evoked potentials in brain death. Acta Neurochir 101:52–55
20. Firsching R, Frohwein R (1990) Multimodality evoked potentials and early prognosis in comatose patients. Neurosurg Rev 13:141–146
21. Haupt WF, Schuhmacher A (1988) Medianus-SEP and Prognose in der neurologischen Intensivmedizin – Eine Studie an 255 Patienten. Z EEG EMG 19:148–151
22. Litscher G, Schwarz G, Marte W, Pfurtscheller G, List WF (1994) Present and future trends in multimodal cerebral monitoring in anesthesia and intensive care. In: Schulte am Esch J, Kochs E (eds) Central nervous system monitoring in anesthesia and intensive care. Springer, Berlin Heidelberg New York Tokyo, S 283–291
23. Lorenz M, Dorfmüller G, Sollmann WP, Gaab MR (1993) Somatosensorisch evozierte Potentiale nach Schädel-Hirn-Trauma: Vergleich mit TCD, Hirndruck und klinischem Verlauf. In: Steudel WI, Lumenta CB, Klug N (Hrsg) Evozierte Potentiale im Verlauf. Springer, Berlin Heidelberg New York Tokyo, S 116–121
24. De Meirleir L, Taylor M (1987) Prognostic utility of SEPs in comatose children. Ped Neurol 3:78–82
25. Neirich U, Seeger J, Jacobi G (1993) Zum prognostischen Wert akustisch und sensibel evozierter Potentiale bei schwerem Schädel-Hirn-Trauma im Kindesalter. In: Steudel WI, Lumenta CB, Klug N (Hrsg) Evozierte Potentiale im Verlauf. Springer, Berlin Heidelberg New York Tokyo, S 122–125
26. Ottaviani F, Almadori G, Calderazzo AB, Frenguelli A, Paludetti G (1986) Auditory brainstem (ABRs) and middle latency auditory responses (MLRs) in the prognosis of severely head injured patients. Electroenceph Clin Neurophysiol 65:196–202
27. Pfurtscheller G, Schwarz G, Gravenstein N (1985) Clinical relevance of long-latency SEPs and VEPs during coma and emergence from coma. Electroenceph Clin Neurophysiol 62:88–98
28. Pfurtscheller G, Schwarz G, List WF (1986) Long lasting EEG reactions in comatose patients after repetitive stimulation. Electroenceph Clin Neurophysiol 64:402–410

29. Picton TW, Hillyard SA, Krausz HI, Galambos R (1974) Human auditory evoked potentials. I: Evaluation of components. Electroenceph Clin Neurophysiol 36:179–190
30. Riffel B, Stöhr M, Trost E, Ullrich A, Graser W (1987) Frühzeitige prognostische Aussage mittels evozierter Potentiale beim schweren Schädel-Hirn-Trauma. Z EEG-EMG 18:192–199
31. Schwarz G, Litscher G, Pfurtscheller G, Lechner A, Rumpl E, List WF (1994) Prognosebeurteilung und Hirntoddiagnostik auf der Intensivstation. In: Rügheimer E, Dinkel M (Hrsg) Neuromonitoring in Anästhesie und Intensivmedizin. Springer, Berlin Heidelberg New York Tokyo. S 262–274
32. Schwender D, Klasnig S, Keller I, Madler Ch (1989) Sensorische Informationsverarbeitung während Allgemeinanästhesie. Der Effekt von Propofol und Ketamin auf die akustisch evozierten Potentiale mittlerer Latenz (AEPML). Anästhesist 38:664–672
33. Schwender D, Keller I, Schlund M, Klasnig S, Madler Ch (1991) Akustisch evozierte Potentiale mittlerer Latenz und intraoperative Aufwachreaktionen während Narkoseaufrechterhaltung mit Propofol, Isofluran und Flunitrazepam/Fentanyl. Anästhesist 40:214–221
34. Steudel WI, Lumenta CB, Klug N (1993) Evozierte Potentiale im Verlauf. Springer, Berlin Heidelberg New York Tokyo
35. Zentner J, Rieder G (1990) Diagnostic significance of motor evoked potentials in space-occupying lesions of the brain stem and spinal cord. Eur Arch Psychiatr Neurol Sci 239:285–289
36. Zentner J, Meyer B, Rohde V (1993) Längsschnittuntersuchungen mittels MEP – Vergleich der Spätergebnisse mit dem intraoperativen Monitoring. In: Steudel WI, Lumenta CB, Klug N (Hrsg) Evozierte Potentiale im Verlauf. Springer, Berlin Heidelberg New York Tokyo, S 93–96

Zu „Probleme, Komplikationen, Fehler, Limits"

37. Litscher G, Pfurtscheller G, Schwarz G, List WF (1987) Akustisch evozierte Hirnstammpotentiale – Voraussetzungen für klinische Anwendungen, Datenqualität und Fehlerquellen. Anästhesist 36:555–560
38. Schwarz G, Pfurtscheller G, Tritthart H, Litscher G, List WF (1989) Begleitphänomene beim EP-Monitoring auf der Intensivstation. Intensivbehandlung 14:28–32
39. Schwarz G (1990) Dissoziierter Hirntod. Computergestützte Verfahren in der Diagnostik und Dokumentation. Springer, Berlin Heidelberg New York Tokyo
40. Sewgobind D, Eekhof JLA, Bour LJ, Meyjes FE, Lubbers MJ (1991) EEG artefacts caused by a Clinitron bed. Electroenceph Clin Neurophysiol 78:318–321
41. Weinman HM (1974) Artefakte im Elektroenzephalogramm. Z EEG-EMG 5:1–13

Zu „Forschung und Entwicklung"

42. Hilz MJ, Litscher G, Weis M, Claus D, Druschky KF, Pfurtscheller G, Neundörfer B (1991) Continuous multivariable monitoring in neurological intensive care patients – preliminary reports on four cases. Intensive Care Med 17:87–93
43. Litscher G, Friehs G, Maresch H, Pfurtscheller G (1990) Electroencephalographic and evoked potential monitoring in the hyperbaric environment. J Clin Monit 6:10–17
44. Litscher G (1994) Multivariable nicht-invasive Intensivüberwachung. Neue computergestützte Verfahren. Fischer, Stuttgart Jena New York
45. Neunzig HP, Zschocke S (1991) Schweregrade und Prognose traumatischer Hirnschädigungen – Skalen und polygraphische Überwachung. In: Druschky KF, Erbguth F, Neundörfer B (Hrsg) Schwerpunkte neurologischer Intensivmedizin. Perimed, Erlangen, S 108–111
46. Pfurtscheller G, Schwarz G, Schröttner O, Litscher G, Maresch H, Auer L, List WF (1987) Continuous and simultaneous monitoring of EEG spectra and brainstem auditory and somatosensory evoked potentials in the operating room and the intensive care unit. J Clin Neurophysiol 4:389–396

47. Schwarz G, Litscher G, Pfurtscheller G, Schalk HV, Rumpl E, Fuchs G (1992) Brain death: timing of apnea testing in primary brain stem lesion. Intensive Care Med 18:315–316
48. Steller E, Litscher G, Maresch H, Pfurtscheller G (1990) Multivariables Langzeit-Monitoring von zerebralen und kardiovaskulären Größen mit Hilfe eines Personal-Computer. Biomed Technik 35:90–97

Zu „Weitere zerebrale Monitoringverfahren"

49. Akselrod S, Gordon D, Ubel FA, Shannon C, Barger AB, Cohen RJ (1981) Power spectrum analysis of heart rate fluctuation: a quantitative probe of beat-to-beat cardiovascular control. Science 213:220–222
50. Elbe RJ, Randall JE (1976) Motor-unit activity responsible for 8- to 12-Hz component of human physiological finger tremor. J Neurophysiol 39:370–383
51. Hasegawa S, Ishikawa S (1989) Age changes of pupillary light reflex. A demonstration by means of a pupillometer. Acta Soc Ophthalmol Jpn 93:955–961
52. Hassler W, Steinmetz H, Gawlowski J (1988) Transcranial Doppler ultrasonography in raised intracranial pressure and in intracranial circulatory arrest. J Neurosurg 68:745–751
53. Litscher G (1994) Multivariable nicht-invasive Intensivüberwachung. Neue computergestützte Verfahren. Fischer, Stuttgart Jena New York
54. Litscher G, Schwarz G (1997) Transcranial cerebral oximetry – Is it clinically useless at this moment to interpret absolute values obtained by the INVOS 3100 cerebral oximeter? Biomed Technik 42:74–77
55. Litscher G, Schwarz G, Jobstmann R, Klein G, Neumann I, Prietl B (1995) Nichtinvasive Überwachung der regionalen zerebralen Sauerstoffsättigung – Erfahrungen aus der Intensivmedizin. Biomed Technik 40:70–75
56. Litscher G, Schwarz G, Jobstmann R, Prietl B (1995) Near infrared spectroscopy – Quality of data and sources of artifacts. 24th Central European Congress on Anesthesiology. Monduzzi Editore, Bologna, pp 307–310
57. Litscher G, Schwarz G, Jobstmann R, Prietl B, Schleinkofer L (1995) Nahinfrarot-Spektroskopie: Grenzen und Probleme an der Intensivstation. Biomed Technik 40:128–132
58. Litscher G, Schwarz G, Ratzenhofer-Komenda B, Kovac H, Gabor S, Smolle-Jüttner FM (1997) Transcranial cerebral oximetry in the hyperbaric environment. Biomed Technik 42:38–41
59. Lippold OCJ (1970) Oscillation in the stretch reflex arc and the origin of the rhythmical 8–12 c/s component of physiological tremor. J Physiol 206:359–382
60. McCormick PW, Stewart M, Goetting MG, Balakrishnan G (1991) Regional cerebrovascular oxygen saturation measured by optical spectroscopy in humans. Stroke 22:596–602
61. Meyerson BA, Gunasekera L, Linderoth B, Gazelius B (1991) Bedside monitoring of regional cortical blood flow in comatose patients using later Doppler flowmetry. Neurosurg 29:750–755
62. Schwarz G, Pfurtscheller G, Litscher G, List WF (1987) Quantification on autonomic activity in the brainstem in normal, comatose and braindead subjects using heart rate variability. Funct Neurol 2:149–154
63. Schwarz G, Litscher G, Kleinert R, Jobstmann R (1996) Cerebral oximetry in dead subjects. J Neurosurg Anesth 8:189–193
64. Zwiener U, Michalik M, Eckoldt K, Klossek H (1990) Herzfrequenzvariabilität – Möglichkeit zur Diagnostik neurologischer Erkrankungen. Hirzel, Leipzig

2.4 Narkosetiefe

W. Kröll

Die Narkosetiefe kann als ein funktioneller Zustand des zentralen Nervensystems definiert werden, der sich aus der Summe aller intraoperativ auf den Patienten einwirkenden exzitatorischen Reizen (chirurgische Stimuli) sowie den zentraldämpfenden Wirkungen der verwendeten Anästhetika auf die zerebrale Aktivität ergibt [22]. Die Anästhesie wurde prinzipiell als ein „Alles-oder-nichts-Phänomen" verstanden; folgende Bedingungen müssen dafür erfüllt sein:

- Hypnose,
- Amnesie,
- Analgesie und
- Muskelrelaxation.

Neueren Erkenntnissen zufolge jedoch ist Anästhesie kein „Alles-oder-nichts-Phänomen", vielmehr ist davon auszugehen, daß steigende Konzentrationen der verwendeten Anästhetika sehr unterschiedlich ausgeprägte Wirkungen auf die mentalen Prozesse ausüben; daraus ergibt sich die folgende Stadieneinteilung von Anästhetikawirkungen [22]:

- bewußte Wachheit ohne Amnesie,
- bewußte Wachheit mit Amnesie,
- unbewußte Wachheit mit Amnesie,
- keine Wachheit.

Hat sich ein Patient einer operativen Intervention in Allgemeinanästhesie zu unterziehen, so erwartet er grundsätzlich, daß er sich in der Zeit zwischen Narkoseeinleitung und Aufwachphase an keine während dieser Zeit abgelaufenen wie immer gearteten Vorfälle erinnern kann. Dennoch kommt es aber vor, daß Patienten in Abhängigkeit vom gewählten Narkoseverfahren bzw. der Art des chirurgischen Eingriffs postoperativ detaillierte Angaben über intraoperative Ereignisse machen können. Dieser Zustand wird als intraoperatives Wachsein – „Awareness" – bezeichnet und als die Fähigkeit eines Patienten definiert, sich mit oder ohne Aufforderung durch eine dritte Person an Ereignisse zu erinnern, die zu einem Zeitpunkt abgelaufen sind, während dem der Patient als bewußtlos angesehen wurde. In der Literatur werden vielfach die Begriffe „Awareness", „Memory", „Wakefulness" und „Recall" unberechtigt einander gleichgesetzt; gemeinsames integrales Charakteristikum all dieser Begriffe ist das Erinnerungsvermögen.

Das menschliche Gedächtnis kann in ein prozedurales und ein deklaratives Gedächtnis unterteilt werden; das prozedurale Gedächtnis zeichnet verantwortlich für die Fähigkeiten auf der Verhaltensebene, während das deklarative für Ereignisse zuständig ist, welche bewußt aus dem Gedächtnis abgerufen werden können. Hinsichtlich des Zugriffmodus auf bestimmte Gedächtnisinhalte wird zwischen explizitem und implizitem Gedächtnis unterschieden. Kennzeichen des ersteren ist die bewußte, aktive Erinnerung an raum- und zeitbezogene Ereignisse; hingegen umfaßt das implizite Gedächtnis Fähigkeiten und Fertigkeiten des prozeduralen Gedächtnisses sowie semantische Kenntnisse des deklarativen Gedächtnisses, es ist somit vielmehr Ausdruck einer passiven, unbewußten Erinnerung [15, 34].

Die Bedeutung der sensorischen Reize bestimmt, welche dieser Reizeinflüsse aufgenommen, verarbeitet, gespeichert und erinnert werden können. Prinzipiell gelangt eine Information nach Perzeption vorerst in ein sensorisches Register (Ultrakurzspeicher) und anschließend in eine instabile dynamische Form (Kurzzeitgedächtnis), um erst nach Konsolidierung in einen physikalisch stabilen Zustand im Langzeitgedächtnis gespeichert zu werden [5]. Mit der Perzeption und Ablagerung im Kurzzeitgedächtnis kann zwar eine intraoperative Wahrnehmung assoziiert sein, ein postoperativer Recall jedoch sowie eine Speicherung der Information im Langzeitgedächtnis sind damit nicht verbunden. Damit eine Speicherung im Langzeitgedächtnis erfolgen kann, bedarf es einer Konsolidierung des Reizes; der wahrgenommene Reiz muß mindestens 45 s einwirken; d.h. besteht intraoperativ der Verdacht auf die Möglichkeit einer Reizwahrnehmung durch den Patienten, so kann einer möglichen postoperativen Erinnerung und Wiedergabe durch eine sofortige Vertiefung der Narkose präventiv begegnet werden (Abb. 1).

Aus einer Vielzahl an Kasuistiken sowie pro- und retrospektiven Untersuchungen erscheint die Annahme berechtigt, daß auch während einer Allgemeinanästhesie sensorische Informationen nicht nur gelegentlich bewußt,

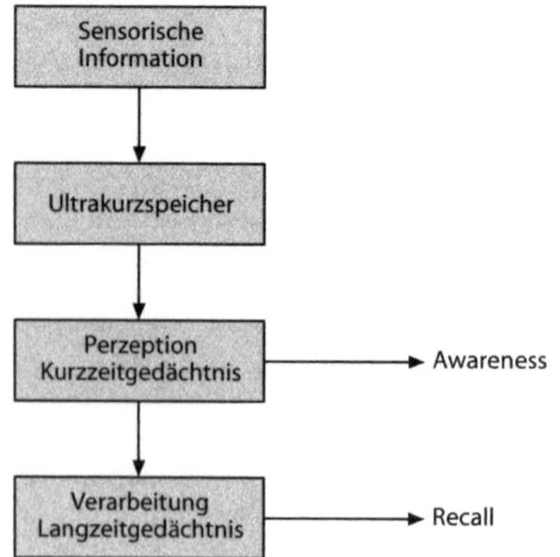

Abb. 1. Ablaufschema zur Erklärung von Awareness und Recall nach Perzeption intraoperativer Reizeinflüsse

sondern weitaus häufiger unbewußt wahrgenommen werden können; die explizite Gedächtnisfunktion ist weitgehend ausgeschaltet, hingegen bleibt die implizite Gedächtnisfunktion zumindest teilweise erhalten [11, 28, 42].

Inzidenz an Awareness und Recall

Die Inzidenz von Awareness und postoperativem Recall beträgt durchschnittlich 0,2% [27]; sie ist aber im wesentlichen von der Art der durchgeführten chirurgischen Interventionen sowie der Narkoseführung abhängig (Tabelle 1): verwendet man als Anästhetikum ausschließlich Lachgas (Konzentration 70%) so wird über eine Häufigkeit dieses Ereignisses von 2–4% berichtet [49]; eine Verminderung des Lachgasanteils [50%) läßt die Inzidenz von Awareness und Recall sprunghaft auf 25% ansteigen [2, 6]. Während geburtshilflicher Anästhesien werden Häufigkeiten von postoperativem Recall von 7–28% [2, 48], bei polytraumatisierten Patienten von 11–43% angegeben [1]. Mit einer Inzidenz bis zu 23% intraoperativer Awareness und postoperativem Recall ist nach CABG zu rechnen [16]; während bronchoskopischer Eingriffe liegt die Häufigkeit bei bis zu 8% [29]. In Analogie zum graduell abgestuften Schema einer Allgemeinanästhesie kann geschlossen werden, daß jede adäquat geführte Anästhesie mit einer vollkommenen Amnesie einhergeht; je oberflächlicher hingegen eine Narkose geführt wird, um so eher können Träume erinnert und intraoperative Ereignisse postoperativ widergegeben werden [49].

Konsequenzen intraoperativer Awareness

Aus mehreren Gründen ist die Überwachung der Narkosetiefe zur Prävention intraoperativer Awareness erforderlich [10]:

- Patienten, die sich postoperativ an ein intraoperativ tatsächlich stattgefundenes Ereignis erinnern können, haben eine extreme traumatische Erfahrung durchlebt, die sich letztendlich postoperativ in einer Neurose, manifestieren kann, die durch Schlafstörungen, Angst, Reizbarkeit, nächtliche Alpträume, Depression, Todesahnungen und verständliche Furcht vor weiteren Krankenhausaufenthalten und Operationen charakterisiert ist.

Tabelle 1. Häufigkeit intraoperativer Awareness in Abhängigkeit vom operativen Eingriff

Eingriff	Häufigkeit [%]
Geburtshilfe	7–28
Polytrauma	11–43
CABG	≤ 23
Bronchoskopie	≤ 8

- Außerdem können daraus für den die Narkose durchführenden Anästhesisten medikolegale Folgen resultieren [3, 32, 50].

In der Mehrzahl der Fälle kann dem Auftreten einer Awareness präventiv vorgebeugt werden, da viele Fälle intraoperativen Wachseins auf Fehler der Ausrüstung zurückzuführen sind, denen durch entsprechende präoperative Überprüfung des Materials und Vigilanz des Anästhesisten begegnet werden kann; eine wesentliche häufige Ursache dieser Problematik ist eine zu gering gewählte Konzentration der verwendeten volatilen Anästhetika, auch diesem Fehler kann durch entsprechende Ausbildung entgegengewirkt werden. Dennoch bleiben trotz Ausschaltung der beschriebenen Faktoren noch Fälle, bei denen trotz adäquater Anästhesietechnik und ohne Anzeichen einer oberflächlichen Narkoseführung, beurteilt an Hand klinischer Zeichen, intraoperative Wachheitszustände auftreten können; diese gilt es durch ein entsprechendes Monitoring der Anästhesietiefe zu vermeiden.

Geschichtliches

Probleme mit intraoperativer Awareness und Recall sind so alt wie die Narkose selbst: 1845 berichtet H. Wells über einen Patienten, der sich postoperativ an intraoperativ aufgetretene Schmerzen erinnern kann; ein Jahr darauf wird eine ähnliche Kasuistik von G. Abbott beschrieben. Mit der Einführung von Muskelrelaxanzien in die anästhesiologische Praxis mehren sich die Berichte über intraoperatives Wachsein (1942: Griffith u. Johnson; 1950: Winterbottom).

1847 wurde von Plomley erstmals versucht, die Narkosetiefe zu definieren, indem er diesen Zustand in 3 Stadien unterteilte: Intoxikation, Exzitation und tiefere Narkosestadien. 1859 stellte J. Snow für die Verwendung von Chloroform anhand klinischer Symptome eine wesentlich exaktere Einteilung der Narkosetiefe auf, die beinahe ein Jahrhundert später in der klassischen Beschreibung der Narkosestadien durch A. E. Guedel in wesentlichen Teilen übernommen wurde.

Nachdem sich dieses Konzept zur Evaluierung der Narkosetiefe für die Durchführung von Anästhesien mit Äther, Cyclopropan und Chloroform als sehr praktikable Möglichkeit angeboten hatte, wurden erstmals 1942 durch die zusätzliche Verwendung von Muskelrelaxanzien zur bisher praktizierten Anästhesietechnik Bedenken bezüglich der weiteren Verwendbarkeit dieses Schemas zur kontinuierlichen Überwachung der Narkosetiefe laut, da 3 wesentliche klinische Kriterien zur Evaluierung eines adäquaten Anästhesiestadiums nicht mehr gegeben waren: Atemfrequenz, Atemzugvolumen und Grad der Muskelrelaxation. Erste Berichte über das Auftreten intraoperativer Wachheitszustände ließen nicht mehr sehr lange auf sich warten (E. H. Winterbottom 1950).

Beurteilung der Narkosetiefe

Methoden, die zur Beurteilung intraoperativer Wachheitszustände angewendet werden, müssen hinsichtlich ihrer Zielsetzung unterschieden werden: Funktionen des expliziten Gedächtnisses können mittels eines postoperativen Interviews hinterfragt werden, Funktionen des impliziten Gedächtnisses hingegen werden häufig mittels Wortassoziationen sowie Wortkomplettierungsaufgaben evaluiert. Zur Beurteilung des intraoperativen Wachseins finden zahlreiche Methoden mit unterschiedlicher Relevanz Anwendung: klinische Zeichen einer oberflächlichen Narkoseführung, isolierte Unterarmtechnik, Kontraktilität des unteren Ösophagussphinkters, Elektromyographie, Elektroenzephalographie, evozierte Potentiale, Bispektralanalyse.

Perioperatives Verhalten von Blutdruck und Herzfrequenz

Veränderungen der Herzfrequenz und des Blutdrucks werden seit geraumer Zeit zur Beurteilung der Anästhesietiefe herangezogen. Intraoperative Änderungen dieser Parameter jedoch spiegeln keine Änderungen des Bewußtseinsgrades wider; vielmehr beeinflußt eine Vielzahl von Faktoren die Balance zwischen dem Anstieg der autonomen kardiovaskulären Aktivität, induziert durch die chirurgische Stimulation, und der dämpfenden Wirkung volatiler Anästhetika auf die Herz-Kreislauf-Funktion. Unabhängig von chirurgischen Reizen kann es auch durch Inhalationsanästhetika wie Desfluran zu einer Sympathikusaktivierung kommen, andererseits können bei Verwendung von Sevofluran Bradykardien beobachtet werden. Derartige substratspezifische Einflüsse könnten somit bezüglich des weiteren Vorgehens vollkommen falsche Entscheidungen induzieren (Tabelle 2). Auch der Versuch, die Konzentration von intravenösen Anästhetika mit der hämodynamischen Reaktion und dem Grad des chirurgischen Reizes zu korrelieren, läßt zumindest derzeit keinen Zusammenhang erkennen.

Tabelle 2. Einflüsse diverser präoperativer Bedingungen auf Herzfrequenz und Blutdruck

Beeinflussende Faktoren	Herzfrequenz		Blutdruck	
	Frühstadium	Spätstadium	Frühstadium	Spätstadium
Blutverlust	↑	↓	↓	↓
Dehydratation	↑	↓, ↑	↓	↓
Verluste 3. Raum	↑	↓, ↑	↓	↓
Lungenödem	↑	↓	↑	↓
Chirurgische Stimulation	↑, ↓	↓, ↑	↓, ↑	↓, ↑
Hyperkarbie	↑	↓	↑	↓
Hypoxämie	↑, ↓	↓	↑, ↓	↓
Maligne Hyperthermie	↑	↓, ↑	↑, ↓	↑, ↓

Minimale alveoläre Konzentration

Abwehrbewegungen als Reaktion auf einen schmerzvollen intraoperativen Stimulus gelten als ein wichtiges klinisches Zeichen der Narkosetiefe. In diesem Zusammenhang wurde zur quantitativen Beurteilung der Narkosetiefe das Konzept der minimalen alveolären Konzentration (MAC) entwickelt. Die MAC wird als jene Konzentration eines volatilen Anästhetikums definiert, bei der 50% der Patienten nicht mehr auf einen schmerzvollen Stimulus mit einer Abwehrbewegung reagieren; mittlerweile wurden zahlreiche Varianten dieses Konzeptes entwickelt (MAC-awake, MAC-incision, MAC-intubation, MAC-bar) Aus vielen Untersuchungsansätzen, eine Korrelation zwischen der endtidalen Anästhetikakonzentration und dem Fehlen hämodynamischer Parameter zu konstruieren, kann letztendlich gefolgert werden, daß es keinen Zusammenhang zwischen Veränderungen autonomer Reflexantworten und dem Bewußtseinsgrad während einer Inhalationsanästhesie gibt. Die Zahl patientenabhängiger Variablen, die dieses MAC-Konzept beeinflußt, ist zu vielfältig, um dieses Konzept als tauglich für die Beurteilung der Narkosetiefe erscheinen zu lassen (Tabelle 3).

Isolierte Unterarmtechnik

Eine weitere Möglichkeit der Quantifizierung der Narkosetiefe ist die isolierte Unterarmtechnik. Grundsätzlich handelt es sich bei dieser Methode um ein technisch sehr einfaches und wenig aufwendiges Verfahren. Mittels einer Blutdruckmanschette wird an einem Arm eine Blutsperre durchgeführt, welche über dem systolischen Druck des Patienten liegt. Anschließend werden dem

Tabelle 3. Einfluß verschiedener Parameter auf Änderungen der minimalen alveolären Konzentration (MAC)

Patientenvariable	Anstieg von MAC	Abnahme von MAC
Hyperthermie	X	
Alkoholabusus (chronisch)	X	
Hypothermie		X
Geriatrische Patienten		X
Adipositas		X
Gewichtsverlust		X
Hyponatriämie		X
Gravidität		X
Alkoholabusus (akut)		X
Präoperative Analgesie		X
Präoperative Sedierung		X
Lithium		X
Magnesium		X
Lidocain		X
Schock		X

Patienten über ein Tonbandgerät Anweisungen bezüglich durchzuführender Bewegungen der nicht relaxierten Extremität erteilt. Prinzipiell bedeutet eine Bewegung des isolierten Unterarms eine Awareness des Patienten, nach diversen Untersuchungen sind solche intraoperativen Bewegungen jedoch nur mit einer expliziten Awareness von 0–8% und einer impliziten Awareness von 0–12% assoziiert. Um druck- und ischämieinduzierte Nervenläsionen zu vermeiden, muß jedoch der Cuff der Manschette nach 20 min geöffnet werden.

Probleme, die bei der Anwendung der isolierten Unterarmtechnik auftreten können, sind:

- wegen der Gefahr druckinduzierter Nervenläsionen kann die Dauer der isolierten Unterarmtechnik nur für maximal 20–30 min empfohlen werden;
- sehr aggressive Bewegungen der Hand können mit dem chirurgischen Procedere interferieren und somit den Fortgang der Operation wesentlich beeinträchtigen;
- distal des geblähten Cuff der Blutdruckmanschette kann es zu einem Durchtritt des Muskelrelaxans kommen, somit resultiert daraus eine Verfälschung der erhobenen Befunde, und
- schließlich ist die Interpretation der erhaltenen Befunde vom subjektiven Eindruck des Beobachters sehr stark abhängig.

Viele Patienten, die intraoperativ zwar Bewegungen ausführen, können sich postoperativ daran nicht mehr erinnern; umgekehrt jedoch gibt es auch Patienten mit postoperativem Recall ohne Reaktion auf intraoperativ gegebene Anweisungen [23] Die Spezifität dieser Untersuchungsmethode liegt bei ≤ 20%, so daß sie für eine Routineanwendung zur Beurteilung intraoperativer Wachheitszustände als nicht besonders geeignet erscheint.

Kontraktilität des unteren Ösophagussphinkters (LEC)

Die Messung der Kontraktilität des unteren Ösophagussphinkters (LEC) wurde als weitere Möglichkeit zur Beurteilung der Narkosetiefe in die klinische Praxis eingeführt. Die Überlegung bei dieser Technik beruht auf einfachen anatomischen Gegebenheiten im Bereich des unteren Ösophagusphinkters, bei dem es sich um eine glatte Muskelschicht handelt, die über den N. vagus direkt durch den Hirnstamm innerviert und nicht durch Muskelrelaxantien beeinflußt wird.

Entlang des Ösophagus lassen sich, bedingt durch die speziellen anatomischen Verhältnisse, 3 Arten von Kontraktionen registrieren:

- primäre peristaltische Kontraktionen,
- sekundäre peristaltische Kontraktionen und
- tertiäre Kontraktionen, die weder peristaltisch noch propulsiv sind und entlang des gesamten Ösophagus, induziert durch Streß, Schmerz, chirurgische Stimulation, laute Umgebungsgeräusche und andere Stimuli, ausgelöst werden können.

Zur Bestimmung der Narkosetiefe mittels des LEC werden sowohl sekundäre - provozierte - Kontraktionen des unteren Ösophagussphinkters (PLEC) - als auch tertiäre - spontane Kontraktionen des unteren Ösophagussphinkters (SLEC) - gemessen. Provozierte Kontraktionen (PLEC) werden dabei durch das regelmäßige Aufblasen eines im unteren Drittel des Ösophagus gelegenen flüssigkeitsgefüllten Ballons erzielt. Bei der Registrierung der PLEC wird die Amplitude, bei der Registrierung der SLEC die Frequenz der Kontraktionen angezeigt [12, 13, 20, 44].

Die Frequenz und Amplitude spontaner und provozierter Kontraktionen des unteren Ösophagus korreliert mit der Intensität des chirurgischen Stimulus sowie der Schmerzintensität. In einer Untersuchung, in der die Wertigkeit dieser Methode mit EEG, Blutdruck und Herzfrequenz hinsichtlich der Beurteilung einer adäquaten Narkosetiefe evaluiert wurde, zeigt sich, daß die LEC früher als alle anderen beurteilten Parameter auf Veränderungen des Stimulus angesprochen hat [4].

Die Kontraktionen des unteren Ösophagussphinkters werden durch Medikamente nicht oder nur in geringem Ausmaß beeinflußt; so haben depolarisierende bzw. nichtdepolarisierende Muskelrelaxanzien keinen Einfluß auf die Amplitude und Frequenz sekundäre und tertiärer Kontraktionen. Auch Nitroglycerin, Kalziumantagonisten, β-Blocker, Hypnotika wie Thiopental, Methohexital und Propofol beeinflussen die Aktivität des unteren Ösophagusphinkters nicht. Anticholinergika, wie Atropin und Glykopyrrolat, führen zu einer dosisabhängigen Beeinflussung der Kontraktionen insofern, als die Amplitude und Frequenz sekundärer und tertiärer Kontraktionen bis zu 50% vermindert sein können.

Die Beurteilung der Kontraktilität des unteren Ösophagussphinkters stellt eine Überwachungsmöglichkeit dar, welche einfach durchzuführen ist, dennoch aber bei der Interpretation Schwierigkeiten bereiten kann. Obwohl eine Korrelation zwischen der LEC und den klinischen Zeichen zur Beurteilung der Narkosetiefe besteht, ist eine Aussage, inwieweit dies auch mit intraoperativer Awareness korreliert, schwer zu treffen.

Grundsätzlich bereitet die Messung der LEC keine Schwierigkeiten, da es sich dabei eigentlich nur um die Plazierung einer etwas modifizierten Magensonde handelt; eine zu proximale Plazierung der Sonde jedoch kann die Intensität der erhaltenen Kontraktionen minimieren und damit eine Aussage fragwürdig erscheinen lassen; außerdem sind Fälle mit erfolgter Ösophagusperforation durch die Insertion dieser Sonde berichtet worden, so daß sie in den USA überhaupt aus dem Handel gezogen wurde und es verboten ist, diese zur Beurteilung der Narkosetiefe als Routineverfahren einzusetzen.

Spontanes Oberflächen - EMG (SEMG)

Bei nichtrelaxierten Patienten kann die Spontanaktivität verschiedener Muskelgruppen (fazialisinnervierte Muskulatur, Abdominal- und Halsmuskulatur) abgeleitet werden (SEMG). Es konnte gezeigt werden, daß eine direkte Korrelation zwischen der Amplitude des SEMG, dem Grad der Wirkung von Muskelrelaxanzien und der Komatiefe, induziert durch chirurgische Reize oder durch eine Verminderung der Konzentration der verwendeten Anästhetika, besteht [9]. Obwohl einige Untersuchungen vorgenommen wurden, um unter verschiedenen Anästhesiebedingungen diesen Zusammenhang zu verifizieren, muß auf Grund der vorliegenden Ergebnisse geschlossen werden, daß das SEMG nicht als sensitiver Indikator zur Beurteilung der Narkosetiefe gewertet werden kann [18, 43].

Elektroenzephalogram (EEG)

Die kortikalen elektrischen Veränderungen als Ausdruck der Summe exzitatorischer und inhibitorischer postsynaptischer, durch subkortikale thalamische Zentren kontrollierte und stimulierte Aktivitäten korreliert direkt mit entsprechenden physiologischen Änderungen des Hirnstoffwechsels; da zahlreiche Substanzen, die in der Allgemeinanästhesie Verwendung finden, zudem die spontane Aktivität des EEG dosisabhängig verändern, liegt die Überlegung nahe, die intraoperative Ableitung des EEG zur Evaluierung der Narkosetiefe einzusetzen. Hohe Frequenz und niedrige Amplitude charakterisieren das EEG im Wachzustand, dosisabhängig kommt es mit steigenden Blutspiegeln resp. endexspiratorischer Konzentration von Anästhetika und Analgetika zu einer Abnahme der Frequenz und einer Zunahme der Amplitude. In Abhängigkeit von den Konzentrationsänderungen der Anästhetika Thiopental und Propofol sowie von Inhalationsanästhetika tritt zuerst ein biphasisches Muster auf, daß jedoch mit steigenden Anästhetikakonzentrationen auch ein Burst-suppression-Muster und ein isoelektrisches EEG zeigen kann. Opioide führen in Abhängigkeit von den erzielten Blutspiegeln zu einer Abnahme der EEG-Frequenz (langsame Deltawellen); eine Burstsuppression resp. ein isoelektrisches EEG treten auch bei sehr hohen Dosen nicht auf [14, 24, 41].

Den Vorteilen eines intraoperativen On-line-Monitorings des EEG, wie kontinuierliche und nichtinvasive Meßbedingungen, stehen wesentliche Nachteile gegenüber: Erfordernis eines EEG-Experten im Operationssaal, Größe und Kosten der Ausrüstung, unbefriedigende Datenspeicherung [7, 19].

Das EEG, als klinischer Routineparameter zur Beurteilung der Anästhesietiefe, ist daher nur eingeschränkt verwendbar, da zwischen der Konzentration der verwendeten Medikamente und der Reaktion im EEG eine relativ große Variationsbreite besteht und EEG-Veränderungen hinsichtlich dieser Fragestellung entsprechend schwierig zu interpretieren sind [8].

Versucht man, EEG-Veränderungen mit somatischen oder autonomen Reaktionen auf verbale Kommandos resp. auf schmerzhafte chirurgische Reize zu korrelieren, erhält man ebenfalls keine eindeutig mit der tatsächlichen Narkosetiefe korrelierbaren Befunde. Exogen induzierte EEG-Veränderungen können von einer Vielzahl von Faktoren beeinflußt werden: z. B. Art des schmerzhaften Stimulus und verwendetes Anästhetikum. Auch können bezüglich einer Korrelation zwischen EEG-Veränderungen auf intraoperative schmerzhafte Reize und dem Bewußtseinsgrad keine endgültigen Aussagen gemacht werden [26].

Powerspektralanalyse

Durch die schnelle Fourier-Transformation werden die Roh-EEG-Daten in eine Summe von Sinuswellen bestimmter Frequenzen und Amplituden umgewandelt; dies ergibt ein sog. Energiespektrum des EEG. Aus diesem lassen sich mittels der Frequenzanalyse einzelne Parameter – spektrale Eckfrequenzen (SEF) – ableiten: SEF 95, SEF 90, SEF 50 (= Medianfrequenz). Als Medianfrequenz wird jene Frequenz definiert, welche das Energiespektrum in derartiger Weise unterteilt, daß 50% der Energie über und 50% der Energie unterhalb dieses Schwellenwertes liegen. Als SEF 90 resp. SEF 95 werden Frequenzen im EEG definiert, unterhalb der 90% bzw. 95% der Gesamtenergie des EEG liegen. Unter Einfluß von Anästhetika und Analgetika verändern sich diese Parameter in charakteristischer Weise (Abb. 2).

Die Überlegung, die spektrale Eckfrequenz als Instrument zum quantitativen und qualitativen Nachweis intraoperativer Wachheitszustände zu nutzen, folgt aus der Tatsache, daß für zahlreiche Substanzen Dosis-Wirkungs-Beziehungen zwischen der Blutkonzentration und der spektralen Eckfrequenz nachweisbar sind (Thiopental, Etomidat, Fentanyl, Alfentanil, Sufentanil). Andererseits sind aber auch unterschiedliche Veränderungen diese Parameters nach äquipotenten Dosen volatiler Anästhetika beobachtet worden.

Gibt es nun Korrelationen zwischen der spektralen Eckfrequenz und anästhesikainduzierten Veränderungen des Bewußtseins? Bei wachen Probanden wurde eine Medianfrequenz von etwa 9 Hz gemessen, Bewußtseinsverlust trat bei 5 Hz auf, der Kornealreflex war bei 2 Hz unterdrückt und bei einer Medianfrequenz von 1,5 Hz trat Burstsuppression auf. Diese Veränderungen lassen sich auch gegenläufig nachweisen: so verschwand bei 1,8 Hz das Burstsuppressionmuster, der Kornealreflex war bei ca. 2 Hz wieder nachweisbar, Patienten befolgten bei einer Medianfrequenz von 5 Hz bereits wieder Aufforderungen und waren bei 6–7 Hz wach und orientiert. Eine Medianfrequenz von ≤ 5 Hz während Isoflurannarkose ist mit einer adäquaten Anästhesietiefe assoziiert, steigt die SEF 50 jedoch über 5 Hz an, beginnt sich der Patient zu

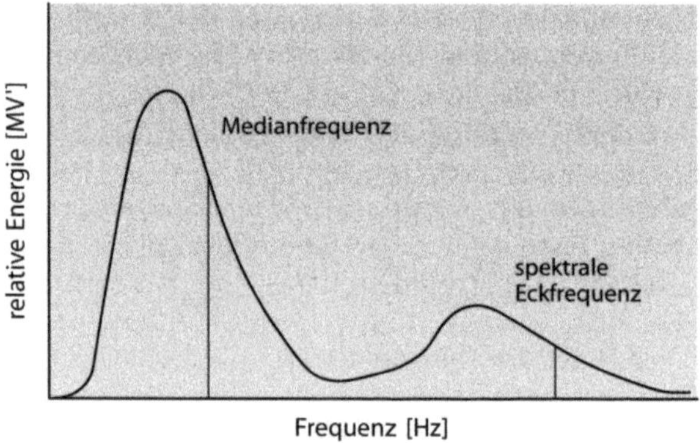

Abb. 2. Powerspektralanalyse des EEG: Schematische Darstellung der abgeleiteten Parameter Medianfrequenz und spektrale Eckfrequenz

bewegen und wird wach. In einer weiteren Untersuchung jedoch ließen sich zwischen abgeleiteten EEG-Parametern und Narkosetiefe keine Beziehung herstellen; so unterscheiden sich Patienten, die auf einen Hautschnitt keine Reaktion zeigten, von denen, die mit einer Abwehrbewegung reagierten, nicht (19,8 Hz vs. 19,3 Hz); ebenso konnte keine Korrelation zwischen einer Reaktion auf Aufforderung und der spektralen Eckfrequenz gezeigt werden (SEF 22,1 Hz vs. 21,2 Hz).

Dennoch gibt es auch bei Verwendung der spektralen Eckfrequenz in der Anästhesie umstrittene Ergebnisse, d.h. eine schlechte Korrelation zwischen Serumkonzentrationen der applizierten Medikamente mit der spektralen Eckfrequenz; eine Erklärung dafür dürfte sein, daß durch die Vielzahl der intraoperativ eingesetzten Substanzen die Blutkonzentrationen dieser Medikamente pharmakodynamischen und pharmakokinetischen Regelmäßigkeiten folgen, die von zahlreichen weiteren Parametern additiv beeinflußt werden. Daraus folgten schließlich Versuche konstante Serumkonzentrationen mit Hilfe computergesteuerter Infusionspumpem zu erzeugen und das EEG als Maßstab für die ZNS-Wirkungen der verschiedenen Medikamente zu werten resp. verarbeitete EEG-Parameter mittels eines adaptiven Rückkopplungskontrollalgorithmus mit der entsprechenden Serumkonzentration des applizierten Pharmakons zu korrelieren.

Hinsichtlich der Brauchbarkeit des EEG und der abgeleiteten Parameter, wie Medianfrequenz und spektrale Eckfrequenz, muß festgehalten werden, daß durch die routinemäßig durchgeführte Kombination diverser Anästhetika sowie adjuvanter Substanzen die Anwendbarkeit dieser Parameter für die Routine begrenzt ist; nichtsdestoweniger gelingt es mit Hilfe dieser Parameter, Anästhetikawirkungen zu quantifizieren und Plasmakonzentrationen der eingesetzten Substanzen mit den Veränderungen der abgeleiteten Parameter zu korrelieren.

Evozierte Potentiale (EP)

Aus dem Spektrum des gesamten EEG können Potentiale herausgefiltert werden, die als evozierte Antwort auf einen sensorischen Reiz oder eine Nervenstimulation definiert werden können. Primär wurden evozierte Potentiale benutzt, um die funktionelle Integrität neuronaler Strukturen zu überprüfen, um bestimmte neuronale Strukturen zu identifizieren und um bestimmte neurophysiologische Bedingungen zu diagnostizieren. Da evozierte Potentiale jedoch auch auf die Wirkung von Anästhetika sensibel sind, ist es somit kein Zufall, daß auch versucht wurde, diese Potentiale zur quantitativen Beurteilung der Narkosetiefe heranzuziehen (Abb. 3).

Bei den am häufigsten verwendeten evozierten Potentialen handelt es sich um die somatosensorische Stimulation periphere Nerven (SEP), um die Stimulation durch Geräusche (AEP) und um die visuelle Stimulation mittels Lichtreize (VEP).

Hinsichtlich der VEP [24] liegen relativ wenige Untersuchungen vor, aus denen hervorgeht, daß mit zunehmender Konzentration volatiler Anästhetika

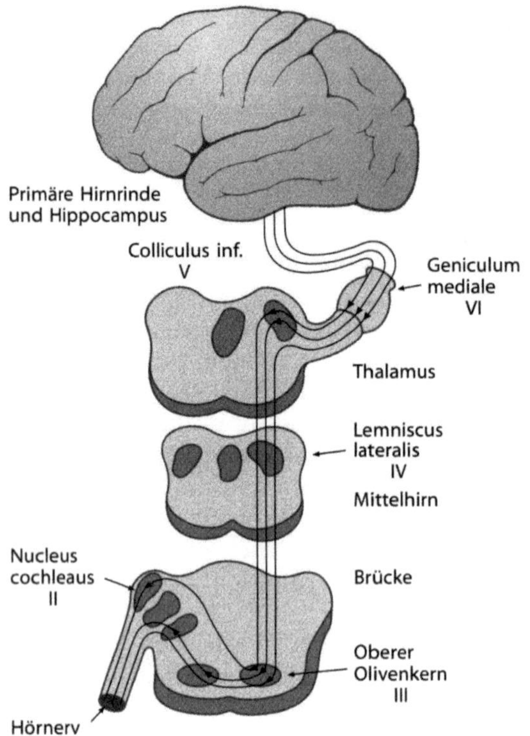

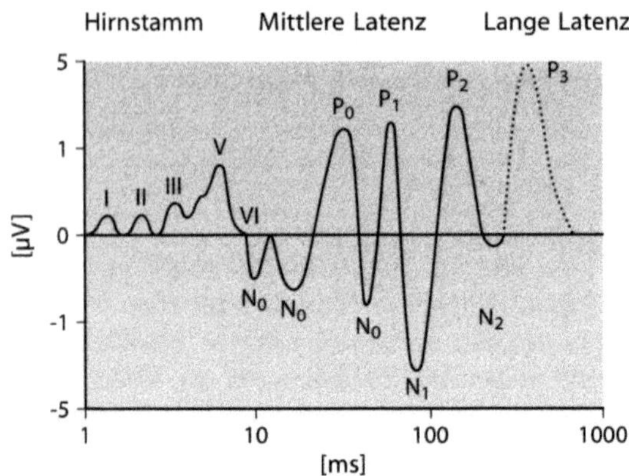

Abb. 3. Generierung auditiver evozierter Potentiale

eine Abnahme der Latenz der VEP zu erwarten ist. Es gibt jedoch keine Unterschiede der VEP mit sich ändernden Konzentrationen der Inhalationsanästhetika; nur Lachgas scheint einen dosisabhängigen Effekt der VEP auszuüben. Alle bekannten volatilen Anästhetika üben eine dosisabhängige Wirkung auf die SEP aus (Abnahme der Amplitude, Zunahme der Latenz; Tabelle 4).

Tabelle 4. Einflüsse perioperativ verwendeter Medikamente auf Änderungen von Latenz und Amplitude evozierter Potentiale

Medikament	SSEP	VEP	BAEP
Barbiturate	Latenz ⇑ Amplitude ⇒, ⇓	Latenz ⇑ Amplitide ⇓	Latenz ⇑ Amplitude ~
Etomidat	Latenz ⇒, ⇑ Amplitude ⇒, ⇑		kein Effekt
Midazolam	Latenz ⇑ Amplitude ⇒, ⇓		
Propofol	Latenz ⇑ Amplitude ⇓		
Ketamin			Latenz ⇑ Amplitide ⇓
Fentanyl	Latenz ⇑ Amplitide ⇓	Latenz unverändert Amplitide ~	kein Effekt
Sufentanil	Latenz ⇒ Amplitude ⇓		
Lachgas	Latenz ⇒ Amplitide ⇓	Latenz ⇑ Amplitude ⇓	Latenz unverändert Amplitude ⇓
Enfluran	Latenz ⇑ Amplitude ⇓	Latenz ⇑, ⇒, ⇓	Latenz ⇑
Isofluran	Latenz ⇑ Amplitude ⇓	Latenz ⇑ Amplitude ⇓	Latenz ⇑

Es bleibt aber weiteren Untersuchungen vorbehalten, nachzuweisen, daß hinsichtlich einer Änderung der Anästhetikakonzentration sowie der Reaktion auf chirurgische Stimuli SEP und VEP als Indikatoren zur Beurteilung der Anästhesietiefe eingesetzt werden können [17, 39].

Den AEP [45] hingegen kommt bezüglich der Beurteilung der Anästhesietiefe größere Bedeutung zu, als insbesondere die AEP mittlerer Latenz ein Maß für die Balance zwischen der chirurgischen Stimulation und den dämpfenden Wirkungen der eingesetzten Anästhetika darstellen. Die AEP mittlerer Latenz können daher als Maß für die Narkosetiefe herangezogen werden [31]. Eine Latenz des Gipfels Nb ≤ 45 ms deutet auf eine bewußte Wachheit, uneingeschränkte Gedächtnisfunktionen und adäquates Befolgen von Kommandos hin; liegt die Latenz von Nb bei 45–50 ms, ist der Patient noch erweckbar, befolgt auch Aufforderungen, die Gedächtnisleistungen sind jedoch bereits eingeschränkt. Werte zwischen 50 und 60 ms korrelieren mit unbewußter Wachheit, wie sie bei unbewußter postoperativer Erinnerung besteht; ein Anstieg der Latenz von Nb ≥ 60 ms zeichnet einen Narkosezustand aus, in dem noch gezielte Abwehrbewegungen vorkommen können; liegen die Werte jedoch über 60 ms, so ist der Patient nicht mehr fähig, gezielte Bewegungen auszuführen resp. die sind Gedächtnisfunktionen weitgehend blokkiert, ein intraoperatives Wachsein ist nicht mehr möglich (Abb. 4).

Dosisabhängig tritt eine Abnahme der Latenz und Amplitude der AEP mittlerer Latenz bei Verwendung volatiler halogenierter Anästhetika, nicht je-

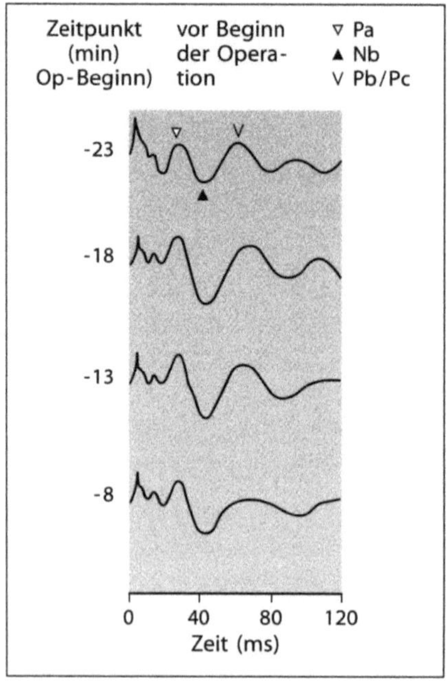

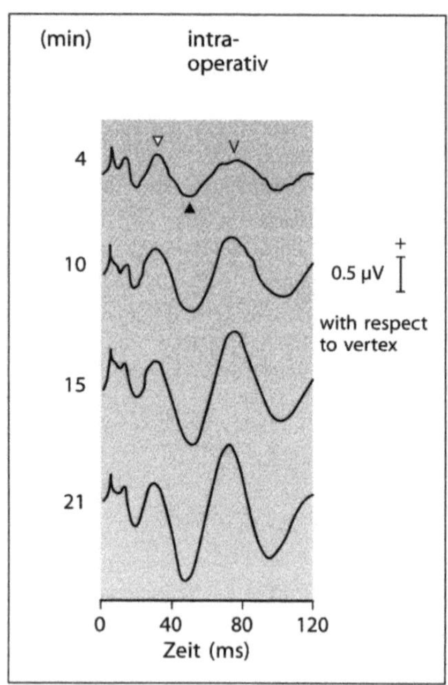

Abb. 4. Intraoperativer Verlauf der AEP während Enfluarananästhesie

doch nach der Applikation von Lachgas auf [38]; diese Diskrepanz erklärt sich daraus, daß AEP vorwiegend die hypnotische, SEP eher die analgetische Komponente einer Anästhesie widerspiegeln. Ähnliche Veränderungen von Latenz und Amplitude der AEP treten auch nach allen bekannten Hypnotika mit Ausnahme von Ketamin (dissoziative Anästhesie) auf. Hinsichtlich einer Korrelation definierter klinischer Endpunkte (wie Antwort auf verbale Kommandos, Reaktion auf chirurgische Stimuli) stellen AEP einen schlechten Indikator dar; auch ist derzeit die Beziehung zwischen den verschiedenen AEP mittlerer Latenz und den intraoperativen impliziten und expliziten Gedächtnisfunktionen noch unklar und bedarf weiterer Untersuchungen [30, 33, 35, 36, 37, 46, 47].

Der Versuch, AEP später Latenz als Parameter höherer kortikaler Funktionen mit verschiedenen Graden des Bewußtseins als Methode zur Beurteilung der Anästhesietiefe zu korrelieren, ist bislang nicht gelungen, da diese Wellen (insbesondere P 300) in ähnlicher Weise auf unterschiedlich stark ausgeprägte Änderungen des Bewußtseins gleichläufig reagieren (Abnahme der Amplitude bei simultaner Zunahme der Latenz bei Gabe von 50% Lachgas, Sedierung mit Propofol während der Aufwachphase aus der Narkose zu einem Zeitpunkt, bei dem der Patient bereits fähig ist auf Kommandos adäquat zu reagieren) [21].

Obwohl die Messung evozierter Potentiale zur Beurteilung der Narkosetiefe zwar sehr vielversprechend zu sein scheint, ist sie jedoch auch mit diversen Nachteilen behaftet. Die Überwachung evozierter Potentiale ist zwar eine nichtinvasive diskontinuierliche Methode, die auf bestimmte Stimuli anspricht, zahlreiche Faktoren können zudem die Beurteilung evozierter Potentiale beeinträchtigen: Intensität und Dauer des Stimulus, das Intervall zwischen 2 aufeinanderfolgenden Reizen, die Plazierung der Elektroden, die verwendete Meßeinheit, die Meßtechnik sowie Alter und Geschlecht des Patienten. Außerdem können eine Reihe anästhesiespezifischer Faktoren ebenfalls die Beurteilung evozierter Potentiale erschweren: Wahl des verwendeten Anästhetikums, die arterielle Blutgaskonzentration sowie die Körpertemperatur des Patienten.

Bispektralanalyse

Während die Powerspektralanalyse die Amplituden der erhaltenen Sinusoide als Funktion der Frequenz (erster Ordnung) darstellt und daher auch eine quantitative Analyse zwischen den einzelnen Komponenten nicht möglich ist, stellt die Bispektralanalyse eine optimierte Form der Informationsgewinnung aus dem EEG insofern dar, als nichtlineare Änderungen und Abweichungen (zweiter Ordnung) von der Normalstruktur des EEG quantifiziert werden und damit ein besseres Profil von EEG-Veränderungen unter verschiedenen klinischen Situationen dargestellt werden kann (Abb. 5). Um die Interpretation der charakteristischen Veränderungen des Bispektrums unter verschiedenen klinischen Bedingungen zu erleichtern, wurden bispektrale und zeitabhängige EEG-Parameter in einem Index (Bispektralindex) subsumiert. Dieser korreliert mit der Konzentration der verwendeten Anästhetika resp. mit Abwehrbewegungen auf einen chirurgischen Reiz wesentlich besser als die Powerspektralanalyse. Die Sensitivität dieser Methode liegt bei 96%, die Spezifität bei 63% während Isofluran-Alfentanil-Anästhesien. Dennoch sind weitere Untersuchungen erforderlich, um die Wertigkeit dieser Methode zur Beurteilung der Narkosetiefe unter Beweis zu stellen [25, 51].

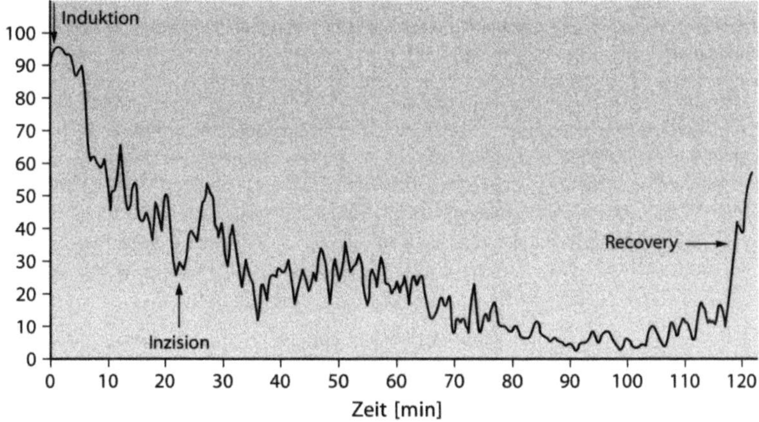

Abb. 5. Bispektralindex

Bewertung der einzelnen Methoden (Tabelle 5)

Grundsätzlich bietet sich das EEG als Parameter zur Bewertung der Narkosetiefe als geeignetes Instrument an; zu fordern hinsichtlich der Verwendbarkeit des EEG und seiner abgeleiteten Parameter jedoch ist, daß

- Basiswerte nur minimal variieren sollten,
- der gewählte Parameter die maximalen EEG-Veränderungen, induziert durch die Substanz, charakterisieren sollte,
- Anstiege der Blutspiegel des Anästhetikums mit vorhersagbaren Veränderungen des EEG korreliert sein sollten,
- mit Abnahme der Blutkonzentrationen der Parameter wieder zum Ausgangswert zurückkehren sollte.

Es gibt bis jetzt noch keinen Parameter, der idealerweise all diese Forderungen erfüllen kann, möglicherweise auch deshalb, weil das EEG und seine daraus abgeleiteten Parameter in dreierlei Weise durch Anästhetika verändert werden kann:

- biphasischer Verlauf mit initaler Aktivierung der EEG-Frequenzen und Amplitude und folgender Abnahme bis hin zum intermittierend auftretenden isoelektrischen EEG-Muster (Thiopental, Propofol, volatile Anästhetika),
- monophasischer Verlauf mit Abnahme der Frequenz und Zunahme der Amplitude (nach Opioidapplikation) und
- persistierende Aktivierung des EEG bis hin zu Krampfpotentialen (nach Enfluran und Ketamin).

Die simultane Verabreichung verschiedener Anästhetika und adjuvanter Substanzen erschwert zudem die Interpretation der gewonnenen Ergebnisse. Daraus folgt, daß es noch keinen Parameter gibt, der tatsächlich eindeutige Rückschlüsse auf den Zustand der Narkosetiefe erlauben würde. Veränderungen der Roh-EEG-Daten korrelieren zwar mit der Anästhesietiefe, zur Beur-

Tabelle 5. Aufwand und Eignung diverser Methoden zum routinemäßigen Einsatz zwecks Beurteilung der Narkosetiefe

Methode	Aufwand	Wertigkeit
Blutdruck, Herzfrequenz	Minimal	Gering (nur in Kombination verwendbar)
MAC	Gering	Gering
Isolierte Unterarmtechnik	Minimal	Keine Aussagekraft
LEC	Relativ hoher technischer Aufwand	Keine Aussagekraft
SEMG	Relativ hoher technischer Aufwand	Geringe Sensitivität
EEG	Hoher technischer Aufwand	Geringe Aussagekraft
Powerspektrum	Hoher technischer Aufwand	Gute Aussagekraft
Evozierte Potentiale	Hoher technischer Aufwand	Relativ gute Aussagekraft
Bispektralanalyse	Hoher technischer Aufwand	Hohe Sensitivität

teilung dieser Daten wäre jedoch die permanente Präsenz eines EEG-Spezialisten im Operationssaal erforderlich. Abgeleitete EEG-Parameter (Medianfrequenz, spektrale Eckfrequenz) stellen ebenso wie die Bispektralanalyse vielversprechende Möglichkeiten und einen ersten Schritt zur Lösung des Problems „Narkosetiefe" dar, bedürfen aber noch weiterer Untersuchungen. Veränderungen der AEP mittlerer Latenz, als Ausdruck der hypnotischen Komponente der verwendeten Anästhetika, korrelieren mit der Konzentration der eingesetzten Substanzen.

SEMG, die Messung der Kontraktion des unteren Ösophagussphinkters und die isolierte Unterarmtechnik korrelieren nicht mit den verschiedenen Stadien der Narkosetiefe und sind somit zu deren Beurteilung ungeeignet. Obwohl die Beurteilung physiologischer Kenndaten, wie Blutdruck, Herzfrequenz u.ä., durch eine Vielzahl von Variablen beeinflußt werden kann, sind sie derzeit dennoch jene Parameter, die für die Beurteilung der Narkosetiefe uneingeschränkt verfügbar sind. Diese in Kombination mit einem entsprechenden Anästhesiemanagement und hoher Vigilanz des Anästhesisten sollten, zumindest bis zur routinemäßigen Verfügbarkeit anderer valider Meßmethoden, Gewähr für eine adäquate Narkose sein, bei der die Gefahr intraoperativer Wachheitszustände relativ minimal gehalten werden kann.

Literatur

1. Bogetz MS, Katz JA (1984) Recall of surgery for major trauma. Anesthesiology 61:6–9
2. Bogod DG, Orton JK, Yau HM, Oh TE (1990) Detecting awareness during general anesthesia during caesarean section. An evaluation of two methods. Anesthesia 45:279–284
3. Blacher RS (1987) The psychological experience of surgery. John Wiley, New York
4. Chang T, Dworsky WA, White PF (1988) Continuous electromyography for monitoring depth of anesthesia. Anesth Analg 58:521–525
5. Cherkin A, Harroun P (1971) Anesthesia and memory. Anesthesiology 34:469–473
6. Crawford JS (1971) Awareness during operative obstetrics under general anesthesia. Br J Anaeasth 31:179–182
7. Drummond JC, Brann CA, Perkins DE, Wolfe DE (1991) A comparison of median frequency, spectral edge frequency, a frequency band power ratio, total power, and dominance shift in the determination of depth of anesthesia. Acta Anesthesiol Scand 35:696–699
8. Dwyer RC, Rampil IJ, Eger E II, Bennett HL (1994) The electroencephalogram does not predict depth of isoflurane anesthesia. Anesthesiology 81:403–409
9. Edmond HL, Stolzy SL, Couture LJ (1987) Surface electromyography during low vigilance states. In: Rosen M, Lunn JN (eds) Consciousness, awareness and pain in general anesthesia. Butterworth, London, pp 89–94
10. Editorial (1990) Awareness during anesthesia: what should the patient be told? Anesthesia 45:351–352
11. Eich E, Reeves JL, Katz RL (1985) Anesthesia, amnesia and the memory/awareness distinction. Anesth Analg 55:513–518
12. Evans JM, Davies WL, Wise CC (1984) Lower esophageal contractility: a new monitor of anesthesia. Lancet 1:1151–1154
13. Evans JM, Bithell JF, Vlachonikolis JG (1987) Relationship between lower oesophageal contractility, clinical signs and halothane concentration during general anesthesia and surgery in man. Br J Anaesth 59:1346–1355

14. Forrest FC, Tooely MA, Saunders PR, Prys-Roberst C (1994) Propofol infusion and the suppression of consciousness. The EEG and dose requirements. Br J Anaesth 72:35–41
15. Ghoneim MM, Block RI (1992) Learning and consciousness during general anesthesia. Anesthesiology 76:279–305
16. Goldmann L, Salah MA, Heldem MW (1987) Memory of cardiac anesthesia: psychological sequelae in cardiac patrients of intraoperative suggestions and operating room conversation. Anesthesia 42:596–603
17. Grundy BL (12983) Intraoperative monitoring of sensory-evoked potentials. Anesthesiology 58:72–87
18. Harmel MHH, Klein FF, Davis DA (1978) The EEMG – a practical index of cortical activity and muscular relaxation. Acta Anaesthesiol Scand 70:97–102
19. Hering W, Geisslinger G, Kamp HD, Dinkel M, Tschaikowski K, Ruegheimer E (1994) Changes in the EEG power spectrum after midazolam anesthesia combined with racemic S (+) ketamine. Acta Anaesthesiol Scand 38:719–723
20. Isaac PA, Rosen M (1990) Lower osophageal contractility and detection of awareness during anesthesia. Br J Anaesth 65:324–329
21. Jessop J, Griffith DF, Furness P, Jones JG, Sapsford DJ, Breckon DA (1991) Changes in amplitude and latency of the P300 component of the auditiory evoked potentia with sedative and anesthetic concentrations of nitrous oxide. Br J Anaesth 67:524–531
22. Jones JG (1987) Use of evoked responses in the EEG to measure depth of anesthesia. In: Rosen M, Lunn JN (eds): Consciousness, awareness and pain in general anesthesia. Butterworth, London, pp 99–111
23. Jones JG (1989) Depth of anesthesia. Clin Anesthesiology. Bailliere Tindall, London
24. Jones JG (1989) Depth of anesthesia and awareness. In: Nunn JF, Utting JE, Brown BR jr (eds) General anesthesia. Butterworth, London, pp 419–427
25. Kearse LA, Amnberg P, Chamoun N, de Bros F, Zaslavsky A (1994) Bispectral analysis in the encephalogram correlates with patient movement to skin incision during propofol-nitrous oxide anesthesia. Anesthesiolgy 81:1365–1370
26. Kochs E, Bischoff P, Pichlmeier U, Schulte am Esch J (1994) Surgical stimulation induced changes in brain electrical activity during isoflurane-nitrous oxide anesthesia. Anesthesiology 80:1026–1034
27. Lui WHD, Thorp TAS, Graham SG, Aitkenhead AR (1991) Incidence of awareness with recall during general anesthesia. Anesthesia 46:435–437
28. Millar K (1983) Awareness during anesthesia. Ann R Coll Surg 66:350–351
29. Moore JK, Seymour AH (1987) Awareness during bronchoscopy. Ann R Coll Surg 69:45
30. Newton DEF, Thornton C, Konieczko KM, Jordan C, Webster NR, Luff NP (1992) Auditory evoked potentials and awareness. A study in volunteers at sub-MAC concentrations of isoflurane. Br J Anaesth 69:122–129
31. Plourde G, Picton TW (1990) Human auditory response during general anesthesia. Br J Anaesth 71:460–468
32. Powers MJ (1987) A lawer's view on the problem. In: Rosen M, Lunn JN (eds): Consciousness, awareness and pain in general anesthesia. Butterworth, London, 155–160
33. Schmidt JF, Chraemmer-Joergensen G (1986) Auditory evoked potentials during isoflurane anesthesia. Acta Anaesthesiol Scand 30:378–380
34. Schwender D, Klasnig S, Faber-Züllig E, Poppel E, Peter K (1991) Bewußte und unbewußte akustische Wahrnehmung während der Allgemeinanästhesie. Anästhesist 40:583–593
35. Schwender D, Rimkus T, Haesler R, Klasnig S, Poeppel E, Peter K (1993) Effect of increasing doses of alfentanil, fentanyl and morphine on mid-latency auditory evoked potentials. Br J Anaesth 71:622–628
36. Schwender D, Klasnig S, Madler S, Poppel E, Peter K (1993) Mid-latency auditory evoked potentials during ketamine anesthesia in humans. Br J Anaesth 71:629–632
37. Schwender D, Weninger E, Daunderer M, Klasnig S, Poppel E, Peter K (1995) Anesthesia with increasing doses of sufentanil and midlatency auditory evoked potentials in humans. Anesth Analg 80:499–505

38. Sebel PS, Flynn PJ, Ingram D (1984) The effects of nitrous oxide on visual, auditory and somatosensory evoked potentials in humans. Anesthesiology 65:35–40
39. Sebel PS, Ingram DA, Flynn PJ, Rutherford CF, Rogers H (1986) Evoked potentials during isoflurane anesthesia. Br J Anaesth 58:580–585
40. Sigl JC, Chamoun NG (1994) An introduction to bispectral analysis for the electroencephalogram. J Clin Monit 10:392–404
41. Stanski DM (1992) Monitoring depth of anesthesia. In Miller R (ed) Anesthesia, 3rd ed., Churchill-Livingstone, New York, pp 1001–1029
42. Stolzy SL, Couture LJ, Edmonds HL (1987) A postoperative recognition test after balanced anesthesia. Anesthesiology 67:A 377
43. Tammmisto T, Toikka O (1991) Spontaneous EEG activity for detection of arousal during general anesthesia-comparison between recordings from frontal and neck musculature. Eur J Anaesthesiol 8:109–114
44. Thomas DI, Aitkenhead AR (1989) Relationsship between lower oesophageal contractility and type of surgical stimulation. Br J Anaesth 64:306–310
45. Thornton C, Heneghan CPJ, James MFM, Jones JG (1984) Effects of etomidate on the auditory evoked response in man. Br J Anaesth 57:554-561
46. Thornton C, Barrowcliffe MP, Konieczko KM, Ventham P, Dore CJ, Newton DEF (1989) The auditory evoked response as an indicator of awareness. Br J Anaesth 63:113–115
47. Thornton C, Creagh-Barry P, Jordan C, Newton DEF (1993) Anaesthetic depth and auditory evoked potentials. Acta Anaesthesiol Scand 37:105–108
48. Tunstall ME (1977) Detecting wakefulness during anesthesia for caesarean section. BMJ 11:1321–1325
49. Utting JE (1987) Awareness: clinical aspects. In: Rosen M, Lunn JN (eds): Consciousness, awareness and pain in general anesthesia. Butterworth, London, pp 171–179
50. Utting JE (1990) Clinical aspects of awareness during anesthesia. In : Bonke R, Fitch W, Millar K (eds) Memory and awareness in anesthesia. Swets & Teitlinger, Amsterdam Lisse, pp 259–271
51. Vernon JM, Lang E, Sebel PS, Manberg P (1995) Prediction of movement using bispectral electroencephalographic analysis propofol – alfentanil or isoflurane-alfentanil anesthesia. Anesth Analg 80:780–785

2.5 Muskelrelaxation

H. Gerber

Die Muskelrelaxanzien sind neben den Inhalationsanästhetika, den Hypnotika und den Opiaten die am häufigsten benutzten Medikamente bei der Allgemeinanästhesie. Während zur quantitativen Ermittlung der Anästhesietiefe aufwendige und wenig verläßliche Apparaturen notwendig sind, ist die Quantifizierung der Muskelrelaxation mit einfachen und billigen Methoden möglich und sollte deshalb zum Standard der apparativen Überwachung der Allgemeinanästhesie gehören.

Das Ziel der Überwachung der pharmakodynamischen Wirkung der Muskelrelaxanzien ist,

- eine adäquate Relaxation für die einzelnen Abschnitte der Allgemeinanästhesie und der Operation zu erreichen;
- eine Überdosierung während der Anästhesie und Operation dadurch zu vermeiden, daß durch die kontinuierliche Überwachung die individuelle Empfindlichkeit der Patienten auf Muskelrelaxanzien festgestellt wird, und
- am Ende der Operation und Allgemeinanästhesie den Grad der Restrelaxation festzustellen und die Notwendigkeit und Effektivität einer Antagonisierung des Muskelrelaxans zu ermitteln, um damit einen Überhang der Relaxation in die postoperative Phase zu vermeiden.

Da in der Klinik vorwiegend die taktile oder visuelle Beurteilung einer durch einen peripheren Nervenstimulator ausgelösten Kontraktion benutzt wird, ist es notwendig, eine Nerv-Muskel-Einheit zu verwenden, die während des chirurgischen Eingriffs zugänglich ist und das Ausmaß der Muskelkontraktion taktil, visuell oder apparativ beurteilen läßt. Die häufigste Nerv-Muskel-Einheit, die für diesen Zweck benutzt wird, ist der N. ulnaris und der M. adductor pollicis. Dabei kann die taktile Beurteilung zur genauen Quantifizierung durch einen Kraftmesser (Kraft- oder Beschleunigungswandler) oder das evozierte Elektromyogramm (EMG) ersetzt werden. Durch das evozierte EMG können auch andere Nerv-Muskel-Einheiten wie N. ulnaris und M. abductor digiti V benutzt werden. Da das Summationsaktionspotential des Muskels über Oberflächenelektroden abgeleitet wird, ist ein Zugang zu dieser Muskelgruppe während des Eingriffs nicht notwendig.

Normale neuromuskuläre Übertragung

Der motorische Nerv hat seine Zelle und damit seine Versorgungseinheit im Vorderhorn des Rückenmarks. Die Übertragung des Nervenimpulses auf die Muskelfaser der quergestreiften Muskulatur erfolgt an der motorischen Endplatte mit der Übertragungssubstanz Acetylcholin, die aus der präsynaptischen Auftreibung des Nervs freigesetzt wird. Der motorische Nerv mit den von ihm versorgten Muskelfasern bildet die „Motoreinheit" [18]. Die Anzahl Muskelfasern, die von einem Nerv versorgt werden und zu einer Motoreinheit gehören, ist sehr unterschiedlich. Je feiner ein Muskel seine Position einstellen, je schneller er reagieren muß (z. B. äußere Augenmuskeln, Larynxmuskulatur) und je mehr er repetitiv beansprucht wird (z. B. Zwerchfell), desto mehr Nervenfasern versorgen eine Motoreinheit.

Die Kontraktion eines Skelettmuskels erfolgt durch die ständig sich wiederholenden Einzelkontraktionen der Muskelfasern in einer Motoreinheit. Die Trägheit des kontraktilen Vorgangs (Kontraktion und Erschlaffung) läßt die asynchrone Kontraktion der einzelnen Motoreinheiten als Dauerkontraktion (Fusion der einzelnen Muskelfasern) erscheinen. Die physiologischen Impulse, die bei einer solchen Dauerkontraktion vom motorischen Nerv übertragen werden, liegen bei einer Frequenz von 30–50 Hz. Eine Erschöpfung der Acetylcholinproduktion als Übertragungssubstanz wird dabei nicht beobachtet; im Gegenteil, die Reserve der Übertragungsmöglichkeit ist dabei noch nicht voll ausgeschöpft („Sicherheit der neuromuskulären Übertragung") [70].

Posttetanische Phänomene

Posttetanische Potenzierung

Wird der motorische Nerv mit einem Tetanus von z. B. 50 Hz für einige Sekunden gereizt, beobachtet man an der intakten neuromuskulären Übertragungsstelle ohne Einwirkung von Muskelrelaxanzien eine posttetanische Verstärkung der Kontraktion um 30–50% (posttetanische Potenzierung), die aber nur bei der Kraftmessung, aber nicht im Elektromyogramm registriert werden kann. Dies stellt eine besondere Reaktionsform des kontraktilen Apparates auf einen tetanischen Reiz dar [26]. Dieses Phänomen wird in Abb. 1 a erläutert. Nach einer Einzelreizung des Nerv wird im EMG (E) ein kurzes, nur wenige Millisekunden dauerndes Summationsaktionspotential beobachtet, während die Kraftentwicklung (T) eine längere Zeit in Anspruch nimmt. Nach einer tetanischen Reizung wird bei Applikation desselben Einzelreizes im EMG ein unverändertes Summationsaktionspotential (E) registriert, während die Kontraktionskraft (T) gegenüber der prätetanischen Kontraktion zugenommen hat (= posttetanische Potenzierung).

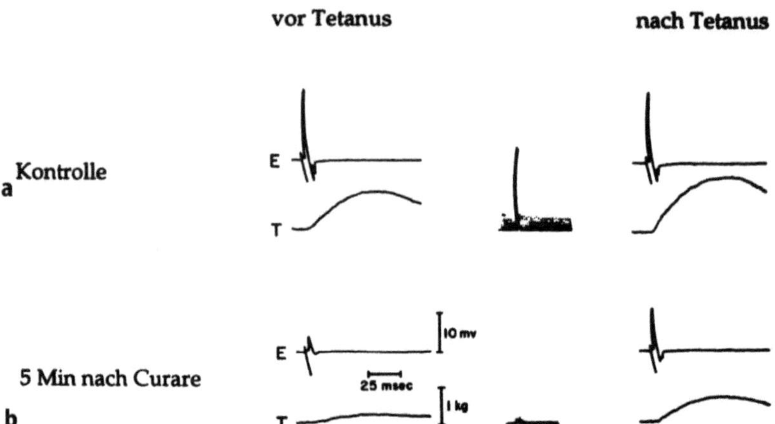

Abb. 1 a, b. Wirkung einer tetanischen Stimulation auf das evozierte Elektromyogramm (*E*) und auf die Kontraktionskraft (T) vor (**a**) und kurz nach (**b**) Gabe eines nichtdepolarisierenden Muskelrelaxans (Curare) **a** Während das EMG (*E*) nach einer tetanischen Stimulation die gleiche Höhe erreicht wie vor der Stimulation, wird bei Messung der Kontraktionskraft (*T*) nach der tetanischen Stimulation eine Verstärkung (Potenzierung) beobachtet. **b** Nach der Gabe eines nichtdepolarisierenden Muskelrelaxans wird sowohl im EMG (*E*) wie auch nach der Kontraktionskraft (*T*) je nach Ausmaß der neuromuskulären Blockade ein kleineres Signal registriert. Wird nun wieder eine tetanische Stimulation durchgeführt, wird nachher sowohl im EMG (*E*) als auch im Mechanogramm (*T*) eine Verstärkung (Faziliation) beobachtet. (Nach [26])

Posttetanische Fazilitation

Wird der motorische Nerv in der Gegenwart von Muskelrelaxanzien tetanisch gereizt und nach einer kurzen Pause mit einer niederfrequenten Stimulationsfrequenz weiterstimuliert, wird das Phänomen der posttetanischen Fazilitation beobachtet. Dieses Phänomen wird in Abb. 1 b dargestellt. Nach Gabe eines nicht depolarisierenden Muskelrelaxans (Curare) wird auf einen Einzelreiz durch die teilweise Besetzung der postsynaptischen Rezeptoren sowohl eine Abnahme der Höhe des Summationsaktionspotentials im EMG beobachtet als auch eine Abnahme der Kontraktionskraft. Nach einer tetanischen Stimulation des Nervs wird bei einer direkt nachfolgenden Einzelstimulation nun sowohl im EMG als auch bei Messung der Kontraktionskraft eine Zunahme beobachtet (=posttetanische Fazilitation). Relativ zum Grad der Relaxation ist das Ausmaß dieser posttetanischen Verstärkung der Kontraktion immer gleich [36]. Diese Tatsache wird beim „posttetanic count“ (PTC) zur Beurteilung der tiefen neuromuskulären Blockade ausgenutzt (s. S. 536).

Nervenstimulation und neuromuskuläre Übertragung

In Gegenwart von Muskelrelaxanzien nimmt die Sicherheitsreserve der neuromuskulären Übertragung dosisabhängig ab. Sind eine größere Zahl von postsynaptischen Acetylcholinrezeptoren besetzt, erschöpft sich die Impulsübertragung auf die motorische Muskulatur. Dabei werden höherfrequente

Impulse nicht mehr übertragen. Der Zusammenhang zwischen Rezeptorbesetzung und neuromuskulärer Übertragung in Abhängigkeit von der Stimulationsfrequenz des Nervs wurde am Tier ausführlich untersucht [69]. Dabei zeigt sich, daß bei einer Stimulationsfrequenz von 0,1 Hz (1 Stimulation alle 10 s) eine Abnahme der Kontraktionskraft erst beobachtet werden kann, wenn mehr als 75–80% der Acetylcholinrezeptoren an der Endplatte besetzt sind. Für Stimulationsmuster mit höherer Frequenz als 0,1 Hz müssen entsprechend weniger Acetylcholinrezeptoren durch das Muskelrelaxans besetzt sein, um eine gleichstarke Abnahme der Kontraktionskraft zu beobachten. Der Zusammenhang zwischen Körperfunktionen, Reaktion auf einzelne Stimulationsmuster und der Rezeptorbesetzung ist in Tabelle 1 dargestellt. Wichtig ist dabei die fast identische Empfindlichkeit eines 50-Hz-Tetanus und eines TOF-Quotienten in der Beurteilung der Rezeptorbesetzung.

Wenn an einer Nerv-Muskel-Einheit, z. B. N. ulnaris und M. adductor pollicis, die Muskelrelaxanswirkung überwacht wird, sollte die dort regional erhaltene Information für den Relaxierungsgrad des ganzen Patienten repräsentativ sein, d. h. der gleiche Relaxierungsgrad würde z. B. auch an der anderen Hand erwartet werden. Das ist nur der Fall, wenn höhere Stimulationsfrequenzen als 0,1 Hz vermieden werden. Sie würden sonst lokal an der getesteten Nerv-Muskel-Einheit eine stärkere Relaxation bewirken, d. h. eine höhere Empfindlichkeit auf Muskelrelaxanzen vortäuschen, als tatsächlich vorhanden ist. So zeigen Dosis-Wirkungs-Kurven von Muskelrelaxanzien, die mit einer höheren Stimulationsfrequenz als 0,1 Hz gewonnen werden, scheinbar eine größere Wirkungsintensität des Muskelrelaxans [3]. Dies wird in Abb. 2 deutlich. Es sind Dosis-Wirkungs-Kurven von Curare dargestellt, die mit Stimulationsfrequenzen von 0,1 Hz (rechte Kurve) bis 1 Hz (linke Kurve) gewonnen wurden. Während mit einer Stimulationsfrequenz von 0,1 Hz eine ED 95 für Curare von 0,6 mg KG gefunden wird, wird bei Stimulation mit 1 Hz eine 5fach geringere ED 95 (0,12 mg/kg/KG) erhalten. Damit hätte nur durch Verwendung einer höheren Stimulationsfrequenz die Wirksamkeit von Curare um den Faktor 5 zugenommen. Diese Zunahme ist jedoch fiktiv und nur regional an der getesteten neuromuskulären Übertragungseinheit induziert und nicht für den ganzen Körper repräsentativ.

Tabelle 1. Zusammenhang zwischen Testgrößen, neuromuskulärem Monitoring und Rezeptorbesetzung (*T 1*: Einzelzuckung in % der Kontrollhöhe, *TOF-Quotient*: Höhe der 4. Zuckung im Verhältnis zur Höhe der 1. Zuckung in der Viererreizung)

Test	Neuromuskuläres Monitoring	Rezeptorbesetzung [%]
Normales Zugvolumen	T 1 25% TOF-Quotient 0	80
Normale Vitalkapazität	T 1 100% TOF-Quotient > 0,7	75
Maximale inspiratorische Kraft (> 40 cm H_2O)	T 1 100% TOF-Quotient > 0,8	50
Kopfheben (10 s)	T 1 100% TOF-Quotient > 0,8	30

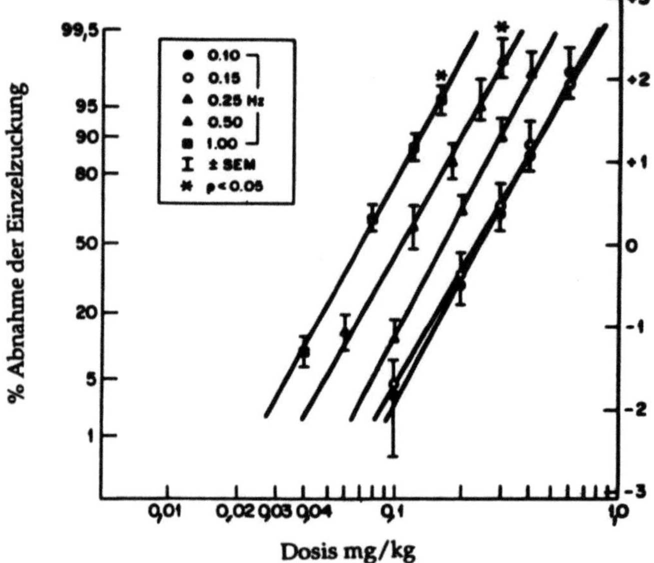

Abb. 2. Vergleich der kumulativen Dosis-Wirkungs-Kurven für d-Tubocurare, die mit 5 verschiedenen Stimulationsfrequenzen erstellt wurden. Je höher die Stimulationsfrequenz ist, desto größer ist die Abnahme der Einzelzuckung bei derselben Dosis. (Aus [3])

Deshalb muß das für die Überwachung der neuromuskulären Übertragung benutzte Stimulationsmuster:

- repräsentative Informationen über den Zustand der neuromuskulären Übertragung nicht nur an der Teststelle, sondern für den ganzen Körper liefern,
- die notwendige Empfindlichkeit besitzen, um klinisch wichtige Zustände der Muskelrelaxation (Intubation, chirurgische Relaxation und Erholung) beurteilen zu können,
- mit einfachen Mitteln (taktil und/oder visuell) quantifizierbar sein.

Die Viererreizung erfüllt dabei fast alle oben genannten Voraussetzungen, wenn sie nicht öfter als alle 12–20 s angewendet wird.

Stimulationsmuster für die periphere Nervenstimulation

Folgende Stimulationsmuster werden für die periphere Nervenstimulation im Zusammenhang mit der Überwachung der neuromuskulären Übertragung gebraucht:

Einzelreiz mit 0,1 Hz (ein Einzelreiz alle 10 s)

Mit zunehmender Muskelrelaxation wird die Einzelzuckung schwächer werden. Das genaue Ausmaß der Abschwächung kann nur mit einer mechanographischen oder elektromyographischen Registrierung beurteilt werden. Zur Quantifizierung ist immer eine Kontrollmessung vor der Gabe des Muskelrelaxans notwendig (Abb. 3).

Viererreizung („train of four" - TOF), 4 aufeinanderfolgende Reize mit einer Frequenz von 2 Hz

Die Zählung der Reizantworten ermöglicht eine Quantifizierung des Ausmaßes der Muskelrelaxation. Die erste Reizantwort im TOF entspricht dabei in etwa der 0,1-Hz-Einzelzuckung. In Abb. 4 sind die möglichen Reizantworten auf eine Viererreizung dargestellt. Sind nach Gabe eines nichtdepolarisierenden Muskelrelaxans weniger als 50% der Rezeptoren besetzt, werden alle 4

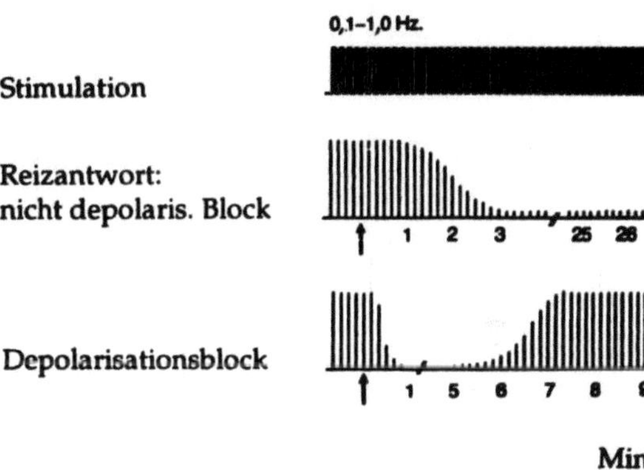

Abb. 3. Einzelreizung und die Reizantwort nach Gabe eines nichtdepolarisierenden und depolarisierenden Muskelrelaxans. Die Injektion ist mit einem Pfeil markiert. Das nichtdepolarisierende Muskelrelaxans benötigt für die maximale Wirkung mehrere Minuten, während die maximale neuromuskuläre Blockade nach einem depolarisierenden Muskelrelaxans nach 40–50 s eintritt. (Aus [64])

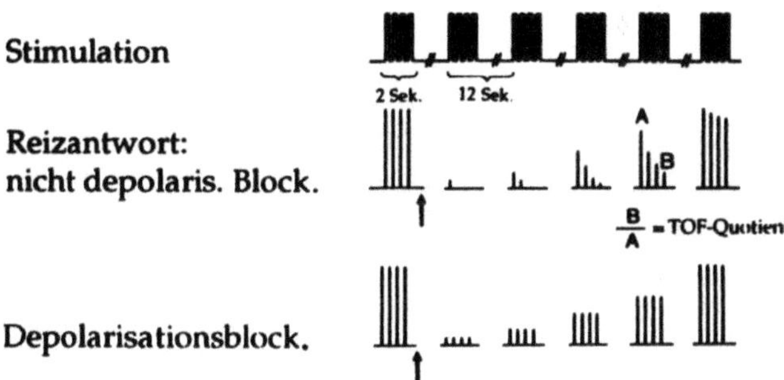

Abb. 4. Viererreizung und die Reizantwort nach Gabe eines nichtdepolarisierenden und depolarisierenden Muskelrelaxans. Die Injektion ist mit einem Pfeil markiert. Der TOF-Quotient ist definiert als das Verhältnis der Höhe der 4. Zuckung (*B*) im Verhältnis zur Höhe der 1. Zuckung (*A*) Bei der Depolarisationsblockade (*untere* Registrierung) ist der TOF-Quotient solange 1,0, solange sich keine Phase-II-Blockade entwickelt hat. (Aus [64])

Reizantworten noch die gleiche Höhe haben. Mit zunehmender Rezeptorbesetzung wird zuerst die 4., dann die 3., 2. und 1. Reizantwort verschwinden. Bei der Erholung sind zuerst die 1. und dann die folgenden Reizantworten wieder erkennbar. Um die Erholung zu quantifizieren, wird die Höhe der 4. Reizantwort (B) in Relation zur Höhe der ersten Reizantwort (A) gesetzt und damit der TOF-Quotient ausgedrückt [64].

Taktile Beurteilung der Viererreizung (Abb. 5)

Die Quantifizierung der Viererreizung in der Klinik erfolgt meistens durch die taktile Beurteilung der Daumenadduktion. Dabei kann durch die Zählung der Reizantworten nach einer Viererreizung auf die Höhe der Einzelzuckung geschlossen werden. Die visuelle Beurteilung überschätzt eher die Zahl der Zuckungen und unterschätzt dadurch den Grad der Relaxation.

Wird nur die 1. Zuckung gefühlt oder gesehen, entspricht dies einer ca. 90%igen Abnahme der Einzelzuckungen oder 10% der Kontrollhöhe der Einzelzuckung.

Werden nur die ersten beiden Zuckungen gefühlt oder gesehen, entspricht dies einer 80%igen Abnahme der Einzelzuckung oder 20% der Kontrollhöhe der Einzelzuckung.

Werden nur die ersten 3 Zuckungen gefühlt oder gesehen, entspricht dies einer ca. 70%igen Abnahme der Einzelzuckung oder 30% der Kontrollhöhe der Einzelzuckung.

Sind alle 4 Zuckungen in der Viererreizung vorhanden, hat die Einzelzukkung eine Abnahme von weniger als 50%, kann sich jedoch auch schon ganz erholt haben.

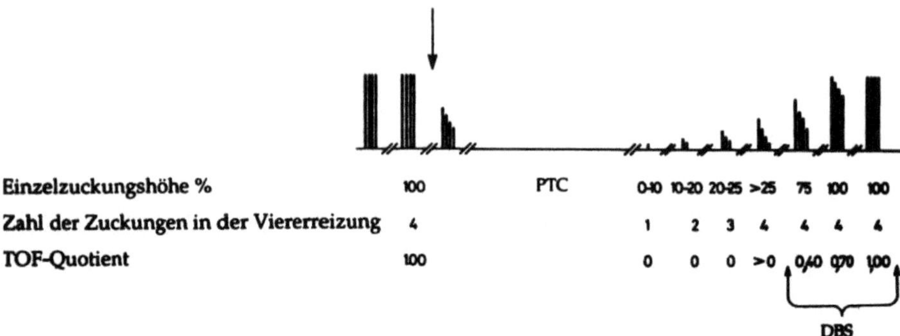

Abb. 5. Beziehung zwischen Viererreizung, Einzelreizung, Zahl der Zuckungen nach einer Viererreizung und TOF-Quotient nach Injektion eines nichtdepolarisierenden Muskelrelaxans (↓). Beim Einsetzen der neuromuskulären Blockade wird nur eine geringe Abschwächung („fade") im TOF-Quotienten beobachtet. Wenn alle Reizantworten auf eine Viererreizung verschwunden sind, kann die Blockadetiefe mit Hilfe des PTC bestimmt werden. Treten die ersten Reizantworten nach einer Viererreizung wieder auf, kann durch die Zahl der Zukkungen auf die Höhe der Einzelzuckung geschlossen werden. Sind 4 Zuckungen nach einer Viererreizung vorhanden, ist es möglich, den TOF-Quotienten direkt oder mit Hilfe der „double burst stimulation" (DBS) zu quantifizieren. (Nach [63])

Die Viererreizung wird dazu benutzt,

- die Anschlagszeit des Muskelrelaxans zu ermitteln,
- die Relaxationstiefe während des chirurgischen Eingriffs zu beurteilen und zu steuern (bei adäquater Anästhesietiefe stellen 1–2 erkennbare Zuckungen im TOF oder eine 5–10%ige Erholung der Einzelzuckung eine adäquate chirurgische Relaxation dar) und
- die Erholung von der neuromuskulären Blockade zu beurteilen.

Die Anschlagszeit und das Ausmaß der chirurgischen Relaxation hängen im wesentlichen von dem Muskelrelaxans, der injizierten Dosis und dem benutzten Anästhetikum ab und sind für die Sicherheit des Patienten nur hinsichtlich der Sicherung des Luftwegs von Bedeutung. Die ausreichende Erholung von der neuromuskulären Blockade am Ende der Anästhesie ist jedoch zur Vermeidung von schweren Komplikationen sehr wichtig und sollte deshalb mit Hilfe des Monitorings beurteilt werden [33, 43]. Während in der Vergangenheit die Erholung des TOF-Quotienten auf 0,7 als ausreichend angesehen wurde, wird heute eine Erholung auf 0,8 oder größer angestrebt [24, 60].

Wird die Reizantwort entweder mechanographisch oder elektromyographisch registriert, ist eine genaue Bestimmung des TOF-Quotienten ohne Schwierigkeiten möglich. Bei der taktilen Beurteilung ist die Erkennung einer noch bestehenden Abschwächung der 4. Zuckung in Relation zur 1. Zukkung und damit die Bestimmung des TOF-Quotienten problematisch. Ab einer Erholung von 40% in der 4. Zuckung (TOF-Quotient 0,4) wird auch von einem erfahrenen Beobachter keine Abschwächung gegenüber der 1. Zuckung mehr bemerkt, so daß eine volle Erholung vorgetäuscht wird [66]. Die Gründe für das schlechte taktile Erkennen einer Abschwächung der 4. Zuckung in Relation zur 1. Zuckung nach einer Viererreizung liegen in der absoluten Größe der einzelnen Zuckungen, der Schwierigkeit, daß von den Zuckungen nur die 1. und 4. Zuckung relevant ist und natürlich in der Erfahrung des Beobachters. Durch die Einführung der „double burst stimulation“ wurde versucht, zwei dieser Ursachen (geringe Größe, „störende“ 2. und 3. Zukkung) zu eliminieren [23].

Die *Double-burst-Stimulation (DBS)* besteht aus 2 einzelnen Stimulationsreizen, die jeweils eine Dreierstimulation aus einem 50-Hz-Tetanus benutzen und 750 ms voneinander getrennt sind (Abb. 6a). So wie die Viererreizung aus 4 Reizen einer 2-Hz-Stimulation besteht, enthält jeder der beiden „bursts“ 3 Reize aus einem 50-Hz-Tetanus. Durch die hohe Frequenz können diese nicht mehr als einzelne Zuckungen mechanographisch oder taktil erkannt werden, sondern führen zu einer Fusion der Motoreinheiten und resultieren in einer Kontraktion, die aber gegenüber dem Einzelreiz erheblich stärker und damit auch besser zu unterscheiden ist (Abb. 6b). Der Abstand von 750 ms zwischen den beiden Reizen ist so ausgelegt, daß das Verhältnis der Höhe der Kontraktion des 2. „burst“ und des 1. „burst“ dem Verhältnis von T4 und T1, also dem TOF-Quotienten, entspricht [23].

Durch den Gebrauch des DBS wird die Unterscheidung, ob noch eine Abschwächung der Kontraktion des 2. Reizes vorliegt oder nicht, erheblich ver-

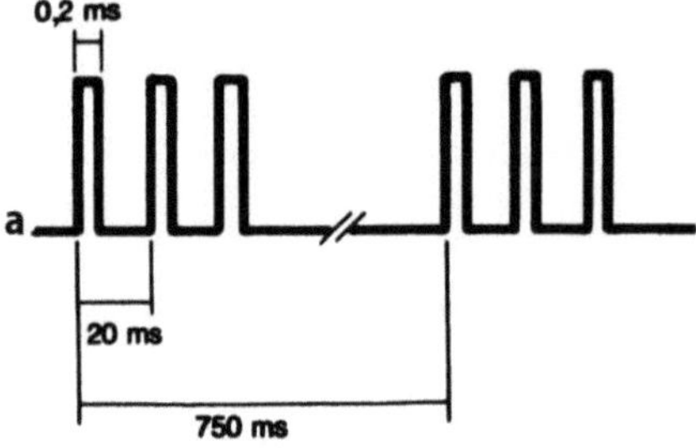

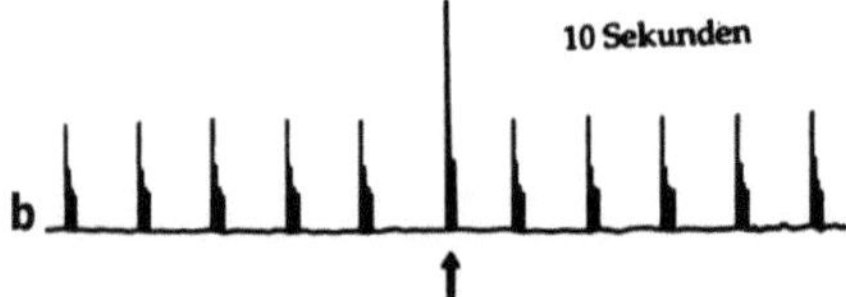

Abb. 6. a Double-burst-Stimulation 3,3 (DBS 3,3): Das Stimulationsmuster besteht aus 2 kurzen Reizsequenzen mit je 3 Stimuli, die der Frequenz eines 50-Hz-Tetanus entsprechen. Bei dem DBS 3,2 besteht die Reizsequenz nach der Pause nur aus 2 Reizen. Obwohl damit eine genauere Bestimmung des TOF-Quotienten verbunden war [62], wird DBS 3,2 nur selten benützt (s. auch Abb. 7). **b** Mechanomyogramm einer Viererreizung und einer DBS-3,3-Stimulation. Die Reizantworten im DBS sind durch Verwendung eines tetanischen Stimulationsmusters und der daraus resultierenden Fusion der Motoreinheiten größer als die Einzelzuckungen. Die 2. Reizantwort im DBS zeigt eine Erschöpfung, die dem TOF-Quotienten entspricht. (Aus [23])

bessert, so daß in der Mehrzahl der Fälle die Erholung der 2. Kontraktion auf 60% der 1. mühelos erkannt werden kann [62]. Durch die Benützung zweier verschiedener „bursts", einmal eine Dreierreizung und dann nach 750 ms eine Zweierreizung (DBS 3,2), kann die Sensivität dieses Stimulationsmusters hinsichtlich der Entdeckung einer abgeschwächten 2. Reizantwort noch einmal verbessert werden (Abb. 7).

Überwachung der tiefen neuromuskulären Blockade

Bei Eingriffen im Bereich des Gehirns oder des offenen Auges kann es wichtig sein, daß der Patient absolut immobilisiert ist und auch z.B. beim trachealen Absaugen nicht mehr reagiert. Dazu ist ein Grad der Muskelrelaxation notwendig, der durch den TOF nicht mehr quantifiziert werden kann. Durch die Verwendung der posttetanischen Fazilitation können Reizantworten nach einem vorangehenden tetanischen Reiz sichtbar gemacht und damit die tiefe Muskelrelaxation gemessen werden. Dazu wird eine Stimulationssequenz aus 1-Hz-Stimulation während 30–60 s, einem 50-Hz-Tetanus für 5 s, einer Pause von 3 s mit einer anschließenden 1-Hz-Stimulation benutzt. Die Zahl der posttetanisch gefühlten oder gemessenen Reizantworten auf die 1-Hz-Stimulation (PTC oder „posttetanic count") quantifiziert die tiefe neuromuskuläre Blockade [65].

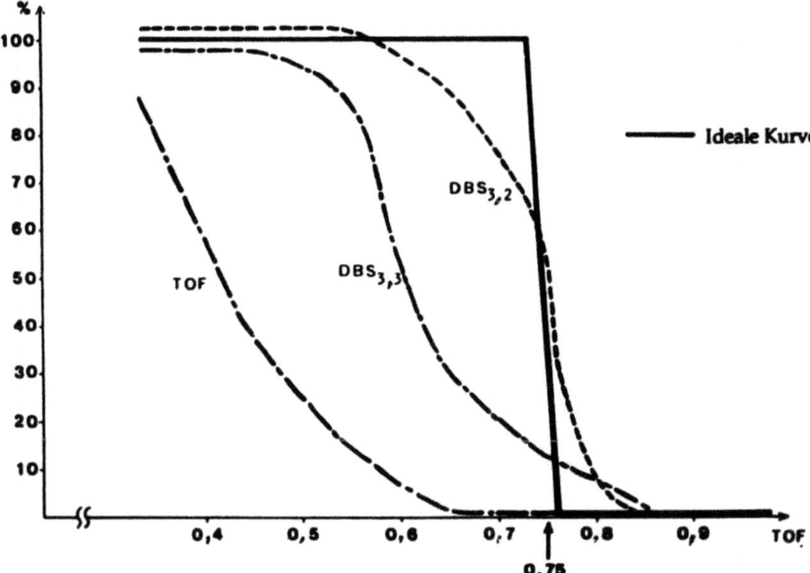

Abb. 7. Taktile Beurteilung der Abschwächung („fade") im TOF-Quotienten und DBS 3,3 und DBS 3,2 durch 11 verschiedene Beobachter. Idealerweise würde ein TOF-Quotient von > 0,75 von allen Beobachtern diagnostiziert werden, da dieser Wert mit einer vollständigen Erholung der Muskelkraft einhergeht. Die Reizantwort nach einem DBS 3,3 und DBS 3,2 kann eine Abschwächung viel häufiger sichtbar machen als nach einer Viererreizung. (Nach [62])

Für jedes Muskelrelaxans gibt es einen zeitlichen Zusammenhang zwischen der Zahl der posttetanischen Zuckungen und der Zeit bis zum Wiederauftreten der 1. Reizantwort im TOF. So zeigt sich z. B. für Atracurium, daß, wenn die 1. posttetanische Zuckung gefühlt oder registriert wird, die 1. Zukkung im TOF nach 10–12 min zu erwarten ist. Absolute Immobilisation und Vermeidung jeglicher motorischer Reaktion z. B. auf einen bronchialen Reiz erfordern eine solche Vertiefung der Relaxation, daß nur noch eine posttetanische Zuckung gefühlt oder registriert werden kann [27]. In Abb. 8 ist der zeitliche Zusammenhang zwischen der Zahl der posttetanischen Zuckungen und dem Erscheinen der ersten Reizantwort in der Viererreizung dargestellt. Ein Vergleich der beiden Kurven zeigt, daß die taktile Quantifizierung mit der mechanographischen Messung sehr gut übereinstimmt.

Zusammenfassend gilt für die Nervenstimulation bei der Überwachung der neuromuskulären Blockade:

- Solange kein Muskelrelaxans gegeben wurde, können für die technische Einrichtung und die Bestimmung der supramaximalen Stimulation höherfrequente Einzelzuckungen wie die 1-Hz-Stimulation benutzt werden.
- Sobald ein Muskelrelaxans gegeben wurde, darf nur noch mit einer Einzelzuckung von 0,1 Hz oder mit einer Viererreizung maximal alle 12 s stimuliert werden. Wird eine höhere Frequenz, z. B. 1 Hz, beibehalten, täuscht die geprüfte Nerv-Muskel-Gruppe lokal eine erhöhte Empfindlichkeit auf

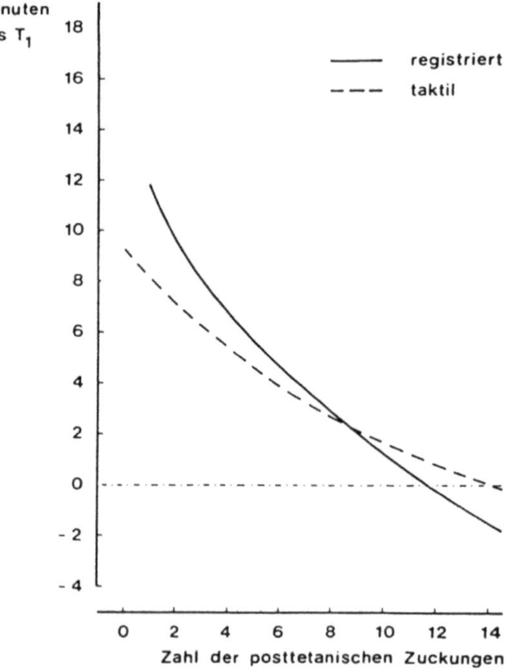

Abb. 8. Zeitliche Beziehung zwischen Zahl der posttetanischen Zuckungen und dem Wiederauftreten der 1. Reizantwort in der Viererreizung nach Atracurium: Vergleich von mechanographisch gemessenen Werten mit taktil gemessenen Werten

Muskelrelaxanzien vor, die aber für die anderen Körperregionen nicht repräsentativ ist.

- Tetanische Stimulationsmuster, wie sie für den PTC verwendet werden, dürfen nicht öfter als alle 6 min benutzt werden, um regionale Veränderungen der neuromuskulären Übertragung zu vermeiden [65].

Welche Nerv-Muskel-Gruppe soll für das Monitoring benutzt werden?

Unterschiedliche Wirkung der Muskelrelaxanzien auf die einzelnen Muskelgruppen

Die Muskelrelaxanzien werden nach der intravenösen Gabe entsprechend der Verteilung des Herzminutenvolumens zuerst die trunkale Muskulatur und die Schlundmuskulatur erreichen, bevor die Wirkung an der Extremitätenmuskulatur sichtbar wird. Generell wird bei den besser und früher durchbluteten Muskeln eine kürzere Anschlagzeit registriert als bei schlechter durchbluteten Muskeln [37, 46]. So ist die Anschlagzeit an der Zwerchfellmuskulatur, der Interkostalmuskulatur, der Larynxmuskulatur und der Gesichtsmuskulatur bei allen nichtdepolarisierten Muskelrelaxanzien kürzer als an der Thenar-

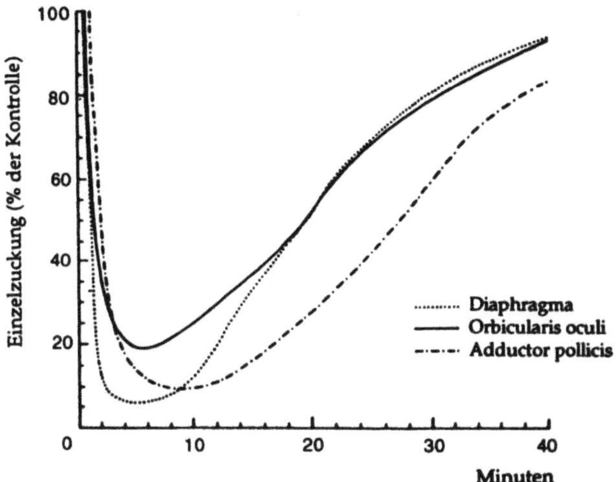

Abb. 9. Vergleich der Anschlagzeit und der Erholung von der neuromuskulären Blockade in verschiedenen Muskelgruppen nach Vecuronium. Das Zwerchfell und der M. orbicularis oculi haben eine sehr viel schnellere Anschlagszeit und Erholung als der M. adductor pollicis. (Nach [21])

muskulatur. Andererseits erfolgt die Erholung durch die schnelle Auswaschung des Muskelrelaxans ebenfalls schneller, so daß generell an der trunkalen Muskulatur eine kürzere Anschlagzeit und eine schnellere Erholung beobachtet wird als an der Thenarmuskulatur ([21, 22, 30] Abb. 9).

Neben der kürzeren Anschlagzeit und schnelleren Erholung der Kontraktionskraft der zentralen im Vergleich zur peripheren Muskulatur wird die Wirkung im wesentlichen durch die Intensität der motorischen Innervation (Zahl der Nervenfasern pro Motoreinheit) bestimmt. Sind sehr viele Nervenfasern pro Motoreinheit vorhanden, ist die Sicherheitsmarge der neuromuskulären Übertragung sehr hoch, so daß das Ausmaß der Relaxation geringer sein und sich die Kontraktionskraft schnell wieder einstellen wird. Ist dagegen die Motoreinheit nur von wenigen Nervenfasern versorgt, ist das Ausmaß der Relaxation größer, und die Erholung wird eher protrahiert verlaufen. Dies wird an dem Vergleich der Dosis-Wirkungs-Beziehung für die Larynxmuskulatur im Vergleich zur Thenarmuskulatur deutlich: Für dasselbe Ausmaß der Relaxation benötigt die Larynxmuskulatur etwa die 2fache Dosis im Vergleich zur Thenarmuskulatur [22].

Zusammenfassend kann hinsichtlich der Wirkung von nichtdepolarisierenden Muskelrelaxanzien auf die einzelnen Muskelgruppen festgestellt werden:

Die Anschlagszeit hängt von dem Ausmaß der Durchblutung ab und ist in der trunkalen Muskulatur (Zwerchfell, Larynx, Gesichtsmuskulatur) kürzer als in der peripheren Muskulatur.

Das Ausmaß der Relaxation hängt von der Art der Muskeln, d.h. dem Anteil der langsamen (Typ I) oder der schnellen (Typ II) Muskelfasern [55], und von der Anzahl der Nervenfasern pro Motoreinheit ab. Dabei haben das Zwerchfell, die Gesichtsmuskulatur und die Thenarmuskulatur eine ähnliche

Empfindlichkeit, während die Larynxmuskulatur eine um die Hälfte reduzierte Empfindlichkeit besitzt [22].

Die Erholung hängt wieder im wesentlichen von der Durchblutung, der Zahl der Nervenfasern pro Motoreinheit und der Rezeptoraffinität ab und ist deshalb in der peripheren Muskulatur langsamer als in der zentralen Muskulatur [30]. In der Vergangenheit wurde nur die schnelle Erholung des Zwerchfells beobachtet und deshalb von einer relativen Unempfindlichkeit dieses Muskels gegenüber nicht depolarisierenden Muskelrelaxanzien gesprochen.

Nerv-Muskel-Einheiten, die zur Überwachung der neuromuskulären Blockade benutzt werden:

Folgende Nerv-Muskel-Einheiten können für die Überwachung benutzt werden:

- *N. ulnaris am distalen Vorderarm und M. adductor pollicis*
  Die Stimulationselektroden werden proximal vom Handgelenk direkt medial neben der Sehne des M. abductor carpi ulnaris im Abstand von 5–7 cm angebracht [13]. Wegen der guten Zugänglichkeit und der Möglichkeit, sowohl taktil und visuell als auch mit Kraftwandlern die Reizantwort zu messen, ist dies die am häufigsten benutzte Überwachungsstelle. Dadurch, daß die Thenarmuskulatur sich erst nach der Atem- und Schlundmuskulatur erholt, ist die Sicherheit dieser Überwachung sehr hoch. Alternativ kann auch die Flexion des Zeigefingers beurteilt werden [53].
- *N. ulnaris am distalen Vorderarm und M. abductor digiti V*
  Diese Monitorstelle bietet sich für die elektromyographische Überwachung an, da der Muskelbauch des M. abductor digiti V für die Plazierung von Aufnahmeelektroden für das EMG besonders geeignet ist und durch einfache Maßnahmen eine isometrische Kontraktion mit wenig Bewegung des Muskelbauches gewährleistet werden kann. Für die taktile oder visuelle Überwachung ist diese Stelle weniger geeignet; eine Messung durch Kraftwandler ist sehr schwierig.
- *N. peronaeus am Fibulaköpfchen und die Dorsalflexion des Vorfußes.*
- *N. tibialis posterior am Malleolus medialis und die Plantarflexion des großen Zehs* [52, 58].
- *N. facialis und M. orbicularis oculi* [29].
  Die Stimulationselektroden werden vor dem Tragus des Ohrs in ca. 3 cm Abstand angebracht. Diese Überwachungsstelle ermöglicht einen Zugang zu den sehr früh relaxierten, aber sich auch früh erholenden Muskeln. Die Beurteilung erfolgt visuell [19] oder durch einen Beschleunigungsmesser [29].

Erholung der Muskelkraft von der neuromuskulären Blockade

Wenn die Muskelrelaxation aufgehoben werden soll, sei es durch die spontane Erholung oder durch die Antagonisierung mit einem Cholinesterasehemmer, muß sichergestellt werden, daß sich nicht nur die Ruheatmung erholt, sondern der Patient auch genügend Muskelkraft besitzt, um die Reservemuskulatur, wie z. B. zum Husten, voll benutzen zu können. Ist der Patient wach und kooperativ, kann durch Prüfung einer physiologischen tetanischen Innervation, wie Kopfheben von der Unterlage für 10 s oder Anheben des Armes oder Beines für 10 s oder durch Aktivierung der Atemhilfsmuskulatur (Messung der Vitalkapazität, VC, Messung des maximalen expiratorischen Flusses, PEF, oder der maximalen inspiratorischen Kraft, MIF) die Wiederherstellung der normalen neuromuskulären Übertragung festgestellt werden. Ist der Patient z. B. wegen des Anästhesieüberhangs nicht in der Lage, diese Befehle auszuführen, treten evozierte Parameter wie z. B. die Reizantwort auf eine Viererreizung oder auf einen DBS an ihre Stelle.

Welche Korrelation existiert zwischen evozierten und spontanen Parametern?

Viererreizung und Vitalkapazität. Eine Erholung der Höhe der 4. Zuckung auf mehr als 70% der Höhe der 1. Zuckung (TOF-Quotient > 0,7) korreliert mit einer Erholung der Vitalkapazität auf den Ausgangswert und demonstriert damit eine Wiederherstellung der respiratorischen Reserve. Dasselbe gilt für die inspiratorische Kraft ([1], Abb. 10).

Viererreizung und Kopfheben. Eine Erholung der 4. Zuckung im Verhältnis zur Höhe der 1. Zuckung auf 70% (TOF-Quotient > 0,7) ermöglicht beim Patienten ein Kopfheben von der Unterlage für 5 s. Erholt sich die 4. Zuckung auf

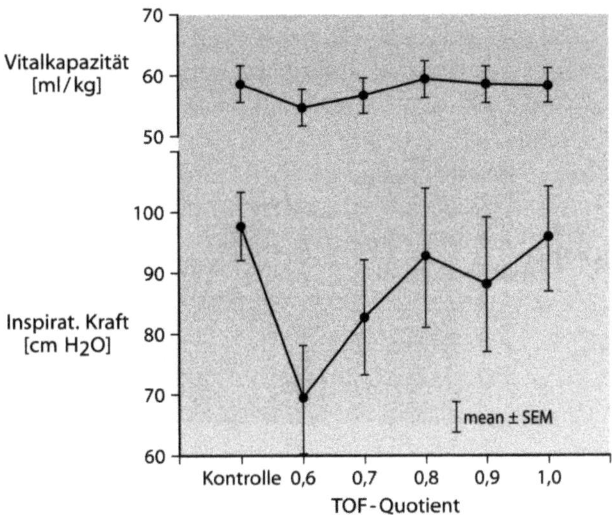

Abb. 10. Beziehung zwischen Veränderungen der Vitalkapazität, der inspiratorischen Kraft und des TOF-Quotienten nach Gabe von Curare bei freiwilligen Versuchspersonen. Die Atemmechanik normalisiert sich wieder, wenn der TOF-Quotient mindestens 0,7 bis 0,8 erreicht. (Nach [1])

80% der 1. Zuckung (TOF-Quotient 0,8), kann der Kopf für 10 s angehoben werden [24]. Damit kann durch Kopfheben für 5–10 s (auch beim intubierten Patienten) auf einfache Weise eine Prüfung der Muskelkraft erfolgen und die Notwendigkeit einer Antagonisierung ermittelt werden.

Zur genauen Quantifizierung der Höhe der 4. Zuckung im TOF ist eine Registrierung notwendig. Bei der taktilen Evaluation kann die *„double burst stimulation“ (DBS)* weiterhelfen. Sie enthält die gleiche Information wie die Viererreizung und ermöglicht bei der taktilen Quantifizierung eine genauere Aussage über den TOF-Quotienten durch die Beurteilung der 2. Zuckung (s. S. 535).

Viererreizung und maximale inspiratorische Kraft (MIF). Die maximale inspiratorische Kraft ist ein Maß der respiratorischen Reserve. Sie wird normalerweise beim intubierten Patienten gemessen und hängt von der Kooperation des Patienten ab. Eine Erholung der Höhe der 4. Zuckung auf 70% der 1. Zuckung (TOF-Quotient 0,7) korreliert nach der Gabe von Tubocurarin mit einer Erholung der MIF auf -80 bis -90 cm H_2O [1]. Untersuchungen an Freiwilligen mit partieller neuromuskulärer Blockade konnten zeigen, daß trotz normaler Atmung ohne Veränderung des endexspiratorischen CO_2 die Muskulatur, die für den Schutz der Atemwege verantwortlich ist, ihre Funktion noch nicht zurückgewonnen hat. Für eine normale Vitalkapazität ist eine Erholung der inspiratorischen Kraft auf 90% des Ausgangswertes notwendig. Für viele Muskelfunktionen, die mit der Atemreserve oder der Aufrechterhaltung eines normalen Atemwegs zu tun haben, ist eine inspiratorische Kraft von mindestens -40 cm H_2O notwendig [47]. Der Zusammenhang zwischen der Erholung von wichtigen Muskelfunktionen und der maximalen inspiratorischen Kraft ist in der Abb. 11 dargestellt.

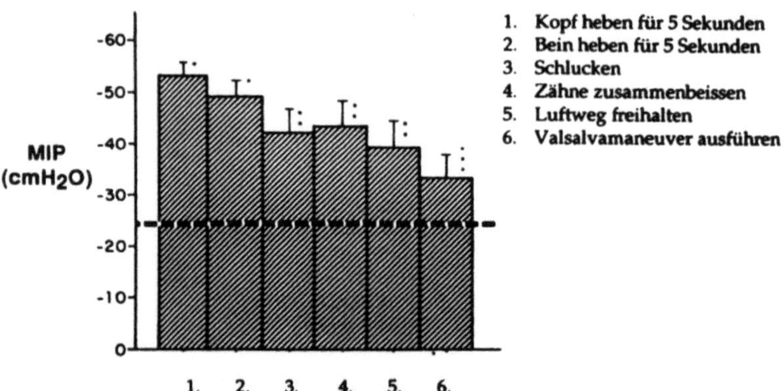

Abb. 11. Beziehung zwischen maximaler inspiratorischer Kraft (*MIF*) und verschiedenen Muskelfunktionen nach Gabe von Curare bei freiwilligen Versuchspersonen. Obwohl in der Vergangenheit oft eine inspiratorische Kraft von −25 cm H_2O als ausreichend für die Muskelkraft angesehen wurde (*gestrichelte Linie*), ist zur Ausführung von lebenswichtigen Muskelfunktionen bei der Erholung von der neuromuskulären Blockade eine inspiratorische Kraft von mindestens −40 cm H_2O notwendig. (Nach [47])

Bei neueren Untersuchungen an wachen Probanden mit einer partiellen neuromuskulären Blockade (TOF-Quotient von 0,6 und 0,7) wurde durch Videomanometrie eine gestörte Koordination zwischen der Pharynxmuskulatur und der Muskulatur des oberen Ösophagus nachgewiesen, die in 32% (TOF 0,6) bzw. 18% (TOF 0,7) zur Aspiration von Kontrastmittel führte. Erst bei einem TOF-Quotienten > 0,9 war die Ausgangssituation wieder erreicht [60]. In einer neueren klinischen Untersuchung, in der Pancuronium, Atracurium und Vecuronium verglichen wurden, war neben dem Alter und einer Anästhesiedauer von über 200 min die Gabe von Pancuronium und das Vorhandensein eines postoperativen TOF-Quotienten von < 0,7 mit einem signifikant gesteigerten pulmonalen Risiko verbunden [12]. Außerdem wurde nach Pancuronium ein signifikant längerer Aufenthalt im Aufwachraum beobachtet [6]. Daraus ergibt sich, daß unbedingt ein TOF-Quotient von > 0,8 anzustreben ist, um die volle Funktion der bulbären und respiratorischen Muskulatur wiederherzustellen.

Methoden der neuromuskulären Überwachung

Nervenstimulator

Der für die Überwachung der neuromuskulären Blockade benutzte Nervenstimulator muß bestimmte Eigenschaften besitzen [9]. Der Stimulationsreiz sollte aus einem 0,2–0,3 ms dauernden, rechteckigen Impuls bestehen. Ist die Impulsdauer kürzer, reicht die Stromstärke meist nicht aus, um alle Nervenfasern zu depolarisieren. Ist die Impulsdauer länger als 0,3 ms oder ist sie biphasisch, kann eine Doppelstimulation („repetitive firing“) ausgelöst werden [2], was eine geringere Relaxationstiefe vortäuscht. Die direkte Muskelstimulation nimmt mit der Stimulationsdauer ebenfalls zu. Alle diese Faktoren sowie der Gebrauch von sehr hohen Stromstärken führen zu einer künstlich verstärkten Reizantwort und damit zu einer Unterschätzung der tatsächlich vorliegenden neuromuskulären Blockade.

Der Stimulator muß die Stromstärke dem Hautwiderstand (Impedanz) in der Weise angleichen können, daß bei einer Zunahme der Impedanz die Spannung an den Elektroden zunimmt und so immer der gleiche Strom fließen kann. Dies wird auch als Constant-current-Stimulator bezeichnet. Da der Hautwiderstand in der Größenordnung von 2,5–5 Kiloohm liegt, muß bei Verwendung von Oberflächenelektroden die maximal mögliche Stromstärke mindestens 50 mA betragen, um eine supramaximale Stimulation zu ermöglichen [39]. Weniger gebräuchlich sind subkutane Nadelelektroden, die den Widerstand auf 0,5–2 Kiloohm reduzieren können. Die Art der Elektroden kann die Reizantwort wesentlich beeinflussen [59]. Obwohl einige Patienten 50 mA und mehr für eine supramaximale Stimulation benötigen, kommt die Mehrzahl der Patienten bei entsprechender Vorbereitung der Haut mit einer geringeren Stromstärke aus. Routinemäßige Verwendung von sehr hohen Stromstärken führt zur „Überstimulation“ und damit zur Unterschätzung der neuromuskulären Blockade [11]. Viele der heute benutzten halbautomatischen Stimulations- und Registriergeräte wie der Relaxograph, der Accelograph und der TOF-Guard prüfen zwar die Stromstärke für die maximale Stimulation, schalten aber dann entweder auf eine vorprogrammierte supramaximale Stromstärke (20% über die maximale Stromstärke beim Relaxograph) oder auf die maximal mögliche Stromstärke von 60 mA (Accelograph).

Folgende Stimulationsmuster sollten in einem Nervenstimulator eingebaut sein:

- 1-HZ-Stimulation (kontinuierlich),
- 0,1-Hz-Stimulation (kontinuierlich),
- Viererreizung (TOF) einzeln und kontinuierlich alle 10 s, vorteilhaft auch alle 20 s [44],
- „double burst stimulation" (DBS 3,3) (Sperre für 20 s),
- 50-Hz-Tetanus zusammen mit einem „post tetanic count" (PTC) (Sequenz: 1 Hz, 50-Hz-Tetanus, 3 s Pause, 1 Hz), Sperre für 6 min,
- Anzeigen für den Stimulationsstrom und die Batteriespannung.

Beurteilung der Reizantwort

Taktile und visuelle Überwachung

Es wird mit leichter Vorspannung des Daumens die Reizantwort auf eine N.-ulnaris-Stimulation gefühlt oder an der Gesichtsmuskulatur (M. orbicularis oculi) visuell die Reizantwort auf eine Reizung des N. facialis beobachtet. Durch die Viererreizung, den PTC und den DBS ist eine semiquantitative Beurteilung möglich. Die taktile Beurteilung ist die am häufigsten angewandte Methode und für die Klinik in den meisten Fällen ausreichend.

Mechanographische Überwachung

Messung mit Kraftwandler (Transducer). Dabei wird die Kraft der Adduktion des Daumens seltener die Flexion des Großzehens, gemessen. Die Meßeinrichtung ist aufwendig und macht eine Kontrollmessung vor der Gabe des Muskelrelaxans notwendig. Diese Methode stellt den „Goldstandard" dar und ist v.a. für wissenschaftliche Untersuchungen geeignet.

Messung mit dem Beschleunigungswandler (Accelograph). Durch den Zusammenhang von Kraft, Masse und Beschleunigung kann nach dem Newton-Gesetz aus der Beschleunigung auf die Kraft geschlossen werden. Die Einrichtung für die Beschleunigungsmessung ist weniger aufwendig als für die Messung mit dem Kraftwandler. Außerdem gibt es kleine, batteriebetriebene Meßeinheiten (TOF-Guard), die in der klinischen Routine ohne großen Zeitaufwand eingesetzt werden können und eine Quantifizierung des TOF-Quotienten erlauben. Nachteilig ist die Instabilität der Kontrollregistrierung und die oft überschießende Erholung [32, 67]. Die Accelographie ist auch für die Quantifizierung der Kontraktion des M. orbicularis oculi geeignet [29].

Evoziertes Elektromyogramm

Das evozierte EMG ist das Summationsaktionspotential der unter den Aufnahmeelektroden liegenden Muskelfasern, das integriert und rektifiziert und als Zahl angezeigt wird. Wegen des guten Zugangs und der Stabilisierung des Muskels ist der M. abductor digiti V für diese Methode besonders geeignet. Der große Vorteil des EMG liegt darin, daß es auch an Stellen abgeleitet werden kann, die während der Operation nicht zugänglich sind, und von Körperstellen, die für eine Kraftmessung nicht geeignet sind, wie z.B. Gesichtsmuskulatur, die Interkostalmuskulatur und das Zwerchfell. Dadurch, daß meist das Rohsignal nicht zur Verfügung steht und die Integrationsperiode („offenes Fenster") fixiert ist, kann die Integration des Stimulussignals oder die inkomplette Erfassung des Summationsaktionspotentials einen höheren oder tieferen Wert bedingen.

Unterschiede zwischen Mechanogramm und evoziertem EMG. In den meisten klinischen Situationen kann die Überwachung der Relaxation sowohl mit dem Mechanogramm als auch mit dem evozierten EMG durchgeführt werden. Das EMG zeigt beim Einsetzen der neuromuskulären Blockade gegenüber dem Mechanogramm eine gewisse Verzögerung, während es sich etwas schneller erholt als das Mechanogramm [31]. Eine Diskrepanz zwischen Mechanogramm und EMG kann durch Medikamente zustande kommen, die anders als Muskelrelaxanzien direkt auf den kontraktilen Apparat wirken, wie z.B. Dantrolen oder Kalziumantagonisten [40, 42]. Das EMG zeigt dabei ein normales ungeblocktes Signal, während das Mechanogramm eine Abschwächung zeigt, die z.B. bei klinischer Dosierung von Dantrolen (2 mg/kg KG) bis auf 25% der Kontrolle abnehmen kann.

Die 3 Phasen der klinischen Muskelrelaxation

Anästhesieeinleitung

Zur Erleichterung der Intubation wird meistens ein Muskelrelaxans benutzt. Die Dosis wird anhand des Körpergewichts vorausbestimmt. Die Überwachung der neuromuskulären Übertragung in dieser Phase besteht:

- in der Bestimmung des supramaximalen Reizes beim anästhesierten, aber noch nicht relaxierten Patienten und
- in der Beurteilung der Relaxationstiefe als Anhaltspunkt für den optimalen Zeitpunkt der Intubation.

Die Bestimmung und Sicherstellung der supramaximalen Stimulation hat den Zweck, daß die Monitoreinrichtung für diesen Patienten validiert wird. Die Elektrodenlage und der Hautwiderstand müssen eine komplette Stimulation des darunterliegenden Nervs ermöglichen. Wenn nicht alle Nervenfasern depolarisiert werden, ist die Information aus der Reizantwort nur beschränkt verwertbar. Nach Erreichen der maximalen Stimulation sollte der Nervenstimulator noch eine Stimulationsreserve von ca. 20–30% der möglichen maximalen Stromstärke aufweisen. Praktisch sieht dies folgendermaßen aus: Nachdem der Patient ein Hypnotikum und Analgetikum bekommen hat, wird die Stromstärke des Stimulators unter 1-Hz-Stimulation langsam gesteigert und gleichzeitig versucht, taktil oder durch Registrierung die 1. Reizantwort und damit die Schwellenstromstärke festzustellen. Die Stromstärke oder Potentiometereinstellung sollte zu diesem Zeitpunkt innerhalb des ersten Drittels der möglichen Volleinstellung liegen, da sonst kaum eine supramaximale Stimulation möglich sein wird [39]. Die Stromstärke wird nun langsam unter 1-Hz-Stimulation weiter erhöht, bis die Kraft der Zuckung nicht mehr weiter zunimmt. Dies ist der Zeitpunkt der maximalen Stimulation. Um für mögliche Zunahmen des Hautwiderstandes während der Operation vorzusorgen, wird nun die Stromstärke um weitere 10–20 mA erhöht und damit eine supramaximale Stimulation erreicht.

Die Intubationsdosis wird anhand des Körpergewichts berechnet [9]. Zur Intubation mit nichtdepolarisierenden Muskelrelaxanzien wird die 1,5- bis 2,5fache ED 95 gebraucht. Würde man versuchen, während der Anästhesieeinleitung die individuelle Empfindlichkeit des Patienten durch Titration von kleinsten Dosen (z. B. Multiple der ED 20) zu bestimmen, nähme die Zeit von der Gabe des Hypnotikums bis zur Sicherung des Luftwegs mit der Intubation ca. 10–20 min in Anspruch und wäre deshalb unpraktisch und potentiell gefährlich. Dies bedeutet, daß trotz Monitoring in der Regel mit einer vorgewählten Dosis gearbeitet wird, wohl wissend, daß dadurch einige Patienten eine höhere Dosis bekommen, als sie wirklich benötigen. Ausnahmen stellen Patienten mit einer erhöhten Empfindlichkeit auf Muskelrelaxanzien oder mit einer erniedrigten Sicherheit der neuromuskulären Übertragung (Myasthesia gravis, Myastheniesyndrom) dar. Bei ihnen empfiehlt es sich, die Muskelrelaxanzien unter Monitoring einzutitrieren oder für die Intubation ganz zu vermeiden [7].

Stimulationsmuster bei der Einleitung

Zur Bestimmung der supramaximalen Stimulation, bevor ein Muskelrelaxans gegeben wird, kommt die 1-Hz-Stimulation zur Anwendung. Nach der i.v.-Gabe des Muskelrelaxans wird auf die Viererreizung oder die 0,1-Hz-Reizung umgeschaltet. Wird die 1-Hz-Stimulation beibehalten, kann lokal eine höhere Empfindlichkeit und frühere Muskelrelaxation vorgetäuscht werden, die aber für die Situation in den übrigen Körperteilen nicht repräsentativ ist (s. Abb. 2, S. 531). Wie oben beschrieben, ist die Anschlagzeit der Relaxation in der Thenarmuskulatur länger als in der Muskulatur des Zwerchfells, Larynx oder der Gesichtsmuskulatur. Deshalb kann bei einer sichtbaren Schwächung der Kontraktionen in der Daumenmuskulatur oder – im Mechanogramm oder evozierten EMG – bei einer Abnahme der 1. Reizantwort nach einer Viererreizung auf 10% der Kontrolle die Intubation durchgeführt werden. Neuere Untersuchungen konnten zeigen, daß der M. orbicularis oculi besser mit den Intubationsbedingungen korreliert als der M. adductor pollicis [19, 41, 54].

Unterhaltung der Relaxation

Nach der Intubation mit Succinylcholin muß mit der weiteren Gabe von Muskelrelaxanzien so lange gewartet werden, bis eine erkennbare Erholung der Reizantwort und damit ein normaler Abbau des Succinylcholins durch die Plasmacholinesterase gezeigt werden kann. Auch nach der Gabe von Mivacurium zur Intubation ist es wichtig, die normale Erholung abzuwarten und erst dann mit der weiteren Gabe von Muskelrelaxanzien fortzufahren [49].

Nach der Intubation mit nichtdepolarisierenden Muskelrelaxanzien ist die neuromuskuläre Blockade durch die Gabe der 1,5- bis 2,5fachen ED 95 so intensiv, daß sie mit der Viererreizung nicht mehr quantifiziert werden kann. Ist es wichtig, das Ausmaß der Blockade zu dieser Zeit zu bestimmen, weil z.B. der operative Eingriff überraschend schnell beendet wird und eine Antagonisierung der Relaxanswirkung geplant ist, kann als Stimulationsmuster zur Quantifizierung der tiefen Blockade der PTC eingesetzt werden und je nach der Zahl der posttetanischen Zuckungen anhand der bekannten Diagramme die Zeit bis zum Erscheinen der 1. Reizantwort im TOF abgelesen werden (s. Abb. 8, S. 538).

Die chirurgische Relaxation z.B. für Baucheingriffe wird als Abnahme der Einzelzuckung auf 5–10% des Kontrollwertes bei genügender Anästhesietiefe definiert und sollte für einen operativen Eingriff in der Bauchhöhle ausreichend sein [38]. Dies entspricht dem Vorhandensein der 1. Zuckung im TOF. Wenn die Anästhesie mit Inhalationsanästhetika aufrechterhalten wird, wird bei demselben Grad der Relaxation (1. Zuckung im TOF oder 5–10% der Kontrollzuckung) vom Operateur eine bessere Relaxation empfunden als bei der TIVA [25]. Ist die Anästhesie zu oberflächlich, wird bei diesem Relaxationsgrad der Patient in der Lage sein, kleine motorische Abwehrbewegungen wie Stirnrunzeln oder Handbewegungen zu machen und damit dem Anästhesisten die mangelnde Analgesie signalisieren. Diese motorischen Zeichen korrelieren besser mit einer oberflächlichen Anästhesie als die Kreislaufparameter [4] und sind dazu geeignet, das Wachsein während der Anästhesie zu erkennen.

Bestimmte operative Eingriffe wie Kraniotomien oder Operationen am offenen Auge erfordern eine totale Immobilisierung des Patienten. Muß solch ein Patient z.B. intraoperativ tracheal abgesaugt werden, ist eine sehr tiefe Relaxation bis zu einem Verschwinden der posttetanischen Zuckungen im PTC nötig [27].

Die Unterhaltung der Relaxation kann durch intermittierende Bolusgaben von Muskelrelaxanzien durchgeführt werden. Dabei sollten sehr kleine und möglichst gleichgroße Dosierungen benutzt werden, um jederzeit, v.a. mit den neuen Muskelrelaxanzien, eine spontane Erholung auf 2–3 Reizantworten in der Viererreizung sicherzustellen und damit eine sichere Antagonisierung zu ermöglichen [14]. Wenn identische Boli bei dem gleichen Erholungsgrad (z.B. 2 Zuckungen im TOF) gegeben werden, kann aus dem zeitlichen Abstand der Boli auf die individuelle Empfindlichkeit des Patienten und auf eine eventuelle Kumulation oder Interaktion geschlossen werden.

Bei längeren Eingriffen und dem Gebrauch der neuen kurz und mittellang wirkenden Muskelrelaxanzien wie Mivacurium, Atracurium, Vecuronium und Rocuronium bietet sich wegen der guten Steuerbarkeit eine kontinuierliche Gabe an. Dabei kann die Infusion so eingestellt werden, daß entweder die 1. Zuckung im TOF oder eine bestimmte Zahl von posttetanischen Zuckungen des PTC als Parameter zur Kontrolle der Infusionsrate benutzt werden. Auch hier gibt die erforderliche Infusionsrate Auskunft über die Empfindlichkeit des Patienten auf das individuelle Muskelrelaxans.

Die Notwendigkeit zur intraoperativen Relaxation sollte immer genau geprüft werden. Sie kann sich aus dem gewählten Anästhesieverfahren ergeben oder für den chirurgischen Eingriff notwendig sein. Es ist auch vorstellbar, daß nur während bestimmter Phasen des operativen Eingriffs eine Relaxation notwendig ist. Mit den guten Erholungscharakteristika der neuen Muskelrelaxanzien ist die Adaptation an die wirklichen Bedürfnisse möglich und kann zu einem niedrigeren Gesamtverbrauch beitragen.

Erholung

Die Überwachung der neuromuskulären Blockade ist für diese Phase wahrscheinlich am wichtigsten. Die Erholung wird schneller und sicherer ablaufen, wenn die intraoperative Relaxation kontrolliert und den aktuellen Bedürfnissen des einzelnen Patienten angepaßt war, d.h. seiner individuellen Empfindlichkeit und der Interaktion mit den Anästhetika. Werden kleine Einzeldosierungen benutzt oder wird die Infusion früh genug beendet, kann mit den kurz und intermediär wirkenden Muskelrelaxanzien eine vollständige spontane Erholung in der Regel abgewartet werden.

Das Monitoring beobachtet das Erscheinen aller 4 Zuckungen in der Viererreizung und wird, nachdem die 4. Zuckung gleich beurteilt wird wie die 1., auf dem DBS übergehen. Ist dort keine Abschwächung mehr zu erkennen, kann der Patient gefahrlos extubiert werden, um dann durch klinische Untersuchungen wie Kopfheben, Arm- oder Beinheben für 5–10 s die Korrelation mit den evozierten Parametern zu zeigen.

Das Ende der Operation bedeutet nicht, daß dies der Zeitpunkt ist, an dem entschieden werden muß, ob der Patient sich spontan erholt hat oder antagonisiert werden muß. Erst zu dem Zeitpunkt, an dem z.B. das Inhalationsanästhetikum einen tiefen enttidalen Wert erreicht hat und damit die Potenzierung der neuromuskulären Wirkung beendet ist [8], oder bei der TIVA zu dem Zeitpunkt, an dem der Patient wirklich wach wird, sollte anhand evozierter Parameter wie TOF und DBS oder des Kopfhebens die Muskelkraft beurteilt und, wenn notwendig, ein Cholinesterasehemmer gegeben werden. Die Zeit von der Gabe des Cholinesterasehemmers bis zur vollständigen Antagonisierung der neuromuskulären Blockade ist abhängig von der Tiefe der Blockade vor der Gabe. Deshalb sollten, v.a. bei den langwirkenden Muskelrelaxanzien wie Pancuronium und Alcuronium, in der Viererreizung mindestens 2–3 Reizantworten gefühlt werden, bevor eine Antagonisierung versucht wird. Auch dann muß bei den langwirkenden Muskelrelaxanzien noch mit einer verzögerten oder inkompletten Erholung gerechnet werden, die zu postoperativen Komplikationen und zu einem erhöhten Überwachungsaufwand führen kann [6, 12].

Überwachung der neuromuskulären Blockade im Aufwachraum und auf der Intensivstation

Aufwachraum. Trotz intraoperativer Überwachung der Muskelrelaxation und Antagonisierung am Ende der Anästhesie wurde häufig ein Relaxationsüberhang in die postoperative Phase festgestellt, der meistens mit dem Gebrauch der langwirkenden Muskelrelaxanzien in Zusammenhang gebracht werden konnte [15, 48, 67]. Die Restcurarisierung wird beim wachen Patienten am besten durch Heben des Kopfes oder einer Extremität für 10 s festgestellt. Kann der Patient diese Manöver z.B. wegen eines Anästhesieüberhangs nicht ausführen, müssen evozierte Parameter wie der TOF-Quotient oder der DBS mit einem Nervenstimulator getestet werden. Die Prüfung mit der supramaximalen Nervenreizung ist wegen der Schmerzen unangenehm. Zur Feststellung des TOF-Quotienten genügen jedoch für diese Situationen submaximale Stimulationen mit der Viererreizung, die ein ähnlich gutes Ergebnis liefern wir die supramaximalen Stimulationen [16, 17]. Ein TOF-Quotient, der mit einem Stimulationsstrom von 10 mA über der Schwellenstromstärke erhalten wurde, korrelierte gut mit dem TOF-Quotienten einer supramaximalen Stromstärke [58].

Intensivstation. Zur Überwachung der neuromuskulären Blockade beim Intensivpatienten gibt es sehr viel weniger Information als für den anästhesierten Patienten. Es ist zu vermuten, daß sowohl die Dosierung als auch die Überwachung der neuromuskulären Blockade anderen Regeln folgen [45]. In einer randomisierten, prospektiven Studie wurde die Relaxation auf der Intensivstation nach klinischen Kriterien mit einer Gruppe verglichen, bei der die Gabe des Relaxants mit einem Nervenstimulator und der taktilen Beurteilung evaluiert wurde. Als Relaxationsgrad wurde die erste Reizantwort im Train-of-Four angestrebt. Die Monitorgruppe erholte sich doppelt so schnell wie die klinisch dosierte Gruppe. Als zusätzliche Risikofaktoren galten die Gabe von Kortikosteroiden, Hypokaliämie, aktive Metaboliten des Muskelrelaxanz, Veränderung der Empfindlichkeit der Acetylcholinrezeptoren und Immobilität [51, 56]. Durch die Wahl des Muskelrelaxanz kann zwar die Wahrscheinlichkeit einer schnellen Erholung verbessert werden, doch scheint das Monitoring die Myopathie und damit die gelegentliche verzögerte Erholung nicht zu verhindern [20, 50]. Auch hier scheinen die intermediär wirkenden Muskelrelaxanzien ohne aktive Metaboliten einen Vorteil zu bieten. Ob die heute verbreitete Relaxationstiefe von einer Reizantwort im TOF bei allen Intensivpatienten und bei speziellen Handlungen wie trachealem Absaugen ausreichend ist, müssen weitere Studien ergeben.

Praktische Hinweise für ein erfolgreiches neuromuskuläres Monitoring

- *Routinemäßige Verwendung:* Nur wenn die Überwachung mit Beginn der Anästhesie installiert wird, ist die Sicherheit gegeben, daß die Resultate verläßlich genug sind, um damit therapeutische Entscheidungen zu treffen. Fehlende supramaximale Stimulation wegen ungenügender Hautpräparation oder technische Defekte (alte Batterien, Kabeldefekt, Berührung der Elektroden und daraus resultierender Kurzschluß) können so eliminiert werden.
- *Elektrodenplazierung:* Die Haut wird mit Reinigung und leichter Abrasion vorbereitet, um den Hautwiderstand zu senken. Die distale, negative Elektrode muß am Handgelenk ca. 1,5 cm proximal vom Os pisiforme an der Hauteinziehung neben der Sehne des M. flexor carpi ulnaris und möglichst dicht am N. ulnaris angebracht werden. Die positive Elektrode soll in 5–6 cm Abstand proximal angeklebt werden. Die Schwellenstromstärke darf 15 mA nicht überschreiten, andernfalls muß eine andere Lage der distalen Elektrode gesucht werden [11]. Je breiter die Kontaktfläche der Hautelektroden ist, desto weniger ist der Strom auf den Nerv fokussiert und desto höher muß die Stromstärke sein. Idealerweise sollte die Kontaktfläche nicht größer als 7–8 mm im Durchmesser sein. Bei großen Kontaktflächen muß der Elektrodenabstand größer sein.
- *Muskel-/Hauttemperatur:* Die Auskühlung des Patienten im Operationssaal und die Abnahme der Durchblutung in der oberen Extremität kann die Temperatur der Handmuskulatur leicht auf Werte unter 33 °C sinken lassen. Auch ohne Muskelrelaxanzien nimmt die Kontraktionskraft des Muskels mit der Temperatur ab [34]. Ist die Hauttemperatur 33 °C oder weniger, wird eine intensivere Muskelrelaxation im Verhältnis zur normothermen Extremität vorgetäuscht [35, 61]. Diese Temperaturabhängigkeit stellt bei langen Operationen mit großen Volumenumsätzen ein nicht leicht lösbares Problem dar. Durch Einwickeln des Unterarms in ein Tuch oder eine Folie sowie durch Umwickeln des Unterarms mit den Schläuchen einer Wärmematte kann die Auskühlung vermindert werden.
- *Denervation und neuromuskuläres Monitoring:* Ist das Motorneuron geschädigt, kommt es als Kompensationsmechanismus zum Auswachsen von zusätzlichen Endplatten. Dadurch wird die für eine neuromuskuläre Blokkade benötigte Menge an Muskelrelaxans in diesen Muskeln gegenüber den normal innervierten Körperregionen enorm gesteigert und führt so zu einer Überdosierung. Deshalb darf an der plegischen Extremität keine Überwachung vorgenommen werden [5, 28].

Ein peripherer Nervenstimulator sollte bei allen Patienten eingesetzt werden, die ein Muskelrelaxanz erhalten. Die beschriebenen Stimulationsmuster und Reizantworten verhindern in der Regel eine Überdosierung oder einen klinisch signifikanten Relaxanzüberhang in die postoperative Phase und die daraus resultierende Morbidität. Trotzdem ist, unabhängig von der Art der Überwachung, die Wahl des Muskelrelaxanz entscheidend, da je nach Medikament noch eine signifikante Rezeptorbesetzung für mehrere Stunden nach der Anästhesie bestehen kann.

Literatur

1. Ali HH, Wilson RS, Savarese JJ, Kitz RI (1975) The effect of tubocurarine on indirectly elicited train-of-four muscle response and respiratory measurements in humans. Br J Anaesth 47:570–574
2. Ali HH, Savarese JJ (1976) Monitoring of neuromuscular function. Anesthesiology 45:216–249
3. Ali HH, Savarese JJ (1980) Stimulus frequency and the dose response curve to d-tubocurarine in man. Anesthesiology 52:36–39
4. Ausems ME, Hug CC, Stanski DR, Burm AGL (1986) Plasma concentrations of alfentanil required to supplement nitrous oxide anesthesia for general surgery. Anesthesiology 65:362–373
5. Azar I (1984) The response of patients with neuromuscular disorders to muscle relaxants: a review. Anesthesiology 61:173–187
6. Ballantyne JC, Chang Y (1997) The impact of choice of muscle relaxant on postoperative recovery time: a retrospective study. Anesth Analg 85:476–482
7. Baraka A, Tabboush Z (1991) Neuromuscular response to succinylcholine-vecuronium sequence in three myasthenic patients undergoing thymectomy. Anesth Analg 72:827–830
8. Baurain MJ, d'Hollander AA, Melot C, Dernovoi BS, Barvais L (1991) Effects of residual concentration of isoflurane on the reversal of vecuronium-induced neuromuscular blokkade. Anesthesiology 74:474–478
9. Beemer GH, Bjorksten AR, Crankshaw DP (1993) Effect of body build on the clearance of atracurium: implication for drug dosing. Anesth Analg 76:1296–1303
10. Beemer GH, Reeves JH (1988) An evaluation of eight peripheral nerve stimulators for monitoring neuromuscular blockade. Anaesth Intensive Care 16:464–477
11. Beemer GH, Reeves JH, Bjorksten AR (1990) Accurate monitoring of neuromuscular blockade using a peripheral nerve stimulator – a review. Anaesth Intensive Care 18:490–496
12. Berg H, Viby-Mogensen J, Roed J, Mortensen CR, Engbaek J, Skovgaard LT, Krintel JJ (1997) Residual neuromuscular block is a risk factor for postoperative pulmonary complications. A prospective, randomised, and blinded study of postoperative pulmonary complications after atracurium, vecuronium and pancuronium. Acta Anaesthesiol Scand 41:1095–1103
13. Berger JJ, Gravenstein JS, Munson ES (1982) Electrode polarity and peripheral nerve stimulation. Anesthesiology 56:402–404
14. Bevan DR, Donati F, Kopman AF (1992) Reversal of neuromuscular blockade. Anesthesiology 77:785–805
15. Bevan DR, Smith CE, Donati F (1988) Postoperative neuromuscular blockade: a comparison between atracurium, vecuronium, and pancuronium. Anesthesiology 69:272–276
16. Brull SJ, Conelly NR, Silverman DG (1990) Correlation of train-of-four and double burst stimulation ratios at varying amperages. Anesth Analg 71:489–492
17. Brull SJ, Ehrenwerth J, Connelly NR, Silverman DG (1991) Assessment of residual curarization using low current stimulation. Can J Anaesth 38:164–168
18. Buchthal F, Schmalbruch H (1980) Motor unit of mammalian muscle. Physiol Rev 60:90–142
19. Caffrey RR, Warren ML, Becker KE (1986) Neuromuscular monitoring comparing the orbicularis oculi and adductor pollicis muscles. Anesthesiology 65:95–97
20. Coakley JH, Nagendran K, Honavar M, Hinds CJ (1993) Preliminary observations on the neuromuscular abnormalities in patients with organ failure and sepsis. Intensive Care Med 19:323–328

21. Donati F, Meistelmann C, Plaud B (1990) Vecuronium neuromuscular blockade at the diaphragm, the orbicularis oculi, and adductor pollicis muscles. Anesthesiology 73:870–875
22. Donati F, Meistelmann C, Plaud B (1991) Vecuronium neuromuscular blockade at the adductor muscles of the larynx and adductor pollicis. Anesthesiology 74:833–837
23. Drenck NE, Ueda N, Olsen NV, Engbaek J, Jensen E, Skovgaard LT, Viby-Mogensen J (1989) Manual evaluation of residual curarization using double burst stimulation: A comparison with train-of-four. Anesthesiology 70:578–581
24. Engbaek J, Oestergaard D, Viby-Mogensen J, Skovgaard LT (1989) Clinical recovery and train-of-four ratio measured mechanically and electromyographically following atracurium. Anesthesiology 71:391–395
25. Ensalada LM, Muravchick S, Weber S, Rosato EF, Defeo SP (1986) Isoflurane reduces abdominal wall tension independent of its effect on neuromuscular blockade. Anesthesiology 65:A3 (Suppl)
26. Epstein RA, Epstein RM (1973) The electromyogram and the mechanical response of indirectly stimulated muscle in anesthetized man following curarization. Anesthesiology 38:212–223
27. Fernando PUE, Viby-Mogensen J, Bonsu AK, Tamilarasan A, Muchhal KK, Lambourne A (1987) Relationship between posttetanic count and response to carinal stimulation during vecuronium induced neuromuscular blockade. Acta Anaesthesiol Scand 31:593–596
28. Fiacchino F, Gemma M, Bricchi M, Giombini S, Regi B (1991) Sensitivity to curare in patients with upper and lower motor neurone dysfunction. Anaesthesia 46:980–982
29. Gaetke MR, Larsen PB, Fredensborg BB, Engbaek J, Viby-Mogensen J (1996) Recovery of the orbicularis oculi and the adductor pollicis muscles compared by accelomyography. Anesthesiology 85:A839
30. Gerber HR, Johansen SH, Mortimer JT, Yodlowski E (1977) Frequency sweep electromyogram and voluntary effort in volunteers after d-tobcurarine. Anesthesiology 46:35–39
31. Harper NJN, Bradshaw EG, Healy TEJ (1986) Evoked electromyographic and mechanical responses of the adductor pollicis compared during the onset of neuromuscular blockade by atracurium or alcuronium, and during antagonism by neostigmine. Br J Anaesth 58:1278–1284
32. Harper NJN, Martlew R, Strang T, Wallace M (1994) Monitoring neuromuscular block by acceleromyography: comparison of the Mini-Accelograph with the Myograph 2000. Br J Anaesth 72:411–414
33. Harrison GG (1978) Death attributable to anaesthesia. Br J Anaesth 50:1041–1046
34. Heier T, Caldwell JE, Sessler DI, Kitts JB, Miller RD (1989) The relationship between adductor pollicis twitch tension and core skin, and muscle temperature during nitrous oxide-isoflurane anaesthesia in humans. Anesthesiology 71:381–384
35. Heier T, Caldwell J, Sessler DI, Miller RD (1991) Mild intraoperative hypothermia increases duration of action and spontaneous recovery of vecuronium blockade during nitrous oxide-isoflurane anesthesia. Anesthesiology 74:815–819
36. Heisterkamp DV, Skovsted P, Cohen PJ (1969) The effects of small incremental doses of d-tubocurarine on neuromuscular transmission in anesthetized man. Anesthesiology 30:500–505
37. Iwasaki H, Igarashi M, Yamakage M, Omote K, Namiki A (1992) Influence of cardiac output on the onset of neuromuscular blockade after vecuronium. Anesthesiology 77:A945 (Suppl)
38. Katz RL (1971) Clinical neuromuscular pharmacology of pancuronium. Anesthesiology 34:550–556
39. Kopman AF, Lawson D (1984) Milliamperage requirements for supramaximal stimulation of the ulnar nerve with surface electrodes. Anesthesiology 61:83–85
40. Kraynack BJ, Lawson NW, Gintautas J (1983) Neuromuscular blocking action of verapamil in cats. Can Anaesth Soc J 30:242–247

41. Le Corre F, Plaud B, Debaene B (1996) Orbicularis oculi monitoring as a guide of good intubating conditions following 5 muscle relaxants. Anesthesiology 85:A 840
42. Lee C, Katz RL (1980) Neuromuscular pharmacology: a clinical update and commentary. Br J Anaesth 52:173–188
43. Lunn JN, Hunter AR, Scott DB (1983) Anaesthesia-related surgical mortality Anaesthesia 38:1090–1096
44. Meretoja OA, Taivainen T, Brandom BW, Wirtavuori K (1994) Frequency of train-of-four stimulation influences neuromuscular response. Br J Anaesth 72:686–687
45. Miller RD (1995) Use of neuromuscular blocking drugs in intensive care unit patients. Anesth Analg 81:1-2
46. Munoz HR, Gonzalez AG, Dagnino JA, Gonzales JA, Perez AE (1997) The effect of ephedrine on the onset time of rocuronium. Anesth Analg 85:437–440
47. Pavlin E, Holle RH, Schoene RB (1989) Recovery of airway protection compared with ventilation in humans after paralysis with curare. Anesthesiology 70:381–385
48. Pedersen T, Viby-Mogensen J, Bang U, Olsen NV, Jensen E, Engbaek J (1990) Does perioperative tactile evaluation of the train-of-four response influence the frequency of postoperative residual neuromuscular blockade? Anesthesiology 73:835–839
49. Petersen RS, Bailey PL, Kalameghan R, Ashwood ER (1993) Prolonged neuromuscular block after mivacurium. Anesth Analg 76:194–196
50. Prielipp RC, Coursin DB, Scuderi PE et al. (1995) Comparison of the infusion requirements and recovery profiles of vecuronium and cisatracurium 51 W 89 in intensive care unit patients. Anesth Analg 81:3–12
51. Rudis MI, Sikora CA, Angus E, Peterson E, Popovich J, Hyzy R, Zarowitz BJ (1997) A prospective, randomized, controlled evaluation of peripheral nerve stimulation versus standard clinical dosing of neuromuscular blocking agents in critically ill patients. Crit Care Med 25:575–583
52. Saitoh Y, Koitabashi Y, Makita K, Tanaka H, Amaha K (1997) Train-of-four and double burst stimulation fade at the great toe and thumb. Can J Anaesth 44:390–395
53. Saitoh Y, Nakazawa K, Makita K, Tanaka H, Amaha K (1997) Evaluation of residual neuromuscular block using train-of-four and double burst stimulation at the index finger. Anesth Analg 84:1354–1358
54. Sayson S, Mongan PD (1994) Onset of action of mivacurium chloride. A comparison of neuromuscular blockade monitoring at the adductor pollicis and the orbicularis oculi, Anesthesiology 81:35–42
55. Secher NH, Ruber N, Secher O (1982) Effect of tubocurarine on human soleus and gastrognemius muscles. Acta Anaesthesiol Scand 26:231–236
56. Segredo V, Caldwell JE, Matthay MA, Sharma ML, Gruenke LD, Miller RD (1992) Persistent paralysis in critically ill patients after long-term administration of vecuronium. N Engl J Med 327:524–528
57. Sopher MJ, Sears DH, Walts LF (1988) Neuromuscular function monitoring comparing the flexor hallucis brevis and adductor pollicis muscles. Anesthesiology 69:129–131
58. Silverman DG, Connelly NR, O'Connor TZ, Garcia R, Brull S (1992) Accelographic train-of-four at near-threshold currents. Anesthesiology 76:34–38
59. Stiffel P, Hameroff SR, Blitt CD, Cork RC (1980) Variability in assessment of neuromuscular blockade. Anesthesiology 52:436–437
60. Sundman E, Eriksson LI, Witt H, Olsson R, Ekberg O, Kuylenstierna R (1997) Laryngeal penetration and aspiration in partially paralysed humans. Acta Anaesthesiol Scand 41 [Suppl] 110:168
61. Thornberry EA, Mazumdar B (1988) The effect of changes in arm temperature on neuromuscular monitoring in the presence of atracurium blockade. Anaesthesia 43:447–449
62. Ueda N, Muteki T, Tsuda H, Inoue S, Nishina H (1991) Is the diagnosis of significant residual neuromuscular blockade improved by using double-burst nerve stimulation? Eur J Anaesthesiol 8:213–218
63. Viby-Mogensen J (1982) Clinical assessment of neuromuscular transmission. Br J Anaesth 54:209–223

64. Viby-Mogensen J (1984) Monitoring of neuromuscular block. In: New developments in neuromuscular relaxant drugs. Boerhaave Committee for Postgraduate Medical Education. Faculty of Medicine, Univ Leiden
65. Viby-Mogensen J, Howardy-Hansen P, Chraemmer-Jorgensen B, Ording H, Engbaek J, Nielsen AA (1981) Post-tetanic count (PTC): A new method of evaluating intensive neuromuscular blockade. Anesthesiology 55:458–461
66. Viby-Mogensen J, Jensen NH, Engbaek J, Ording H, Skovgaard LT, Chraemmer-Joergensen B (1985) Tactile and visual evaluation of the response to train-of-four stimulation. Anesthesiology 63:440–443
67. Viby-Mogensen J, Jensen E, Werner M, Kirkegaard Nielsen H (1988) Measurement of acceleration: a new method of monitoring neuromuscular function. Acta Anaesthesiol Scand 32:45–48
68. Viby-Mogensen J, Jorgensen BC, Ording H (1979) Residual curarization in the recovery room. Anesthesiology 50:539–541
69. Waud BE, Waud DR (1971) The relation between tetanic fade and receptor occlusion in the presence of competitive neuromuscular block. Anesthesiology 35:456–464
70. Waud BE, Waud DR (1972) The margin of safety of neuromuscular transmission in the muscle of the diaphragm. Anesthesiology 37:417–422

2.6 Körpertemperatur

W. Kröll

Umgebungsbedingte sowie anästhetikainduzierte Veränderungen der Körpertemperatur während längerdauernder chirurgischer Interventionen können den intra- und postoperativen Verlauf bei allen Patienten, in um so stärkerem Ausmaß jedoch bei Patienten extremer Altersgruppen (Kinder, geriatrische Patienten), erheblich komplizieren.

Bei einer Raumtemperatur der Operationseinheit von ≤ 21 °C fällt die Körpertemperatur operierter Patienten innerhalb der ersten Stunde nach Narkoseeinleitung auf ≤ 36 °C und nimmt konsekutiv während des weiteren Aufenthaltes im Operationssaal um 0,3 °C je Stunde ab; eine intraoperative Erwärmung mittels Wärmematten vermag diesen Abfall der Körpertemperatur nicht aufzuhalten [16].

60% aller Patienten, die sich entweder in Allgemein- oder Regionalanästhesie operativen Eingriffen zu unterziehen haben, treffen in der Aufwachstation mit einer Körpertemperatur ≤36 °C ein, und 13% dieser Patienten erreichen die Aufwachstation mit einer Körpertemperatur ≤35 °C. Trotz der Verwendung verschiedener Wiedererwärmungstechniken sind bis zu 50% dieser Patienten auch noch nach 1 h hypotherm. Bei älteren Patienten dauert diese Aufwärmphase signifikant länger als bei jungen Patienten [29].

Auch unter standardisierten Bedingungen (konstante Raumtemperatur: 24 °C, relative Luftfeuchtigkeit: 41–55%) kommt es während chirurgischer Interventionen unabhängig von den angewandten Anästhetika (Halothan 0,5% bzw. 1%, Neuroleptananästhesie) zu einer Abnahme der Körpertemperatur von 0,1–0,3 °C je Stunde [11, 13, 23, 24].

Trotz dieser Kenntnisse und der Möglichkeit, mittels moderner Überwachungsmethoden die vitalen Parameter perioperativ exakt zu monitieren, wird der intra- und postoperativen Überwachung der Körpertemperatur noch zu wenig Beachtung geschenkt bzw. ihre den perioperativen Verlauf komplizierenden Folgen zu wenig erkannt. Dennoch ist diese Problematik aktueller denn je, resultieren doch durch das intraoperative Absinken der Körpertemperatur eine Vielzahl von Problemen, die nicht nur die Prognose des operierten Patienten verschlechtern, sondern auch den Krankenhausaufenthalt prolongieren und damit auch die Kosten für den Krankenhausträger beträchtlich steigern können.

Das perioperative Monitoring der Körperkerntemperatur muß daher als integraler Bestandteil einer Minimalforderung der intraoperativen Überwachung gesehen werden, da es damit nicht nur möglich ist, intraoperativ eine

Abnahme der Körpertemperatur (Hypothermie), sondern auch einen Anstieg (Differentialdiagnose: maligne Hyperthermie) zu erkennen und somit unerwünschten Komplikationen rechtzeitig zu begegnen.

Geschichtliches

Die Messung der Körpertemperatur mittels eines Quecksilberthermometers wurde als Routinemaßnahme erstmals 1776 von J. Hunter durchgeführt. Als Bestandteil des Anästhesiemonitorings geht die Überwachung der Körpertemperatur auf H. Cushing ins Jahr 1895 zurück [14].

Physiologische Grundlagen der Temperaturregulation

Die Regulation der Körpertemperatur läuft, ähnlich anderen physiologischen Regulationsprozessen, unbewußt ab. Die Körpertemperatur unterliegt zirkadianen Schwankungen, wobei der niedrigste Wert in den frühen Morgenstunden erreicht wird [4].

Ein Netz thermosensibler Neurone steuert die Körpertemperatur; kutane Wärme- und Kälterezeptoren vermitteln einerseits die periphere Temperaturempfindung, besitzen aber auch andererseits eine Funktion als Meßelemente im Temperaturregelkreis. Die afferente Leitung der Informationen kältesensitiver Rezeptoren wird über A_δ-Fasern, Informationen aus wärmesensitiven Rezeptoren werden über unmyelinisierte C-Fasern zum Hypothalamus geleitet.

Als Integrationszentrum für die Thermoregulation wird die Area hypothalamica posterior angesehen; in dieser Region werden die eintreffenden Informationen der thermosensitiven Rezeptoren mit den Schwellenwerten verglichen und ein entsprechendes Regulationsverhalten ausgelöst mit dem Ziel, die Körpertemperatur konstant zu halten. Aktivierung der Kälterezeptoren induziert eine Vasokonstriktion sowie eine thermoregulatorische Steigerung der Wärmebildung durch Muskelzittern; Wärmebelastung hingegen löst Vasodilatation und Schwitzen aus.

Die zitterfreie Thermogenese kann als endogene Steigerung der metabolischen Wärmeproduktion ohne gleichzeitige Steigerung der mechanischen Muskeltätigkeit bezeichnet werden. Als wichtigste Lokalisation dieser zitterfreien Thermogenese gelten die Skelettmuskulatur und das braune Fettgewebe. Grundlegender Mechanismus der Wärmeproduktion durch die zitterfreie Thermogenese sind eine Entkopplung der oxidativen Phosphorylierung in den Mitochondrien der Fettzellen des braunen Fettgewebes sowie der Skelettmuskulatur, induziert durch die Stimulation der sympathischen β-Rezeptoren.

Zittern – Shivering – als Mechanismus der Wärmebildung und Wärmekonservierung – wird dann induziert, wenn durch alle anderen Mechanismen eine Aufrechterhaltung der Körpertemperatur nicht mehr gewährleistet ist. Während einer Narkose wird dieser Mechanismus außer Funktion gesetzt; in der postoperativen Phase jedoch funktioniert dieser Mechanismus wieder und ist mit einer exzessiven Steigerung des O_2-Bedarfs assoziiert.

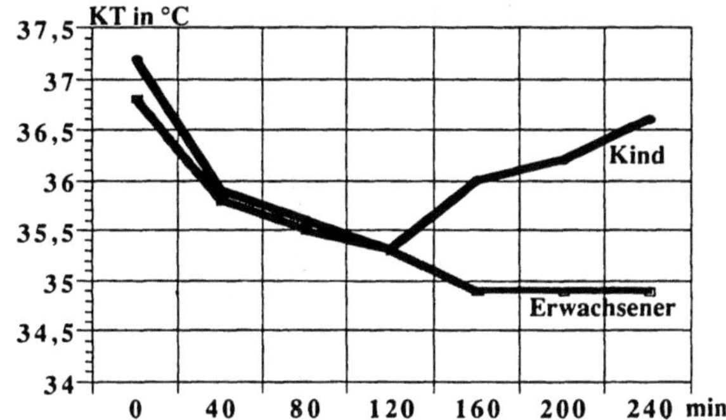

Abb. 1. Verhalten der Kerntemperatur (KT) vor bzw. nach Einleitung der Anästhesie. (Mod. nach [2])

Die im Organismus produzierte Wärme wird bei ausgeglichener Wärmebilanz über die Körperoberfläche an die Umgebung abgegeben; somit weisen die oberflächlichen Körperregionen eine niedrigere Temperatur auf als die zentralen Regionen. Es besteht damit ein Temperaturgefälle in Längsrichtung (axiales Temperaturgefälle) sowie ein radiales Temperaturgefälle (senkrecht zur Oberfläche). Infolge der unregelmäßigen geometrischen Oberfläche des Körpers ergibt sich ein kompliziertes Temperaturprofil; in vereinfachter Form könnte man von einer poikilothermen Körperschale und einem homoiothermen Körperkern sprechen (Abb. 1).

Auch die Temperatur des Körperkerns ist nicht konstant; unter Neutraltemperaturbedingungen bestehen im Körperkern Temperaturunterschiede von 0,2–1,0 °C; ein einzelner gemessener Temperaturwert kann somit die Körperkerntemperatur nicht ausdrücken. Wird dennoch eine an einem bestimmten Ort gemessene Temperatur als repräsentative Körperkerntemperatur bezeichnet, so ist dies insofern zulässig, als es hierbei im wesentlichen um den zeitlichen Verlauf von Temperaturänderungen geht.

Lokalisation der Temperaturmessung

Die Körperkerntemperatur kann an verschiedenen Regionen des Körpers gemessen werden. Dabei zeigt sich, daß die Variabilität der Meßstellen für die Körperkerntemperatur geringer ist als die Variabilität peripherer Temperaturmeßstellen.

Die Messung der Körperkerntemperatur im ***äußeren Gehörgang*** bietet sich als sehr praktikable Methode an, birgt jedoch, insbesondere bei Einführen der Meßsonde während einer Narkose, die Gefahr einer Perforation des Trommelfells sowie der Induktion von Blutungen in sich. Innerhalb des äußeren Gehörganges kommt es in Richtung Ohrmuschel zu einem Temperaturabfall von etwa 0,8 °C; wird eine entsprechende Isolierung vorgenommen, so kann eine Übereinstimmung der Temperatur, gemessen im äußeren Gehörgang verglichen mit der im Ösophagus gemessenen Temperatur, von etwa ±0,2 °C erzielt werden [1, 3, 31].

Wird die Temperatur im Bereich des ***Nasopharyngealraumes*** gemessen, so spiegelt diese Technik die Kerntemperatur nur dann einigermaßen wider, wenn die Meßsonde hinter dem weichen Gaumen plaziert wird; dennoch ist die Meßgenauigkeit unsicherer als bei der ösophageal plazierten Meßsonde. Die Temperatur der eingeatmeten Narkosegase sowie eine falsche Plazierung können die Meßergebnisse verfälschen, außerdem können beim Versuch der Plazierung der Meßsonde sehr leicht Blutungen induziert werden, besonders dann, wenn Adenoide die exakte Positionierung behindern [31].

Plaziert man die Meßsonde im ***distalen Anteil des Ösophagus***, ergibt sich damit zwar eine sehr gute Methode zur Bestimmung der Körperkerntemperatur. Die gemessene Ösophagustemperatur jedoch wird beeinflußt durch die Temperatur des Blutes, wenn die Sonde im Bereich des Herzens positioniert ist, sowie durch die Temperatur der eingeatmeten Gase; Temperaturunterschiede bis zu 6 °C wurden beobachtet. Sie ist inpraktikabel, werden operative Interventionen in dieser Region durchgeführt [31].

Die Messung der ***rektalen Temperatur*** als Referenzwert für die Körperkerntemperatur eignet sich nur bedingt, da Fäzes, peritoneale Spülungen, aber auch Eingriffe in diesem Bereich (evtl. Zystoskopie) die Temperatur signifikant beeinflussen können und somit den erhaltenen Wert verfälschen. Geeignet erscheint die rektale Temperaturmessung jedoch während Eingriffen in Regionalanästhesie und bei operativen Interventionen, bei denen eine ösophageale Temperaturmessung kontraindiziert ist. Abhängig von der Lokalisation der Meßsonde jedoch kann die gemessene Temperatur bis zu 1 °C schwanken, so daß bei Verwendung dieser Lokalisation eine konstante Meßtiefe einzuhalten ist [7].

Die Messung der ***Temperatur in der Harnblase*** – erleichtert dadurch, daß Meßsonden bereits in spezielle Harnkatheter eingearbeitet sind – reflektiert die Kerntemperatur besser als die rektale Temperaturmessung. Die Harnflowrate kann jedoch ebenfalls den Wert der gemessenen Temperatur beeinflussen; außerdem ist diese Technik bei operativen Interventionen im Bereich des Urogenitaltraktes ungeeignet [12].

Die Messung der Körpertemperatur mittels eines ***Swan-Ganz-Katheters*** ermöglicht zwar die Überwachung der Temperatur des gemischtvenösen Blutes, die gemessene Temperatur wird jedoch ebenfalls durch die Temperatur der eingeatmeten Narkosegase wesentlich beeinflußt; außerdem kann während thoraxchirurgischer Interventionen diese Methode nicht angewandt werden.

Eine ***orale Temperaturmessung*** ist während einer Anästhesie ungeeignet.

Eine Temperaturmessung in der *axillären Region* ist nur dann als adäquater Referenzwert anzusehen, wenn die Meßsonde direkt im Bereich der A. axillaris plaziert ist. Beeinflußt kann die Effektivität der Messung durch das Monitoring des Blutdrucks, die Applikation kalter Infusionslösungen und durch Bewegungen des Patienten werden. Die Axillartemperatur kann als Körperkerntemperatur angesehen werden, wenn durch festes Anlegen des Oberarms an den Thorax das Temperaturfeld derart verändert wird, daß sich der Körperkern bis zur Axilla fortsetzt. Es ist allerdings mit Einstellzeiten bis zu 30 min zu rechnen.

Die Messung der ***Hauttemperatur*** kann zwar als Indikator einer peripheren Vasokonstriktion angesehen werden, zur Körperkerntemperatur besteht jedoch eine schlechte Korrelation.

Die Messung der ***Sublingualtemperatur*** unterliegt ebenfalls Schwankungen von 0,2–0,5 °C, die durch die eingeatmete Luft und die Temperatur von Speisen und Getränken hervorgerufen werden.

Methoden der Körpertemperaturmessung

Quecksilberthermometer standen lange Zeit als einzige Möglichkeit einer Temperaturüberwachung zur Verfügung. Ihrer einfachen Handhabung, der linearen Expansion der Flüssigkeit mit der Temperaturänderung steht eine relativ lange Äquilibrierungszeit von ≥ 2 min gegenüber. Außerdem läßt der relativ geringe Temperaturbereich, den diese Thermometer abdecken (34–42 °C), sowie ihre Ausführung diese Geräte für eine Überwachung der Temperatur als ungeeignet erscheinen.

Für den anästhesiologische Praxis sind derzeit mehrere Verfahren zur perioperativen Überwachung der Temperatur besonders geeignet: **Thermistoren und Thermoelemente, Infrarotthermometer.**

Thermistorsonden enthalten einen Metalloxidhalbleiter, der durch eine geringe Wärmekapazität, eine schnelle Ansprechzeit und eine gute Empfindlichkeit charakterisiert ist.

In ***Thermoelementen*** sind 2 verschiedene Metalle an 2 Stellen miteinander verbunden. Tritt in diesem System ein Stromfluß auf, so ist dieser der Temperaturdifferenz linear proportional. Der Meßbereich der Thermoelemente liegt zwischen 20 und 46 °C und umfaßt somit alle klinischen Bedingungen, unter denen eine Überwachung der Temperatur sinnvoll erscheint.

Die Arbeitsweise von ***Infrarotthermometern*** basiert auf der Emission einer Infrarotstrahlung von allen Oberflächen. Diese Strahlung wird über die Dauer von 1 s gesammelt und diese Daten schließlich zu einem Meßwert verarbeitet. Solche Thermometer stehen für die Messung der Kerntemperatur im äußeren Gehörgang zur Verfügung und zeigen auch eine sehr gute Korrelation mit der Temperatur in der Pulmonalarterie.

Hypothermie

Ursachen und Auswirkungen der intraoperativen Hypothermie

Eine Hypothermie kann induziert oder akzidentell auftreten. Eine induzierte Hypothermie wird routinemäßig während kardiochirurgischer Eingriffe sowie gelegentlich während neurochirurgischer Operationen angewandt. Während chirurgischer Interventionen wird eine Hypothermie entweder durch Oberflächenkühlung oder Kühlung des Körperkerns erzielt.

Neugeborene. Eine akzidentelle Hypothermie kann beim Neugeborenen durch Exposition in kalte Umgebung (Relation große Körperoberfläche zu geringem Körpergewicht) hervorgerufen werden. Weitere prädisponierende Faktoren sind eine verminderte zitterfreie Thermogenese, verminderte Energiereserven, Fehlen isolierender Fettschichten sowie eine verminderte Fähigkeit zur Steigerung der Stoffwechselrate.

Erwachsene. Häufigste Ursachen für eine akzidentelle Hypothermie beim Erwachsenen sind Erkrankungen, Medikamente sowie Exposition. Patienten mit Hypothyreose, Nebenniereninsuffizienz, Diabetes mellitus, Hypophyseninsuffizienz und Läsionen des Rückenmarks tendieren zur Ausbildung einer akzidentellen Hypothermie; unter den Medikamenten spielt v. a. Alkohol als aggravierender Faktor eine wesentliche Rolle. Beim geriatrischen Patienten kommen Immobilität, gestörtes Empfinden, Abnahme von Skelettmuskelmasse, verminderte Fähigkeit zum Muskelzittern sowie eine verminderte vasokonstriktorische Reaktion auf kalte Umgebungsbedingungen als weitere wesentliche Faktoren hinzu.

Faktoren, die intraoperativ zum Auftreten einer Hypothermie beitragen können

- *Raumtemperatur* im Operationssaal zwischen 18 und 21 °C.
- *Klimaanlagen und Raumluftanlagen* im Operationssaal können zu einem Wärmeverlust bis zu 60% durch Konvektion und bis zu 20% durch Evaporation führen.
- Intraoperative *Zufuhr nicht erwärmter Infusionen und Blutkomponenten.*
- *Beatmung mit kalten Atemgasen.*
- Die Körperoberfläche des Patienten ist sehr häufig den *Umgebungsbedingungen* ausgesetzt. Während ausgedehnter intraabdomineller und/oder intrathorakaler Eingriffen werden die Körperhöhlen mit großen Mengen nicht körperwarmer Flüssigkeit gespült; zusätzlich wird während dieser operativen Interventionen Wärme durch Verdunstung verloren.
- Der *Einfluß der verwendeten Anästhetika.*

Folgen einer intraoperativen Hypothermie

Perioperatives Infektionsrisiko erhöht. Wundinfektionen sind sehr häufige postoperative Komplikationen; eine perioperativ auftretende Hypothermie schwächt die Immunabwehr, hemmt die Migration polymorphkerniger Leukozyten und beeinträchtigt die zellmediierte Immunabwehr. Ein weiterer wesentlicher Faktor hinsichtlich der Entwicklung hypothermieinduzierter postoperativer Wundinfektionen ist eine Verminderung des subkutanen pO_2-Werts, Ursache dieser Verminderung des subkutanen pO_2-Werts ist die durch

Hypothermie induzierte kutane Vasokonstriktion. Die Inzidenz postoperativer Wundinfektionen beträgt bei hypothermen Patienten mit subkutanen pO_2-Werten ≤60 mmHg bis zu 35% [26]. In einer multizentrischen Untersuchung (Vergleich operierter Patienten mit und ohne intraoperativer Erwärmung) konnte gezeigt werden, daß sich das Infektionsrisiko dieser Patienten (Kolonchirurgie) signifikant voneinander unterscheidet: normotherme Patienten (intraoperative Temperatur 36,6±0,6 °C): 6% Wundinfektionen; hypotherme Patienten (intraoperative Temperatur 34,7±0,5 °C): 19% Wundinfektionen [15].

Risiko perioperativer Hypoxie und kardialer Komplikationen erhöht. Eine perioperative Hypothermie (Körpertemperatur ≤35 °C) ist mit einem 2fach höheren Risiko perioperativer Myokardischämien assoziiert; keine signifikanten Unterschiede jedoch konnten hinsichtlich einer Häufung von Myokardischämien bei Patienten mit bzw. ohne Muskelzittern gefunden werden. Hypothermie übt außerdem einen ausgeprägten negativ-inotropen Effekt aus, der durch die Verwendung von volatilen Anästhetika zusätzlich verstärkt wird. Außerdem werden durch Hypothermie Erregungsleitungs- und -bildungsstörungen wie Sinusbradykardie, Vorhofflimmern, Verlängerung des P-R-Intervalls, eine Verbreiterung des QRS-Komplexes und eine Verlängerung des QT-Intervals induziert. Weiters wird durch den postoperativen Tremor der O_2-Verbrauch bis zu 264% sowie die CO_2-Produktion bis zu 384% gesteigert [5, 17].

Risiko perioperativer Gerinnungsstörungen gesteigert. Ein Absinken der Körpertemperatur um 2 °C induziert eine progressive Thrombozytopenie, eine Verschlechterung der Thrombozytenaggregation, eine Hypokoagulabilität sowie eine Aktivierung des fibrinolytischen Systems. Ferner besteht eine direkte Korrelation zwischen Blutungszeit, postoperativem nicht chirurgisch bedingtem Blutverlust und der Körperkerntemperatur [28].

Beeinflussung der Pharmakokinetik und -dynamik. Bereits ein Absinken der Körpertemperatur um 2 °C induziert eine signifikante Verlängerung der Wirkzeiten verschiedener Medikamente (Lokalanästhetika, Muskelrelaxanzien, Dopamin, Noradrenalin) [8].

Perioperative Mortalität erhöht. Die perioperative Mortalität ist dem Absinken der Körperkerntemperatur proportional. So ist die Mortalität hypothermer Patienten mit 24% signifikant höher als bei einem normothermen Patientenkollektiv (4%). Besonders betroffen von dieser erhöhten Mortalität sind traumatisierte Patienten, da bei diesen zusätzlich zum Absinken der Körpertemperatur auch noch das Ausmaß und der Schweregrad des Traumas zum Tragen kommen. So beträgt bei Traumapatienten (ISS ≥25) die Mortalität bei einer Kerntemperatur von 34 °C 40%, bei einer Kerntemperatur von 33 °C 69% und bei einer Körperkerntemperatur ≤32 °C sogar 100% [27].

Postoperative Aufwachzeit prolongiert. Es konnte in mehreren Untersuchungen gezeigt werden, daß die Aufenthaltsdauer auf der postoperativen Aufwachstation der Temperatur bei der Aufnahme korreliert ist (≤ 35 °C: 152 min vs. ≥ 36 °C: 109 min); außerdem können Wiedererwärmungstechniken ebenfalls zu einer Verkürzung des Aufenthaltes auf einer Aufwachstation beitragen: Wärmedecken: 156 min vs. konvektive Wärme: 100 min. Ebenso können hypothermieinduzierte Veränderungen der Pharmakokinetik diverser Medikamente zu einer Verlängerung der postoperativen Aufwachzeit führen [9].

Auswirkungen von Anästhesie und Operation auf die Thermoregulation

Jede Allgemeinanästhesie führt zu einer Veränderung der thermoregulatorischen Schwellen für Hypothermie um etwa 2,5 °C (Abb. 2, 3). Diese Öffnung des Bereiches zwischen den Schwellenwerten für Hypothermie bzw. Hyperthermie führt zur Ausbildung einer poikilothermen Zone, in der Änderungen der Körpertemperatur nur passiv in Relation zum Verhältnis zwischen Körpertemperatur und Umgebungstemperatur durchgeführt werden können. Drei Möglichkeiten der Reaktion stehen dem Körper zur Verfügung:

- interne Umverteilung der Wärme,
- Wärmeabgabe an die Umgebung und
- Ausbildung eines thermischen Steady-state-Gleichgewichtes bzw. die Wiedererwärmung.

Initiale Wärmeumverteilung. Die initial sowie während der folgenden 30–45 min auftretende rasche Abnahme der Körperkerntemperatur beruht auf einer Um-

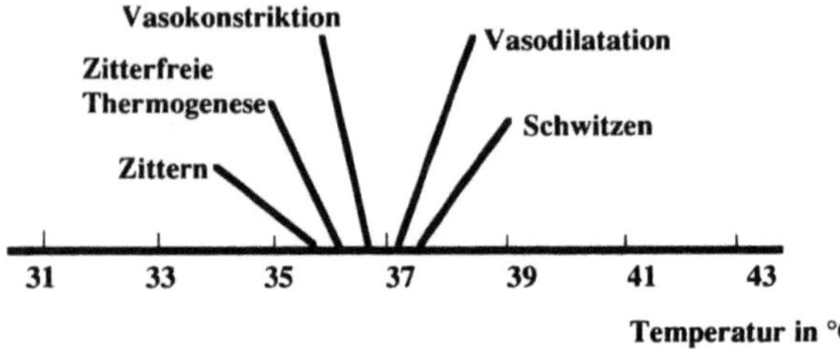

Abb. 2. Verhalten der Thermoregulation beim wachen Patienten. (Mod. nach [2])

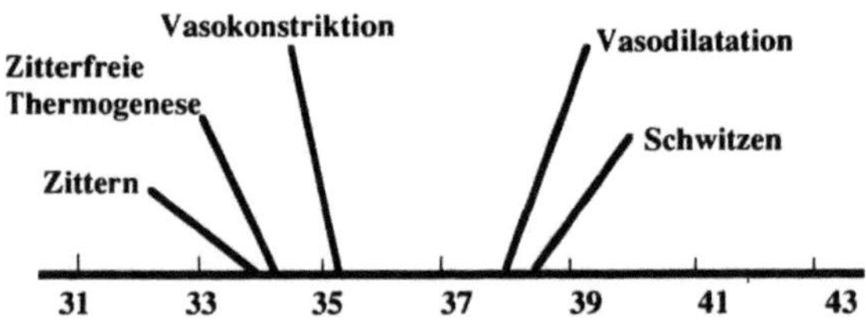

Abb. 3. Verhalten der Thermoregulation bei narkotisierten Patienten. (Mod. nach [2])

verteilung von Wärme aus dem zentralen in das periphere Kompartiment. Diese initiale Abnahme der Körpertemperatur kann bis zu 1 °C betragen und wird verursacht durch eine anästhetikainduzierte Vasodilatation. Dieser initiale Temperaturverlust kann nicht verhindert werden; mittels verschiedener Erwärmungstechniken kann jedoch durch anfängliche Erhöhung der Körperkerntemperatur die Abnahme der Kerntemperatur in der Einleitungsphase auf einem höheren Niveau beendet werden [17].

Wärmeabgabe an die Umgebung. Die 2. Phase der hypothermen Reaktion auf Anästhetika ist charakterisiert durch einen Wärmeverlust an die Umgebung, der durch Radiation, Konvektion, Konduktion und Evaporation erfolgt; dieser Wärmeverlust beträgt etwa 0,3–1,0 °C/je Stunde. Der Endpunkt dieser Sekundärphase bildet die thermoregulatorische Schwelle für jedes Anästhetikum, an dem eine ausgeprägte Vasokonstriktion sowie die zitterfreie Thermogenese einsetzen. Hinsichtlich dieses Schwellenwertes gibt es zwischen Kindern und Erwachsenen nach Isofluran- und/oder Halothananästhesien keine wesentlichen Unterschiede; auch scheint die Kombination einer Allgemeinanästhesie und einer Regionalanästhesie auf die Vasokonstriktion nach Hypothermie keinen Einfluß zu besitzen. Ebenso unterscheiden sich die Reaktionen während einer intravenösen Anästhesie nicht von den Reaktionen während der Applikation volatiler Anästhetika [2].

Thermisches Gleichgewicht. Die 3. Phase der Reaktion auf Hypothermie während einer Allgemeinanästhesie ist charakterisiert durch ein thermisches Gleichgewicht, in dem die metabolische Wärmeproduktion gleich dem Wärmeverlust an die Umgebung ist, folglich bleibt die Kerntemperatur konstant. Grund für diese Konstanz des Körperkerns ist die bestehende Vasokonstriktion, die bei gleichzeitiger Verkleinerung des zentralen Kompartiments für eine gleichmäßige Verteilung der metabolischen Wärmeproduktion zwischen peripherem und zentralem Kompartiment verantwortlich ist (Abb. 4). Bei Kindern wird diese 3. Phase der thermischen Balance durch eine Wiedererwärmungsperiode ersetzt, für die eine zitterfreie Thermogenese verantwortlich zu sein scheint. Dieser Wiedererwärmung ist durch einen gleichzeitigen Anstieg des O_2-Verbrauchs, der CO_2-Produktion und der systemischen Noradrenalinspiegel charakterisiert.

Ebenso hat die Ausdehnung der chirurgischen Inzision auf Änderungen der thermoregulatorischen Schwelle einen erheblichen Einfluß. So tritt bei großen Inzisionen wesentlich früher eine Vasokonstriktion auf als bei kleinen Wundflächen.

Trotz intakter zentraler Thermoregulation kann der Temperaturabfall während einer Regionalanästhesie stärker als während einer Allgemeinanästhesie ausfallen. Gründe dafür sind: eine Abnahme der regionalen thermalen Empfindungen durch Anästhetika, exzessiver Temperaturverlust in die Umgebung, regionale Abnahme der Vasokonstriktion und des Shiverings und Wärmeumverteilung im Organismus. Während operativer Interventionen mit kleinem Hautschnitt und guter Abschirmung des Körpers vor Wärmeverlust ist mit der Ent-

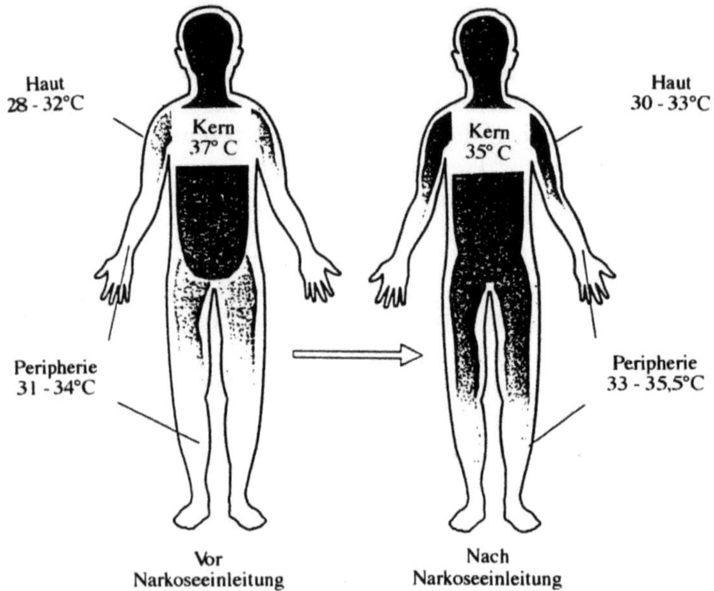

Abb. 4. Veränderungen der Körperkerntemperatur während Narkose beim erwachsenen Patienten. (Mod. nach [2])

wicklung einer intraoperativen Hypothermie eher selten zu rechnen; liegen jedoch größere Hautwunden vor und ist der Körper der Umgebung unbedeckt ausgesetzt, kann es auch während einer Regionalanästhesie zur Entwicklung einer ausgeprägten Hypothermie mit entsprechend langer Dauer bis zum Wiedererreichen einer normalen Körpertemperatur kommen [11].

Prävention und Behandlungsmöglichkeiten

Intraoperativ erreichen viele Patienten nicht jenen Hypothermiegrad, bei dem thermoregulatorische Reaktionen einsetzen. Durch jede Technik, die den Wärmeverlust an die Umgebung minimiert, kann somit der Entwicklung einer Hypothermie präventiv begegnet werden. Nicht verhindert jedoch kann ein Abfall der Körperkerntemperatur von ca. 0,5–1,5 °C werden, wie er unmittelbar nach Einleiten der Narkose zu beobachten ist; diese Abnahme der Kerntemperatur ergibt sich aus einer Durchmischung des zentralen, warmen Blutes mit dem kalten Blut aus der Körperperipherie. Eine bereits stattfindende Erwärmung vor Beginn der Narkoseeinleitung kann diesen Temperaturverlust auch nicht verhindern; die mittlere Körpertemperatur jedoch bleibt folglich auf einem höheren Ausgangsniveau nach Einleitung erhalten.

Möglichkeiten zur Prävention einer intraoperativen Hypothermie

- Ein wesentlicher kritischer Faktor hinsichtlich Temperaturverlust ist die Raumtemperatur des Operationssaales. Durch Radiation und Konvektion verlieren die Patienten Wärme. Eine ***Raumtemperatur* ≥ *21 °C (≥ 26 °C bei Kindern)*** würde ausreichen, um die erwachsenen Patienten intraoperativ normotherm zu halten [16].

- Alle Methoden, die zur Erwärmung bzw. zur Prävention einer Hypothermie eingesetzt werden, sind passive Methoden und wirken einem Wärmeverlust durch Erhöhung der Mikroumgebungstemperatur (Haut, Atemwege) entgegen. Eine aktive intraoperative Erwärmung des Patienten ist kaum möglich, da es einen Temperaturgradienten zwischen dem Patienten und dem Gerät geben müßte; Verbrennungen wären die Folge.
  - *Warme Leintücher* werden sehr gern zur Wiedererwärmung verwendet. Da dieses Material jedoch nicht in der Lage ist, Wärme zu speichern, stellt es sich als untauglicher Versuch einer passiven Erwärmung dar. Es kann mit der Verwendung warmer Leintücher weder die Dauer des postoperativen Zitterns noch die Dauer der Hypothermie verkürzt werden [18, 30].
  - *Infrarotlampen* werden ebenfalls zur Erwärmung hypothermer Patienten eingesetzt. Es kann zwar die Dauer des postoperativen Shiverings verkürzt werden, eine Erwärmung des Patienten jedoch ist nicht möglich; vielmehr kommt es während dieser Therapie zu einem weiteren Wärmeverlust. Grund für die Ineffektivität von Infrarotlampen ist einerseits die Erfordernis, daß die Haut des Patienten direkt der Bestrahlung ausgesetzt sein müßte, um tatsächlich erwärmt werden zu können, und andererseits die Konfiguration des menschlichen Körpers nur eine geringe Absorption der Wärmeenergie ermöglicht [25].
  - *Die intraoperative Zufuhr großer Mengen nicht erwärmter Flüssigkeiten* führt zu einer Abnahme der Körpertemperatur um ca. 0,25 °C pro Liter Infusionslösung. Es empfiehlt sich daher, Infusionen und Blutkonserven, falls sie in größerer Menge appliziert werden müssen, mittels Flüssigkeitswärmegeräten auf Körpertemperatur zu erwärmen. Die Effektivität einer solchen Maßnahme jedoch ist vom postoperativen Flüssigkeitsbedarf abhängig; bei relativ gering ausgeprägtem Bedarf erweisen sich Flüssigkeitswärmegeräte als ineffektiv [10].
  - *Die Anwärmung eingeatmeter Gase* kann zur Verminderung des intraoperativen Wärmeverlustes beitragen; das Ausmaß an Wärmeverlust, das verhindert werden kann, beträgt 10–15%; dies bedeutet, daß bei einer Operationsdauer von etwa 5 h die gemessene Körpertemperatur etwa 1 °C höher liegen würde als ohne Atemgaserwärmung. Die Erwärmung der Atemgase besitzt jedoch noch weitere günstige Effekte wie die Gewährleistung der Befeuchtung und damit eine Verbesserung der physiologischen ziliaren Funktion und Verminderung der Inzidenz an perioperativem Bronchospasmus.
  - Standard in der Prävention intraoperativer Wärmeverluste ist die *Verwendung flüssigkeitsgefüllter Wärmematten.* Diese Wärmematten jedoch sind ineffektiv, werden sie, wie meistens üblich, unter den Patient gelegt. Damit erreichen sie nämlich nur etwa 15% der Körperoberfläche; außerdem handelt es sich dabei um jene Körperoberfläche, die durch

das Aufliegen des gesamten Körpergewichtes eine relativ schlechte Perfusion aufweist und somit die von der Matte abgegebene Wärme nicht in ausreichendem Maße aufnehmen kann. Verbrennungen können die Folge sein. Wird die Wärmematte jedoch über den Patienten derart plaziert, daß sie einen großen Teil der Körperoberfläche bedeckt, vermag sie einem Wärmeverlust entgegenzuwirken [20].

- Als neue Möglichkeit einer Erwärmung bietet sich eine *konvektive Erwärmung* an. Bei dieser Methode werden, bei Verwendung einer Ganzkörpermatte, etwa 70% der Körperoberfläche mit warmer Luft umspült. Damit gelingt eine aktive Erwärmung der Körperoberfläche; außerdem kann mittels einer konvektiven Wärmetherapie postoperatives Shivering beendet bzw. verhindert werden. Der relativ rasche Anstieg der Körpertemperatur führt zu keiner hämodynamischen Instabilität, außerdem sind bisher keine thermalen kutanen Schädigungen berichtet worden [6, 15, 21].

Während kurzdauernder operativer Interventionen (bis 1 h Operationsdauer) tritt kein signifikanter Abfall der Körpertemperatur auf; ein entsprechendes Monitoring sowie entsprechende Präventivmaßnahmen sind daher nicht unbedingt erforderlich. Bei längerdauernden Eingriffen (Operationsdauer ≥ 1 h) jedoch und gleichzeitiger Zufuhr großer Mengen nicht erwärmter Infusionslösungen und/oder Blutkonserven kommt es regelmäßig zu einem signifikanten Abfall der Körperkerntemperatur, die einerseits ein entsprechendes kontinuierliches Monitoring und andererseits adäquate präventive Maßnahmen erfordert.

Literatur

1. Benzinger TH (1969) Tympanic thermometry in surgery and anesthesia. JAMA 209:1207
2. Bissonette B (1992) Temperature monitoring in pediatric anesthesia. Int Anesthesiol Clin 30:63
3. Brinnel H, Cabanac M (1989) Tympanic temperature is a core temperature in humans. J Therm Biol 14:47
4. Brück K (1990) Wärmehaushalt und Temperaturregulation. In: Schmidt RF, Thews G (Hrsg) Physiologie des Menschen, 24. Aufl. Springer, Berlin Heidelberg New York Tokyo, S 660–682
5. Ciofolo M, Clergue F, Devilliers C, Ammar M, Viars P (1989) Changes in ventilation, oxygen uptake and carbon dioxide output during recovery from isoflurane anesthesia. Anesthesiology 70:737
6. Conover MA, Lennon MA, Rose SH (1989) Evaluation of a forced-air patients warming system for hypothermic postsurgical patients. Anesth Analg 68:559
7. Cork RC, Vaughan RW, Humpherey LS (1983) Precision and accuracy of intraoperative temperature monitoring. Anesth Analg 62:211
8. Freysz M, Timour Q, Mazze R, Bertrix L, Cohen S, Samii K, Faucon G (1989) Potentiation by mild hypothermia of venticular conduction disturbances and reentrant arrhythmias induced by bupivacaine in dogs. Anesthesiology 70:799
9. Gewolb J, Hines R, Barash PG (1987) Admission to the post anesthesia recovery room at a university teaching hospital. Anesthesiology 67:A471

10. Hardy EV, Cirillo BL, Gutzeit MN (1988) Rewarming patients in the PACU: can we make a difference? J Post Anesth Nurs 3:313
11. Holdcroft A, Hall GM, Cooper GM (1979) Redistribution of body heat during anesthesia: a comparison of halothane, fentanyl and epidural anesthesia. Anesthesia 34:758
12. Horrow JC, Rosenberg H (1988) Does urinary temperature reflect core temperature during cardiac surgery. Anesthesiology 69:986
13. Imrie MM, Hall GM (1990) Body temperature and anesthesia. Br J Anesth 64:346
14. Keys TE (1963) The history of surgical anesthesia. Dover, New York
15. Kurz A, Sessler DL, Lenhardt R et al. (1996) Perioperative normothermia to reduce the incidence of surgical wound infection and shorten hospitalization. N Engl J Med 334:1209
16. Morris RH, Wileky BR (1970) The effect of ambient temperature on patient temperature during surgery non involving body cavities. Anesthesiology 32:102
17. Moyaeri A, Hynson JM, Sessler DI, McGuire J (1991) Preinduction skin-surface warming prevents redistribution hypothermia. Anesthesiology 75:1004
18. Ohmura A, Wing KC, Westenskow DR (1979) Effect of hypocarbia and normocarbia on cardiovascular dynamics and circulation in the hypothermic dog. Anesthesiology 50:293
19. Phillips R, Skov P (1988) Rewarming and cardiac surgery: a review. Heart Lung 17:511
20. Scott AM (1967) Thermal blanket injury in the operating room. Arch Surg 94:151
21. Sessler DI, Stoen R, Closten B (1989) The Bair Hugger Warmer significantly decreases heat loss to the environment. Anesthesiology 71:A411
22. Sessler DI, McGuire J, Hynson J, Moayeri A, Heier T (1992) Thermoregulatory vasoconstriction during isoflurane anesthesia minimally decreases cutaneous heat loss. Anesthesiology 76:670
23. Sessler DI, Rubinstein EH, Eger E II (1987) Core temperature changes during N_2O fentanyl and halothane/O_2 anesthesia. Anesthesiology 67:137
24. Sessler DI, Olofson CI, Rubinstein EH (1988) The thermoregulatory threshold in humans during halothane anesthesia. Anesthesiology 68:836
25. Sharkey A, Liptom JM, Murphy MT (1987) Inhibition of postanesthetic shivering with radiant heat. Anesthesiology 66:249
26. Sheffield CW, Hopf HW, Sessler DI, Hunt TK, West JM (1992) Thermoregulatory vasoconstriction decreases oxygen tension in anesthetized volunteers. Anesthesiology 77:3 A
27. Slotman GJ, Jed EH, Burchard KW (1985) Adverse effects of hypothermia in postoperative patients. Am J Surg 149:495
28. Valeri CR, Feingold H, Cassidy G, Ragno G, Khuri S, Altschule M (1987) Hypothermia induced reversible platelet dysfunction. Ann Surg 175:181
29. Vaughan VS, Vaughan RW, Cork RC (1981) Postoperative hypothermia in adults: relationship to age, anesthesia and shivering to rewarming. Anesth Analg 60:746
30. Vaughan MS (1984) Shivering in the recovery room. Curr Rev R R Nurse 6:2
31. Whitby JD, Duncan LF (1971) Cerebral, osophageal and nasopharyngeal temperatures. Br J Anesth 43:673

2.7 Monitoring im Splanchnikussystem

I.F. Tugtekin und M. Georgieff

Trotz vieler technischer Fortschritte der heutigen Intensivmedizin v.a. auf dem Gebiet der Patientenüberwachung ist die Mortalität bei einem Multiorganversagen in den letzten 20 Jahren nicht entscheidend gesenkt worden [20, 61]. Auch heute noch konzentrieren sich die Bemühungen im Rahmen des Monitorings auf kardiopulmonale Parameter wie z.B. Blutdruck, Herzfrequenz, Herzzeitvolumen und die Überwachung des O_2-Transports und O_2-Verbrauchs im Gesamtorganismus. Ein wesentliches Charakteristikum dieser Parameter jedoch ist, daß sie nur globale Veränderungen erfassen und regionale Durchblutungs- und Stoffwechselveränderungen nicht berücksichtigen [17, 56, 68, 74]. Aufgrund der großen Bedeutung von regionalen Durchblutungs- und Stoffwechselveränderungen für das Entstehen und den Verlauf septischer Krankheitsbilder und des Multiorganversagens muß allerdings bezweifelt werden, ob globale Parameter die wesentlichen Pathomechanismen dieser Syndrome erfassen und v.a. zu den richtigen Therapieschritten führen. So konnte z.B. in einer großen Metaanalyse gezeigt werden, daß die Erhöhung des Herzzeitvolumens, des globalen O_2-Transports und O_2-Verbrauchs auf supraphysiologische Werte die Mortalitätsrate von kritisch kranken Patienten nicht verringern konnte [44a].

Indikationen

Schock

So findet z.B. im Schock eine Umverteilung der Perfusion von den peripheren Organen (Darm, Haut, Muskel) zu den zentralen Organen Gehirn und Herz statt. Die anhaltende Sympathikusaktivität und humorale Vasokonstriktoren wie z.B. Vasopressin und Angiotensin II bewirken eine Zunahme des Gefäßwiderstandes und eine Einschränkung der autonomen Gefäßregulation im Splanchnikusgebiet [72]. Neben dem Dünndarm können auch die anderen Organe des Splanchnikusgebietes geschädigt werden, z.B. ischämische Kolitis [8], hämorrhagische Streßulzerationen des Magens [6], ischämische Hepatitis [11], ischämische Pankreatitis [15, 82] und ischämische Cholezystitis [30, 41].

Narkose, Operationen, PEEP-Beatmung

Unter Narkose [35, 36] bei kardiopulmonalen und intraabdominellen Operationen [58, 64, 66] und während PEEP-Beatmung [34, 51, 69] nimmt das Herzzeitvolumen ab. In dieser Abnahme sind nicht alle Teilkreisläufe gleichermaßen beteiligt. Die Splanchnikusdurchblutung wird dabei überdurchschnittlich reduziert [35, 37]. Auch Katecholamine und Sympathomimetika [74] sowie ein erhöhter intraabdomineller Druck [21, 22] können zu einer verminderten Splanchnikusdurchblutung führen.

Sepsis

Patienten mit Sepsis oder SIRS („systemic inflammatory response syndrome") befinden sich in einer hypermetabolen Stoffwechsellage. Die erhöhte Stoffwechselrate wird durch Entzündungsmediatoren wie Zytokine und Eicosanoide vermittelt und betrifft insbesondere die Organe des Splanchnikusgebietes, was zu einer Zunahme des regionalen O_2-Verbrauchs und der Turnoverraten von Glukose, Fettsäuren und Aminosäuren führt. Schon unter ausgeglichenen Stoffwechselbedingungen benötigt die Leber 50% ihres O_2-Bedarfs zur Aufrechterhaltung ihrer physiologischen Glukoneogeneserate von ca. 2,2 mg/kg KG/min [52]. Bei septischen Patienten ist die endogene hepatische Glukoseproduktion auf das 2- bis 4fache gesteigert, so daß bis zu 80% des Gesamtkörper-O_2-Verbrauchs auf das Splanchnikusgebiet entfallen [37]. Während die parenchymatösen Zellen der Leber vermehrt Glukose produzieren, ist die Glukoseaufnahme der endothelialen Zellen und der Kupfer-Sternzellen, die zusammen ca. 30% der Leberzellen ausmachen, erhöht [60, 78]. Die aufgenommene Glukose wird über den Pentosephosphatzyklus zur DNS-Synthese verwendet und unterstützt somit die Abwehrfunktion dieser Zellen [79]. Bei septischen Patienten mit stabilen Kreislaufverhältnissen nimmt die Splanchnikusdurchblutung und somit der O_2-Transport zwar zu, jedoch ist der Anstieg des O_2-Verbrauchs noch größer, und es entsteht eine relative Ischämie [16, 18].

Darmischämien und Multiorganversagen

Eine unzureichende Behandlung von Darmischämien führt zu persistierenden Gewebsdefekten und zur Schädigung von immunkompetenten Zellen [2, 20]. Über die defekte Darmwand können Bakterien und Bakterienprodukte in die Blutbahn eindringen und bei einer gleichzeitig verminderten „Klärfunktion" des retikuloendothelialen Systems der Leber Auswirkungen auf den gesamten Organismus haben [2, 7]. Mögliche Folgen der Translokation sind nosokomiale Infektionen, insbesondere Pneumonien [20], Sepsis, Multiorganversagen sowie eine erhöhte Mortalität von intensivmedizinischen Patienten.

Die möglichen Folgen von Darmischämien verdeutlichen die Notwendigkeit eines routinemäßigen Splanchnikusmonitorings auf der Intensivstation. Dazu müssen organspezifische Stoffwechselparameter gefunden werden, die zuverlässig anzeigen, ob eine Ischämie des entsprechenden Organs vorliegt. Nur so ist es möglich, eine frühzeitige Therapie von Minderperfusionen und Funktionsverminderungen im Splanchnikusgebiet einzuleiten und eine entsprechende Therapiekontrolle zu erhalten [68]. Ein routinemäßiges Splanchnikusmonitoring kann in Zukunft dazu beitragen, die Mortalität von kritisch kranken Patienten zu senken.

Theoretische Grundlagen – praktische Anwendung

Darmischämien können bei vielen intensivmedizinischen Patienten nachgewiesen werden, so z. B. bei 80% der Patienten mit einem Multiorganversagen, bei 50% der Patienten nach einer elektiven kardiochirurgischen Operation und bei 18% der Patienten nach Operationen an der abdominellen Aorta [24, 26, 28, 76]. Die besondere Ischämiegefährdung des Darms hat mehrere Ursachen: an den oberflächlichen Darmzotten befindet sich ein gegenläufiges Kapillarsystem, von dem der Sauerstoff aus dem arteriellen Schenkel in den venösen Schenkel diffundieren kann, ohne das umgebende Gewebe zu oxygenieren [49]. Der Darm kann die O_2-Extraktion deshalb auch nicht soweit steigern wie z. B. die Leber. Schon unter physiologischen Bedingungen liegt die kritische Durchblutung, bei der das Splanchnikusgebiet seine maximale O_2-Extraktion erreicht, deutlich über der Durchblutung, die zu einem Abfall des O_2-Verbrauchs im gesamten Organismus führt [55]. Kurzzeitige Ischämien des Darmgebietes führen zu oberflächlichen Epithelläsionen an den Zotten [42]. Mit zunehmender Ischämiedauer weitet sich der Schaden auf die Mukosa aus und kann durch die intraluminalen Verdauungsenzyme, Gallensäuren, Bakterien und Bakterienprodukte noch vergrößert werden [42]. Die tonometrische Bestimmung des pH-Wertes der gastrointestinalen Mukosa, kurz pHi-Wert genannt, ermöglicht Rückschlüsse auf die regionale O_2-Versorgung im Darmgewebe [25, 33, 38, 40, 59].

Tonometrische Bestimmung des pHi-Wertes

Physiologische Grundlagen

Die Gewebsoxygenation des Darms wird über den Blutfluß und die O_2-Extraktion reguliert. Bei hohen und normalen Perfusionsraten ist der O_2-Verbrauch abhängig vom Zellmetabolismus und unabhängig vom O_2-Transport [44]. Wenn die Perfusionsrate sinkt, kann durch eine erhöhte O_2-Extraktion die O_2-Versorgung der Zelle erhalten bleiben. Sinkt der O_2-Transport jedoch unter einen kritischen Wert, wird der O_2-Verbrauch vom O_2-Transport abhängig und fällt ebenfalls ab [1]. Folglich wird der oxidative Zellstoffwechsel reduziert, und energiereiche Verbindungen wie z. B. ATP werden verbraucht. Über eine vermehrte anaerobe Glykolyse entstehen erhöhte intrazelluläre Laktatkonzentrationen, und der pH-Wert im Darmgewebe fällt ab. Ein Abfall des intramukösen pH-Wertes signalisiert somit eine ungenügende Oxygenation des Darmgewebes. Ursachen für einen pHi-Wertabfall sind ein verminderter O_2-Transport, ein erhöhter O_2-Verbrauch und Schäden auf zellulärer Ebene, die zu einer verminderten O_2-Extraktion oder O_2-Utilisation führen.

Prinzip der indirekten pHi-Messung

Die Messung des pHi-Wertes erfolgt nach dem tonometrischen Meßprinzip, wonach sich die Partialdrücke von O_2 und CO_2 in der Füllflüssigkeit von Hohlorganen mit den Gasspannungen im umgebenden Gewebe äquilibrieren [8, 19]. Über eine Sonde wird ein mit NaCl-Lösung gefüllter und für CO_2 permeabler Silikonballon in den Magen eingeführt [27]. Innerhalb eines bestimmten Zeitraumes diffundiert CO_2 durch die Zellmembran der Magenwandzellen und äquilibriert mit der intraluminalen Flüssigkeit im Ballon; der CO_2-Partialdruck der intraluminalen Flüssigkeit entspricht somit der CO_2-Gasspannung in der oberflächlichen Mukosaschicht. Nach Beendigung der Meßperiode wird die NaCl-Lösung über ein separates Lumen aus dem Ballon aspiriert und mit einem Blutgasanalysator der pCO_2 gemessen. Gleichzeitig mit der Ballonflüssigkeit wird arterielles Blut für die Blutgasanalyse entnommen und darin die Bikarbonatkonzentration bestimmt. Unter der Voraussetzung, daß die Bikarbonatkonzentration in den Mukosazellen derjenigen im arteriellen Blut entspricht, kann der pH-Wert in der oberflächlichen Mukosaschicht indirekt über die Henderson-Hasselbalch-Gleichung errechnet werden.

Veränderungen des pHi-Wertes müssen immer in Zusammenhang mit dem arteriellen pH-Wert interpretiert werden [72a]. So fällt bei systemischen Azidosen, wie z.B. der diabetischen Ketoazidose, auch der pHi-Wert ab, ohne daß eine regionale Hypoperfusion des Darmes vorliegt.

In neueren Untersuchungen wird auf eine Berechnung des pHi-Wertes verzichtet [37a]. Die Interpretation der Meßergebnisse erfolgt hierbei aus der Relation des tonometrisch gemessenen pCO_2 zu dem arteriellen pCO_2. Die Annahme, daß die arterielle Bikarbonatkonzentration der mukosalen entspricht, entfällt somit.

Klinische Studien

In mehreren klinischen Untersuchungen wurde die pHi-Wertmessung schon eingesetzt und hinsichtlich ihrer Aussagefähigkeit über Komplikationen und Outcome geprüft. Mythen et al. [68] konnten bei Patienten mit elektiven chirurgischen Eingriffen nachweisen, daß ein niedriger intraoperativ gemessener pHi-Wert mit erhöhten postoperativen Komplikationen und Kosten verbunden ist. Einen weiteren Aspekt lieferten Fiddian-Green et al. [28], die Patienten nach rekonstruktiven Eingriffen an der Aorta untersuchten. Ein am Operationstag gemessener Abfall des pHi-Wertes im Sigma erhöhte die Wahrscheinlichkeit für eine nachfolgende Sigmaischämie. Die Dauer des pHi-Wertabfalls hatte die höchste prognostische Aussagekraft auf die postoperative Komplikationshäufigkeit und die Überlebensrate der Patienten. In Untersuchungen von Maynard et al. [59] erwies sich die pHi-Wertbestimmung den konventionellen hämodynamischen Monitoringmethoden bezüglich ihres Vorhersagewertes über die Letalität von intensivmedizinischen Patienten als überlegen. Doglio et al. [23] konnten bei intensivmedizinischen Patienten mit einem niedrigen pHi-Wert ($>7{,}35$) bei oder 12 h nach Aufnahme auf der Intensivstation eine signifikant höhere Letalität feststellen als bei Patienten mit einem normalen pHi-Wert ($> 7{,}35$). Patienten mit einem niedrigen pHi-Wert entwickelten häufiger Sepsis und Multiorganversagen.

Die pHi-Wertmessung wurde von Gutierrez et al. [39] als Grundlage für Therapieentscheidungen eingesetzt. Durch pHi-Wert-gesteuerte therapeutische Interventionen konnte die Letalität von Patienten mit einem niedrigen pHi-Wert ($< 7{,}35$) gesenkt werden.

Ein konstanter pHi-Wert prognostiziert ein erfolgreiches „weaning“ bei kontrolliert beatmeten Patienten [14a]. Hingegen signalisiert ein Abfall des pHi-Werts einen Mißerfolg. Die Autoren interpretieren den Abfall des pHi-Wertes als eine Umverteilung der Durchblutung vom Splanchnikusgebiet zugunsten der ermüdeten Atemmuskulatur.

Andere Untersucher konnten diese positiven Ansätze nicht bestätigen. Bei Untersuchungen von Boyd et al. [9] konnten durch die pHi-Wertmessung keine Gewebsazidosen diagnostiziert werden, die nicht auch schon durch eine routinemäßig durchgeführte Blutgasanalyse aufgefallen wären.

Uusaro et al. [79a] untersuchten nach herzchirurgischen Bypassoperationen, ob Verbesserungen der Splanchnikusperfusion zu einer Erhöhung des pHi-Wertes führen. 8 Patienten erhielten nach der Op. Dopexamin zur Steigerung des Herzzeitvolumens, 6 weitere Patienten dienten als Kontrollgruppe. Die Dopexamingabe führte zu einer signifikant erhöhten Splanchnikusperfusion mit einer verbesserten O_2-Zufuhr. Jedoch blieb der O_2-Verbrauch unverändert und der pHi-Wert des Magens war signifikant niedriger als in der Kontrollgruppe. Ähnliche Veränderungen wurden auch nach der Zufuhr von Dobutamin festgestellt. Die fehlende Korrelation zwischen dem gastromukosalen pHi-Wert und der gemessenen globalen Splanchnikusperfusion limitiert die Aussagekraft der tonometrischen pHi-Messung als klinisches Maß für eine verminderte intestinale Durchblutung.

Eine pHi-Wertverminderung des Darmes ist nicht nur vom O_2-Angebot abhängig. Einen weiteren Aspekt lieferten Untersuchungen von Fink et al. [29], die den pHi-Wert nach mechanischer und endotoxininduzierter Ischämie des Darmes verglichen. Nur während der endotoxininduzierten Ischämie fiel der pHi-Wert ab, so daß neben dem verminderten O_2-Transport noch eine zusätzliche toxische Komponente des Endotoxins vorliegen muß.

Methodische Probleme

Die tonometrische pHi-Wertbestimmung ist mit mehreren methodischen Schwierigkeiten verbunden wie z.B. Abweichungen des pHi-Wertes in Abhängigkeit vom verwendeten Blutgasanalysegerät, vom Meßmedium im Katheter, individuellen Schwankungen verschiedener Tonometersonden und von den Transportzeiten der Probe. Die Sonden müssen gastroskopisch in den Magen eingeführt werden, um Fehllagen im Ösophagus oder im Duodenum zu vermeiden. Unter „low-flow“ und kompletten Ischämiebedingungen, wie sie bei verschiedenen kompensierten und dekompensierten Schockzuständen zu finden ist, ist die intramuköse Bikarbonatkonzentration geringer als die arterielle [3]. Die tonometrische pHi-Wertmessung kann nicht sofort auf Veränderungen des CO_2-Partialdrucks der Mukosawand reagieren [65]. Es wird eine je nach Gerätehersteller unterschiedliche Äquilibrierungszeit benötigt. Bei der tonometrischen Bestimmung des pHi-Wertes wird davon ausgegangen, daß das im Magenlumen befindliche meßbare Kohlendioxid aus der Magenmukosa diffundiert ist und dem pCO_2 der Mukosazellen entspricht. Kohlendioxid kann allerdings auch bei der Pufferung von H^+-Ionen durch Bikarbonat entstehen. In einigen Untersuchungen konnte die luminale CO_2-Bildung durch eine medikamentöse Blockade (z. B. Ranitidin, Omeprazol) der H^+-Sekretion vermieden werden [44].

In den meisten Studien wird der pHi-Wert nur im Magen gemessen. Veränderungen dieses pHi-Wertes müssen aber nicht unbedingt auf den restlichen Darm zutreffen.

Kontinuierliches Monitoring des Magensaft-pH-Wertes

Higgins et al. [47] konnten in ihren Untersuchungen eine Korrelation zwischen einem niedrigen pHi-Wert und einer verminderten Säuresekretion des Magens nach Stimulation mit Pentagastrin feststellen. Die Magensaftsekretion ist ein aktiver Prozeß, der von einer adäquaten O_2-Versorgung abhängt. Ein kontinuierliches Monitoring des Magensaft-pH-Wertes kann evtl. zur Diagnostik von Perfusionsstörungen im Splanchnikusgebiet beitragen. Weitere Untersuchungen sind hierfür notwendig.

Über die pHi-Wertbestimmung des Magens sind sicherlich Aussagen über die Durchblutung des Magens zu treffen. Es ist jedoch fraglich, ob auch die Durchblutung weiterer Organe des Splanchnikusgebietes beurteilt werden kann. Ein kontinuierliches Monitoring des O_2-Transports und des O_2-Verbrauchs der Leber ist noch nicht möglich.

Monitoring einer adäquaten Leberperfusion

Leberperfusionsbestimmungen

Von den zahlreichen Methoden zur Leberperfusionsbestimmung ist keine für den alltäglichen klinischen Einsatz geeignet [50]. Direkte Meßmethoden mit elektromagnetischen oder mit Ultraschallsonden an der A. hepatica und der V. portae erfordern die intraoperative Gefäßpräparation [61, 71]. Kontinuierliche Infusionen von Indocyaningrün oder Galaktose, die ausschließlich in der Leber extrahiert werden, ermöglichen im Steady-state die indirekte Bestimmung der gesamten Splanchnikusperfusion nach dem Fick-Prinzip [12, 13, 54, 75, 77]. Die Extraktion in der Leber ist allerdings nicht nur vom Fluß abhängig, sondern auch von der Leberfunktion, so daß die Flußbestimmung bei Patienten mit geschädigter Leber problematisch ist [14]. Für diese Methode wird ein hepatovenöser Katheter benötigt, kontinuierliche Messungen sind nicht möglich.

Hepatovenöse Sättigung

In einigen Studien konnte eine Korrelation zwischen der hepatovenösen O_2-Sättigung und dem hepatischen O_2-Verbrauch beschrieben werden [16, 53, 63]. Eine geringe O_2-Sättigung des hepatovenösen Blutes läßt auf eine erhöhte O_2-Extraktion der Leber schließen und kann eine Hypoxämie der zentralvenösen Areale und den beginnenden Funktionsverlust der Leber anzeigen [16]. Die hepatovenöse O_2-Sättigung gilt somit als Indikator für eine ausreichende O_2-Versorgung. Sowohl Low-flow-Zustände mit einer erhöhten O_2-Extraktion als auch ein gesteigerter Leberstoffwechsel mit erhöhtem O_2-Verbrauch, wie z.B. bei Septikern, können eine niedrige hepatovenöse O_2-Sättigung verursachen [16, 18, 81]. Hingegen liegt die gemischtvenöse Sättigung im septischen Schock häufig bei physiologischen Werten, so daß aus diesem Parameter falsche Rückschlüsse bezüglich einer ausreichenden Perfusion der Splanchnikusorgane gezogen werden können [16, 18]. Kontinuierliche Messungen der hepatovenösen Sättigung sind mit fiberoptischen Kathetern in der V. hepatica möglich [53].

O_2-Elektroden

Eine Alternative zum intraoperativen Monitoring der Leberperfusion bieten O_2-Elektroden, die an der Leberoberfläche befestigt werden [67]. Diese Elektroden haben einen hohen O_2-Verbrauch und sind somit von der Leberperfusion abhängig.

Alternative Methoden, Forschung und Entwicklung

Kontinuierliche pHi-Messung

Ein wesentliches Problem der pHi-Messung resultiert aus der langen Äquilibrierungszeit zwischen dem mukosalen und dem tonometrischen pCO_2. Inzwischen sind kontinuierliche rezirkulierende luftgefüllte Tonometer an einem Tiermodell getestet worden [39a]. Diese Systeme sprechen innerhalb von 5 min auf akute physiologische Veränderungen des pHi-Wertes an.

Einen weiteren Ansatz zur frühzeitigen Erfassung einer inadäquaten Splanchnikusperfusion stellt die kontinuierliche Messung des intramukosalen pCO_2-Wertes mit einem fiberoptischen Sensor dar. Knichwitz et al. [54a] verglichen die kontinuierliche pCO_2-Messung mit der konventionellen tonometrischen Bestimmung des pHi-Wertes im Rahmen einer In-vitro-Studie und eines tierexperimentellen Modells.

Die Vorteile gegenüber der konventionellen Methode ergaben sich in vitro durch eine kürzere Äquilibrierungszeit sowie einer höheren Meßgenauigkeit. Respiratorisch induzierte Veränderungen des intramukosalen pCO_2 des Magens konnten im Tierexperiment mit der kontinuierlichen Messung zuverlässig erfaßt werden.

Klinische Studien zur Evaluierung der kontinuierlichen pHi-Meßsysteme stehen noch aus.

EMPHO-Methode

Eine andere Methode zur Objektivierung der Gewebsoxygenierung stellt die EMPHO-Methode dar.

Das EMPHO-Gerät ist eine Kombination aus einem Spektrophotometer und Lichtfasersystemen und ermöglicht durch eine hohe räumliche Auflösung die Messung von lokalen Veränderungen der intrakapillären Hämoglobinsättigung, des intrakapillären Hämoglobingehaltes, des Kapillarflusses, des O_2-Verbrauchs und der Kapillarwandpermeabilität [31, 48]. Mit Hilfe dieses Gerätes können deshalb schon frühzeitig pathologische Veränderungen der Mikrozirkulation erfaßt werden. Auch der klinische und intraoperative Einsatz des EMPHO-Gerätes scheint möglich zu sein [32]. Als repräsentative Orte für die periphere Durchblutung eignen sich die Haut und die Muskulatur, da hier schon frühzeitig als Zeichen der Zentralisation Veränderungen der Mikrozirkulation auftreten. Inwieweit daraus Rückschlüsse auf die Perfusion des Darmes zu ziehen sind, müssen weitere Studien zeigen. Mit besonderen Sonden ließe sich auch die kapilläre Hämoglobinsättigung des Darms erfassen.

O_2-Partialdruckmessung des subkutanen Fettgewebes

Auch der Einsatz von O_2-Elektroden in der Haut des subkutanen Fettgewebes bietet eine vielversprechende Möglichkeit zur frühzeitigen Erkennung eines unzureichenden O_2-Transports zu den peripheren Organen [4, 43]. In Untersuchungen von Antonsson et al. [4] an einem septischen Schockmodell bei Schweinen fiel der O_2-Partialdruck des subkutanen Fettgewebes ab, bevor sich die globalen Parameter veränderten.

Stabile Isotope

Die Messung von regionalen Stoffwechselprozessen des Gastrointestinaltraktes mit stabilen nichtradioaktiven Isotopen hat in den letzten Jahren zunehmend an Bedeutung gewonnen [10]. So gibt es bereits eine Vielzahl von Funktionstests der Leber [70, 73], des Dünndarms [45, 57] und der Bauchspeicheldrüse [46, 80]. Diesen Funktionstests liegt das gleiche Prinzip zugrunde: Nach oraler oder intravenöser Applikation einer mit einem stabilen Kohlenstoff (^{13}C) markierten Substanz (Kohlenhydrate, Aminosäuren, Xenobiotika) erfolgt dessen Metabolisierung zu markiertem Kohlendioxid, das in der Ausatemluft erscheint. Die kontinuierliche Messung des $^{13}CO_2$-Gehaltes der Ausatemluft bietet eine Zukunftsperspektive für ein kontinuierliches regionales „Stoffwechselmonitoring“ auf der Intensivstation.

Kritische Wertung

Aufgrund des Zusammenhangs zwischen Darmischämien und der Entstehung von Sepsis und Multiorganversagen kommt der Prävention eine entscheidende Bedeutung zu. Die Prävention von Darmischämien erfordert ein Umdenken in der Behandlung kritisch kranker Patienten. Die vorrangige Therapie kardiopulmonaler Störungen muß die möglichen Konsequenzen auf das Splanchnikusgebiet mit einbeziehen. Störungen des Splanchnikusgebietes sind zwar nicht unmittelbar lebensbedrohlich, es ist jedoch anzunehmen, daß diese Störungen den weiteren Verlauf des intensivmedizinischen Patienten entscheidend beeinflussen können. Neben dem kontinuierlichen kardiopulmonalen Monitoring und der daran orientierten Therapie muß in der Zukunft das Splanchnikusmonitoring und eine darm- und leberorientierte Therapie stehen. Die derzeitigen Möglichkeiten des Splanchnikusmonitorings sind noch begrenzt. Die pHi-Wertmessung weist noch einige methodische Schwierigkeiten auf, und der hepatovenöse Katheter gehört nicht zum Standard. Der routinemäßige kontinuierliche Einsatz auf der Intensivstation ist daher noch nicht zu empfehlen.

Literatur

1. Adams RP, Cain SM (1982) A critical value for O_2 transport in the rat. J Appl Physiol 53:660–664
2. Antonsson JB, Fiddian-Green RG (1991) The role of the gut in shock and organ failure. Eur J Surg 157:3–12
3. Antonsson JB, Boyle CC, Kruithoff KL, Wang H, Sacristan E, Rothschild HR, Fink MP (1990) Validation of tonometric measurement of gut intramural pH during endotoxemia and mesenteric occlusion in pigs. Am J Physiol 259:G519–G523
4. Antonsson JB, Kuttila K, Niinikoski J, Haglund UH (1993) Subcutaneous and gut tissue perfusion and oxygenation changes as related to oxygen transport in experimental peritonitis. Circ Shock 41:261–267
5. Bailey RW, Bulkley GB, Hamilton SR, Morris JB, Smith GW (1986) Pathogenesis of nonocclusive ischemic colitis. Ann Surg 203:590–599
6. Bailey RW, Bulkley GB, Hamilton ST, Morris JB, Haglund UH, Meilahn JE (1987) The fundamental hemodynamic mechanism underlying gastric "stress ulceration" in cardiogenic shock. Ann Surg 205:597–612
7. Beale R, Bihari DJ (1993) Multiple organ failure. The pilgrim's progess. Crit Care Med 21:1–3
8. Bergofsky EH (1964) Determination of tissue O_2 tensions by hollow visceral tonometers: Effect of breathing enriched O_2 mixtures. J Clin Invest 43:193–200
9. Boyd O, Mackay CJ, Lamb G, Bland JM, Grounds RM, Bennet ED (1993) Comparison of clinical information gained from routine blood-gas analysis and from gastric tonometry for intramural pH. Lancet 341:142–146
10. Braden B, Lembcke B, Caspary WF (1991) Stabile Isotope in Diagnostik und Forschung. Dtsch Med Wochenschr 116:1721–1727
11. Bulkley GB, Oshima A, Bailey RW (1986) Pathophysiology of hepatic ischemia in cardiogenic shock. Am J Surg 151:87–97
12. Burczynski FJ, Greenway CV (1986) Hepatic blood flow: accuracy of estimation from galactose clearances in cats. Can J Physiol Pharmacol 64:1310–1315
13. Burczynski FJ, Greenway CV, Sitar DS (1987) Hepatic blood flow: accuracy of estimation from infusions of indocyanine green in anaesthetized cats. Br J Pharmacol 91:651–659
14. Burns E, Trigger DR, Tucker GT, Bax NDS (1991) Indocyanine green elimination in patients with liver disease and in normal subjects. Clin Sci 80:155–160

14a. Chittock D, Walley K, Russel J (1995) Is gastric mucosal pHi a better outcome predictor of weaning and extubation than conventional weaning indices? A pilot study [Abstract]. Int Care Med 29:49

15. Clemens JA, Bulkley GB, Cameron JL (1989) Ischemic pancreatitis. In: Marston A, Bulkley GB, Fiddian-Green RG (eds) Splanchnic ischemia and multiple organ failure. Edward Arnold, London, pp 273–277

16. Dahn MS, Lange P, Lobdell K, Hans B, Jacobs LA, Mitchell RA (1987) Splanchnic and total body oxygen consumption differences in septic and injured patients. Surgery 101(1):69–80

17. Dahn MS, Lange MP, Jacobs LA (1988) Central, mixed and splanchnic venous oxygen saturation monitoring. Intens Care Med 14:373–378

18. Dahn MS, Lange P, Wilson RF, Jacobs LA, Mitchell RA (1990) Hepatic blood flow and splanchnic oxygen consumption measurements in clinical sepsis. Surgery 107:295–301

19. Dawson AM (1965) Small bowel tonometry: Assessment of small gut mucosal oxygen tension in dog and man. Nature London, 206:943–944

20. Deitch EA (1992) Multiple organ failure. Ann Surg 216(2):117–134

21. Diebel LN, Dulchavsky SA, Wilson RF (1992) Effect of increased intra-abdominal pressure on mesenteric arterial and intestinal mucosal blood flow. J Trauma 33:45–49

22. Diebel LN, Wilson RF, Dulchavsky SA, Saxe J (1992) Effect of increased intra-abdominal pressure on hepatical arterial, portal venous, and hepatic microcirculatory blood flow. J Trauma 33:279–283

23. Doglio GR, Pusajo JF, Egurrola MA, Bonfigli GC, Parra C, Vetere L, Hernandez MS, Fernandez S, Palizas F, Gutierrez G (1991) Gastric mucosal pH as a prognostic index of mortality in critically ill patients. Crit Care Med 19:1037–1040

24. Fiddian-Green RG (1987) Hypotension, splanchnic hypoxia and arterial acidosis in ICU patients. Circ Shock 21:326–332

25. Fiddian-Green RG (1993) Associations between intramucosal acidosis in the gut and organ failure. Crit Care Med 21:103–107

26. Fiddian-Green RG, Baker S (1987) The predictive value of measurements of pH in the wall of the stomach for complications after cardiac surgery: a comparison with other forms of monitoring. Crit Care Med 15:153–156

27. Fiddian-Green RG, McGough E, Pittenger G, Rothman E (1983) Predictive value of intramural pH and other risk factors for massive bleeding from stress ulceration. Gastroenterology 85:613–6720

28. Fiddian-Green RG, Amelin PM et al. (1986) Prediction of the development of sigmoid ischemia on the day of aortic operations. Arch Surg 121:654–660

29. Fink MP, Antonsson JB, Wang H, Rothschild HR (1991) Increased intestinal permeability in endotoxic pigs. Arch Surg 126:211–218

30. Flancbaum L, Majerus TC, Cox EF (1985) Acute post-traumatic acalculous cholecystitis. Am J Surg 150:252–256

31. Frank KH, Kessler M, Appelbaum K, Dummler W (1989) The Erlangen micro-lightguide spectrophotometer Empho I. Phys Med Biol 34(12):1883–1900

32. Frank KH, Kessler M, Appelbaum K et al. (1989) Oxygen supply of the myocardium. Adv Exp Med Biol 248:561–566

33. Frey L, Pacheco AM (1993) Monitoring durch Messung des gastrointestinalen Mukosa-pH-Wertes (pHi). Infusionsther Transfusionsmed 20:248–252

34. Fujita Y (1993) Effects of PEEP on splanchnic hemodynamics and blood volume. Acta Anaesthesiol Scand 37:427–431

35. Gelman S (1987) General anesthesia and hepatic circulation. Can J Physiol Pharmacol 65:1762–1779

36. Gelman S, Dillard E, Bradley EL (1987) Hepatic circulation during surgical stress and anesthesia with halothane, isoflurane, or fentanyl. Anesth Anal 66:936–943

37. Gottlieb ME, Sarfeh J, Stratton H, Goldman ML, Newell JC, Shah DM (1983) Hepatic perfusion and splanchnic oxygen consumption in patients postinjury. J Trauma 23:836–843

37a. Groeneveld ABJ, Kolkman JJ (1994) Splanchnic tonometry: a review of physiology, methodology and clinical applications. J Crit Care 9:198–210
38. Grum CM (1993) Tissue oxygenation in low flow states and during hypoxemia. Crit Care Med 21:44–49
39. Gutierrez G, Palizas F, Doglio GR, Wainsztein N, Gallesio A, Pacin J, Dubin A, Schiavi E, Jorge M, Pusajo J, Klein F, San Roman E, Dorfman B, Shottlender J, Giniger R (1992) Gastric intramucosal pH as a therapeutic index of tissue oxygenation in critically ill patients. Lancet 339:195–199
39a. Guzman JA, Kruse JA (1996) Development and validation of a technique for continuous monitoring of gastric intramucosal pH. Am J Resp Crit Care Med 153:694–700
40. Haglund U (1994) Intramucosal pH. Intensive Care Med 20:90–91
41. Haglund U, Arvidsson D (1989) Acute acalulous cholecystitis. In: Marston A, Bulkley GB, fiddian-Green RG (eds) Splanchnic ischemia and multiple organ failure. Edward Arnold, London, pp 269–279
42. Haglund U, Bulkley GB, Granger DN (1987) On the pathophysiology of intestinal injury. Acta Chir Scand 153:321–324
43. Hartmann M, Mortgomery A, Jönsson K, Haglund U (1991) Tissue oxygenation in hemorrhagic shock measured as trancutaneous oxygen tension, subcutaneous oxygen tension, and gastrointestinal intramucosal pH in pigs. Crit Care Med 19:205–210
44. Heard SO, Helsmoortel CM, Kent JC, Shahnarian A, Fink MP (1991) Gastric tonometry in healthy volunteers: Effect of ranitidine on calculated intramural pH. Crit Care Med 19:271–274
44a. Heyland DK, Cook DJ, King D, Kernerman P, Brun-Buisson C (1996) Maximizing oxygen delivery in critically ill patients: a methodologic appraisal of the evidence. Crit Care Med 24:517–524
45. Hiele M, Ghoos Y, Rutgeers P, Vantrappen G, Carchon H, Eggermont E (1988) $^{13}CO_2$ breath test using naturally ^{13}C-enriched lactose for detection of lactase deficiency in patients with gastrointestinal symptoms. J Lab Clin Med 112:193–200
46. Hiele M, Ghoos Y, Rutgeers P, Vantrappen G (1989) Starch digestion in normal subjects and patients with pancreatic disease, using a $^{13}CO_2$ breath test. Gastroenterology 96:503–509
47. Higgins D, Mythen MG, Webb AR (1994) Low intramucosal pH is associated with failure to acidify the gastric lumen in response to pentagastrin. Intens Care Med 20:105–108
48. Höper J, Kessler M (1988) Constant pressure perfusion on the isolated rat liver: Local oxygen supply and metabolic function. Int Microcirc J Clin Exp 7:155–168
49. Jodal M, Haglund U, Lundgren O (1984) Countercurrent exchange mechanism in the small intestine. In: Shepherd AP, Granger DN (eds) Physiology of the intestinal circulation. Raven, New York, pp 83–97
50. Johnson DJ, Muhlbacher R, Wilmore DW (1985) Measurement of hepatic blood flow. J Surg Res 39:470–481
51. Johnson DJ, Johannigman JA, Branson RD, Davis K, Hurst JM (1991) The effect of low dose dopamine on gut hemodynamics during PEEP ventilation for acute lung injury. J Surg Res 50:344–349
52. Jungas RL, Halperin ML, Brosnan JT (1982) Quantitative analysis of amino acid oxidation and related gluconeogenesis in humans. Physiol Rev 72:419
53. Kainuma M, Nakashima K, Sakuma I, Kawase M, Komatsu T, Shimada Y, Nimura Y, Nonami T (1992) Hepatic venous hemoglobin oxygen saturation predicts liver dysfunction after hepatectomy. Anesthesiology 76:379–386
54. Keiding S (1987) Hepatic clearance and liver blood flow. J Hepatol 4:393–398
54a. Knichwitz G, Rotker J, Brussel T, Kuhmann M, Mertes N, Mollhoff T (1996) A new method for continuous intramucosal PCO_2 measurement in the gastrointestinal tract. Anesth Analg 83(1):6–11
55. Kvietys PR, Granger DN (1982) Editorial view: Vasoactive agents and splanchnic oxygen uptake. Am J Physiol 247:E181–E189

56. Landow L, Philips DA, Heard SO, Prevost D, Vandersalm TJ, Fink MP (1991) Gastric tonometry and venous oximetry in cardiac surgery patients. Crit Care Med 19:1226–1233
57. Lifschitz CH, Boutton TW, Carrazza F, Beyreiss K, Schmitz J, Ricour C, Shulman R, Nichols B (1988) A carbon-13 breath test to characterize glucose absorption and utilization in children. J Pediat Gastroenterol Nutrit 7:842–847
58. Mathie RT (1993) Hepatic blood flow during cardiopulmonary bypass. Crit Care Med 21:73–76
59. Maynard N, Bihari D, Beale R, Smithies M, Baldock G, Mason R, McColl I (1993) Assessment of splanchnic oxygenation by gastric tonometry in patients with acute circulatory failure. JAMA 270(10):1203–1210
60. Meszaros K, Bojta J, Bautista AP, Lang CH, Spitzer JJ (1991) Glucose utilization by Kupffer cells, endothelial cells, and granulocytes in endotoxemic rat liver. Am J Physiol 260:G7–G12
61. Morris AH (1994) Uncertainly in the management of ARDS: lessons for the evaluation of a new therapy. Intens Care Med 20:87–89
62. Nagano K, Gelman S, Parks D, Bradley EL (1990) Hepatic circulation and oxygen supply-uptake relationships after hepatic ischemic insult during anesthesia with volatile anesthetics and fentanyl in miniature pigs. Anesth Analg 70:53–62
63. Nagano K, Gelman S, Parks DA, Bradley EL (1990) Hepatic oxygen supply-uptake relationship and metabolism during anesthesia in miniature pigs. Anesthesiology 72:902–910
64. Niinikoski J, Kuttila K (1993) Adequacy of tissue oxygenation in cardiac surgery: Regional measurements. Crit Care Med 21:77–83
65. Noc M, Weil MH, Sun S, Gazmuri RJ, Tang W, Pakula JL (1993) Comparison of gastric luminal and gastric wall pCO_2 during hemorrhagic shock. Circ Shock 40:194–199
66. Nonami T, Asahi K, Harada A, Nakao A, Takagi H (1991) Effect of hyperdynamic circulatory support on hepatic hemodynamics, oxygen supply and demand after massive hepatectomy. Surgery 109:277–283
67. Piasecki C, Seifalian AM (1990) Continuous intraoperative monitoring of hepatic blood perfusion using a noninvasive surface electrode. Dig Dis Sci 3:399–405
68. Pinsky MR (1994) Beyond global oxygen supply-demand relations: a search of measures of dysoxia. Intens Care Med 20:1–3
69. Purcell PN, Davis K, Branson RD, Johnson DJ (1993) Continuous duodenal feeding restores gut blood flow and increases gut oxygen utilization during PEEP ventilation for lung injury. Am J Surg 165:188–194
70. Quantz JM, Selke C, Rating D (1993) Evidence for increased microsomal hepatic function in thalassaemic children as detected by [^{13}C] aminopyrine breath test. Isotopenpraxis Environ Health Stud 29:111–116
71. Rasmussen I, Rane A, Haglund U (1993) Hepatic oxygen consumption and cytochrome P450 activity in experimental faecal peritonitis. Eur J Surg 159:201–207
72. Reilly PM, Bulkley GB (1993) Vasoactive mediators and splanchnic perfusion. Crit Care Med 21:55–67
72a. Reinhart K, Spies CD, Meier-Hellmann A, Bredle DL, Hannemann L, Specht M, Schaffartzik W (1995) N-acetylcysteine preserves oxygen consumption and gastric mucosal pH during hypertoxic ventilation. Am J Respir Crit Care Med 151:773–779
73. Renner E, Wietholtz P, Huguenin P, Arnaud MJ, Caffeine PR (1984) A model compound for measuring liver function Hepatology 4:38–46
74. Ruokonen E, Takala J, Kari A, Saxen H, Mertsola J, Hansen EJ (1993) Regional blood flow and oxygen transport in septic shock. Crit Care 21:1296–1303
75. Schirmer WJ, Townsend MC, Schirmer JM, Hampton WW, Fry DE (1986) Galactose clearance as an estimate of effective hepatic blood flow: validation and limitations. J Surg Res 41:543–556
76. Shiedler MG, Cutler BS, Fiddian-Green RG (1987) Sigmoid intramural pH for prediction of ischemic colitis during aortic surgery. Arch Surg 122:881–886

77. Soons PA, De Boer A, Cohen AF, Breimer DD (1991) Assessment of hepatic blood flow in healthy subjects by continuous infusion of indocyanine green. Br J Clin Pharmacol 32:697–704
78. Spolarics Z, Bautista AP, Spitzer JJ (1991) Metabolic response of isolated liver cells to in vivo phagocytic challenge. Hepatology 13:277–281
79. Spolarics Z, Bagby GJ, Lang CH, Spitzer JJ (1991) Up-regulation of glucose metabolism in Kupffer cells following infusion of tumour necrosis factor. Biochem J 278:515–519
79a. Uusaro A, Ruokonen E, Takala J (1995) Gastric mucosal pH does not reflect changes in splanchnic blood flow flow and gastric intramucosal pH after cardiac surgery. Br J Anaesth 74:277–282
80. Vantrappen GR, Rutgeers PJ, Ghoos YF, Hiele MI (1989) Mixed triglyceride breath test. A noninvasive test of pencreatic lipase activity in the duodenum. Gastroenterology 96:1126–1134
81. Wang P, Ba ZF, Burkhardt J, Chaudry IH (1992) Measurement of hepatic blood flow after sewere hemorrhage: lack of restoration despite adequate resuscitation. Am J Physiol 262:G92–G98
82. Warshaw A, O'Hara P (1978) Susceptibility of the pancreas to ischemic injury in shock. Ann Surg 188:197–201

2.8 Biochemische Überwachung

H. Metzler

Da im perioperativen Bereich viele, in gewissen zeitlichen Abständen durchgeführte Laboruntersuchungen, v.a. aus dem Blut, der Überwachung des Patienten dienen, andere prä-, intra- und postoperative Untersuchungen eher diagnostischen Zwecken, ist die Grenze zwischen „Monitoring" und „Diagnostik" nicht immer scharf zu ziehen. Im folgenden sollen die wesentlichen, der Überwachung dienenden biochemischen Größen aus Blut und Harn einschließlich neuerer Testverfahren stichwortartig aufgelistet werden. Es ist aber nicht Ziel dieses Beitrags, pathophysiologische Zustandsbilder und ihre Auswirkungen auf biochemische Größen detailliert zu beschreiben.

Qualitätssicherung in der medizinischen Labordiagnostik beinhaltet auch im operativen Bereich die Phase der *Präanalytik* [11, 24]. Darunter versteht man alle Prozesse, die vor der eigentlichen Laboranalyse ablaufen, also Patientenvorbereitung, Probenaufbewahrung und -transport.

Blut kann gewöhnlich für die gängigen Laborkenngrößen sowohl arteriell als auch venös gewonnen werden, bei speziellen Untersuchungen muß die Entnahmestelle beachtet werden. Bei Blutentnahme aus einer peripheren Vene ist u.U. eine neue Punktion erforderlich. Bei Blutentnahme aus einem zentralvenösen Zugang sollen 3 Fehler vermieden werden:

- *zuwenig* Blut wurde verworfen (Länge und Querschnitt der Leitung beachten, durchschnittlich 10 ml),
- Blut wurde *zu rasch* aspiriert (die resultierende Hämolyse beeinflußt z.B. das Serumkalium),
- *die Entnahmestelle ist an sich wenig geeignet,* da biochemische Größen bestimmt werden, die durch über diesen Zugang applizierte Pharmaka empfindlich beeinflußt werden (z.B. Heparin: Gerinnungsparameter, hochprozentige Glukoselösungen: Blutglukosebestimmung).

Blutentnahme und Transport sollen heute nur noch in *geschlossenen Systemen* erfolgen. Die Probenahmegefäße arbeiten entweder mit Vakuum oder mit Kolbenhub. Eine international einheitliche Kodierung existiert derzeit noch nicht.

Zahlreiche Pharmaka können die Bestimmung von Enzymaktivitäten und Metabolitkonzentrationen beeinflussen und unplausible Resultate liefern. Über die mögliche *Wechselwirkung* zwischen Pharmaka und Laborwert liegen viele, allerdings selten exakt quantifizierende Untersuchungen vor, weshalb im Zweifelsfall mögliche Einflüsse mit dem zuständigen Labor erörtert werden müssen.

In diesem Kapitel werden folgende biochemische Größen bzw. Bereiche besprochen:

1) anaphylaktoide Reaktionen,
2) Diabetes mellitus,
3) Drugmonitoring,
4) Elektrolyte,
5) Entzündung,
6) erythro- und leukopoetisches System,
7) Gerinnung,
8) Hämolyse,
9) kolloidosmotischer Druck,
10) Laktat/Pyruvat,
11) Leberfunktion,
12) maligne Hyperthermie,
13) Myokard,
14) Nierenfunktion,
15) Osmolalität,
16) Pankreasfunktion,
17) Porphyrie,
18) Pseudocholinesterase,
19) Rhabdomyolyse,
20) Säure-Basen-Haushalt,
21) Schilddrüsenfunktion,
22) Stoffwechselgrößen,
23) Streßindikatoren,
24) TUR-Syndrom/Alkoholbestimmung.

Anaphylaktoide Reaktionen

Bei akuten anaphylaktoiden Reaktionen ist in Anbetracht der nichteinheitlichen Pathomechanismen und mangels geeigneter Labormethoden der praktische Wert von Laborparametern eher gering einzustufen. Die Histaminbestimmung kommt wegen der kurzen Halbwertszeit von Histamin und der relativ schwierigen Präanalytik und Analytik nicht in Frage. In Zukunft könnte die Bestimmung der Tryptase, die aus der Mastzellaktivierung stammt und relativ länger als Histamin im Plasma nachweisbar ist, an Bedeutung gewinnen [28].

Diabetes mellitus [7, 15, 31]

Die Überwachung umfaßt primär die engmaschigen Kontrollen des Blutzuckers, bei hohen Werten (> 400 mg/dl) zusätzlich Säuren-Basen-Haushalt, Osmolalität, Laktat und Kalium. Bei einem angestrebten Blutzuckerwert von 100–200 mg/dl können je nach Schwere des Diabetes mellitus bis zu stündliche Kontrollen notwendig sein.

Zur präoperativen Bewertung der Güte der Stoffwechseleinstellung des Diabetikers können 2 Tests herangezogen werden:

1) HbA_1, HbA_{1c}
   Die Höhe von HbA_1 und HbA_{1c} ist ein Meßstab für die Höhe und Dauer hyperglykämischer Zustände in den zurückliegenden 2–3 Monaten.
2) Fruktosamin
   Diese Bestimmung erlaubt analog zu 1) eine retrospektive Aussage über Höhe und Dauer hyperglykämischer Episoden in den zurückliegenden 1–3 Wochen.

Drugmonitoring [12, 17]

Die vielfältigen Möglichkeiten, Serumkonzentrationen von Pharmaka zu bestimmen, sollten auch perioperativen Bereichen entsprechend genützt werden. Im folgenden sind die nachweisbaren Substanzgruppen aufgelistet:

- *Herzglykoside*
  Digoxin
  Digitoxin
- *Theophyllin*
- *Antikonvulsiva*
  Carbamazepin
  Ethosuximid
  Phenobarbital
  Phenytoin
  Primidon
  Valproinsäure
- *Antibiotika*
  Amikacin
  Gentamycin
  Netilmycin
  Streptomycin
  Tobramycin
  Chloramphenicol
  Vancomycin
- *Antimykotika*
  Flucytosin
- *Antidepressiva*
  Amitriptylin
  Nortriptylin
  Lithium
  Imipramin
  Desipramin
- *Antiarrhythmika*
  Amiodaron
  Disopyramid
  Lidocain
  Procainamid
  Propranolol
  Chinidin
  Flecainid
- *Analgetika*
  Acetaminophen
  Acetylsalicylsäure
- *Zytostatika*
  Methotrexat
- *Transplantationsdiagnostik*
  Ciclosporin

Elektrolyte [10, 15, 31]

Das Standardprogramm umfaßt folgende Größen:

Kationen:
- Natrium
- Kalium
- Kalzium
- Magnesium

Anionen:
- Chlorid
- Phosphat

Der wesentliche Fortschritt der letzten Jahre besteht darin, durch Einführung ionenselektiver Elektroden neben dem Gesamtkalzium und -magnesium auch deren ionisierten Anteil im Blut mitbestimmen zu können.

Anionenlücke [20]

Anionenlücke $= (Na^+ + K^+) - (Cl^- + HCO_3^-)$,

Referenzbereich: 12 mmol/l (8–16 mmol/l)

Das Konzept der Anionenlücke beruht auf einer rein arithmetischen Kalkulation und dient als Hilfsmittel zur Differenzierung metabolischer Azidosen. Häufigste Ursache für eine Zunahme der Anionenlücke sind Ketoazidosen, nichtketotisch-hyperosmolares Koma, Laktatazidosen sowie Vergiftungen mit Salizylat, Methanol, Ethylenglykol und Paraldehyd.

Entzündung [15, 31]

Für die biochemische Diagnostik akut enzündlicher Vorgänge stehen folgende Leitgrößen zur Verfügung:
- Leukozytenzahl,
- Differentialblutbild,
- C-reaktives Protein,
- Blutkörperchensenkungsgeschwindigkeit.

Das C-reaktive Protein ist das wichtigste Akutephasenprotein, das heute quantitativ bestimmt werden soll. Es erweist sich als empfindlicher, allerdings unspezifischer Indikator für akut entzündliche Prozesse.

Für die Diagnose von Sepsis und Sepsissyndrom gelten Leukozytenzahl und Laktatanstieg als definierte biochemische Leitgrößen. Die Bestimmung von Mediatoren, wie Interleukinen, TNF und Plasmaendotoxinen, muß in Absprache mit Speziallabors erfolgen.

Erythro- und leukopoetisches System [15, 31]

Das Standardprogramm umfaßt folgende Größen:
- Erythrozytenzahl,
- Leukozytenzahl,
- Hämoglobin,
- MCV: mittleres Erythrozytenvolumen,
- MCH: Hb-Gehalt der Erythrozyten,
- MCHC: mittlere korpuskuläre Hb-Konzentration,
- RDW: Erythrozytenverteilungsbreite,
- Differentialblutbild.

MCV, MCH und MCHC repräsentieren Erythrozytenindizes zur weiteren Differenzierung von Anämien.

RDW („red cell distribution width") liefert einen Hinweis auf Anisozytose.

Pathologische Hämoglobine:
- CO-Hb (Carboxyhämoglobin), Referenzbereich: 0,4–1,6%.
- Met-Hb (Methämoglobin), Referenzbereiche: werden je nach Autor verschieden angegeben: nach Thomas: 0,2–1%, nach Greiling: Nichtraucher < 0,8%, Raucher < 2,7%, unter NO-Therapie werden zumeist Werte bis 3,0% akzeptiert.

Eisenstoffwechsel
Die Bestimmung von Leitgrößen des Eisenstoffwechsels hat v.a. in Verbindung mit der präoperativen Eigenblutspende an Gewicht gewonnen. Die Bestimmung soll vor Beginn des präoperativen Programms zur Eigenblutspende erfolgen, um Eisenmangelzustände auszuschließen:

- Eisen im Serum,
- Ferritin (Rückschluß auf Eisenspeicher),
- Transferrin (Transportprotein),
- Retikulozytenzahl,
- Zinkprotoporphyrin.

Die Bedeutung der Retikulozytenzahl liegt in der Prüfung der effektiven erythropoetischen Knochenmarksaktivität.

Referenzbereiche relativ: weiblich 1,7%, männlich 1,6%, absolut: 88 000/mm^3.

Gerinnungssystem [4, 21]

Bei der perioperativen Diagnostik bzw. Überwachung von Gerinnungsstörungen läßt eine relativ kleine Zahl von Tests eine rasch orientierende Information zu. Erst daraus läßt sich dann oft die Notwendigkeit zu weiteren speziellen Untersuchungen ableiten. Aufgrund des komplexen Geschehens muß aber vor allzu simplifizierenden Konzepten gewarnt werden und im Zweifelsfall ein Gerinnungsspezialist zu Rate gezogen werden. Folgende Untersuchungen sollen durchgeführt werden:

- Quick-Test,
- partielle Thromboplastinzeit,
- Thrombinzeit,
- Fibrinogen,
- Antithrombin III,
- Fibrinogen- und Fibrinspaltprodukte,
- Thrombozytenzahl,
- Blutungszeit.

Quick-Test (TPZ, Thromboplastinzeit, Prothrombinzeit). Dieser Test gilt als Indikator des Extrinsic-Systems. Er erfaßt v.a. die Faktoren II, VII, X und in zweiter Linie V und Fibrinogen. Referenzbereich: 70–120%.

Um im Rahmen der oralen Antikoagulanzientherapie die – aufgrund der verschiedenen Thromboplastine – unterschiedlichen Gerinnungsaktivitäten vergleichen zu können, wurde von der WHO die sog. INR (International Normalized Ratio) eingeführt, bei der das verwendete Thromboplastin auf die Thromboplastinreferenzpräparation der WHO abgeglichen wurde.

Partielle Thromboplastinzeit (PTT). Die PTT ist in erster Linie von den Vorphasenfaktoren VIII, IX, XI, XII sowie Präkallikrein abhängig. Außerdem werden die Faktoren V und X sowie weniger empfindlich die Faktoren II und Fibrinogen miterfaßt. Referenzbereich: 35–40 s.

Thrombinzeit (TZ). Die Thrombinzeit reagiert in erster Linie auf gerinnungshemmende Substanzen, v.a. Heparin. Referenzbereich: 18–24 s.

Fibrinogen. Fibrinogen nimmt eine zentrale Stellung bei Fibrinbildung und Fibrinolyse ein. Seine Bestimmung kann einfach und rasch erfolgen. Referenzbereich: 2–3,5 g/l.

Antithrombin III. Antithrombin III ist primär der im Plasma natürlich vorkommende Inhibitor der Serumproteasen Thrombin und Faktor Xa. Referenzbereich: 80–120%.

Fibrin- und Fibrinogenspaltprodukte. Fibrinogenspaltprodukte (FSP, Degradationsprodukte) bzw. Fibrinspaltprodukte (D-Dimere) sind Marker für die plasmininduzierten Abbauprodukte von Fibrin und Fibrinogen. Für die quantitative Bestimmung von FSP stehen verschiedene Tests zur Verfügung.

D-Dimere können sehr rasch semiquantitativ bestimmt werden, wobei diese Schnellmethode aber nicht absolut fibrinspezifisch ist, sondern auch Fibrinogenspaltprodukte miterfaßt.

Thrombozytenzahl und -funktion. Die Erstdiagnose beschränkt sich gewöhnlich auf die Bestimmung der Thrombozytenzahl zum Ausschluß einer Thrombozytopenie. Zur Erfassung von Thrombozytopathien – also Störungen der Thrombozytenfunktion bei oft normaler Thrombozytenzahl – stehen verschiedene Methoden (z.B. Thrombelastogramm) zur Verfügung, wobei sich kein Test als ideal erweist.

Blutungszeit. Die Dauer der Blutungszeit wird in erster Linie von Zahl und Funktion der Thrombozyten bestimmt. Referenzbereich: 1,5–5 min.

Hämolyse [15, 31]

Bei akut auftretenden Hämolysen ist freies Hämoglobin im Serum die wichtigste Leitgröße. Referenzbereich: < 50 mg/l.

Die komplette Diagnostik umfaßt folgende Größen:

- freies Hämoglobin im Serum oder Plasma,
- LDH,
- Haptoglobin,
- Hämoglobinurie.

Kolloidosmotischer Druck [15, 31]

Der kolloidosmotisch (onkotische) Druck (KOD) ist der osmotische Druck der im Blut vorkommenden natürlichen und künstlichen Kolloide. Normalerweise wird der KOD zu 80% von Albumin aufrecht erhalten.

Die Messung des KOD erfolgt:

- direkt durch Onkometer,
- indirekt durch näherungsweise Berechnung, z. B. mit der Formel

  KOD = (GE g/dl·4)–0,8

  Referenzbereich: 21–26 mmHg.

Zur Abschätzung der Flüssigkeitsshifts in der Lunge wird der „kolloidosmotische-hydrostatische Gradient" als Differenz zwischen KOD und PCWP berechnet.

Laktat/Pyruvat [15, 31]

Laktat ist das Endprodukt des anaeroben Glukosemetabolismus und im Blut entweder bei inadäquat hohem Anfall oder gestörter Verwertung vermehrt. Für die Bestimmung ist eine exakte Präanalytik notwendig. Referenzbereich im venösen Plasma: 0,7–2,1 mmol/l.

Zur Bewertung der Laktatkonzentration im Blut muß zwischen Hyperlaktatämie und Laktatazidosen unterschieden werden.

Hyperlaktatämien sind Zustände mit Laktatanstiegen im Blut bei physiologischem Säuren-Basen-Status oder alkalotischer Reaktionslage.

Laktatazidosen sind Hyperlaktatämien, verknüpft mit einem pathologischen Abfall des pH-Wertes. Den Laktatazidosen vom *Typ A* liegen Zustände mit gestörter Gewebsperfusion zugrunde. Laktatazidosen vom *Typ B* sind dadurch gekennzeichnet, daß die Azidose nicht kausal mit der Hyperlaktatämie verknüpft ist.

Zieht man Laktat als Leitparameter zur Beurteilung von Schockzuständen und gestörter Gewebsperfusion heran, hat man sich nicht am Einzelwert, sondern am Trend zu orientieren.

Nach wie vor wird auch der Laktat/Pyruvat-Quotient zur Beurteilung herangezogen. Pyruvat kommt im Blut nur in sehr niedriger Konzentration (< 1 mg/dl) vor. Der Quotient liegt normalerweise bei 10/1–20/1 und steigt bei Schockzuständen sehr rasch an.

Leberfunktion [15, 31]

Den vielfältigen Aufgaben der Leber entsprechend können auch die einzelnen Tests diesen zugeordnet werden, wodurch Rückschlüsse auf die jeweilige Funktionsstörung möglich sind.

Tests, die eine Störung der Membranpermeabilität oder Nekrose des Hepatozyten erfassen:

- GPT (ALAT),
- GOT (ASAT),
- GLDH.

Tests, die auf Cholestase und eingeschränkte Eliminationsleistung hinweisen:

- Bilirubin gesamt,
- Bilirubin direkt,
- alkalische Phosphatase,
- γ-GT,
- LP-X.

Tests, die auf eine Syntheseinsuffizienz hinweisen:

- Cholinesterase,
- hepatogene Gerinnungsfaktoren,
- Transportproteine.

Tests, die eine Abnahme der Entgiftungsfunktion anzeigen:

- Ammoniak bzw. Ammoniumion.

Serologische Marker.

MEGX-Test [23]. Das Prinzip des MEGX-Tests besteht in der raschen Umwandlung von intravenös injiziertem Lidocain (üblicherweise 1 mg/kg KG) durch das Cytochrom-P_{450}-Enzym III A4 zu seinem Hauptmetaboliten Monoethylglycinxylidid (MEGX). Bei Verlust an hepatischer Cytochrom-P_{450}-Aktivität oder stark eingeschränkter Leberdurchblutung nimmt die MEGX-Bildung ab. Vor allem bei Lebertransplantation erwies sich MEGX als guter Leberfunktionsmarker.

Serologische Hepatitismarker [6, 16, 30]. Für den perioperativen Bereich ist das Hauptziel der Hepatitisserologie, zwischen akuter und chronischer Hepatitisvirusinfektion, Infektionsität und Immunität bei Hepatitis A, B und C zu unterscheiden (s. Tabellen 1–3).

Maligne Hyperthermie [8, 14, 29]

Laborparameter können die Verdachtsdiagnose erhärten, dienen aber nicht als primäre diagnostische Stütze:

- metabolische und respiratorische Azidose,
- Hyperkaliämie,
- Myoglobinämie,
- Myoglobinurie,
- dramatische CK-Anstiege,
- Zeichen einer DIC.

Tabelle 1. Diagnostische Marker und ihre Bedeutung bei Hepatitis-A-Virus

Marker	Interpretation
Anti-HAV-reaktiv Anti-HAV-IgM-negativ	Immunität nach Hepatitis-A-Virus-infektion oder Impfung
Anti-HAV-reaktiv Anti-HAV-IgM-reaktiv	Akute Hepatitis-A-Virusinfektion

Tabelle 2. Diagnostische Marker und ihre Bedeutung bei Hepatitis-B-Virus. (Nach [6])

Marker		Interpretation
HBsAg	Oberflächenprotein des HBV	Akute oder chronische Hepatitis-B-Infektion; frühester Marker
HBeAg	Modifiziertes HBV-Kernantigen (HBcAg)	Infektiossitätsmarker: Hinweise auf hohe Infektiosität
HBV-DNA	Deoxyribonukleinsäure des Virus	Direkter Virusnachweis
Anti-HBs	Antikörper gegen HBsAg	Abgelaufene Hepatitis B (in Verbindung mit Anti-HBc); Immunität (einziger Antikörper nach Hepatitis B-Impfung)
Anti-HBc	Antikörper gegen HBcAg (IgG und IgM)	Durchseuchungsmakrer, positiv nach HBV-Kontakt (akute, chronische, abgelaufene Hepatitis B)
Anti-HBc-IgM	IgM-Antikörper gegen HBcAg	In hohen Titern beweisend für akute Hepatitis-B-Infektion (niedrige-mittlere Titer auch bei chronischen Infektionen möglich)
Anti-HBe	Antikörper gegen HBeAg	Löst HBeAg ab; spricht – wenn auch nicht zwingend – für geringe oder fehlende Infektiösität

Tabelle 3. Diagnostische Marker und ihre Bedeutung bei Hepatitis-C-Virus

Marker	Interpretation
Anti-HCV-reaktiv	Vorsichtige Befundinterpretation, da sowohl akute, chronische oder abgelaufene Infektion mit und ohne Infektiosität bestehen können. Weitere Differenzierung durch PCR (Polymerasekettenreaktion)-Bestimmung

Myokard [1, 2, 22]

Zur Überwachung von Myokardischämie und Myokardinfarkt stehen folgende Leitgrößen zur Verfügung:

- CK-MB-Isoenzym,
- Gesamt-CK,

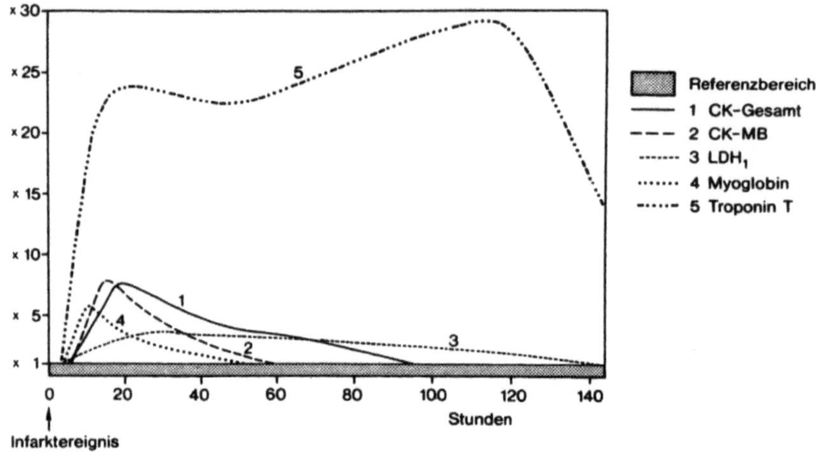

Abb. 1. Verläufe der wichtigsten biochemischen Kenngrößen nach akutem Myokardinfarkt. Die Zahlen auf der Ordinate entsprechen dem x-fachen Wert der oberen Referenzbereichsgrenze. (Nach Neumeier [22])

- Troponine,
- Myoglobin,
- CK-MB-Masse,
- GOT (ASAT),
- LDH.

Aktivitäts- und Konzentrationsverläufe von CK-MB, Gesamt-CK, Myoglobin und LDH bei akutem Myokardinfarkt sind in Abb. 1 dargestellt.

CK-MB-Isoenzym und Gesamt-CK-Aktivität. Das Isoenzym CK-MB beginnt 4–8 h nach einem Myokardinfarkt zu steigen und erreicht den Spitzenwert innerhalb von 24 h. Die CK-MB gilt derzeit als Methode der Wahl zur biochemischen Diagnostik eines akuten Myokardinfarktes.

Troponin T, I. Troponine zählen zu den wichtigsten Proteinen der Herzmuskelzelle, sind myokardspezifisch und lassen sich mit neuen Testmethoden relativ rasch bestimmen. Troponine steigen bereits 3,5 h nach Infarktbeginn an und bleiben über 32 h erhöht. Ein weiterer Vorteil der Troponinbestimmung liegt darin, daß auch ischämische Myokardschädigungen geringeren Ausmaßes erfaßt werden können.

Myoglobin. Myoglobin steigt bereits 2 h nach akutem Myokardinfarkt an und erreicht nach 3–15 h den Gipfel. Myoglobin ist zwar ein sensitiver, aber nicht spezifischer Marker für Myokardinfarkt, da es in großen Mengen auch in der quergestreiften Muskulatur gefunden wird.

GOT. Der Anstieg erfolgt 6–12 h nach akutem Myokardinfarkt, das Maximum wird nach 16–48 h erreicht. Die perioperative Myokardspezifität ist niedrig.

LDH. Der Anstieg erfolgt 6–12 h nach akutem Myokardinfarkt, das Maximum wird nach 24–60 h erreicht. Die perioperative Myokardspezifität ist sehr niedrig.

CK-MB-Masse. Die CK-MB-Masse kann mit einem neuen Immunoassay relativ rasch bestimmt werden; sie ist prinzipiell der CK-MB-Aktivität vergleichbar.

Nierenfunktion [13, 15, 31]

Akute und chronische Einschränkungen der Nierenfunktion lassen sich heute durch eine Vielzahl von diagnostischen Verfahren erfassen. Für die perioperative Überwachung, die mit relativ kurzen Zeiträumen zu kalkulieren hat, wird die Zahl der biochemischen Leitgrößen schon wesentlich beschränkter.

Harnflow. Die Harnausscheidung/h ist nach wie vor ein wertvoller globaler Parameter zur Abschätzung der renalen Gesamtfunktion und Nierenperfusion.

Kreatinin. Bei stärkerer Einschränkung der glomerulären Filtrationsrate (GFR) ist Kreatinin ein verläßlicher Parameter, bleibt aber bis zu einem GFR-Abfall auf 50% nur geringfügig erhöht oder überhaupt im Normbereich.

Kreatininclearance. Die Kreatininclearance gibt approximativ die Größenordnung der GFR an, was für praktisch-klinische Belange im perioperativen Bereich ausreichend genau ist. Bei Serumkreatininwerten > 3 mg/dl wird die Kreatininclearance entbehrlich, die GFR beträgt dann im Mittel meist < 20 ml/h. Die Kreatininclearance ist stark altersabhängig (s. Tabelle 4). Sie wird gewöhnlich auf eine 24-Stundenperiode bezogen, ihre Bestimmung ist prinzipiell aber auch bis zu einer Zeitspanne von 1 h möglich. Wählt man sehr kurze Zeiträume, kann man den Nachteil eines fehlenden Steady state durch Bestimmung des Kreatinins im Serum zu Beginn und am Ende der Meßperiode einigermaßen kompensieren.

Harnstoff und Harnstoff-N (BUN). Die beiden Größen werden in der Diagnostik alternativ benutzt, da jede Größe aus der anderen errechnet werden kann. Die Höhe des Harnstoffs im Serum hängt von 3 Faktoren ab:

- Harnzeitvolumen,
- Höhe des Glomerulumfiltrates,
- Harnstoffbildungsrate.

Als gemischt „renal-metabolischer“ Parameter muß Harnstoff im Zusammenhang mit Kreatinin und Stoffwechsel bewertet werden.

Tabelle 4. Altersabhängigkeit der Kreatininclearance. (Nach [31])

Kinder	Alter	Kreatininclearance [ml/min/m^2]
	Neugeborene	40–60
	Säuglinge bis 6. Monate	60–75
	6. bis 12. Monat	75–100
	über 1 Jahr	100–140
Erwachsene ohne Altersaufschlüsselung		♀ 95–160
		♂ 95–156
Erwachsene, altersbezogen		
Alter (Jahre)	♀	♂
20–29	91 ± 19	177 ± 23
30–39	96 ± 25	98 ± 39
40–49	76 ± 26	98 ± 22
50–59	74 ± 24	88 ± 21
60–69	60 ± 15	76 ± 22
70–79	49 ± 12	64 ± 15
80–89	41 ± 14	45 ± 15
90–99	34 ± 8	35 ± 9

Freie Wasserclearance. Die freie Wasserclearance wird in einigen Zentren gern als verläßlicher Frühindikator eines beginnenden akuten Nierenversagens herangezogen. Die Berechnung erfolgt nach einer einfachen Formel:

$$CI_{H_2O} = V_u \; [1-(Osm_u:Osm_{pl})].$$

CI_{H_2O} Wasserclearance,

V_u Harnmenge [ml/h],
Osm_u Osmolalität im Harn,
Osm_{pl} Osmolalität im Plasma.

Harnelektrolyte. Die Ausscheidung von Natrium, Kalium und Chlorid im Harn hängt in hohem Maße von der Zufuhr und der Ausscheidung in anderen Körpersekreten oder im Stuhl ab. Harnelektrolyte müssen immer im Zusammenhang mit dem aktuellen Säuren-Basen-Status sowie den Ergebnissen im Serum gesehen werden. Gewöhnlich erfolgt die Bestimmung im 24-Stundenharn.

Richtwerte: Natrium und Chlorid: 100–150 mmol/24 h
Kalium: 40 mmol/24 h.

Osmolalität [15, 31]

Die Osmolalität gibt die Konzentration aller osmotisch aktiven gelösten Teilchen in 1 kg Körperflüssigkeit (Serum, Harn) an. Referenzbereich: (Plasma, Serum, Erwachsene): 280–295 mosmol/kg Körperflüssigkeit.

Nahezu die Hälfte der gesamten Plasmaosmolalität trägt das Serumnatrium bei, Harnstoff und Glukose spielen bei pathologisch erhöhter Konzentration eine Rolle.

Bestimmung:
- direkt mit dem Osmometer,
- indirekt unter Benutzung der Formel:

$$\text{mosmol/kg Körperflüssigkeit} = 2 \times \text{Na}^+ [\text{mmol/l}] + \frac{\text{Glucose}\,[\text{mg/dl}]}{18} + \frac{\text{Harnstoff}\,[\text{mg/dl}]}{6}$$

Pankreasfunktion [15, 31]

Die gängigen organspezifischen Leitgrößen bei akuter Pankreatitis sind Pankreasamylase und Lipase. Für die intraoperative biochemische Überwachung von Patienten mit schwerer Pankreatitis erscheinen diejenigen Größen wesentlicher, die die Schwere der Erkrankung des Gesamtorganismus erfassen, wie Säuren-Basen-Status, Elektrolyte, Gerinnungsstatus etc., als die pankreasspezifischen Laborparameter.

Porphyrien [5]

Gemeinsam ist allen Porphyrien die spezifische Störung eines Enzyms der Porphyrin- und Hämbiosynthese, der eine vermehrte Akkumulation und exzessive Ausscheidung von Komponenten des Porphyrinstoffwechsels folgt.

Biochemische Leitgrößen zur Sofortorientierung bei Verdacht auf akute hepatische Porphyrie sind:
- δ-Aminolävulinsäure im Harn,
- Porphobilinogen im Harn,
- Porphyrine im Harn.

Pseudocholestinerase (Cholinesterase, CHE) [3, 32]

Die Bestimmung bei genetisch bedingtem oder erworbenem, qualitativ oder quantitativ gestörtem Cholinesterasemangel erfolgt durch Globintests zur Bestimmung der Pseudocholinesteraseaktivität:

	Referenzbereich (U/l) Männer	Frauen
Mit Acetylthiocholinjodid	1300–3700	1200–3200
Mit Butyrylthiocholinjodid	3500–8500	2300–7400

Dibucainzahl. Die Dibucainzahl gibt die Aktivitätsabnahme der Pseudocholinesterase unter Dibucain (Dibucainhydrochlorid) in % an. Sie ist methodenunabhängig. Normalerweise beträgt die Dubucainzahl 70–85 und kann je nach Genotyp bis auf 0 reduziert sein. Je kleiner die Dibucainzahl ist, desto länger wird die Suxamethoniumwirkung andauern. Bei Werten zwischen 0 und 5 kann die Wirkung bis zu 9 h verlängert sein.

Rhabdomyolyse

Bei ausgedehntem Zerfall der quergestreiften Muskulatur findet man eine relativ typische Befundkonstellation. Folgende Laborparameter sind betroffen:
- Gesamt-CK,
- CK-MM-Isoenzym,
- Myoglobin im Serum,
- schwere Hyperkaliämie,
- Myoglobinurie.

Säure-Basen-Haushalt [10, 19, 26, 27]

Die Beurteilung des Säure-Basen-Status im Blut orientiert sich auch heute an den bekannten Leitgrößen, die für die klinische Routine eine ausreichende Information vermitteln. Ungelöst ist nach wie vor die Beurteilungsmöglichkeit der intrazellulären Situation, da konventionelle Leitgrößen nur die Verschiebungen im Blut bzw. bestenfalls im Extrazellulärraum widerspiegeln.

Parameter für die *metabolische* Komponente:
- aktuelle Plasmabibarkonatkonzentration, Referenzbereich: 21–24 mmol/l;
- Basenabweichung (Base excess); Referenzbereich: 0±–3 mmol/l;
- Standardbikarbonat, Referenzbereich: 21–24 mmol/l;
- Pufferbasen („buffer base“) Referenzbereich: 48 mmol/l.

Für die Beurteilung des pCO_2 als Parameter der *respiratorischen* Komponente wird auf Kap. 2.2.5 verwiesen.

Schilddrüsenfunktion [15, 31]

Für die perioperative Phase läßt sich eine gestörte Schilddrüsenfunktion mit 3 Leitgrößen gut erfassen:
- b-TSH (basales TSH),
- FT_4 (freies Thyroxin),
- FT_3 (freies Trijodthyroin).

Referenzbereiche [31]:
- b-TSH: 0,3–3,5 mU/l;
- FT_4: 8–18 ng/l (10–23 pmol/l);
- FT_3: 3,5–8,0 pg/ml (5,4–12,3 pmol/l).

Beachte: Referenzbereiche sind nicht nur methodenabhängig, sondern auch regional verschieden!

Stoffwechselgrößen [15, 31]

Biochemische Leitgrößen sollen helfen, die Stoffwechselsituation zu Beginn der Operation sowie den im Rahmen von Trauma und Operation einsetzenden Postaggressionsstoffwechsel abzuschätzen. Dazu stehen eine Reihe von relativ rasch meßbaren Laborparametern zur Verfügung, die in Verbindung mit Säuren-Basen-Status, Elektrolyt- und Wasserhaushalt in die Gesamtbetrachtung miteinbezogen werden müssen:
- Glukose,
- Harnstoff,
- Harnsäure,
- Gesamteiweiß,
- Albumin,
- Cholesterin,
- Triglyzeride.

Katabolen Stoffwechselstörungen sind besonders folgende Funktionsproteine ausgesetzt:
- Transportproteine,
- Enzyme, z. B. Serumcholinesterase,
- Gerinnungsfaktoren,
- Immunglobuline.

Die operationsbedingte Stimulation der neuroendokrinen Achse läßt sich durch den postoperativen Anstieg von Katecholaminen, ACTH, Kortisol, Glukagon und Insulin recht gut nachweisen; in der klinischen Routine werden diese Zielgrößen aber üblicherweise nicht bestimmt.

Streßindikatoren [9]

Zu den wichtigsten Substanzen, die die perioperative Streßsituation kennzeichnen, zählen:
- die Katecholamine Adrenalin und Noradrenalin,
- Vasopressin,
- die Hormone des hypothalamo-hypophysären Systems (ACTH, β-Endorphin, Kortisol).

Sie zeigen bei entsprechender Stimulation rasche Konzentrationsänderungen, während sich andere Hormone wie Insulin, Glukagon, Thyroxin und Trijodthyronin nur langsam ändern. Adrenalin, Noradrenalin und Dopamin werden heute gewöhnlich mit HPLC, Kortisol im Blut durch Immunoassays gemessen.

Bestimmung der Alkoholkonzentration in der Atemluft zur Erfassung des TUR-Syndroms [18, 25]

Das Verfahren wurde erstmals von Hulten et al. [18] beschrieben und inzwischen in seiner klinischen Anwendbarkeit bestätigt. Das Prinzip besteht im Nachweis von Alkohol in der Ausatemluft (z.B. mittels Alkoholtest, Fa. Dräger). Alkohol (zumeist 2%) wird der Spülflüssigkeit zugesetzt, erscheint bei massiver Einschwemmung im Blut als früher Indikator und wird über die Lunge abgeatmet.

Literatur

1. Adams JE, Abendschein DR (1992) Biochemical markers of myocardial injury. Is MB creatinine kinase the choice for the 1990s? Circulation 88, 2:750–763
2. Adams JE, Sigard GA, Allen BT, Bridwell KH, Lenke LG, Davila-Roman VG, Bodor GS, Ladenson JH, Jaffe AS (1994) Diagnosis of perioperative myocardial infarction with measurement of cardiac troponin I. N Engl J Med 10:670–674
3. Arnold W (1990) Perioperative biochemical monitors. In: Lake C (ed) Clinical monitoring. Saunders, Philadelphia London Toronto, pp 615–655
4. Barthels M, Poliwoda H (1993) Gerinnungsanalysen, 4. Aufl. Thieme, Stuttgart New York
5. Böhrer H, Schmidt H, Martin E (1992) Anästhesie und akute hepatische Porphyrien. Anästhesiol Intensivmed Notfallmed Schmerzther 27:131–141
6. Brandis H, Eggers HJ, Köhler W, Pulverer G (1994) Lehrbuch der medizinischen Mikrobiologie. Fischer, Stuttgart Jena New York, S 797–810
7. Brüssel T (1994) Anästhesie und Diabetes mellitus. Anästhesist 43:333–346
8. Büch U, Büch HB (1985) Hyperthermie. Anesth Intensivmed 26:49–58
9. Crozier TA (1992) Endokrines System und perioperative Streßreaktion. In: Doenicke A, Kettler D, List WF, Tarnow J, Thomson D (Hrsg) Anästhesiologie, 6. Aufl. Springer, Berlin Heidelberg New York Tokyo, S 690–714
10. Denhart R (1985) Messung des Säure-Basen-Status, Elektrolytbestimmung und Einsatz ionenselektiver Elektroden für die Patientenüberwachung. In: Rügheimer E, Pasch T (Hrsg) Notwendiges und nützliches Messen in Anästhesie und Intensivmedizin. Springer, Berlin Heidelberg New York, S 263–273
11. Einer G, Zawta B (1991) Präanalytikfiebel – Kooperation von Arzt und Labor. Barth, Leipzig Heidelberg
12. Evans WE, Oellerich M (1995) Therapieüberwachung – Leitfaden für die Klinische Praxis. Abbott Diagnostic Products
13. Finsterer U, Butz A (1985) Beurteilung der Nierenfunktion und Bestimmung des Hydratationszustandes in der perioperativen Phase. In: Rügheimer E, Pasch T (Hrsg) Notwendiges und nützliches Messen in Anästhesie und Intensivmedizin. Springer, Berlin Heidelberg New York, S 247–262

14. Gombotz H (1990) Maligne Hyperthermie. In: List WF, Osswald PM (Hrsg) Komplikationen in der Anästhesie. Springer, Berlin Heidelberg New York, S 556–565
15. Greiling H, Gressner AM (1994) Lehrbuch der Klinischen Chemie und Pathobiochemie, 3. Aufl. Schattauer, Stuttgart New York
16. Grob PJ (1992) Hepatitisserologie: Anwendung und Interpretation. Therapeutische Umschau 5:287–301
17. Hallworth M, Cappis N (1993) Therapeutic drug monitoring and clinical biochemistry. ABC, London
18. Hulten J, Lennart O, Jorgfeldt S, Wietorsson YM (1986) Monitoring fluid absorption during TUR-P by marking the irrigating solution with ethanol. Scand J Urol Nephrol 20:245–251
19. Kruse JA (1993) Acid-base interpretations. In: Prough DS, Trompman R (eds) Critical care state of the art, vol 14. Soc Crit Care Med, Anaheim, CA, pp 275–297
20. Kruse JA (1994) Use of the anion gap in intensive care and emergency medicine. In: Vincent DL (ed) Yearbook of intensive care and emergency medicine. Springer, Berlin Heidelberg New York Tokyo, pp 685–694
21. Martin E, Fleischer F (1992) Perioperative Gerinnungsstörungen, Diagnostik und Therapie. Springer, Berlin Heidelberg New York
22. Neuheimer D (1994) Herz- und Skelettmuskulatur. In: Greiling H, Gressner AM (Hrsg) Lehrbuch der Klinischen Chemie und Pathobiochemie, 3. Aufl. Schattauer, Stuttgart New York, S 605–634
23. Oellerich M, Ringe B, Gubernatis G, Pichlmayr R, Burdelski M, Lamesch P, Bunzendahl H, Herrmann H (1989) Lignocaine metabolite formation as a measure of Pretransplantat liver function. Lancet 25:640–642
24. Ohlenschläger G (1984) Zur Validität von Laborparametern in der perioperativen Phase. „Refresher Course", Akad Anaesth Fortbild, 4–15
25. Rancke F, Schmeller N, Albrecht M (1992) Zusatz von Äthylalkohol zur Spülflüssigkeit. Überwachung der Einschwemmung bei transurethralen Protatarsektionen. Anaesthesist 41:324–330
26. Rothe KF (1985) Beurteilungsmöglichkeiten des intrazellulären Säure-Basen-Status. In: Rügheimer E, Pasch T (Hrsg) Notwendiges und nützliches Messen in Anästhesie und Intensivmedizin. Springer, Berlin Heidelberg New York, S 274–288
27. Rothe KF, Schorer R (1985) Der Säure-Basen-Haushalt in der Anästhesiologie und operativen Intensivmedizin. Anästh Intensivther Notfallmed 20:69–118
28. Schwartz LB, Metcalfe DD, Miller JS, Earl H, Sullivan T (1987) Tryptase levels an indicator of mast-cell activation in systemic anaphylaxis and mastocytosis. N Engl J Med 316:1622–1626
29. Schulte-Sasse U, Eberlein HJ (1992) Maligne Hyperthermie. In: Doenicke A, Kettler D, List WF, Tarnow J, Thompson D (Hrsg) Anästhesiologie. Springer, Berlin Heidelberg New York, S 787–795
30. Sherlock S, Dooley J (1993) Diseases of the liver and biliary system. Blackwell, London Edinburgh Boston, pp 260–292 (Virushepatitis)
31. Thomas L (1992) Labor und Diagnose, 4. Aufl. Med. Verlagsges, Marburg
32. Ulsamer B, Doenicke A (1992) Muskelrelaxantien. In: Doenicke A, Kettler D, List WF, Tarnow J, Thompson D (Hrsg) Anästhesiologie. Springer, Berlin Heidelberg New York, S 149–198

3 Spezielle Bereiche und Risikogruppen

3.1 Der Koronarpatient

H. Metzler

Die weite Verbreitung kardiovaskulärer Erkrankungen, höhere Lebenserwartung und Zunahme immer komplexerer operativer Eingriffe bei alten und/ oder multimorbiden Patienten konfrontieren den Anästhesisten mit der Forderung, diesen Gegebenheiten im perioperativen anästhesiologischen Management Rechnung zu tragen. Die kardiale Morbidität ist trotz aller Fortschritte der operativen Medizin führende Todesursache nach Narkose und Operation. Neuere Arbeiten über kardiovaskuläre Risikopatienten und stille Myokardischämien modifizieren unsere traditionelle Vorstellung über die koronare Herzkrankheit dahingehend, nicht nur den symptomatischen Patienten, sondern auch den asymptomatisch, anhand klar formulierter Kriterien definierten Patienten mit Risikofaktoren in das Kollektiv koronarer Problempatienten einzufügen.

Intraoperativ treten Myokardischämien bei 20–78% aller Patienten mit koronarer Herzkrankheit auf [56]. Das von Kardiologen vor Jahren mit Faszination erkannte Phänomen der stillen Myokardischämie war dem Anästhesisten allerdings seit jeher bekannt, da ja während einer „Allgemeinanästhesie" jede ischämische „Episode" still verläuft. Bedrückender hingegen war die durch zahlreiche Arbeiten gewonnene Erkenntnis, daß auch in der postoperativen Phase 80–100% aller Ischämien stumm verlaufen [58–61, 71]. Inzwischen haben einige Arbeiten auch bereits die klinische Relevanz prä-, intra- und postoperativ auftretender Myokardischämien eindeutig belegt [58, 59]. Die intraoperative Phase dürfte dabei im Vergleich zur prä- und postoperativen die niedrigste Inzidenz an Ischämien aufweisen und sehr oft das präoperative Ischämiemuster reflektieren.

Die Relevanz perioperativer Ischämien berechtigt und verpflichtet den Anästhesisten, Monitoringverfahren mit hoher Sensitivität zur Erfassung von Myokardischämien anzuwenden. Dem ungebremsten Einsatz von aufwendigen und teuren Monitoringverfahren werden allerdings zunehmend Restriktionen auferlegt. Unsere Verpflichtung zur Kostenbeschränkung wird in Zukunft nur mehr dann einen Einsatz derartiger Verfahren rechtfertigen, wenn dadurch eindeutig ein Einfluß auf das Outcome, d.h. eine Senkung der Komplikationsrate und der perioperativen Mortalität erreicht werden kann. Der Nachweis, daß dies mit derartigen Verfahren wie z.B. der perioperativen transösophagealen Echokardiographie gelingt, ist bis heute nicht erfolgt. Um so mehr ist der Anästhesist verpflichtet, mit fundiertem pathophysiologischen Wissen die einzelnen Monitoringverfahren gezielt einzusetzen.

Unsere traditionelle Vorstellung über das Wesen der Myokardischämie und ihre perioperative Monitierbarkeit wurde in den letzten Jahren auf folgenden Gebieten erweitert und auch modifiziert:

- Ischämiekaskade,
- stille Myokardischämie,
- neu bewertete Gewichtung der Determinanten der myokardialen O_2-Balance,
- perioperatives Ischämiemuster.

Ischämiekaskade (Abb. 1) [30, 15]

Unmittelbar mit Beginn einer schweren Myokardischämie nimmt die Produktion von energiereichen Phosphaten wie ATP schlagartig ab, die Myokardzelle beginnt als Ausdruck des einsetzenden anaeroben Metabolismus Laktat zu produzieren und auszuschwemmen. Binnen weniger Sekunden treten regionale Wandbewegungsstörungen auf, zunächst als Störungen der diastolischen Relaxation, gefolgt von systolischen Kontraktionsanomalien. Beide zusammen treiben als Ausdruck der frühischämischen Funktionsreduktion den linksventrikulär enddiastolischen Druck (LVEDP) in die Höhe. Elektrokardiographische Änderungen treten unterschiedlich rasch auf. Während bei akuter experimenteller Koronarligatur oder Verschluß während einer perkutanen transluminalen Angioplastik (PTCA) bereits nach 30–60 s ST-Segmentänderungen zu beobachten sind, werden diese bei koronarer Flowreduktion – dies repräsentiert weit eher die perioperative Situation – auf jeden Fall später als regionale Wandbewegungsstörungen (RWBSt) nachweisbar sein.

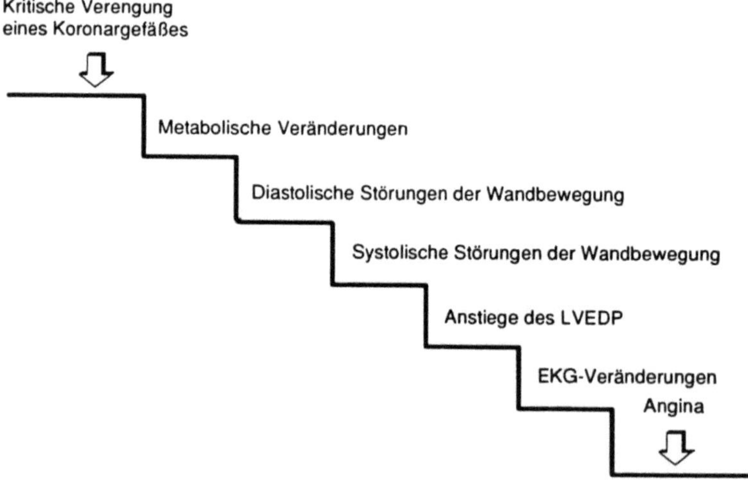

Abb. 1. Die Ischämiekaskade

Stille Myokardischämie [12, 22, 69]

Der Begriff der stillen Myokardischämie stammt aus der Kardiologie. Eine Flut von Arbeiten hat in den letzten Jahren die pathophysiologischen Grundlagen, Inzidenz, klinische und prognostische Relevanz bei nichtchirurgischen Patienten untersucht. Heute weiß man, daß bei bestimmten Patientengruppen mit koronarer Herzkrankheit die Inzidenz der stillen Myokardischämie bis zu 90% beträgt und mit einem schlechten Outcome verknüpft sein kann. Daten aus dem perioperativen Bereich korrelieren mit diesen kardiologischen Daten recht gut, da stille Myokardischämien hier ebenfalls 70–80% ausmachen. In diesem Zusammenhang muß auch die Relevanz des „total ischaemic burden" diskutiert werden, also die Summe aller Ischämiephasen während einer 24stündigen Dauer, da man annehmen kann, daß die kumulative O_2-Schuld sehr wohl Auswirkungen auf das Outcome zeigt [18].

Neue Gewichtung der Determinanten der myokardialen O_2-Balance [35, 43, 51, 81, 89]

Das traditionelle Konzept der myokardialen O_2-Imbalance geht davon aus, daß mit Myokardischämien immer dann gerechnet werden muß, wenn sich die Determinanten entweder des myokardialen O_2-Bedarfs oder des O_2-Angebotes verändern. Die relative Übergewichtung der myokardialen O_2-Bedarfsdeterminanten erfuhr entsprechende Unterstützung aus der Kardiologie, da sich die Ergometrie auch heute noch auf die Provokation von Myokardischämien durch O_2-Bedarfssteigerung stützte. Inzwischen haben zahlreiche Untersuchungen bestätigt, daß in der perioperativen Phase myokardischämische Perioden nachweisbar sind, die nicht von arteriellen Druckanstiegen und Frequenzanstiegen begleitet sind bzw. ihnen vorauseilen. Man korrigiert heute mit Recht eingefahrene Vorstellungen dahingehend, daß in der perioperativen Phase kritische Einschränkungen des myokardialen O_2-Angebotes transiente Myokardischämien auslösen und regionale Faktoren bei Ischämieentstehung größere Bedeutung haben als globale.

Das vollständige perioperative Ischämiemuster

Mit Einführung der Langzeitelektrokardiographie in die perioperative Medizin wurden unsere lückenhaften Vorstellungen über den prä-, intra- und postoperativen Verlauf von Myokardischämien vervollständigt. Aus der Fülle von den in den letzten Jahren v. a. von der Gruppe um Mangano publizierten Arbeiten läßt sich zusammenfassend sagen, daß die intraoperative Phase die relativ benigneste mit der geringsten Inzidenz an Myokardischämien darstellt, daß diese Ischämien oft das präoperative Ischämiemuster rekapitulieren und sich die postoperative Phase immer mehr als die vielleicht bisher viel zuwenig beachtete kritischste Phase darstellt, wobei postoperative Ischämien mit einem schlechten Outcome gekoppelt sein können [48, 59, 66].

Überwachung der Myokardischämie

Im folgenden werden die einzelnen Möglichkeiten zur perioperativen Überwachung von Myokardischämien dargestellt:
- Konventionelles EKG,
- transösophageale Elektrokardiographie,
- Pulmonaliskatheter,
- automatisierte ST-Segmentanalyse,
- Langzeitelektrokardiographie,
- biochemische Größen,
- errechnete hämodynamische Größen,
- Kardiomyographie.

Konventionelles EKG

Morphologische Änderungen im EKG bei Ischämie

Myokardischämische EKG-Veränderungen manifestieren sich vorwiegend als Erregungsrückbildungsstörungen, während die Depolarisationsphase primär eher nicht betroffen ist, sofern nicht schenkelblockartige Bilder oder Rhythmusstörungen auftreten. Selten findet man vorübergehend Q-Zacken und Änderungen in der Höhe der R-Zacken.

Vier morphologische Phänomene kennzeichnen akut auftretende oder abgelaufene ischämische Veränderungen:
- ST-Segmentänderungen als häufigster Ausdruck der ischämischen Schädigung,
- Änderungen der T-Welle als Ausdruck der Ischämie,
- Nekrose-Q als Ausdruck eines abgelaufenen Infarktes,
- Abnahme der Amplitude des QRS-Komplexes.

Bei plötzlichem totalem Verschluß einer Koronararterie treten bereits nach 30–60 s die ersten ST-Segmentänderungen auf und erreichen nach 5–7 min ihre maximale Ausprägung [15]. Die für den Anästhesisten relevante Situation repräsentiert aber gewöhnlich nicht der plötzliche Verschluß, sondern eine Störung in der koronaren O_2-Balance bei verengten Arterien. EKG-Veränderungen treten normalerweise erst ab einer koronaren Flowreduktion um 75% auf [94].

ST-Segmentveränderungen

Häufigster Ausdruck der transienten ischämischen Myokardschädigung ist die reversible ST-Segmentänderung. Eine ST-Segmentsenkung ist gewöhnlich Ausdruck einer subendokardialen, eine ST-Segmenthebung Ausdruck einer subepikardialen oder transmuralen Ischämie. Schwere ST-Senkungen können aber ebenfalls Ausdruck einer transienten transmuralen Ischämie sein. Koronare Vasospasmen treten in einem nichtkardiochirurgischen Patientenkollektiv eher selten auf. Sie manifestieren sich entweder als ST-Hebung oder ST-Senkung mit T-Negativierung. Die klassische Prinzmetallangina mit ST-Hebung bei eher unverändertem QRS-Komplex ist Ausdruck einer transienten, weitgehend transmuralen Ischämie [32].

ST-Segmentveränderungen und subjektive Symptomatik. Grundsätzlich sind neben der klassischen Angina pectoris mit entsprechenden Änderungen des ST-Segmentes auch Anginaattacken ohne ST-Segmentänderungen sowie ST-Segmentänderungen ohne Anginasymptomatik zu differenzieren (Abb. 2).

Derzeit gilt als gängigste Definition einer pathologischen, mit hoher Wahrscheinlichkeit ischämischen ST-Segmentänderung [23]: jede transiente, horizontale oder deszendierende ST-Segmentsenkung von mindestens 0,1 mV (=1 mm) gemessen 60 ms nach dem J-Punkt oder jede ST-Segmenthebung von ≥ 2 mV (=2 mm) am J-Punkt.

Die definierten Kriterien beziehen sich daher auf folgende Phänomene:

- Höhe der Abweichung der ST-Strecke von der Nullinie,
- Festlegung des J-Punktes und des Meßzeitpunktes auf der ST-Strecke,
- Morphologie bzw. Neigung der ST-Strecke.

Diese Kriterien stellen einen Kompromiß zwischen hoher Sensitivität und akzeptabler Spezifität dar. Die willkürliche Annahme einer pathologischen ST-Segmentsenkung bereits bei 0,5 mV (=0,5 mm) würde einen Gewinn an Sensitivität bei gleichzeitigem Verlust an Spezifität bedeuten. Jedes Tieferrücken der definierten Bezugshöhe verschiebt diese Relation in Richtung Sensitivitätsverlust und Spezifitätsgewinn (Abb. 3). Zu berücksichtigen ist dabei auch die Wahl der Ableitungen. In den Extremitätenableitungen gelten schon Senkungen der ST-Strecke um 0,05–0,1 mV (0,5–1,0 mm) als pathologisch, in den Brustwandableitungen 0,1–0,2 mV, in den bipolaren Brustwandableitungen, die sich durch hohe Ausschläge auszeichnen, mindestens

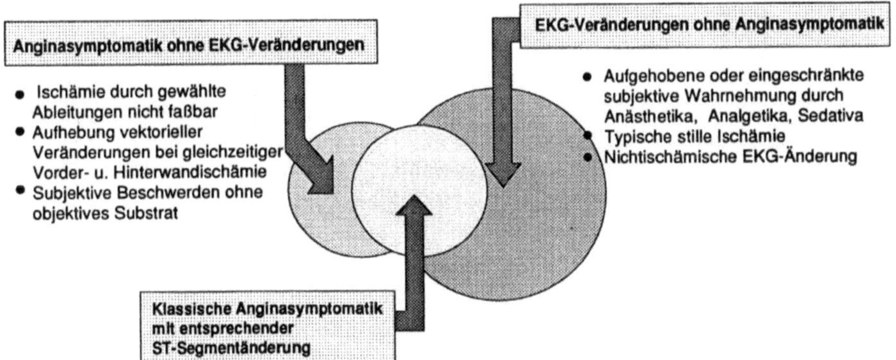

Abb. 2. Zusammenhang zwischen ischämischen EKG-Veränderungen und Anginasymptomatik im perioperativen Bereich

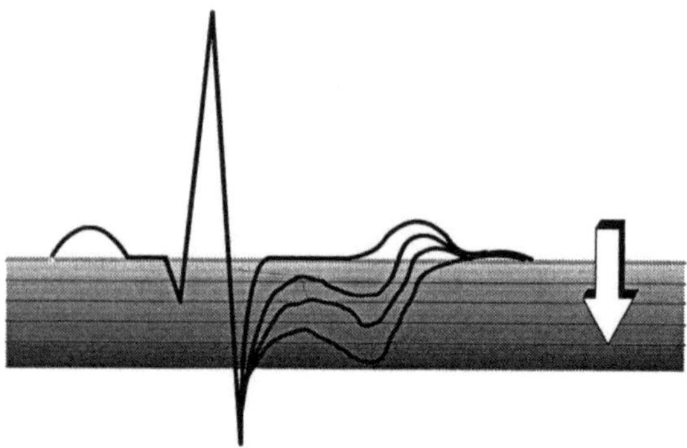

Abb. 3. Die pathologische ST-Segmentsenkung ist willkürlich definiert. Jedes Tieferrücken bedeutet Sensitivitätsverlust (d. h. relativ weniger korrekt-positive Befunde) bei gleichzeitigem Spezifitätsgewinn (relativ mehr korrekt-negative Befunde) und umgekehrt

0,2 mV. ST-Senkungen von 0,1–0,2 mV in den Brustwandableitungen dürften bei einem ernstlich koronarkranken Patientenkollektiv einer Sensitivität von 80–90% und einer Spezifität um 90% entsprechen [32]. Zwischen dem Ausmaß der ST-Senkung und der Schwere der koronaren Herzkrankheit findet man sowohl in einem kardiologischen als auch operativen Patientenkollektiv eindeutige Zusammenhänge (s. unten).

Der J-Punkt kennzeichnet das Ende der S-Zacke und den Beginn der ST-Strecke. Unter Belastung beginnt sich der J-Punkt gewöhnlich abzusenken, die ST-Strecke wird aszendierend, kehrt aber normalerweise nach 40–60 ms wieder zur isoelektrischen Linie zurück. Bei Tachykardie rückt der J-+60-ms-Punkt zumeist in die T-Welle hinein, weshalb definitionsgemäß dann bereits 40 ms nach dem J-Punkt gemessen wird.

Bezüglich der Morphologie der ST-Strecke besteht heute dahingehend Übereinstimmung, daß bei entsprechender Senkung jede horizontale oder deszendierend verlaufende ST-Strecke pathologisch zu werten ist. Einige bereits länger zurückliegende Arbeiten konnten zeigen, daß die deszendierende ST-Senkung schwerer zu werten ist als die horizontale [32]. Die schwere deszendierende ST-Senkung symbolisiert zumeist eine transmurale Ischämie. Andererseits ist die Wahrscheinlichkeit groß, daß auch aszendierende ST-Senkungen pathologisch zu beurteilen sind, wenn sie 80 ms nach dem J-Punkt noch 0,2 mV unter dem Nullpunktniveau liegen.

ST-Segmentanstiege treten seltener als ST-Senkungen auf, kennzeichnen gewöhnlich eine schwere transmurale Ischämie und werden gehäuft bei proximalen Stenosen beobachtet [32].

Neben myokardischämischen Veränderungen unterliegt das ST-Segment einer Fülle von kardialen und extrakardialen Einflüssen (s. Tabelle 1). Als differentialdiagnostische Hilfe zwischen ischämischer und nichtischämischer ST-Senkung gilt die allerdings nicht uneingeschränkte Regel, daß nichtischämische ST-Segmentänderungen gewöhnlich irreversibel und in vielen, evtl. allen Ableitungen zu beobachten sind.

Tabelle 1. Nichtischämische Änderungen des ST-Segments

Kardiale Ursachen	Nichtkardiale Ursachen
Linksventrikuläre Hypertrophie Schenkelblock Körperliche Belastung	Pharmaka – Glykoside – Antiarrhythmika – Psychopharmaka Lagerungseinflüsse Störungen des Elektrolythaushaltes – Kalium – Kalzium Atmungs- und Beatmungseinflüsse

Kardiale Einflüsse. In einem stark **hypertrophierten linken Ventrikel** ist nicht nur die Erregungsausbreitung, sondern auch die Erregungsrückbildung verändert. In Ableitungen mit dominierendem R (v. a. linkspräkordiale Ableitungen) ist die nach oben konvexbogige ST-Strecke gesenkt und fällt zu einem präterminal-negativen T ab. Ebenso treten bei **Schenkelblockbildern** Erregungsrückbildungsstörungen auf. Sowohl in den Extremitäten- als auch in den Brustwandableitungen findet man tiefe ST-Senkungen mit präterminaler Negativität von T. Schließlich sind Änderungen der ST-Strecke bei **körperlicher Belastung** oft schwer von ischämischen ST-Segmentänderungen zu differenzieren.

Nichtkardiale Einflüsse. Unter den die ST-Strecke verändernden Medikamenten steht **Digitalis** an erster Stelle. Bei zuvor unauffälligem EKG bewirkt Digitalis in klassischer Weise eine muldenförmige ST-Senkung mit T-Abflachung oder T-Negativierung, bei schon zuvor pathologischem EKG zumeist eine Verdeutlichung des Befundes. Die Tendenz zu digitalisbedingter ST-Segmentänderung ist individuell verschieden, bei genügend hohen Glykosidspiegeln aber praktisch immer nachzuweisen [15, 32]. Die Dauer des Nachweises von digitalisbedingten EKG-Veränderungen ist entsprechend den unterschiedlichen Abbau- und Eliminationszeiten ebenfalls verschieden. Bei Digitoxin verschwinden entsprechende EKG-Änderungen oft erst nach 3–4 Wochen, bei Digoxin nach 1–2 Wochen.

Neben Digitalis können auch **Antiarrhythmika** und **Psychopharmaka** das ST-Segment beeinflussen. Antiarrhythmika wie Procainamid, Chinidin und Phenytoin senken das ST-Segment und verflachen die T-Welle. Hohe Dosen von Psychopharmaka aus der Phenothiazingruppe und Antidepressiva wie Imipramin und Amitriptylin gelten als myokarddepressiv und können zur ST-Segmentsenkung, T-Wellenabflachung und Verlängerung des QT-Intervalls führen. Vielfältig ist auch der Einfluß von **Elektrolytveränderungen**, v. a. von Kalium und Kalzium. Bei geringgradiger Hypokaliämie beobachtet man eine leichte ST-Senkung und T-Abflachung, bei schwerer Hypokaliämie wird T isoelektrisch oder sogar negativ und verschmilzt mit der U-Welle zu einer breiten TU-Verschmelzungswelle. Schließlich verschieben auch Lagerungsänderungen das ST-Segment. Am bekanntesten sind Änderungen bei Wechsel von der liegenden in die aufrechte Position. Sie betreffen in der Anästhesie aber auch Seitenlagerung, Sternumspreizungen sowie respiratorbedingte Einflüsse [92]. Wichtig erscheint es deshalb, das Referenz-EKG vor entsprechenden Änderungen zu dokumentieren.

Einfluß von Bandbreite und Filter auf das ST-Segment

Um bei der intra- und postoperativen Anwendung des konventionellen Monitor-EKGs unerwünschte Einflüsse, wie z. B. Bewegungsartefakte des Patienten, auszuschalten, werden Monitor-EKG-Module mit entsprechenden Filtern (Artefaktfilter, Netzfilter, Grundlinienschwankungsfilter) bzw. mit einer Bandbreite bis 0,5 Hz eingestellt. Da das ST-Segment einen niederfrequenten Abschnitt innerhalb eines Herzzyklus darstellt (mit Frequenzen bis 0,14 Hz), kann dadurch eine korrekte ST-Segmenterfassung beeinträchtigt werden (Abb. 4) [64, 84, 82]. Aus diesem Grund wurde die Forderung erhoben, die Bandbreite bis auf 0,05 Hz abzusenken. EKG-Monitore verfügen daher heute sehr oft - vereinfacht dargestellt - über 2 Wahlmöglichkeiten:

- einen „Monitormode“: von 0,5–40 Hz,
- einen „diagnostischen Mode“: von 0,05–130 Hz.

Der Monitoringfilter verringert den Einfluß von Grundlinienschwankungen und Artefakten. Grundlinienschwankungen werden hauptsächlich durch Bewegung oder Atmung des Patienten hervorgerufen. Das ST-Segment kann in dieser Betriebsart verzerrt sein. Der diagnostische Filter erlaubt saubere ST-Segmentanalysen, wobei allerdings wieder eine verstärkte Grundlinienschwankung in Kauf genommen werden muß.

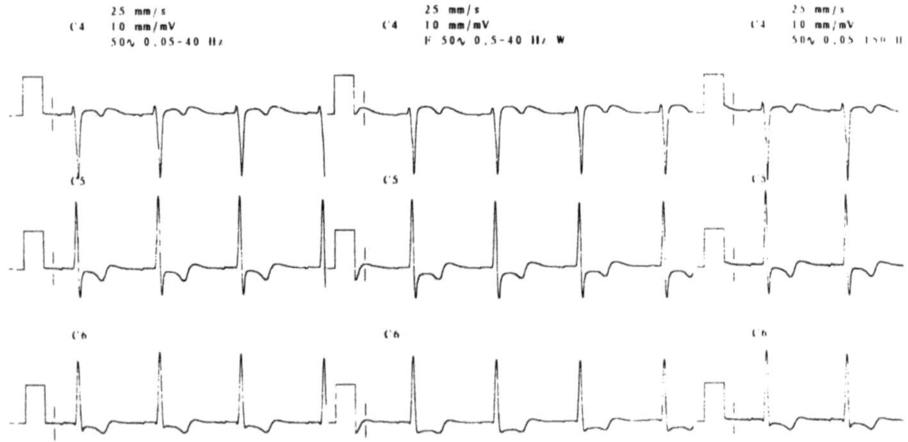

Abb. 4. Veränderungen der ST-Strecke, v. a. in der untersten Ableitung, unter 3 verschiedenen Filtereinstellungen bei demselben Patienten

Relevanz und prognostische Bedeutung von ST-Segmentänderungen

In der kardiologischen Literatur gibt es genügend Beweise dafür, daß belastungsinduzierte ST-Segmentänderungen unabhängig davon, ob sie symptomatisch oder still sind, ein Kollektiv von Koronarpatienten mit hohem Risiko signalisieren [11, 31]. Miranda et al. konnten zeigen, daß belastungsinduzierte ST-Segmentänderungen einen besseren Marker für eine klinisch relevante koronare Herzkrankheit darstellen als belastungsinduzierte Anginaattacken [63]. Allerdings gibt es vereinzelt auch gegensätzliche Befunde. Nach Miller et al. sind belastungsinduzierte ST-Senkungen nicht imstande, eine erhöhte kardiovaskuläre Mortalität vorherzusagen [62]. Auf den perioperativen Bereich sind Daten von belastungsinduzierten ST-Segmentänderungen nur bedingt zu übertragen, da wie bereits erwähnt, myokardischämische Episoden bei Ergometrie nur durch Steigerung des myokardialen O_2-Bedarfs provoziert werden.

1985 identifizierten Slogoff et al. bei koronarchirurgischen Patienten perioperative Myokardischämien als einen von drei unabhängigen Risikofaktoren für das Auftreten von perioperativen Myokardinfarkten [80]. Mangano et al. fanden bei nichtkardiochirurgischen Risikopatienten eine eindeutige Korrelation zwischen postoperativen Myokardischämien und einem schlechten Outcome [57]. Es liegt der berechtigte Verdacht nahe, daß perioperative Myokardischämien mit einer erhöhten kardialen Komplikationsinzidenz und schlechtem Outcome zu korrelieren sind. Nicht beantwortet bleibt bisher allerdings die Frage, welche Forderungen bezüglich diagnostischem Aufwand aus diesen Befunden abzuleiten sind und welche therapeutische Beeinflussung dieser perioperativen Myokardischämien einen signifikanten Einfluß auf die Reduktion der perioperativen kardialen Mortalität nach sich zieht.

Änderungen der T-Welle

Die Häufigkeit, relativ klare Faßbarkeit und Quantifizierbarkeit von ischämischen Veränderungen im ST-Segment einerseits sowie die morphologische Vielfalt und Interpretationsproblematik andererseits führten zu einer Vernachlässigung der T-Welle bei der Bewertung von myokardischämischen Veränderungen. Tatsächlich bereitet die Interpretation der vielfältigen T-Veränderungen Schwierigkeiten (Abb. 5). Normalerweise führt der vom Epikard zum Endokard fortschreitende Repolarisationsvorgang zu einer positiven T-Welle. In Abhängigkeit von der Lokalisation der Ischämie kann man folgende Formveränderungen beobachten: T-Abflachung, isoelektrisches T, Pseudonormalisation, präterminale und symmetrische T-Negativierung, aber auch hochpositive, sehr spitze T-Wellen (Erstickungs-T).

Q-Zacke

Große pathologische Q-Zacken symbolisieren die nekrotische Zone eines Myokardinfarktes in Ableitungen, die direkt über dem Infarkt liegen. Als Ischämieindikator kommen Q-Zacken nicht in Frage, da sie bekanntlich erst mit Beginn des Zwischenstadiums, nie aber im Stadium I, auftreten. Die Q-Zacke dient daher gewöhnlich nur der Bestätigung eines alten transmuralen

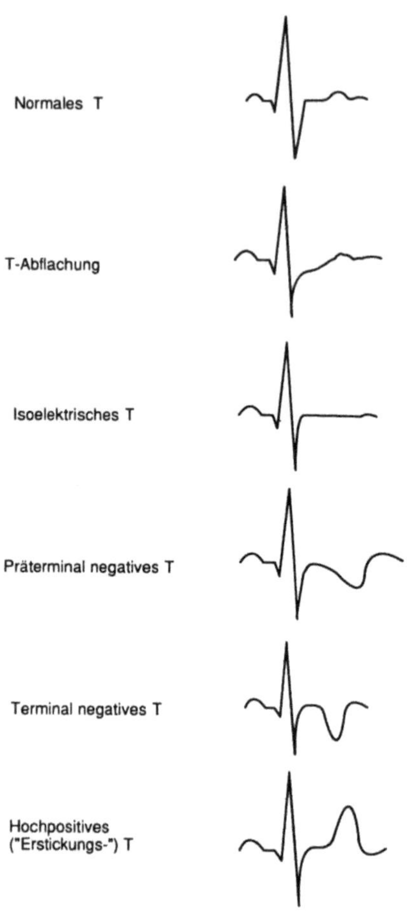

Abb. 5. Die morphologische Vielfalt von ischämischen T-Änderungen

Infarktes. Q-Zacken können aber auch bei transmuralen Infarkten fehlen, umgekehrt aber auch bei nichttransmuralen Infarkten präsent sein [24].

Abnahme der Amplitude der R-Zacke bzw. des QRS-Komplexes

Unter standardisierten, v.a. experimentellen Bedingungen läßt sich die Abnahme der Amplitude des QRS-Komplexes bei transienter Myokardischämie recht gut nachweisen [87, 93]. In der klinischen Routine wird die Änderung der Amplitude der R-Zacke zu wenig beachtet, ist aber wegen der vielfältigen Einflußmöglichkeiten nur mäßig spezifisch.

Hinterwandischämie („true posterior ischaemia")

In den üblichen zur perioperativen Überwachung eingesetzten Ableitungen (II, V_5) mißlingt gewöhnlich die Darstellung von Ischämien der Hinterwand. Ältere Arbeiten wiesen in diesem Zusammenhang auf die Vorteile der Ösophagusableitungen hin [27]. Daß Hinterwandischämien nicht zu ignorieren sind, beweist die Arbeit von Leung et al., die in einem koronarchirurgischen

Kollektiv nachweisen konnte, daß bis zu 40% von regionalen Wandbewegungsstörungen sich an der Hinterwand lokalisieren [50].

Rechtsherzischämie

Die Lokalisation und Geometrie des rechten Ventrikels erschwert eine elektrokardiographische Diagnostik. Das Hauptaugenmerk bei der Erfassung ventrikulärer Koronarischämien richtet sich auf den linken Ventrikel. Die gängigste Elektrodenkombination (II, V_5) läßt praktisch keine Rückschlüsse auf den rechten Ventrikel zu. Ergibt sich der Bedarf zur elektrokardiographischen Monitierung des rechten Ventrikels, bieten sich folgende Ableitungen an:

- V_{4R},
- Ösophagusableitungen,
- C_{R4R},
- V_1.

Klein et al. [40] konnten mit der Ableitungsmodifikation V_{4R} eine Sensitivität von 83% nachweisen, was auch von anderen Autoren bestätigt wurde [19, 33].

Zuordnung von EKG-Veränderungen zum entsprechenden Versorgungsgebiet (Abb. 6)

Ischämische Änderungen im Versorgungsgebiet der Arteria coronaria sinistra entsprechend dem anteroseptalen, anteroapikalen und anterolateralen Areal werden sich vorwiegend in den Ableitungen V_1–V_6 dokumentieren, im Versorgungsgebiet der Arteria coronaria dextra entsprechend den basalen Anteilen der linksventrikulären Hinterwand, dem hinteren Drittel des interventrikulären Septums und großen Teilen des rechten Ventrikels vorwiegend in II, III und aVF [74]. Allerdings gibt es Untersuchungen, die zeigen, daß die ST-Segmentsenkung als der häufigste perioperative Indikator einer subendokardialen Ischämie eine absolute Zuordnung zum zugehörigen Koronarast nicht ermöglicht [2].

Wahl und Sensitivität der einzelnen Ableitungen und Ableitungskombinationen

Seit der oft zitierten Arbeit von Blackburn et al. im Jahre 1964, die nachweisen konnten, daß 85% der ST-Segmentänderungen sich in der Ableitung II

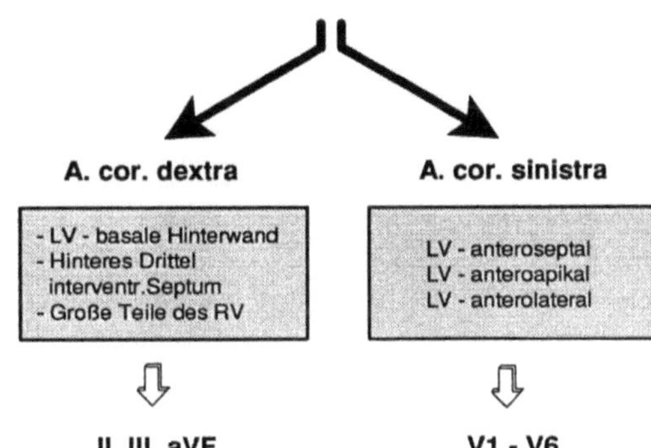

Abb. 6. Schematisierte Zuordnung von EKG-Ableitungen zur versorgenden Arterie und dem entsprechend versorgten Gebiet

und V_5 dokumentieren, wurden große Anstrengungen unternommen, durch Wahl entsprechender Ableitungen bzw. Ableitungskombinationen die Sensitivität des konventionellen EKGs zu erhöhen [5, 10]. 1988 wiederholten London et al. in einer großen Untersuchung diese Frage unter operativen Bedingungen. Die dabei erhobenen Daten werden heute gerne als Referenz zitiert (Tabelle 2) [53].

Die Verfügbarkeit von 5poligen Elektrodenkabeln bei koronaren Risikopatienten zur Registrierung der Ableitungskombinationen (I, II, III, aVR, aVL, aVF und V_5) sollte heute Standard werden. Die von vielen bei ausschließlicher Verfügbarkeit eines 3poligen Elektrodenkabels ersatzweise empfohlene CM_5-Position (rote Elektrode über dem Manubrium sterni; gelbe Elektrode über dem V_5, schwarze Elektrode linke Flanke bzw. Bein; s. auch Abb. 10) ist zwar ein geschickter Kompromiß, sollte den Anwender aber nicht dazu verleiten, den Kompromiß als Dauerlösung hinzunehmen!

Echokardiographie

Die intraoperative Überwachung und Bewertung myokardischämischer echokardiographischer Phänomene bezieht sich vorwiegend auf die transösophageale Echokardiographie (TEE), weshalb auf die Darstellung der Problematik über den transthorakalen Weg verzichtet wird. Die pathophysiologischen Wurzeln für den Einsatz der Echokardiographie als Ischämiemonitor liegen im Zusammenhang zwischen dem Auftreten von Myokardischämien und frühen regionalen Wandbewegungsstörungen (RWBSt). Schon 1935 beobachteten Tennant u. Wiggers, daß die linksventrikuläre Funktion unmittelbar nach Ligatur einer Koronararterie beeinträchtigt ist [86]. Später konnten Forrester und andere Autoren zeigen, daß bei schrittweiser Verringerung des koronaren Perfusionsdrucks bzw. Flows die segmentalen Kontraktionsanomalien proportional zunehmen [25]. Auch neuere Untersuchungen, die sowohl bei PTCA als auch intraoperativ durchgeführt wurden, bestätigen die außerordentlich hohe Sensitivität von regionalen Wandbewegungsstörungen als frühem Indikator einer Myokardischämie [30, 50, 83, 97]. Der Nachteil der TEE als Ischämiemonitor liegt in seiner kompromißlosen, hochempfindlichen Erfassung von regionalen Wandbewegungsstörungen, die zwar häufig, aber

Tabelle 2. Sensitivität von Einzelableitungen und Ableitungskombinationen. (Nach [53])

Einzelableitung		Ableitungskombinationen	
V5	75%	V4+V5	90%
V4	61%	V4+V5+II	96%
V6	37%	V2+V3+V4+V5+II	100%
V3	33%		
V2	24%		
alle anderen	<14%		

nicht unbedingt immer ischämischer Genese sein müssen. Da der klinische Informationswert direkt, wenn auch nicht ausschließlich von der Spezifität einer Methode abhängt, muß die hohe Sensitivität der TEE auch in diesem Zusammenhang gesehen werden.

Klinisches Erscheinungsbild und Definition akuter regionaler Wandbewegungsstörungen (RWBSt)

Der normale segmentale Kontraktionsablauf im Ventrikel ist gekennzeichnet durch eine systolische Einwärtsbewegung des entsprechenden Segmentes mit zugehöriger Wandverdickung.

Qualitative (semiquantitative) Bewertung von RWBSt. Derzeit gängigste Definition von echokardiographisch erfaßten RWBSt, die verdächtig auf Myokardischämie sind [50]: Akutes Auftreten einer neuen regionalen Wandbewegungsstörung bzw. Verschlechterung einer bestehenden im Ausmaß von mindestens 2 Graden von mindestens 1 min Dauer; d.h. entweder wird ein normales Segment schwer hypokinetisch, oder ein gering hypokinetisches Segment wird a- oder dyskinetisch (s. Tabelle 3) [9]. Die Beurteilung erfolgt bei monoplanen Sonden auf Papillarmuskelebene im Querschnitt, da alle 3 großen Koronararterien in dieses Areal münden bzw. die dargestellten Abschnitte den Versorgungsgebieten der 3 großen Koronararterien entsprechen (Abb. 7) [14].

Quantitative Bewertung von RWBSt. Eine quantitative von subjektiven Einflüssen unabhängige Beurteilung ist bei computerunterstützter Auswertung endo- und epikardialer Grenzen möglich. Sie ist jedoch mit vielfältigen Problemen behaftet, so daß beim derzeitigen Wissensstand ihre endgültige Stellung nicht zu bewerten ist [14, 21].

Mögliche Ursachen nichtischämischer segmentaler RWBSt.

- Auch beim normalen Individuum beobachtet man eine spontane Variabilität und Inhomogenität regionaler Wandverdickungen zwischen 0 und 150% [67].
- Während der Systole kann es zu Verschiebung und Rotation der Herzachse kommen.
- Bei Schenkelblock und Schrittmacherstimulation ist der Kontraktionsablauf durch ungleiche elektrische Stimulation an sich abnorm.

Tabelle 3. Qualitative Erfassung einer Myokardischämie über die transösophageale Echokardiographie. (Nach [9])

Regionale Wandbewegungsstörungen	Wandverdickung	Änderung im Ventrikelradius [%]
Normal	Definitiv	>30% Abnahme
Geringe Hypokinese	Mäßig	10–30%
Schwere Hypokinese	Minimal	<10% >0%
Akinesie	Keine	Keine
Dyskinesie	Verschmälerung	Zunahme

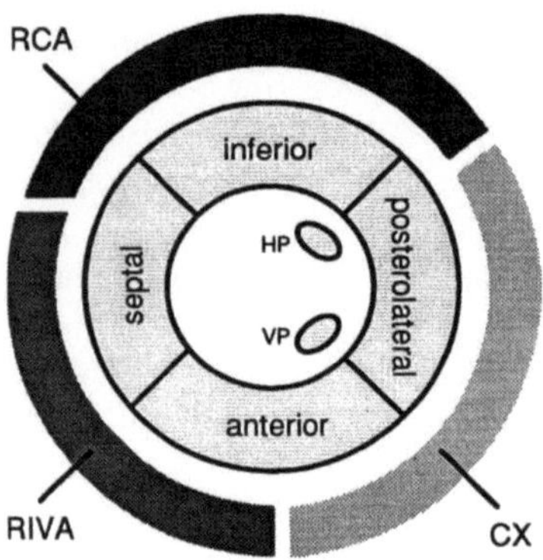

Abb. 7. Die TEE erfaßt theoretisch bei Darstellung des Querschnittes in Höhe der Papillarmuskel die Versorgungsgebiete aller 3 großen Koronararterien. (RIVA R. interventricularis anterior, CX R. circumflexus, RCA rechte Koronararterie, *HP* hinterer Papillarmuskel, *VP* vorderer Papillarmuskel)

- Das interventrikuläre Septum bietet spezielle Interpretationsprobleme.
- Schwierigkeiten bestehen bei der Beurteilung der postischämischen Dysfunktion („stunned myocardium").
- Der Einfluß von veränderten Vor- und Nachlastverhältnissen ist noch nicht endgültig ausdiskutiert [8, 55].
- Nach dem kardiopulmonalen Bypass sind Temperatureinflüsse möglich [49].
- Abgesehen von der Qualifikation des Untersuchers bestehen individuelle Interpretationsunterschiede, weshalb von Cahalan [9] „Konsensusinterpretationen" abgelehnt werden.

Korrelation zwischen segmentalen Wandbewegungsstörungen und anderen Methoden der Ischämieerfassung

Zahlreiche Studien haben in den letzten Jahren versucht, echokardiographische Veränderungen mit elektrokardiographischen und hämodynamischen (v.a. vom Pulmonaliskatheter abgeleiteten) Größen zu korrelieren. Die meisten Untersucher fanden sowohl bei kardiologischen als auch chirurgischen Patienten eine höhere echokardiographische Sensitivität verglichen mit elektrokardiographischen Befunden, was mit dem pathophysiologischen Grundkonzept der Ischämiekaskade ohne weiteres zu erklären ist. Es gibt aber auch gegensätzliche Befunde, d.h. EKG-Veränderungen ohne entsprechende TEE-Änderung. Dies ist möglicherweise darauf zurückzuführen, daß mit einer monoplanen Sonde gewöhnlich der Querschnitt in Papillarmuskelebene eingestellt wird und damit RWBSt an der Basis und Spitze verborgen bleiben.

Zusammenhang zwischen regionalen Wandbewegungsstörungen und perioperativen Komplikationen. Es gibt bereits einige Arbeiten, die das Auftreten von echokardiographischen Befunden mit einer erhöhten perioperativen Morbidität korrelierten. Smith et al. fanden, daß in einem Kollektiv von 50 Risikopatienten 4 mit einem intraoperativen Infarkt auch RWBSt zeigten, hingegen nur einer ST-Segmentänderungen [83]. Leung et al. konnten nachweisen, daß bei CABG-Patienten (coronar artery bypass grafting) unmittelbar nach kardiopulmonalem Bypass RWBSt beste Prädiktoren einer erhöhten perioperativen Morbidität waren [50]. Demgegenüber existieren aber auch einige Arbeiten mit gegensätzlichen Befunden. Roizen et al. beschrieben 1984, daß RWBSt bei Gefäßpatienten mit Aortenaneurysmen zwar häufig zu beobachten waren, die Komplikationsrate dennoch niedrig blieb [75]. Auch bei Karotispatienten waren RWBSt nicht von perioperativen Komplikationen gefolgt. Ebenso konnten London et al. bei Risikopatienten keinen Zusammenhang zwischen RWBSt und postoperativen Komplikationen finden [54]. Ähnlich fanden Watters et al. bei Gefäßpatienten RWBSt mit einer Häufigkeit von 30–90%, was sich aber nicht in einem schlechten Outcome dokumentierte [95].

Generelle Nachteile der TEE als Methode zur Erfassung perioperativer Myokardischämien

- Insgesamt besitzt die TEE eine relativ zu hohe Sensitivität bei zu niedriger Spezifität.
- Gerade in bestimmten Streßphasen wie Narkoseeinleitung, Intubation sowie Narkoseende, Extubation und frühe postoperative Phase steht die TEE nicht zur Verfügung.
- Nach wie vor sind die entsprechenden Geräte teuer und personalintensiv.
- Die echokardiographische Beurteilung setzt eine gediegene Ausbildung voraus, auf die nur wenige Anästhesisten verweisen können [42, 78].
- Mit einer monoplanen Sonde werden gewöhnlich nur ein Querschnitt in Höhe der Papillarmuskelebene beurteilt, nicht aber Myokardareale an der Basis bzw. Herzspitze (Abb. 8). Tatsächlich nimmt die Kontraktilität von der Spitze zur Basis ab und kann sogar in Höhe der kurzen Achse des linken Ventrikels differieren [13, 21].

Bei Einsatz von biplanen und multiplanen Sonden ist hier sicher eine Verbesserung zu erwarten.

Ausbildung und Training

Von der American Society of Echocardiography wurden Richtlinien für die notwendige Ausbildung in Echokardiographie erstellt. In den speziellen Richtli-

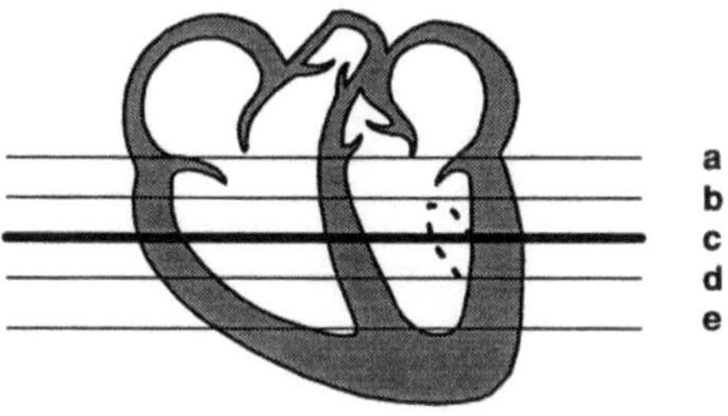

Abb. 8. Schematische Darstellung der verschiedenen Querschnittsebenen. Bei Darstellung der Querschnitte in der Papillarmuskelebene mit Hilfe einer monoplanen Sonde werden die anderen Bereiche, v.a. die basalen Anteile und der Spitzenbereich, nicht erfaßt (*a* Mitralklappenebene, *b* Papillarmuskelspitzenbereich, *c* Papillarmuskelebene, *d* Papillarmuskelansatz, *e* Herzspitzenbereich)

nien für Trainingserfordernisse bei transösophagealer Echokardiographie wird auf den Unterschied zwischen intraoperativem TEE-Monitoring und diagnostischen TEE-Einsätzen hingewiesen. Einer diagnostischen TEE-Anwendung sollte zumindest eine 6monatige Ausbildung in allgemeiner Echokardiographie vorausgehen [26, 28].

Automatische ST-Segmentalanalyse und ST-Segmenttrend

Die prognostische Bedeutung von perioperativen ST-Segmentänderungen wurde in den letzten Jahren durch zahlreiche Arbeiten belegt. Daraus wurde die Forderung abgeleitet, derartige Episoden, die oft spontan auftreten und nicht von entsprechenden hämodynamischen Veränderungen angekündigt oder begleitet sein müssen, möglichst frühzeitig und vollständig zu erfassen. Der Wert einer rein visuellen Beurteilung am Monitorschirm ist mit den vielfältigen Schwächen einer individuellen Beobachtung und Beurteilung behaftet und daher limitiert. Zur Quantifizierung müssen die entsprechenden Ableitungen auf einem EKG-Papier fortlaufend mit einer Geschwindigkeit von 50 mm/s registriert und dann vermessen werden. Durch neu entwickelte Softwareprogramme mit Algorithmen zur Definition relevanter Punkte ist es heute möglich geworden, sowohl im operativen als auch intensivmedizinischen Bereich das ST-Segment in bis zu 3 Ableitungen zu vermessen und den Trend über die Zeit zu speichern bzw. wiederzugeben.

Algorithmen zur Erfassung von ST-Segmentänderungen

Zur automatischen ST-Segmentvermessung sind zumindest 2, gewöhnlich 3 Punkte erforderlich, die entweder entsprechend einer Standardvorgabe akzeptiert oder individuell gesetzt werden (Abb. 9):

- Der *isoelektrische Punkt* stellt den Referenzpunkt für den ST-Punkt dar, befindet sich zwischen P- und Q-Welle und wird in der Standardvorgabe gewöhnlich mit 80 ms vor der R-Zacke gewählt oder bei Ermittlung von

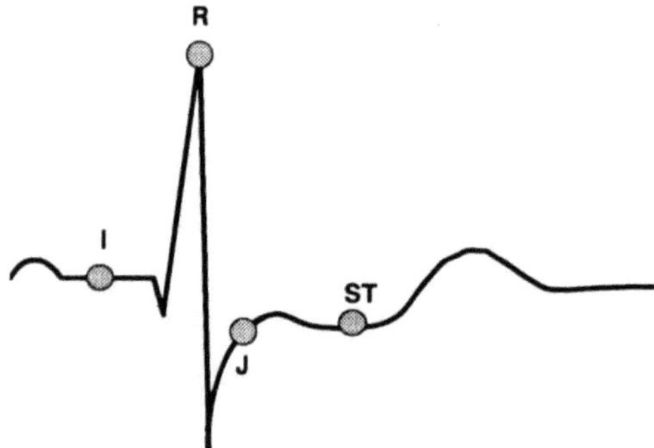

Abb. 9. Darstellung der zur automatischen ST-Segmentanalyse gebräuchlichen definierten Punkte. Nur die R-Zacke ist in allen Fällen immer eindeutig definierbar, meist auch der I-Punkt. J-Punkt und ST-Strecke können oder müssen oft willkürlich festgelegt werden (I isoelektrischer Punkt, R R-Zacke, J J-Punkt, ST ST-Strecke)

Anfang und Ende des QRS-Komplexes ca. 15–30 ms vor dem Beginn des QRS-Komplexes.
- Der *J-Punkt* („junction point“) markiert das Ende der S-Zacke und den Beginn des ST-Segmentes.
- Der *ST-Punkt* sollte die stärkste Abweichung der gesamten ST-Strecke von der isoelektrischen Linie repräsentieren. Er wird bei Standardvorgabe gewöhnlich 60–80 ms nach dem J-Punkt oder ca. 110 ms nach der R-Zacke vermessen.

Der Nachteil der R-Zacke als Bezugspunkt liegt in der Beeinflussung durch Schenkelblockbilder und Rhythmusstörungen. Der Nachteil des J-Punktes liegt in der Schwierigkeit, ihn innerhalb des Überganges von der S-Zacke zum ST-Segment immer korrekt festzulegen. Bei sehr hohen Frequenzen muß außerdem die Verkürzung des ST-Segmentes berücksichtigt werden, da sonst der ST-Punkt zunehmend in die T-Welle rückt.

Ein wesentliches Element ausgereifter Algorithmen ist die verläßliche Erkennung und Elimination von Artefakten, abnormalen nichtrepräsentativen Schlägen sowie Arrhythmien und schrittmacherstimulierten Schlägen.

Klinische Relevanz

Die ersten Arbeiten über die klinische Anwendung der ST-Segmentanalyse stammen von Kotrly und Kotter [46, 47]. Sie waren unter Benutzung des Marquette-Systems eher beschreibender Natur. Inzwischen werden von verschiedenen Herstellern Überwachungssysteme mit der Möglichkeit der fortlaufenden ST-Segmentanalyse angeboten. Jüngere Arbeiten berichten über die Anwendung bei größeren Patientenkollektiven und verweisen darauf, daß nur wenige der mittels automatischer ST-Segmentanalyse erfaßten Episoden auch im gleichzeitig abgeleiteten EKG des Routinemonitors erkannt worden wären [16, 70, 73]. Es steht außer Zweifel, daß durch den Einsatz von ST-Segmentanalysesystemen die Sensitivität gegenüber herkömmlichen EKG-Monitoren beträchtlich gesteigert werden kann. Ob dies bei frühzeitiger Therapie Auswirkungen auf das perioperative Outcome hat, ist bis heute nicht belegt.

Die Bedeutung der automatischen ST-Segmentanalyse liegt nicht nur in der Aufgabe, von subjektiver Bewertung freie, objektive Daten zu dokumentieren, sondern auch im Zeitgewinn für den Benutzer, relevante Daten laufend und über einen gewissen Zeitraum gebündelt übermittelt zu bekommen. Es liegt aber ausschließlich im Aufgabenbereich dieses Benutzers, das richtige Maß zwischen einer dem Computer gewährten „Freiheit“ bei der Erarbeitung patientenrelevanter Daten bzw. Verarbeitung und der Prüfung auf Validität der präsentierten Daten zu finden.

Langzeit-EKG (Holter-Monitoring)

Seit dem erstmaligen klinischen Einsatz der Langzeitelektrokardiographie durch N. Holter im Jahr 1962 beschränkte sich die Anwendung zunächst auf Arrhythmieerfassung und -analyse in der Kardiologie, da erst technische und methodische Voraussetzungen zur korrekten ST-Segmentanalyse geschaffen werden mußten [4]. Einen gewaltigen Sprung nach vorn machte die Langzeitelektrokardiographie, als man in der Kardiologie die klinische Relevanz und prognostische Bedeutung der stillen Myokardischämie erkannte, da kein anderes Verfahren eine präzise Dokumentation dieses Phänomens über lange Zeit garantierte. Es ist eigentlich erstaunlich, daß der Einsatz der Langzeitelektrokardiographie in der Anästhesie nur zögernd erfolgte, obgleich gerade der Anästhesist seit jeher über die gesamte perioperative Phase gezwungen war, auf die Anginasymptomatik als myokardischämisches Indiz zu verzichten. Erst 1987 begann der Einsatz der Langzeitelektrokardiographie in der Anästhesie, und erreichte durch die Gruppe um D. Mangano immense Bedeutung, da es erstmals möglich wurde, Ischämiephänomene über die gesamte perioperative Phase zu verfolgen und zu interpretieren.

Der prä-, intra- und postoperative Einsatz der Langzeitelektrokardiographie ist heute akzeptiert, wenngleich man einschränkend bemerken muß, daß die Langzeitelektrokardiographie primär der Diagnostik perioperativer Myokardischämien dient und als laufendes Monitoringverfahren definitionsgemäß nur beschränkt (z. B. bei Analyse im kurzzeitigen Intervall) einzusetzen ist.

Methodische Voraussetzungen

Die Verläßlichkeit der ST-Segmentanalyse im Langzeit-EKG ist von einer Reihe von Eigenschaften, v. a. der Wiedergabetreue von Aufzeichnungs-, Analyse- und Wiedergabegerät, charakterisiert. Das EKG-Signal setzt sich aus einer Anzahl verschiedener Frequenzen zusammen, wobei das ST-Segment im Niedrigfrequenzbereich von 2–10 Hz, der des QRS-Komplexes zwischen 10 und 30 Hz liegt. Da niedrige Frequenzen schlechter übertragen werden als hohe, müssen Langzeit-EKG-Systeme über einen adäquaten „low frequency response" verfügen [4, 39]. Die neuesten, heute zur ST-Segmentanalyse zur Verfügung stehenden Systeme sind amplitudenmoduliert (AM-Systeme). Ihre Wiedergabetreue im Niederfrequenzbereich wurde zunächst angezweifelt und die Überlegenheit von frequenzmodulierten Systemen (FM-Systeme) betont. Inzwischen wurden diese Zweifel widerlegt [39]. Richtlinien über den klinischen Einsatz der Langzeitelektrokardiographie wurden von verschiedenen, v. a. amerikanischen Institutionen formuliert [44, 45, 64, 79].

Die wichtigsten Kriterien sind im folgenden schlagwortartig zusammengefaßt [4, 39].

Richtlinien zur korrekten ST-Segmentanalyse im Langzeit-EKG

- Kenntnis der Ausschlußkriterien und verfälschenden Einflüsse,
- adäquater „low frequency response",
- korrekte Systemkalibration,
- Elektrodenstabilität,
- Wahl der richtigen Ableitungen.

Indikation zur Langzeitelektrokardiographie im Zusammenhang mit Myokardischämien. Verschiedene Untersuchungen konnten ST-Segmentänderungen bei 0–39% gesunder Probanden nachweisen, was einer hohen Inzidenz an falsch-positiven Befunden entspricht [39]. Der positive Vorhersagewert bei asymptomatischen Patienten ohne dokumentierte koronare Herzkrankheit ist wegen zahlreicher physiologischer und technischer Faktoren, die das ST-Segment beeinflussen, aber nicht ischämiebezogen sind, relativ niedrig, woraus viele falsch-positive Befunde resultieren. Auch im perioperativen Bereich liegt der primäre Anwendungsbereich der Langzeitelektrokardiographie dort, wo über längere Zeiträume Myokardischämien erfaßt werden sollen, ein Bedside-Monitoring nicht möglich oder nicht praktikabel ist bzw. besonders dann, wenn intraoperative Ischämien zur prä- und postoperativen Phase in Beziehung gesetzt werden sollen und dies mit identischen Dokumentationssystemen erfolgen sollte.

Es besteht heute Übereinstimmung darüber, daß die Langzeitelektrokardiographie nur bei definierter und dokumentierter koronarer Herzkrankheit indiziert ist [20, 39]. Bei Patienten, bei denen Risikofaktoren bestehen bzw. bei Symptomen, die den Verdacht auf eine koronare Herzkrankheit nahelegen, soll die Existenz von Myokardischämien durch ein anderes Verfahren erhärtet werden. Diesen sehr restriktiven Anwendungskautelen der Kardiologie steht die relativ großzügig breite Anwendung in der Anästhesie, primär durch die Gruppe um D. Mangano, in der Folge auch anderer Gruppen, gegenüber, die das Langzeit-EKG perioperativ nicht nur bei Patienten mit gesicherter, sondern auch vermuteter koronarer Herzkrankheit einsetzen. Die Indikationsliste der von der *American Heart Association* und dem *American College of Cardiology* erstellten Richtlinien beinhalten allerdings nicht Indikationen für die perioperative Phase, sondern vornehmlich für Patienten in einem kardiologischen Kollektiv [45].

Gängige Definition einer myokardischämischen Episode im Langzeit-EKG

Als myokardischämische Episode gilt jede transiente ST-Segmentsenkung, die mehr als 1 mm von der Grundlinie abweicht, gemessen 80 ms nach dem J-Punkt und zumindest 1 min andauert. Die Rückkehr zur Nullinie soll zumindest 1 min betragen („1×1×1 Regel“) [4, 17, 20, 39].

Die Schwere von myokardischämischen Episoden ist demnach durch Zahl, Dauer und Schwere der transienten ST-Segmentänderung definiert. Maß für die Schwere ist gewöhnlich die Höhe der Abweichung der ST-Strecke von der isoelektrischen Linie. Es können aber auch die Steilheit der ST-Strecke und die Fläche unter der isoelektrischen Linie herangezogen werden [76].

Ableitungswahl und -zahl

Grundsätzlich sind bei der Arrhythmieanalyse andere Ableitungen zu wählen als bei der ST-Segmentanalyse. Da bei Mehrfachableitungen häufiger Probleme und Bewegungsartefakte auftraten als bei bipolaren, hat man nach idealen bipolaren Ableitungen und Ableitungskombinationen gesucht. Die häufigsten heute perioperativ gewählten Ableitungen sind in Abb. 10 dargestellt. Nach Kennedy gilt CM_5 (CM V_5) als die beste Ableitung, um ischämische ST-Segmentänderungen zu erfassen. Weitere Ableitungen sind CM_2 (CM V_2),

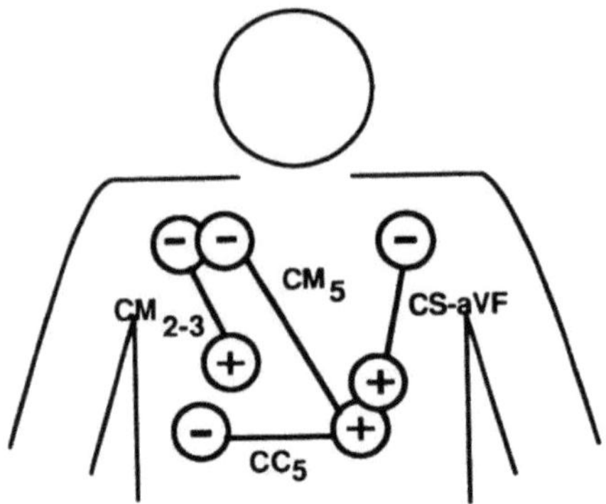

Abb. 10. Die am häufigsten verwendeten bipolaren Ableitungspositionen zur Erfassung von Myokardischämien in der Langzeitelektrokardiographie

CM_3 (CM V_3) und CS-AVF. Die Applikation einer 3. zusätzlichen Ableitung erhöhte die Sensitivität je nach untersuchtem Kollektiv zwischen 2 und 10%. Die Vorteile von V_2- oder V_3-Positionen liegen darin, nicht nur anteriore, sondern auch posteriore oder laterale Ereignisse zu erfassen, von II oder modifizierten aVF-Ableitungen darin, inferiore Ischämien zu erfassen (Abb. 10).

Klinische Relevanz und prognostische Bedeutung

In der kardiologischen Literatur findet man eine Flut von Arbeiten über den prognostischen Wert von Myokardischämien, die mit dem Langzeit-EKG dokumentiert wurden. Dessen komplementäre Bedeutung als ergänzende Untersuchung zu anderen diagnostischen Verfahren wurde ebenso erarbeitet wie seine Rolle bei der Bewertung von Therapieverfahren. Mit der Adaptierung von Langzeit-EKG-Systemen für den operativen Bereich wurde es möglich, Häufigkeit, Schwere und prognostische Bedeutung von prä-, intra- und postoperativen Ischämien bei kardiovaskulären Risikopatienten zu evaluieren. Postoperative Myokardischämien wurden als wichtigster Prädiktor eines schlechten Outcome identifiziert. Ebenso wurde die Bedeutung präoperativer Ischämien auf das perioperative Outcome erarbeitet. Die endgültige Stellung der Langzeitelektrokardiographie zur Erfassung perioperativer Myokardischämien ist z.Z. noch nicht zu definieren, da derzeit umfangreiche Fragestellungen in groß angelegten prospektiven Studien untersucht werden.

Pulmonalarterienkatheter

Der perioperative Einsatz des PA-Katheters bei der Erfassung von Myokardischämien beruht auf der Beobachtung, daß transiente Myokardischämien mit einem Verlust der linksventrikulären Compliance einhergehen, der von Anstiegen des linksventrikulären Füllungsdruckes und im „Idealfall“ des PCWP gefolgt ist [7, 98]. Tatsächlich konnten einige Studien PCWP-Anstiege bei Myokardischämien, die durch Schrittmacherstimulation oder bei PTCA ausgelöst wurden, nachweisen [1, 6, 37, 85]. Andererseits muß man davon ausgehen, daß Anstiege des LVEDP, sofern sie ein frühes Phänomen in der Ischämiekaskade darstellen, sich nicht unbedingt in einem Anstieg des

PCWP reflektieren müssen. Rahimtoola et al. berichteten schon 1972, daß sich Anstiege des LVEDP nicht in einer entsprechenden Veränderung des PCWP manifestierten [72]. Tuman et al. listeten 1989 in einer Übersichtsarbeit die unter klinischen Bedingungen zahlreichen Möglichkeiten auf, die zu einer Entkoppelung von PCWP und LVEDP führten, wobei eine Über- und Unterschätzung des tatsächlichen LVEDP über den PCWP möglich ist [88].

Auch das von Kaplan et al. beschriebene Phänomen von prominenten a- oder v-Wellen, entweder isoliert oder in Verbindung mit PCWP-Anstiegen, wurde lange Zeit als wertvoller Ischämieindikator angesehen, ehe man zur Erkenntnis gelangte, daß das plötzliche Auftreten von prominenten a- oder v-Wellen eher Ausdruck eines linksventrikulären Complianceverlustes bzw. von Complianceänderungen sein kann, die nicht unbedingt ischämischer Genese sein müssen [38].

Der normale Vofhofdruckpuls ist aus mehreren Komponenten zusammengesetzt aus der Vorhofkontraktionsschwelle a, der Stoßwelle c, dem mesosystolischen Druckminimum x, der systolisch-diastolischen Grenzwelle v und dem frühdiastolischen Minimum y. Die Vorhofdruckpulse können in den den Vorhöfen vorgeschalteten Venen meistens noch mit ausreichender Genauigkeit registriert werden, oft auch an der pulmonalkapillären Druckkurve, doch sind Dämpfung und andere Einflüsse oft so ausgeprägt, daß eine Vorhofanalyse nicht sinnvoll erscheint und oft auch gar nicht möglich ist. Der Rückschluß von prominenten a- oder v-Wellen in der PCWP-Kurve auf myokardischämische Phänomene ist heute jedenfalls ohne andere Ischämiezeichen und ohne Kenntnis der globalen linksventrikulären Hämodynamik nur bedingt gestattet.

Vergleichende Untersuchungen zwischen PCWP und anderen Methoden zur Erfassung einer Myokardischämie

Nach der optimistischen Arbeit von Kaplan et al., die bei 40 CABG-Patienten PCWP- und EKG-Änderungen verglichen, wobei 83% der Patienten PCWP-Änderungen zeigten, aber nur 28% EKG-Änderungen, konnten zahlreiche spätere Arbeiten die eher niedrige Sensitivität des PA-Katheters zur Erfassung von Myokardischämien nachweisen [29, 52, 90]. Van Daele et al. verglichen PCWP, TEE und 12-Kanal-EKG bei 100 CABG-Patienten. Die Sensitivität des PCWP betrug nur 25–33% und zeigte starke Variationen mit sowohl falsch-positiven als auch -negativen Befunden. Auch Leung et al. beobachteten, daß nur 10% der EKG-Änderungen von Änderungen des diastolischen PA-Druckes begleitet waren. Häggmark et al. verglichen verschiedene Ischämieindikatoren bei 350 Patienten mit koronarer Herzkrankheit, die sich gefäßchirurgischen Eingriffen unterzogen. Weder PCWP noch abnormale PCWP-Kurvenformen erwiesen sich dabei als hochsensitiv.

Aus den vorher genannten Studien geht eindeutig hervor, daß der PA-Katheter nicht als empfindlicher Ischämieindikator herangezogen werden kann. Seine Stärke liegt darin, daß mit seiner Hilfe eine Reihe von hämodynamischen Größen gemessen oder errechnet werden können. Einzig und allein der Anwender kann durch kritische Bewertung der in Frage kommenden Methoden und klare Zielsetzungen über die geforderte Information bei der Auswahl der angestrebten Meßgrößen entscheiden.

Biochemische Größen

Während das Myokard normalerweise unter aeroben Bedingungen Laktat aus dem arteriellen Blut extrahiert, beginnt es unter anaeroben ischämischen Bedingungen in zunehmendem Maße, Laktat zu produzieren. Bei Bestimmung der arteriellen und koronarvenösen Laktatkonzentration läßt sich somit die Nettobilanz des Gesamtmyokards nachweisen. Gerade darin liegt aber auch die Schwierigkeit der Bewertung. Abgesehen von der Notwendigkeit, den Koronarsinus kanülieren zu müssen, ist es ohne weiteres verständlich, daß Laktatanstiege bei regionaler Ischämie in der Gesamtlaktatkonzentration untergehen. Außerdem ist eine Laktatkumulation in ischämischen Regionen möglich. Die globale koronarvenöse Laktatkonzentration wird daher möglicherweise außerstande sein, dem regionalen Charakter der Myokardhypoxie Rechnung zu tragen. Diese Problematik betrifft bis zu einem gewissen Grad auch Hypoxanthin, das nicht als Energiesubstrat verwendet wird und daher als verläßlicherer Parameter als Laktat angesehen wurde. Laktat und Hypoxanthin kommen aus diesem Grunde für die perioperative Überwachung zur Erfassung von Myokardischämien in der klinischen Routine nicht in Frage.

CK sowie die Isoenzyme GOT, GPT und LDH dokumentieren den Eintritt des erfolgten Infarktes und kommen als Ischämieparameter nicht in Frage. Dies gilt auch für Troponin, obwohl mit diesem Test ein rascher sensitiver und spezifischer Ischämiemarker für die perioperative Phase zur Verfügung steht.

Errechnete Größen des myokardialen O_2-Bedarfs

Da die Berechnung des myokardialen O_2-Verbrauchs nur über aufwendige und invasive Methoden der Koronarsinuskanülierung und myokardialer Flußmessungen erfolgt, wurden immer wieder Versuche unternommen, über einfache oder kombinierte Parameter den O_2-Bedarf des Myokards unter nichtinvasiven Bedingungen zu kalkulieren und damit Rückschlüsse auf eine mögliche Ischämiegefährdung zu ziehen. Die bekanntesten Größen sind der arterielle Druck, Herzfrequenz und Herzindex sowie das Druckfrequenzprodukt und der Tension-Time-Index (TTI). Im Gegensatz zu älteren optimistischen Arbeiten bewerten neuere Arbeiten die Aussagekraft dieser Größen zurückhaltend [28, 34]. Hämodynamische Indizes des myokardialen O_2-Bedarfs lassen sich aus tierexperimentellen Befunden nicht ohne weiteres auf den Menschen übertragen, es gibt keine sicheren Grenzen für die gemessenen Größen Druck und Frequenz sowie für die errechneten Größen TTI und Druckfrequenzprodukt, aus denen zuverlässig eine kritische O_2-Versorgung des Myokards abgelesen werden könnte [34, 77]. Sie sind daher als sensitive kontinuierliche Ischämiemarker in der klinischen Routine wenig geeignet.

Kardiokymographie

Unter Kymographie versteht man grundsätzlich die Aufzeichnung von Zustandsänderungen in Kurvenform. Das Verfahren wurde 1935 und 1936 als Elektro- und Flächenkymographie eingeführt. Die später eingesetzten Geräte dienten vorwiegend dazu, durch Erzeugung eines elektromagnetischen Feldes Bewegungsabläufe des Herzens zu dokumentieren, wobei sich das Verfahren als sehr sensitiv zur Beurteilung von Ischämien der Vorderwand erwies [29]. Allerdings haben nur wenige Autoren die Kardiokymographie wissenschaftlich näher untersucht und mit anderen hämodynamischen und biochemischen sowie elektrokardiographischen Veränderungen verglichen. Obwohl immer wieder zitiert und wegen seiner Sensitivität gepriesen, wird das Verfahren praktisch nirgends in der klinischen Routine – weder in der Kardiologie noch Anästhesiologie – eingesetzt. Die Gründe dafür sind zahlreich [3, 36]:

- Die Registrierung wird durch Beatmung beeinträchtigt.
- Nur Wandbewegungsstörungen der Vorderwand werden erfaßt.
- Eine kontinuierliche Anwendung intraoperativ als Monitoring v.a. bei Oberbauch- und Thoraxeingriffen ist kaum möglich.
- Die Sensitivität anderer Systeme wie TEE und Mehrfachableitungs-EKG wurde inzwischen beträchtlich gesteigert.
- Das Verfahren unterliegt allen Bewertungseinschränkungen, wie sie für RWBSt als Hinweis auf Myokardischämien gelten.

Thalliumszintigraphie

Die (Dipyridamol-)Thalliumszintigraphie kommt als intraoperatives Ischämiemonitoring naturgemäß nicht in Betracht. Kleinman et al. konnten neue Perfusionsdefekte bei Narkoseeinleitung von CABG-Patienten ohne entsprechende EKG- oder PCWP-Änderungen nachweisen [41].

Vektorkardiographisches ST-Segmentmonitoring

Durch computerisierte Vektorkardiographie lassen sich QRS-Komplex und ST-Segment on line darstellen. Sie können Auskunft über myokardiale Dysfunktion und Nekrose geben. Die bisherigen Arbeiten beziehen sich v.a. auf den frühen Nachweis von Myokardinfarkt und Reperfusionsfolgen [65, 96].

Zusammenfassende Bewertung

Das konventionelle EKG bildet nach wie vor den Hauptpfeiler des perioperativen Ischämiemonitorings bei Patienten mit gesicherter oder vermuteter koronarer Herzkrankheit. Allerdings ist die Beschränkung auf 3 Extremitätenableitungen bei diesen Risikopatienten nicht mehr akzeptabel. Eine zusätzliche Registrierung von zumindest einer präkordialen Ableitung – gewöhnlich

V_5 bzw. jener Ableitung, in der präoperativ die ischämische ST-Senkung am ausgeprägtesten war – ist zu fordern. Seine sinnvoll starke Position als wertvoller Ischämieindikator erfährt das konventionelle Mehrfachableitungs-EKG letzthin erst dadurch, daß dem Anwender auch die dem System immanenten Grenzen und Informationslücken bekannt sind; elektrokardiographische Änderungen sind in der Ischämiekaskade oft kein frühes Phänomen, und auftretende Myokardischämien können auch außerhalb des gewählten elektrokardiographischen Abtastbereiches liegen.

In Abhängigkeit von der Schwere der koronaren Herzkrankheit, der Art und Schwere des operativen Eingriffs und den zusätzlich gewünschten Informationen können neben dem konventionellen EKG v.a. die automatische ST-Segmentanalyse, die TEE und der Pulmonaliskatheter zur Ischämieüberwachung eingesetzt werden. Allerdings liegen bis heute keine generellen Empfehlungen über eine hierarchische Reihung der einzelnen Methoden vor.

Literatur

1. Aroesty JM, McKay RG, Heller GV, Royal HD, Als AD, Grossman W (1985) Simultaneous assessment of left ventricular systolic and diastolic dysfunction during pacing-induced ischemia. Circulation 71:889–900
2. Bär FW, Brugada P, Dassen W et al. (1984) Prognostic value of Q waves, R/S ration, loss of R wave voltage, ST-T segment abnormalities, electrical axis, low voltage and notching: Correlation of electrocardiogramm and left ventriculogramm. J Am Coll Cardiol 4:17–27
3. Bellows WH, Bode RH, Levy JH et al. (1984) Noninvasive detection of periinduction ischemic ventricular dysfunction cardiokymography in humans: Preliminary experience. Anesthesiology 60:155–158
4. Bethge KP, Gascha BD (1992) Langzeitelektrokardiographie. Springer, Berlin Heidelberg New York
5. Blackburn H, Katigbak R (1964) What electrocardiographic leads to take after exercise? Am Heart J 67:184–185
6. Bourdillon PD, Lorell BH, Mirsky I, Paulus WJ, Wynne J, Grossman W (1983) Increased regional myocardial stiffness of the left ventricle during pacing-induced angina in man. Circulation 67:316–323
7. Bowman LK, Cleman MW, Cabin HS, Zaret BL, Jaffe CC (1988) Dynamics of early and late left ventricular filling determined by Doppler two-dimensional echocardiography during percutaneous transluminal coronary angioplasty. Am J Cardiol 61:541–545
8. Buffington CW, Coyle RJ (1991) Altered load dependence of postischemic myocardium. Anesthesiology 75:464–474
9. Cahalan MK (1991) Detection of intraoperative myocardial ischemia with two-dimensional transesophageal echocardiography. In: De Bruijn NP, Clements FM (eds) Intraoperative use of echocardiography. Lippincott, New York London Hagerstown, pp 45–58
10. Chaitman BR, Hanson JS (1981) Comparative sensitivity and specificity of exercise electrocardiographic lead systems. Am J Cardiol 47:1335–1348
11. Chang J, Atwood JE, Froelicher V (1994) Prognostic impact of myocardial ischemia. JACC 23; 1:225–228
12. Chatterjee K (1989) Ischemia – silent of manifest: Does is matter? JACC 13; 7:1503–1505
13. Clements FM, De Bruijn NP (1987) Perioperative evaluation of regional wall motion by transoesophageal two-dimensional echocardiography. Anesth Analg 656:249–261
14. Clements FM, De Bruijn NP (1991) Transoesophageal echocardiography. Little Brown, Boston Toronto London, pp 82–95

15. Clements FM, De Bruijn NP (1990) Electrocardiography: monitoring for ischemia. In: Lake CL (ed) Clinical monitoring. Saunders, Philadelphia London Toronto
16. Clements FM, McCann RL, Levin RL (1988) Continuous ST segment analysis for the detection of perioperative myocardial ischemia. Crit Care Med 7:710–711
17. Cohn PF (1980) Silent myocardial ischemia in patients with a defective anginal warning system. Am J Cardiol 45:697–702
18. Cohn PF (1986) Total ischemic burden: definition, mechanisms, and therapeutic implications. Am J Med [Suppl 4 A]81:2–6
19. De Hert SG, Moens MM, Vermeyen KM, Hageman MP (1993) Use of the rightsided precordial lead V_4R in the detection of intraoperative myocardial ischemia. J Cardiothorac Vasc Anesth 7; 6:659–667
20. Deedwania PC, Carbajal EV (1992) Ambulatory electrocardiography evaluation of asymptomatic, unstable, and stable coronary artery disease patients for myocardial ischemia. In: Kennedy HL (ed) Cardiology clinics, vol 3. Saunders, Philadelphia London Toronto, pp 417–430
21. Diedericks J, Leone BJ, Foex P (1989) Regional differences in left ventricular wall motion in the anesthetized dog. Anesthesiology 70:82–90
22. Epstein SE, Quyyumi AA, Bonow RO (1988) Myocardial ischemia – silent or symptomatic. N Engl J Med 16:1038–1043
23. Ellestad MH, Cooke DM Jr, Greenberg PS (1980) Stress testing: principles and practice. Davis, Philadelphia, pp 85
24. Fisch C (1984) Electrocardiography and echocardiography. In: Braunwald E (ed) Heart disease. A textbook of cardiovascular medicine. Saunders, Philadelphia London Toronto, pp 195–252
25. Forrester JS, Wyatt HL, Da Luz PL, Tyberg JV, Diamond GA, Swan HJC (1976) Functional significance of regional ischemic contraction abnormalities. Circulation 54:64
26. Gardner CJ, Brown S, Hagen-Ansert S, Harrigan P, Kisslo J, Kisslo K, Kwan OL, Menapace F, Otto C, Pandian N, Pearlman AJ, Skelly A, Stevenson G (1992) Guidelines for cardiac sonographer education: report of the American Society of Echocardiography Sonographer Education and Training Committee. J Am Soc Echocardiogr 6:635–639
27. Griffin RM, Kaplan JA (1987) Intraoperative myocardial ischemia. In: Thys D, Kaplan DM (eds) The ECG in anesthesia and critical care. Churchill Livingstone, Edinburgh, London New York, pp 139–154
28. Gordon MA, Urban MK, O'Connor T, Barash PG (1991) Is the pressure rate quotient a predictor or indicator of myocardial ischemia as measured by ST segment changes in patients undergoing coronary artery bypass surgery? Anesthesiology 74:848–853
29. Häggmark S, Hohner P, Östman M et al. (1989) Comparison of hemodynamic, electrocardiographic, mechanical and metabolic indicators of intraoperative myocardial ischemia in vascular surgical patients with coronary artery disease. Anesthesiology 70:19–25
30. Hauser AM, Gangadharan V, Ramos RG et al. (1985) Sequence of mechanical electrocardiographic and clinical effects of repeated coronary artery occlusion in human beings: Echocardiographic observations during coronary angioplasty. J Am Coll Cardiol 5:193–197
31. Hecht HS, De Bord L, Sotomayor N, Shaw R, Ryan C (1994) Truly silent ischemia and the relationship of chest pain and ST segment changes to the amount of ischemic myocardium: evaluation by supine bicycle stress echocardiography. J Am Coll Cardiol 23;2:396–376
32. Heinecker R, Gonscha BD (1992) EKG in Praxis und Klinik. Thieme, Stuttgart New York, S 303–378
33. Hines RL (1987) Monitoring for right ventricular ischemia: is it necessary? J Cardiothorac Anesth 2:95–97
34. Hoeft A, Sonntag H, Stephan H, Kettler D (1991) Validation of myocardial oxygen demand indices in patients awake and during anesthesia. Anesthestiology 75:49–56
35. Hoeft A, Sonntag H, Stephan H (1991) Koronardurchblutung und myokardiale Sauerstoffbilanz in der Anästhesie. Anästhesiol Intensivmed Notfallmed Schmerzther 26:398–407

36. Hopf HB, Tarnow J (1992) Diagnostik der perioperativen Myokardischämie. Anästhesist 41:509–519
37. Iskandrian AS, Bemis CE, Hakki AH, Heo J, Kimbris D, Mintz GS (1986) Ventricular systolic and diastolic impairment during pacing-induced myocardial ischemia in coronary artery disease: simultaneous hemodynamic, electrocardiographic and radionuclid angiography evaluation. Am Heart J 112:382–391
38. Kaplan JA, Wells PH (1981) Early diagnosis of myocardial ischemia using the pulmonary arterial catheter. Anesth Analg 60:789–793
39. Kennedy HL, Wiens RD (1989) Ambulatory (holter) electrocardiography and myocardial ischemia. Am Heart J 117:164–167
40. Klein HO, Tordjma T, Ninio R (1993) The early recognition of right ventricular infarction: diagnostic accuracy of the electrocardiographic V_4R lead. Circulation 67:558–565
41. Kleinman B, Henkin RE, Gilsson SN, El-Etr AA, Bakhos M, Sullivan HJ, Montoya A, Pifarre R (1986) Qualitative evaluation of coronary flow during anesthetic induction using thallium-201 perfusion scans. Anesthesiology 64:157–164
42. Kloner RA, Parisi AF (1987) Acute myocardial infarction: Diagnostic and prognostic applications of two-dimensional echocardiography. Circulation 75:521–524
43. Knight A, Hollenberg M, London MJ, Tubau J, Verrier E, Browner W, Mangano DT (1988) Perioperative myocardial ischemia importance of the preoperative ischemic pattern. Anesthesiology 68:681–688
44. Knoebel SB, Crawford MH, Dunn MI, Fisch C, Forrester JS, Hutter AM, Kennedy HL, Lux RL, Sheffied LT, DeSanctis RW, Dodge HT, Reeves TJ, Weinberg SL (1989) Guidelines for ambulatory electrocardiography. Circulation 79:206–215
45. Knoebel SB, Williams SV, Achord JL, Reynolds WA, Fisch Ch, Friesinger GC, Klocke FJ, Akthtar M, Ryan TJ, Schlant RC (1993) Clinical competence in ambulatory electrocardiography. A statement for physicians from the AHA/ACC/ACP Task Force in Clinical Privileges in Cardiology. Circulation 88; 1:337–341
46. Kotrly KJ, Kotter GS, Mortara D, Kampine JP (1984) Intraoperative detection of; myocardial ischemia with ST segment trend monitoring system, Anesth Analg 63:343–345
47. Kotter GS, Kotrly KJ, Kalbfleisch JH, Vucins EJ, Kampine JP (1987) Myocardial ischemia during cardiovascular surgery as detected by ST segment trend monitoring system. J Cardiothorac Anesth 1:190–199
48. Landesberg G, Luria MH, Cotev S, Eidelman LA, Anner H, Mosseri M, Schechter D, Assaf J, Erel J, Berlatzky Y (1993) Importance of long-duration postoperative ST segment depression in cardiac morbidity after vascular surgery. Lancet 341;20:715–719
49. Leung JM, Mangano DT (1993) Myocardial ischemia. In: Saidman LJ, Smith NT (eds) Monitoring in anesthesia, 3rd edn. Butterworth-Heinemann, Boston London Singapore, pp 145–155
50. Leung JM, O'Kelly B, Browner WS, Tubau J, Hollenberg M, Mangano DT (1989) Prognostic importance of postbypass regional wall-motion abnormalities in patients undergoing coronary artery bypass graft surgery. Anesthesiology 71:16–25
51. Leung JM, O'Kelly BF, Mangano DT (1990) Relationship of regional wall motion abnormalities to hemodynamic indices of myocardial oxygen supply and demand in patients undergoing CABG surgery. Anesthesiology 73:802–814
52. Liebermann RW, Orkin FK, Jobes DR, Schwartz AJ (1983) Hemodynamics predictors of myocardial ischemia during halothane anesthesia for coronary artery revascularization. Anesthesiology 59:36–41
53. London MJ, Hollenberg M, Wong MG, Levenson L, Tubau JF, Browner W, Mangano DT (1988) Intraoperative myocardial ischemia: localization by continuous 12-heald electrocardiography. Anesthesiology 69:232–241
54. London MJ, Tubau JF, Wong MG et al. (1990) The "natural history" of segmental wall motion abnormalities in patients undergoing noncardiac surgery. Anesthesiology 73:644–655
55. Lowenstein (1991) Acute ventricular wall motion heterogeneity. A valuable but imperfect index of myocardial ischemia. Anesthesiology 75:385–387

56. Mangano DT (1993) Perioperative cardiac morbidity: concepts and controversies. ASA Refresh Course Lect 131:1–5
57. Mangano DT, Browner WS, Hollenberg M, London MJ, Tubau JF, Tateo IM (1990) Association of perioperative myocardial ischemia with cardiac morbidity and mortality in men undergoing noncardiac surgery. N Engl J Med 323; 26:1781–1787
58. Mangano DT, Hollenberg M, Fegert G, Meyer ML, London MJ, Tubau JF (1991) Perioperative myocardial ischemia in patients undergoing noncardiac surgery-I: Incidence and severity during the 4 day perioperative period. JACC 4:843–850
59. Mangano DT, Wong MG, London MJ, Tubau JF, Rapp JA (1991) Perioperative myocardial ischemia in patients undergoing noncardiac surgery-II: Incidence and severity during the 1st week after surgery. JACC 4:851–857
60. Marsch SCU, Schaefer HG, Skarvan K, Castelli I, Scheidegger D (1992) Perioperative myocardial ischemia in patients undergoing elective hip arthroplasty during lumbar regional anesthesia. Anesthesiology 76:518–527
61. Metzler H, Mahla E, Rotman B, Rehak P, Potisk S, List WF (1991) Postoperative myocardial ischemia in patients with recent myocardial infarction. Br J Anaesth 67:317–319
62. Miller TD, Christian TF, Taliercio CP, Zinsmeister AR, Gibbons RJ (1994) Severe exercise-inducesd ischemia does not identify high risk patients wirh normal left ventricular function and one-or two-vessel coronary artery disease. J Am Coll Cardiol 23:219–224
63. Miranda CP, Lehmann KG, Lachterman B, Coodley EM, Froelicher VF (1991) Comparison of silent and symptomatic ischemia during exercise testing in men. Ann Intern Med 114:649–656
64. Mirvis DM, Berson AS, Goldberger AL, Green LS, Heger JJ, Hinohara T, Insel J, Krucoff MW, Moncrief A, Selvester RH, Wagner GS (1989) Instrumentation and practice standards for electrocardiographic monitoring in special care units. Circulation 79:464–471
65. Näslund U, Häggmark S, Johansson G, Reiz S (1993) Quantification of myocardium at risk and detection of reperfusion by dynamic vectorcardiographie ST segment monitoring in a big occlusion-reperfusion model. Cardiovasc Res 27:2170–2178
66. Quyang P, Gerstenblith G, Furman WR, Golueke PJ, Gottlieb SO (1989) Frequency and significance of early postoperative silent myocardial ischemia in patients having peripheral vascular surgery. Am J Cardiol 15:1113–1116
67. Pandian NG, Skorton DJ, Collins SM, Falsetti HL, Burke ER, Kerber RE (1983) Heterogeneity of left ventricular segmental wall thickening and excursion in twodimensional echocardiograms of normal human subjects. Am J Cardiol 51:1667–1673
68. Pearlman AS, Gardin JM, Martin RP, Parisi AF, Popp RL, Quinones MA, Stevenson JG, Schiller NB, Steward JB, Stewart WJ (1992) Guidelines for physician training in transesophageal echocardiography: recommendations of the American Society of Echocardiography Committee for Physician Training in Echocardiography. J Am Soc Echocardiogr 2:187–194
69. Pepine CJ (1990) Is silent ischemia a treatable risk factor in patients with angina pectoris? Circulation 82; 3:II 135–II 142
70. Probst S, Wiederspahn T, Dudziak R (1991) Automatisierte, kontinuierliche ST-Strecken-Analyse im EKG als Monitoring myokardialer Ischämien bei aortokoronarer Bypassoperation. Anaesthesist 40:380–385
71. Raby KE, Goldman I, Creager MA, Cook EF, Weisberg MC, Whittemore AD, Selwyn AP (1989) Correlation between preoperative ischemia and major cardiac events after peripheral vascular surgery. N Engl J Med 9:1296–1300
72. Rahimtoola SH, Loeb HS, Ehsani A, Sinno MZ, Chuquimia R, Lal R, Rosen KM, Gunnar RM (1972) Relationship of pulmonary artery to left ventricular diastolic pressures in acute myocardial infarction. Circulation 46:283–290
73. Rapp HJ, Gasteiger P, Ackern K van (1993) ST-Trent-Analyse. Anaesthesist 42:652–656
74. Robertson D, Kostok WJ, Ahuja SP (1976) The localization of coronary artery stenosis by 12-lead ECG response to graded exercise test. Am Heart J 91:437–444

75. Roizen MF, Beaupre PN, Alpert RA et al. (1984) Monitoring with two-dimensional transoesophageal echocardiography. Comparison of myocardial function in patients undergoing supreceliac, suprarental-infraceliac, or infrarenal aortic occlusion. J Vasc Surg 1:300–305
76. Rotman B, Eber B, Duslag J, Fluch N, Weinrauch V, Klein W (1988) Comparison of different methods of ST measurement for evaluation of myocardial ischaemia in holter monitoring. Eur Heart J 9:78–84
77. Saur P, Kettler D, Sonntag H (1991) Hämodynamische Parameter zur Abschätzung des myokardialen Sauerstoffverbrauchs in der Anaesthesia. Anaesthesist 40:7–13
78. Seward JB, Khandheria BK, Oh JK, Abel, Hughes RW, Edwards WD, Nochols BA, Freeman WK, Tajik AJ (1988) Technique, anatomic correlations, implementation, and clinical applications. Mayo Clin Proc 63:649–680
79. Sheffield LT, Berson A, Bragg-Remschel D, Gillette PC, Hermes RE, Hinkle L, Kennedy H, Mirvis DM, Oliver Ch (1985) Recommendations for standards of instrumentation and practice in the use of ambulatory electrocardiography. Circulation 71:626 A–636 A
80. Slogoff S, Keats AS (1985) Does perioperative myocardial ischemia lead to postoperative myocardial infarction? Anesthesiology 62:107–114
81. Slogoff S, Keats AS (1988) Does chronic treatment with calcium entry blocking drugs reduce perioperative myocardial ischemia? Anesthesiology 68:676–680
82. Slogoff S, Keats AS, David Y, Igo SR (1990) Incidence of perioperative myocardial ischemia detected by different electrocardiographic system. Anesthesiology 73:1074–1081
83. Smith JS, Cahalan MK, Benefiel DJ, Byrd BF, Lurz FW, Shapiro WA, Roizen MF, Bouchard A, Schiller NG (1985) Intraoperative detection of myocardial ischemia in high-risk patients: electrocardiography versus two-dimensional transoesophageal echocardiography. Circulation 72; 5:1015–1021
84. Steinbrook RA, Goldman DB, Mark JB, Philip JH, Raemer DB (1991) How best to monitor for detection of myocardial ischemia. Anesthesiology 74:1171–1172
85. Tarnow J, Markschies-Hormung A, Schulte-Sasse U (1986) Isoflurane improves the tolerance to pacing-induced myocardial ischemia. Anesthesiology 64:147–156
86. Tennant R, Wiggers CJ (1935) The effect of coronary occlusion on myocardial infarction. Am J Physiol 112:351
87. Tsuda H, Tabata H, Watanabe S, Inoue S, Hara H (1992) QRS complex changes in the V_5 ECG lead during cardiac surgery. J Cardiothorac Vasc Anesth 6:658–662
88. Tuman KJ, Carroll GC, Ivankovich AD (1989) Pitfalls in interpretation of pulmonary artery catheter data. J Cardiothor Anesth 3; 5:625–641
89. Urban MK, Gordon MA, Harris SN, O'Connor T, Barash PG (1993) Intraoperative hemodynamic changes are not good indicators of myocardial ischemia. Anesth Analg 76:942–949
90. Van Daele M, Sutherland GR, Mitchell MM, Fraser AG, Prakash O, Rulf EN, Roelandt J (1990) Do changes in pulmonary capillary wedge pressure adequately reflect myocardial ischemia during anesthesia? Circulation 81; 3:865–871
91. Vandenberg (1990) Transesophageal echocardiography and intraoperative monitoring of left ventricular function. Anesthesiology 73:799–801
92. Wang LTS, Milne B, Knight J (1992) Electrocardiographic ST segment changes associated with the inspiratory phase of positive-pressure ventilation after myocardial revascularization. J Cardiothorac Vasc Anesth 6;1:62–64
93. Watanabe S, Buffington C (1994) Speed and sensitivity of mechanical versus electrographic indicators to mild or moderate myocardial ischemia in the pig. Anesthesiology 80:582–594
94. Waters DD, Da Luz P, Wyatt HL et al. (1977) Early changes in regional and global left ventricular function induced by graded inductions in regional coronary perfusion. Am J Cardiol 39:537–543
95. Watters TA, Botvinick EH, Dae MW et al. (1991) Comparison of the findings on preoperative dipyridamole perfusion scintigraphy and intraoperative transoesophageal echocardiography: implications regarding the identification on myocardium at ischemic risk. J Am Coll Cardiol 18:93–100

96. Wesslén Ö, Linden J, Ekroth R, Joachimsson PO, Nordgren L, Nyström SO (1990) Myocardial recovery after cardiac surgery: a study of hemodynamic performance and electrophysiology during the first 18 postoperative hours. J Cardiothorac Anesth 6:672–680
97. Wohlgelernter D, Cleman M, Highman HA et al. (1986) Regional myocardial dysfunction during coronary angioplasty: Evaluation by two-dimensional echocardiography and 12 lead electrocardiography. J Am Coll Cardiol 7:1245–1254
98. Wyns W, Serruys PW, Slager C, Grimm J, Krayenbuehl HP, Hugenholtz PG, Hess OM (1986) Effects of coronary occlusion during percutaneous transluminal angioplasty in humans on left ventricular chamber stiffness and regional diastolic pressure-radius relations. J Am Coll Cardiol 7:455–463

3.2 Der kardiopulmonale Bypass

H. Metzler

Mit Beginn des kardiopulmonalen Bypasses (CPB) werden die Pumpfunktion des Herzens und die Ventilations-/Oxygenierungsfunktion der Lungen vollständig oder partiell von der Herz-Lungen-Maschine (HLM) übernommen. Damit wird auch die Verantwortung für die korrekte Steuerung und Kontrolle in hohem Maße dem Kardiotechniker übertragen. Für den Anästhesisten erlischt zu diesem Zeitpunkt keineswegs seine Verpflichtung, wichtige Organ- und Systemfunktionen weiter zu überwachen. Vielmehr wird diese Phase von der integrativen Interaktion zwischen dem Kardiotechniker, Operateur und Anästhesisten geprägt, wobei dem Anästhesisten sehr oft die Aufgabe zufällt, die einzelnen Organfunktionen abzuchecken, den Gesamtüberblick zu wahren, koordinativ zu wirken und den reibungslosen Übergang von Bypassbeginn und Bypassende zu steuern.

Zirkulation

Druck und Flow

Bei totalem kardiopulmonalem Bypass erfolgt die Perfusion des gesamten Blutvolumens ausschließlich über die Herz-Lungen-Maschine. Diese Perfusion wird von folgenden Faktoren bestimmt:

- Pumpenflow,
- arteriellem Gefäßwiderstand,
- Blutviskosität,
- venöser Drainage,
- regionalen Perfusionsabweichungen.

Bis heute existieren keine Standards, die die Höhe von ausreichendem Flow oder Systemdruck am kardiopulmonalen Bypass festlegen [12, 24, 30, 43, 45]. Auch bezüglich der Priorität von Flow vs. arteriellem Druck bestehen kontroverse Ansichten. Das gesamte Management richtet sich jedenfalls dahingehend aus, eine ausreichende Perfusion und Oxygenation, v. a. in den sensiblen Zielorganen Gehirn, Niere, Splanchnikusgebiet und Herz, zu gewährleisten.

Die Überwachung einer ausreichenden Perfusion erfolgt durch folgende Größen:

- mittlerer arterieller Druck (MAP), gemessen an der Arterie, die bereits vor dem CPB als Referenzgefäß herangezogen wurde,
- Pumpenflow, gesteuert und kontrolliert an der Herz-Lungen-Maschine,
- zentralvenöser Druck und venöser Rückstrom,
- gemischtvenöse Sättigung, eine Kombinationsgröße, die generell über Perfusion, Oxygenation und Metabolismus informiert.

Mittlerer arterieller Perfusionsdruck (MAP)

In Abhängigkeit von der Hypothermie wird zumeist ein MAP von 35–80 mmHg angestrebt. Dies bezieht sich v. a. auf die suffiziente Perfusion von Gehirn, Niere und Splanchnikusgebiet. Einige Arbeiten konnten nachweisen, daß im hypothermen CPB bis zu einem MAP von etwa 35 mmHg die zerebrale Autoregulation erhalten bleibt [12, 24, 30]. Voraussetzung ist dafür natürlich, daß keine zerebrovaskulären Erkrankungen, Diabetes mellitus oder Hypertonie vorliegen.

Häufigste Ursachen für das Absinken des MAP <35 mmHg am CPB:
- Hämodilution zu Bypassbeginn,
- Malposition der arteriellen Kanüle,
- Aortendissektion,
- Fehler in der arteriellen Druckmessung.

Ursachen für das Ansteigen des MAP <80 mmHg:
- hoher peripherer Gefäßwiderstand,
- Malposition der Aortenkanüle,
- Fehler bei der arteriellen Druckmessung.

Der arterielle Perfusionsdruck muß immer in Zusammenhang mit dem zentralvenösen Druck gesehen werden, da sich der globale Perfusionsdruck als MAP minus ZVD errechnet.

Arterieller Flow

Die Steuerung und Kontrolle des Flows erfolgt durch den Kardiotechniker. Abweichungen von kalkulierten Flowerfordernissen müssen dem Operateur und Anästhesisten mitgeteilt werden. Da die venöse Drainage schwerkraftabhängig ist, sollte der zentralvenöse Druck so niedrig wie möglich, d. h. gewöhnlich zwischen 0 und 5 mmHg, liegen.

Ursachen für Anstiege des ZVD <5 mmHg:
- zu geringes Vertikalgefälle zwischen rechtem Vorhof bzw. Hohlvenen und HLM,
- zu kleine venöse Kanüle,
- Luftpolster in der venösen Kanüle,
- Knick in der venösen Kanüle,
- Fehlen der zentralvenösen Druckmessung.

Herzaktion

Während aller Phasen des CPB bis zum Zeitpunkt des Abgehens sollten sämtliche Herzhöhlen druckentlastet sein. Die diesbezügliche Kontrolle erfolgt primär durch den Operateur. Bei Applikation der kardioplegischen Lösung sollte der elektrische Herzstillstand rasch eintreten und parallel dazu sich das Herz sichtbar auswaschen. Die Kontrolle der effektiven Kardioplegie erfolgt gewöhnlich durch Kontrolle des EKG der Körperoberfläche und Inspektion des Herzens. Die Ableitung der elektrischen Herzaktion über epikardiale oder intramurale Elektroden ist kaum gebräuchlich [18].

Ursachen für einen verzögerten kardioplegischen Herzstillstand:
- Leck in der kardioplegischen Leitung,
- starker akoronarer Flow,
- unzureichender Perfusionsdruck der Kardioplegie,
- behinderter Abfluß aus dem Koronarsinus.

Auch nach eingetretenem kardioplegischem Herzstillstand sollte eine fortlaufende Kontrolle des isoelektrischen EKGs durch den Anästhesisten und bei sichtbaren Spontanaktionen durch den Operateur erfolgen. Wiederkehrende elektrische Spontanaktivitäten sind von Manipulationsartefakten und Pumpenphänomen abzugrenzen.

Blutgase und Säure-Basen-Status

Oxygenation

Die Kontrolle einer ausreichenden Oxygenierung am kardiopulmonalen Bypass erfolgt einerseits subjektiv durch Beobachtung der zu- und abführenden Schläuche durch den Kardiotechniker bzw. des Operationsgebietes durch den Chirurgen und andererseits objektiv durch kontinuierliche oder punktuelle Messung im arteriellen und gemischtvenösen Blut.

Bei totalem kardiopulmonalem Bypass bestimmt ausschließlich der Oxygenator das Ausmaß der Oxygenierung, bei partiellem Bypass, bei dem ein Teil des Blutes durch den Lungenkreislauf fließt, zusätzlich die Beatmung des Patienten.

Auch für den CPB gelten die primären Determinanten des O_2-Angebotes, also arterieller O_2-Gehalt und systemischer Blutfluß. Der O_2-Bedarf ist am CPB eine logarithmische Funktion der Temperatur (Abb. 1, 2). Die Gewährleistung eines ausreichenden O_2-Angebotes hat sich an den Bedürfnissen der sensiblen Zielorgane zu orientieren.

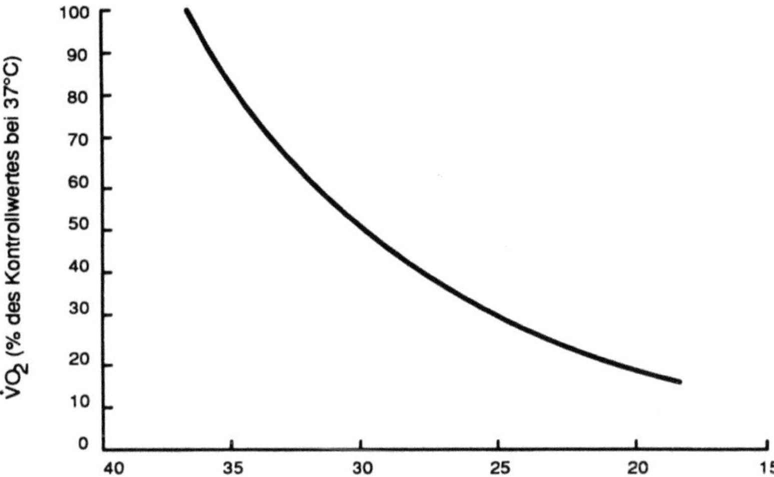

Abb. 1. Zusammenhang zwischen Gesamtsauerstoffverbrauch ($\dot{V}O_2$) und Temperatur an der HLM. (Nach [30])

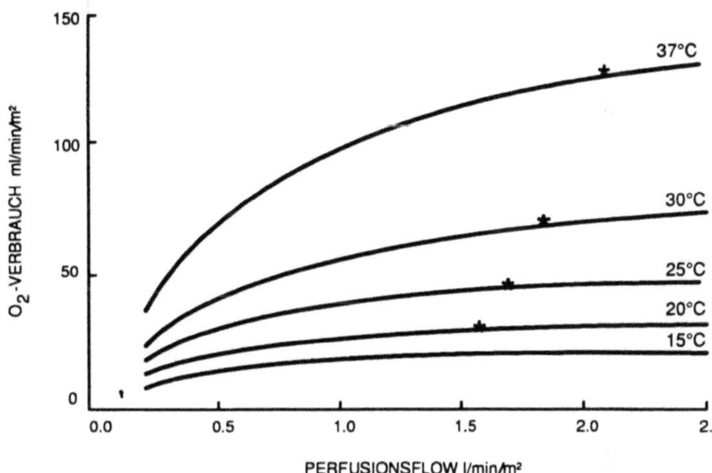

Abb. 2. Zusammenhang zwischen Flow, Sauerstoffverbrauch und Temperatur an der HLM. (Nach [30])

Blutgasmessung im arteriellen Schenkel der HLM

Die Bestimmung einer ausreichenden Oxygenierung durch die HLM erfolgt gewöhnlich durch punktuelle Messung des pO_2 oder kontinuierliche Messung der S_aO_2 [35]. Die punktuelle pO_2-Messung hat den Nachteil, kritische Phasen, v. a. zu Bypassbeginn und -ende, schlechter steuern zu können als kontinuierliche Messungen. Die kontinuierliche Out-line-Messung der arteriellen O_2-Sättigung wiederum ist ein einfaches, billiges und verläßliches Verfahren, hat aber ihrerseits den Nachteil, eine arterielle „Hyperoxygenation" nicht zu erkennen. Wegen der Gefahr der O_2-Toxizität und Gasblasenbildung sollen p_aO_2-Werte >250 mmHg am CPB vermieden werden.

Kontinuierliche gemischtvenöse Sättigung

Obwohl derzeit teilweise noch kontroverse Vorstellungen über die Notwendigkeit einer kontinuierlichen Messung der gemischtvenösen Sättigung bestehen, dürfte sich diese Methode in den nächsten Jahren immer mehr als Standardüberwachungsverfahren etablieren [2, 37]. $S_{\bar{v}}O_2$-Werte unter 70% werden als unterer Grenzwert akzeptiert [47]; dies gilt aber nicht uneingeschränkt, da Werte <70% zwar immer eine unzureichende Perfusion/Oxygenation reflektieren, umgekehrt aber Werte >70% keineswegs regionale Hypoxien ausschließen.

CO_2-Elimination

Standardmethode zur Bestimmung der arteriellen Kohlendioxidspannung am CPB ist die punktuelle Blutgasanalyse. In-line-Blutgasmonitoren, die kontinuierlich p_aCO_2 messen, sind heute bereits erhältlich. Die Messung der CO_2-Konzentration in dem aus dem Oxygenator abströmenden Gas mittels Kapnographie ist eher unüblich und besonders in der Aufwärmphase unzuverlässig [53].

Blutgasinterpretation in Hypothermie, pH-Stat vs. α-Stat

Blutgasanalyse per se

Alle Blutgasanalysatoren sind temperaturabhängig. Die Messung erfolgt an thermostatisierten Elektroden. Wird Blut von niedriger Temperatur gemessen, kann man den gemessenen Wert als solchen akzeptieren (= nichtkorrigierter Wert) oder den Wert auf die tatsächliche Temperatur des Patienten umrechnen (= korrigierter Wert):

$$pCO_2^t = pCO_2 \cdot 10^{0,0185\,(t-37)} \text{ [mmHg]},$$

$$pO_2^t = pO_2 \cdot e^{\{0,012+0,617 \cdot [1-e-0,3(100-O2\,sat)]\}} \text{ [mmHg]},$$

$$pH^t = pH - 0,0146 + 0,0065\,(pH-7,4)\cdot(t-37),$$

pO_2^t, PCO_2^t, pH^t (bei Körpertemperatur t),

pO_2, PCO_2, pH (bei 37 °C);

(t = Körpertemperatur unter Verwendung von AVL-Medical-Division-Algorithmen).

Zwei unterschiedliche Strategien – pH-Stat und α-Stat – zielen darauf ab, die Organfunktion, v. a. des Gehirns, unter Hypothermie während des kardiopulmonalen Bypasses zu erhalten. Über die Auswirkungen liegen viele teilweise kontroverse Daten vor [11, 19, 23]. Die meisten Zentren arbeiten heute mit der α-Stat-Strategie.

pH-Stat

Die pH-Stat Strategie beruht auf der traditionellen Vorstellung, den pH-Wert möglichst in dem für eine Temperatur von 37 °C geltenden Normbereich von 7, 42 zu halten. Da mit zunehmender Hypothermie der pH-Wert unter der Voraussetzung erhaltener elektrochemischer Neutralität relativ alkalischer wird, wird bei der pH-Stat-Strategie dem Oxygenator CO_2 zugesetzt, um den pH-Wert in diesem Normalbereich zu halten.

α-Stat

Die α-Stat-Strategie, die v. a. von Rahn et al. begründet wurde, legt die Annahme zugrunde, daß zwischen Verschiebungen von pH-Wert und pCO_2 bei poikilothermen Tieren, also Tieren, die ihre Körpertemperatur der Umgebungstemperatur anpassen, und Änderungen im hypothermen CPB Parallelen bestehen [42]. Grundsätzlich sind sowohl die Löslichkeit von CO_2, als auch der Neutral-pH-Wert von Wasser eine Funktion der Temperatur. Da die Löslichkeit von CO_2 im Blut mit sinkender Temperatur steigt, muß bei unverändertem CO_2-Gesamtgehalt pCO_2 sinken und der pH-Wert steigen. Der Blut-pH-Wert behält auch bei sinkender Temperatur eine konstante Beziehung zum Neutral-pH-Wert von Wasser. Poikilotherme Tiere streben nicht danach, den pH-Wert „rein numerisch" konstant zu halten, sondern nach einem pH-Wert elektrochemischer Neutralität. Dieser steigt aber mit sinkender Temperatur. Nur dadurch werden wichtige Enzymfunktionen auf zellulärer Ebene, wie z. B. die von Histidin, dem wichtigsten Proteinpuffer (*auch als α bezeichnet*), garantiert. Daraus leitet sich auch die gesamte Bezeichnung dieser Theorie als α-Stat ab. Im Prinzip akzeptiert die α-Stat-Strategie den gemessenen Wert bei 37 °C, gleichgültig wie tief am CPB gekühlt wurde und wie tief – dieser Temperatur entsprechend – pCO_2 und pH-Wert abgefallen sind.

Temperatur

Durch Hypothermie soll der O_2-Verbrauch gesenkt und der Schutz lebenswichtiger Organe vor Ischämieschäden garantiert werden.

Man unterscheidet im allgemeinen:
- eine geringgradige Hypothermie von 35–32 °C,
- eine mäßiggradige Hypothermie von 31–25 °C,
- eine tiefe Hypothermie von 24–12 °C.

Sie wird entweder durch Kernkühlung allein oder zusätzlich durch Oberflächenkühlung erreicht.

Ziel der Temperaturüberwachung am CPB ist es, das Erreichen der angestrebten Temperatur im Körperkern und besonders im Gehirn zu kontrollieren.

Am CPB kann die Temperatur an verschiedenen Stellen monitiert werden [24]:

Arterieller Schenkel der HLM. Die im arteriellen Schenkel gemessene Temperatur entspricht der von der HLM abgegebenen Bluttemperatur. Sie ist wichtigste Bezugstemperatur, da durch sie der Gradient zwischen Blut- und Gewebetemperatur angegeben werden kann.

Venöser Schenkel der HLM. Die im venösen Schenkel gemessene Temperatur entspricht der globalen Durchschnittstemperatur als Summe regionaler Einzeltemperaturen.

Nasopharynx. Die Nasopharyngealtemperatur wird gewöhnlich als Maß für die Temperatur des Gehirns angenommen, da sich recht gut mit der Temperatur des Gehirns an der Schädelbasis korreliert. Tatsächlich können aber zwischen der Nasopharyngealtemperatur und einzelnen, nicht an der Schädelbasis gelegenen Hirnarealen Temperaturdifferenzen bestehen.

Ösophagus. Die Ösophagustemperatur wird gewöhnlich als Maß für die Kerntemperatur herangezogen, da sie im unteren Drittel des Ösophagus in der Nähe der Aorta gemessen wird. Während systemischer Kühlung liegt sie zunächst tiefer als die durchschnittliche Körpertemperatur, in der Aufwärmphase höher.

Rektum. Die Rektaltemperatur wird gewöhnlich als Maß für die durchschnittliche Körpertemperatur angesehen. Sie hinkt hinter der Ösophagustemperatur sowohl in der Kühlungs- als auch Aufwärmphase her.

Tympanon. Die Tympanontemperatur gilt als Maß für die Temperatur des Gehirns, obwohl bekannt ist, daß sie letzthin nur die Perfusionstemperatur im Hypothalamusbereich widerspiegelt und eine generelle Aussage über andere Gehirnareale nicht zulässig ist.

Blase. Die Blasentemperatur ähnelt in ihrem Temperaturverhalten am CPB der Rektaltemperatur [5].

Trachea [52]. Die an der Innenseite des Cuffs eines Trachealtubus gemessene Temperatur wird als Äquivalent der Kerntemperatur angesehen.

Zentralnervensystem

Möglichkeiten der zerebralen Überwachung am CPB:
- Temperatur,
- Elektroenzephalographie:
  - nativ,
  - computerisiert,

- transkranielle Dopplersonographie,
- Near-infrared-Spektroskopie,
- fiberoptische S_vO_2-Messung in der Vena jugularis interna,
- evozierte Potentiale,
- multimodales Neuromonitoring,
- Fontanellendruck.

Temperatur

Die Schwierigkeit der Temperaturüberwachung des Gehirns am CPB liegt darin, daß zerebrale Temperaturen nicht unmittelbar gemessen werden, sondern Temperaturen an anderen Stellen, die nicht unbedingt die tatsächliche Referenztemperatur darstellen. Außerdem muß man davon ausgehen, daß selbst unter der Möglichkeit der Messung der Gehirntemperatur an einer Stelle diese nicht unbedingt repräsentativ für alle Gehirnareale sein muß.

Bei Messung der Tympanontemperatur ist Vorsicht geboten, um Schäden am Trommelfell bei Manipulation mit der Sonde, besonders bei Säuglingen und Kleinkindern, zu vermeiden.

Natives und computerisiertes EEG

Es besteht heute Übereinstimmung dahingehend, daß das konventionelle EEG mit hoher Sensitivität zerebrale Dysfunktionen am CPB erkennen läßt [1, 9, 14–16]. Trotzdem hat sich diese Methode in nur wenigen Zentren als Standard durchgesetzt. Die Gründe dafür sind zahlreich [3, 22, 33, 34]:

- Die Spezifität von registrierten Veränderungen ist niedrig. Für inadäquate Perfusion/Oxygenation typische EEG-Änderungen werden auch durch Hypothermie und hohe Anästhetikakonzentrationen verursacht.
- Bei tiefer Hypothermie verschwinden EEG-Signale überhaupt.
- Die Interpretation von EEG-Veränderungen muß dem Spezialisten, der mit Neuromonitoring vertraut ist, vorbehalten bleiben.
- Die Qualität des aufgezeichneten EEG wird in bis zu 40% der Fälle durch Störsignale beeinflußt.

Transkranielle Dopplersonographie

Die transkranielle Dopplersonographie liefert Information über den Blutfluß in den großen basalen Arterien, in erster Linie in der Arteria carotis interna und Arteria cerebri media. In Verbindung mit dem arteriellen Perfusionsdruck, dem pCO_2 und metabolischen Größen lassen sich Rückschlüsse auf zerebralen Blutfluß und Autoregulation ziehen; ebenso lassen sich zerebrale Embolien feststellen [6, 7, 41, 48].

Near-infrared-Spektroskopie

Das erste in den letzten Jahren entwickelte nichtinvasive Verfahren mißt die zerebrale O_2-Gewebssättigung [17, 44]. Abgesehen von seiner Nichtinvasivität läge der Vorteil dieser Methode auch darin, bei hypothermem Kreislaufstillstand ohne Blutfluß messen zu können. Eine definitive Bewertung der Spektroskopie zum jetzigen Zeitpunkt erscheint noch nicht möglich.

Kontinuierliche O_2-Sättigung in der Vena jugularis

Die Messung der O_2-Sättigung über einen fiberoptischen, bis in den Bulbus der Vena jugularis interna vorgeschobenen Katheter erlaubt die fortlaufende Messung der globalen zerebralen O_2-Sättigung [28, 29, 38, 39]. Niedrige Werte liefern u. a. Hinweise auf inadäquate Kühlung oder überhöhten zerebralen Metabolismus.

Die definitive Bewertung dieser Methode zum jetzigen Zeitpunkt erscheint noch nicht möglich.

Evozierte Potentiale

Über die Registrierung von evozierten Potentialen (EP), im besonderen der somatosensorischen Reizantworten, am CPB liegen bereits zahlreiche Untersuchungen vor, ohne daß bis jetzt Aussagen über die Relevanz möglich sind [8, 10, 13, 36, 51]. Evozierte Potentiale werden auch bei Eingriffen an der deszendierenden und abdominellen Aorta empfohlen, um neurologische Schäden während der Aortenabklemmung, wie z. B. Paraplegie, zu erkennen.

Multimodales Neuromonitoring

Multimodales Neuromonitoring beinhaltet die verschiedenen elektrophysiologischen Überwachungsmethoden (EEG/EP), die durch neurosonographische Verfahren (TCD) oder Messungen der lokalen O_2-Sättigung (zerebrovenöse Oxymetrie, Infrarotspektroskopie) ergänzt bzw. erweitert werden. An sich wäre durch Kombination verschiedener Methoden eine sehr umfassende Information über zerebrale Perfusion, Oxygenation und Metabolismus möglich. Fehlende Aussagen über die prognostische Relevanz und Kosten-Nutzen-Kalkulation beschränken derzeit die breite Realisierung eines derartigen Konzeptes.

Fontanellendruck

Durch digitale Prüfung des Drucks an der vorderen Fontanelle lassen sich beim Säugling und Kleinkind zwar nur grob orientierend, aber bei einiger Erfahrung doch recht zuverlässig, Rückschlüsse auf den intrakraniellen Druck ziehen.

Anästhesie, Analgesie und Relaxation

Die Kontrolle ausreichender Narkosetiefe am kardiopulmonalen Bypass ist erschwert. Anästhetika, Analgetika und Relaxanzien werden gewöhnlich nach vorgegebenen Strandards appliziert.

Bei Verwendung eines Narkosegasverdampfers an der HLM muß die korrekte Funktion vom Anästhesisten geprüft werden.

Während der Aufwärmphase beobachtet man nicht selten ein Schwitzen des Patienten. Dieses thermoregulatorische Phänomen beruht zumeist auf der Perfusion des noch hypothermen Hypothalamus, dem temperaturregulierenden Zentrum, mit bereits erwärmtem Perfusat. Das Phänomen verschwindet gewöhnlich spontan am Bypassende mit dem Erreichen einer normalen Nasopharyngealtemperatur [46].

Awareness wird in etwa 1% der Fälle am CPB beschrieben, unabhängig von Bypasstechnik und verwendetem Anäshetikum [24]. Ähnlich nichtkardiochirurgischen Situationen ist auch am Bypass Awareness schwer zu verifizieren. Zeichen oberflächlicher Anästhesie können fehlen bzw. korrelieren nicht unbedingt mit Awareness. Schwitzen kann auch Folge des oben erwähnten Phänomens in der Aufwärmphase sein.

Pulmonalarterienkatheter (PA-Katheter)

Mit Beginn des CPB geht die typische Pulsation des PA-Drucks verloren. Am Bypass soll der mittlere PAP als Druck eines „leeren Pulmonalkreislaufes" so niedrig wie möglich sein.

Ein erhöhter PAP am CPB kann folgende Ursachen haben:

- starker bronchialer Flow,
- pulmonalvenöser Rückstrom bei hohem linksatrialem Druck (schlecht druckentlasteter linker Ventrikel),
- unveränderter Blutzufluß in das rechte Herz,
- Katheterartefakt.

Während des CPB tendiert der PA-Katheter dazu, um einige cm distalwärts zu wandern, da rechter Vorhof, rechter Ventrikel und Pulmonalarterie durch Blutentzug eher kollabieren. Bei vorher korrekter Lage in der Pulmonalarterie führt dies häufig zu einer spontanen Wedge-Positionierung („autowedge") [24]. Um Schäden wie Pulmonalinfarkt oder sogar -ruptur zu vermeiden, sollte daher der PA-Katheter zu diesem Zeitpunkt um einige cm zurückgezogen werden.

Linksatrialer Katheter

Der linksatriale Katheter, mit dem man die präziseste Information über den Füllungsdruck des Systemventrikels erhält, wird vom Operateur direkt in den linken Vorhof gelegt und mit einer Naht fixiert. Der Katheter soll so dünn wie möglich sein, um die Gefahr einer u. U. lebensbedrohlichen Blutung beim Ziehen des Katheters postoperativ auf der Intensivstation zu minimieren. Er soll aber auch ausreichende Steifigkeit zur genauen Wiedergabe der Druckkurve besitzen.

Bisweilen verlagert sich der Katheter in den linken Ventrikel, was durch plötzliches Auftreten hoher Ventrikeldruckkurven signalisiert wird. Bei unzureichender Fixation kann der Katheter auch im Perikard zu liegen kommen; dann geht der typische Vorhofdruckpuls verloren, es kann kein Blut, v. a. nicht arterialisiertes, aspiriert werden.

Der linksatriale Katheter ist mit größter Vorsicht zu handhaben. Vor allem sind mit Sorgfalt Lufteintritte, auch kleinster Luftblasen, in den linken Vorhof zu vermeiden, da die große Gefahr koronarer und zerebraler Luftembolien besteht.

Nierenfunktion

Die erhaltene Diurese am CPB ist bester Ausdruck einer intakten Nierenfunktion und suffizienter Flowverhältnisse. Wiederholt ist auf Verlegung des Katheters zu achten, da die Harnblase bei Obstruktion auf gewaltige Ausmaße dilatieren kann. Bei Säuglingen und Kleinkindern soll das harnableitende Schlauchsystem so kleinvolumig wie möglich sein. Hämorrhagischer Harn liefert einen Hinweis auf bypassbedingte Bluttraumatisierung und Hämolyse.

Koagulation

Heparin ist nach wie vor die Substanz der Wahl zur Antikoagulation in einer Dosierung von 300 E/kg KG, Protaminchlorid oder -sulfat sein Antidot. Die Kontrolle der ausreichenden Antikoagulation erfolgt heute durch Bestimmung verschiedener Gerinnungsgrößen [20, 32]:

- Aktivierte Gerinnungszeit (ACT, „activated clotting time", „celite ACT"), Normbereich: <120 s, ausreichender Effekt >400 s.
  Empfohlen wird die Ermittlung von Heparindosiswirkungskurven durch Bestimmung der ACT vor und 2–5 min nach Heparingabe (Abb. 3). Ähnliches ist für die Bestimmung der notwendigen Protamindosis am Bypassende möglich. Da Aprotinin den ACT-Meßwert verlängert, müssen sicherheitshalber entweder höhere ACT-Werte (>700 s) angestrebt oder andere Verfahren eingesetzt werden [25–27, 50].
- Direkte Bestimmung des freien Heparinspiegels; angestrebt wird am CPB ein Heparinspiegel >3,5 IE/ml.
- Aktivierte Koagulationszeit mit Kaolin (AKT): der Kaolin-ACT-Wert wird durch Aprotinin nicht oder nur wenig beeinflußt.

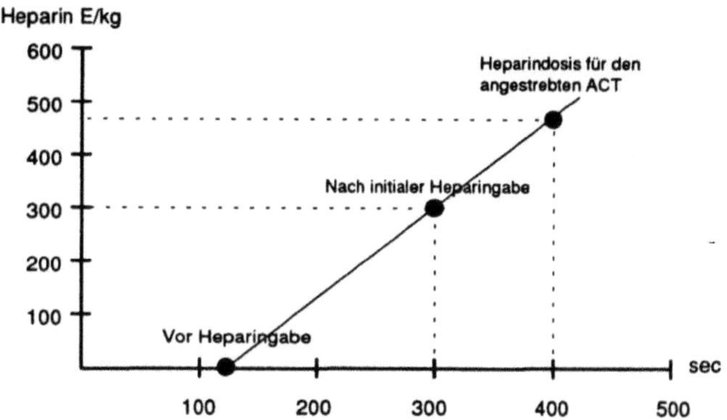

Abb. 3. Individuelle Heparin-Dosis-Wirkungs-Kurve durch Bestimmung der ACT vor und nach Heparingabe. Der sichere Bereich wurde in diesem Falle bei >400 s angenommen

Bei Notwendigkeit einer deutlichen Erhöhung der kalkulierten Heparindosis spricht man von Heparinresistenz. Häufigste Ursachen sind hochdosierte präoperative intravenöse Heparingaben, AT III-Mangel und Koagulopathien im Zusammenhang mit Entzündungen von Klappen oder Endokard.

Spezielle Überwachungsmöglichkeiten an der Herz-Lungen-Maschine durch den Kardiotechniker

Möglichkeiten des Kardiotechnikers zur Überwachung an der HLM:

- Atemgasabgabe und Oxygenatorfunktion:
  - Gasmischer,
  - Flowmeter,
  - O_2-Analysator,
- Pumpenflow,
- Druck im arteriellen Schenkel der HLM mit entsprechendem Alarm,
- Temperatur:
  - Wärmeaustauscher,
  - zuführender Schenkel,
  - abführender Schenkel,
- O_2-Partialdruck und O_2-Sättigung:
  - arteriell-gemischtvenös,
  - punktuell-kontinuierlich,
  - „in-line" und „out-line",
- biochemische Größen: p_aCO_2, pH-Wert, Elektrolyte, Blutzucker, Laktat, Hämatokrit, kolloidosmotischer Druck,
- Gerinnungsstatus:
  - aktivierte Gerinnungszeit („celite ACT"),
  - aktivierte Gerinnungszeit (Kaolin-ACT),
  - freier Heparinspiegel,

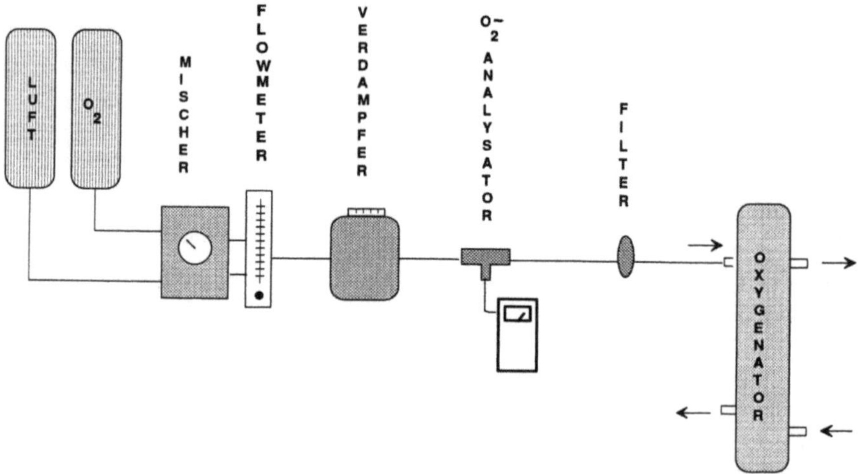

Abb. 4. Einstellung und Kontrolle der Oxygenierung an der Herz-Lungen-Maschine

- Luftembolieüberwachung:
  - Luftblasendetektor im arteriellen Schenkel,
  - „level sensor".

Atemgasabgabe an den Oxygenator und Oxygenatorfunktion (Abb. 4)

Einstellung und Kontrolle der an den Oxygenator gelieferten Atemgase O_2 und Luft erfolgten über den Gasmischer, ein Flowmeter und einen O_2-Analysator [31]. Erforderliche O_2-Konzentration und Gasflows werden aus Standardschemata errechnet. Spezielle Standards zur Überwachung der Atemgasabgabe an den Oxygenator existieren nicht.

Pumpenflow

Die Berechnung der erforderlichen Pumpenflows erfolgt durch Standardformeln, Einstellung und Kontrolle gewöhnlich durch digitale Angabe in l/min unmittelbar am Flowmodul.

Druck im arteriellen Schenkel des CPB

Der vom Kardiotechniker gemessene Druck im arteriellen Schenkel des CPB wird aufgrund der Diskrepanz zwischen arterieller Kanüle und Aorta nicht dem systemischen arteriellen Druck im Patienten entsprechen. Die Größe des Druckgradienen hängt von mehreren Faktoren ab. Auf zu hohen Leitungsdruck (>300 mmHg) macht der Kardiotechniker aufmerksam.

Temperatur

Der Kardiotechniker hat 3 Möglichkeiten, Temperaturen am CPB zu registrieren: am Wärmeaustauscher, am arteriellen und venösen Schenkel der HLM. Ihm obliegt es, besonders in der Aufwärmphase, den maximal akzeptablen Temperaturgradienten von 10 °C zwischen Perfusat und Gewebe zu beachten. Größere Gradienten können Schädigungen körpereigener Proteine, zerebrale Hyperthermie sowie massive Gasembolien durch gesteigerten Transfer von der flüssigen in die gasförmige Phase auslösen.

Kontrolle der Vermeidung von Gas- und Partikelembolien

Akute massive Luftembolien zählen zu den gefürchtetsten Komplikationen am CPB. Es obliegt dem Kardiotechniker, durch dauernde Monitierung der gesamten Einheit und besonders des Kardiotomiereservoirs, derartige Ereignisse zu vermeiden bzw. rechtzeitig zu erkennen. Ebenso muß die korrekte Funktion des im arteriellen Schenkel dazwischengeschalteten Filters überwacht werden. Luftblasendetektor und „level sensor" an der HLM helfen dem Kardiotechniker bei der Kontrolle.

Respiratorische Kontrolle am Patienten

Während des totalen CPB werden die Lungen nicht ventiliert. Die Ansichten über die Vorteile von CPAP gegenüber Nullatemwegsdruck sind geteilt. Auf jeden Fall müssen auch während des CPB der mittlere Atemwegsdruck und die Atemwege kontrolliert werden. Das Auftreten von Lungenödem oder Lungenblutungen kann Ausdruck einer pulmonal-vaskulären Schädigung oder Überlastung sein. Vor Bypassende werden die Atemwege auf Blut oder Sekret durch Absaugen kontrolliert und mit Beginn der Ventilation die Höhe von Atemwegsmittel- und -spitzendruck registriert. Durch Vergleich mit den Werten von Bypassbeginn können Rückschlüsse auf Complianceverschlechterungen bzw. Pneumo- und Hämatothorax gezogen werden.

Kontrolle biochemischer Größen

Neben den Messungen von pH-Wert p_aO_2, p_aCO_2 und S_aO_2 umfaßt die biochemische Kontrolle am CPB routinemäßig die wiederholte punktuelle Bestimmung von Natrium, Kalium, Magnesium, Basenabweichung, Laktat, Blutzukker, Hämatokrit und kolloidosmotischem Druck. Die Bestimmung erfolgt erstmals gewöhnlich mit Erreichen der angestrebten Hypothermie, danach im Abstand von ca. 20–30 min, zuletzt wieder nach Erreichen der Normothermie bzw. nach Korrektur entgleister Größen vor unmittelbarer Beendigung des CPB. Der Trend geht heute eindeutig in Richtung kontinuierliche Multiparameterüberwachung. Mit Hilfe neuer On-line-Systeme, die z. B. auf optischen Verfahren beruhen, können die relevanten Größen, wie Blutgase und Hämatokrit, kontinuierlich an der Herz-Lungen-Maschine registriert werden.

Transösophageale Echokardiographie (TEE)

Während des CPB hat die TEE keine Bedeutung. Die Sonde sollte abgeschaltet werden. Erst zum Zeitpunkt des Abgehens vom Bypass bei adäquater Füllung der einzelnen Herzhöhlen und wiederhergestellter Herzfrequenz dient die TEE zur Beurteilung der Ventrikelfunktion und des Korrekturergebnisses. Während der Aufwärm- und Entlüftungsphase ermöglicht die TEE eine sehr zuverlässige Monitierung von Luft und deren effektive Elimination aus Herzhöhlen und Aorta durch den Operateur [40].

Überwachung während der einzelnen Phasen des CPB

Bypassbeginn

Vor der arteriellen Kanülierung muß die angestrebte Vollheparinisierung durchgeführt und kontrolliert werden. Das arterielle Kanülierungsmanöver an der Aorta ist nicht selten von hämodynamischer Instabilität begleitet, bei venöser Kanülierung des rechten Vorhofs oder Hohlvenen geht bisweilen der Sinusrhythmus verloren. Der Abfall des arteriellen Perfusionsdruckes zu Bypassbeginn ist primär durch den hämodilutionsbedingten akuten Viskositäts- und Widerstandsverlust zu erklären. Während der kritischen Phase des Bypassbeginns müssen Operateur, Anästhesist und Kardiotechniker in gleichem Maße das einwandfreie Einströmen von Blut in die Aorta und den Abstrom aus rechtem Vorhof oder Hohlvenen kontrollieren.

Malposition der Aortenkanüle kann das oxygenierte Blut vorwiegend in ein Gefäß, z.B. eine Arteria carotis oder eine Arteria subclavia leiten. Je nach Position der arteriellen Druckmessung werden dann unerklärlich hohe oder niedrige regionale und systemarterielle Drücke resultieren. Bei akzidenteller einseitiger Perfusion einer A. carotis treten an derselben Seite Gesichts- und Konjunktivalödem auf, begleitet von Rhinorrhöe und Otorrhö, während die kontralaterale Seite auffallend blaß erscheint [24]. Eventuell ist auch durch beidseitige Palpation der Karotiden ein Unterschied in Temperatur und Flow zu erkennen.

Bei behindertem Abfluß aus der oberen Hohlvene wird es zur venösen Stauung und Anschoppung im Kopf- und Halsbereich kommen. Der ZVD liefert zu diesem Zeitpunkt keine verläßliche Information, da der intravenöse Katheter distal der Abflußbehinderung liegen kann oder überhaupt okkludiert ist. Eine akzidentelle Abflußbehinderung aus der unteren Hohlvene ist der unmittelbaren Sicht des Anästhesisten entzogen und nur durch den Operateur bzw. aus dem reduzierten venösen Rückstrom durch den Kardiotechniker festzustellen.

Kühlungsphase

Eine systemische Kühlung erfolgt ausschließlich über den CPB. Bei sehr tiefer Hypothermie und geplantem Herz-Kreislauf-Stillstand wird die systemische Kühlung sehr oft durch topische Oberflächenkühlung des Schädels, besonders bei Säuglingen und Kleinkindern, ergänzt [21]. In dieser Phase muß eine Kontrolle der Kühlmatten und der Eispackungen am Kopf erfolgen, um Schäden an Auge und Haut zu vermeiden.

CPB bei erreichter Hypothermie

Auch in dieser scheinbar stabilen Phase des CPB muß eine Kontrolle aller verfügbaren Regelgrößen erfolgen, da letzthin die relative Sicherheit des totalen hypothermen CPB durch erzwungene Ausschaltung oder Reduktion wichtiger körpereigener Funktionen erkauft wird. In allen Phasen, besonders aber auch dieser, muß durch den Kardiotechniker die Nettoflüssigkeitsbilanz kalkuliert werden und bei starken Abweichungen, die einen Hinweis auf exzessiven Abstrom von Flüssigkeit in das Interstitium geben, Maßnahmen zur Reduktion dieses Phänomens getroffen werden.

Mit zunehmender Bypassdauer beginnt der arterielle Perfusionsdruck meist deutlich anzusteigen. Dies ist als Reaktion des Körperkreislaufs auf den CPB mit Anstieg zirkulierender Katecholamine und anderer vasoaktiver Substanzen zu interpretieren (Abb. 5).

Aufwärmphase

Die Phase der Erwärmung bis zur angestrebten Temperatur wird gewöhnlich dazu benutzt, sämtliche Meßsysteme neu zu kalibrieren, Katheter, Sonden und Gefäßzugänge zu kontrollieren sowie alle Vorbereitungen für das Abgehen vom Bypass zu treffen. Die Möglichkeit einer zu oberflächlichen Narkose ist zu überprüfen.

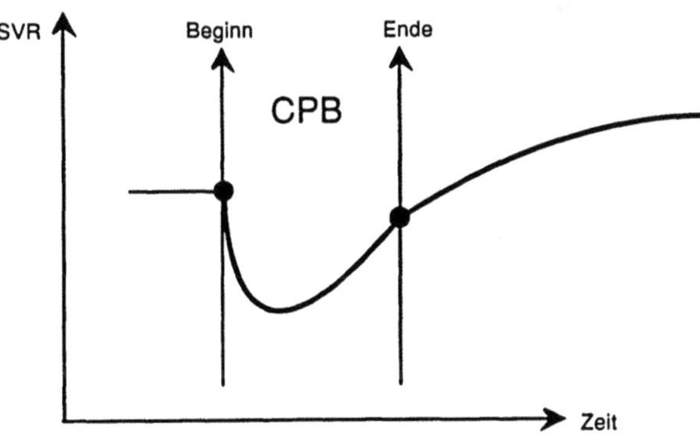

Abb. 5. Schematische Darstellung des systemischen Gefäßwiderstandes (*SVR*) am kardiopulmonalen Bypass (*CPB*)

Die Wiedereröffnung der Aortenklemme soll in Kopftieflage erfolgen, um das Einspülen von Luft in die Karotiden zu mindern. Die Sinnhaftigkeit passagerer digitaler Okklusion der Karotiden beim Eröffnen der Aortenklemme wird kontrovers bewertet.

Der in der Arteria radialis gemessene arterielle Druck differiert bei manchen Patienten in der Aufwärmphase bis zu 40 mmHg vom Aortendruck [12, 24]. Als Ursache dafür werden regionale Vasodilatation, AV-Shunts und lokale Flowverschlechterungen diskutiert. Bei ausgeprägtem Gradienten und kritischen Patienten muß der Aortendruck direkt vom Chirurgen, zumindest bis zum Erreichen der hämodynamischen Stabilität, gemessen werden. Die Druckdiskrepanz betrifft nur die Arteria radialis und wird bei der Arteria brachialis oder femoralis nicht beobachtet [4, 49]. Das Phänomen verschwindet bisweilen erst auf der Intensivstation nach Stunden.

Bypassende

Die Übernahme der Pumpfunktion durch das schlagende Herz wird zumindest durch Registrierung von EKG, systemarteriellem und zentralvenösem Druck monitiert, in vielen Fällen zusätzlich durch Pulmonalarteriendruck und linksatrialen Druck, evtl. auch TEE. Bei nicht verwertbarem zentralvenösem Druck muß immer in Betracht gezogen werden, daß der Kavakatheter bei Kanülierung der oberen Hohlvenen nach oben geschlagen wurde. In diesen Fällen muß ersatzweise ein anderer Katheter den Füllungsdruck des Herzens registrieren.

Die effiziente Beatmung kann über die gebräuchlichen respiratorischen Parameter kontrolliert werden. Bei hohem Atemwegsdruck sind die Atemwege auf Sekret und Blut sowie die Pleurahöhlen auf Pneumo- oder Hämatothorax zu überprüfen. Bei noch bestehender Zentralisation liefert die Pulsoxymetrie nach Bypassende oft keine verläßlichen Informationen.

Literatur

1. Arom KV, Cohen DE, Strobl FT (1989) Effect of intraoperative intervention on neurological outcome based on electroencephalographic monitoring during cardiopulmonary bypass. Ann Thorac Surg 48:476–483
2. Baraka A (1992) Continuous blood gas monitoring should be a standard during cardiopulmonary bypass. Pro: Continuous venous oximetry should be used routinely during cardiopulmonary bypass. J Cardiothorac Vasc Anesth 6:105–108
3. Bashein G, Nessly ML, Bledsoe SW, Townes BD, Davis KB, Coppel DB, Hornbein TF (1992) Electroencephalography during surgery with cardiopulmonary bypass and hypothermia. Anesthesiology 76:878–891
4. Bazaral MG, Welch M, Golding LA, Badhwar K (1990) Comparison of brachial and radial arterial pressure monitoring in patients undergoing coronary artery bypass surgery. Anesthesiology 73:38–45
5. Bone ME, Feneck RO (1988) Bladder temperature as an estimate of body temperature during cardiopulmonary bypass. Anaesthesia 43:181–185
6. Burrows FA (1993) Transcranial doppler monitoring of cerebral perfusion during cardiopulmonary bypass. Ann Thorac Surg 56:1482–1484

7. Burrows FA, Bissonnette B (1993) Monitoring the adequacy of cerebral perfusion during cardiopulmonary bypass in children using transcranial doppler technology. J Neurosurg Anesthesiol 5:209–212
8. Burrows FA, Hilier SC, McLeod ME, Iron KS, Taylor MJ (1990) Anterior fontanel pressure and visual evoked potentials in neonates and infants undergoing profound hypothermic circulatory arrest. Anesthesiology 73:632–636
9. Burrows FA, Volgyesi GA, James PD (1989) Clinical evaluation of the augmented delta quotient monitor for intraoperative electroencephalographic monitoring of children during surgery and cardiopulmonary bypass for repair of congenital cardiac defects. Br J Anaesth 63:565–573
10. Coles JG, Taylor MJ, Pearce JM, Lowry NJ, Stewart DJ, Trusler GA, Williams WG (1984) Cerebral monitoring of somatosensory evoked potentials during profoundly hypothermic circulatory arrest. Circulation 70:96–102
11. Comparesi EM, Moon RE (1988) Blood gas values should be corrected for body temperature during hypotermia. In: Fyman P, Gotta AW (eds) Controversies in cardiovascular anesthesia. Kluwer, Boston Dordrecht London, pp 35–54
12. Davis RF, Dobbs JL, Casson H (1993) Conduct and Monitoring of cardiopulmonary bypass. In: Gravlee GP, Davis RF, Utley JR (eds) Cardiopulmonary bypass. Principles and practice. Williams & Wilkins, Baltimore Philadelphia Hong Kong, pp 578–602
13. Dolman J, Silvay G, Zappulla R, Toth C, Erickson N, Mindich BP, Kaplan JA (1986) The effect of temperature, mean arterial pressure and cardiopulmonary bypass flows on somatosensory evoked potential latency in man. Thorac Cardiovasc Surg 34:217–222
14. Edmonds HL (1994) Pro: Central nervous system (CNS) monitoring is desirable during cardiopulmonary bypass (CPB). Soc Cardiovasc Anesth, 16th Annu Meet, pp 114–116
15. Edmonds HL Jr, Griffiths LK, Van der Laken J, Slater AD, Shields CB (1992) Quantitative electroencephalographic monitoring during myocardial revascularization predicts postoperative disorientation and improves outcome. J Thorac Cardiovasc Surg 103:555–563
16. Engelhardt W (1994) Neurophysiologisches Monitoring bei kardiochirurgischen Eingriffen. In: Rügheimer E, Dinkel M (Hrsg) Neuromonitoring in Anästhesie und Intensivmedizin. Springer, Berlin Heidelberg New York, S 201–207
17. Fallon P, Roberts I, Kirkham FJ, Elliot MJ, Lloyd Thomas A, Maynard R, Edwards AD (1993) Cerebral hemodynamics during cardiopulmonary bypass in children using near-infrared spectroscopy. Ann Thorac Surg 56:1473–1477
18. Ferguson TB Jr, Smith PK, Buhman WC, Lofland GK, Cox JL (1983) Monitoring of the electrical status of the ventricle during cardioplegic arrest. Circulation 68:1127–1133
19. Goldiner PL, Oka Y, Svadjian E (1988) Blood gases should not be temperature corrected during hypothermia. In: Fyman P, Gotta AW (eds) Controversies in cardiovascular anesthesia. Kluwer, Boston Dordrecht London, pp 55–82
20. Gravlee GP, Haddon WS, Rothberger HK, Mills SA, Rogers AT, Bean VE, Buss DH, Prough DS, Cordell Ar (1990) Heparin dosing and monitoring for cardiopulmonary bypass. A comparison of techniques with measurement of subclinical plasma coagulation. J Thorac Cardiovasc Surg 99:518–527
21. Greeley WJ, Kern FH, Meliones J, Ungerleider RM (1993) Effect of deep hypothermia and circulatory arrest on cerebral blood flow and metabolism. Ann Thorac Surg 56:1464–1466
22. Grote CL, Shanahan PT, Salmon P, Meyer RG, Barrett C, Lansing A (1992) Cognitive outcome after cardiac operations. Relationship to intraoperative computerized electroencephalographic data. J Thorac Cardiovasc Surg 104:1405–1409
23. Hickey RB, Hansen DD (1989) Temperature and blood gases: The clinical dilemma of acid-base management for hypothermic cardiopulmonary bypass. In: Tinker JH (ed) Cardiopulmonary bypass: current concepts and controversies. Saunders, Philadelphia, pp 1–20
24. Hindman BJ, Lillehaug SI, Tinker JH (1993) Cardiopulmonary bypass and the anesthesiologist. Kaplan 919–950

25. Horkay F, Martin P, Rajah SM, Walker DR (1992) Response to heparinization in adults and children undergoing cardiac operations. Ann Thorac Surg 53:822–826
26. Hunt BJ, Segal H, Yacoub M (1992) Aprotinin and heaparin monitoring during cardiopulmonary bypass. Circulation 86:11410–11412
27. Huyzen RJ, Harder MP, Gallandat Huet RCG, Boonstra PW, Njo TL, Brenken U, Van Oeveren W (1994) Alternative perioperative anticoagulation monitoring during cardiopulmonary bypass in aprotinin-treated patients. J Cardiothorac Vasc Anesth 2:153–156
28. Kern FH, Jonas RA, Mayer JE Jr, Hanley FL, Casteneda AR, Hickey PR (1992) Temperature monitoring during CPB in infants: does it predict efficient brain cooling? Ann Thorac Surg 54:749–754
29. Kern FH, Schell RM, Greeley WJ (1993) Cerebral monitoring during cardiopulmonary bypass in children. J Neurosurg Anaesthesiol 5:213–217
30. Kirklin JW (1993) Hypothermia, circulatory arrest and cardiopulmonary bypass. In: Kirklin JW, Barrat-Boyes BG (eds) Cardiac surgery: Morphology, diagnostic criteria, natural history, techniques, results and indications, 2nd edn. Churchill Livingstone, New York Edinburgh London, pp 60–127
31. Kirson LE, Goldman JM (1994) A system for monitoring the delivery of ventilating gas to the oxygenator during cardiopulmonary bypass. J Cardiothorac Vasc Anesth 1:51–57
32. Kopriva CJ (1988) The activated coagulation time (ACT). In: Ellison N, Jobes DR (eds) Effective hemostasis in cardiac surgery. SCA-Monograph. Saunders, Philadelphia London Toronto, pp 155–161
33. Levy WJ (1994) Con: Central nervous system monitoring is not desirable during cardiopulmonary bypass. Soc Cardiovasc Anesth, 16th Annu Meet, pp 117–120
34. Lin CY (1989) Con: the EEG should not be monitored during cardiopulmonary bypass. J Cardiothorac Anesth 3:124–126
35. Mark JB, FitzGerald D, Fenton T, Fosberg AM, Camann W, Maffeo N, Winkelman J (1991) Continuous arterial and venous blood gas monitoring during cardiopulmonary bypass. J Thorac Cardiovasc Surg 102:321–439
36. Markand ON, Warren C, Mallik GS, Kind RD, Brown JW, Mahomed Y (1990) Effects of hypothermia on short latency somatosensory evoked potentials in humans. Electroencephalogr Clin Neurophysiol 77:416–424
37. Merium RG (1992) Con: Continuous blood gas monitoring should not be a standard during cardiopulmonary bypass. J Cardiothorac Vasc Anesth 6:109–110
38. Nakajima T, Kuro M, Hayashi Y, Kitaguchi K, Uchida O, Takaki O (1992) Clinical evaluation of cerebral oxygen balance during cardiopulmonary bypass: on-line continuous monitoring of jugular venous oxyhemoglobin saturation. Anesth Analg 74:630–635
39. Nakajima T, Ohsumi H, Kuro M (1993) Accuracy of continuous jugular bulb venous oximetry during cardiopulmonary bypass. Anaesth Analg 77:1111–1115
40. Oka Y, Inoue T, Hong Y, Sisto DA, Strom JA, Frater RW (1986) Retained intracardiac air. Transesophageal echocardiography for definition of incidence and monitoring removal by improved techniques. J Thorac Cardiovasc Surg 91:329–338
41. Padayachee TS, Parsons S, Theobold R, Linley J, Gosling RG, Deverall PB (1987) The detection of microemboli in the middle cerebral artery during cardiopulmonary bypass: a transcranial doppler ultrasound investigation using membrane and bubble oxygenators. Ann Thorac Surg 44:298–302
42. Rahn H, Reeves RB, Howell BJ (1975) Hydrogen ion regulation, temperature and evolution. Am Rev Respir Dis 112:1219–1264
43. Reves JG, Govier A, Croughwell N (1988) Low pressure during cardiopulmonary bypass is preferable. In: Fyman P, Gotta AW (eds) Controversies in cardiovascular anesthesia. Kluwer, Boston Dordrecht London, pp 99–114
44. Roberts I, Fallon P, Kirkham FJ, Lloyd Thomas A, Cooper C, Maynard R, Elliot M, Edwards AD (1993) Estimation of cerebral blood flow with near infrared spectroscopy and indocyanine grenn. Lancet 342:1425
45. Shevde K, Mylavarapu S (1988) High pump flows and pressure are desirable during cardiopulmonary bypass: In: Fyman P, Gotta AW (eds) Controversies in cardiovascular anesthesia. Kluwer, Boston Dordrecht London, pp 83–98

46. Sladen RN, Berend JZ, Sessler DI (1994) Rewarming and sweating during cardiopulmonary bypass. J Cardiothorac Vasc Anesth 1:45–50
47. Swan H, Sanchez M, Tyndall M, Koch C (1990) Quality control of perfusion: monitoring venous blood oxygen tension to prevent hypoxic acidosis. J Thorac Cardiovasc Surg 99:868–872
48. Van der Linden J, Casimir Ahn H (1991) When do cerebral emboli appear during open heart operations? A transcranial doppler study. Ann Thorac Surg 51:237–241
49. VanBeck JO, White RD, Abenstein JP, Mullany CJ, Orszulak TA (1993) Comparison of axillary artery or brachial artery with aortic pressure after cardiopulmonary bypass using a long radial artery catheter. J Cardiothorac Vasc Anesth 7:312–315
50. Wang JS, Lin CY, Hung WT, Karp RB (1992) Monitoring of heparin-induced anticoagulation with kaolin-activated clotting time in cardiac surgical patients treated with oprotinin. Anesthesiology 77:1080–1084
51. Wilson GJ, Rebeyka IM, Coles JG, Desrosiers AJ, Dasmahapatra HK, Adler S, Feitler DA, Sherret H, Kielmanowicz S, Ikonomidis J (et al) (1988) Loss of the somatosensory evoked response as an indicator of reversible cerebral ischemia during hypothermic, low-flow cardiopulmonary bypass. Ann Thorac Surg 45:206–209
52. Yamakage M, Kawana S, Watanabe H, Namiki A (1993) The utility of tracheal temperature monitoring. Anesth Analg 76:795–799
53. Zia M, Davies FW, Alston RP (1992) Oxygenator exhaust capnography: A method of estimating arterial carbon dioxide tension during cardiopulmonary bypass. J Cardiothorac Vasc Anesth 6:42–45

3.3 Patienten im Kindesalter

G.-B. Kraus

Perioperativ ist eine adäquate Narkosetechnik bzw. Therapie nur möglich, wenn Einsicht in die dynamisch ablaufenden Prozesse des normalen physiologischen bzw. pathophysiologischen Status der Patienten genommen werden kann. Ein entsprechendes Monitoring gestattet es, einzelne Variablen zu messen und aus dieser Information sowie aus der Beobachtung den weiteren Verlauf zu steuern bzw. Korrekturen des Anästhesiemanagements anzubringen.

In der Kinderanästhesie ist dies von besonderer Wichtigkeit: Die Geschwindigkeit, mit der sich Änderungen vollziehen, ist bei Kindern ungleich größer als bei älteren Patienten. Darüber hinaus weichen Kinder, außer in den augenfälligen Größenverhältnissen, v.a. in der Physiologie und Pathophysiologie um so stärker vom Erwachsenen ab, je jünger sie sind. So verfügen sie zwar über eine enorme Breite ihrer physiologischen Normwerte. Die Fähigkeit jedoch, Abweichungen jenseits dieser Normwerte zu kompensieren, ist dagegen stark eingeschränkt [20, 34].

Einige Beispiele mögen das verdeutlichen: Ein Säugling mit einer normalen Atemfrequenz von 30–40/min kann seine Ventilation nur über eine Atemfrequenzsteigerung erhöhen. Seine bereits physiologische Tachypnoe schränkt die Kompensation einer metabolischen Azidose durch zusätzliche Hyperventilation entscheidend ein.

Der tägliche Flüssigkeitsumsatz beim Säugling beträgt 1/3, beim Erwachsenen nur 1/7 des gesamten Extrazellulärvolumens. Ein nur geringes prä- oder intraoperatives Flüssigkeitsdefizit beim Säugling muß also wesentlich früher zur Hypovolämie führen.

Die Niere des Säuglings ist noch in jeder Weise unreif, die glomeruläre Filtrations- und tubuläre Exkretionseinschränkung führen zu einer verringerten Konzentrationsfähigkeit, die Nierenschwelle für Bikarbonat ist erniedrigt. Durch den intensiven Wachstumsstoffwechsel kommt es aber zu einem doppelt so hohen Anfall von nichtflüchtigen Säuren, die über die Niere ausgeschieden werden müssen [2].

Es kommt also in einer kürzeren Zeitspanne zu einer Erschöpfung der Kompensationsmechanismen bis hin zur vitalen Gefährdung. Als logische Konsequenz ist bei Kindernarkosen – und hier besonders im Säuglingsalter – eine möglichst engmaschige Überwachung zu fordern.

Dem stehen allerdings oft technische Schwierigkeiten seitens der Größenverhältnisse der kleinen Patienten entgegen. Zusätzlich ergeben sich beim

Monitoring in der Kinderanästhesie spezifische meßtechnische Probleme: Der Blutdruck eines 2500 g schweren Neugeborenen beträgt 50/30 mmHg, der Flüssigkeitsbedarf 10 ml/h, das Atemzugvolumen 15 ml und die Urinausscheidung 2,5–7,5 ml/h.

Es ist also von den in der Erwachsenenmedizin üblichen Meßinstrumenten eine größere Meßgenauigkeit oder sogar spezielle Meßverfahren zu fordern. Neben dem invasiven Monitoring haben besonders in letzter Zeit die nichtinvasiven Methoden an Bedeutung zugenommen. Die Pulsoxymetrie, die oszillometrische Blutdruckmessung, die Fingerplethysmographie, die transthorakale elektrische Impedanzmessung in Verbindung mit einem Pneumokardiogramm zur Bestimmung von Blutvolumenänderungen innerhalb des Thorax und die Konzentrationsmessung der ein- und ausgeatmeten Narkosegase durch ein Massenspektrometer sind klinisch sinnvolle Methoden [3, 22, 28, 33, 37].

Von besonderem Interesse bei der perioperativen Überwachung von Kindern sind die Herz-Kreislauf-Funktion, die adäquate Ventilation und Oxygenation, die Wärmeregulation, eine ausreichende Nierenfunktion, der Flüssigkeits- und Elektrolythaushalt, der metabolische Status, der neurologische Status und die Erhaltung eines normalen Blutvolumens.

Herz-Kreislauf-Funktion

Stethoskop

Mit Hilfe des präkordialen Stethoskops und der indirekten Blutdruckmessung können bereits die wesentlichen hämodynamischen Parameter erfaßt werden. Das Stethoskop gibt Auskunft über Herzfrequenz, Lautstärke der Herztöne und evtl. vorhandene Herzgeräusche, darüber hinaus auch über Atemfrequenz und Atemtiefe [14]. Da bei Kindern die Lautstärke der Herztöne mit dem systemisch-arteriellen Blutdruck korreliert, erlaubt die kontinuierliche intraoperative Auskultation wichtige Rückschlüsse auf das Herzzeitvolumen. Hierzu hat sich die Verwendung eines individuell angepaßten Ohrstückes in Verbindung mit einem klein dimensionierten membranlosen Stethoskopkopf bewährt, der den Schalldruck im niedrigen Frequenzbereich der Herztöne am besten wiedergibt [13]. Mit dem alternativ einsetzbaren Ösophagusstethoskop sind bei richtiger Plazierung die Herz- und Atemgeräusche durch die enge Nachbarschaft zu den Thoraxorganen noch leichter zu überwachen.

EKG

Die Überwachung der elektrischen Aktivität des Herzens mit dem EKG erlaubt die Beurteilung von Herzrhythmus und Herzfrequenz. Da die zeitgerechte Vorhofkontraktion besonders im frühen Kindesalter zu einem beträchtlichen Teil zum Herzzeitvolumen beiträgt, ist auf eine gut erkennbare

P-Welle in der gewählten Ableitung zu achten [6]. Die größten Ausschläge bei Kindern zeigt gewöhnlich Ableitung 2, bei Neugeborenen und Säuglingen durch den physiologischen Rechtstyp die Ableitung 3.

Blutdruckmessung

Der arterielle Blutdruck ist das Endprodukt von myokardialer Kontraktionskraft, intravaskulärem Volumen und Kapazität des Gefäßsystems. Als Produkt dieser Variablen hat er einen großen Informationswert, wird aber erst durch weitere Meßdaten zu einem aussagekräftigen Parameter. Nichtsdestoweniger ist die akkurate nichtinvasive Blutdruckmessung für sämtliche Narkosen notwendig und nützlich.

Zur Zeit sind mehrere Meßverfahren zu indirekten Blutdruckmessung üblich [22]: Besondere Aufmerksamkeit ist bei Kindern auf die richtige Manschettenbreite zu legen. Sie soll 2/3 des kindlichen Oberarmes bedecken, um korrekte Messungen zu ergeben. Zu kleine Manschetten ergeben falsch-hohe, zu große Manschetten falsch-tiefe Blutdruckwerte an. Da die Auskultation der Korotkow-Töne bei den physiologisch niedrigen Blutdruckwerten im Säuglingsalter ungenau und schwierig, wenn nicht gar unmöglich ist, sollte sie im 1. Lebensjahr durch andere Verfahren ersetzt werden: automatisch oszillometrisch arbeitende Geräte existieren bei verschiedenen Herstellern sowohl in einer Kinder-/Erwachsenenversion als auch in einer Version für Neugeborene und Säuglinge.

Die Verwendung einer Ultraschalldopplersonde zur Strömungsdetektion in der Arterie distal der Manschette ist sehr genau und liefert im Neugeborenenalter zuverlässige systolische Blutdruckwerte, während die Messung des diastolischen Drucks schwieriger ist [30]. Es sind eine Reihe solcher Geräte kommerziell erhältlich. Nachteile dieser Methode liegen in der notwendigen sehr genauen Plazierung und Fixierung des Meßkopfes, um ein entsprechendes Signal zu erhalten; dies kann bei den kleinen räumlichen Verhältnissen bei Säuglingen und kleinen Kindern Probleme bereiten.

Die Beurteilung des Stellenwerts der kontinuierlichen nichtinvasiven Blutdrucküberwachung durch Servomanometrie am Finger (Finapress, Ohmeda) für die Routineüberwachung bei Kindern muß trotz einiger ermutigender Studien weiteren Untersuchungen vorbehalten werden.

Die direkte Messung des arteriellen Blutdrucks erfolgt mit üblichen mechano-elektrischen Druckwandlern. Sie ist als kontinuierliche Überwachungsmaßnahme der Herz-Kreislauf-Funktion bei Eingriffen

- mit einem zu erwartenden großen Blutverlust,
- bei geplanter kontrollierter Hypotension und Hämodilution sowie
- bei Operationen in der Kardiochirurgie indiziert.

Darüber hinaus ist ein direkter Zugang zum arteriellen Gefäßsystem durch die Möglichkeit der Blutgasanalyse von eminenter Bedeutung für die Überwachung der Ventilation und Oxygenation sowie des Säuren-Basen-Haushaltes.

Die Kanülierung der A. radialis nach Überprüfung eines ausreichenden Blutflusses in der A. ulnaris kann perkutan oder nach operativer Freilegung des Gefäßes relativ einfach erfolgen, wobei die Arterie nicht unterbunden werden soll [7, 10, 15, 39]. Komplikationen sind bei richtiger Technik selten und entsprechen denen bei Erwachsenen [4, 16]. Eine Rekanalisierung erfolgt meist innerhalb von 7–14 Tagen nach Entfernung der Kanüle. Besondere Vorsicht muß bei intermittierender Spülung der Arterie geübt werden, da in Abhängigkeit von der Körperlänge schon 0,3 ml Spüllösung bei einem Säugling zu einem retrograden Flow mit zerebraler Embolisation führen kann [26]. Aus diesem Grund sollte die kontinuierliche Spülung ausschließlich über einen Perfusor (50 ml NaCl + 50 E Heparin) und nicht über ein Überdrucksystem erfolgen.

Die alternativ angewendete Kanülierung der Temporalarterie kann zu kosmetischen Defekten führen [31]. Darüber hinaus ist durch die enge Nachbarschaft zur A. carotis eine erhöhte Gefahr der Embolisation beim Spülvorgang gegeben.

Nur die über Radial- und Temporalarterien gemessenen Blutgasanalysen ergeben exakte Werte für den arteriellen O_2-Partialdruck des Blutes, welches auch die Retina und das Gehirn perfundiert, da Arterien der unteren Körperhälfte im Neugeborenen- und Säuglingsalter wechselnde, auch im Einzelfall nicht genau zu bestimmende Shuntmengen über den offenen Ductus Botalli erhalten können.

Bei Neugeborenen kann die Kanülierung der Nabelarterie durchgeführt werden. Bei strenger aseptischer Technik, röntgenologisch gesicherter Katheterspitze an der Aortenbifurkation oder direkt unterhalb des Zwerchfelles unter Vermeidung unmittelbarer Nachbarschaft zu großen Abdominalarterien und der kontinuierlichen Spülung mit heparinisierter NaCl-Lösung wird die Komplikationsrate niedrig gehalten. In 4–10% der Fälle kommt es dennoch zu Thrombosen und peripheren Embolien sowie einer verminderten Durchblutung der Arterien, die aus der Aorta entspringen. Infolgedessen kann es zu Schädigungen der Abdominalorgane oder der unteren Extremitäten kommen [38].

Selbstverständlich kann auch auf andere periphere Arterien ausgewichen werden, die allerdings oft technisch schwierig zu erreichen und v. a. funktionsfähig zu erhalten sind.

ZVD

Der zentralvenöse Druck spiegelt den rechtsatrialen Füllungsdruck wider: er ist das Ergebnis von venöser Kapazität, Blutvolumen und Funktion des rechten Ventrikels. Er erlaubt somit, nach Ausschluß einer angeborenen Herzerkrankung oder einer Herzinsuffizienz, eine Schätzung des zirkulierenden Blutvolumens, vorausgesetzt, es herrschen konstante äußere Bedingungen. Unterschiedliche Operationslagerungen, evtl. erforderliche Beatmungskorrekturen, v.a. aber operationstechnisch bedingte Einflüsse in Form von operativem Instrumentarium, Zug an Haken und das Abstopfen mit Tüchern, kann zu so großen ZVD-Änderungen führen, daß dieser Parameter intraoperativ zur Abschätzung des zirkulierenden Blutvolumens während dieser Phase sicher nicht geeignet ist. Je kleiner das Kind, desto größer ist der Einfluß der Lagerung und operativer Manipulationen zu veranschlagen, bei größeren Kindern führen korrigierende Beatmungsparameter zu signifikanten ZVD-Änderungen [43].

Trotzdem ist das Legen eines zentralvenösen Zuganges und die Messung des ZVD

- bei zu erwartenden großen Blutverlusten und Schockzuständen,
- bei Herzinsuffizienz sowie
- bei allen Operationen am offenen oder geschlossenen Herzen indiziert [22, 34].

Neugeborene kommen gelegentlich mit Umbilikalvenenkathetern zur Operation. Blutungen, Leberinfarkte oder Abszeßentwicklungen und Lungenembolien tragen zur hohen Komplikationsrate von 33% bei [38]. Der über einen Umbilikalvenenkatheter gemessene ZVD ist nur mit Einschränkungen zu verwerten: Einmal kann sich die Katheterspitze im Portalvenenbett verfangen haben und damit nicht den Druck in der V. cava widerspiegeln, zum anderen kann bei richtiger Lage im abdominellen Abschnitt der unteren Hohlvene eine intraabdominelle Druckerhöhung den Meßwert stark verändern.

Die Plazierung eines zentralvenösen Katheters über die Ellenbeuge erfordert bei Säuglingen meist eine Venae sectio, und der Katheter läßt sich bei manchen Kindern nicht in das zentrale Venensystem vorschieben.

Wesentlich einfacher und komplikationsärmer ist der Zugang über die V. jugularis interna, V. subclavia oder V. jugularis externa [32, 45].

Pulmonalarterienkatheter

Mit einem Pulmonalarterienkatheter kann der Pulmonalarteriendruck und der pulmonalkapilläre Verschlußdruck gemessen sowie das Herzzeitvolumen bestimmt werden. Daneben ist mit entsprechenden Kathetern auch die Möglichkeit gegeben, eine kontinuierliche zentralvenöse O_2-Sättigung zu messen.

Aus den gemessenen Parametern können Schlagvolumina und Herzarbeitsindizes sowie - in Verbindung mit den systemischen Druckwerten - die Widerstände im pulmonalen und systemischen Gefäßsystem berechnet werden. Damit ist eine Beurteilung des Funktionszustandes des Herzens, des Lungengefäßsystems und des systemischen Gefäßsystems möglich [6, 8, 22, 26, 34, 45].

Nachdem eine reine Linksherzinsuffizienz bei Kindern ohne Herzfehler selten vorkommt, eine koronare Herzerkrankung und chronische Lungenerkrankung in dieser Altersgruppe fehlen und sich rechts- und linksatriale Drücke annähernd entsprechen, ist die Indikation des Pulmonalarterienkatheters zur intraoperativen Überwachung auf wenige Fälle beschränkt [40]. Geeignete kleindimensionierte 5-F-Pulmonalarterienkatheter sind heute kommerziell erhältlich, die technischen Probleme beim Plazieren des Katheters aber deutlich größer als bei Erwachsenen [15, 23]. In der Kardiochirurgie genügt das intraoperative Einführen von rechts- und linksatrialen Vorhofkathetern, um die Füllungsdrücke zu überwachen.

Nierenfunktion

Eine Urinausscheidung von 1–4 ml/kg KG/h spricht für ein adäquates Herzzeitvolumen und eine ausreichende Nierenperfusion. Sie läßt sich am besten mit einem Blasenkatheter und einem graduierten Auffangbehälter überprüfen und sollte überwacht werden

- bei Schockzuständen,
- bei geplantem Einsatz von Diuretika,
- bei Operationen in Hypothermie,
- bei kontrollierter Hypotension oder Hämodilution,
- beim kardiopulmonalen Bypass und
- bei langdauernden Operationen.

Ventilation und Oxygenation

Messung des Exspirationsvolumens

Die an sich wünschenswerte Messung des Exspirationsvolumens ist für das Säuglings- und Kleinkindesalter bis heute technisch nicht realisiert, die Fehlerbreite der gängigen Volumeter liegen nach Untersuchungen der Ulmer Arbeitsgruppe weit über dem tolerablen Bereich [21].

Kapnometrie/-graphie

Die endexspiratorische CO_2-Messung als nichtinvasive Methode zur Überwachung der Beatmung kann dabei einen Ausweg aus diesem Dilemma darstellen [19, 29, 34]. Bei annähernd physiologischen Ventilations-Perfusions-Verhältnissen liegt die Differenz zwischen arteriellem pCO_2 und durch Infrarotabsorption gemessenem endexspiratorischem CO_2 unter 1 mmHg.

Es existieren 2 Methoden: Die Messung im Hauptstrom liefert sehr genaue Ergebnisse ohne zeitliche Latenz, allerdings ist das Gewicht des relativ schweren, tubusnah angebrachten Sensors, der zudem noch durch die Wärmeerzeugung auch thermische Schädigungen der Haut verursachen kann, von Nachteil. Die neueren Nebenstromgeräte arbeiten relativ exakt, die Absaugrate variiert in der Regel zwischen 50 ml/min und 200 ml/min. Bei einer niedrigen Absaugrate und der kinderspezifischen hohen Atemfrequenz können nicht alle Teile der Atemkurve analysiert werden, es resultiert eine Dämpfung mit zu niedrig angezeigten endexspiratorischen Werten. Daraus empfiehlt sich, auch bei Kindern eine möglichst hohe Absaugrate zu verwenden. Das abgesaugte Volumen sollte aber dem Narkosesystem wieder zugeführt werden, v.a. wenn das Exspirationsvolumen bestimmt wird [25].

Unter Beatmungsbedingungen bei Säuglingen – kleine Atemhubvolumina und hohe Atemfrequenzen – arbeitet z.Zt. nur das im Hauptstrom messende Kapnometer der Fa. Hewlett Packard mit hinreichender Genauigkeit [18]. Technisch zuverlässige Messungen sind zudem nur im halboffenen Ventilsystem oder im Kreissystem zu erzielen, nicht jedoch in Spülgassystemen, bei denen es zu einer Mischung von Frischgas zur Expirationsluft kommt [27].

Transkutane CO_2-Messung

Die transkutane pCO_2-Messung korreliert im Steady state gut mit dem arteriellen pCO_2 [12, 24, 34, 36]. Durch eine einmalige Blutgasanalyse kann ein für dieses Kind gleichbleibender Korrekturfaktor festgelegt werden. Da die Elektrode durch Inhalationsnarkotika nicht beeinflußt wird, ist dieses Meßverfahren als Trendmonitor sicher geeignet [17]. Zur Einstellung einer angepaßten Ventilation ergibt allerdings die kapilläre oder arterielle Blutgasanalyse die exaktesten Meßwerte.

Inspiratorische O_2-Messung

Geräteseitig ist in den Empfehlungen der DGAI zur Sicherheit medizinisch-technischer Geräte eine inspiratorische O_2-Messung vorgesehen, die auch bei Spülgassystemen in der Frischgaszufuhr prinzipiell möglich ist und sich leicht realisieren ließe. Sie gibt ausschließlich die vom Gerät gelieferte O_2-Konzentration wieder.

Pulsoxymetrie

Die Möglichkeit, die arterielle O_2-Sättigung nichtinvasiv und kontinuierlich mittels Pulsoxymetrie zu messen, ist der entscheidende Fortschritt im Monitoring der letzten 15 Jahre gewesen [9].

Im klinisch wichtigen O_2-Sättigungsbereich von 70–100% besteht eine gute Korrelation zur O_2-Sättigung, die mittels einer arteriellen Blutgasanalyse im CO-Oxymeter bestimmt wird. Die wesentlichen Fehlermöglichkeiten bestehen bei externem Lichteinfall, bei höheren Konzentrationen an Dyshämoglobinen sowie bei Sättigungswerten unter 80%, nicht dagegen bei fetalem Hämoglobin [37]. Eine ausgeprägte Zentralisation, Hypothermie, Bewegungsartefakte, Pulsationen im venösen System sowie eine Störung durch das elektrische Messer können keine verwertbaren pulsatorischen Signale erzeugen.

Transkutane O_2-Messung

Die in der Intensivmedizin so effektive transkutane O_2-Messung im Säuglingsalter eignet sich nicht zur Überwachung der O_2-Versorgung während einer Narkose: Durch Perfusionsänderungen der Haut, die im Rahmen von

Zirkulationsstörungen und Hypothermie auftreten, ist diese Messung als alleinige kontinuierliche Überwachung intraoperativ ungeeignet, da die unter diesen Bedingungen erhaltenen Meßwerte nicht mehr mit dem arteriellen O_2-Partialdruck korrelieren [36, 41].

Blutgasanalyse

Die kapilläre Blutgasanalyse korreliert im Normbereich sehr gut mit der arteriellen Blutgasanalyse, in den Grenzbereichen von Hypoxie oder Hyperoxie ist diese Korrelation allerdings nicht mehr gegeben. Da aber gerade diese Bereiche für die Überwachung des arteriellen pO_2 des Kindes, v.a. aber des Neugeborenen außerordentlich wichtig sind, muß eine kapilläre Blutgasanalyse für diese Grenzbereiche abgelehnt werden [12]. Eine Gegenüberstellung von transkutaner, kapillärer und arterieller pO_2-Messung intraoperativ zeigt Tabelle 1.

Außer der diskontinuierlich durchgeführten arteriellen Blutgasanalyse besteht die Möglichkeit der kontinuierlichen Messung der arteriellen O_2-Spannung mit speziell miniaturisierten intravasalen pO_2-Elektroden [11, 42]. Für Neugeborene stehen Sonden, die in einem Nabelarterienkatheter integriert

Tabelle 1. Unterschiede in der transkutanen, kapillären und arteriellen pO_2-Messung

	Transkutane pO_2-Messung	Kapilläre pO_2-Messung	Arterielle pO_2-Messung
Methode	Nichtinvasiv	Invasiv	Invasiv
Komplikationen	Häufig Hautrötung, evtl. Verbrennung	Selten	Selten, aber relevant: distale Ischämie, Hämatom, Blutung
Gemessener Parameter	Gewebs-pO_2 der hyperämisierten Haut in Abhängigkeit von der Durchblutung	Kapillärer pO_2 der hyperämisierten Haut in Abhängigkeit von der Durchblutung	p_aO_2
Intraoperative Anwendung	15minütige Stabilisierungsphase, weitere Störfaktoren durch N_2O, halogenierte Inhalationsnarkotika, Störfaktoren durch Elektrokauter	Sofort einsetzbar, keine Störfaktoren	Sofort einsetzbar, keine Störfaktoren
„Zuverlässigkeit"	Abhängig von peripherer Durchblutung	Abhängig von peripherer Durchblutung	Groß
Bei Hypoxie:[a]	Gute Korrelation zu p_aO_2	Keine Korrelation zu p_aO_2	
Bei Normoxie:[a]	Gute Korrelation zu p_aO_2	Gute Korrelation zu p_aO_2	
Bei Hyperoxie:[a]	Keine Korrelation zu p_aO_2	Keine Korrelation zu p_aO_2	

[a] nur unter Steady-state-Bedingungen!

sind, zur Verfügung. Empfehlenswert ist die Überwachung des arteriellen pO_2 v. a. bei Operationen in der Neugeborenenperiode, um sowohl eine Hypoxie wie auch eine Hyperoxie mit einem p_aO_2 von über 100 mmHg zu vermeiden, die bis zum Ablauf der 44. Gestationswoche durch eine evtl. Immaturität der Retina zu einer retrolentalen Fibroplasie führen kann [5].

Beatmungsdruck

Der Beatmungsdruck in Verbindung mit einer Drucklimitierung dagegen kann mit den üblichen Manometern exakt kontrolliert werden und sollte bei allen Narkosen Anwendung finden. Dabei stimmt bei hohen Atemfrequenzen und hohen Atemwiderständen der am Manometer gemessene Druck nicht mit dem intraalveolären Druck überein [44]. Die Möglichkeit der Kombination von Diskonnektions- und Stenosealarmen trägt weiter zur Sicherheit der maschinellen Beatmung bei.

Bei der Verwendung erwärmter und befeuchteter Narkosegase empfiehlt sich eine tubusnahe Temperaturmessung, um den Patienten vor einer Schädigung der Atemwege und hier insbesondere des Flimmerepithels zu bewahren.

Faßt man die Möglichkeiten der Beatmungsüberwachung zusammen, so besitzen die Empfehlungen, die auf einem Workshop über Beatmung in der Kinderanästhesie 1982 in Ulm erarbeitet wurden, ergänzt durch die Pulsoxymetrie, auch heute ihre volle Gültigkeit (Tabelle 2).

Messung der Körpertemperatur

Intraoperative Änderungen der Körpertemperatur können vielerlei Ursachen und große Auswirkungen haben.

Tabelle 2. Empfehlungen zur Beatmungsüberwachung

	Präcordiales Stethoskop	Inspiratorischer O_2	Druck	Volumen	CO_2et	Pulsoxymetrie	BGA
Stufe 1	×	×	×	× [a]	Nein	×	Nein
Stufe 2	×	×	×	× [a]	×	×	Arteriell
Stufe 3	×	×	×	× [a]	×	×	Arteriell

[a] Für Säuglinge und Kleinkinder wünschenswert, z. Zt. technisch nicht realisiert.

Stufe 1: Kind ohne pulmonale Risikofaktoren, Beatmung unproblematisch; kurzdauernder operativer Eingriff, z. B. Leistenhernienoperation, Nabelhernienoperation usw.

Stufe 2: Kind ohne pulmonale Risikofaktoren, Beatmung nach initialer Einstellung konstant; mittellang oder langdauernder Eingriff wie z. B. Umstellungsosteotomie, Ureterneueinpflanzung usw.

Stufe 3: Alle großen operativen Eingriffe in der Neugeborenenperiode, wie z. B. Operation eines Enterothorax, einer Ösophagusatresie, einer Omphalozele oder Gastrochisis, Verschluß eines offenen Ductus Botalli. Kinder mit pulmonalen Risikofaktoren und/oder intraoperativ ständig wechselnden Beatmungsbedingungen.

Die Hypothermie löst über einen gesteigerten O_2-Verbrauch eine metabolische Azidose aus, die ihrerseits zu einer myokardialen oder respiratorischen Depression führen kann. Der O_2-Verbrauch korreliert dabei nicht unbedingt mit der Körperkerntemperatur, sondern eher mit der Temperaturdifferenz von Umgebungs- zu Hauttemperatur [1]. Beim Neugeborenen kann es durch Hypothermie zu einem verlängerten fetal persistierenden Kreislaufverhalten oder einem Zurückfallen in fetale Kreislaufreaktionen kommen [35]. Der Hypothermiestreß führt dabei zu einer Katecholaminausschüttung, die ihrerseits zu einer weiteren Verschlechterung des kardiovaskulären und metabolischen Zustandes führt.

Die Hyperthermie, die relativ leicht durch einen Wärmestau unter abdekkenden Tüchern erzeugt wird, steigert den O_2-Verbrauch proportional zur Temperaturerhöhung und ist möglichst zu vermeiden.

Dagegen kann ein rascher Temperaturanstieg in Verbindung mit zirkulatorischen und metabolischen Störungen das Vorliegen einer malignen Hyperthermie anzeigen, die im Kindesalter 3mal häufiger auftritt als im Erwachsenenalter. Sie ist ausschließlich durch Anästhetika ausgelöst und bei zu spätem Erkennen mit einer Mortalität von 65% belastet. Aus diesen Gründen sollte eine kontinuierliche Temperaturüberwachung bei allen Kindernarkosen erfolgen.

Die Kerntemperatur kann über rektale, ösophageale, nasopharyngeale und trommelfellnahe elektrische Temperatursonden gemessen werden. Auch die Überwachung der Hauttemperatur ist möglich, sie sollte beim Neugeborenen im Idealfall um nicht mehr als 2 °C unter der normalen Kerntemperatur liegen.

Metabolischer Status, Flüssigkeits- und Elektrolythaushalt

Die intraoperative Flüssigkeits- und Elektrolyttherapie richtet sich nach vorbestehenden Störungen sowie Art und Dauer des Eingriffes.

Im Einzelfall kann die engmaschige Kontrolle verschiedener Laborwerte, z.B. Elektrolyte inklusive Kalzium, Glukose, Laktat und Gesamteiweiß, angezeigt sein, um die intraoperative Substitution zu optimieren.

Mit der kapillären oder arteriellen Blutgasanalyse wird gleichzeitig der Säuren-Basen-Haushalt erfaßt. Eine besonders bei Säuglingen und Kleinkindern sich unter Narkose entwickelnde Azidose ist so leicht zu behandeln.

Zusammenfassung

Monitore gestatten einen stark eingeschränkten Blick auf einzelne Variable. Neben klinischer Erfahrung des betreuenden Anästhesisten ergeben Hautfarbe, kapilläre Füllungszeit, Pulsqualität, Pupillengröße, Herz- und Atemgeräusche wichtige Hinweise auf den Zustand des Kindes.

Als intraoperatives Basismonitoring sollte daneben eingesetzt werden:

- das präkordiale Stethoskop,
- Überwachung des Blutdrucks,
- EKG,
- Pulsoxymetrie,
- Kapnographie,
- Temperaturmessung.

Die besondere medizinische Problematik des individuellen Kindes sollte als Kriterium für ein weitergehendes Monitoring dienen.

Literatur

1. Adamsons K, Towell ME (1965) Thermal homeostasis in the fetus and newborn. Anesthesiology 26:531–548
2. Alexander CM, Teller LE, Gross JB (1989) Principles of pulse oximetry: theoretical and practical considerations. Anesth Analg 68:368–376
3. Altemeyer KH, Kraus GB (1990) Die perioperative Infusionstherapie im Kindesalter. Anaesthesist 39:135–143
4. Bedford RF, Wollmann H (1973) Complications of percutaneous radial artery cannulation: an objective study in man. Anesth 38:228–236
5. Betts EK, Downes JJ, Schaffer DB et al (1977) Retrolental fibroplasia and oxygen administration during general anesthesia. Anesthesiology 47:518–520
6. Bland JW, Williams WH (1979) Anesthesia for treatment of congenital heart defects. In: Kaplan JA (ed) Cardiac anesthesia. Grund & Stratton, New York London Toronto
7. Brodsky JB (1975) A simple method to determine potency of the ulnar artery intraoperatively prior to radial-artery cannulation. Anesthesiology 42:626–627
8. Buchbinder N, Ganz W (1976) Hemodynamic monitoring: invasive techniques. Anesthesiology 45:146–155
9. Cheney FW (1988) Anesthesia: potential risks and causes of incidents. In: Gravenstein Holzer JS (ed) Safety and cost containment in anesthesia. Butterworth, Boston, pp 11–20
10. Chinyanga HM, Smith JM, Eng P (1979) A modified doppler-flow detector probe - an aid to percutaneous radial artery cannulation in infants and small children. Anesthesiology 50:256–258
11. Conway M, Derbin GM et al (1976) Continuous monitoring of arterial oxygen tension using a catheter-tip polarographic electrode in infants. Pediatrics 57:244–250
12. Dangel P (1983) Die transcutane pO_2- und pCO_2-Messung. Eine Möglichkeit zur Narkoseüberwachung bei Kindern? In: Ahnefeld FW, Bergmann H, Burry C et al (Hrsg) Narkosebeatmung im Kindesalter. Klinische Anästhesiologie und Intensivtherapie, Bd 26. Springer, Berlin Heidelberg New York Tokyo S 34–42
13. Dick W, Bosch K (1972) Die intraoperative Überwachung der kindlichen Herztöne mit Hilfe des präcordialen Stethoskopes. Anaesthesist 21:487–493
14. Dorette WHL (1963) The stethoscope - The anesthesiologists best friend. Anesth Analg Curr Res 42:711
15. Downes JJ, Betts EK (1977) Anesthesia for the critically ill infant. American Society of Anesthesiologists Refresher Courses. Anesthesiology 5:47–69
16. Down JB, Rockstein AD, Klein EF et al (1973) Hazards of radial-artery catheterization. Anesthesiology 38:283–286
17. Eberhard P, Mindt W (1981) Interference of anesthetic gases at skin surface sensors for oxygen and carbon dioxide. Crit Care Med 9:717–720

18. Fösel T, Altemeyer KH, Dick W (1983) Anforderungen an die endexpiratorische CO_2-Messung im Säuglings- und Kindesalter. Experimentelle Untersuchungen zu Genauigkeit verschiedener im Handel befindlicher Monitore. In: Ahnefeld FW, Bermann H, Burry C et al (Hrsg) Narkosebeatmung im Kindesalter. Klinische Anästhesiologie und Intensivtherapie, Bd 26. Springer, Berlin Heidelberg New York Toronto, S. 60–68
19. Fretschner R, Warth H, Deutsch H, Klöss T (1992) Kapnometrie in der Kinderanästhesie. Anästhesist 41:463–467
20. Hatch DJ, Summer E (1986) Neonatal anesthesia and perioperative care, 2nd edn. Arnold, London, pp 1–48
21. Heinrich H, Altemeyer KH (1983) Experimentelle Untersuchungen zur Messung des Exspirationsvolumens bei Säuglingen und Kleinkindern. In: Ahnefeld FW, Altemeyer KH, Bergmann H et al (Hrsg) Narkosebeatmung im Kindesalter. Klinische Anästhesiologie und Intensivtherapie, Bd 26. Springer, Berlin Heidelberg New York Tokyo, S 43–59
22. Hickey PR, Hansen DD, Anderson C (1988) Cardiovascular monitoring for the pediatric patient: what's appropriate? Anesthesiol Clin N Am 6:825–837
23. Kretz FJ (1989) Narkoseführung bei angeborener Zwerchfellhernie. In: Ahnefeld FW, Altemeyer KH, Fösel T, Kraus GB, Rügheimer E (Hrsg) Anästhesie bei Früh- und Neugeborenen. Springer, Berlin Heidelberg New York, S 95–105
24. Laptook A, Oh W (1981) Transcutaneous carbon dioxide monitoring in the newborn period. Crit Care Med 9:759–760
25. Link J, Papadopoulos G, Schaffartzik W, Rieger A (1993) Der Stellenwert der Kapnometrie bei Einstellung und Überwachung der Beatmung. In: Fösel T, Kraus GB (Hrsg) Beatmung von Kindern in Anästhesie und Intensivmedizin. Springer, Berlin Heidelberg New York Tokyo, S 72–85
26. Lowenstein E, Little JW, Ill BS et al (1971) Prevention on cerebral embolisation from flushing radial-artery cannulas. N Engl Med 285:1414–1415
27. Moratin P. Lazarus G, Hartung E (1992) Zuverlässigkeit proximaler und distaler Gasproben in der Säuglingskapnometrie. Anaesthesist 41:307–312
28. Papadopoulos G, Vescio G, Mieke S (1993) Stellt das photoplethysmographische Verfahren eine Verbesserung der indirekten Blutdruckmessung bei Intensivpatienten dar? Anaesthesist 42:23–28
29. Pascucci RC, Schena JA, Thompson JE (1989) Comparison of a sidestream and mainstream capnometer in infants. Crit Care Med 17:560–562
30. Poppers PJ (1973) Controlled evaluation of ultrasonic measurement of systolic and diastolic blood pressures in pediatric patients. Anesthesiology 38:187–191
31. Prion GW (1977) Complications and sequelae of temporal artery catheterization in the high-risk newborn. J Pediat Surg 12:829–835
32. Prince SR, Sullivan RL, Hackel A (1976) Percutaneous catheterization of the internal jugular vein in infants and children. Anesthesiology 44:170–174
33. Ream AK (1993) Future trends in monitorings and biomedical instrumentation. In: Saidman LJ, Ty Smith N, Bendixen HH (eds) Monitoring in anesthesia, 3rd edn. John Wiley & Sons, New York Chichester Brisbane Toronto
34. Rubenstein JS, Hageman JR (1988) Monitoring of critically ill infants and children. Crit Care Clin 28:621–639
35. Rudolph AM, Yuan SH (1966) Response of the pulmonary vasculature to hypoxia and H^+-Ion concentration changes. J Clin Invest 45:399–411
36. Shoemaker WC, Vidyasagar D (1981) Physiological and clinical significance of $p_{tc}O_2$ and $p_{tc}CO_2$ measurements. Crit Care Med 9:689–690
37. Striebel HW, Kretz FJ (1989) Funktionsprinzip, Zuverlässigkeit und Grenzen der Pulsoximetrie. Anaesthesist 38:649–657
38. Symansky MR, Fox HA (1972) Umbilical vessel catheterization: indications, management and evaluation of the technique. J Pediat 80:820
39. Todres ID, Rogers MC, Sharron DC et al (1975) Percutaneous catheterization of the radial artery in the critically ill neonate. J Pediat 87:273–275
40. Todres ID, Crone RK et al. (1979) Swan-Ganz catheterization in the critically ill newborn. Crit Care Med 7:330–334

41. Venus B, Patel KC et al (1981) Transcutaneous pO_2-monitoring during pediatric surgery. Crit Care Med 9:714–716
42. Versmold KT, Riegel KP (1981) Kontinuierliche Überwachung der Blutgase beim Neugeborenen: Intensivbehandlung 6:77-80
43. Wack S (1993) Die Wertigkeit intraoperativer ZVD-Messung bei Kindern. Dissertation, Univ Erlangen
44. Wawersik J (1968) Ventilation und Atemmechanik bei Säuglingen und Kleinkindern unter Narkosebedingungen. Springer, Berlin Heidelberg New York (Anaesthesiologie und Wiederbelebung, Bd 24)
45. Wetzel RC, Rogers MC (1989) Pediatric hemodynamic monitoring. In: Shoemaker W, Ayres S, Grenvik A, Holbrook PR, Thompson WL (eds) Textbook of critical care, 2nd edn. Society of critical care Medicine, Fullerton, pp 215–222

3.4 Fetoplazentares System

R. Zimmermann und A. Huch

Einleitung und historischer Überblick

Das Ziel des fetalen Monitoring unter der Geburt ist es, Probleme, die zu Tod, Kurz- oder Langzeitmorbidität des Feten führen können, so früh zu erkennen, daß rechtzeitig Gegenmaßnahmen ergriffen werden können. Die Modalitäten sind denen ähnlich, die bei Erwachsenen zum Einsatz gelangen: fetale Herzfrequenz, fetales EKG und fetale Blutgasevaluation (intermittierend und kontinuierlich). Daneben gelangen auch schwangerschaftsspezifische Methoden zur Anwendung wie die Registrierung des Wehendrucks oder die Beurteilung des Fruchtwassers.

Die Auskultation der fetalen Herztöne, erstmals in der Mitte des 18. Jahrhunderts belegt [21], wurde durch das von Alphonse Pinard (1844–1934) entwickelte Hörrohr zum Standard der fetalen Überwachung unter der Geburt bis in die 2. Hälfte des 20. Jahrhunderts.

Sämtliche *heute* gebräuchlichen Überwachungsmethoden wurden innerhalb der letzten 40 Jahren entwickelt und haben zur Wandlung der Geburtshilfe in die Geburtsmedizin beigetragen.

Die Messung der uterinen Wehentätigkeit [3] zeichnet in der Form der externen Tokographie zwar keine Absolutdrücke auf, ermöglicht jedoch auch die Aufzeichnung von Kindsbewegungen.

Die Entwicklung der fetalen Elektrotokokardiographie durch Hon u. Wohlgemut 1961 [11] und der Phonotokokardiographie durch Hammacher [9] ermöglichte es, die Herzfrequenz des Fetus und die Wehen während der Geburt kontinuierlich zu registrieren und das kardiotokographisch ermittelte Muster zur Zustandsdiagnostik zu verwenden. 1964 wurde erstmals das Prinzip des Dopplerultraschalls zur Ableitung fetaler Herzwandbewegungen (Dopplerultraschallkardiographie) beschrieben [4], das zur Entwicklung der modernen nichtinvasiven Kardiotokographiegeräte (CTG) geführt hat. In denselben Zeitraum fällt die Beschreibung der Skalpblutentnahme durch Saling [24], die jedoch gesprungene Eilhäute voraussetzt. Anfang der 70er Jahre hat das CTG in fast allen Gebärsälen der Welt seinen Platz eingenommen.

Weitere Verfahren zur Überwachung des Fetus sub partu wurden mit der kontinuierlichen pO_2-Überwachung [12], der kontinuierlichen pH-Messung [27] und der kontinuierlichen pCO_2-Messung [15] entwickelt, die sich aus verschiedenen Gründen jedoch in der Praxis nicht etabliert haben. Auch die Anwendung des fetalen EKGs zur Zustandsbeurteilung des Fetus hat bisher trotz intensiver Bemühungen einiger Gruppen den Weg in die Praxis noch nicht gefunden [23].

Modalitäten, Indikation, Anwendung und Grenzen

Amnioskopie

Die Beurteilung des Fruchtwassers wurde schon vor mehr als 150 Jahren durch Evory Kennedy beschrieben (erwähnt in [7]). Dabei wird bei intakter Fruchtblase ein konisches Rohr (Amnioskopierohr) transvaginal an die Eihänte herangeführt und die Farbe des Fruchtwassers sowie das Vorhandensein von Vernixflocken beurteilt. Eine Grünverfärbung zeigt einen stattgefundenen Mekoniumabgang an. Speziell bei reduzierter Fruchtwassermenge resultiert nach Mekoniumabgang ein hoher Mekoniumkrit [26], der das Risiko einer Mekoniumaspiration um ein mehrfaches erhöht [1, 7]. Die Amnioskopie gelangt vorwiegend bei Übertragung, bei der die Wahrscheinlichkeit von vorzeitigem Mekoniumabgang steigt, zur Anwendung. Leider kommuniziert das am inneren Muttermund liegende Fruchtwaser bedingt durch den vorangehenden Kopf nicht immer mit dem oben liegenden Fruchtwasser, so daß falsch-negative Befunde vorkommen. Zudem liegt der positive prädiktive Wert von grünem Fruchtwasser unter 1% hinsichtlich einer fetalen Gefährdung [20]. Die Amnioskopie hat deshalb in der Praxis nur noch einen geringen Stellenwert.

Externe und interne Kardiotokographie (CTG)

Die moderene Kardiotokographie vereint die externe Aufzeichnung der Wehentätigkeit mit der wahlweise externen (Dopplerultraschall) und internen (EKG) Kardiographie. Die Beat-to-beat-Signalverarbeitung der fetalen Herzfrequenz geht auf Mosler et al. zurück [18].

Die externe Tokographie zeichnet mit einem Piezo-Kristall Hubänderungen des mütterlichen Abdomens auf. Damit werden uterine Kontraktionen, fetale Bewegungen, aber auch mütterliche Atemexkursionen und Lageveränderungen registriert. Aufgrund der unterschiedlichen Lageveränderung des Uterus gegenüber der mütterlichen Bauchdecke und deren unterschiedlichen Beschaffenheit sind mit diesem System keine Absolutwert meßbar. Die Registrierung erlaubt jedoch die Erfassung des zeitlichen Verlaufes einer Wehe und die Korrelation von fetalen Herzfrequenzveränderungen mit fetaler und uteriner Aktivität.

Die externe Kardiographie erfolgt mit einem Dopplerultraschallkopf, der mit einem elastischen Gurt am mütterlichen Abdomen über dem fetalen Herz befestigt wird. Damit können Herzwandbewegungen, aber auch Strömungen in den benachbarten großen Gefäßen registriert werden.

Die interne Kardiographie erfolt durch direkte Ableitung des fetalen EKG nach erfolgtem Blasensprung mittels einer Silber-Silberchlorid-Elektrode, die in der Haut des vorangehenden kindlichen Körperteils befestigt wird.

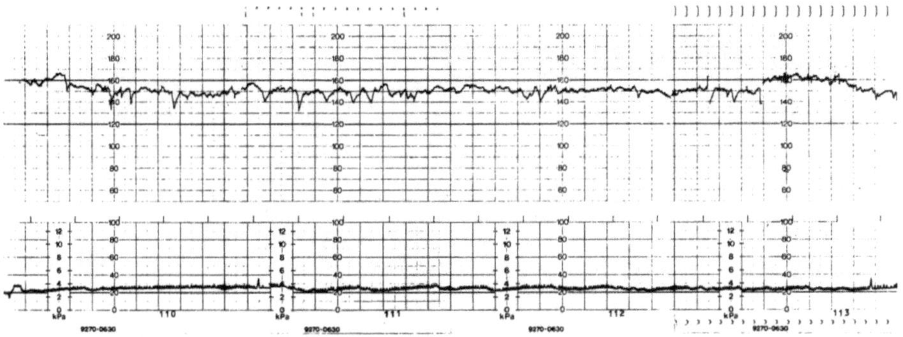

Abb. 1. Normales CTG bei 28 Schwangerschaftswochen (Registrierdauer 20 min)

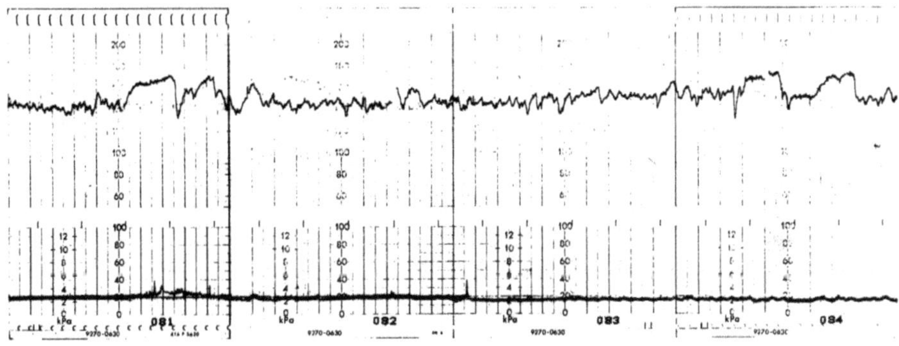

Abb. 2. Norrmales CTG am Termin (Registrierdauer 20 min)

Sowohl das Rohsignal der externen wie der internen Kardiographie wird durch eine Logik auf ihre Wahrscheinlichkeit geprüft, um so Artefakte zu eliminieren.

Die Kardiotokographie wird heute in den meisten Gebärsälen routinemäßig bei allen Schwangeren zur Überwachung des Fetus unter der Geburt angewendet.

Da die Herzfrequenz durch das sympathische und parasympathische Nervensystem moduliert wird, verändert sich bei der Beat-to-beat-Aufzeichung die Herzfrequenz ständig. Die Beurteilungskriterien des CTG sind in den FIGO guidelines zusammengefaßt [22].

Die basale Herzfrequenz liegt zwischen 110 und 150 (160) Schlägen/min. Durch die vegetative Modulation fluktuiert die Herzfrequenz mit einer Bandbreite von 10–30 Schlägen/min. Häufig werden auch einige Minuten andauernde Herzfrequenzakzelerationen beobachtet, meist begleitet durch Phasen vermehrter fetaler Aktivität. Das fetale Kardiogramm ändert sich mit zunehmendem Alter des Kindes: Mit 30 Wochen ist die Bandbreite noch geringer, und Akzelerationen sind selten (Abb. 1) im Vergleich zu einem CTG mit 40 Schwangerschaftswochen (Abb. 2). Bei verschiedenen Ereignissen ändert sich

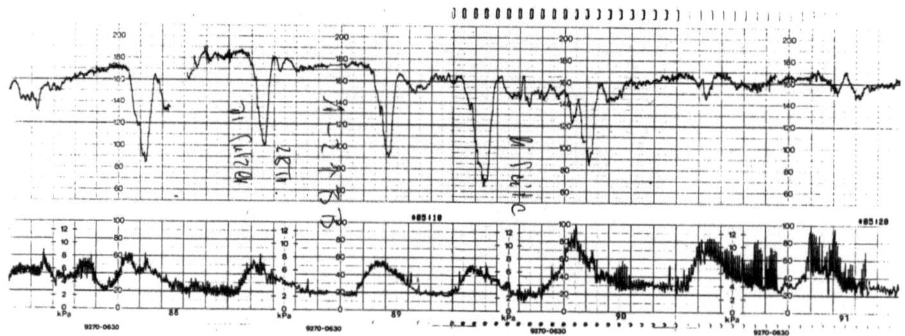

Abb. 3. CTG unter der Geburt mit variablen Dezelerationen. Das Tokogramm im unteren Teil der Kurve zeigt eine häufige Wehentätigkeit, und die verlangsamte tiefe Atmung (Mikrofluktuation der Kurve) läßt auf starke Schmerzen schließen (Registrierdauer 20 min)

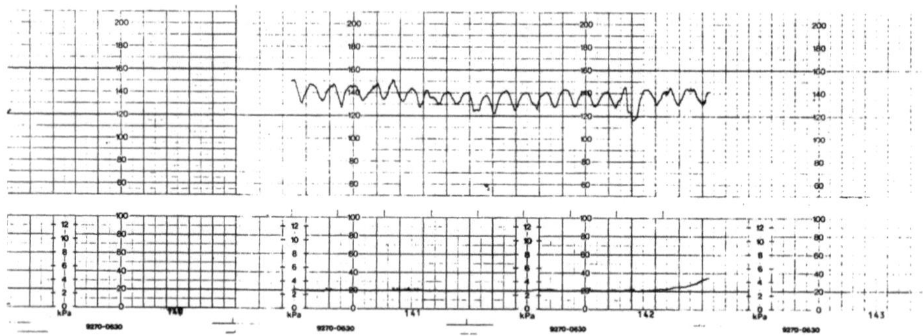

Abb. 4. Sinusoidales CTG bei fetaler Anämie (Hb bei Geburt 5,2 g%)

das fetale Herzfrequenzmuster in typischer Weise (Abb. 3–5). Die häufigsten CTG-Befunde und ihre möglichen Ursachen sind in Tabelle 1 zusammengefaßt. Leider ist eine eindeutige Zuordnung von CTG-Veränderungen zum fetalen Zustand in den seltensten Fällen möglich, und bei der Beurteilung treten auch große Inter- und Intra-observer-Differenzen auf [7].

Trotz dieser Probleme ist die Sensitivität des Kardiotokogrammes gut, d.h. fast jede fetale Gefährdung äußert sich in Veränderungen des CTG. Die Spezifität ist jedoch deutlich geringer, so daß ohne Zusatzabklärungen im klinischen Alltag oftmals falsche Schlüsse aus einem veränderten CTG gezogen werden. Das hat Ende der 70er Jahre zu einer großen Diskussion unter den Fachleuten geführt, insbesondere weil praktisch parallel mit der elektronischen Überwachung des Fetus die Sektiofrequenz weltweit zunahm [10]. In einer ausführlichen Metaanalyse der verschiedenen randomisierten Studien zur Evaluation des CTG kommt Grant [7] zum Schluß, daß der subpartal eintretende fetale Tod mit praktisch jeder Methode zur Überwachung der Herzfrequenz, also auch der intermittierenden Auskultation mit dem Pinard-Hör-

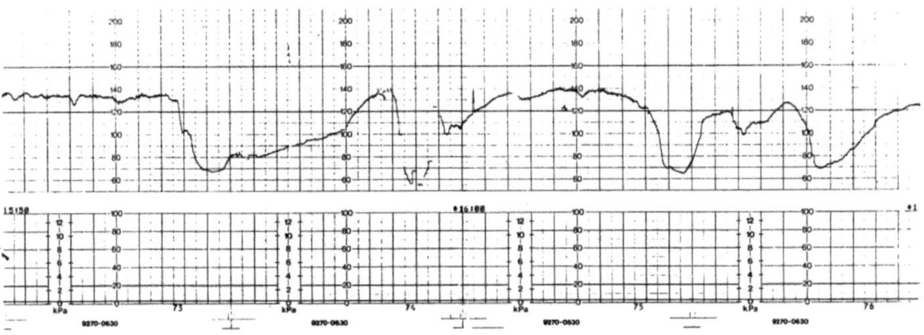

Abb. 5. Silentes CTG mit Spontandezelerationen bei fetaler Hypoxie

Tabelle 1. Typische Veränderungen der Herzfrequenz und ihre mögliche Ursachen

Art der Veränderung	Definition	Hinweis auf
Tachykardie	Herzfrequenz > 160/min über mehr als 10 min	– Fetale Aktivität, – Anämie, – Infekt (Mutter oder Kind) – beginnende Hypoxie
Bradykardie	Herzfrequenz < 110/min über mehr als 3 min	– Vena-cava-Kompression, – Uterusdauerkontraktion, – fortgeschrittene Hypoxie
Eingeschränkte – silente Bandbreite	Bandbreite < 10/min	– Fetaler Schlafzustand , – Hypoxie
Sinusoidales Muster	Sinusförmiges Bild der mittleren Herzfrequenz	– Anämie – fetale Atembewegungen, – fetale Schluckbewegungen
Frühdezeleration (Dip I)	Wehenabhängige, zum Wehenverlauf symmetrische Herzfrequenzdezeleration unter 3 min	– Kopfkompression – ?
Spätdezeleration (Dip II)	Wehenabhängige, am Ende der Kontraktion auftretende Herzfrequenzdezeleration unter 3 min	– Hypoxie
Variable Dezeleration	Wehenabhängige, in Form und zeitlichem Verlauf variable Herzfrequenzdezeleration, häufig in Kombination mit initialer und terminaler Akzeleration	– Nabelschnurkompression, – ?

rohr, weitgehend verhindert werden kann [16]. Der Vorteil einer generellen, kontinuierlichen CTG-Überwachung liegt darin, daß Fälle mit neonatalen Krämpfen signifikant weniger häufig auftreten. Die Hoffnung, daß damit auch die Zahl an späteren Zerebralparesen reduziert werden kann, hat sich aber leider nicht bestätigt [7]. Ein kürzliches Editorial im British Medical

Journal faßt den heutigen Stellenwert des CTG treffend zusammen: *CTG during labour: an unsatisfactory technique but nothing better yet* [19].

Eine engmaschige Auskultation mit dem Pinard-Hörrohr als Alternative für die kontinuierliche CTG-Überwachung bei Low-risk-Fällen ist zwar denkbar, in vielen Fällen jedoch aus personellen Gründen ausgeschlossen. Bis zur Einführung einer gleichwohl sensitiven wie auch spezifischen Methode wird das CTG Überwachungsinstrument 1. Wahl bleiben. Zur Verbesserung der Spezifität sollten jedoch zusätzliche Verfahren angewendet werden, um die sonst vermeidbaren vaginal- und abdominal-operativen Entbindungen auszuschließen.

Fetalblutanalyse

Schon früh empfahl Saling zur Verbesserung der Spezifität des CTG die Durchführung einer **Fetalblutanalyse** am vorangehenden Körperteil [25]. Dabei wird bei gesprungener Fruchtblase ein Amnioskopierohr transvaginal an den vorangehenden Körperteil herangeführt, mit einem Chloräthylspray das fetale Hautareal durch Kältewirkung hyperämisiert, mit einer Lanzette eine Stichinzision durchgeführt und der Bluttropfen mit einer heparinisierten Glaskapillare aufgefangen. Das Blut kann anschließend in einem modernen Blutgasanalysegerät untersucht werden. Dabei haben weniger der pO_2 oder die O_2-Sättigung, die großen Schwankungen unterworfen sind, Bedeutung, sondern vielmehr der pH-Wert, der pCO_2 sowie das Basendefizit. Gelegentlich führen Verunreinigungen mit Fruchtwasser zu falschen Werten. Nach unseren eigenen Erfahrungen kann mit einer Kombination von CTG und Fetalblutanalyse die Spezifität bezüglich fetalem Gefährdungszustand unter der Geburt von <30% auf 70–90% heraufgesetzt werden (nicht publiziert). Die Fetalblutanalyse ist jedoch zeitaufwendig, zeigt nur eine Momentaufnahme und kann nur bei fixiertem Kopf und leicht eröffnetem Muttermund durchgeführt werden. Aus diesem Grund wird sie an vielen Zentren mit Zurückhaltung durchgeführt [5, 29].

Alternativ zur Blutanalyse am vorangehenden Körperteil kann auch mittels Nabelschnurpunktion Fetalblut gewonnen werden [6]. Die Methode ist sehr zeitaufwendig, setzt einen ruhigen Feten und eine ruhige Mutter voraus und birgt ein Risiko einer ernsthaften Komplikation von ca. 2–3%. Dadurch ist eine repetitive oder gar kontinuierliche Überwachung unter der Geburt von vornherein ausgeschlossen.

Dopplerultraschallmessungen

Dopplermessungen, die während der Schwangerschaft hilfreiche Informationen über die Kreislaufverhältnisse des fetoplazentaren Systems liefern, können unter der Geburt nicht eingesetzt werden, da eine reproduzierbare Messung einen ruhigen Feten und eine ruhige Mutter voraussetzt. Beides aber ist unter der Geburt nicht gegeben.

Bewertung

Die heute zur Verfügung stehenden Methoden zur Überwachung des Fetus unter der Geburt erlauben in der Regel das rechtzeitige Erkennen von Gefahrenzuständen. Dem Kardiotokogramm kommt dabei eine zentrale Bedeutung zu. Aufgrund der geringen Spezifität sollten jedoch CTG-Veränderungen durch eine Fetalblutanalyse ergänzt werden, um ein unnötiges Eingreifen im Sinne einer operativen Geburtsbeendigung zu vermeiden. Bedingt durch den eingeschränkten Zugang zum Fetus sind die Überwachungsmethoden im Vergleich mit denen einer modernen Intensivstation archaisch. Niemand würde von einem Internisten erwarten, daß er seine Patienten lediglich durch eine Pulskurve, evtl. ergänzt durch eine Blutgasanalyse, überwacht. Die anatomischen Gegebenheiten beim Fetus lassen jedoch zum kritischen Zeitpunkt der Geburt eine bessere Überwachbung z. Z. nicht zu.

Forschung und Entwicklung

ST-Analyzer

Greene zeigte 1987, daß im EKG von Tierfeten typische hypoxiebedingte Veränderungen auftreten [8]. Beobachtet wurden charakteristische Veränderungen des ST-Segmentes und der T-Welle. Es stellte sich deshalb die Frage, ob mittels computerisierter EKG-Analyse auffällige CTG je nach fetaler Gefährdung weiter differenziert werden können [23]. In einer größeren randomisierten klinischen Studie am Menschen beobachteten die Autoren tatsächlich signifikant weniger operative Entbindung in der Gruppe, bei der zusätzlich das EKG ausgewertet wurde [28]. Leider war jedoch die Herabsetzung der operativen Eingriffe nur in der Gruppe mit normalem oder suspektem CTG deutlich, hingegen zeigte die Gruppe mit pathologischem CTG keine Unterschiede. Diese Resultate lassen an der Nützlichkeit des fetalen EKG zweifeln, das ja zur Diskriminierung bei pathologischem CTG dienen sollte.

Kontinuierliche Messung der O_2-Sättigung am vorangehenden Körperteil

Fortschritte in der Technik der Pulsoxymetrie, speziell die Entwicklung der Reflexionspulsoxymetrie [14] oder der Transmissionspulsoxymetrie [2], könnten zu einer kontinuierlichen O_2-Überwachung des Fetus unter der Geburt beitragen. Das Problem ist jedoch, daß das Hautareal des vorangehenden Körperteils, das durch den Muttermund hindurch einer Messung zugänglich ist, durch denselben gestaut wird (Caput succedaneum). Die Frage stellt sich deshalb, inwiefern die Kapillarblutung in der Geburtsgeschwulst beeinträchtigt wird bzw. infwiefern die lokale O_2-Sättigung repräsentativ für die zentrale Versorgung ist [13].

Klinische Studien sind notwendig, um den Stellenwert dieser neuen Methode abzuschätzen.

Literatur

1. Bochner CJ, Medearis AL, Ross MG, Oakes GK, Jones P, Hobel CJ, Wade ME (1987) The role of antepartum testing in the management of postterm preganancies with heavy meconium in early labor. Obstet Gynecol 69:903–907
2. Buschmann J, Rall G, Knitza R (1992) Fetal oxygen measurement by transmission pulse oxymetry. Lancet 339:615
3. Cladeyro-Barcia R, Poseiro JJ (1960) Physiology of the uterine contraction. Clin Obstet Gynecol 3:386–391
4. Callagan DA, Rowland TC, Goldman DE (1964) Ultrasonic Doppler observations of the fetal heart. Obstet Gynecol 23:637–640
5. Clark SL, Paul RH (1985) Intrapartum surveillance: the role of fetal scalp blood sampling. Am J Obstet Gynecol 153:717–720
6. Daffos F, Capella-Pavlovsky M, Forestier F (1985) Fetal blood sampling during pregnancy withuse of a needle guided by ultrasound: a study in 606 consecutive cases. Am J Obstet Gynecol 153:655–660
7. Grant A (1989) Monitoring the fetus during labour. In: Chalmers I, Enkin M, Keirse MJN (eds) Effective care in pregnancy and childbirth. Univ Press, Oxford, pp 846–882
8. Greene KR (1987) The ECG waveform. In: Whittler M (ed) Balliére clinical obstetrics and gynaecology. Baillìere Tindall, London, pp 131–155
9. Hammacher K (1962) Neue Methode zur selektiven Registrierung der fetalen Herzschlagsfrequenz. Geburtshilfe Frauenheilkd 22:1542–1543
10. Hobbins JC, Freeman R, Queenan JT (1979) The fetal monitoring debate. Obstet Gynecol 54:103–109
11. Hon EH, Wohlgemut R (1961) The electronic evaluation of fetal heart rate. IV. The effect of maternal exercise. Am J Obstet Gynecol 81:361–371
12. Huch A, Huch R, Schneider H, Rooth G (1977) Continuous transcutaneous monitoring of fetal oxygen tension during labour. Br J Obstet Gynaecol 84 Suppl 1:1–39
13. Johnson N, Johnson VA, Bannister J, Lilford R (1990) The effect of caput succedaneum on oxygen saturation measurements. Br J Obstet Gynaecol 97:493–498
14. König V, Ullrich GJ, Faisst K, Jorgensen JS, Huch R, Huch A (1992) Reflexions-Pulsoxymetrie-Untersuchungen mit eigenem Mess-System. Biomed Tech 37:39–44
15. Löfgren O (1987) Continuous transcutaneous carbon dioxide measurement from the fetal scalp during labor and during the first minutes of extra uterine life. J Perinat Med 15:37–44
16. MacDonald D, Grant A, Sheridan-Pereira M, Boylan P, Chalmers (1985) The Dublin randomized controlled trial of intrapartum fetal heart rate monitoring. Am J Obstet Gynecol 152:524–539
17. Meis PJ, Hall M, Marshall JR, Hobel CJ (1978) Meconium passage: A new classification for risk assessment during labor. Am J Obstet Gynecol 131:509–513
18. Mosler KH, Teichert P, Scheuer H, Mitschka F (1970) Ultraschallüberwachung in der Präventivgeburtshilfe. Med Klin 26:1250–1255
19. Neilson JP (1993) Cardiotocography during labour – An unsatisfactory technique but nothing better yet (Editorial). Br Med J 306:347–348
20. Ohlsson M (1992) Anamnestische und subpartale Risikoindikatoren bei Neugeborenen mit Mekoniumaspirationssyndrom. Inauguraldissertation, Univ Zürich
21. Pinkerton JHM (1969) Kergaradec, friend of Laennec and pioneer of foetal auscultation. Proc R Soc Med 62:477-483
22. Rooth G, Huch A, Huch R (1987) FIGO news: guidelines for the use of fetal monitoring. Int J Gynaecol Obstet 25:159–167
23. Rosen KG (1986) Alterations in the fetal electrocardiogram as a sign of fetal asphyxia-experimental data with a clinical implementation. J Perinat Med 14:355–363
24. Saling E (1961) Neue Untersuchungsmöglichkeit des Kindes unter der Geburt. Zentralbl Gynäkol 83:1906–1908

25. Saling E (1964) Mikroblutuntersuchungen am Feten: Klinischer Einsatz und erste Ergebnisse. Z Geburtsh Gynäkol 152:56–75
26. Trimmer KJ, Gilstrap LC (1991) „Meconiumcrit" and birth asphyxia. Am J Obstet Gynecol 165:1010–1013
27. Weber T, Nickelson C (1984) Continuous measurement of pH with a glass electrode. J Perinat Med 12:238–239
28. Westgate J, Harris M, Curnow JSH, Green KR (1992) Randomised trial fo cardiotocography alone or with ST waveform analysis for intrapartum monitoring. Lancet 340:194–198
29. Wheble AM, Gillmer MDG, Spencer JAD, Sykes GS (1989) Changes in fetal monitoring practice in the UK: 1977–1984. Br J Obstet Gynaecol 96:1140–1147

3.5 Regionalanästhesie

A. Zollinger

Die Erhaltung des Bewußtseins und der Schutzreflexe des Patienten sowie die je nach Verfahren über das Operationsende hinaus andauernde Analgesie sind die Hauptvorteile der Regionalanästhesie. Die Weiterentwicklung und Verfeinerung der Techniken, des Materials, der eingesetzten Medikamente und der perioperativen Betreuung (Aufklärung des Patienten, Anästhesieambulanz, intraoperative Sedierung, Musik und Kopfhörer etc.) haben zudem zur Beliebtheit der Regionalanästhesie bei Patienten, Anästhesisten und Chirurgen beigetragen. Sie wird daher nicht nur als Ergänzung oder Alternative zur Allgemeinanästhesie angesehen, sondern hat sich für viele Indikationen als das Verfahren der Wahl etabliert. Leider ist aber auch die Regionalanästhesie nicht ohne Gefahren und Komplikationsmöglichkeiten. Eine Untersuchung von 900 Fällen im Rahmen der „ASA Closed Claims Study" analysierte 14 plötzliche, unerwartete Herz-Kreislauf-Stillstände bei gesunden Patienten während Spinalanästhesie [4]; 12 dieser Patienten hatten vorgängig ein Sedativum oder Analgetikum verabreicht erhalten, in 9 Fällen waren verschiedene Substanzen kombiniert worden. Eine andere Untersuchung bei ambulant durchgeführten Operationen ergab [8], daß sich die Komplikationsrate unter Lokal- oder Regionalanästhesie durch zusätzliche Sedation verdoppelt und damit diejenige der Allgemeinanästhesie erreicht (Tabelle 1). Eine weitere Studie im Rahmen der genannten „ASA Closed Claims Study" zeigte, daß 17,7% aller Komplikationen in Regionalanästhesie (im Vergleich zu 37,1% in Allgemeinanästhesie) durch den sachgerechten Einsatz zusätzlicher Überwachungsgeräte hätten vermieden werden können [20]. Die Pulsoxymetrie allein hätte dabei 80% der vermeidbaren Zwischenfälle in Regionalanästhesie verhindern können. 17% wären durch den Einsatz der Kapnometrie (allein oder in Kombination mit Pulsoxymetrie) verhindert worden.

Die Risiken eines Eingriffes in Regionalanästhesie sind grundsätzlich vergleichbar mit denjenigen in Allgemeinanästhesie: Der Zustand des Patienten (Alter, vorbestehende Krankheiten), der operative Eingriff selbst (Dringlichkeit, Art, Lokalisation, Ausdehnung, Technik und Dauer) sowie in geringerem Ausmaß die Anästhesietechnik sind die einzelnen Faktoren des gesamten Risikos einer Operation [7, 14, 16, 17]. Das zur Überwachung eines Patienten intraoperativ eingesetzte Monitoring muß sich an diesen Risikofaktoren orientieren mit dem Ziel, die Sicherheit für den Patienten zu optimieren. Es sollte auch in der Regionalanästhesie ein minimales Basismonitoring für den Routinefall definiert werden. Leider fehlen entsprechende Empfehlungen

Tabelle 1. Prädisponierende Faktoren und Inzidenz des Auftretens von Komplikationen während und nach Anästhesie (ambulante Eingriffe). (Nach [8])

Faktoren	Inzidenz
Vorbestehende Krankheiten	
Keine (ASA-Klasse I)	1/156
Diabetes mellitus	1/149
Asthma	1/139
Chronische Lungenerkrankung	1/112
Arterielle Hypertonie (Diuretikatherapie)	1/87 [1/64[a]]
Kardiale Erkrankung	1/74[a]
Anästhesiedauer	
<60 min	1/155
1–2 h	1/84
2–3 h	1/54[a]
>3 h	1/35[a]
Anästhesieverfahren	
Lokalanästhesie allein	1/268
Regionalanästhesie allein	1/277
Lokal-/Regionalanästhesie mit Sedation	1/106[a]
Allgemeinanästhesie	1/120[a]

[a] $p<0.05$ im Vergleich mit dem jeweils ersten Wert der Gruppe.

in den meisten Lehrbüchern, oder die Ausführungen sind sehr knapp und allgemein gehalten. Aufwendigeres, evtl. invasives Monitoring kann bei kardiopulmonal vorbelasteten Patienten oder für eine risikoreiche Operation mit voraussichtlich großem Blut- oder Volumenverlust notwendig sein.

Basismonitoring

Im Hinblick auf die Vermeidung schwerer intraoperativer Komplikationen steht auch in der Regionalanästhesie die kontinuierliche *klinische* Überwachung des Patienten an erster Stelle [5]. Der Vorteil des erhaltenen Bewußtseins erleichtert diese Aufgabe, indem eine Kommunikation zwischen dem Anästhesisten und dem Patienten möglich ist und der Patient unangenehme Sensationen mitteilen kann. Trotzdem wird die ständige Aufmerksamkeit des Anästhesisten verlangt, um eine Bewußtlosigkeit infolge einer schwerwiegenden Störung der Homöostase frühzeitig vom schlafähnlichen Bild, wie es durch die Prämedikation mit Sedativa und noch viel mehr durch allfällige intraoperativ verabreichte Sedativa und Analgetika induziert wird, zu unterscheiden. Gerade bei Patienten unter Regionalanästhesie und zusätzlicher Sedation ist das Auftreten einer Hypoxämie nicht selten [15, 18], und die oben zitierte Studie von Caplan [4] zeigt, daß dadurch Kreislaufstillstand und Tod während einer ordentlich durchgeführten Spinalanästhesie bei jungen, gesunden Patienten während kleinerer operativer Eingriffe möglich sind. Der frühzeitigen Detektion einer Hypoxie kommt daher auch in der Regionalanästhesie größte Bedeutung zu [21]. Entsprechend empfehlen verschiedene Autoren als Teil des minimalen Standards einheitlich den Einsatz der *Pulsoxymetrie* für jede Regionalanästhesie [3, 20, 21] oder zumindest immer bei Anwendung zusätzlicher Sedativa [2, 4, 5, 18]. Die kontinuierliche *EKG-Überwachung* gehört ebenso wie die wiederholte, wenn möglich *automatische Blutdruckmessung* zum minimalen Standard [3, 5]. Zusätzlich empfiehlt Blitt die apparative Erfassung der Herz- und Atemfrequenz des Patienten während Regionalanästhesie mit Hilfe irgendeiner Methode [3].

Klinische Überwachung

Bereits für das Anlegen einer Regionalanästhesie kann der Vorteil des erhaltenen Bewußtseins und der Kommunikation des Patienten zu seiner Überwachung genutzt werden. Er kann die korrekte Stimulation eines zu blockierenden Nervs, das Einsetzen einer Blockadewirkung und deren Ausdehnung angeben und insbesondere durch seine subjektiven Empfindungen sehr früh und sensitiv auf mögliche Nebenwirkungen oder Komplikationen (Lokalanästhetikaintoxikation, allergische Reaktionen, vasovagale Reaktionen etc.) hinweisen. Die kontinuierliche Überwachung von Farbe und Feuchtigkeit der Haut, Puls, Atemmuster und Bewußtseinslage erlaubt es dem Anästhesisten nicht selten, ein relevantes Problem zu erkennen, bevor irgend ein Monitor darauf hinweisen würde.

EKG-Überwachung

Das kontinuierliche EKG-Monitoring gehört zum minimalen Standard jeder Form von Anästhesie und damit auch jeder Regionalanästhesie. Hier hat es gerade während der Injektion der Testdosis, aber auch der Hauptdosis eines Lokalanästhetikums eine große Bedeutung [5]: Die ungewollte intravasale Injektion bzw. die sehr schnelle Resorption der injizierten Medikamente (v. a. bei Interkostal-, Kaudal- und Epiduralblockaden, Schleimhautinfiltration) mit einer starken Kreislaufstimulation durch den Zusatz von Vasonkonstriktoren oder einer kardiotoxischen Nebenwirkung müssen sofort entdeckt werden. In der Regel ist eine Extremitätenableitung (II) genügend, nur die Brustwandableitung (V_5) zusätzlich ermöglicht jedoch eine zuverlässige Myokardischämiediagnostik.

Automatische Blutdruckmessung

Die Blutdruckmessung während Regionalanästhesie ist unabdingbar, da eine Hypotension besonders nach Spinal- und Epiduralanästhesien als Folge der Sympathikolyse häufig auftritt. Hypertensive Episoden können als Folge von Vasokonstriktorzusätzen auftreten. Im Gegensatz zur Allgemeinanästhesie, wo oft eine arterielle Hypertonie im Laufe einer angelegten Blutsperre (Tourniquet) beobachtet wird, muß in Regionalanästhesie v. a. mit einer u. U.

schweren, behandlungsbedürftigen Hypotension beim abrupten Öffnen dieser Blutsperre gerechnet werden [11].

Um nicht eine Person ständig zu absorbieren, sollten die Messungen automatisch erfolgen. Das Meßintervall ist ab Injektion des Lokalanästhetikums bis zur vollständigen Ausbreitung der Blockade eng zu wählen (z.B. alle 2 min), damit eine u.U. sehr schnell eintretende Hypotension sofort erkannt und behandelt werden kann. Später ist mit Blick auf den Komfort des Patienten ein längeres Intervall angebracht, falls stabile Kreislaufverhältnisse und ein ruhiger Operationsverlauf dies erlauben. Nachinjektionen von Lokalanästhetika in einen liegenden Katheter können, v.a. bei latenter Hypovolämie, erneut zur Hypotension führen. Eine enge Überwachung ist daher angezeigt. Besonders wichtig ist die konsequente, engmaschige Blutdruckkontrolle bei geburtshilflichen Eingriffen mit der zusätzlichen Gefährdung von Mutter und Kind durch die schwangerschaftsspezifischen Krankheitsbilder (Eklampsie, HELLP-Syndrom) bzw. das aortokavale Kompressionssyndrom.

Pulsoxymetrie, Atemfrequenz

Auf die Bedeutung der pulsoxymetrisch ermittelten arteriellen O_2-Sättigung v.a. bei sedierten Patienten in Regionalanästhesie wurde bereits hingewiesen. Das Signal der Pulsoxymetrie dient gleichzeitig zur Überwachung der peripheren Pulsfrequenz. Bei Verwendung des chirurgischen Elektrokauters ist diese Methode der Frequenzzählung weniger störanfällig als das EKG. Zudem kann bei Vorhofflimmern die tatsächliche periphere Pulsfrequenz gezählt und ein allfälliges Pulsdefizit ermittelt werden. Darüber hinaus ist dieses Monitoring, v.a. in Verbindung mit der allerdings methodisch nicht unproblematischen Überwachung der Atemfrequenz (Impedanzänderung aus dem EKG-Signal: schwierig oder unmöglich bei Verwendung des Elektrokauters; Kapnometrie: bei spontanatmenden Patienten spezielle Nasensonden nötig, s. unten), geeignet, mögliche respiratorische Komplikationen verschiedener Regionalanästhesietechniken (periphere Atemdepression bei hoher Spinal- oder Epiduralanästhesie bzw. ausgedehnter Interkostalblockade, zentrale Atemdepression als Folge einer Retrobulbär- oder Interskalenusblockade [13]) zu detektieren.

Unter den bekannten Fehlermöglichkeiten der Pulsoxymetrie kommt der Dyshämoglobinämie bei Patienten in Regionalanästhesie eine besondere Bedeutung zu, da verschiedene Lokalanästhetika (Benzocain, Prilocain, Lidocain, Procain) eine Methämoglobinämie induzieren können [1]. Da Methämoglobin bei den beiden in der Pulsoxymetrie eingesetzten Wellenlängen (rot = 660 nm, infrarot = 940 nm) eine ähnlich hohe Lichtabsorption aufweist, wird das Absorptionsverhältnis (rot/infrarot) als ca. 1 errechnet. Dies ergibt, dem eingesetzten Algorithmus entsprechend, einen Wert für die O_2-Sättigung (SpO_2) um 85%. Die Pulsoxymeter tendieren deshalb bei zunehmender Methämoglobinkonzentration dazu, einen SpO_2 um 85% anzuzeigen, unabhängig von der tatsächlich vorliegenden Oxyhämoglobinkonzentration [6].

Eine unerwartet bzw. nicht erklärbar tiefe SpO_2 während Regionalanästhesie kann deshalb auf eine mögliche Methämoglobinämie hinweisen.

Erweitertes Monitoring

Für einige spezielle Eingriffe in Regionalanästhesie kann ein besonderes Monitoring sinnvoll sein. Zur respiratorischen Überwachung ist auch bei spontanatmenden Patienten die Kapnometrie von Bedeutung, aber methodisch nicht unproblematisch (s. Kap. 2.2.3). Die exakte Messung des endexspiratorischen CO_2 kann über eine völlig dicht sitzende Gesichtsmaske erfolgen. Dies soll aber vom wachen Patienten für die ganze Dauer der Operation toleriert werden, was sich kaum realisieren läßt. Gallacher modifizierte eine O_2-Nasensonde so, daß sie zur Messung des endexspiratorischen CO_2 bei spontanatmenden Patienten in Regionalanästhesie verwendet werden kann [9]. Bei ophthalmologischen Patienten eingesetzt, konnte damit eine gute Korrelation zwischen dem endexspiratorischen und dem alveolären CO_2 erreicht werden. Eine drohende respiratorische Insuffizienz, unter den Tüchern klinisch erst spät manifest, soll dadurch noch vor einem Abfall der SpO_2 diagnostiziert werden können.

Die transkutane CO_2-Partialdruckmessung, welche Werte mit guter Korrelation zum arteriellen CO_2-Partialdruck ergibt, stellt eine Alternative für besondere Fälle dar. Der relativ große Aufwand der Methode und eine langsame Ansprechzeit haben bisher eine größere klinische Verbreitung verhindert (s. Kap. 2.2.3). Die Messung der Körpertemperatur ist gerade bei rückenmarksnahen Regionalanästhesieverfahren wichtig, weil die Tendenz zur Hypothermie - evtl. als Folge der vermehrten Hautdurchblutung durch die Sympathikusblockade - ähnlich oder sogar ausgeprägter ist als in Allgemeinanästhesie [10, 19]. Es konnte zudem durch Vergleiche mit der tympanalen Temperaturmessung gezeigt werden, daß der Wärmeverlust während Epiduralanästhesie sowohl bei rektaler wie bei axillärer Messung unterschätzt wird [12].

Zusätzlich zum Basismonitoring können weiterführende, invasive Methoden der Überwachung indiziert sein, falls entweder ein erhöhtes Risiko aufgrund einer kardiovaskulären und/oder pulmonalen Vorerkrankung des Patienten besteht oder eine risikoreiche Operation mit voraussichtlich großem Blutverlust bzw. großen Volumenverschiebungen ansteht. Es gelten dieselben Prinzipien wie für entsprechende Risikofälle in Allgemeinanästhesie, und das notwendige Monitoring muß von Fall zu Fall diesen Risiken entsprechend eingesetzt werden. Es ist daher kaum sinnvoll, spezifische Richtlinien aufzustellen.

Die Kombination von Regional- und Allgemeinanästhesieverfahren wird meist für größere Eingriffe gewählt, so daß die Indikation für erweiterte Überwachungsmaßnahmen grundsätzlich gegeben ist.

Literatur

1. Anderson ST, Hajduczek K, Barker SJ (1988) Benzocaine-induced methemoglobinemia in an adult: accuracy of pulse oximetry with methemoglobinemia. Anesth Analg 67: 1099–1101
2. Atanassoff PG, Alon E, Pasch T (1993) Supplementierung der Regionalanästhesie durch intravenöse Anästhesie. In: Dick W, Eberle B, Gervais H, Heinrichs W, Klein A (Hrsg) Totale intravenöse Anästhesie (TIVA). Springer, Berlin Heidelberg New York, S. 199–206
3. Blitt CD (1990) A philosophy of monitoring. In: Blitt CD (ed) Monitoring in anesthesia and critical care medicine. Churchill Livingstone, New York Edinburgh London, pp 3–8
4. Caplan RA, Ward RJ, Posner K, Cheney FW (1988) Unexpected cardiac arrest during spinal anesthesia: A closed claims analysis of predisposing factors. Anesthesiology 68:5–11
5. Charlton JE (1993) The management of regional anaesthesia. In: Wildsmith JAW, Armitage EN (eds) Principles and practice of regional anaesthesia, 2nd edn. Churchill Livingstone, Edinburgh London Madrid, pp 47–75
6. Eisenkraft JB (1988) Pulse oximeter desaturation due to methemoglobinemia. Anesthesiology 68:279–282
7. Farrow SC, Fowkes FGR, Lunn JN, Robertson IB, Samuel P (1982) Epidemiology in anesthesia II: Factors affecting mortality in hospital. Br J Anaesth 54:811–817
8. Federated Ambulatory Surgery Association (1986) Special Study I. Number 520. Alexandria, VA [zit. in White PF (1990) Outpatient Anesthesia – An overview. In: White PF (ed) Outpatient Anesthesia]. Churchill Livingstone, New York Edinburgh London, p 4
9. Gallacher BP (1991) The measurement of end tidal carbon dioxide concentrations using modified nasal prongs in ophthalmologic patients under regional anesthesia. Reg Anesth 16:189
10. Jenkins J, Fox J, Scharwood-Smith G (1983) Changes in body heat during transvesical prostatectomy: A comparison of general and epidural anaesthesia. Anaesthesia 38:748–753
11. Kahn RL, Marino V, Urquhart B, Sharrock NE (1992) Hemodynamic changes associated with tourniquet use under epidural anesthesia for total knee arthroplasty. Reg Anesth 17:228–232
12. Larue F, Labaille T, Benhamou D, Champagne C, Jullien P (1991) Temperature monitoring during epidural anesthesia for cesarean delivery. Reg Anesth 16:322–324
13. Lehmann KA (1993) Zwischenfälle bei der Anwendung von Lokalanästhetika. In: Rügheimer E (Hrsg) Konzepte zur Sicherheit in der Anästhesie; Teil 2: Risiken durch Pharmaka. Springer, Berlin Heidelberg New York, S 196–229
14. Lutz H, Osswald PM, Bender HJ (1982) Risiken der Anästhesie. Anaesthesist 31:1–5
15. Munoz HR, Dagnino JA, Rufs JA, Bugedo GJ (1992) Benzodiazepine premedication causes hypoxemia during spinal anesthesia in geriatric patients. Reg Anesth 17:139–142
16. Pedersen T, Eliasen K, Henriksen E (1990) A prospective study of risk factors and cardiopulmonary complications associated with anaesthesia and surgery: risk indicators of cardiopulmonary morbidity. Acta Anaesthesiol Scand 34:144–155
17. Pedersen T, Viby-Mogensen J, Ringsted C (1992) Anaesthetic practice and postoperative pulmonary complications. Acta Anaesthesiol Scand 36:812–818
18. Smith DC, Crul JF (1989) Oxygen desaturation following sedation for regional anaesthesia. Br J Anaesth 62:206–209
19. Stjernström H, Henneberg S, Eklund A, Tabow F, Arturson G, Wiklund L (1985) Thermal balance during transurethral resection of the prostate: A comparison of general anaesthesia and epidural analgesia. Acta Anaesthesiol Scand 29:743–749
20. Tinker JH, Dull DL, Caplan RA, Ward RJ, Cheney FW (1989) Role of monitoring devices in prevention of anesthetic mishaps: A closed claims analysis. Anesthesiology 71:541–546
21. Wood MD (1988) Monitoring equipment and loss reduction: an insurer's view. In: Gravenstein JS, Holzer JF (eds) Safety and cost containment in anesthesia. Butterworths, Boston London Singapore, p 47–54

3.6 Neuroanästhesie

G. Schwarz und G. Litscher

Für das Monitoring während neurochirurgischer Eingriffe müssen die Besonderheiten, welche sich durch die spezielle funktionelle und strukturelle Beschaffenheit des zentralen sowie peripheren Nervensystems ergeben, berücksichtigt werden.

Der Einfluß unterschiedlicher biologischer Funktionssysteme auf das Gehirn, die Topographie und Art der neuropathologischen Prozesse und nicht zuletzt das operative Prozedere, einschließlich der Operationslagerung, bestimmen den Modus der intraoperativen Patientenüberwachung bei neurochirurgischen Eingriffen.

Demzufolge ist in Ergänzung zum Basismonitoring (z. B. kardiorespiratorische Parameter, Körpertemperatur etc., Abb. 1) die Einbindung unterschiedlicher zerebraler Monitoringverfahren für eine möglichst umfassende Patientenüberwachung anzustreben.

Intraoperatives elektrophysiologisches Monitoring

Von den verschiedenen elektrophysiologischen Meßverfahren haben in erster Linie das Elektroenzephalogramm (EEG), die evozierten Potentiale (EP) und das Elektromyogramm (EMG) Eingang in die intraoperative Überwachung neurochirurgischer Patienten gefunden [12, 13, 15, 21] (Abb. 2). Zielsetzung für die Ableitung spontaner und evozierter hirnelektrischer Aktivitäten aus neuroanästhesiologischer Sicht ist das frühzeitige Erfassen regionaler und globaler Mangelzustände des Gehirns als eventuelle Folge von Hypoxämie oder zerebralen Perfusionsstörungen. Die Indikationen können darüber hinaus, speziell für das EEG, auf die Quantifizierung pharmakodynamischer Effekte (z. B. Objektivierung von zerebroprotektiven Maßnahmen durch Barbituratapplikation) oder die Bewertung der Narkosetiefe ausgedehnt werden (Abb. 3).

EEG

Dem theoretischen Bestreben nach größtmöglicher Information über die neuronale Funktion (Realisierung durch Mehrkanalableitungen) steht die tägliche Praxis mit den Anforderungen auf zügige Durchführbarkeit im Operationssaal gegenüber. Dahingehend orientierte Minimalprogramme mit einge-

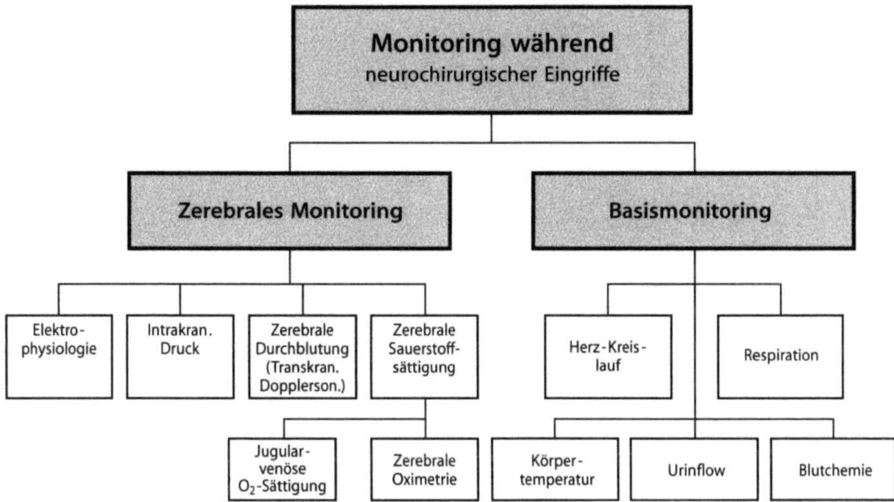

Abb. 1. Monitoring während neurochirurgischer Eingriffe

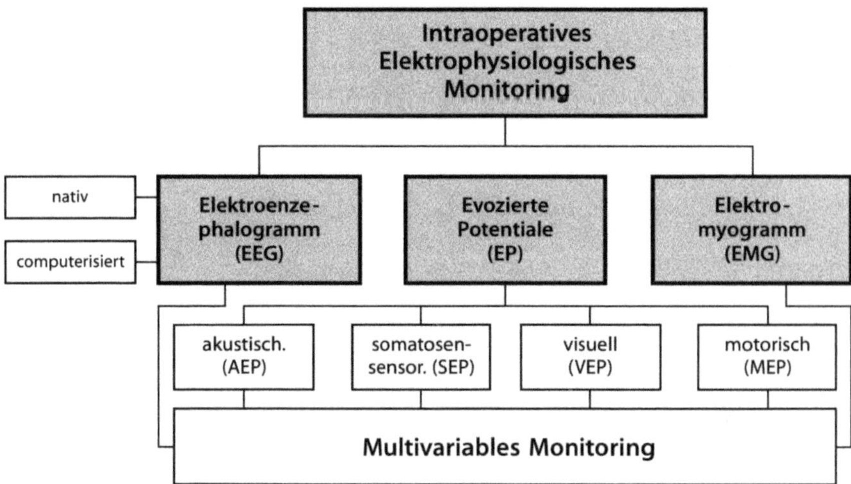

Abb. 2. Intraoperatives elektrophysiologisches Monitoring

plantem Informationsverlust bei Anwendung einer geringen Elektrodenanzahl sollten dann Mindestanforderungen entsprechen, wie beispielsweise standardisierte Plazierungen der Elektroden nach dem internationalen 10–20-System (s. Kap. 2.3, Abb. 2) in vorwiegend paariger Formation [27]. Für die Bewertung von Narkoseeffekten kann man ggf. aber auch mit unpaarigen Elektrodenanordnungen auskommen [20]:

Für den intraoperativen Einsatz wird das native EEG, aufgrund der Komplexität und die daran gekoppelte Erfahrung des Beurteilers, zugunsten compute-

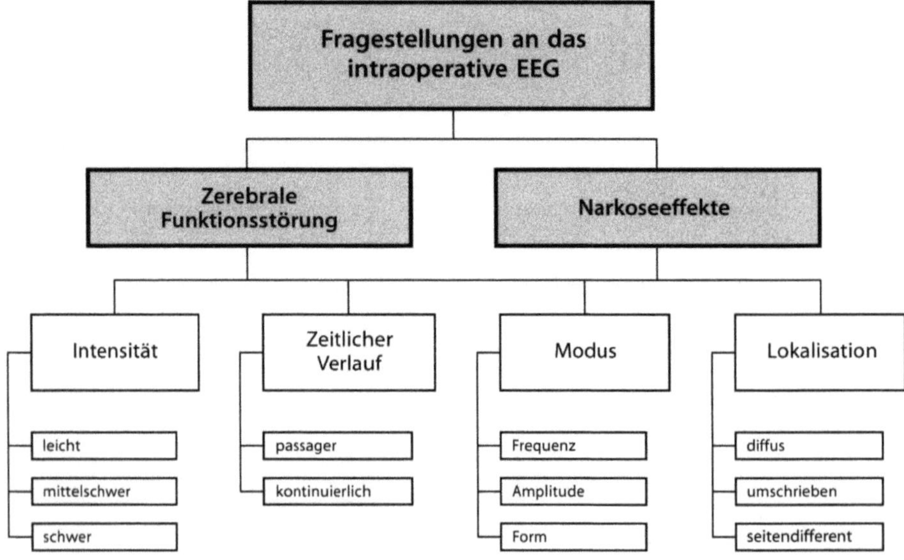

Abb. 3. Fragestellungen an das intraoperative EEG

Elektrodenposition		Fragestellung/Equipment
Fp1–O1 Fp2–O2		Diffuse hypotensive Alterationen
Fp1–T3 Fp2–T4	bzw. T3–C3 T4–C4	Fokale Ischämie
C3–P3 CZ–A1		Narkoseeffekte
bzw. Fp1–A1 (Mastoid) Fp2–A2 (Mastoid)		pEEG, Dräger
bzw. bifrontal modif. – Fpz		A 1000, Aspect

risierter Techniken zurückgedrängt [2, 5, 7, 17]; zur Qualitätssicherung ist aber auch dann der synchrone Vergleich mit dem nativen EEG anzustreben (Abb. 4). Für eine adäquate Interpretation sollten darüber hinaus die zahlreich möglichen Einflußgrößen bekannt sein und als solche erkannt werden. Das Ausmaß der Oxygenation, Ventilation und Körpertemperatur nehmen auf das EEG ebenso Einfluß wie die Narkotika per se. Des weiteren sind sowohl exogene als auch endogene Artefakte keineswegs eine Rarität [3, 16, 20]. Sie können das EEG soweit kontaminieren, daß dieses nicht mehr beurteilbar ist (Tabelle 1).

Als Indikationen für das intraoperative EEG-Monitoring in der Neurochirurgie kommen zerebrovaskuläre Eingriffe – Dissektion zerebraler Aneurys-

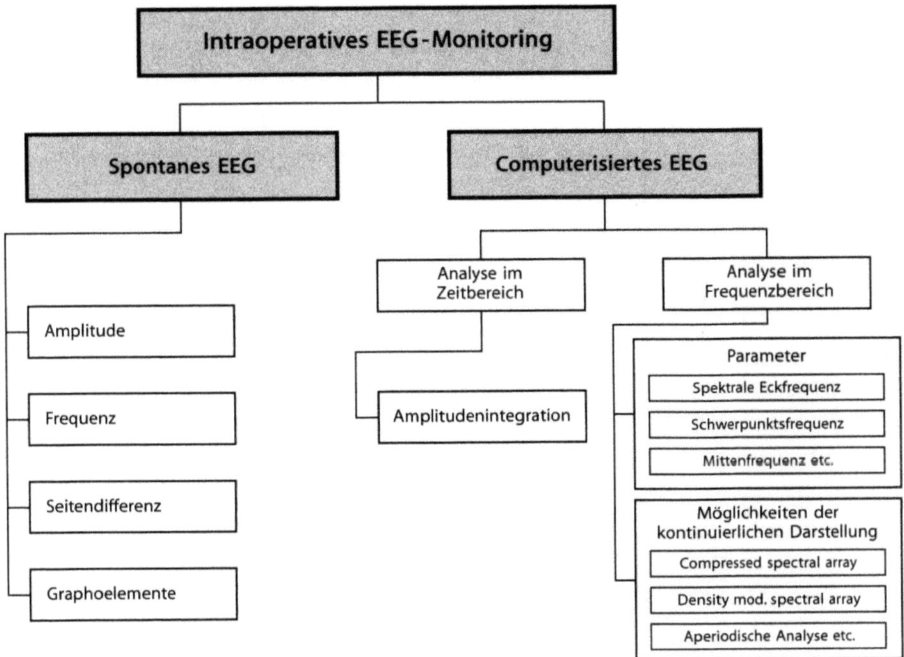

Abb. 4. Intraoperatives EEG-Monitoring

Tabelle 1. Artefakte während elektrophysiologischen intraoperativen Monitorings

Ursachen	Artefakte
	Exogen
Wechselstrom (50 Hz)	Einstreuung durch Monitore, Perfusoren, Narkosegeräte etc.
Chirurgisches Instrumentarium	Elektrokoagulatoren, Diathermie, „Cavitron Ultrasound Aspirator" (CUSA)
Inadäquate Methodik	Ungleiche Elektrodenwiderstände, asymmetrische Elektrodenplazierung, instabile Elektrodenfixierung
Respiration	2–40-Hz Einstreuungen, evtl. Vortäuschen von Brust-suppression-Muster
	Endogen
Elektrokardiogramm	Tiefe Narkosestadien, Adipositas, Hypoxie, Ischämie
Muskelaktitivtät	Hochfrequente Entladungen
Transpiration	Langsame Schwankungen im Sub-δ-Bereich
Pulssynchrone Schwankungen	Lageänderung der Elektroden über arteriellen Gefäßen

men (Abb. 5), Karotisendarteriektomie [29] etc. –, Steuerung und Dokumentation medikamentöser Zerebroprotektion (Abb. 6), kontrollierte Hypotension, Epilepsiechirurgie und evtl. nachgewiesene oder suspekte zerebrovaskuläre Insuffizienz in Frage.

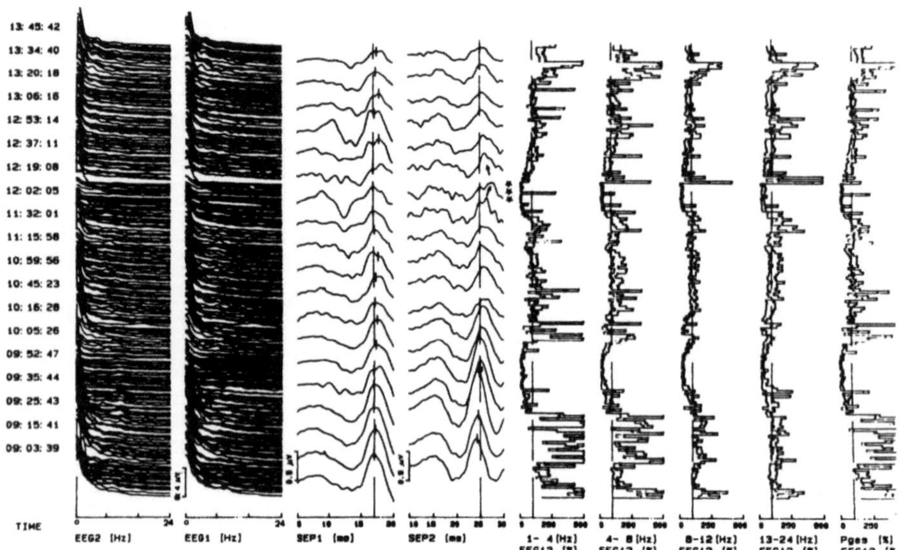

Abb. 5. EEG-SEP-Monitoring (Aneurysmachirurgie). Latenzverzögerung und Amplitudendämpfung des kortikalen SEP und EEG-Leistungsminderung in allen Frequenzbändern während temporärer Karotisokklusion

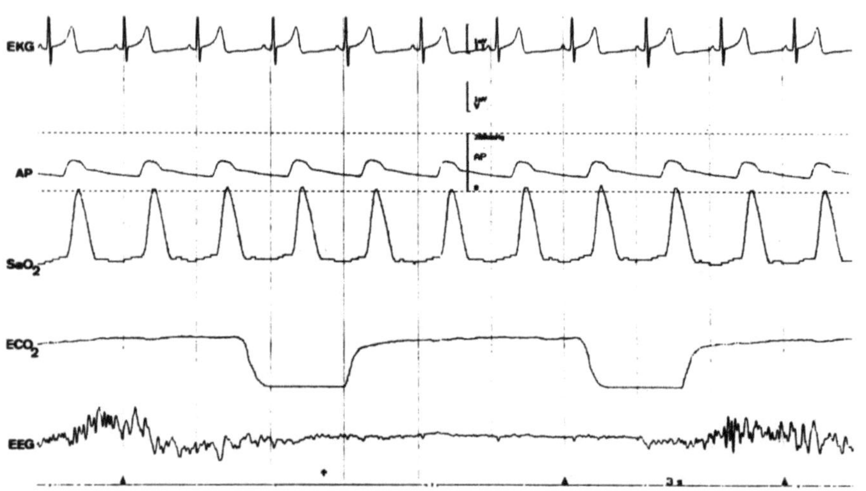

Abb. 6. Dokumentation des Barbiturateffekts mittels nativem EEG bei Dissektion eines zerebralen Aneurysmas. Meßzeitpunkt unmittelbar vor temporärem Clipping

Somatosensorisch evozierte Potentiale (SEP)

Dinkel et al. [6] konnten im Rahmen von Thrombendarteriektomien der A. carotis den besonderen Wert des SEP für die Früherkennung zerebraler Ischämien mit dem Nachweis einer Sensitivität von 100% und Spezifität von 99,6% eindrucksvoll belegen. Dabei stellt diese Arbeitsgruppe den Verlust der kortikalen somatosensorischen Antwort als Kriterium für das Vorliegen einer insuffizienten Kollateralisation im Versorgungsbereich der A. carotis in den Vordergrund. Andere Autoren versuchen, bei einer 50%igen Amplitudenreduktion des kortikalen SEP analoge Rückschlüsse abzuleiten [14].

In der Aneurysmachirurgie zeigt sich während des SEP-Monitorings nach temporärem Clipping eines größeren arteriellen zerebralen Gefäßastes eine SEP-Änderung nach 2–10 min. Begleitet von einem Anstieg der Latenz der kortikalen Antwort bzw. zentralen Überleitungszeit (CCT) kann diese SEP-Änderung in einem langsamen Potentialverlust münden; ebenso ist ein abrupter Verlust des Potentials möglich. Dieses uneinheitliche Verhalten wird durch unterschiedliche Kollateralversorgung erklärt, welche ihrerseits durch ein entsprechendes anästhesiologisches Management mit Erhöhung des systemischen Blutdrucks beeinflußbar ist. Erforderlichenfalls kann es auch zur Abänderung der operativ-technischen Maßnahmen führen [23, 24].

Neben der Anwendung des SEP-Monitorings bei infratentoriellen Prozessen (AV-Malformation, passagerer Basilarisverschluß) soll noch besonders auf die Möglichkeit von Informationen über lagerungsbedingte SEP-Änderungen im Rahmen von Eingriffen am zervikomedullären Übergang hingewiesen werden.

Das elektrophysiologische Monitoring mittels SEP bleibt nicht nur auf Eingriffe am Gehirn beschränkt [12], sondern wird auch in der Wirbelsäulen- und Rückenmarkchirurgie eingesetzt. Dabei müssen gefäßchirurgische und kardiochirurgische Eingriffe, die mit sekundären Alterationen der Rückenmarkfunktion einhergehen, von Operationen primär intraspinaler Prozesse differenziert werden. Wegen der schon präoperativ abweichenden SEP-Befunde, speziell bei intramedullären Krankheitsbildern und intraoperativ oftmals nur schlecht ableitenden Potentialen, kann die Qualität als Warnkriterium bisweilen völlig eingeschränkt sein [23].

Da mit dem SEP die motorischen Rückenmarkbahnen nicht überwacht werden können, bedeutet dies, daß ein motorisches Defizit selbst bei erhaltenem SEP nicht ausgeschlossen werden kann. Ein gezieltes Monitoring könnte durch Aktivierung *motorisch evozierter Potentiale* erfolgen. Die Stimulierung ist dann entweder transkraniell magnetisch oder direkt vom Motorkortex aus möglich. Die Potentialableitung erfolgt von den Extremitätenmuskeln bzw. peripheren Nervenstämmen. Die transkraniellen magnetisch evozierten Potentiale werden durch Anästhetika stark supprimiert [10], was ihre Verwendung in tiefer Anästhesie limitiert. Zur direkten kortikalen Stimulation, die durch starke Schmerzsensationen belastet ist, stehen breite Erfahrungen bezüglich der Auswirkungen von Anästhetika noch aus.

Akustisch evozierte Hirnstammpotentiale (AEHP)

Die Ableitung der AEHP unterstützt v.a. das chirurgische Prozedere bei Eingriffen im Bereich der hinteren Schädelgrube [23], z.B. bei Kleinhirnbrükkenwinkeltumoren (Abb. 7), neurovaskulärer Kompression im Brückenwinkel, vertebrobasilären Aneurysmen. Kritisch muß auf die Problematik bei a priori bestehenden Potentialverlusten hingewiesen werden und auf das Fehlen umfassender Vergleiche intraoperativer AEHP-Muster mit funktionellen oder morphologischen Veränderungen.

Andere Verfahren

Vom theoretischen Ansatz her würden sich *visuell evozierte Potentiale (VEP)*, ausgelöst durch Lichtblitze für Eingriffe im Bereich der Sehbahn, anbieten. Dieses Verfahren ist jedoch sehr stark durch eine erhebliche interpersonelle, aber auch intrapersonelle Variabilität dieses Parameters belastet, die weder auf Narkoseeffekte noch auf das Operationsgeschehen zurückführbar sind [21].

Für die Qualität des intraoperativen elektrophysiologischen Neuromonitorings (EEG, EP) ist die Narkoseführung von entscheidender Bedeutung [3, 22]. Hohe inspiratorische Konzentrationen von halogenierten volatilen Anästhetika und von N_2O führen zu einer generellen Amplitudendämpfung hirnelektrischer Aktivitäten. Vorzuziehen ist eine totale intravenöse Anästhesie (z.B. Kombination von Propofol, Etomidat oder Benzodiazepinen mit synthetischen Opioidanalgetika) oder eine sog. balanzierte Anästhesie. Zur Verhin-

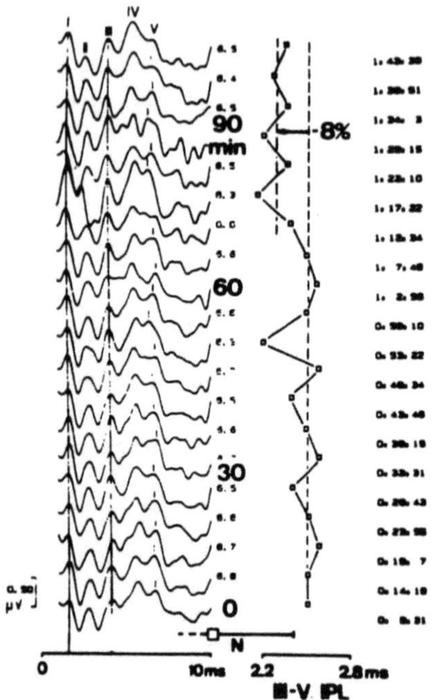

Abb. 7. AEHP-Monitoring (Kleinhirnbrückenwinkeltumor). Verkürzung der III-V-Interpeaklatenz nach Tumorexstirpation

derung myogener Kontaminationen ist eine adäquate Muskelrelaxation erforderlich.

Zerebrale Spektroskopie, jugularvenöse O_2-Sättigung

Wiewohl der Wert für Trenderkennung und Didaktik der zerebralen Spektroskopie unbestritten ist, müssen erst breite Erfahrungen zeigen, ob dieses Verfahren in der derzeitig realisierten Form geeignet sein kann, absolute und zuverlässige Warnkriterien zu liefern.

Im Rahmen der Neurotraumatologie erweist sich die Messung der Jugularvenensättigung als sehr wertvolle Ergänzung des Neuromonitorings [28]. Aufgrund der Invasivität und des erforderlichen Aufwandes wird dieses Monitoringverfahren derzeit im Routinebetrieb allerdings nur speziellen Indikationen vorbehalten sein.

Transkranielle Dopplersonographie (TCD)

Die TCD kann bei Karotisstenosen (v.a. in Kombination mit SEP-Ableitungen), Hirntumoren und Hirnarterienaneurysmen das zerebrale Monitoring sinnvoll bereichern [25]. Limitationen ergeben sich aus dem Faktum, daß sowohl Vasospasmus, zerebrale Hyperämie und Stenosen der A. cerebri media zu einer Zunahme der Blutflußgeschwindigkeit führen. Inhalationsanästhetika dilatieren die großen Hirnarterien, während intravenöse Anästhetika (Ausnahme: Ketamin) keinen gleichartigen Effekt ausüben sollen. Zu berücksichtigen ist auch, daß ein unzureichendes temporales Schallfenster bei bis zu 30% der untersuchten Patienten bestehen kann und eine Abhängigkeit der TCD-Befunde vom Sympathikustonus, Hämatokrit und Pharmakaeffekten (z.B. Nitroglycerin) vorliegt.

Intrakranieller Druck (ICP)

In der Neuroanästhesie ist man häufig mit der Implantation intrakranieller Druckmeßsysteme konfrontiert. Insgesamt überwiegen dabei Indikationen aus der Neurotraumatologie und Neurointensivmedizin gegenüber jenen der Neurochirurgie für einen operativen Eingriff per se. Es stehen unterschiedliche Verfahren der intrakraniellen Druckmessung zur Verfügung [19] (Tabelle 2).

Die einzelnen Techniken weisen im Vergleich differierende Vor- und Nachteile auf [19]. Bei der Ventrikeldruckmessung stehen den Vorteilen der einfachen Nullpunkteichung, der Wiedergabe wahrer intraventrikulärer Drücke und der therapeutischen Liquordrainage als Einschränkung nicht nur das erhöhte Infektionsrisiko gegenüber. So kann bei Kompression des Ventrikelsystems die Katheterimplantation sehr erschwert und die Amplitudenübertra-

Tabelle 2. Intrakranielle Druckmessung

Lokalisation	Systembeispiele
Ventrikel	Ventrikelkathetersysteme, Camino [a]
Epidural	Gaeltec, Braun, Ladd, Spiegelberg-Sonde
Subdural (Subarachnoidal)	Richmond, Camino
Intraparenchymatös	Camino
Epikutan (Fontanellenapplanation)	Ladd

[a] Fiberoptischer Tipkatheter

gung erheblich beeinträchtigt sein. Fehlmessungen durch Verschiebungen des Meßortes zum Druckaufnehmer als Bezugspunkt kann durch Fixierung des Druckaufnehmers direkt am Schädel vorgebeugt werden.

Die Vorteile der epiduralen Drucksonde werden v.a. durch das Implantationsprozedere bestimmt, das ohne Eröffnung der Dura einhergeht und somit das Infektionsrisiko minimiert. Es bestehen jedoch Koplantaritäts- und Kalibrationsprobleme. Eine Liquordrainage ist nicht möglich.

In den letzten Jahren fanden vermehrt die multilokulär applizierbaren fiberoptischen Tipkatheter Eingang in die klinische Praxis. Das Meßprinzip beruht darauf, daß die Veränderungen des an der Katheterspitze reflektierten Lichtes mit einer drucksensitiven Membran registriert werden und somit auch intrazerebrale Parenchymdruckmessungen erlauben. Das System weist einen kumulativen Drift von ca. 6 mmHg über 5 Tage auf und sollte demnach wegen der fehlenden Möglichkeit einer Nachkalibration nach dieser Zeitspanne entfernt werden.

Ein kostengünstiges Einmalsystem für die Hirndruckmessung ist die Spiegelberg-Sonde. Da dieses System jedoch nicht mit Flüssigkeitstransmission, sondern mit Luftübertragung arbeitet, können daraus starke Systemdämpfung und demzufolge abgeflachte Druckkurven resultieren.

Die Wellenformen des intrakraniellen Drucks können unterschiedliche Ausprägung und Dauer aufweisen und durch verschiedene Einflüsse bedingt sein (Tabelle 3). Die intrakraniellen Druckkurven sind durch zusätzliche Analyseverfahren weiter differenzierbar. Es existieren Korrelationsverfahren zur arteriellen Druckkurve ebenso wie zum intrakraniellen Druck. Computergestützt ist eine Frequenzaufschlüsselung im Sinne eines Powerspektrums möglich. Diese Technik soll markante inverse Korrelationen zwischen Verschiebungen im Powerspektrum und Druckvolumenbelastung aufzeigen können. Die Evaluierung von Histogrammkurven des ICP stellt die Früherkennung eines bevorstehenden Druckanstieges in Aussicht. Prinzipiell ermöglicht das ICP-Monitoring nicht nur die Dokumentation der Dynamik des intrakraniellen Druckverhaltens bei pathologischen Prozessen, sondern auch die Erfassung unterschiedlicher Einflußmechanismen auf das Gehirn.

Tabelle 3. Wellenformen des intrakraniellen Drucks

Bezeichnung	Amplitude [mmHg]	Dauer	Ursache
A (Plateau)	40–100	5–20 min	Zerebralvenöse Stauung, Brückenvenenkompression
B Rampenform	5–50	20–120	CO_2-abhängige Vasodilatation, abhängig vom Atemrhythmus
Sinusform	5–50	20–120	Blutvolumenvermehrung bei Hirnstammstörung, Liquorabflußstörung
C	Maximal 20	7–15	Blutvolumenvermehrung durch Hering-Traube-Undulation des arteriellen Blutdrucks, bei sehr niedriger intrakranieller Compliance
D	10–20	-30 min	Liquorbilanzstörung
E	10–60	1–2 min	Venöse und arterielle Hyperämie bei Pflegemaßnahmen, Schmerzreiz; Übergang zu Plateauwellen möglich

Einflüsse auf den intrakraniellen Druck

Senkung:
- Chirurgische Dekompression,
- Hyperventilation,
- Oberkörperhochlagerung,
- i.v.-Anästhetika, (z. B. Barbiturate, Propofol, Etomidat etc.)
- Blutdrucksenkung,
- Osmotherapeutika,
- Schleifendiuretika,
- Hypothermie,
- zerebrotrope Pharmakotherapie (z. B. Steroide etc.).

Erhöhung:
- Hypoventilation,
- Hypoxie,
- intrathorakaler Druck (PEEP, Husten etc.),
- volatile Anästhetika, Ketamin,
- Intubation,
- Blutdruckanstieg,
- zerebrales Ödem.

Basismonitoring

Das sog. Basismonitoring bei Kraniotomien sollte umfassend sein, wobei die Überwachung von Herz-Kreislauf-Funktion, Respiration (Abb. 8) und Körpertemperatur aufgrund der Rückwirkung dieser Systeme auf die Funktion des zentralen Nervensystems besondere Bedeutung erlangt.

Für die Überwachung des kardiozirkulatorischen Systems mittels Elektrokardiogramm können Fünfkanalableitungen bzw. automatisierte ST-Segmentanalysen eine wertvolle Ergänzung speziell bei Operationslagerungen in sit-

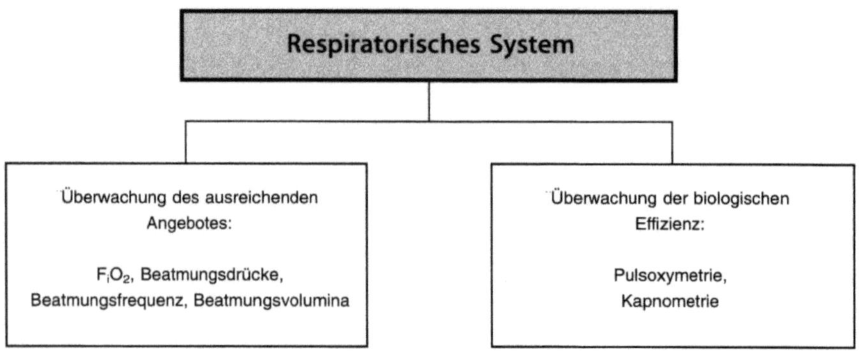

Abb. 8. Überwachung des respiratorischen Systems

Tabelle 4. Monitoring motorischer und vegetativer Reaktionen nach Hirnnervenstimulation

Klinische Zeichen	Technisches Equipment
N. trigeminus	
Kieferzuckungen	EMG
Hypertension	Arterielle Druckmessung
Bradykardie	EKG
N. fazialis	
Gesichtszuckungen	EMG
N. vagus	
Hypotension	Arterielle Druckmessung
Bradykardie	EKG
N. akzessorius	
Schulterzucken	EMG
Hirnstammkompression (Pons)	AEHP, SEP
Extrasystolen, Tachykardie	EKG
Hyper-/Hypotension	Arterielle Druckmessung

zender Position, bei kontrollierter Hypotension und bei Vorliegen einer koronaren Herzerkrankung liefern.

Der arterielle Druck ist direkt zu messen, wobei bei sitzender Operationslagerung zu beachten ist, daß ein zusätzlicher Drucktransducer in Höhe der Schädelbasis zu plazieren ist.

Die Messung des zentralen Venendrucks wird obligatorisch gefordert, während der Einsatz der pulmonalarteriellen Druckmessung speziellen Indikation wie Eingriffen bei hoher Querschnittsläsion oder evtl. sitzender Operationslagerung vorbehalten bleibt.

Spezifische Bedingungen für das Monitoring in der Neuroanästhesie liefert die Topographie der pathologischen Prozesse wie insbesondere die chirurgische Manipulation am Hirnstamm (Tabelle 4).

Tabelle 5. Monitoring bei sitzender Operationslagerung

Detektionsverfahren	Minimal detektierbare Luftmenge [ml/kg KG]	Kreislaufparameter	Befunde bei venöser Luftembolie
Transösophageale Echokardiographie	0,01	Zentralvenöser Druck	↑
Transthorakale Dopplersonographie	0,02–0,24	Pulmonalarterieller Druck	↑
Kapnometrie	0,04–0,6	EKG	Frequenz ↑ Rhythmusstörungen
		Peripherer Widerstand	↓
		Arterieller Druck	↓

Die sitzende Operationslagerung bedingt ebenfalls besondere Überwachungsmaßnahmen; diese sind insbesondere auf die Detektierung der Luftembolie und etwaiger Folgen ausgerichtet [4, 8, 9, 18] (Tabelle 5). Während die transösophageale Echokardiographie zur Früherfassung einer Luftembolie das sensitivste Verfahren ist, weist die Kombination der transthorakalen (präkordialen) Dopplersonographie mit der Kapnometrie das günstigste Aufwands-Leistungs-Verhältnis auf.

Auf die Möglichkeit der quantitativen Einschätzung einer Luftembolie mittels der Massenspektrometrie [26] sei ebenso hingewiesen wie auf tierexperimentelle Ergebnisse, daß unter Spontanatmung der „Gasp-Reflex" eine der ersten Antworten auf eine Luftembolie ist [1].

Dem Ösophagusstethoskop [11] wird als Luftemboliedetektor die geringste Sensitivität (1,7 ml/min) zugesprochen.

Literatur

1. Adornato DC, Gildenberg PL, Ferrario CM, Smart J, Frost EAM (1978) Pathophysiology of intravenous air embolism in dogs. Anesthesiology 49:120–127
2. Bickford RG, Billinger TW, Flemming N, Stewart L (1972) The compressed spectral array (CSA). A pictorial EEG. Proc San Diego Biomed Symp 11:365–370
3. Brandt L, Erdmann K (1988) Beeinflussung des Elektroenzephalogramms durch Anästhetikakombinationen – die Bedeutung des Lachgases. In: Brandt L (Hrsg) Cerebrales Monitoring in der Anästhesie. Bibliomed, Melsungen, S 151–172
4. Brechner TM, Brechner VL (1977) An audible alarm for monitoring air embolism during neurosurgery. J Neurosurg 47:201–204
5. Demetrescu M (1975) The aperiodic character of the electroencephalogram (EEG): A new approach to data analysis and condensation. Physiologist 18:189
6. Dinkel M, Kamp HD, Schweiger H (1991) Somatosensorisch evozierte Potentiale in der Karotischirurgie. Anaesthesist 40:72–78
7. Fleming RA, Smith NTY (1979) Density modulation – a technique for the display of three-variable data in patient monitoring. Anesthesiology 50:543–546
8. Furnya H, Suzuti T, Okumura F, Kischi G, Defuji T (1983) Detection of air embolism by transesophageal echocardiography. Anesthesiology 58:124–129

9. Gässeln HH, Samii M, Suhr D, Bini W (1991) The lounging position for posterior fossa surgery: anesthesiological considerations regarding air embolism. Child's Nerv Syst 7:368–374
10. Ghaly RF, Stone JL, Levy WJ, Kartha R, Aldrete JA (1990) The effect of nitrous oxide on transcranial magnetic-induced electromyographic responses in the monkey. J Neurosurg Anesthesiol 2:175–181
11. Gildenberg PL, O'Brien RP, Britt WJ, Frost EAM (1981) The efficiency of Doppler monitoring for the detection of venous air embolism. J Neurosurg 54:75–78
12. Grundy BL (1983) Intraoperative monitoring of sensory evoked potentials. Anesthesiology 58:72–87
13. Kochs E (1991) Zerebrales Monitoring. Anästhesiol Intensivmed Notfallmed Schmerzther 26:363–374
14. Lam AM, Manninen PH, Ferguson GG, Nantau W (1991) Monitoring electrophysiologic function during carotid endarterectomy: A comparison of somatosensory evoked potentials and conventional electroencephalogram. Anesthesiology 75:15–21
15. Legatt AD (1991) Intraoperative neurophysiologic monitoring. In: Frost AM (ed) Clinical anesthesia in neurosurgery. Butterworth-Heinemann, Boston London Singapore, pp 63–127
16. Litscher G (1994) Multivariable nicht-invasive Intensivüberwachung. Neue computergestützte Verfahren. Fischer, Stuttgart New York
17. Maynard D, Prior PF, Scott DF (1969) Device for continuous monitoring of cerebral activity in resuscitated patients. Br Med J:545–546
18. Paul WL, Munson ES (1981) Monitoring of endtidal carbon dioxide to detect venous air embolism. Br J Anesth 53:313–314
19. Pfenninger E (1994) Die Messung des intrakraniellen Druckes. In: Rügheimer E, Dinkel M (Hrsg) Neuromonitoring in der Anästhesie und Intensivmedizin. Springer, Berlin Heidelberg New York Tokyo, S 85–103
20. Pichlmayr I, Lips U, Künkel H (1983) Das Elektroenzephalogramm in der Anästhesie – Grundlagen, Anwendungsbereiche, Beispiele. Springer, Berlin Heidelberg New York Tokyo
21. Raudzens PA (1982) Intraoperative monitoring of evoked potentials. Ann NY Acad Sci 388:308–322
22. Russ W, Thiel A, Gerlach H, Hempelmann G (1985) Die Wirkung von Lachgas und Halothan auf somatosensorisch evozierte Potentiale nach Stimulation des Nervus medianus. Anästh Intensivther Notfallmed 20:186–192
23. Schramm J, Zentner J (1994) Neurophysiologisches Monitoring bei intrakraniellen und spinalen Eingriffen. In: Rügheimer E, Dinkel M (Hrsg) Neuromonitoring in der Anästhesie und Intensivmedizin. Springer, Berlin Heidelberg New York Tokyo, S 156–173
24. Schramm J, Tamiguchi M (1991) Value of stable and changing somatosensory evoked potentials (SSEP) during aneurysm surgery. In: Schramm J, Moller AR (eds) Intraoperative neurophysiologic monitoring in neurosurgery. Springer, Berlin Heidelberg New York, pp 151–161
25. Schregel W (1994) Die Bedeutung der transkraniellen Dopplersonographie als nichtinvasives Untersuchungsverfahren in Anästhesie und Intensivmedizin. In: Rügheimer E, Dinkel M (Hrsg) Neuromonitoring in der Anästhesie und Intensivmedizin. Springer, Berlin Heidelberg New York Tokyo, S 104–110
26. Severinghaus JW (1982) Air embolism detected by mass spectrometry. In: Hershey SG (ed) The sitting position. Lippincott, Philadelphia, p 63
27. Shapiro HM (1984) Monitoring in neurosurgical anesthesia. In: Saidman LJ, Smith NTY (eds) Monitoring in anesthesia. Butterworth, Boston London Sydney, pp 269–309
28. Unterberg A, Schneider GH, von Helden A, Lanksch WR (1994) Zerebrovenöse Oxymetrie. In: Rügheimer E, Dinkel M (Hrsg) Neuromonitoring in der Anästhesie und Intensivmedizin. Springer, Berlin Heidelberg New York Tokyo, S 74–81
29. Ward R, Fliun T, Kelley JT, Reilly E, Handel S (1981) Electroencephalogram monitoring during carotid endarterectomy. J Cardiovasc Surg 22:127–134

3.7 Diagnostische Eingriffe

G.-B. Kraus

Die Zahl diagnostischer Verfahren nimmt in der modernen Medizin einen immer breiteren Raum ein, wobei nicht- oder wenig invasive Methoden deutlich zugenommen haben. Diagnostische Eingriffe sind oftmals nur wenig schmerzhaft und können zum großen Teil ambulant durchgeführt werden:

Die anästhesiologische Betreuung kann sich also in Abhängigkeit von dem diagnostischen Eingriff und dem spezifischen Patienten von einer rein anästhesiologischen Überwachung über eine Analgosedierung und von einer Lokalanästhesie bis zu einer Vollnarkose hin erstrecken.

Wo bei gesunden Erwachsenen i. allg. eine Sedation oder Lokalanästhesie ausreichend sein kann, benötigen Säuglinge und Kleinkinder, z. T. auch Schulkinder und unkooperative Erwachsene für die gleichen Untersuchungen meist eine Vollnarkose.

Schwerpunktmäßig wird v. a. in der Radiologie, bei der Computertomographie, der Kernspinuntersuchung, Arteriographie, Herzkatheteruntersuchung, Lymphangiographie, Myelographie, Bronchoskopie bzw. -graphie eine anästhesiologische Betreuung erforderlich.

Ein weiteres Eingriffsgebiet stellen – v. a. bei Kindern – allgemeindiagnostische Eingriffe wie Punktionen, Nadelbiopsien, endoskopische Verfahren und spezielle augenärztliche Untersuchungen wie Augeninnendruckmessung, das Retinogramm und Nachuntersuchungen des Retinoblastoms dar (Einzelheiten s. Kap. 3.3).

Bei diagnostischen Eingriffen erschweren mehrere Faktoren die anästhesiologische Betreuung der Patienten:

- Meist findet der diagnostische Eingriff in einem nicht für den Operationsbetrieb ausgelegten Raum statt. Neben möglichen Defiziten von baulicher Seite – z. B. dem Fehlen einer zentralen Gasversorgung, Narkosegasabsaugung, Raumbedarf für einen modernen Narkosearbeitsplatz – ist das vorhandene Personal i. allg. auch nicht mit der anästhesiologischen Versorgung von Patienten vertraut und kann bei eintretenden Komplikationen bzw. Notfällen nur eingeschränkt eine wirkliche Hilfe darstellen.
- Eingeschränkte Platzverhältnisse, ein schwieriger Zugang zum Patienten, Strahlenbelastung und evtl. erforderliche absolute Dunkelheit während des Untersuchungsvorganges haben Auswirkungen auf die Art und das Ausmaß des eingesetzten Monitorings.

- So wie auch operative Eingriffe spezifische Komplikationsmöglichkeiten bieten, müssen auch bei diagnostischen Eingriffen diese einkalkuliert werden (Röntgenkontrastmittel!) [7].

Als Konsequenz ergibt sich, daß bei allen diagnostischen Eingriffen mit anästhesiologischer Betreuung zumindest der gleiche Standard bezüglich Überwachung der vitalen Parameter Atmung, Herz- und Kreislauffunktion gewährleistet sein muß, wie dies auch explizit in den Empfehlungen der ASA 1986 für den minimalen Standard der MAC (Monitored Anesthesia Care) aufgeführt ist [2]:

Neben der unabdingbaren Präsenz von qualifiziertem Anästhesiepersonal wird hier neben der geräteseitigen Messung der Oxygenation, die zumindest klinische Überwachung, besser noch Messung der Oxygenation des Patienten, die zumindest klinische Beurteilung einer adäquaten Ventilation (Atemfrequenz/Atemexkursion), die kontinuierliche EKG-Aufzeichnung, eine in 5 minütigem Abstand vorgenommene Blutdruckmessung und die Möglichkeit einer Temperaturmessung gefordert.

Dieser Minimalstandard muß bei relevanten medizinischen Vorerkrankungen, durch Besonderheiten der Diagnostik per se oder durch die eingesetzten Narkotika, Analgetika oder Sedativa entsprechend erweitert werden.

Radiologische Untersuchungen

Bei radiologischen Untersuchungen und Bestrahlungen ist zur Minimierung der Strahlenbelastung eine absolute Ruhigstellung des Patienten erforderlich, die bei unkooperativen Patienten und kleinen Kindern oft eine Narkose unter Einsatz von Muskelrelaxanzien erfordert.

Bei der Computertomographie ist im Kindesalter eine Sedation bzw. eine Vollnarkose unter Relaxierung und evtl. eine Überwachung von außen anzustreben.

Die Auswirkungen der in der Radiologie verwendeten Kontrastmittel müssen in die Überlegungen zum perioperativen Management mit einfließen: Ionische jodhaltige Kontrastmittel sind stärker mit anaphylaktischen Reaktionen behaftet als nichtionische jodhaltige Kontrastmittel; eine entsprechende Überwachung des Patienten ist damit zwingend erforderlich.

Kernspintomographie (NMR)/Kernresonanzspektroskopie (MRS)

Die NMR als nichtinvasives diagnostisches Verfahren verwendet ein statisches Magnetfeld, ein zeitabhängiges Magnetfeld sowie Radiofrequenzimpulse, um Bilder zu erzeugen. Die neuen Verfahren erlauben nicht nur die Darstellung anatomischer Strukturen (NMR), sondern bieten zusätzlich die Möglichkeit, Stoffwechselprozesse und die Funktion von Organen und Geweben zur Darstellung zu bringen (MRS).

Die Magnetfelder haben eine Stärke von 0,5–2,0 Tesla. Diese Untersuchungstechnik benötigt eine relativ lange Zeit für die Bilderzeugung, so daß physiologische Bewegungen (Herzkontraktion, Atemexkursion, Gefäßpulsationen, Liquorfluß und -pulsation, gastrointestinale Peristaltik) Artefakte hervorrufen [8]. Eine absolute Ruhigstellung des Patienten im Tomographen ist für die Bildqualität und v.a. für die Interpretation der Bilder bei der MRS von besonderer Bedeutung [9].

Ferromagnetische Objekte aus unmittelbarer Nähe des Magneten können wie Projektile in die Röhre hineingezogen werden. Patienten mit Herzschrittmachern, Aneurysmaklips, Herzklappenersatz sowie ventrikulären Shunts sind deshalb von dieser Methode auszuschließen.

Durch die Besonderheiten der Kernspintechnik ist die Überwachung der Patienten mit üblichen Monitoren nur mit Einschränkungen anwendbar bzw. z.T. nicht möglich.

Andererseits ist gerade bei der Betreuung von sedierten Patienten wie auch von Patienten in Vollnarkose, die sich während des Untersuchungsvorganges in einer engen Röhre befinden, eine adäquate Überwachung der vitalen Parameter erforderlich. Auch schwerstkranke Intensivpatienten werden zunehmend der Kernspindiagnostik zugeführt und benötigen ihr entsprechendes invasives Monitoring (z.B. invasives Kreislaufmonitoring, ICP-Messung etc. [6, 9, 14]).

Für den Einsatz von Monitoring können nur generelle Empfehlungen gegeben werden, die für den speziellen Einsatz vor Ort in Abhängigkeit vom Gerätetyp, Abschirmung, Magnetfeldstärke, baulichen Voraussetzungen und dem elektronischen Aufbau der Monitore nach Austestung so zu modifizieren sind, daß das Überwachungssignal einerseits die Bildqualität möglichst wenig beeinflußt, andererseits der Meßwert ungestört empfangen werden kann [9].

Generelle Prinzipien des Monitorings im NMR

- Ein möglichst weiter Abstand der Überwachungsgeräte zum Magneten (d.h. 6–10 m). Dies impliziert eine Verlängerung von Zu- und Ableitungen und damit die räumliche Trennung von Patient und Monitoringequipment. Mit zunehmender Kabellänge wird die Absolutanzeige der gemessenen Parameter allerdings mehr und mehr zu einer Trendanzeige.
- Vermeidung aller ferromagnetischen Teile und Ersatz durch Plastikteile (Kanülen, metallarmierte Endotrachealtuben, EKG-Elektroden usw. [5]). Telemetrische oder fiberoptische Übertragungssysteme sind wo immer möglich konventionellen Kabeln vorzuziehen [13].
- Digitale Meßinstrumente sind i.allg. weniger anfällig als analoge Anzeigen.
- Ein weiteres Problem bei Kernspinuntersuchungen besteht darin, daß bei notfallmäßiger Ausschleusung des Patienten aus der Röhre entsprechend viel Zeit vergehen kann. Eine notfallmäßige Abschaltung des Magneten hat andererseits hohe Kosten zur Folge. Es ist deshalb vor allen Dingen bei der anästhesiologischen Betreuung von Patienten mit dieser Untersuchungs-

methode auf eine absolut exakte Überwachung zu achten, um bereits im Vorgriff auf mögliche Komplikationen entsprechend gerüstet zu sein.

Je nach verwendetem Gerätetyp und baulicher Voraussetzung ist die Kernspintomographie dann von 2 Anästhesisten durchzuführen, wenn Patient und Monitoring räumlich getrennt sind und ein freier Zugang zum Kernspintomographen während der Untersuchung nicht möglich ist [9].

EKG

Das EKG-Signal wird durch den Hall-Effekt verzerrt, ab 0,5 Tesla ist die P-Welle nicht mehr abgrenzbar, die ST-Strecke und T-Welle angehoben oder deprimiert und damit für diagnostische Zwecke nicht mehr verwertbar [15].

Statt normaler Elektroden werden Silberelektroden verwandt, auch eine telemetrische Übertragung des EKG-Signals ist möglich [11].

Blutdruck

Die nichtinvasive Messung des Blutdrucks erfolgt mit automatisch oszillometrisch messenden Geräten mit verlängerter Zuleitung. Die invasive Blutdruckmessung wie auch eine intrakranielle Druckmessung ist möglich [14].

Respiratorische Überwachung

1) **Auskultation.** Die Auskultation erfolgt bei narkotisierten Patienten am besten mittels eines Ösophagusstethoskops, welches bei dem hohen Geräuschpegel im Kernspintomographen vorzuziehen ist. Alternativ kommt ein leichtes, präkordial anzubringendes Stethoskop ohne ferromagnetische Materialien in Frage.

2) **Pulsoxymetrie.** Pulsoxymeter funktionieren, können allerdings manchmal die Bildqualität wesentlich beeinträchtigen. Es muß daher vor Ort die geeignetste Stelle des Abnehmers und ggf. verschiedene Pulsoxymeter ausprobiert werden [9].

Ein besonderes Problem stellt die Überprüfung der Ventilation in der engen, dunklen Röhre dar: Die direkte Visualisation kann durch Videoüberwachung erfolgen; auch einfache Maßnahmen wie ein ausgezogener Tupfer bzw. ein am Thorax befestigter Strohhalm können die Atemexkursionen sichtbar machen [12]. Alternativ ist eine einfache Lampen-Prismenspiegelanordnung beschrieben [1].

3) **Kapnometrie/-graphie.** Ist der Patient sediert, so kann eine nasale exspiratorische CO_2-Messung mit verlängerter Ansaugleitung zumindest eine Trendanzeige gewährleisten. Ist der Patient intubiert und beatmet, so ist auch hier eine Überprüfung der Beatmung mit einer exspiratorischen CO_2-Messung im Nebenschlußverfahren möglich [8]. In diesem Fall sollte die höchstmögliche Ansaugegeschwindigkeit gewählt werden, um halbwegs realistische CO_2-Werte zu erhalten [4].

4) Beatmung. Bei einer Beatmung des Patienten gelten auch hier die oben genannten Voraussetzungen zur Durchführung: d.h. die Aufstellung und Arretierung des Narkosebeatmungsgerätes in genügend großem Abstand, die Verlängerung der Beatmungsschläuche sowie die Ventilation des Patienten nach Nomogramm, um das kompressible Volumen der verlängerten Beatmungsschläuche zu kompensieren. Sämtliche ferromagnetischen Teile am Schlauchsystem müssen eliminiert werden.

Bewährt hat sich der Einsatz eines universell für alle Altersklassen (Säugling bis Erwachsener) und auch für differenzierte Beatmungsmethoden (Intensivpatienten) einsetzbaren Beatmungsgerätes, um nicht ständig wechseln zu müssen.

Spezielle Beatmungsgeräte für den Einsatz in der Kernspintomographie sind von der Fa. Siemens entwickelt worden (Servoventilator 900).

Bronchoskopie/Bronchographie

Die Bronchoskopie kann mit 3 Methoden durchgeführt werden:

- als flexible Bronchoskopie am wachen, in Lokalanästhesie behandelten Patienten, beim sedierten und beim intubierten Patienten,
- als starre Bronchoskopie mit intermittierender konventioneller Beatmung,
- als starre Bronchoskopie mit Jetbeatmung.

Komplikationsmöglichkeiten sind neben Einschränkungen der Ventilation mit Ausbildung von Hypoxämie und/oder Hyperkapnie v.a. Herzrhythmusstörungen, besonders wenn sie mit einer Hypoxämie, Hyperkapnie bzw. inadäquater Anästhesie einhergehen sowie vasovagale Reaktionen bei der starren Bronchoskopie [3].

Bedingt durch den erhöhten Atemwegsdruck während der Untersuchung – sei es durch die erforderliche Beatmung mit erhöhten Atemwegsdrücken oder durch die Ausbildung eines Auto-PEEP durch „air-trapping" – kann es zu einem parenchymalen Barotrauma kommen, welches zur Ausbildung eines Mediastinalemphysems bzw. eines Pneumothorax führt.

Auch die direkte Verletzung der Trachea durch das starre Bronchoskop mit Blutung und Pneumomediastinum oder subkutanem Emphysem ist möglich.

Dementsprechend ist neben einem intensiven respiratorischen Monitoring auch ein ausreichendes hämodynamisches Monitoring – d.h. EKG, nichtinvasive Blutdruckmessung in kurzen Abständen, in entsprechenden Fällen evtl. auch ein weitergehendes invasives Monitoring – zu fordern.

Respiratorisches Monitoring

Beatmungsdruck, visuelle Überwachung der Atemexkursion und die Pulsoxymetrie sind standardisierte Überwachungsverfahren bei allen Bronchoskopien.

Schwieriger ist die adäquate Überwachung einer ausreichenden CO_2-Elimination: Die exakte endexspiratorische CO_2-Messung ist bei offenem System (starres Bronchoskop, Jetventilation) nicht möglich. Plaziert man die Abnahmesonde des im Nebenstrom messenden Gerätes tief intratracheal, so kann mit Einschränkungen ein Trend angezeigt werden, der allerdings durch die bei diesen Patienten in aller Regel bestehenden pathologischen Ventilations-Perfusionsverhältnisse weiter relativiert wird.

Eine Alternative stellt hier die transkutane CO_2-Messung v.a. im Säuglings- und Kindesalter dar, da sie unabhängig von Ventilations-Perfusionsinhomogenitäten der Lunge mit dem arteriellen pCO_2 korreliert [4, 10].

Nachteilig ist, daß sie eine gewisse Latenzzeit benötigt und von der Hautperfusion abhängt, daß die Narkosegase die Meßdrift der Elektrode gering beeinflussen und die Erwärmungs- und Kalibrierungszeiten berücksichtigt werden müssen. Für jeden Patienten besteht eine individuelle Korrelation zum arteriellen pCO_2, die jedoch bei Neugeborenen und Säuglingen nur mäßig ausgeprägt ist [4].

Im Zweifelsfall kann allerdings eine arterielle oder kapilläre Blutgasanalyse erforderlich werden, die evtl. auch zu wiederholen ist.

Literatur

1. Abel M, Friedburg H (1987) Medikation und Überwachung junger pädiatrischer Patienten bei NMR (nuclear magnetic resonance)-Untersuchungen. Anästhesist 36:137–139
2. ASA (1986) Standards for basic intra-operative monitoring. American Society of Anesthesiologists, Park Ridge, Illinois
3. Benumof JL (1991) Anästhesie in der Thoraxchirurgie. Fischer, Stuttgart New York, S 299–307
4. Fösel TH, Kraus GB (1993) Beatmung von Kindern in Anästhesie und Intensivmedizin. Springer, Berlin Heidelberg New York, S 203–205
5. Hipp R, Nußer H, Eisler K, Tempel G, Kolb E (1987) Anästhesie bei der Kernspintomographie (KST). Anaesthesist 36:19–22
6. Holshouser BA, Hinshaw DB Jr, Shellock FG (1993) Sedation, anesthesia, and physiologic monitoring during MR imaging: evaluation of procedures and equipment. J Magn Reson Imag 3:553–558
7. Messnick JM, MacKenzie RA, Nugent M (1990) Anesthesia at remote locations. In: Miller RA (ed) Anesthesia, 3rd edn. Churchill Livingstone, New York Edinburgh London, S 2061–2088
8. Nixon C, Hirsch NP, Ormerod IEC, Johnson G (1986) Nuclear magnetic resonance, its application for the anaesthesist. Anaesthesia 41:131–137
9. Peden CJ, Menon DK, Hall AS, Sargentoni J, Whitwam JG (1992) Magnetic resonance for the anaesthetist Part II: anaesthesia and monitoring in MR units. Anaesthesia 47:508–517
10. Rieger A, Schäfer M, Kastner M, Römer M (1993) Laserchirurgische Eingriffe an Larynx, Trachea und Bronchien im Neugeborenen-, Säuglings- und Kleinkindesalter – Implikationen für die Anästhesie. In: Fösel TH, Kraus GB (1993) Beatmung von Kindern in Anästhesie und Intensivmedizin. Springer, Berlin Heidelberg New York, S 86–98
11. Roth JL, Nugent M, Gray JE, Julsrud PR, Berquist TH, Sill JC, Kispert DB (1985) Patient monitoring during magnetic resonance imaging. Anesthesiology 62:80–83
12. Saundes RJ, Humphrey M (1981) A simple device for remote monitoring of respiration. Anesthesiology 55:609

13. Sellden H, de Chateau P, Ekman G, Linder B, Sääf J, Wahlund LO (1990) Circulatory monitoring of children during anaesthesia in low-field magnetic resonance imaging. Acta Anaesthesiol Scand 34:41–43
14. Tobin JR, Spurrier EA, Wetzel RC (1992) Anaesthesia for critically ill children during magnetic resonance imaging. Br J Anaesth 69:482–486
15. Weikl A, Thull R (1987) EKG-Veränderungen bei der Kernspintomographie. Anaesthesist 36 [Suppl] H 9.6

3.8 Postoperative Überwachung

A. Zollinger

Die grundsätzliche Notwendigkeit der engen Überwachung des Patienten unmittelbar nach Abschluß von Operation und Anästhesie ist seit langem unbestritten. Nach großen, längeren operativen Eingriffen oder im Anschluß an eine Operation bei Patienten mit erhöhtem Risiko aufgrund kompromittierender Erkrankungen ist die weitere Behandlung auf einer Intensivstation selbstverständlich. Zahlreiche Untersuchungen unterstreichen aber die Bedeutung der unmittelbar postoperativen Phase für jeden operierten Patienten: je nach Definition ereignen sich 6% bis über 40% [14, 15, 19, 24] aller perioperativen Komplikationen im Aufwachraum. Die Rate mit ungünstigem Ausgang ist dabei mit 56% mehr als doppelt so hoch wie bei intraoperativen Zwischenfällen (24%) [24]. Im Hinblick auf die Morbidität und Mortalität gilt deshalb die frühpostoperative Phase innerhalb des gesamten perioperativen Verlaufs als gefährlich [7]. Es wird daher gefordert, daß alle Patienten nach Allgemein- oder Regionalanästhesie und in der Regel auch alle Patienten nach Lokalanästhesie mit zusätzlicher intravenöser Sedation unmittelbar postoperativ in einem Aufwachraum betreut werden sollten [3], falls sie nicht einer Intensivbehandlung bedürfen.

Um den Anforderungen gerecht zu werden, muß der Aufwachraum personell und apparativ adäquat ausgerüstet sein. Die zitierte Untersuchung aus Australien [24] ergab, daß im Aufwachraum 77% aller Zwischenfälle und sogar 88% der respiratorischen Komplikationen *klinisch* entdeckt wurden, während die verbleibenden durch einen *Monitor* angezeigt wurden. Darauf abgestützt wird für die frühpostoperative Phase ein 1:1-Verhältnis von Personal zu Patient gefordert [10, 24] (ebenso wichtig dürften die Qualität der Ausbildung und eine regelmäßige Fortbildung des Personals sein). Dieselben Autoren errechneten aber theoretisch, daß mit Hilfe der Pulsoxymetrie 95% der respiratorischen Ereignisse – einmal entstanden – früh genug entdeckt worden wären, um Organschäden zu verhindern. Die frühpostoperative Phase erscheint damit besonders prädestiniert für eine enge Verbindung von klinischer und apparativ-technischer Patientenüberwachung: „The challenge must be to apply in a well organized and sensible way a combination of human skills and monitoring equipment. It is a question of ‚sensors and senses' working together" [10].

Risiken der frühen postoperativen Phase

Als Folgen des präoperativen Zustandes des Patienten, der pathophysiologischen Veränderungen während der Anästhesie, der pharmakologischen Einflüsse intra- und postoperativ eingesetzter Medikamente und des operativen Eingriffes selbst entsteht ein individuelles Risikoprofil für Komplikationen in der frühen postoperativen Phase. Allgemein im Vordergrund stehen die mehr oder weniger stark beeinträchtigten Vitalfunktionen, die eingeschränkten Kompensationsmöglichkeiten, der Schmerz und seine Folgen sowie Nausea und Erbrechen. Die „typische" Komplikation im Aufwachraum wurde bisher nicht definiert: die respiratorischen Komplikationen dürften bezüglich ihrer Häufigkeit des Auftretens und der möglichen fatalen Folgen im Vordergrund stehen [5, 14, 15, 23, 24], es wurden aber in anderen Untersuchungen auch kardiovaskuläre [9] oder zerebrale [26] Komplikationen als Hauptprobleme identifiziert. Die postoperative Überwachung muß daher ein möglichst breites Spektrum der Risiken erfassen. Neben der essentiellen klinischen Überwachung sind apparatives Monitoring und Laboruntersuchungen sowie bildgebende Verfahren in Kombination anzuwenden.

Klinische Überwachung

Der Anästhesist betreut und überwacht den Patienten nach Anästhesieende solange, bis er ansprechbar wird, die notwendigen Schutzreflexe aufweist und stabile Kreislaufverhältnisse mit suffizienter Spontanatmung vorhanden sind [22]. Der Transport in den Aufwachraum und die Übergabe an das nachbetreuende Personal sollten erst dann erfolgen. Die klinische und apparative Überwachung müssen auch während Transport und Übergabe lückenlos gewährleistet sein (s. Kap. 3.9).

Die frühpostoperative Überwachung ist in erster Priorität eine klinische [7]. Die Ansprechbarkeit, das adäquate Ausführen von Befehlen, die Haut (Farbe, Temperatur, Feuchtigkeit), die Atmung (Frequenz, Tiefe, Atemmuster) und der Puls (Frequenz, Rhythmus, Pulsqualität) sind durch Geübte innerhalb weniger Sekunden überprüfbar. Zusätzlich werden das Operationsgebiet (Verbände, Redons, Drainagen, Spülungen) und die anästhesiologischen Installationen (Gefäßkatheter, Katheter für Regionalanästhesie, Blasenkatheter, Magensonde, O_2-Zufuhr, Monitoringsysteme) überprüft. Diese systematische klinische Überwachung, in regelmäßigen Abständen wiederholt, liefert eine Fülle von Informationen in kurzer Zeit. Sie vermittelt überdies dem Patienten ein Gefühl der Sicherheit, indem er sich kontinuierlich – auch menschlich – betreut weiß. Nausea und Erbrechen, Schmerzen, Pruritus, Angst und speziell die peripher-neurologischen Befunde nach Regional- und Lokalanästhesien können nur klinisch durch die Betreuung des Patienten erfaßt werden. Laufende Perfusoren und patientenkontrollierte Analgesiesysteme (PCA) brauchen besondere Aufmerksamkeit. Es hat sich bewährt, die Analgesiequalität mit Hilfe einer einfachen Skala (z.B. visuelle Analogskala) zu erfassen. Flüssigkeits-

und Volumenbilanzen sind unabdingbar. Die Dokumentation der erhobenen Befunde ist wichtig. Verschiedene „postanesthesia scoring systems" wurden entwickelt [3, 12] mit dem Ziel, die Befunde der Überwachung standardisiert zu erfassen. Keines der Systeme vermochte sich indessen breit durchzusetzen.

Basismonitoring: Notwendiges und Wünschenswertes

Die klinische Überwachung allein ist nicht ausreichend: „In order to detect the unexpected, a certain level of monitoring and recording should be routine" [7]. Vor allem sollen sekundäre Schädigungen durch adäquates Monitoring verhindert werden, indem ein Problem frühzeitig erkannt wird [24]. Leider finden sich in der Literatur keine einheitlichen Angaben über den Umfang des (minimalen) Monitorings, so daß ein Standard, der für jeden Patienten in der frühpostoperativen Phase gelten könnte, bislang nicht im Detail definiert ist. Verschiedene nationale Empfehlungen und auch die vor kurzem publizierten „International Standards for a Safe Practice of Anaesthesia" [18] legen sich nicht genau fest. Immerhin werden die kontinuierliche EKG-Überwachung, die Pulsoxymetrie und die repetitive Blutdruckmessung grundsätzlich empfohlen [7, 10, 12, 18, 25].

Besonders wichtig ist die Dokumentation des Verlaufes der gemessenen Parameter. Der Trend zeigt deutlich in Richtung automatischer Protokollierung. Bis zur breiten klinischen Anwendung müssen zumindest die Möglichkeiten der Meßdatenspeicherung im Monitor zur Erstellung einer Verlaufsübersicht über die frühpostoperative Phase genutzt werden (Abb. 1).

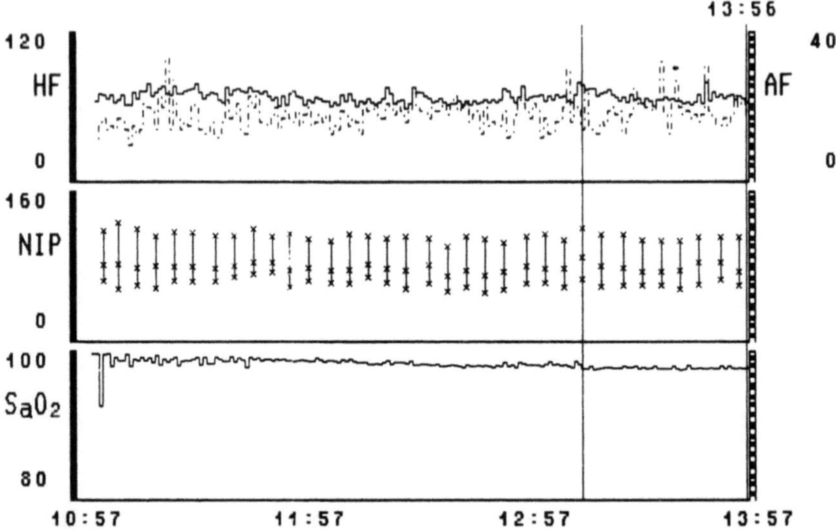

Abb. 1. Verlaufsübersicht zur Dokumentation der 3-stündigen Monitoringphase eines Patienten im Aufwachraum. Überwachte Parameter: Herzfrequenz (*HF*), nichtinvasiver Blutdruck (*NIP*), pulsoxymetrische Sauerstoffsättigung (S_aO_2) und Atemfrequenz (*AF*)

Respiratorisches Monitoring: Pulsoxymetrie, Atemfrequenz

Ventilation und Oxygenierung sind postoperativ, bedingt durch eine Vielzahl möglicher Ursachen (Anästhetika- und Relaxanzienüberhang, Analgetikanebenwirkung, Schmerzen, Atemwegsobstruktion, Bronchospasmus, Atelektasen, ungenügende Schutzreflexe, Aspiration etc.), besonders häufig beeinträchtigt. Eine dänische Arbeitsgruppe [13] fand bei 55% der Patienten im Aufwachraum eine oder mehrere Hypoxämieepisoden (O_2-Sättigung < 90%), wobei 13% der Patienten sogar eine pulsoxymetrisch gemessene O_2-Sättigung unter 81% aufwiesen. In 95% der Fälle war die Hypoxämie klinisch nicht bemerkt worden. Eine weitere Studie der gleichen Arbeitsgruppe an mehr als 20000 Patienten [14, 15] beobachtete respiratorische Komplikationen bei Verwendung eines Pulsoxymeters im Aufwachraum bei 14,3% aller Patienten, während in der Vergleichsgruppe ohne Pulsoxymetrie die rein klinische Beurteilung nur in 1,7% der Fälle die Diagnose einer respiratorischen Komplikation ergab. Wiederum wurde bei immerhin 12,8% aller Patienten in der Pulsoxymetriegruppe eine Hypoxämie entdeckt (O_2-Sättigung < 90%), während in der Vergleichsgruppe mit Hilfe der klinischen Beurteilung nur 0,7% aller Patienten hypoxämisch erschienen. Gleichzeitig traten myokardiale Ischämien (Angina pectoris oder ST-Senkung) signifikant häufiger in der Vergleichsgruppe ohne Pulsoxymetrieüberwachung auf.

Das Monitoring mittels Pulsoxymeter führte aber auch zu Unterschieden in der Behandlung der beiden Gruppen: Die Patienten in der Pulsoxymetriegruppe blieben signifikant länger im Aufwachraum, erhielten Sauerstoff mit einem höheren Fluß appliziert und wurden häufiger unter Weiterführung der O_2-Gabe auf die Abteilung verlegt. Es konnte hingegen keine Reduktion der Komplikationsrate insgesamt nachgewiesen werden.

Obwohl in der bereits zitierten Untersuchung von 2000 gemeldeten Zwischenfällen in Australien [24] 88% der respiratorischen Zwischenfälle klinisch entdeckt worden waren, kamen die Autoren auch in dieser Studie zu dem Schluß, daß in der frühpostoperativen Phase beides – genügend qualifiziertes Personal und ein Pulsoxymeter für jeden Patienten – in Kombination vorhanden sein sollte. Die Pulsoxymetrie – hier wird „The International Task Force on Anaesthesia Safety“ konkret – gehört heute zum dringend empfohlenen minimalen Standardmonitoring nicht nur während der Anästhesieeinleitung und intraoperativ, sondern auch – und gerade – in der Aufwachphase [18]. Die Grenzen und die Fehlermöglichkeiten der Pulsoxymetrie (periphere Vasokonstriktion, Hypothermie, unruhiger Patient, Dyshämoglobinämie etc. [14]) müssen stets bedacht werden.

Eine Hyperkapnie – als häufige und typische Komplikation im Aufwachraum [14, 15, 24] – kann trotz funktionierendem Pulsoxymeter lange unentdeckt bleiben: Besondere Vorsicht ist geboten bei der Anwendung hoher inspiratorischer O_2-Konzentrationen (z. B. über eine Gesichtsmaske), da die Oxygenierung normal bleiben kann, obwohl sich der Patient bereits im CO_2-Koma befindet. Das gleichzeitige Monitoring der Atemfrequenz wird daher empfohlen, ist aber kaum als Standard verbreitet [7]. Aufgrund der Realisier-

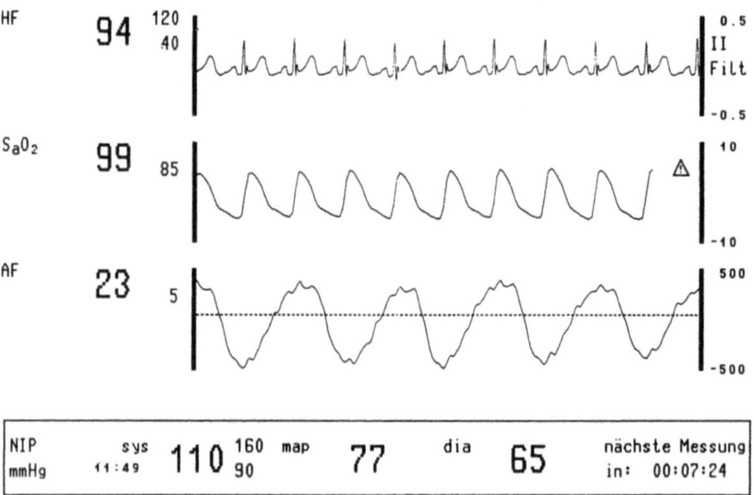

Abb. 2. Laufbild am Monitor eines Patienten im Aufwachraum. Überwachte Parameter: EKG (Ableitung II) mit daraus abgeleiteter Herzfrequenz (*HF*), pulsoxymetrisch gemessene Sauerstoffsättigung (S_aO_2), Atemfrequenz (*AF*), durch Impedanzänderungen im EKG-Signal bestimmt, nichtinvasiver Blutdruck (*NIP*)

barkeit mit geringem Aufwand sollte sie unserer Meinung nach zum Standard gehören: Atmungsbedingte Impedanzänderungen im EKG-Signal - über das normale EKG-Kabel abgeleitet - erlauben kostengünstig, zuverlässig und nichtinvasiv die Bestimmung und Überwachung der Atemfrequenz (Abb. 2). Plethysmographische Verfahren liefern zwar zusätzliche Informationen (Atemzugvolumen, Atemminutenvolumen, Inspirations-/Exspirationszeit-Verhältnisse etc. [20, 21]), sind aber deutlich aufwendiger und daher kaum für die Routine geeignet.

Die Kapnometrie, bei spontanatmenden, nichtintubierten Patienten umständlich und wenig zuverlässig, kommt ebenfalls nicht als Routineverfahren zum Einsatz. Die transkutane CO_2-Messung ist zuverlässig, aber relativ aufwendig (s. unten, Abschn. „Erweitertes Monitoring in speziellen Fällen").

Kreislaufmonitoring: EKG, Blutdruckmessung

Das kontinuierliche EKG-Monitoring gehört auch postoperativ zum Standard jeder Patientenüberwachung. In der Regel ist eine Extremitätenableitung (II) genügend, nur die Brustwandableitung (V_5) zusätzlich ermöglicht jedoch eine zuverlässige Ischämiediagnostik. Um auch subtilere EKG-Veränderungen, z.B. wichtige elektrophysiologische Störungen (Elektrolyt-, Reizleitungs- und Überleitungsstörungen etc.), im Verlauf richtig erfassen und beurteilen zu können, ist die regelmäßige Speicherung kurzer Sequenzen oder die Herstellung von Papierkopien empfehlenswert. Die Zählung der Herzfrequenz erfolgt in der Regel aus dem EKG, alternativ kann das Signal der Pulsoxymetrie benützt werden. Bei Vorhofflimmern kann durch Anwendung beider Methoden ein allfälliges Pulsdefizit ermittelt werden.

Es ist unbestritten, daß die regelmäßige Blutdruckmessung gerade postoperativ essentiell ist. Episoden von Hypotension treten bei bis zu 5% aller Patienten auf [9] und zählen auch in neueren Untersuchungen zu den häufigsten Komplikationen [14, 15]. Eine Hypovolämie als mögliche Ursache muß in jedem Fall durch die klinische Beurteilung der Venenfüllung, die Messung der Diuresemenge und allenfalls zusätzlich durch die Messung des zentralen Venendrucks ausgeschlossen werden. Eine arterielle Hypertension - als zweithäufigste kardiovaskuläre Komplikation [14, 15] - tritt v.a. bei Patienten mit vorbestehender Hypertonie auf. Sie ist aber nicht selten Ausdruck eines allgemeinen Sympathikotonus als Folge eines nicht erkannten Problems (Schmerzen im Operationsgebiet, Hyperkapnie, volle Harnblase etc.).

Die herkömmliche manuelle Blutdruckmessung mit Manschette und Stethoskop gilt vielerorts noch als Verfahren der Wahl im Aufwachraum [7]. Die auf der Oszillometrie beruhende automatische nichtinvasive Blutdruckmessung wird aber immer mehr auch postoperativ eingesetzt. Eine Debatte über die Vor- und Nachteile der Automatisation für das Pflegepersonal und die Patienten ist im Gange [2, 8, 16]. Sie wird nicht verhindern können, daß die Möglichkeiten der Technik gerade mit Blick auf die unsichere Entwicklung im Personalbereich voll ausgenutzt werden - auch und gerade zum Wohle des Patienten.

Erweitertes Monitoring in speziellen Fällen

Invasives Monitoring

Es ist selbstverständlich, daß intraoperativ eingesetztes invasives Monitoring (arterielle und zentralvenöse Druckmessung, Pulmonaliskatheter) auch frühpostoperativ im Aufwachraum weitergeführt wird. Die Indikation zur Entfernung solcher Katheter ist erst gegeben, wenn anhaltend stabile Vitalfunktionen vorliegen und auch die Verhältnisse im Operationsbereich so sind, daß nicht mit einer bevorstehenden Revision zu rechnen ist.

In seltenen Fällen - bei schwerer kardiopulmonaler Dekompensation oder bei dramatischen chirurgischen Komplikationen - kann es notwendig sein, invasives Monitoring erst im Aufwachraum zu installieren. In der Regel erfolgt im Anschluß dann die Verlegung des Patienten zur weiteren Behandlung auf eine Intensivstation, oder eine operative Revision ist angezeigt. Eine Verlegung auf die Intensivstation (oder zumindest auf eine „intermediate care station") ist auch immer dann notwendig, wenn Stunden nach Operationsende noch keine sicher stabilen Vitalfunktionen vorliegen.

Die Bestimmung des Herzminutenvolumens - in kritischen Fällen, z.B. zur Indikationsstellung für eine Verlegung auf die Intensivstation, auch im Aufwachraum wünschbar - kann mit Hilfe der Thermodilution bei einem bereits liegenden Pulmonaliskatheter erfolgen. Andere, weniger invasive Methoden (Bioimpedanz, Echokardiographie) sind trotz der geringeren Genauigkeit [11, 17] mögliche Alternativen gerade für diese Patientengruppe.

Grundsätzlich müssen arterielle Katheter und Pulmonaliskatheter rechtzeitig vor Verlegung des Patienten auf die Bettenstation entfernt werden. Es ist darauf zu achten, daß nicht ausgerechnet auf dem Transport oder auf der Abteilung eine Blutung aus einer Punktionsstelle den Patienten gefährdet.

Temperaturmessung

Obwohl das Problem längst bekannt ist, sind auch laut neueren Untersuchungen zwischen ca. 50% und 100% aller Patienten postoperativ hypotherm [1, 4, 6]. Die Wiedererwärmung geht mit einer erheblichen metabolischen und kardiopulmonalen Belastung einher (erhöhte Katecholaminspiegel, erhöhter O_2-Verbrauch, erhöhte CO_2-Produktion mit konsekutiv vermehrter Ventilation) [6]. Die kontinuierliche Überwachung der Körperkerntemperatur – am besten mittels rektaler Temperatursonde [4] – sollte daher bei allen Patienten mit intraoperativer Hypothermie auch im Aufwachraum weitergeführt werden.

Neuromuskuläres Monitoring

Die Verlegung eines Patienten nach Anästhesieende in den Aufwachraum darf erst nach vollständiger Erholung der neuromuskulären Übertragung erfolgen. Trotzdem muß bei Zeichen der respiratorischen Insuffizienz, v.a. nach dem Einsatz langwirkender Relaxanzien in Kombination mit kürzer wirksamen Antagonisten, im Aufwachraum mit der Möglichkeit einer wiedereingetretenen Muskelrelaxation gerechnet werden. Ein einfacher Nervenstimulator oder besser ein Relaxograph sollte daher verfügbar sein.

Spezielles

Verschiedene Verfahren zur weitergehenden postoperativen Überwachung – insbesondere von Atmung und Kreislauf – sind möglich, kommen aber im Aufwachraum nur in speziellen Einzelfällen zur Anwendung. Weiterentwicklungen bestehender Verfahren könnten zukünftig auch das Monitoring im Aufwachraum erweitern.

Die transkutane pO_2-Messung hat sich in der klinischen Anwendung nicht durchsetzen können, weil sie – außer bei Neugeborenen – nicht die arteriellen pO_2-Werte widerspiegelt. Die bereits oben erwähnte transkutane pCO_2-Messung hingegen ergibt auch bei Erwachsenen gut reproduzierbare und zuverlässige Werte (s. Kap. 2.2.3). Dank neuerer, kompakter Geräte mit stabilen, über mehrere Tage einsatzbaren Meßelektroden könnte die nichtinvasive transkutane pCO_2-Messung zur guten Ergänzung der respiratorischen Überwachung gerade im Aufwachraum avancieren.

Laboruntersuchungen, bildgebende Verfahren, spezielle Diagnostik

Laboruntersuchungen sind nicht grundsätzlich bei jedem Patienten postoperativ indiziert, sondern sie sollen gezielt zur Therapiesteuerung veranlaßt werden. Die arterielle Blutgasanalyse, die Hämatokrit- und/oder Hämoglobinbestimmung, die Messung von Kalium, Natrium und ionisiertem Kalzium, die Blutzuckerbestimmung sowie – nach größeren Bluttransfusionen, bei anhaltendem postoperativem Blutverlust oder bei bekannter Anamnese – die Überprüfung der Gerinnung (je nach Indikation nur Quick-Test oder ganzer Gerinnungsstatus, evtl. Thrombozyten) sind die häufigsten Untersuchungen. Bei Verdacht auf intra- oder postoperative myokardiale Ischämie sollen die entsprechenden Enzyme bestimmt werden, und ein EKG mit 12 Standardableitungen muß geschrieben werden. Weitere Laborbestimmungen können aus chirurgischer Sicht indiziert sein.

Einige Eingriffe lassen eine radiologische Kontrolle aus chirurgischer Sicht schon bald postoperativ notwendig erscheinen. Nach jedem Thoraxeingriff – auch nach thorakoskopischen Operationen – muß ein Thoraxröntgenbild zur Kontrolle des Operationsgebietes und der Thoraxdrainagen baldmöglichst nach Ankunft im Aufwachraum angefertigt werden. Aus anästhesiologischer Sicht ist ein Thoraxröntgenbild nach Einlage eines zentralvenösen Katheters durch eine Punktion der V. jugularis interna oder subclavia ebenfalls noch im Aufwachraum indiziert, damit die Katheterlage überprüft und eine Komplikation der Punktion sicher ausgeschlossen werden kann. Im Falle einer unklaren postoperativen Ateminsuffizienz ist ebenfalls eine radiologische Kontrolle zu veranlassen.

Eine Echokardiographie kann bei Patienten mit vorbestehenden Vitien, bekannter myokardialer Insuffizienz, pulmonaler Hypertonie und bei unklaren hämodynamischen Situationen, v.a. bei Verdacht auf Perikardtamponade, indiziert sein. Ultraschalluntersuchungen von Abdomen oder Thorax (Pleura) und Doppleruntersuchungen nach Gefäßoperationen erfolgen in der Regel auf Veranlassung des Chirurgen zur Klärung von Problemen im Operationsgebiet.

Literatur

1. Augustine SD (1990) Hypothermia therapy in the postanesthesia care unit: a review. J Post Anesth Nurs 5:254–263
2. Blitt CD (1994) The clinical controversy of automatic versus manual blood pressure determination in the PACU. Editorial introduction. J Clin Monit 10:134
3. Bonner S (1990) Admission and discharge criteria. In: Frost EAM, Goldinger PL (eds) Postanesthetic care. Appleton & Lange, Norwalk San Mateo, pp 1–8
4. Bredahl C, Hindsholm KB, Frandsen PC (1991) Changes in body heat during hip fracture surgery: a comparison of spinal analgesia and general anaesthesia. Acta Anaesthesiol Scand 35:548–552
5. Chomka Leya CM, Bandala LC (1992) Respiratory complications. In: Vender JS, Spiess BD (eds) Post anesthesia care. Saunders, Philadelphia London Toronto, pp 76–93

6. Ciofolo MJ, Clergue F, Devilliers C, Ben Ammar M, Viars P (1989) Changes in ventilation, oxygen uptake, and carbon dioxide output during recovery from isoflurane anesthesia. Anesthesiology 70:737–741
7. Cooper GM (1994) Monitoring the recovery from anaesthesia. In: Hutton P, Prys-Roberts C (eds) Monitoring in anaesthesia and intensive care. Saunders, London Philadelphia Toronto, pp 350–364
8. Elmquist L (1994) Noninvasive automatic blood pressure machines in the PACU – Is there a price? J Clin Monit 10:134–136
9. Eltringham RJ (1979) Complications in the recovery room. J R Soc Med 72:278–280
10. Gisvold SE (1993) Monitoring during transport and in the recovery room. Acta Anaesthesiol Scand 37 [Suppl 100]:44–45
11. Jewkes C, Sear JW, Verhoeff F, Sanders DJ, Foex P (1991) Noninvasive measurement of cardiac output by thoracic electrical bioimpedance: a study of reproducibility and comparison with thermodilution. Br J Anaesth 67:788–794
12. Litwack K (1992) Immediate postoperative care: a problem-oriented approach. In: Vender JS, Spiess BD (eds) Post anesthesia care. Saunders, Philadelphia London Toronto, pp 1–8
13. Moller JT, Wittrup M, Johansen SH (1990) Hypoxemia in the postanesthetic care unit: an observer study. Anesthesiology 73:890–895
14. Moller JT, Pedersen T, Rasmussen LS et al. (1993) Randomized evaluation of pulse oximetry in 20802 patients: I. Design, demography, pulse oximetry failure rate, and overall complication rate. Anesthesiology 78:436–444
15. Moller JT, Johannessen NW, Espersen K et al. (1993) Randomized evaluation of pulse oximetry in 20802 patients: II. Perioperative events and postoperative complications. Anesthesiology 78:445–453
16. Ramsey M (1994) Automatic oscillometric NIBP versus manual auscultatory blood pressure in the PACU. J Clin Monit 10:136–139
17. Schmid ER, Spahn D, Tornic M (1993) Reliability of a new generation transesophageal Doppler device for cardiac output monitoring. Anesth Analg 77:971–979
18. The International Task Force on Anaesthesia Safety (1993) International standards for a safe practice of anaesthesia. Eur J Anaesthesiol 10 [Suppl 7]:12–15
19. Tiret L, Desmonts J-M, Hatton F, Vourch G (1986) Complication associated with anaesthesia – a prospective survey in France. Can Anaesth Soc J 33:336–344
20. Tobin MJ, Chadha TS, Jenouri G, Birch SJ, Gazeroglu HB, Sackner MA (1983) Breathing patterns. 1. Normal subjects. Chest 84:202–205
21. Tobin MJ, Chadha TS, Jenouri G, Birch SJ, Gazeroglu HB, Sackner MA (1983) Breathing patterns. 2. Diseased subjects. Chest 84:286–294
22. Utting JE (1987) Pitfalls in anaesthetic practice. Br J Anaesth 59:877–890
23. Van der Walt JH, Mackay P (1988) Patient safety in the recovery room. Anaesth Intens Care 16:77–80
24. Van der Walt JH, Webb RK, Osborne GA, Morgan C, Mackay P (1993) Recovery room incidents in the first 2000 incident reports. Anaesth Intens Care 21:650–652
25. Webb RK, Van der Walt JH, Runciman WB, Williamson JA, Cockings J, Russel WJ, Helps S (1993) Which monitor? An analysis of 2000 incident reports. Anaesth Intens Care 21:529–542
26. Zelcer J, Wells DG (1987) Anaesthetic-related recovery room complications. Anaesth Intens Care 15:168–174

3.9 Transport

A. Zollinger

Transporte von Patienten mit instabilen Vitalfunktionen („critically ill patients") von einem Krankenhaus zum anderen (interklinischer Transport) oder innerhalb desselben Krankenhauses, z.B. von der Intensivstation in den Operationssaal oder umgekehrt (innerklinischer Transport), sind ein Bestandteil der täglichen anästhesiologischen Routine geworden. Die diagnostischen Möglichkeiten bildgebender Verfahren (Computertomographie, Magnetresonanztomographie, digitale Subtraktionsangiographie, Koronarangiographie etc.) und spezialisierte Therapieverfahren einzelner Zentrumskliniken (z.B. Neurotraumatologie, Herzchirurgie, Transplantationsmedizin, interventionelle Radiologie, extrakorporelle CO_2-Elimination und andere intensivmedizinische Verfahren) können nur genutzt werden, wenn der schwerkranke Patient an den Standort der entsprechenden Einrichtung transportiert werden kann. Dort muß dann überdies seine weitere Überwachung und Behandlung während der gesamten Dauer von Diagnostik bzw. spezieller Therapie gewährleistet sein.

Es konnte mehrfach gezeigt werden, daß jeder Transport als Folge möglicher kardiorespiratorischer Veränderungen [7, 12, 13] und technisch-apparativer Probleme [7, 19] mit einem gewissen Risiko für den Patienten verbunden ist. In den Empfehlungen und Richtlinien zum Transport instabiler Patienten [10, 15, 16] nimmt das Monitoring eine Schlüsselstellung ein, wenngleich andere Aspekte, z.B. die Indikation zum Transport, die vorbereitenden therapeutischen Maßnahmen und die Qualifikation des begleitenden Personals, ebenfalls von großer Bedeutung sind.

Kontrollierte klinische Studien über den Outcome von Patienten nach einem Transport liegen nicht vor, so daß wissenschaftlich wirklich fundierte Aussagen über die Auswirkung von Transporten oder gar über die Bedeutung einzelner Faktoren – z.B. des Monitorings – nicht möglich sind. Vieles bleibt deshalb empirisch: neben den Richtlinien – in Konsensuskonferenzen erarbeitet – ist im Einzelfall v.a. die klinische Erfahrung ausschlaggebend.

Grundprinzipien

Jeder Transport eines Patienten mit instabilen Vitalfunktionen (d.h. Notfallpatienten, Patienten einer Intensivstation, Patienten unmittelbar postoperativ) muß zumindest unter Weiterführung des Monitorings, welches schon vor dem Transport indiziert erschien, erfolgen [2, 16, 21]. Für einige Fälle kann sogar eine Erweiterung des Monitorings, insbesondere das Anlegen einer intraarteriellen Blutdruckmessung, notwendig werden [2, 15, 21].

Das *minimal notwendige Monitoring für alle Patienten mit instabilen Vitalfunktionen* kann, in Anlehnung an die kürzlich veröffentlichten amerikanischen Richtlinien [10], genau definiert werden:

Klinisch:
- Atemfrequenz;

Apparativ:
- EKG,
- Pulsoxymetrie,
- Blutdruck (nichtinvasiv oder invasiv);

Beatmete Patienten:
- Beatmungsdruck,
- Atemminutenvolumen,
- F_IO_2.

Die Indikation für weitergehende Überwachungsmethoden ist von Fall zu Fall großzügig zu stellen:
- Kapnographie,
- Temperaturmessung,
- Invasive Messung von
  - arteriellem Blutdruck,
  - zentralvenösem Druck,
  - pulmonal-arteriellem Druck,
  - pulmonal-kapillärem Verschlußdruck,
  - intrakraniellem Druck,
- Bestimmung des Herzminutenvolumens.

Dabei soll derselbe Standard, der intraoperativ oder für die Intensivstation gilt, angestrebt werden [21]. Dies bedingt u. U. die simultane Messung von bis zu 4 invasiven Druckwerten (arterieller und pulmonalarterieller Blutdruck, zentraler Venendruck, intrakranieller Druck) sowie die repetitive Bestimmung von pulmonalkapillärem Verschlußdruck und Herzminutenvolumen [10]. Bei beatmeten Patienten müssen in jedem Fall die wichtigsten Parameter der Beatmung (Atemwegsdruck, Atemminutenvolumen, F_IO_2) überwacht werden, und die zugehörigen Alarme (Druck-, Volumen-, Diskonnektions-, F_IO_2-Alarme) müssen vorhanden und sinngemäß eingestellt sein [2, 10].

Als besonders problematisch werden die Lücken im Monitoring beurteilt, die während der Umlagerungsphase des Patienten entstehen [7, 16]. Sie sollen möglichst kurz gehalten werden, und die klinische Beurteilung des Patienten muß speziell sorgfältig weitergeführt werden.

Zusätzlich zu den hier dargestellten allgemeinen Grundprinzipien des Monitorings weisen inner- und interklinische Transporte von Patienten mit instabilen Vitalfunktionen unterschiedliche Besonderheiten auf, die eine isolierte Betrachtung v.a. im Hinblick auf die technischen Anforderungen an die Überwachungsgeräte rechtfertigen.

Innerklinische Transporte

Am häufigsten sind Transporte von Patienten unmittelbar postoperativ aus dem Operationssaal auf die Intensivstation und Transporte von Intensiv- oder Notfallpatienten zu diagnostischen Untersuchungen bzw. in den Operationssaal. Kreislaufinstabilität (Hypertension, Hypotension, Tachykardie, Arrhythmie [12]) und die Verschlechterung von venösen und arteriellen Blutgasen [8] sind dabei die Hauptgefahren. Insel et al. folgern allerdings in ihrer Untersuchung, daß oft nicht der Transport selbst die Ursache hämodynamischer Schwierigkeiten sei, sondern die kurz vorher erfolgte, unkontrollierte Beendigung einer (Inhalations-) Anästhesie [12]. Sedierte Patienten im Steady state müßten demnach weniger gefährdet sein als solche, bei welchen gerade neu eine Sedation begonnen oder die Anästhetikazufuhr beendet wurde - eine einleuchtende These, die aber bislang nicht wirklich untersucht und bewiesen wurde.

Ein ebenfalls relevantes Problem ist die Hypothermie, die postoperativ sehr häufig beobachtet wird [3, 5, 12]. Sie kann während Umlagerung und Transport des Patienten weiter verstärkt werden und die Ursache schwerer kardialer Ereignisse sein. Die Überwachung der Körperkerntemperatur sollte daher routinemäßig erfolgen.

Bei Patienten mit schwerem Schädel-Hirn-Trauma wurde eine erhöhte zerebrale Gefährdung durch den Transport nachgewiesen, auch wenn keine bedrohlichen Kreislaufinstabilitäten auftreten [1]: der Anstieg des intrakraniellen Druckes konnte als Hauptgefahr identifiziert werden. Er muß daher kontinuierlich auch auf dem Transport, während einer Untersuchung (Computertomogramm) oder im Operationssaal klinisch und/oder apparativ überwacht werden.

Die zur Überwachung und Behandlung des Patienten notwendigen Geräte, Monitore, Kabel, Leitungen und Schläuche selbst bergen ein nicht geringes Gefahren- und Komplikationspotential. Noch immer gibt es keine elegante Lösung für das als „Christmas tree of spaghetti" [9] treffend umschriebene Draht- und Schlauchgewirr, und weder das verfügbare Monitoring noch die Beatmungsgeräte können den Anforderungen wirklich genügen. Auch routinierte Teams sehen sich manchmal - besonders nach 2- oder mehrmaliger Umlagerung des Patienten - unvermittelt mit einem Chaos konfrontiert. Das Wiederherstellen der Ordnung braucht nicht nur Zeit, es lenkt v.a. vom Patienten ab. Die unweigerlich ständig alarmierenden Monitore und Geräte erfahren ebenfalls weniger Aufmerksamkeit - wenn nicht gar entnervt der „Alarme-aus-Knopf" gedrückt wird.

Eine Untersuchung über die Pannen während des Transportes von Intensivpatienten ergab erstaunlicherweise keine Korrelation mit einer ansteigenden Zahl von Leitungen und Geräten [19], wobei aber keine Aussagen über die Veränderung physiologischer Parameter oder über die „Aufmerksamkeit" des begleitenden Teams gemacht werden. Die bisherigen Versuche zur Lösung dieses Problems sind wenig überzeugend: herkömmliches Monitoring und die auch im Operations- und Intensivbereich eingesetzten Geräte – vielleicht etwas verkleinert, dafür aber weniger leistungsfähig – müssen mit Hilfe von z.T. großen Batterien (Autobatterie! [16]) netzunabhängig gemacht und am Bett des Patienten oder auf einem eigens konstruierten Begleitwagen mitgeführt werden [6, 16]. 150–200 kg an Gewicht [16] fallen damit zusätzlich an, und das Schlauch- und Kabelgewirr besteht weiterhin.

Zur Dokumentation der Patientenüberwachung sollten spezielle Ereignisse (z.B. Herzrhythmusstörungen) und sämtliche während des Transportes erhobenen Meßdaten gespeichert und bei Bedarf ausgedruckt werden können, wobei die automatische Protokollierung gerade hier besonders wichtig wäre. Der Datentransfer auf einen stationären Monitor nach Transportende sollte gewährleistet sein. Einige der neueren Monitoringsysteme sind diesbezüglich bereits weit entwickelt. Trotzdem muß mit Nachdruck eine Verbesserung des Monitorings für Patiententransporte gefordert werden [9], welches auch ergonomische Aspekte genügend berücksichtigt und überdies den Ansprüchen an ein modernes Datenmanagement genügen kann. Dies wird nur durch die gemeinsame Anstrengung von Geräteherstellern und -anwendern gelingen können.

Interklinische Transporte

Das Monitoring unterscheidet sich nicht grundsätzlich beim Transport eines Patienten direkt vom Ereignisort in ein Krankenhaus (Primärtransport) oder von einem Krankenhaus zum anderen (Sekundärtransport), und es ist auch nicht primär abhängig vom eingesetzten Transportmittel (Fahrzeug oder Helikopter). Die Transportdringlichkeit, die v.a. bei Sekundärtransporten z.T. sehr unterschiedlich sein kann [22], muß jedoch bedacht werden, wenn im Einzelfall die Indikation zu zusätzlichem, invasivem Monitoring gestellt wird. Dringende Transporte schwerkranker oder schwerverletzter Patienten, deren einzige Chance die rasche Behandlung in einer Zentrumsklinik ist, sind möglichst ohne zeitlichen Verzug durchzuführen. Entsprechend muß das wichtigste Monitoring, angepaßt auch an die Transportbedingungen, gezielt eingesetzt werden.

Nicht dringende Sekundäreinsätze hingegen dürfen den Patienten keinesfalls in Gefahr bringen, so daß ein ausgedehntes, in der Regel invasives Monitoring angezeigt ist [22]. Obligat sind in jedem Fall die kontinuierliche EKG-Überwachung, die intermittierende Blutdruckmessung und die Bestimmung der Atemfrequenz [2, 10].

Der Einsatz eines Pulsoxymeters wird dringend empfohlen [2, 10] oder sogar als obligat angesehen [4, 15]. Die Pulsoxymetrie funktioniert allerdings bei Hypotension und Hypothermie mit Vasokonstriktion – gerade im außerklinischen Einsatz bei Notfallpatienten ein häufiges Problem – nicht immer zuverlässig [17].

Aus akustischen Gründen ist die Blutdruckmessung mittels Manschette und Stethoskop weder in einem Fahrzeug noch im Helikopter möglich. In der Regel wird deshalb die automatische oszillometrische Blutdruckmessung eingesetzt, die allerdings bei starken Vibrationen (Helikopter) störanfällig ist. Zudem vermag die Meßgenauigkeit nicht zu überzeugen: Eine Untersuchung während Transporten ergab für 4 verschiedene Geräte im Vergleich zur invasiven Messung eine falsch-niedrige Bestimmung des systolischen Blutdruckes (Abweichung 13–21%) und eine falsch-hohe Bestimmung des diastolischen Blutdruckes (Abweichung 5–27%) [14]. Zudem zeigte sich eine große Variabilität der gemessenen Werte und Abweichungen am selben Patienten und zwischen verschiedenen Patienten. Die Autoren erklären daher die direkte invasive Druckmessung zum „gold standard", obwohl auch Zweifel an der Verläßlichkeit dieser Methode während Transporten geäußert wurden [11]. Sie folgern: „Portable oscillotonometric monitors are not an adequate substitute for direct measurement" [14].

Als wichtige Voraussetzung für die Zuverlässigkeit der invasiven Meßmethoden muß der Referenzpunkt für die Eichung der Systeme exakt eingehalten werden. Nach der Umlagerung des Patienten und nach Manipulationen an der Meßanordnung während des Transportes ist darauf besonders zu achten.

Als Alternative zur automatischen, oszillometrischen Druckmessung kann zur Bestimmung des systolischen Blutdrucks die auf Vibrationen weniger empfindliche Pulsoxymetrie herangezogen werden [20]. Der Druck einer stark aufgeblasenen Blutdruckmanschette wird langsam reduziert, bis die plethysmographische Pulswellenform am Pulsoxymeter sichtbar wird. Der dabei am Manometer abgelesene Druck korrelierte in dieser Studie gut mit dem direkt invasiv gemessenen systolischen Blutdruck ($r^2 = 0{,}98$) [20]. Allerdings wurden keine Patienten mit kompromittierter peripherer Zirkulation in diese Untersuchung miteinbezogen.

Die Kapnographie – zur Überwachung beatmeter Patienten im Operationssaal praktisch selbstverständlich – wird während Transporten nur selten eingesetzt: In einer im Jahre 1991 publizierten Untersuchung aus England hatten nur 5,4% aller Krankenhäuser ein entsprechendes transportables Gerät zur Verfügung [21]. Als Grund vermuteten die Autoren den Mangel an transportablen, netzunabhängigen, zuverlässigen Geräten. Der zögerliche Einsatz dieses Monitorings während Sekundärtransporten hat sich nach unserer Einschätzung bis heute kaum geändert, obwohl verschiedene geeignete Geräte zur Verfügung stehen. Viel eher dürfte der Umstand, daß noch ein zusätzliches Gerät oder – bei Integration der Kapnographie in ein umfassendes System – ein entsprechend größerer und schwererer Monitor mitgeführt werden soll, die Begeisterung der Anwender dämpfen. Der potentielle Nutzen der Kapnographie während Sekundärtransporten – v.a. für Patienten mit Schädel-Hirn-Trauma – ist indessen unbestritten [2, 18, 21].

Die Anforderungen an den Bau und die Bedienbarkeit der im außerklinischen Bereich eingesetzten Geräte übersteigen noch diejenigen an das Monitoring für innerklinische Transporte. Möglichst geringe Abmessungen bei minimalem Gewicht, eine lange netzunabhängige Betriebsdauer, weitgehende Unempfindlichkeit gegenüber Erschütterungen und Stößen, die einfache und logische Bedienung der Gerätefunktionen sowie die gute Ablesbarkeit der Anzeigen bei jeder Beleuchtung sind die wichtigsten Punkte im Pflichtenheft eines modernen Transportmonitors. Es ist selbstverständlich, daß alle erwähnten Überwachungsmodalitäten, z.B. neben dem EKG die Möglichkeit zur mehrfachen invasiven (und auch nichtinvasiven) Druckmessung, die integrierte Pulsoxymetrie und Kapnometrie sowie eine Temperaturmessung als Basisanforderung an einen Transportmonitor gestellt werden müssen. Das ideale Gerät ist bisher nicht verfügbar.

Das bereits Gesagte gilt hier ganz besonders: Eine enge Zusammenarbeit zwischen den praktisch tätigen Ärzten und den Geräteherstellern ist die Voraussetzung zur Entwicklung neuer und zur Weiterentwicklung bestehender Monitoringsysteme mit dem Ziel, ein optimales Gerät für den universellen Einsatz bei allen Transporten zu erarbeiten.

Literatur

1. Andrews PJD, Piper IR, Dearden NM, Miller JD (1990) Secondary insults during intrahospital transport of head-injured patients. Lancet 335:327–330
2. Bernoulli L, Zollinger A (1990) Monitoring während Sekundärtransporten. Schweiz Med Wochens 120:169–173
3. Bredahl C, Hindsholm KB, Frandsen PC (1991) Changes in body heat during hip fracture surgery: a comparison of spinal analgesia and general anaesthesia. Acta Anaesthesiol Scand 35:548–552
4. Bristow A (1991) Medical helicopter systems – recommended minimum standards for patient management. J R Soc Med 84:242–244
5. Ciofolo MJ, Clergue F, Devilliers C, Ben Ammar M, Viars P (1989) Changes in ventilation, oxygen uptake, and carbon dioxide output during recovery from isoflurane anesthesia. Anesthesiology 70:737–741
6. Dawson ADG, Babington PCB (1987) An intensive care trolley – an economical and versatile alternative to the mobile intensive care unit. Anaesth Intens Care 15:229–233
7. Felleiter P, Breschinski W, Lampl L, Bock KH (1994) Maßnahmen zur Qualitätssicherung bei Sekundärtransporten. Teil II: Eigene Untersuchungsergebnisse an 204 Patienten. Anästh Intensivmed 35:106–109
8. Gervais HW, Eberle B, Konietzke D, Hennes H, Dick W (1987) Comparison of blood gases of ventilated patients during transport. Crit Care Med 15:761–763
9. Gisvold SE (1993) Monitoring during transport and in the recovery room. Acta Anaesthesiol Scand 37 (Suppl 100):44–45
10. Guidelines Committee of the American College of Critical Care Medicine; Society of Critical Care Medicine and American Association of Critical-Care Nurses Transfer Guidelines Task Force (1993) Guidelines for the transfer of critically ill patients. Crit Care Med 21:931–937
11. Konarzewski WH, Banerjee A (1988) Transporting critically ill patients by ambulance. Br Med J 296:654
12. Insel J, Weissmann C, Kemper M, Askanazi J, Hyman AI (1986) Cardiovascular changes during transport of critically ill postoperative patients. Crit Care Med 14:539–542
13. Ridley S, Carter R (1989) The effects of secondary transport on critically ill patients. Anaesthesia 44:822–827

14. Runcie CJ, Reeve WG, Reidy J, Dougall JR (1990) Blood pressure measurement during transport. Anaesthesia 45:659–665
15. Runcie CJ, Reeve WR, Wallace GM (1992) Preparation of the critically ill for interhospital transfer. Anaesthesia 47:327–331
16. Schirmer U, Heinrich H, Siebeneich H, Vandermeersch E (1991) Der sichere innerklinische Transport von Intensivpatienten. Ein Konzept zur Vermeidung von Überwachungs- und Therapielücken. Anästhesiol Intensivmed Notfallmed Schmerzther 26:112–115
17. Severinghaus JW, Spellman MJ (1990) Pulse oximeter failure tresholds in hypotension and vasoconstriction. Anesthesiology 73:532–537
18. Smith GB, Prosser ASJ, Taylor BL (1992) Secondary transfer of patients. Anaesthesia 47:73
19. Smith I, Fleming S, Cernaianu A (1990) Mishaps during transport from the intensive care unit. Crit Care Med 18:278–281
20. Talke PO (1991) Measurement of systolic blood pressure using pulse oximetry during helicopter flight. Crit Care Med 19:934–937
21. Vyvyan HAL, Kee S, Bristow A (1991) A survey of secondary transfers of head injured patients in the south of England. Anaesthesia 46:728–731
22. Zollinger A, Pasch T (1992) Helikopter-Sekundäreinsätze: Was bedeutet Transportfähigkeit? Notarzt 8:1–3

Sachverzeichnis

Springer und Umwelt

Als internationaler wissenschaftlicher Verlag sind wir uns unserer besonderen Verpflichtung der Umwelt gegenüber bewußt und beziehen umweltorientierte Grundsätze in Unternehmensentscheidungen mit ein. Von unseren Geschäftspartnern (Druckereien, Papierfabriken, Verpackungsherstellern usw.) verlangen wir, daß sie sowohl beim Herstellungsprozess selbst als auch beim Einsatz der zur Verwendung kommenden Materialien ökologische Gesichtspunkte berücksichtigen.
Das für dieses Buch verwendete Papier ist aus chlorfrei bzw. chlorarm hergestelltem Zellstoff gefertigt und im pH-Wert neutral.

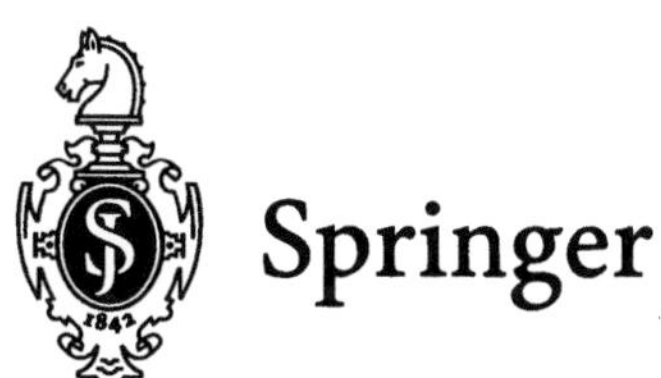